現代 老年精神医療

編集

大阪大学教授 武田雅俊

Current Old Age Psychiatry

永井書店

執筆者一覧

■編集
武田　雅俊　（大阪大学大学院医学系研究科情報統合医学講座精神医学 教授）

■執筆者（執筆順）
折茂　　肇　（健康科学大学 学長）
西村　　健　（甲子園短期大学 学長）
長谷川和夫　（浴風会 認知症介護研究・研修東京センター センター長）
松下　正明　（東京都立松沢病院 院長）
西川　　隆　（大阪府立大学総合リハビリテーション学部総合リハビリテーション学科 教授）
堀　　宏治　（独立行政法人国立病院機構下総精神医療センター臨床研究部 部長）
天野　直二　（信州大学医学部精神医学 教授）
工藤　　喬　（大阪大学大学院医学系研究科情報統合医学講座精神医学 助教授）
中野　有香　（大阪第二警察病院神経科）
武田　雅俊　（大阪大学大学院医学系研究科情報統合医学講座精神医学 教授）
篠崎　和弘　（和歌山県立医科大学医学部神経精神医学 教授）
郭　　哲次　（和歌山県立医科大学医学部神経精神医学 助教授）
北端　裕司　（和歌山県精神保健福祉センター センター所長）
畑澤　　順　（大阪大学大学院医学系研究科核医学講座 教授）
三木　哲郎　（愛媛大学医学部老年医学講座 教授）
黒田　輝仁　（市立池田病院眼科 医長）
土井　勝美　（大阪大学大学院医学系研究科感覚器外科学講座耳鼻咽喉科 助教授）
阪上　雅史　（兵庫医科大学耳鼻咽喉科 教授）
乾　　重樹　（大阪大学大学院医学系研究科皮膚科学講座）
板見　　智　（大阪大学大学院医学系研究科皮膚科学講座 助教授）
後藤　勝正　（聖マリアンナ医科大学生理学 講師）
大平　充宣　（大阪大学大学院医学系研究科健康スポーツ科学適応生理学講座 教授）
杉山みち子　（神奈川県立保健福祉大学保健福祉学部栄養学科 教授）
板倉　弘重　（茨城キリスト教大学生活科学部食物健康科学科 教授）
工藤由貴子　（国際長寿センター 研究アドバイザー）
久末　伸一　（札幌医科大学泌尿器科）
塚本　泰司　（札幌医科大学泌尿器科 教授）
太田　壽城　（国立長寿医療センター 病院長）
阿部　祐士　（国立長寿医療センター神経内科）
前田　大作　（ルーテル学院大学大学院総合人間学研究科社会福祉学 教授）
木下　康仁　（立教大学社会学部 学部長・教授）
藤田　綾子　（大阪大学大学院人間科学研究科人間行動学講座 教授）
髙橋　正彦　（東京都老人医療センター精神科もの忘れ外来）
繁田　雅弘　（首都大学東京健康福祉学部 学部長）
本間　　昭　（東京都老人総合研究所 参事研究員）
鵜飼　　聡　（大阪大学大学院医学系研究科情報統合医学講座精神医学 講師）

石井　良平	（大阪大学大学院医学系研究科情報統合医学講座精神医学）
服部　英幸	（国立長寿医療センター行動心理療法科　医長）
西村　恒彦	（京都府立医科大学大学院医学研究科放射線診断治療学　教授）
木津　　修	（京都府立医科大学大学院医学研究科放射線診断治療学　講師）
久保田隆生	（京都府立医科大学大学院医学研究科放射線診断治療学）
福永　知子	（大阪大学大学院医学系研究科情報統合医学講座精神医学）
久保　嘉彦	（大阪大学大学院医学系研究科情報統合医学講座精神医学）
数井　裕光	（大阪大学大学院医学系研究科情報統合医学講座精神医学）
鳥羽　研二	（杏林大学医学部高齢医学　主任教授）
田崎美弥子	（東京理科大学理学部第2部教養　助教授）
黒木　俊秀	（九州大学大学院医学研究院精神病態医学分野　助教授）
古賀　　寛	（九州大学病院精神神経科）
守田　嘉男	（兵庫医科大学精神科神経科学講座　教授）
上村　直人	（高知大学医学部神経精神病態医学　講師）
山下　英尚	（広島大学大学院医歯薬学総合研究科精神神経医科学　講師）
山脇　成人	（広島大学大学院医歯薬学総合研究科精神神経医科学　教授）
江藤　文夫	（東京大学大学院医学系研究科外科学専攻感覚運動機能医学講座リハビリテーション医学　教授）
難波　吉雄	（青森県健康福祉部　次長）
宮井　一郎	（大道会　ボバース記念病院　院長）
宇野　正威	（吉岡リハビリテーションクリニック　院長・東北福祉大学　客員教授）
國生　拓子	（広島大学大学院保健学研究科看護開発科学　教授）
三上　　洋	（大阪大学大学院医学系研究科保健学専攻総合ヘルスプロモーション科学　教授）
荒井由美子	（国立長寿医療センター研究所長寿政策科学研究部　部長）
白澤　政和	（大阪市立大学大学院生活科学研究科　教授）
柏木　哲夫	（金城学院大学　学長）
遠藤　英俊	（国立長寿医療センター包括診療部　部長）
大川　弥生	（国立長寿医療センター研究所生活機能賦活研究部　部長）
熊本　圭吾	（埼玉医科大学総合医療センターリハビリテーション部）
塩原　正一	（山野美容芸術短期大学美容福祉学科　教授）
山路　義生	（順天堂大学医学部公衆衛生学　講師・一就会　長岡地域支援クリニック　病院長）
布施　泰男	（一橋大学大学院経済学研究科　非常勤講師）
新井　　誠	（筑波大学法科大学院　院長・教授）
小畠　秀吾	（東京医科歯科大学難治疾患研究所犯罪精神医学　助教授）
伊藤　淑子	（北海学園大学経済学部地域経済学科　教授）
五十嵐禎人	（東京都医学研究機構東京都精神医学総合研究所　主任研究員）
山﨑　信之	（東京家庭裁判所医務室　技官）
児玉　桂子	（日本社会事業大学社会福祉学部　教授）
樋口　恵子	（高齢社会をよくする女性の会　代表・東京家政大学　名誉教授）
柴山　漠人	（浴風会　認知症介護研究・研修大府センター　センター長）
浜島　純子	（元　仁至会　ルミナス大府・訪問看護ステーション　管理者）
加藤　伸司	（浴風会　認知症介護研究・研修仙台センター研究・研修部　部長・東北福祉大学総合福祉学部　教授）
平井　基陽	（鴻池会　秋津鴻池病院　理事長）
木村　通宏	（順天堂東京江東高齢者医療センターメンタルクリニック　講師）

井関　栄三　（順天堂東京江東高齢者医療センターメンタルクリニック 助教授）
三宅　貴夫　（京都保健会 盛林診療所 所長）
林　　泰史　（東京都老人医療センター 院長）
織田　雅也　（住友病院神経内科）
宇髙不可思　（住友病院内科系診療局 局長）
村井　淳志　（老人保健施設ぬくもりの里 顧問）
馬場　忠雄　（滋賀医科大学 理事・副学長）
藤井　　航　（藤田保健衛生大学医学部歯科口腔外科）
才籐　栄一　（藤田保健衛生大学医学部リハビリテーション医学講座 教授）
西澤　　理　（信州大学医学部泌尿器科 教授）
久野　貞子　（国立精神・神経センター武蔵病院 副院長）
長屋　政博　（国立長寿医療センター機能回復診療部骨関節機能訓練科 医長）
中澤　　信　（国立長寿医療センター機能回復診療部リハビリテーション科）
森　　諭史　（香川大学医学部整形外科 助教授）
山本　一彦　（東京大学大学院医学系研究科アレルギーリウマチ学 教授）
清水　克時　（岐阜大学大学院医学研究科整形外科学 教授）
徳永　恵子　（宮城大学大学院看護学研究科 科長・教授）
織井優貴子　（首都大学東京健康福祉学部 教授）
荻原　俊男　（大阪大学大学院医学系研究科内科学（老年・腎臓内科学）講座 教授）
松本　正幸　（金沢医科大学健康生態医学分野高齢医学 教授）
岩井　邦充　（金沢医科大学健康生態医学分野高齢医学 助教授）
仲　　博満　（翠清会 梶川病院脳神経内科 医長）
高橋　哲也　（翠清会 梶川病院脳神経内科 部長）
松本　昌泰　（広島大学大学院医歯薬学総合研究科病態探究医科学脳神経内科 教授）
井藤　英喜　（東京都保健医療公社多摩北部医療センター 院長）
中橋　　毅　（金沢医科大学健康生態医学分野高齢医学 講師）
森本　茂人　（金沢医科大学健康生態医学分野高齢医学 教授）
高崎　　優　（東京医科大学 名誉教授）
福地義之助　（アジア太平洋呼吸器学会（APSR）理事長・順天堂大学 客員教授）
田中　　寛　（フレゼニウス メディカル ケア ジャパン㈱ネフロケア事業本部 医療部長）
髙野　　徹　（大阪大学大学院医学系研究科生体情報医学 講師）
武田　桜子　（東京女子医科大学附属第二病院眼科）
松原　正男　（東京女子医科大学附属第二病院眼科 教授）
市村　恵一　（自治医科大学耳鼻咽喉科 教授）
樽谷　勝仁　（大阪大学大学院医学系研究科皮膚科学講座 講師）
植田耕一郎　（日本大学歯学部付属歯科病院摂食機能療法学講座 教授）
落合　結介　（東京慈恵会医科大学附属柏病院精神神経科）
笠原　洋勇　（東京慈恵会医科大学附属柏病院精神神経科 教授）
久保　千春　（九州大学大学院医学研究院心身医学 教授）
千田　要一　（九州大学大学院医学研究院心身医学）
宮川　晃一　（順天堂大学医学部精神医学）
新井　平伊　（順天堂大学医学部精神医学 教授）
妹尾　晴夫　（松江青葉病院 院長）

堀口　　淳　（島根大学医学部精神医学 教授）
越野　好文　（金沢大学大学院医学系研究科脳情報病態学 教授）
樋口　輝彦　（国立精神・神経センター武蔵病院 病院長）
久江　洋企　（桜ヶ丘社会事業協会 桜ヶ丘記念病院）
濱田　秀伯　（慶應義塾大学医学部精神神経科学 助教授）
清水　徹男　（秋田大学医学部神経運動器学講座精神科学 教授）
高橋　祥友　（防衛医科大学校防衛医学研究センター行動科学研究部門 教授）
洲脇　　寛　（光風会 三光病院嗜癖精神医学研究室 室長）
中村　光夫　（香川大学医学部精神神経医学講座 講師）
一瀬　邦弘　（東京都立豊島病院 院長）
朝田　　隆　（筑波大学臨床医学系精神医学 教授）
谷向　　知　（筑波大学臨床医学系精神医学 講師）
田中　稔久　（大阪大学大学院医学系研究科情報統合医学講座精神医学 講師）
東儀　英夫　（岩手医科大学 名誉教授）
小阪　憲司　（横浜市立大学 名誉教授）
三山　吉夫　（八日会 大悟病院老年期精神疾患センター センター長）
池田　　学　（愛媛大学医学部神経精神医学講座 助教授）
西宮　　仁　（国立精神・神経センター国府台病院第3内科 医長）
石川　正恒　（田附興風会 北野病院脳神経外科 部長・京都大学臨床教授）
山田　正仁　（金沢大学大学院医学系研究科脳医科学専攻脳病態医学講座脳老化・神経病態学 教授）
田中　有史　（岡山大学医学部・歯学部附属病院精神神経科）
黒田　重利　（岡山大学大学院医歯薬学総合研究科精神神経病態学 教授）
山本　泰司　（神戸大学大学院医学系研究科精神神経科学）
前田　　潔　（神戸大学大学院医学系研究科精神神経科学 教授）
長岡研太郎　（仁明会 仁明会病院赤い羽療園）
岸本　年史　（奈良県立医科大学精神医学 教授）
洪　　基朝　（奈良県立医科大学精神医学）
米田　　博　（大阪医科大学神経精神医学 教授）
山本　雅清　（星ヶ丘厚生年金病院精神・神経科 医長）

序　文

　人類社会の少子高齢化が進んでいる。2004年10月1日に発表されたわが国の人口は、1億2,768万人（男性6,229万5,000人、女性6,539万2,000人）であり、前年度と比較してわずか6万7,000人の増加であったが、増加率は0.005％と最低であり、2006年度からは総人口が減少に転ずると予想される。わが国の平均寿命は世界のトップレベルにあり、男性で78.6歳、女性では85.6歳である（「2004年簡易生命表」より）。一方、わが国の出生率は年々低下しており、2004年には最低の1.29人を記録した。人口維持のために必要な出生率は2.08人と計算されているので、このままの出生率が続くと、2050年には日本の人口の25％が失われることになる。

　ちょうど2000年に、わが国における高齢者人口（65歳以上）が学童人口（15歳未満）を超えたが、2004年の高齢者比率は19.5％（このうち75歳以上が8.7％）、学童人口比率は13.9％と、その差は開く一方であり、2035〜2050年には3人に1人が高齢者の社会となる見込みである。

　精神医学は「心と脳の問題」を内包したまま発展してきたといわれる。いまだに心の問題と脳の問題を十分に統合しきれていないかも知れない。振り返ってみると、1960〜1970年代の精神医学は、精神病理学と精神分析学とに重きがおかれ、実際の治療技法として精神分析療法、認知行動療法、対人関係療法、家族療法などの成果をあげたが、brainless psychiatryとの批判もあった。しかしながら、1980年代から精神医学は大きく変化し、生物学的精神医学の時代に入ったといってもよい。多くの精神疾患が脳の問題として理解されるようになり、脳科学の知見を基盤にして、多くの精神疾患の解明がなされようとしている。今や、精神疾患は脳科学の第一のターゲットであり、わが国の精神医学研究はここ数年大きな進歩を遂げている。

　本書は、このような背景を踏まえて、世界に類をみない超高齢社会を形成しているわが国における精神医学と精神医療の指針となるべき教科書として企画したものである。したがって、これまでの精神医学の教科書の枠をはみ出している部分も多いかも知れない。
　特徴は、
1. 精神医学と老年医学の融合を試みたこと
2. 高齢者の心と身体の臨床上の問題をともに取りあげたこと
3. 高齢者に多くみられる疾患についてすべての診療科にわたって取りあげたこと

4．生物・心理・社会学的な側面を統合すべく心がけたこと
5．医療と介護と福祉のいずれの面もカバーしようとしたこと

などである。このような目的のために、執筆者は多方面にわたることとなった。臨床医学の各項目についてはほとんどすべての診療科の専門家にお願いし、基礎研究者から臨床家まで、医療従事者から介護・福祉の専門家まで、執筆者は多彩な顔ぶれになった。

　本書の主旨に快く御賛同を頂き御執筆を頂いたすべての方々に心から厚く御礼を申し上げたい。また刊行にあたって、当初から粘り強く諸々の作業に携わって頂いた永井書店編集長 高山　静氏、渡邉弘文氏に深く感謝を申し上げたい。

　2004年12月に行政用語として「認知症」が痴呆に代わる用語として提案された。現在は、医学用語としての妥当性について各学会において議論されているところである。老年精神医学会、痴呆ケア学会などは、医学用語としても「認知症」を広く使用していくとの判断のようである。もともと「痴呆」は明治時代に呉秀三がdementiaの訳語として使用したことに始まるのであるが、dementiaの訳語としても「認知症」を使用しようということが提案されている。**本書では、このような流れに沿って、基本的に「認知症」を使用するように努めた。**

　本書が、他に類をみない老年精神医療の教科書として幅広く活用されることを、心より願うものである。

2005年10月吉日

武田雅俊

目 次

第1部　老化過程と高齢者

1　老年期とは　　3

1．生物学的側面から──（折茂　肇）3
　1　老年期とは……3
　2　老年期の身体……3
2．老年期の心理学的側面──（西村　健）5
　1　老年期の心理に影響を及ぼす因子……5
　2　老年期の心理的特徴……6
　3　老年期の発達課題……7
　4　老年期と適応……7
3．社会学的側面から──（長谷川和夫）8
　1　社会離脱説……8
　2　高齢期の否定的説と肯定的説……8
　3　高齢者と社会制度……9
　4　要介護の高齢者と社会環境……9
4．歴史の中の高齢者像──（松下正明）11
　1　現代の高齢者像……11
　2　平均寿命……11
　3　高齢者の年齢……12
　4　年齢にみる高齢者像……13
　5　高齢者像……14

2　心の老化　　16

1．記憶──（西川　隆）16
　1　自覚的な記憶減退……16
　2　短期記憶と長期記憶に対する老化の影響……16
　3　登録・貯蔵・検索の過程に対する老化の影響……16
　4　検索方法に対する老化の影響……17
　5　記憶内容の性質による分類と老化の影響……17
　6　遠隔記憶の時間勾配……18
　7　記憶の検査法……18
　8　まとめ……19
2．知能──（西川　隆）19
　1　知能とは……19
　2　流動性知能と結晶性知能に対する老化の影響……20
　3　臨床神経心理学における知能の捉え方……21
　4　知能の検査法……21
　5　まとめ……21
3．注意・思考──（西川　隆）22
　1　注意機能……22
　2　作動記憶、遂行機能、前頭葉機能……23
　3　注意および前頭葉機能の検査……23
　4　注意と前頭葉機能に対する老化の影響……24
　5　加齢による認知機能の基本変化……24
　6　老化に伴う思考の変化……25
　7　まとめ……26
4．感情──（堀　宏治）27
　1　老年期における感情に影響を与える因子と老年期の心理：一般的考察……27
　2　軽度の知的機能低下期における感情変化：筆者の経験からの私見……27
　3　老年期の性：リビドーの変化……29
5．高次脳機能──（堀　宏治）29
　1　高次脳機能とは……29
　2　アルツハイマー型認知症における高次脳機能障害……30

3　脳の老化　　33

1．神経病理：脳の老化性変化──（天野直二）33
　1　脳萎縮と血管系の変化……33
　2　組織学的に観察される老化性変化……34
　3　高齢脳─100歳脳に関連して……37
2．生化学──（工藤　喬、中野有香、武田雅俊）38
　1　脳の老化……38
　2　脳の生理的老化と病的老化……38
　3　老化理論……38

    4 老化による神経伝達物質の変化 ……… 40
    5 老化による神経変性 ……………………… 41
3．生理学 ──────（篠崎和弘、郭　哲次、北端裕司）42
    1 高齢者で問題になる脳波 ……………… 42
    2 TMSによるアルツハイマー病患者の皮質の興奮性の亢進 ……………………… 46

    4．脳機能画像 ─────────（畑澤　順）49
      1 脳血流・代謝画像 ……………………… 49
      2 脳機能賦活検査 ………………………… 49
      3 神経伝達系機能画像 …………………… 50

4 身体の老化 ─────────────────────── 56

1．老化遺伝子と早老症 ─────（三木哲郎）56
    1 老年病と老化関連遺伝子 ……………… 56
    2 遺伝性早老症とは ……………………… 57
    3 遺伝性早老症の原因遺伝子の単離同定 … 58
    4 ヒトの老化関連遺伝子を検索する方法 … 59
    5 ポスト・ゲノム研究としての老化関連遺伝子の研究 …………………………… 61
2．視覚の老化 ─────────（黒田輝仁）62
    1 老視（老眼）とは ……………………… 62
    2 老視の症状 ……………………………… 62
    3 老眼の診断 ……………………………… 62
    4 老眼（老視）における調節力の診断方法 … 62
    5 老眼における正乱視および不正乱視の他覚的定量診断方法 ………………… 63
    6 老視の治療 ……………………………… 68
3．聴覚の老化 ─────────（土井勝美）69
    1 老人性難聴に関する研究の歴史 ……… 69
    2 聴覚の発生機構 ………………………… 69
    3 聴力検査による機能評価 ……………… 70
    4 老人性難聴の古典的分類 ……………… 71
    5 疫学的調査 ……………………………… 72
    6 老人性難聴の発症機序 ………………… 72
    7 老人性難聴の発症因子 ………………… 73
    8 現状と今後の展望 ……………………… 73
4．嗅覚・味覚の老化 ─────（阪上雅史）75
    1 嗅覚障害の分類 ………………………… 75
    2 高齢者の嗅覚障害の特徴 ……………… 75
    3 神経変性性疾患と嗅覚障害 …………… 76
    4 高齢嗅覚障害者の治療成績 …………… 76

    5 味覚障害の分類 ………………………… 76
    6 高齢者の味覚障害の特徴 ……………… 77
    7 加齢と味覚障害 ………………………… 78
    8 高齢者の味覚障害の治療 ……………… 78
5．皮膚の老化 ──────（乾　重樹、板見　智）79
    1 高齢者の皮膚の特徴 …………………… 79
    2 生理的老化 ……………………………… 79
    3 光老化 …………………………………… 81
6．身体能力の老化 ─────（後藤勝正、大平充宣）82
    1 身体能力における老化とその特徴 …… 82
    2 運動器と老化 …………………………… 83
    3 循環器と老化 …………………………… 86
    4 呼吸器と老化 …………………………… 86
    5 神経系の機能と老化 …………………… 87
    6 代謝と老化 ……………………………… 88
    7 ホルモン、身体活動量と身体能力 …… 88
7．高齢者の栄養 ───────（杉山みち子）90
    1 高齢者の栄養問題 ……………………… 90
    2 栄養ケア・マネジメント ……………… 91
    3 栄養スクリーニング …………………… 91
    4 栄養ケア計画：安静時エネルギー消費量測定と栄養補給 ……………………… 93
    5 PEMの予防 …………………………… 93
    6 PEM改善のアウトカム ……………… 96
8．高齢者のサプリメント ───（板倉弘重）97
    1 サプリメントとは ……………………… 97
    2 サプリメントの制度 …………………… 97
    3 特定保健用食品 ………………………… 99
    4 高齢者におけるサプリメントの意義 … 99

5 高齢者と社会 ───────────────────── 102

1．高齢者と家族・地域・社会
    ─────────────（工藤由貴子）102
    1 高齢者とはどういう人なのか ……… 102
    2 高齢者と家族 ………………………… 104
    3 高齢者と地域・社会－固有の文化を創造する人たち ……………………… 106
    4 高齢者の危うさをはらんだ自立、それを支える家族・地域・社会 ………… 107

2．高齢者と性 ──────（久末伸一、塚本泰司）108
    1 高齢者の性の問題 …………………… 108
    2 加齢とホルモン変化 ………………… 108
    3 高齢男性の「性」－加齢と男性性機能の変化 ……………………………… 109
    4 勃起障害と生活習慣病の関連 ……… 110
    5 高齢女性の「性」－加齢と女性性機能の変化 ……………………………… 111

6　高齢者の性生活 …………………111
３．高齢者における身体活動と健康
　　　　　　　　──（太田壽城、阿部祐士）112
　1　高齢者の身体活動と自立 …………112
　2　高齢者の体力と身体活動 …………115
　3　高齢者の身体活動と精神的健康 ……116
４．高齢者の就労と社会参加──（前田大作）119
　1　高齢者の社会参加の意義－active ageing
　　　とは …………………………………119
　2　高齢者の社会参加、就労の可能性 ……121
５．高齢者の社会参加とボランティア
　　　　　　　　　　　──（木下康仁）123
　1　前提の転換 …………………………123
　2　あるシニアボランティア調査から ……124
　3　地域社会ハイコンテキスト論 ………126
　4　社会参加の意味 ……………………127

６．高齢期の生きがい－「生きがい」につい
　　ての高齢者の作文分析から──（藤田綾子）128
　1　「生きがい」とは ……………………128
　2　「生きがい」と「健康・活動性」 ……128
　3　「生きがい」を多面的に考える ……129
　4　高齢期の「生きがい」感 …………129
　5　ライフイベントへの評価 …………130
　6　人生全体への評価 …………………131
　7　まとめ ………………………………131
７．北欧の高齢者──────（髙橋正彦）132
　1　スウェーデン ………………………132
　2　福祉基本法 …………………………133
　3　高齢者の生活の現状 ………………134
　4　高齢者の経済状態 …………………135
　5　高齢者と社会ネットワーク ………136
　6　高齢者の健康状態 …………………137

第２部　疾患総論

1　老年期精神障害の分類──────────────────（武田雅俊）143
　1　高齢者の区分 ……………………………………………………………………145
　2　欧米における高齢者精神障害の分類 …………………………………………146
　3　わが国における高齢者精神障害の分類 ………………………………………147
　4　高齢者精神障害の分類試案 ……………………………………………………147

2　老年期精神障害の疫学──────────────（繁田雅弘、本間　昭）149
　1　精神障害の疫学 …………………………………………………………………149
　2　気分障害の疫学 …………………………………………………………………149
　3　認知症疾患の疫学 ………………………………………………………………150

3　高齢者の検査─────────────────────────────158

１．生理検査：脳波・事象関連電位
　　　　──（鵜飼　聡、石井良平、篠崎和弘）158
　1　脳波検査 ……………………………158
　2　事象関連電位 ………………………161
２．生化学検査：血液・生化学
　　　　──（工藤　喬、中野有香、武田雅俊）165
　1　一般血液検査 ………………………165
　2　脳脊髄液検査 ………………………166
　3　遺伝子検査 …………………………167
３．高齢者の検査値──────（服部英幸）168
　1　高齢者の身体および疾患の特徴 ……169
　2　高齢者の検査値の考え方 …………170

　3　高齢者の検査値の変動について ……171
４．高齢者の脳機能画像検査
　　　　──（西村恒彦、木津　修、久保田隆生）173
　1　各種画像診断法の特徴 ……………173
　2　CT／MRIによる形態画像診断 ……173
　3　SPECT／PETによる血流・代謝画像診断
　　　 ………………………………………175
　4　SPECT／PETによる神経伝達機能の画像
　　　診断 …………………………………177
５．高齢者の心理検査──────（福永知子）179
　1　心理検査の主な目的 ………………179
　2　心理検査実施時の留意点 …………179

3　心理検査の種類 …………………179
6．高齢者の神経心理検査
　　　　　　　　　(久保嘉彦、数井裕光) 185
　　　1　総合的な認知機能検査 ……………185
　　　2　記憶機能の検査 ……………………187
　　　3　前頭葉機能の検査 …………………189
　　　4　その他の検査 ………………………192
7．高齢者の総合的機能評価──(鳥羽研二) 193
　　　1　高齢者の機能評価の意義 …………193
　　　2　高齢者総合的機能評価(CGA)の生い立ち
　　　　 ……………………………………194
　　　3　日本におけるCGAの導入 …………194
　　　4　総合的機能評価方法の実際 ………194
　　　5　評価の使用方法の実際 ……………202
8．高齢者のQOL──────(田崎美弥子) 204
　　　1　高齢者の特性とQOLについて考慮すべき
　　　　 要因 ………………………………204
　　　2　高齢者のQOL概念とその調査結果 …205
　　　3　WHOQOL-OLD調査票とそのQOL概念
　　　　 構造 ………………………………206

4　高齢者の治療　　　　　　　　　　　　　　　　208

1．高齢者の薬物療法──(黒木俊秀、古賀　寛) 208
　　　1　高齢者の薬物療法の留意点 ………208
　　　2　向精神薬の種類と特徴 ……………209
2．高齢者の薬物動態 ─────(守田嘉男) 217
　　　1　高齢者に対する薬物療法の基本事項 …217
　　　2　高齢者における薬物体内動態の特徴 …218
　　　3　高齢者薬物動態のパラメータとその臨床
　　　　 的意義 ……………………………219
　　　4　多剤併用と相互作用について ……220
　　　5　高齢者の薬物療法における実践的事項
　　　　 (補遺) ……………………………220
3．高齢者の心理療法(精神療法)
　　　　　　　　　　　　　(上村直人) 220
　　　1　高齢者の心理 ………………………221
　　　2　高齢者に対する心理療法の発展と適応
　　　　 ……………………………………221
　　　3　高齢者に対する心理療法─心理療法的ア
　　　　 プローチを行う前に ……………222
　　　4　高齢者への心理療法の原則 ………223
　　　5　高齢者に対するさまざまな心理療法とそ
　　　　 の特徴 ……………………………224
4．高齢者へのリエゾン精神医学
　　　　　　　　(山下英尚、山脇成人) 226
　　　1　リエゾン精神医学の概念 …………227
　　　2　加齢による身体機能の変化 ………227
　　　3　せん妄 ………………………………228
　　　4　うつ病 ………………………………229
5．高齢者のリハビリテーション
　　　　　　　　　　　　　(江藤文夫) 232
　　　1　リハビリテーションの対象者 ……232
　　　2　リハビリテーション・チーム ……233
　　　3　リハビリテーションの目標 ………233
　　　4　リハビリテーションの流れ ………234
6．認知症疾患のクリニカルパス
　　　　　　　　　　　　　(難波吉雄) 238
　　　1　クリニカルパスとは ………………238
　　　2　クリニカルパスの導入背景とその意義
　　　　 ……………………………………238
　　　3　認知症疾患におけるクリニカルパス …239
　　　4　認知症疾患の外来・在宅におけるクリニ
　　　　 カルパス …………………………240
　　　5　今後の展開 …………………………241
7．脳卒中に対する神経リハビリテーション
　　　　　　　　　　　　　(宮井一郎) 242
　　　1　脳卒中急性期における機能回復 …242
　　　2　上肢機能回復の脳内メカニズム …242
　　　3　上肢に対するリハビリテーションと脳の
　　　　 機能的再構成 ……………………242
　　　4　運動の想像および想像による運動訓練
　　　　 ……………………………………243
　　　5　歩行機能回復の脳内メカニズム …244
　　　6　歩行に対するリハビリテーションと脳の
　　　　 機能的再構成 ……………………244
　　　7　老化と運動機能 ……………………245
　　　8　薬物による機能回復の促進 ………246
8．非薬物介入療法 ─────(宇野正威) 248
　　　1　認知症疾患の生活指導 ……………248
　　　2　認知症疾患に対する心理社会的治療 …249

5　高齢者の介護　　　　　　　　　　　　　　　　253

1．精神看護────────(國生拓子) 253
　　　1　高齢者をどう捉えるか ……………253
　　　2　高齢者のアセスメント ……………256

2．身体看護・介護──────（三上　洋）258
　1　要介護高齢者の増加 …………………258
　2　高齢者が要介護・看護状態に至る経過
　　　…………………………………………258
　3　高齢者看護と介護－高齢者福祉と保健・
　　医療制度との統合まで ………………259
　4　高齢者の施設介護と在宅介護 ………260
　5　高齢者介護に携わる職種 ……………262
3．家族介護者の介護負担──（荒井由美子）263
　1　介護負担の定量的な評価：ZBIおよび
　　J-ZBI ……………………………………263
　2　Zarit介護負担尺度日本語版の短縮版
　　（J-ZBI_8）………………………………265
　3　介護負担に関してこれまでに行われた
　　研究 ……………………………………265

　4　介護負担軽減に向けて ………………266
4．ケアプラン──────（白澤政和）268
　1　問題提起 ………………………………268
　2　ケアプランとは ………………………268
　3　認知症高齢者に対するケアプラン …272
5．ターミナルケア────（柏木哲夫）276
　1　高齢化社会と終末医療 ………………276
　2　高齢者のターミナルケア ……………276
　3　家族のケア ……………………………278
　4　QOL ……………………………………279
6．介護保険制度──────（遠藤英俊）281
　1　ケアマネジメントとは ………………281
　2　ケアマネジメントの必要性 …………281
　3　ケアマネジメントの具体的方法 ……283
　4　介護保険制度における居宅介護支援 …283

6　高齢者の生活支援　　287

1．身体的支援－介護と介護予防における
　「活動」向上の働きかけを中心に
　　────────（大川弥生）287
　1　ICFにおける「生活機能」 ……………287
　2　生活不活発病と生活機能低下の悪循環
　　…………………………………………288
　3　介護予防－「水際作戦」が重要 ……291
　4　介護と介護予防の基本技術としての活動
　　自立訓練 ………………………………291
2．高齢者の心理的支援
　　──────（熊本圭吾、荒井由美子）294
　1　高齢者のストレス：ライフイベント …294
　2　高齢者における心理的支援：ソーシャル
　　サポート ………………………………295
　3　ソーシャルサポートの効果 …………295
　4　ソーシャルサポートを維持、増進する要因
　　…………………………………………297
3．美容と高齢者 ───（塩原正一、山路義生）299
　1　美容の歴史 ……………………………299
　2　現代の美容 ……………………………301
　3　福祉施設での高齢者と美容 …………301
　4　Self Art Care（SAC）と高齢者の"美容"
　　…………………………………………304
　5　高齢者と美容技術活用の現状 ………305
4．ユニバーサルデザイン──（布施泰男）308
　1　バリアフリーからユニバーサルデザインへ
　　…………………………………………308
　2　建築から始まったユニバーサルデザイン
　　…………………………………………309
　3　製品のユニバーサルデザイン－普及活動
　　に努める共用品推進機構 ……………311

　4　交通のユニバーサルデザイン－期待され
　　るユニバーサルデザイン・タクシー …314
5．成年後見制度──────（新井　誠）316
　1　旧制度の問題点 ………………………316
　2　高齢者保護の基本理念－ノーマライゼー
　　ション、自己決定権の尊重、社会参加の促進
　　…………………………………………317
　3　わが国成年後見法の制定 ……………318
　4　わが国成年後見法の運用状況と課題 …320
6．高齢者の犯罪──────（小畠秀吾）321
　1　全体的傾向 ……………………………321
　2　高齢者の犯罪にかかわる各種要因 …322
　3　犯罪種別 ………………………………323
7．高齢者の虐待──────（伊藤淑子）326
　1　虐待の定義と分類 ……………………326
　2　虐待の要因 ……………………………327
　3　高齢者虐待への対応 …………………328
8．高齢者の意思能力────（五十嵐禎人）330
　1　自己決定と意思能力 …………………330
　2　法的概念としての意思能力、事理弁識能
　　力、行為能力 …………………………330
　3　能力判定の方法 ………………………331
　4　意思能力判定の構造 …………………332
　5　高齢者医療の現場における意思能力判定
　　…………………………………………335
　6　意思能力がないと判定された場合 …336
9．高齢者の離婚──────（山﨑信之）337
　1　高齢者にみる離婚の趨勢 ……………337
　2　家庭裁判所医務室での経験から（調停離婚）
　　…………………………………………338
　3　判例にみる離婚（裁判離婚）…………340

- 10. 高齢者への在宅環境整備────(児玉桂子) 343
  - 1 在宅環境整備への医療・福祉分野からのアプローチ ……………………343
  - 2 住宅内事故と住まいの安全確保………344
  - 3 介護保険による在宅環境整備…………346
  - 4 認知症高齢者への在宅環境整備………347
  - 5 在宅環境整備がもたらす効果…………350
- 11. 高齢者生活の家族による支援
  ────(樋口恵子) 352
  - 1 急激な高齢者家族の変化………………352
  - 2 介護－その内容と意味の多様化………353
- 12. 高齢者のヘルパー活用
  ────(柴山漠人、浜島純子) 358
  - 1 ホームヘルプサービスの目的…………358
  - 2 ホームヘルプサービスの業務内容……360
  - 3 ホームヘルプサービスの実際…………360
  - 4 ヘルパーの養成…………………………361
  - 5 ヘルパーの資質の向上－求められる専門性…………………………………361
  - 6 ヘルパーの抱える悩み・課題…………363
  - 7 今後の目標・課題………………………363
  - 8 外国の事情………………………………364
- 13. 高齢者のデイサービス ────(加藤伸司) 366
  - 1 制度としてのデイサービス(歴史と現状)…………………………………366
  - 2 デイサービスの目的……………………367
  - 3 認知症高齢者に対するデイサービス実施上の留意点…………………………367
  - 4 デイサービスプログラムの実際………368
- 5 デイサービスにおける介護者支援……369
- 6 デイサービスの今後の課題……………369
- 14. グループホーム ────(加藤伸司) 370
  - 1 グループホームの歴史的背景…………370
  - 2 グループホームの特徴…………………371
  - 3 生活環境としてのグループホーム……371
  - 4 グループホームにおける人間関係……372
  - 5 グループホームの有効性………………372
  - 6 グループホームの問題点と課題………373
- 15. 老人保健施設 ────(平井基陽) 374
  - 1 老人保健施設の誕生とその背景………374
  - 2 老健が提供するサービス………………376
  - 3 老健の現状と課題………………………377
  - 4 2015年に向かって ……………………379
- 16. 高齢者病院────(木村通宏、井関栄三) 380
  - 1 高齢者医療の特徴………………………380
  - 2 精神科外来および精神科病棟における医療の特徴 ………………………………380
  - 3 一般病棟におけるCLS …………………382
  - 4 一般病棟入院中の高齢者のCLSにおける問題点とその対策 ……………………383
  - 5 精神科病棟入院患者の合併症へのCLSにおける問題点…………………………384
- 17. 家族会－「呆け老人をかかえる家族の会」を中心に ────(三宅貴夫) 384
  - 1 家族の会の歴史…………………………385
  - 2 家族の会の活動…………………………385
  - 3 国際アルツハイマー病協会……………388

第3部 高齢者に多い身体疾患

1 老年症候群 ────(鳥羽研二) 393
- 1 老年症候群とは何か………………………………393
- 2 老年症候群の分類…………………………………393
- 3 慢性期ケアにおける意味…………………………395
- 4 老年症候群と日常生活機能………………………396

2 廃用症候群 ────(林 泰史) 397
- 1 要介護高齢者の原因疾患の変遷…………………397
- 2 閉じこもりが寝たきり状態の原因………………397
- 3 身体を使わないことによる衰弱－廃用症候群…399
- 4 廃用症候群をきたしやすい臓器とその症状……399

3 めまい・失神 　　　　　　　　　　　　　　　　　　　　　　　（織田雅也、宇髙不可思）401

1　高齢者のめまい……401
2　生命の危険を伴う重大なめまい……401
3　起立性低血圧とめまい・失神……403

4 浮腫・脱水 　　　　　　　　　　　　　　　　　　　　　　　　　　　　　（村井淳志）404

1　浮腫……404
2　脱水……405

5 食思不振・便秘・下痢・栄養障害 　　　　　　　　　　　　　　　　　　　（馬場忠雄）407

1　食思不振……407
2　便秘……407
3　下痢……408
4　栄養障害……409

6 摂食・嚥下障害と誤嚥 　　　　　　　　　　　　　　　　　　　（藤井　航、才藤栄一）410

1　摂食・嚥下障害の評価……410
2　誤嚥と摂食・嚥下障害……411
3　摂食・嚥下障害の対応……412

7 失禁・排尿障害・泌尿器科疾患 　　　　　　　　　　　　　　　　　　　　（西澤　理）414

1　下部尿路症状……414
2　過活動膀胱の定義……415
3　過活動膀胱の診断と治療……415

8 パーキンソン症候群 　　　　　　　　　　　　　　　　　　　　　　　　　（久野貞子）418

1　パーキンソン症候群の定義と分類……418

9 転倒・歩行障害 　　　　　　　　　　　　　　　　　　　　　（長屋政博、中澤　信）421

1　転倒の実態……421
2　転倒の危険因子……422
3　転倒の予防対策……422

10 骨粗鬆症・骨折 　　　　　　　　　　　　　　　　　　　　　　　　　　　（森　諭史）425

1　骨の一生……425
2　成人の骨代謝……425
3　骨粗鬆症とは……426
4　骨粗鬆症の診断……426
5　脆弱性骨折……426
6　治療……428

11 関節リウマチ ──────────────（山本一彦）432

1 関節リウマチとは ………………………………………………432
2 関節リウマチの診断 ……………………………………………432
3 関節リウマチの治療 ……………………………………………433

12 腰痛 ──────────────────（清水克時）435

1 ありふれた疾患：腰痛 …………………………………………435
2 機械的要因による腰痛 …………………………………………435
3 腰痛診断の流れ …………………………………………………435
4 腰痛治療の病診連携 ……………………………………………436
5 まとめ ……………………………………………………………437

13 寝たきり・褥瘡 ─────────（徳永恵子、織井優貴子）439

1 寝たきり …………………………………………………………439
2 寝たきりと褥瘡 …………………………………………………440
3 褥瘡ができてしまったとき ……………………………………442

14 高齢者高血圧 ────────────────（荻原俊男）443

1 高齢者高血圧の特徴 ……………………………………………443
2 高血圧の基準 ……………………………………………………443
3 高齢者高血圧の治療効果 ………………………………………443
4 高齢者高血圧の降圧目標 ………………………………………444
5 非薬物療法 ………………………………………………………444
6 降圧薬の選択 ……………………………………………………444
7 合併症を有する場合の降圧薬療法 ……………………………445

15 心筋梗塞・心不全 ──────────（松本正幸、岩井邦充）448

1 心筋梗塞 …………………………………………………………448
2 心不全 ……………………………………………………………449

16 脳血管障害 ─────────（仲 博満、高橋哲也、松本昌泰）451

1 脳血管障害の分類 ………………………………………………451
2 高齢者の脳血管障害の特徴 ……………………………………452

17 糖尿病 ─────────────────（井藤英喜）454

1 概念・定義と症状 ………………………………………………454
2 糖尿病の成因 ……………………………………………………454
3 病型分類 …………………………………………………………454
4 診断 ………………………………………………………………454
5 治療と管理 ………………………………………………………455

18 高脂血症 　　　　　　　　　　　　　　　　　　　（中橋　毅、森本茂人）458

1. 加齢に伴う血清脂質の変化 …………………………………………………458
2. 高脂血症の診断 ………………………………………………………………458
3. 高脂血症治療指針 ……………………………………………………………459
4. 高齢者高脂血症の治療と注意点 ……………………………………………460

19 貧血 　　　　　　　　　　　　　　　　　　　　　　　　　（高崎　優）462

1. 加齢と造血機能 ………………………………………………………………462
2. 臨床症状 ………………………………………………………………………463
3. 高齢者貧血の特徴と留意点 …………………………………………………463
4. 高齢者にみられる主な貧血 …………………………………………………464

20 呼吸器疾患 　　　　　　　　　　　　　　　　　　　　　（福地義之助）467

1. 高齢者における呼吸器疾患の増加とその背景 ……………………………467
2. 高齢者肺炎 ……………………………………………………………………467
3. COPD …………………………………………………………………………469
4. 肺癌 ……………………………………………………………………………470
5. 特発性間質性肺炎 ……………………………………………………………471
6. 肺結核 …………………………………………………………………………471
7. 高齢者喘息 ……………………………………………………………………472

21 腎疾患と透析療法 　　　　　　　　　　　　　　　　　　　（田中　寛）473

1. 内科的腎疾患 …………………………………………………………………473
2. 泌尿器科領域の腎疾患 ………………………………………………………473
3. 腎不全 …………………………………………………………………………474
4. 透析療法 ………………………………………………………………………474

22 甲状腺疾患 　　　　　　　　　　　　　　　　　　　　　　（髙野　徹）476

1. 高齢者における甲状腺疾患 …………………………………………………476
2. バセドウ病 ……………………………………………………………………476
3. 橋本病 …………………………………………………………………………477
4. 甲状腺腫瘍 ……………………………………………………………………478

23 眼科疾患 　　　　　　　　　　　　　　　　　　　　（武田桜子、松原正男）479

1. 「急に」見えない－片眼の場合 ……………………………………………479
2. 「前から/徐々に」見えづらい－片眼の場合 ………………………………481
3. 「急に」痛い ……………………………………………………………………482
4. 糖尿病網膜症に関心を ………………………………………………………483
5. IVH施行中、免疫不全状態では視力に注意 ………………………………484
6. 誤解されやすい「緑内障」 …………………………………………………484
7. たかが白内障、されど白内障 ………………………………………………485
8. ベッドサイドでできること …………………………………………………485

24 耳鼻咽喉科疾患 ──────────────────────── (市村恵一) 486
1 耳鼻咽喉科領域の老化と疾患 ·····················486
2 老人性難聴と高齢者の難聴 ·······················486
3 悪性外耳道炎 ···486
4 高齢者のめまい・平衡障害 ·······················486
5 高齢者の副鼻腔炎および鼻症状 ················487
6 高齢者の嗅覚障害 ····································487
7 高齢者の味覚障害 ····································487
8 高齢者の声と音声障害 ·····························488
9 高齢者の嚥下障害 ····································488
10 頭頸部癌 ··488

25 皮膚科疾患 ──────────────────── (樽谷勝仁、板見　智) 489
1 湿疹とその類症 ·······································489
2 自己免疫性水疱症 ····································490
3 物理的障害および薬剤による障害 ············490
4 感染症 ···491
5 皮膚腫瘍 ··491

26 歯科疾患 ──────────────────────── (植田耕一郎) 493
1 根面齲蝕 ··493
2 歯周疾患 ··494
3 義歯関連問題 ···494
4 口腔乾燥 ··495
5 味覚障害 ··495
6 舌症状 ···495
7 顎関節症状 ··496
8 誤嚥性肺炎 ··497

第4部　高齢者精神疾患各論

1 高齢者の性格変化 ─────────────── (落合結介、笠原洋勇) 501
1 高齢者のパーソナリティ ··························501
2 神経精神症候群と性格変化 ······················501
3 病前性格や認知症と性格変化・人格障害との関係 ··········502
4 高齢者への対応 ·······································503

1．高齢者のメンタルヘルスと心身症 ──────── (久保千春、千田要一) 505
1 高齢者特有のストレッサー ······················505
2 ストレス対処法・疾患親和性性格 ············506
3 高齢者の心身症 ·······································506
4 心身医学的治療 ·······································507

2 高齢者の心因反応 　　　　　　　　　　　　　　　　　　　（宮川晃一、新井平伊）509

1 心因反応 ······509
2 高齢者に特有な心因・心性 ······510
3 高齢者の精神障害の特徴 ······510
4 神経症 ······511
5 心身症 ······511
6 気分障害 ······512
7 高齢者の自殺 ······512
8 幻覚・妄想状態 ······513

1．高齢者の不安障害 　　　　　　　　　　　　　　　　　　（妹尾晴夫、堀口 淳）515

1 定義 ······515
2 疫学 ······516
3 診断・鑑別診断 ······517
4 治療 ······518
5 臨床経過・予後 ······520

3 高齢者の神経症 　　　　　　　　　　　　　　　　　　　　　　　　　　　　　522

1．高齢者の身体表現性障害・解離性障害 　　　　　　　　　　　　　　　（越野好文）522

1 疾患分類における身体表現性障害と解離性障害の位置づけ ······522
2 身体表現性障害の診断と治療 ······523
3 解離性障害の診断と治療 ······524
4 考察 ······525

4 老年期抑うつ 　　　　　　　　　　　　　　　　　　　　　　　　（樋口輝彦）528

1 疫学的事項 ······528
2 老年期うつ病には他と異なる臨床的特徴が存在するか？ ······528
3 発病要因 ······529
4 治療 ······530

5 高齢者の妄想性障害 　　　　　　　　　　　　　　　　　　（久江洋企、濱田秀伯）534

1 診断 ······534
2 妄想を有する疾患 ······535

6 高齢者の睡眠障害 　　　　　　　　　　　　　　　　　　　　　　　（清水徹男）539

1 加齢による睡眠・覚醒の変化 ······539
2 高齢者の不眠 ······539
3 高齢者の睡眠時無呼吸症候群 ······542
4 レム睡眠行動障害 ······543

7 高齢者の自殺 　　　　　　　　　　　　　　　　　　　　　　　　（高橋祥友）546

1 一般的な自殺の危険因子 ······546
2 高齢者の自殺の特徴 ······548
3 まとめ ······550

8 高齢者のアルコール乱用 ──（洲脇 寛、中村光夫）552
1 高齢者の飲酒行動と問題飲酒 ……552
2 高齢者のアルコール関連障害 ……552
3 高齢アルコール依存症の診断と治療 ……554

9 意識障害・せん妄 ──（一瀬邦弘）558
1 意識障害の2軸 ……558
2 意識変容の系列が示した概念変遷 ……559
3 意識障害の測定のための尺度 ……560
4 意識障害（混濁）の診断と原因疾患、高齢者の場合 ……561
5 意識障害（変容）、せん妄の成り立ちと原因疾患、高齢者の場合 ……562
6 意識障害を軽いうちに捉える工夫 ……563
7 せん妄の前駆症状 ……564
8 意識障害の神経生理学 ……565

10 軽度認知障害 ──（朝田 隆、谷向 知）566
1 認知症の前駆状態の概念 ……566
2 MCIの疫学 ……566
3 今後の動向 ……568

11 認知症 570
1．認知症の鑑別 ──（武田雅俊）570
1 変性性認知症の概念 ……571
2 軽度認知障害（MCI） ……572
3 認知症の鑑別診断 ……573
4 アルツハイマー病 ……574
5 レビー小体病 ……574
6 前頭側頭型認知症 ……575
7 大脳皮質基底核変性症 ……575

2．アルツハイマー病 ──（田中稔久、武田雅俊）576
1 病態 ……576
2 疫学（危険因子） ……580
3 臨床症状 ……580
4 診断 ……582
5 治療 ……585

3．血管性認知症 ──（東儀英夫）586
1 病型 ……586
2 疫学 ……587
3 臨床症状 ……587
4 病理所見 ……588
5 診断基準 ……588
6 鑑別診断 ……590
7 画像診断 ……590
8 危険因子 ……591
9 治療 ……591

4. レビー小体型認知症 ―――――――――――――――――――――――――（小阪憲司）594
1 パーキンソン病とレビー小体型認知症の歴史 ・・・・・・・・・594
2 頻度 ・・・・・・・・・595
3 臨床症状 ・・・・・・・・・595
4 病理 ・・・・・・・・・596
5 認知症への薬物治療 ・・・・・・・・・597
6 パーキンソン症状への薬物治療 ・・・・・・・・・597
7 行動異常や精神症状への薬物治療 ・・・・・・・・・597

5. 大脳皮質基底核変性症 ―――――――――――――――――――（三山吉夫）599
1 概念 ・・・・・・・・・599
2 頻度 ・・・・・・・・・600
3 臨床症状 ・・・・・・・・・600
4 臨床診断 ・・・・・・・・・600
5 鑑別診断 ・・・・・・・・・601
6 神経病理所見 ・・・・・・・・・601
7 治療 ・・・・・・・・・602

6. 前頭側頭型認知症 ―――――――――――――――――――――（池田 学）603
1 概念の変遷 ・・・・・・・・・603
2 診断基準 ・・・・・・・・・604
3 疫学 ・・・・・・・・・605
4 画像診断 ・・・・・・・・・605
5 臨床症状 ・・・・・・・・・605
6 治療とケア ・・・・・・・・・607

7. 進行性核上性麻痺 ―――――――――――――――――――――（西宮 仁）609
1 概念 ・・・・・・・・・609
2 皮質下性認知症 ・・・・・・・・・609
3 臨床症状 ・・・・・・・・・610
4 疫学 ・・・・・・・・・610
5 神経病理学的所見 ・・・・・・・・・611
6 検査 ・・・・・・・・・611
7 診断 ・・・・・・・・・612
8 治療 ・・・・・・・・・612
9 予後 ・・・・・・・・・612

8. 特発性正常圧水頭症 ――――――――――――――――――――（石川正恒）613
1 概念 ・・・・・・・・・613
2 主な症状 ・・・・・・・・・614
3 画像診断 ・・・・・・・・・614
4 脳槽造影・脳血流検査 ・・・・・・・・・614
5 CSF tap test ・・・・・・・・・614
6 診断基準 ・・・・・・・・・616
7 診断のためのフローチャート ・・・・・・・・・616
8 髄液シャント術 ・・・・・・・・・616
9 術後成績 ・・・・・・・・・617

9. クロイツフェルト・ヤコブ病 ―――――――――――――――（山田正仁）618
1 疾患概念 ・・・・・・・・・618
2 プリオンの基本概念 ・・・・・・・・・619
3 孤発性CJD ・・・・・・・・・619

（目次冒頭）
10 アルツハイマー病の血管性因子 ・・・・・・・・・591
11 特殊な血管性認知症 ・・・・・・・・・591

4	感染性プリオン病	622
5	遺伝性プリオン病	623
6	治療・ケア	625

10. ハンチントン病 ────────────────── (田中有史、黒田重利) 626
　1　疫学・臨床症状 ･･････････626
　2　検査 ･･････････627
　3　診断 ･･････････628
　4　鑑別診断 ･･････････628
　5　病理 ･･････････629
　6　治療 ･･････････630
　7　経過・予後 ･･････････631

12　高齢者に特有な精神症候群 ══════════════ 633

1．カプグラ症候群（妄想性人物誤認症候群） ──────── (山本泰司、前田　潔) 633
　1　概念 ･･････････633
　2　症状 ･･････････633
　3　病因 ･･････････633
　4　治療 ･･････････634

2．フレゴリー症候群 ────────────────── (長岡研太郎、前田　潔) 635
　1　フレゴリー症候群とは－その概念 ･･････････635
　2　病因 ･･････････636
　3　症状 ･･････････637
　4　治療 ･･････････637

3．コタール症候群 ──────────────────── (岸本年史、洪　基朝) 638
　1　臨床症状 ･･････････638
　2　治療 ･･････････640

4．皮膚寄生虫妄想 ──────────────────────── (岸本年史) 640
　1　疫学 ･･････････640
　2　臨床症状 ･･････････641
　3　インターネット上の皮膚寄生虫妄想 ･･････････641
　4　病因と国際分類 ･･････････641
　5　診断と治療 ･･････････641

5．夕暮れ症候群、夕方症候群 ──────────────────── (米田　博) 643
　1　症状・頻度 ･･････････643
　2　原因 ･･････････644
　3　治療 ･･････････644

6．鏡現象、鏡症状 ──────────────────────── (米田　博) 645
　1　鏡現象、鏡症状とは ･･････････645
　2　研究報告 ･･････････645
　3　考察 ･･････････646

7．音楽性幻聴 ──────────────── (鵜飼　聡、山本雅清、篠崎和弘) 647
　1　音楽性幻聴とは ･･････････647
　2　臨床像 ･･････････647
　3　発現機序 ･･････････647
　4　治療 ･･････････649

第1部 老化過程と高齢者
GERIATRIC PSYCHIATRY

I 老年期とは

1. 生物学的側面から

1 老年期とは

「老」という漢字は腰の曲がった人が杖をついている姿を表した象形文字で、歳をとることによって起こる衰えを表している。したがって老年期とは一般に老いの始まる時期、あるいは老いがはっきりと現れる時期と定義されている。

ヒトの発達段階の観点からは、老年期とは成人期に引き続く人生最後の時期と定義されており、その境界となる年齢は一般に65歳とされている。どのような根拠に基づき65歳以上を老年期と定めたのかそのいきさつは不明である。一説によると、19世紀のドイツの有名なビスマルクという政治家が年金制度を定めた際に、65歳以上長生きをする人はその当時ごく稀であるという理由で、65歳以上を老人と定義したといわれている。「老」という言葉は古くは「長老」「老中」などの言葉で代表されるように尊敬の意味が込められていたが、現在では「老害」「老醜」などの言葉で代表されるように、マイナスのイメージが強くなっており、「老人」という言葉は用いずに、「高齢者」という言葉を用いるのが一般化している。そして一般に65歳以上の人を高齢者、さらに65～75歳の人を前期高齢者、75歳以上の人を後期高齢者としている。しかし、最近医学の進歩によりヒトの平均寿命が急速に延び、人生80年代を迎えた現在では、老年期を65歳以上として一括するこのような単純な定義では、時代の動きにそぐわないと考えられるようになった。

「老い」に対する考え方は人によって異なっており、実にさまざまである。平均寿命の延びた現在では、20～30年前に比べて元気で活動的な高齢者が増えている。平均寿命が50歳代前後であった戦前と80歳代の現在では、社会の情勢も大きく変化している。平均寿命には地域的な差もあり、暦年齢で老年期の定義をするにあたっては、時代的・地域的および社会的な背景などを考慮することが必要となる。医学的観点からも加齢に伴う身体機能の低下が顕著となるのは75歳以上の高齢者で、75歳以上を高齢者とすべきであるとの意見もある。このような状況を考慮してNeugartenは1975年に老年期を暦年齢ではなく、社会的活動度を指標として老年前期(young-old)と老年後期(old-old)の2つに分けることを提唱している。

老年前期は労働・子育てなどの社会的な責務から解放され、社会的活動に自分の時間が費やせることが可能な世代である。一方、老年後期は旧来の意味での老年期で、心身の衰えにより特徴づけられる時期である。前期と後期の境は、75～80歳くらいであるが、これはあくまでも目安としての意味しかもたず、前期と後期を区別する重要な物差しは、社会的活動度であるとされている。また老年前期・後期のほかに、超高齢期(oldest-old)を加え、三段階に分類する人もいる。この際、超高齢期の境界となる暦年齢は85～90歳とされている。

2 老年期の身体

老化とともに身体の生理的機能はどのように変化するのであろうか。まず運動機能については瞬発力が低下し、持続力も低下する。同時に平衡感覚も加齢とともに低下するために、身体の安定性が損なわれ転倒しやすくなる。外界からの情報は眼、耳、鼻

などの感覚器官により受容され、中枢神経系を介して筋肉や関節に伝達されその反応として身体の動きが出るが、加齢に伴いこれらの刺激に対する反応が鈍くなる。知覚機能の中では、眼の調節力の低下が最も早くから出現し、老眼となる。聴覚については、加齢に伴い高音域から聞こえにくくなる。触覚、痛覚、味覚も加齢とともに鈍くなる。刺激に対する反応時間が長くなり、神経の反射機能が低下する。高齢者の運転に交通事故が多いのはそのためである。

1. 神経系

❶ 知能

　知能については歳をとると知能が衰えると考えられていたが、知能は20歳代以降も発達し続け、少なくとも80歳くらいまでは社会生活に必要かつ十分な機能が維持できることが証明されている。高齢者で特に問題となるのは記銘力の低下である。記銘力の低下は聞いたことをすぐ忘れる、同じことを何度も尋ねるなどの症状により気づかれる。それに比して古い記憶は高齢になっても比較的よく保たれているが、それも徐々に不正確になり、思い出せないことが多くなってくる。したがって社会生活に支障をきたすほどの記憶力の衰えが認められたときには、老年期認知症などの疾患の存在が疑われる。ヒトの知能は流動性知能(記銘力、計算能力など)と結晶性知能(判断力、総合力)の2つに大別される。一般に流動性知能は30歳以降、ほぼ直線的に低下するが、結晶性知能は高齢になっても低下しない。若いときには理解できなかったことが歳をとって初めて理解できる、ということはしばしば経験されることである。歳をとったらみんな呆けるというのは大きな間違いで、老年期認知症の患者は65歳以上の高齢者の5～6％に過ぎない。高齢者でも結晶性知能にますます磨きがかかり、各分野でリーダーとして活躍している方々が大勢いる。高齢者の中には知的資産家とも呼ぶべき、若い人とは異質の知能をもった人が大勢いるのである。

❷ 筋力

　筋力は加齢とともに弱くなり、反射時間は全般的に延長する。運動能力は瞬発力、持久力ともに老化により低下する。感覚器の変化は最も早期から気づかれるもので、老眼は40歳代後半より出現し、徐々に進行する。聴力の低下は70歳以後に出現する人が多く、平衡感覚も老化により鈍化する。味覚、嗅覚も変化する。これは舌にある味蕾の数の減少、嗅球にある嗅覚細胞の老化などに影響される。

❸ 免疫機能

　老化とともに胸腺が萎縮し、末梢血中のT細胞が減少するが、β細胞は不変である。加齢に伴いT細胞サブセット、OKT_4/OKT_8(helper/suppressor)は増加する。

❹ 内分泌代謝系

　加齢とともに最も大きく変化するのは、下垂体ホルモンである。血中の卵胞刺激ホルモン(FSH)は男性では60～80歳で増加、女性では50～70歳で著明に増加し、80歳代で下降する。血中の黄体刺激ホルモン(LH)は男性では50～80歳代で有意に増加し、女性では50～70歳代で著明に増加する。下垂体後葉ホルモンは加齢により分泌が亢進する。副甲状腺ホルモンの血中レベルは加齢に伴い男女とも高値を示すが、カルシトニンの血中レベルは逆に著明に低下する。副腎皮質に由来する男性ホルモンの1種であるデヒドロエピアンドロステロンの血中レベルは、加齢に伴い直線的に低下する。一方、同じく副腎皮質に由来するコーチゾールの血中レベルは加齢に伴い変化しない。糖代謝は加齢とともに変化し、耐糖能異常を示す人が加齢に伴い増加する。血中脂質(コレステロール、中性脂質)は10～50歳代にかけて増加し、以後は頭打ちとなる。

❺ 循環器系

　加齢に伴い心筋の収縮力が減弱する。収縮期血圧は加齢に伴い上昇する。不整脈の頻度は老化に伴い著しく増加する。運動負荷時の心拍出量の増加は若年者より減弱しており、運動耐容能が高齢者で低下する一因となっている。

❻ 呼吸器系

　換気機能は加齢に伴い全般的に低下する。肺活量、1秒量、1秒率は老化に伴い直線的に低下する。ガス交換は老化に伴い効率が悪化し、肺拡散能力が低下する。

❼ 消化器系

老化に伴い胃粘膜、小腸、大腸粘膜が萎縮する。酸分泌能が低下する。肝の細胞数が減少するが肝機能はほとんど不変である。

❽ 腎・泌尿器系

腎系球体、濾過率(GFR)および腎血流量が加齢に伴い直線的に低下する。

❾ 骨・運動器系

骨量は20～45歳にかけて最大となり、45歳以後は加齢とともに減少する。骨は皮質骨と海綿骨よりなり、全骨量の80％は皮質骨、20％は海綿骨により占められている。皮質骨と海綿骨では、加齢変化が異なっており骨量は皮質骨では50歳以後、加齢に伴いほぼ直線的に減少するのに対し、海綿骨では二相性で50～60歳にかけて急激に減少し、60歳以後は緩徐に減少する。すなわち皮質骨は50歳以後年間0.2％の割合で低下し、50～75歳までの25年間に総計約5％減少する。一方、海綿骨は50～60歳の間に約40％、60～75歳までの間に約10％減少し、50～75歳までの25年間には総計で約50％減少することになる。以上が加齢に伴う生理的骨量減少の実態であるが、骨量減少がこの生理的範囲を越えて認められる場合が病的骨量減少すなわち骨粗鬆症である。

加齢に伴い副甲状腺ホルモンの血中レベルは上昇し、$1,25-(OH)_2$-ビタミンD_3産生は低下し、腸管からのカルシウム(Ca)吸収は低下する。皮質骨では加齢に伴い骨幅が減少する。骨吸収と骨形成は皮質骨の部位により異なり、皮質骨の中間層では骨形成・骨吸収ともに亢進するが、内層では骨吸収は亢進しているが骨形成は低下している。海綿骨では、加齢に伴い骨梁数が減少し骨梁穿孔の頻度が増加する。Shenkらは、加齢に伴い骨吸収は変わらないが、骨形成が低下するため相対的に骨吸収が亢進し、骨量が減少するとしている。加齢に伴う相対的骨吸収亢進の原因としては、加齢に伴う二次性副甲状腺機能亢進症、不動、筋力の低下、AGE (advanced glycation endoproduct) の関与などが考えられている。現在、加齢に伴う骨量減少の主因は、骨芽細胞の産生と機能の低下にあると考えられており、その原因として加齢に伴う骨芽細胞の未分化間葉系細胞からの分化の障害、血中IGF-1、TGF-βの減少、さらにIGF-1、TGF-β、PDGF-BBなどに対する骨芽細胞の反応性の低下が考えられている。

（折茂　肇）

2. 老年期の心理学的側面

1 老年期の心理に影響を及ぼす因子

老年期という人生の最終期には、それまで維持してきたほとんどすべてのものが次第に失われていく体験(喪失体験)を余儀なくされる。さまざまな喪失の中には、健康、役割、収入、配偶者や友人、馴染みの生活環境などの喪失が含まれる。それらのいずれもが老年期にある人たちに、悩みや不安を与えるものであるが、一般的に、体力の衰えや心身の不調は最も気になることである。それらにより日常の活動性が制限されると、以後の生活展望は狭められ、考え方は消極的になり、気分は抑うつ的になる。さまざまな役割を若い世代と交代し、長年、勤めてきた職場、地域社会、家庭における役割分担がなくなると、肩の荷を下ろした安堵感とともに、一抹の寂しさや空虚感を感じる。また、余った時間を有効に使えず当惑することもある。職業からの引退は収入の減少をきたし、必然的に生じる生活規模の縮小は日常生活への興味や意欲をも減退させる。配偶者や同世代の親しい友人と死別すると、気心の知れた話し相手を失うことになり、言い知れぬ虚無感を体験する。子どもを頼っての転居や、高齢者施設への入居で長年住み慣れた土地を離れ、新たな場所に住むことになると、馴染みのない環境への適応に相当な緊張や精神的負担を覚える。

これらの喪失体験そのものは高齢者がほとんど例外なく体験するものであるが、それらの体験が及ぼす心理的影響には個人差があり一様ではない。個々の高齢者の過去の生活歴や性格特徴ないしは高齢期への適応姿勢の違いにより、喪失体験により生じる心理的反応は異なる。

2 老年期の心理的特徴

老年期に認められる心理的特徴の背景の1つは、心理機能の身体的基礎である脳の老化性変化であり、ほかは老年期における喪失体験などと関連する生活状況の変化である。しかし、それらの2種の背景因子に由来する心理過程には相互に影響し合う部分があり、それらの総和として老年期の心理的特徴が現れると理解しなければならないことが多い。

1. 脳の老化との関連

脳の老化は脳実質の老化過程と、脳血管の老化過程により生じるものとがある。どちらの過程についても進行の速度や程度には個人差が大きい。一般的に脳の老化過程による心理機能の変化として早期から気づかれるのは記憶力低下である。まず、新しい出来事を記憶する能力（記銘力）の低下が現れ、次いで以前の記憶を再生する能力（追想力）の低下が加わる。但し生理的老化の範囲では、注意集中や反復により記銘力を維持することが可能であるし、追想困難な事柄もなんらかの手がかりを与えられると追想が可能になる。記憶の中では、過去の出来事を時系列的に再生するエピソード記憶の低下が最もよくみられ、知識や常識に関する意味記憶や動作に関する手続き記憶などの低下は顕著ではない。生理的老化では通常、高次神経機能の低下による失語、失行、失認などはみられない。しかし、加齢に伴う視覚、聴覚、味覚、嗅覚などの低下は高齢者の生活に相当な影響を及ぼすことが少なくない。通常、高齢になるほど、思考や計算の速度は遅くなるが、実生活における判断力の低下は顕著ではない。

以上のような個々の知的機能の総和としての知能も、加齢とともに徐々に低下することが認められている。知能検査の成績では、言語性知能（結晶性知能）より動作性知能（流動性知能）の低下が大きい。知能の低下が日常生活に支障をきたす程度になると認知症の状態になる。

知的機能の低下のほかに、脳の老化を基礎として生じる心理面の変化は、情意面の変化と性格の変化である。感情の変化で通常認められるのは抑うつ気分で、それに伴う意欲低下、活動性減退もみられる。性格の変化は、もとの性格の先鋭化あるいは正反対の方向への変化がみられる。例えば元来、倹約家だった人が極端な吝嗇家になったり、几帳面であった人が非常にだらしなくなったりなどである。

2. 生活状況との関連

高齢者は次第に残り少なくなる人生を展望しつつ現在を生きている。高齢であり体力に乏しいこと、職業や社会的・家庭的役割から引退していること、経済的制約などのため、自ら積極的に生活環境を好適なものに変えることが困難である。したがって、現在の状況が自分にとって好ましいものでない場合でも、受動的にその状況を受け入れ、耐えるほかないことが多い。そこで、自分が置かれている状況を受容できる場合には葛藤を生じないが、受容し難い場合には葛藤を生じ、心的緊張や不安へと発展する。

金子らは高齢者心性の特徴を調べ、「保守的」、「諦め」、「義理堅さ」、「親切」、「依頼心」などを特徴として抽出した[1]。この調査が行われたのは1959年のことで、調査地区は奈良県下の小都市であったから、「義理堅さ」、「親切」、「依頼心」が高齢者の特徴として抽出されたと考えられ、50年近くを経過した現在でも同様の結果が得られるとは限らない。それらに対して「保守的」と「諦め」はおそらく時代を超えて、高齢者心性の特徴として挙げられるのではなかろうか。年齢とともに、あらゆる面での可能性がより制約されていく中では、新規の試みをするには大きな決断を要する。身体的、経済的、社会的に無難に老後を生きるには、確実に現状を維持していくことが最も安全であり、葛藤や不安に襲われることが少ない。今後世代が変わり、社会が変化しても、高齢者の「保守的」という特質は変わらない可能性が高い。また、高齢者はさまざまな欲求や希望を自力で充足できず、結局、欲求を抑圧したり、希望することを断念しなければならないことが多い。その際生じる葛藤を、価値観の転換や実現可

能な目標の設定によって前向きに処理できる場合は、「諦め」が好ましい適応につながる。しかし、「諦め」が単なる葛藤の抑圧に終わっている場合には、自己の人生への否定的な評価をもち続けることになる。

上述のほかにも、以前から高齢者の人格特徴として、内向性、慎重、用心深い、抑うつ的、心気的、頑固などが挙げられているが、それらについての調査の多くが横断的に年齢層で比較したものであり、十分信頼できる縦断的調査は少ないので、加齢とともにそれらの傾向が強くなるかどうかについては明確な見解はない。しかし、今日までの報告を通覧すると、従来、高齢者によくみられるとされてきた人格特徴は、顕著なものではないとみられる。もし老年期に入り、人格が著明に変化した場合には、脳の病的な老化性変化を反映しているものと考えるべきであろう。

3 老年期の発達課題

老年期は人生の最終段階である。老年期以前には強く意識することがなかった、自分の人生の終わりをどのようなものにするか、どのように死を迎えるかなどの課題を現実のものとして意識するようになる。それらの課題を意識するとき、人は通常、それまでの自己の人生にふさわしい終局を思い描くはずである。

Eriksonらは老年期の発達課題を自我の統合として捉えた[2]。老年期に至る自己の人生を肯定的に受け止め、その意義と価値を認めることができる場合には、やがて訪れる死をも平静に受容することができる。それに対し、過去の人生を肯定的に総括することができない場合には、やり直すことができない人生に強い絶望感を抱く。

Peckは老年期を三段階に分けて発達課題を示した[3]。まず、老年期に入り職業や社会的役割から引退する時期には、職業に没頭していた自己から離れ、仕事以外の趣味や活動に楽しみや満足感を見い出すことができれば、職業や役割からの引退を肯定的に受容できる。老年期には個人差はあっても、多かれ少なかれ、身体的不調が現れる。身体の不調やそれによって生じる生活上の不自由に拘泥すると、老年期の生活展望は消極的・悲観的なものになってしまう。注意を身体症状から他の目標や対象に向け、そこに新たな喜びや楽しみを見い出すことができれば、有意義に老年期を生きることができる。第三の課題は死の受容である。高齢者にとり死は間もなく、必ず直面しなければならぬものであり、避けることはできない。過去の自己の人生と、老年期を生きる現在の自己の生を肯定的に認めることができれば死の課題を克服することができる。

4 老年期と適応

個々の高齢者により老年期の受容の仕方には違いがある。その違いには高齢者の元来の人格傾向や老年期に至る生活史が関与している。Reichardらは、老年期における適応のタイプを「円熟型」、「安楽椅子型」、「防衛型」、「外罰型」、「内罰型」に分けている[4]。「円熟型」は老年期を積極的に受け入れ、自分に可能な新たな目標をみつけて、それを楽しみながら生活する。「安楽椅子型」は受動的に老年期を受け入れ、周囲の環境に依存しつつ、生活することで満足している。「防衛型」は老年期以前と同様の生活を維持しようと懸命に努力する。「外罰型」は自分の人生が思うようにならなかったのは自分以外の人や出来事のためであると悔やみながら老年期を生きる。「内罰型」は自分の人生がうまくいかなかったのはすべて自分の所為であると自分を責め、消極的、虚無的な態度で老年期を生きている。これらの型のうち、円熟型、安楽椅子型、防衛型は内容の違いはあっても、肯定的態度で老年期に適応しているといえる。但し防衛型では、健康状態や環境条件の変化で従来の生活内容を維持できなくなったときには、円熟型ないしは安楽椅子型への再適応が必要になる。外罰型、内罰型は否定的適応で、可能であれば自己の生活史を再点検し、その中で改めて自分の存在価値や自尊心を発見し、肯定的に残りの人生を生きることが望ましい。

（西村　健）

●文献
1) 金子仁郎, ほか：老年の心理と精神医学. 金剛出版, 東京, 1985.
2) Erikson EH , Erikson J, Kivnick HQ ：Vital Involvement in Old Age. W.W. Norton, New York, 1986.

3) Peck RE：Psychological development in the second half of life. Middle Age and Aging, Neugarten BL (ed), pp88-92, University of Chicago Press, Chicago, 1968.
4) Reichard S, Livson F, Petersen PG：Aging and Personality；A study of Eighty-Seven Older Men. Wiley, New York, 1962.

3. 社会学的側面から

●●●はじめに

2004年版「高齢社会白書」によると、2003年10月1日現在で65歳以上人口は2,431万人となり、総人口に占める比率(高齢化率)は19.0％になったとされる。さらに高齢化率は2015年に26.0％、2050年には35.7％と推定されている。多くの人が高齢に達する長寿社会になったのである。本稿ではこうした長くなった高齢期について社会環境の視点から集積された知見をまとめてみたい。

日本の人口高齢化には1つの特徴があるとされる。それは高齢化率の成長が速いことである。倍化速度(高齢化率が7％から14％になるのに必要とした年数)は24年で、フランスの115年に比べると約4～5倍の速さである。このような急速な人口の高齢化は、社会に大きなインパクトを与え、逆に長くなった高齢期をもつお年寄りの方にもさまざまな影響を与えることになるだろう。

まず高齢期について社会的な視点から若干の検討を加えてみよう。

1　社会離脱説

社会離脱説(social disengagement theory)は、1961年にCummingとHenryによって提唱された[1]。職業から引退する時期を高齢期と考える立場である。社会は定年退職をおくことによって高齢者を職場から引き離し、高齢者の方も社会から退くことによって、社会的義務と束縛から解放される。死期の近づいた高齢者が職業から引退することによって中年期の第一線的な役割から離脱することは生態的法則にかなったものとされる。これは当時、中年期の職業活動をできるだけ延長して職業的役割を高齢期になっても失わない方が、高齢者の社会適応の視点からは望ましいという社会活動説(social activity theory)に対抗するものであった。

ただ社会離脱説は、高齢期の社会適応を主題としているために、例えば定年65歳でも70歳までは健康であれば働けるし、また働きたいと意識している人が多い場合には65歳定年は多くの不適応な人を輩出することになる。また定年後の社会保障制度(例えば年金制度)が充実していることが前提であろう。

2　高齢期の否定的説と肯定的説

高齢期の否定的説とは、高齢期を老化と結びついた社会的役割の喪失として捉える立場である[2]。高齢期は配偶者からの死別と定年により職を失うことから、核家族的構造と職業体系から永久に離れることを意味し、これを高齢期特有の役割のない地位(roleless status)とするものである。これが1960～1970年代に始まる代表的なネガティブな捉え方であった。

また高齢者は老化による衰退や老年性疾患に罹りやすくなるために、医療その他のサービスの必要性が高まることから国の経済力を弱めているとみなされることが多い。さらに工業化社会が進展してくると人生経験に基づく高齢者の権威、知識あるいは尊厳性は、一部の社会では次第にその価値が無視されることが多くなった。

高齢期に対する負のイメージはやがて高齢者への差別(エイジズム)となり、これに批判的考察を行ったのが、アメリカの精神医学者Butler(1975)であった[3]。彼によれば性差別や人種差別が性別と皮膚の色をもって差別することと同じように、高齢者差別は単に歳をとっているという理由で1つの型にはめ

込み差別することである。私たちの生産性志向の社会が定年退職という組織的な型にはめ込んで非生産者となった高齢者差別につながると警鐘を発した。さらに、このようなエイジズムの影響を受けて、高齢者自身も自己に対して高齢者への否定的イメージを受け入れてしまい、自分たちに向けられている偏見を具現化してしまいがちになる。さらに彼はこうした老化とか老いること、高齢者に対する否定的な意識環境こそが問題であると述べている。

1980年代になって、こうした否定的な考えに対して、主に研究や政策目標のレベルで高齢期の肯定的な考え方が強調されるようになった。それは、健康や生きがいをもつサクセスフル・エイジング、あるいは働くことや社会活動への参加によるプロダクティブ・エイジングの提唱である。しかし、現実の否定的な高齢者観への反動として極論になる可能性をはらんでいるともいえる。そこでPalmore（2002）は高齢者に対する否定的にせよ肯定的にせよ、画一的なステレオタイプ化する考え方に注意を喚起している[4]。このような画一的な意識傾向は現実の高齢者を偏りなくあるがままに捉えることから外れてゆくことになるであろう[5]。

3 高齢者と社会制度

深澤七郎氏の名著、『楢山節考』は高齢者と社会との関係を見事に描いている。ある貧しい村落では、高齢者が一定の年齢に達したとき、棄老とも呼ぶべきしきたりがつくられていた。

その日がくると村の童たちがその家の周辺で歌うのが習慣になっていた。その時期をあからさまではなくて、それとなく家族に知らせるのである。歌を聞いた長男は老母を背負って村から遠く離れた山に棄てに行くという物語である。貧しい人々の集団が生き残るための手段であった。さすがに現代はそのような残酷物語はないが、高齢者をめぐって社会が理念はまったく異なるにしても、一定の仕組みをつくって対応をしている点では同じといえよう。

本邦では、高齢者をめぐる社会制度としての高齢者の福祉の向上と健康の確保は1963年の老人福祉法に始まる。その後、老人医療費の無料化が1973年に施行されて、高齢者のケアは著しく拡大したが、保健・福祉に比較して医療に偏ったケアが出現した。この結果、薬漬け、検査漬け、社会的入院などの弊害を起こし医療費の増大を招いた。このため高齢者に適合したケアの確立と安定した財源を確保することが課題になって、1983年に老人保健法の施行が行われるに至った。

さらに2000年、介護保険制度が新しい介護システムとして導入された。これは時代を画す改革であり、この制度によって高齢者介護の在り方は大きく変容した。すなわち、介護保険の第一の特徴は、弱者保護ではなく、高齢者が尊厳をもって生活するための「自立支援」とされ、単なる介護ではなく、高齢者個々人に応じたケアマネジメントに基づいて支援する利用者本位の制度であるとされる。第二の特徴は、「拠出なくして給付なし」といわれるように給付と負担が連動していて、給付は負担に基づく権利として確定されていることである。このことは従来の福祉の立場からのケアではなくて、その基本が契約の考えに変わったことになる。

同時に施行された成年後見制度は、契約能力を失った利用者（例えば認知症の高齢者）の権利と尊厳が守られる制度といえよう。

4 要介護の高齢者と社会環境

2003年6月、厚生労働省は高齢者介護研究会による報告書「2015年の高齢者介護」を発表した[6]。その副題に"高齢者の尊厳を支えるケアの確立"を掲げているが、高齢になって要介護の状態、殊に認知症になっても個別的なその人らしさが尊重されることを理念の1つとして掲げている。このことにより介護環境の重要性が指摘されることになり、グループホームのような5～9人を対象として家庭的な雰囲気で暮らしを共にしながら介護を進める小規模の介護環境が重視されるに至った。また40～50床病棟を基本にした従来型の特別養護老人ホームにも、10床ごとのユニットケアが導入されることになった。

典型的な看護環境として、居室を中心にして、5～9の個室がつくられ、これに台所や入浴室などが配備される。ふるまいやすい単純な構造の環境が準備される。さらに上述の報告書には、2015年を目処に24時間365日の在宅ケアを推進するうえで小規模多機能サービス拠点を地域に配置して、デイサービ

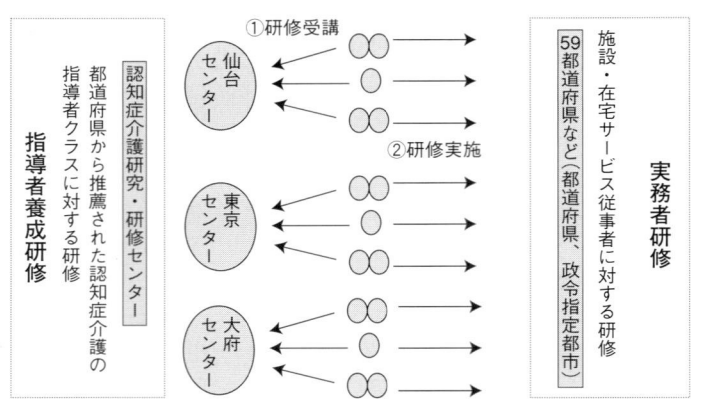

図1●認知症介護指導者養成事業の体系図

スを中心に訪問介護、ナイトサービス、居宅サービスを提供できる施設を地域につくることを提案している。

また介護環境として、物理的なハードの面だけでなく介護をする専門職、ソフト面の環境が重視される。すなわち介護に携わる人材の育成である。

このような状況から、厚生労働省は全国に3ヵ所、東京都杉並区、宮城県仙台市および愛知県大府市に認知症介護研究・研修センターを設置した。この3センターは認知症介護の現場に有用な研究を行うこと、および認知症ケアの指導的人材を育成することを主要な業務としている。図1に認知症介護指導者養成事業の体系図として概略を示しているが、都道府県などにより推薦された認知症ケアの介護職が3センターで10週間にわたり指導者としての必要な研修を行い、終了後にはそれぞれの地方自治体に戻って実務者の育成を目的とした研修を指導することになる。国際的にも例をみないケア人材の育成システムとして評価されるであろう。

●●● おわりに

高齢者の中で介護を必要とする虚弱な方を対象とした対応は、医療、保健および福祉などの多様な職種にわたるかかわりが中核となるが、地域に住む住民の協力やボランティア活動など町ぐるみの対応が理想とされる。そのことが広く高齢者の尊厳性を支えることになる。多様な取り組みが、町づくりの先駆的な試みとして行われているが、今後の1つの大切な流れをつくってゆくものとして期待されよう。

（長谷川和夫）

● 文献

1) Cumming E, Henry WI：Growing Old；The process of disengagement. Basic Books Inc., New York, 1961.
2) 那須宗一：老年期の概念．老年学，長谷川和夫，那須宗一（編），pp21-30，岩崎学術出版，東京，1975.
3) Butler R[中薗耕二（監訳），グレッグ・中村文子（訳）]：老後はなぜ悲劇なのか．p15, メヂカルフレンド社，東京，1975.
4) Palmore A[鈴木研一（訳）]：エイジズム者差別の実相と克服の展望．pp166-168，明石書店，東京，2002.
5) 冷水　豊：痴呆性高齢者を取り巻く社会的環境．痴呆ケアの基礎，日本痴呆ケア学会（編），pp76-78，ワールドプランニング，東京，2004.
6) 高齢者介護研究会：2015年の高齢者介護；高齢者の尊厳を支えるケアの確立にむけて．厚生労働省，東京，2003.

4. 歴史の中の高齢者像

1 現代の高齢者像

毎年のことであるが、本年（2005年）7月23日、三大紙をはじめとして多くの新聞が厚生労働省による「2004年簡易生命表」の発表を一斉に報道した。

日本経済新聞によると、日本人の2004年の平均寿命は、女性で85.59歳、男性で78.64歳。いずれも5年連続で延び、過去最高を更新したという。

世界的にみると、女性は1985年以来20年連続で世界一、男性は前年の3位から香港を抜き、アイスランドに次いで第2位となり、世界最速のペースで長寿化が進んでいる。

2003年にはインフルエンザ流行に伴う肺炎や心疾患による死亡が増え、自殺者が統計史上最悪（年間3万2,000人！）であったことなども関係し、延び率にブレーキがかかったが、2004年には女性が0.26歳、男性が0.28歳で、2001年、2002年並みの延び率に回復した。

また、三大死因とされている、がん、心疾患、脳血管性疾患が克服されれば、平均寿命は女性で7.95年、男性で8.74年と大幅に延び、その場合女性で93.53歳、男性が87.38歳になるという厚生労働省の試算を掲載している。

他の新聞の報道も似たり寄ったりで、女性の平均寿命では、2位の香港は84.3歳、3位スイスは83.0歳、男性では、1位のアイスランドが78.8歳、3位の香港は78.5歳であるとわざわざ報道した新聞もあった。

このようなマスコミの報道の中に、現代日本の高齢者像が集約されているといっても過言ではない。

その高齢者像とは、以下のとおりである。

①平均的な高齢者像を表す最大の指標として、平均寿命がいつも取りあげられる。

②平均的な高齢者像は男女によって異なる。ごく最近の日本では、女性の平均的高齢者像は86歳、男性のそれは79歳である。

③平均寿命からの単純計算でいえば、女性は男性に比べて7年ほど長生きする。

④平均寿命では、日本の女性が世界一であり続けている。

⑤平均寿命は、毎年、右肩上がりで延びている。

⑥平均寿命は、自殺、インフルエンザなどの社会的要因によって影響を受ける。

⑦もし、がん、心疾患、脳血管性疾患の罹患を免れることができれば、男女とも、8歳以上、長生きすることができる。つまり、その際の高齢者像は、80代の後半から90代の前半となる。おそらく、この数値は遠い未来での日本の高齢者を示している。

このように、高齢者の特性を表す指標として常に引用されるのが平均寿命である。既に周知のように、平均寿命は0歳時の人が平均して何歳まで生きることができるかを示す指標であるが、一般には、多くの人が平均寿命まで生きられ、したがって、平均寿命とは平均的な高齢者の年齢を表すものであると解釈されている。

この解釈は厳密には正しくないとしても、平均寿命の年齢が高齢者の状況を示す1つの指標であることに多くの人は納得している。

ともあれ、現代日本において、生まれてきた赤ちゃんが女性であれば86歳まで、男性であれば79歳まで生きるという時代は、歴史的にいっても、恐るべき長寿社会を迎えていることを意味している。

2 平均寿命

現代日本が歴史に例をみないほどの長寿社会を迎えていることを示す指標として平均寿命が取りあげられることは既に指摘したが、過去との比較でも平均寿命が取りあげられることがしばしばある。

平均寿命が統計的に正確に把握されるようになったのはいわゆる全人口の国勢調査が公式に始まってからのことである。世界では19世紀初頭の英国における国勢調査が最初のものとされているが、日本では1920年（大正9年）10月に第1回の国勢調査が行われ（因みに、そのときの総人口は7,698万人）、以来、5年に1回調査が行われている。そのデータに

表1 ● 平均寿命と65歳時の平均余命

年	平均寿命(年) 男性	平均寿命(年) 女性	平均寿命(年) 男女差	65歳時の平均余命(年) 男性	65歳時の平均余命(年) 女性	65歳時の平均余命(年) 男女差
1921〜25	42.1	43.2	1.1			
1935〜36	46.9	46.9	0			
1950	59.6	63.0	3.4	11.4	13.4	2.0
1960	65.3	70.2	4.9	11.6	14.1	2.5
1970	69.3	74.7	5.4	12.5	15.3	2.8
1980	73.4	78.8	5.4	14.6	17.7	3.1
1985	74.8	80.5	5.7	15.5	18.9	3.4
1990	75.9	81.9	6.0	16.2	20.0	3.8
1995	76.4	82.8	6.4	16.5	20.9	4.4
2000	77.7	84.6	6.9	17.5	22.4	4.9

(文献1)による)

基づいての平均寿命を示す(**表1**)[1]。

しかし、平均寿命の数値は、既にそれ以前から生命表として公に発表されていた(現在でも簡易生命表として年に1回発表されていることは上述したとおりである)。1891〜1898年(明治24〜31年)の第1回生命表によれば、平均寿命は男性で42.7歳、女性で44.3歳、1909〜1913年(明治42年〜大正2年)の第2回生命表によれば、男性で44.3歳、女性で44.7歳であったという[2]。表1と比較してわかるように、この数値は過大評価であるという批判があり、改訂生命表によると、1870年(明治3年)は男性で24.7歳、女性で28.9歳、1886年(明治19年)ではそれぞれ32.8歳、33.2歳であるという[2]。これでも過大に見積もられているといわれており、大雑把にいえば、平均寿命は、19世紀後半(明治初期)では男女とも20歳代、20世紀初期(明治中期から後半)では30歳代、1910年(大正時代)になって40歳代に入ってきたと考えられるようである[2]。なお、江戸時代では、明治初期とそれほどの変化はなく、平均寿命は男女とも20歳代であったといわれている。

国勢調査以前の数値への信頼性には疑問が残るが、江戸時代、明治初期、明治後半、大正時代、1935年(昭和10年)前後、そして1950年などの時点における数値と比較すると、20世紀後半における日本社会での平均寿命の延びには驚くべきものがある。例えば、1950年代と比べると、男女とも50年間でおよそ20年前後延びていることになる。明治時代「人生30」であったのが[2]、100年という時代の経過によって、現代では「人生80」といわれるようになったのは、ただただ驚異としか言いようがないのかも知れない。

3 高齢者の年齢

しかし、現代のマスコミが宣伝するように、高齢者像の特徴を平均寿命の延びによって表すことが本当に正鵠を射ているのだろうか。

平均寿命(出生時の平均余命)の延びは乳幼児期、あるいは児童期、青年期における死亡率が大きく低下したことにかかわり、その理由として医療自体の進歩・発展、衛生環境の改善、衣食住に関係する種々の社会的状況の改善、自然環境への対処や制御の方法の進歩などが考えられる、といった説明はもはや常識化され、今さら繰り返す必要もないが、そのような事実を考えると、平均寿命が長い世界とは、出生した乳児が高齢になるまで生き延びていることによって、高齢者の総人口に占める割合が大きくなった世界、高齢者がありふれた存在として位置づけられる世界、ほとんどの人が高齢者になるまで生き続ける世界にほかならない。あるいは、平均寿命の短い世界というのは、高齢者になる人が極めて少ない世界、高齢者が希少価値をもつ世界であると言い換えることもできる。

したがって、平均寿命の指標は高齢者の総人口に占める割合、あるいは高齢者層内における人口の割合によって置き換えることができる。表2に日本における総人口と65歳以上の高齢者人口および割合、**表3**に年代別、男女別高齢者人口の推移を示す[1)3)]。

国勢調査以前の推測データはいろいろあってここに示さないが、平均寿命が20〜30代である明治時代は、65歳以上人口の総人口に占める割合は、2%以下であった可能性が高い。一方、よく知られているように、社会学的には、その割合が7%を超えると高齢化社会といい、14%を持続的に超えていると高齢社会と総称しているが、それによると、日本では、1970年に高齢化社会に突入し、1995年以後、高齢社会と称されるようになった。因みに、2003年、65歳以上の高齢者の総人口に占める割合は19%を超えることになった。その割合が、20%、あるいは25%(全人口の1/4)になるのもそう遠い先のことではない。

さらに、表3にみるように、65歳以上の高齢者層を65〜74歳(前期)、75〜84歳(中期)、85歳以上(後期)に分けると、現代社会では、中期、後期の高

表2 ● 日本における総人口と65歳以上高齢者人口

年	総人口	65歳以上高齢者人口	比率
1920	5,596万人	294万人	5.3 %
1930	6,445	306	4.8
1940	7,193	345	4.8
1950	8,319	410	4.9
1955	8,927	474	5.3
1960	9,341	534	5.7
1965	9,827	618	6.3
1970	10,372	733	7.1
1975	11,194	886	7.9
1980	11,706	1,064	9.1
1985	12,104	1,246	10.3
1990	12,361	1,489	12.0
1995	12,557	1,826	14.5
2000	12,692	2,227	17.5
2003	12,762	2,431	19.0

総務庁統計局、各国勢調査による。　　　　（文献1)3)による）

表3 ● 年代別、男女別高齢者人口の推移

年	65〜74歳 男性	65〜74歳 女性	75〜84歳 男性	75〜84歳 女性	85歳〜 男性	85歳〜 女性
1950	134	172	36	60	3	7
1970	236	276	77	114	9	21
1975	272	330	100	145	12	27
1980	306	393	127	186	17	36
1985	328	447	156	237	26	53
1990	377	517	188	298	36	67
1995	494	615	208	350	48	110
2000	603	698	254	422	65	158
2002	632	726	291	462	72	179

人口の単位は万人。　　　　　　　　　　　（文献1)による）

齢者が激増していることが特徴であることが一目瞭然となる。例えば、今からおよそ55年前の1950年、日本では「戦後が終わった」と囁かれるようになった時代、85歳以上の高齢者は男女合わせて、総人口8,300万人中10万人（0.12％）に過ぎなかったのだが、2000年には総人口1億2,700万人中、223万人（1.7％）、絶対数でいえば、22.3倍に増えていることになった。前期高齢者はもはや老人とは見做されない、とよく笑い話のように語られるが、老人ホームでは、80代の高齢者が70代の高齢者を指して「あの若造たちが…」という時代になっているのである。

なお、高齢者はいつの時代でも（統計がないが、江戸、明治時代でもそうだったに違いない）女性が多いとされてきたが、表3にみるように（男女比は記さなかったので、興味のある方は計算して頂きたいが）、各年代における男女比はおおよそ、前期高齢者で4.5対5.5、中期高齢者で4対6、後期高齢者で3対7という割合になっている。この数値は、1950年と2000年を比べてもそれほどの違いはない。これらの数値は、高齢者に女性が多いという現象は社会的、環境的要因によるというよりは男性と女性という身体的・生物学的要因に基づいていることを示唆している。

4　年齢にみる高齢者像

当然のことであるが、平均寿命の延長や高齢者層の増大という現象をみると、かつては人間が長生きできなかったというのではなく、長生きできる人が少なかったに過ぎないことがわかった。平均寿命が短いとされた江戸・明治時代でも、幸いにして幼児から少年期、青年期など長い人生において重大な病気や事故に遭わずに生き続けることのできた人は、現代と同じく、80、90歳まで長寿を保つことができた。

したがって、年齢を指標とした高齢者像は、昔も今も変わらないということである。

17世紀に生きた貝原益軒（1630〜1714年）は、福岡藩士の子として生まれ、儒学、本草学を学び、理・気一元論を唱え、日用の実証的学問や日常生活での実行、行動上の方法や技術の重要性を強調する古学派の1人として江戸前期を代表する学者として著名であり、また本草学者として『大和本草』を著したが、彼自ら84歳まで長生きし、死の直前に『養生訓』（1713年）を刊行した[4]。それによると、

「人間のからだは百年を期限とする。上寿は百歳、中寿は八十、下寿は六十で、六十以上は長生きである。世間の人をみると、下寿を保つ人は少なく、五十以下の短命の人が多い。人生七十、古来稀なりというのはうそでない。長命する人は少ない。五十になっていれば若死ではない」[4]。

このような高齢者観は貝原益軒に始まったわけではない。中国古代の堯、舜に先立つ伝説上の黄帝は、後の春秋戦国時代に編纂された、黄帝と師との問答をまとめた『黄帝内經素問』で知られているが、そこで、天寿を百歳とし、五十歳以下で死ぬのは短命であるとした問答が記されている[5]。

いずれにしても、日本や中国文化では古代より百

歳を長寿の理想としていたわけで、現代日本においても、その高齢者像において差異はない。古い時代でも、高齢者といえば60歳以降、典型としていえば、80歳前後の老人を指していたのである。

5 高齢者像

これまでに、年齢や平均寿命などからみた高齢者像をいくつかの数値から論じてきた。

しかし、本来の意味での高齢者像は単に年齢や平均寿命から描き出されるだけのものではない。もっと重要なのは、いかなる社会、環境で、どのような生き方をしている高齢者かという、生活、経済、家族、社会、思想、文化などの種々の状況における高齢者像を描くことである。

そのような意味での高齢者像をここで論じる余裕がないが、『黄帝内經素問』であれ『養生訓』であれ、天寿を全うすることが正しい生き方で、そのためには何をすればよいのかという、いわゆる養生論、あるいは長生論の立場から、高齢者像が描かれていたことは指摘しておくべきであろう。

『黄帝内經素問』中の『上古天真論篇第一』に、黄帝が師の岐伯に問うて曰く、

「真人、至人、聖人、賢人と呼ばれるような昔の人々は百歳を過ぎても動作が衰えないのに、この頃は50歳位で衰えるのは何故か」

岐伯　答えて曰く

「昔の人で道を知っている者は、自然の理に和し飲食に節度があり、日常の生活にきまりがあり、心身を過労させるようなことはしない。そのために形と神が相伴って尽き、天寿を終わり、百歳を過ぎてなくなる」。

また、益軒の『養生論』では、

「人生は五十にならないと血気がまだ安定しないで、知恵もまだ開けない。古今にうとく、社会の変化になれていない。言うことに間違いが多く、行いに悔いを残すことが多い。人生の道理も楽しみも知らない。五十にならないで死ぬのを夭という。不幸短命といわねばならない。長生きすれば楽しみ多く益が多い。日々いままで知らなかったことを知り、月々いままでできなかったことができるようになる。だから学問が進んだり、知識が開けたりするのは、長生きしないとできない」。

ここでは、必ずしも生きるために恵まれた状況にはないと思われる時代や社会において、つまり飢餓、病気、戦争などに曝されて貧窮の生活を余儀なくされている社会や環境において、生きるとは何かを問うことなしに、ただ、長生きをすることが理想とされる。

高齢者は理想の生き方の結果であるとされるのである。

では、現代ではどうか。

既に述べたように、平均寿命が延びていくことがあたかもよいことかのように報道されるマスコミの姿勢には上記の古来の伝統的高齢者像を想わせる。一般の人もこのような記事をみて、一層長生きできるようになったと喜んでいるふしがある。

しかし、実際はそう単純にはいかない。現実に、80歳、90歳になると、感覚的、身体的、精神的な機能が衰えるとともに、さまざまな疾患にも罹患しやすくなるという厳然たる事実があるからである[6]。

例えば、老年期の認知症疾患は、加齢ともに急増していくことは周知の事実である。老年期にみる認知症は60代で1％前後の発症率であるが、80代になると20％を超えるというデータは、欧米や日本での共通したものである。また、心血管系疾患、呼吸器系疾患、骨関節疾患などあらゆる身体病が加齢とともに激増していることもあらゆるデータが示すところであろう[6]。

社会的環境においても高齢者に不利になる状況は数多い。配偶者との死別、子どもや孫との別離、ひとり暮らし、会話の減少、さまざまな人間関係の喪失、働く場所や仕事の消失、失業、経済的貧困、外出時間の乏しさ、交通機関利用の制限など、その不利な状況を取り出せばきりがなくなるほどである。

ジョナサン・スウィフト（1667～1745年）は、1726年に『ガリヴァー旅行記』を執筆したが、その中で、ストラルドブラグという不死人間がいるラグナダ王国を描いている。

そこでの1コマであるが、ある不死人間の幸福を羨望した人に対して、王国の紳士が答えて曰く、

「不死人間を羨望するのは、永遠の若さ、永遠の健康、永遠の元気というものがその前提になっているからだ。いかに途方もない望みを抱く人間でもそんなことが可能などと思う愚か者はこの王国に1人もいない。問題は、繁栄と健康に恵まれて

表4 ● 都市中高年が考える望ましい高齢期の生き方

社会のために尽くしたい	76.7%
若い人とできるだけつきあうようにしたい	76.5
努力して頑張るような生き方をしたい	73.6
人間関係の煩わしさを避けたい	73.3
いろいろなことをやってみたい	72.3
周囲に合わせて行動したい	66.8
義理人情にしばられたくない	66.8
家族や親族が頼りだ	60.1
人間関係を広げたい	59.3
気の合った仲間とだけつきあいたい	54.8
つらいことはすべて避けるようにしたい	51.2
近所づきあいの煩わしさを避けたい	49.6
何事につけ人の意見に従うようにしたい	42.5
自分の好みをおし通したい	40.4
変化のある暮らしをしたい	39.5
新しいことを始めたい	39.1

1993年に実施された、東京都練馬区に居住する45〜64歳の男女617名による回答。
(文献10)による。

表5 ● 高齢者の幸福感

1. 同年輩の人に比べて	
自分は幸せである	46.1%
自分はやや幸せである	23.0
他の人と同じくらいである	23.9
自分はあまり幸せでない	6.1
自分は幸せでない	0.8
2. 両親の世代の老後生活と比べて	
自分の世代の方が幸せである	56.6
自分の世代の方がやや幸せである	26.1
親の世代と同じくらいである	9.8
自分の世代はあまり幸せでない	6.3
自分の世代の方が幸せでない	0.8

(文献1)による)

血気盛んな青春の日々を永久に送ることを願うかどうかではなく、老齢ともなれば必ずつきまとうさまざまな不幸のさなかにあって、長寿をどう生き抜いていくかである。この国には、そういった老齢につきものの惨憺たる状況に陥ってもなお不死でありたいと望む者はまずいない」[7)8)]。

最近、日本の社会学を中心に、高齢者のQOLを高めるという意味で、サクセスフル・エイジングという概念がもてはやされている。幸福な老いを生きるために何をすればよいのかという問題意識である[9)]。その脈絡の中での2つの表を示す。表4は、「老後に何をしたいか」という問いに対して、表5は、「自分がどの程度幸福だと考えているか」という問いに対しての返答である[1)10)]。

ここでは、上記のようにさまざまな障害が現代社会の状況にあっても、なお、幸福な老後を夢み、あるいは幸福であると感じている高齢者の姿がある。

スウィフトのように、悲観的な高齢者像を描くことより、楽観的なものを追い求めるべきであるという姿勢がある。そこでの高齢者像は、黄帝や益軒のそれに近い。

(松下正明)

●文献

1) 松下正明：高齢者をめぐる社会と環境．新世紀の精神科治療，第3巻 老年期の幻覚妄想，松下正明(総編集)，pp 3-16，中山書店，東京，2005．
2) 立川昭二：明治医事往来．pp 16-23，新潮社，東京，1986．
3) 三浦文夫(編)：図説高齢者白書2000．全国社会福祉協議会，東京，2000．
4) 貝原益軒[松田道雄(訳)]：養生訓．日本の名著；貝原益軒，松田道雄(編)．中央公論社，東京，1969．
5) 小曽戸丈夫，浜田善利：意釈黄帝内經素問．築地書館，東京，1971．
6) 松下正明：高齢者の身体機能；その生理的機能と病的機能をめぐって．新世紀の精神科治療，第3巻 老年期の幻覚妄想，松下正明(総編集)，pp 17-56，中山書店，東京，2005．
7) ジョナサン・スウィフト[平井正穂(訳)]：ガリヴァー旅行記．岩波書店，東京，1980．
8) 松下正明：不老不死より健康長寿へ；さまざまな不幸のさなかにあって長寿をどう生き抜いていくのか．老年精神医学雑誌 12：221-228，2001．
9) 古谷野亘：サクセスフル・エイジング；幸福な老いの研究．新社会老年学，古谷野亘，安藤孝敏(編)，pp 141-153，ワールドプランニング，東京，2003．
10) 安藤孝敏：多様化するライフスタイル．新社会老年学，古谷野亘，安藤孝敏(編)，pp 153-163，ワールドプランニング，東京，2003．

第1部 ● 老化過程と高齢者

2 心の老化
GERIATRIC PSYCHIATRY

1. 記憶

1 自覚的な記憶減退

　精神機能の老化について最も問題とされるものは記憶である。それは高齢者がしばしば自らの記憶の減退を強く訴えることによる。しかし、この自覚的な記憶減退については、50歳代で訴える頻度が最も高く、また、客観的な記憶検査の成績と必ずしも相関せず、むしろ抑うつ気分と相関することが知られている。記憶検査についても、高齢者では自らの能力に対する自己評価や目標水準が低く、そのことが成績に影響を与えており、達成目標を高く設定させる工夫をすれば検査成績が改善することも指摘されている[1]。

　以下にみるように、種々の記憶機能が加齢とともに減退することは事実であるが、本人の訴えには、社会的に重要な役割が求められる初老期に能力の衰えが強く自覚されるなど、他の心理的要因も少なからず関与していると考えられる。

2 短期記憶と長期記憶に対する老化の影響

　短期記憶(short term memory)とは、聞いたばかりの電話番号を手帳に書き写すまで憶えているなど、認知した内容をそのまま意識に留めている記憶である。通常、短期記憶の内容はすぐに忘却されるので、憶えた電話番号をいったん意識から消し去り、他の精神活動をはさんだ後に再び想い出すためには記憶内容を長期間貯えておくシステムが必要となる。それが長期記憶(long term memory)である[臨床用語では、短期記憶は即時記憶(immediate memory)、長期記憶は近時記憶(recent memory)および遠隔記憶(remote memory)に相当する]。

　短期記憶と長期記憶に対する老化の影響は、例えば単語リストの自由再生における初頭効果(リストの初頭にある単語が再生されやすい；長期記憶を反映)と新近効果(リストの後尾にある単語が再生されやすい；短期記憶を反映)などによって検討されてきた。加齢に伴って新近効果はほとんど変化せず、初頭効果は減衰する。つまり短期記憶よりも長期記憶の方が老化の影響を受けやすい。但し短期記憶では、複数の認知内容に注意を配分して同時的な操作を要する複合課題がとりわけ高齢者では困難なことが知られている。これについては作動記憶の問題として「注意・思考」の項(22頁)で取りあげる。

3 登録・貯蔵・検索の過程に対する老化の影響

　長期記憶の処理過程には、登録(registration)・貯蔵(storage)・検索(retrieval)(あるいは記銘・把持・想起)の三段階が含まれる。登録とは憶え込むこと、貯蔵は憶えた内容を忘れずにしまっておくこと、検索は想い出すことである[なお情報が認知様式別の処理を受けることを符号化(encoding)というが、記憶に登録されるものは符号化された情報であるため、符号化と登録はほぼ同義に用いられている]。

　老化における長期記憶の減退が、これらのいずれの過程の変化に基づくのかについては見解が一致していない。登録する際の符号化の段階で他の知識と結びつけることが困難になることや、貯蔵段階で情報を保持し続けられず忘却される速度が速いことを指摘する報告もあるが、それらを否定する報告もみ

られる。検索の段階については、次項で述べるように加齢によって減退するという見解は一致しているが、それが記憶減退の主要な原因であるかということについては意見が分れている。

4 検索方法に対する老化の影響

老化の初期に目立つ記憶減退の症状は、「喉もとまで出ているのに言葉が出てこない」"tip of the tongue"など、多くは検索機能の低下にかかわるものであり、自由再生・手がかり再生・再認という検索方法の違いが、老化の影響をよく反映することが知られている。自由再生は独力で記憶内容を再生するもの、手がかり再生はヒントによって検索範囲を狭めて記憶内容を再生するもの、再認は提示された見本を記憶の内容と照合してその異同を判断するものである。

Craikは、記憶の想起を主体と環境の相互作用として捉え、一方の極にほとんど手がかりがなく主体的に作動させる必要がある展望記憶(「想い出さねばならない」ということを想い出すこと)、他方の極に環境刺激によって自動的に作動される手続き記憶やプライミングをおき、両極の間に主体的要因が大きい順に、自由再生・手がかり再生・再認を配列した。老化に伴って主体的要因の比重が大きいほど検索が困難となり、そうした変化は前頭葉機能の低下に基づくものであると指摘している[2]。

5 記憶内容の性質による分類と老化の影響

記憶は、記憶される内容の性質によって分類することができる(図2)。Squireの分類に従えば、まず、記憶内容をイメージや言葉で表現することが可能な陳述記憶[declarative memory、顕在記憶(explicit memory)]と、イメージや言葉で表現できない非陳述記憶[non-declarative memory、潜在記憶(implicit memory)]に大別される[3]。陳述記憶には生活の実体験の記憶であるエピソード記憶(episodic memory)と、思考の素材となる概念や知識としての意味記憶(semantic memory)が含まれる。非陳述記憶には技能の習得過程である手続き記憶(procedural memory)、先行する認知や行為が潜在的に後の認知・行為に即通効果を及ぼして再現されやすいというプライミング効果(priming effect)や条件づけ(conditioning)などが含まれる(但し、エピソード記憶や意味記憶にも意識されない潜在的な過程が含まれ、とりわけ意味記憶の検索が概念プライミングによって誘導されることを重視して、意味記憶を潜在記憶に分類する立場がある)。

各記憶の神経基盤としては、エピソード記憶は海馬、意味記憶は側頭・頭頂連合野、手続き記憶は基底核・小脳、プライミングは先行刺激の処理にかかわった大脳皮質が中心的な働きを担っている。

これらの記憶に対する老化の影響は異なると考えられている。陳述記憶は非陳述記憶に比べてより減退し、また陳述記憶の中でも、エピソード記憶が意味記憶よりも減退する。つまり、エピソード記憶・意味記憶・非陳述記憶の順に老化の影響を受けやす

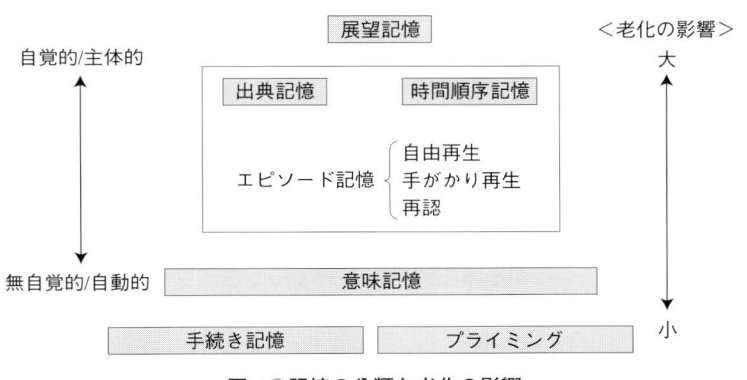

図2●記憶の分類と老化の影響

い、という見解が一般的である。例えば「昨晩のおかずは何であったか」というエピソード記憶は「卵の主な栄養素は蛋白質である」という意味記憶より失われやすく、「箸の操作」などの手続き記憶は最も保存される。

しかし、既に身につけている技能は老化の影響を受けにくくても、鏡像軌跡（鏡に映った上下反転された図を見ながらガイドラインに沿って線を引く）や鏡映読字（左右反転文字を音読する）などの新しい技能の習得を課題とする検査では、習得能率は加齢とともに減衰することが知られている。そもそも陳述記憶と非陳述記憶という性質の異なる記憶についてそれらの減退の程度を比較することには無理があるのかも知れない[4]。エピソード記憶と意味記憶の比較についても、エピソード記憶は1回きりの出来事に対する記憶であり、内容的にはその情景に含まれる膨大な感覚情報を保つ必要があるが、意味記憶はそのエピソード記憶から再符号化を繰り返す過程で感覚情報を削ぎ落として抽出される概念や記号という効率的な情報であることから、もとより両者の保存の程度は異なっていて当然といえる[5]。エピソード記憶・意味記憶・非陳述記憶という順序は、老化の影響を受けやすい順序であるよりも、日常生活において新たな記憶を取り入れる必要性の多い順序であり、機能が減退した場合に観察されやすい順序であるだけなのかも知れない。

なお、エピソード記憶については、記憶された出来事の内容よりもその前後関係の記憶（時間順序記憶）や、いつどこで得た情報であるかという情報源の記憶（出典記憶）も加齢による影響を受けやすく、ともに前頭葉機能の低下と関連した時間的空間的な文脈における符号化の問題によるものと考えられている。

6 遠隔記憶の時間勾配

長期記憶は近時記憶と遠隔記憶に分類される。近時記憶の内容の多くは時間の経過とともに次第に忘却されるが、事件の強い印象や回想の反復によって半永久的に安定した貯蔵状態を得たものが遠隔記憶となる。遠隔記憶はまた記憶の内容によって、一般的な歴史的時間の文脈に配列される社会的事件の記憶（memory for social events）と、自らの生活史の文脈に位置づけられる自伝的記憶（autobiographical memory）に分類される。1995年1月に阪神大震災があったという知識は社会的事件の記憶であり、その地震の怖ろしさを42歳であった自分は自宅で家族とともに体験したという記憶は自伝的記憶である。前者は意味記憶、後者はエピソード記憶との関連が大きいが、自伝的記憶においても巨視的な時間は抽象的な時間であり、そのもとでは自己の体験も自伝的経歴という意味記憶（知識）として保存されていると考えられる。

高齢者は最近の出来事よりも昔の出来事をよく憶えているといわれる。しかしこのような遠隔記憶の時間勾配はいくつかの研究によれば部分的にしか成り立たないことが示されている。若年層から高齢層までいずれの年代層でも、社会的事件の記憶は再生・再認ともにより近い記憶の方が想起しやすい。自伝的記憶については、いずれの年代層でも近い過去の体験とともに15〜25歳時の体験が想起しやすいという二峰性をみせるが、これは思春期から成人早期に学校の卒業・結婚・子どもの誕生など印象的な体験が集中し、反復して回想することによると説明されている[6]。

7 記憶の検査法

よく用いられる記憶検査法には以下のようなものがある。

①ウェクスラー記憶検査改訂版（WMS-R）

最も広く用いられている総合的記憶検査バッテリーである。16〜74歳の各年代別に標準化されたデータがあり、視覚性記憶、言語性記憶、遅延記憶、注意・集中力の各下位指数を評価することができる。

②三宅式記銘検査

有関係語の対と無関係語の対を記憶させた後に一方の語を手がかりとして再生させる言語性記憶検査である。

③ベントン視覚記銘検査

複数の単純な幾何学図形を見せた後に記憶に基づいて再生描画させる視覚性記憶検査である。

④リバーミード行動記憶検査（RBMT）

日常生活でしばしば求められるような実際的課題から構成された記憶バッテリーである。

8 まとめ

以上をまとめると、老化によって記憶が減退することは確かであるが、心理的な要因が加わって、実際以上に記憶の衰えが強調されている一面がある。短期記憶よりも長期記憶が減退し、登録・貯蔵・検索のいずれの過程でも機能低下が指摘されているが、殊に検索の問題が注目され、自由再生・手がかり再生・再認の順に老化の影響が大きく現れる。記憶の内容については、エピソード記憶・意味記憶・非陳述記憶の順に老化の影響が大きいが、新たな記憶を取り入れる必要度の違いによるのかも知れない。高齢者は最近の出来事よりも昔の出来事をよく憶えているといわれるが、15〜25歳時の自伝的出来事を除いて、社会的事件・自伝的出来事ともより最近の記憶を想い出しやすい。老化による時間的空間的文脈の符号化と検索の問題については前頭葉機能の低下との関連が指摘されている。

(西川　隆)

●文献

1) West RL, Yassuda MS：Aging and memory control beliefs ; performance in relation to goal setting and memory self-evaluation. Journal of Gerontology. Psychological Sciences 59B：56-65, 2004.
2) Craik FIM：A functional account of age differences in memory. Human Memory and Cognitive Capabilities, Mechanism, and Performance, Klix F, Hagendorf H (eds), pp 409-422, Elsevier Science Publishers, Amsterdam, 1986.
3) Squire LR：Memory and brain. Oxford University Press, New York, 1987.
4) 西川　隆, 池尻義隆, 武田雅俊：老化と記憶. 老年精神医学雑誌 12：1246-1252, 2001.
5) 西川　隆, 武田雅俊：エピソード記憶のメカニズム. 神経進歩 45：171-183, 2001.
6) Sagar HJ：Aging and age-related neurological disease ; remote memory. Handbook of Neuropsychology Vol.4, Boller F, Grafman J (eds), pp311-324, Elsevier Science Publishers, Amsterdam, 1990.

2. 知能

1 知能とは

知能について統一された定義はないが、例えば、「合目的的、合理的、能率的に環境に対処するための総合的な能力」などのように説明に用いる用語自体が抽象的でさらなる説明を要するものが多い。この概念をわかりやすくするためには、濱中が指摘したようにまず他の機能との区分を明らかにする必要があると思われる(図3)[1]。濱中の記述を要約すれば、「知的活動は感情・衝動・意志などの心的活動から区別され、知的活動を担う能力の中でも知能は先天的な素質・能力であって、後天的な経験を通して獲得される能力や知識から区別される。また先天的素質としても本能および性格から区別される。そのうえで知能は判断・思考・抽象・学習において働くものである」。

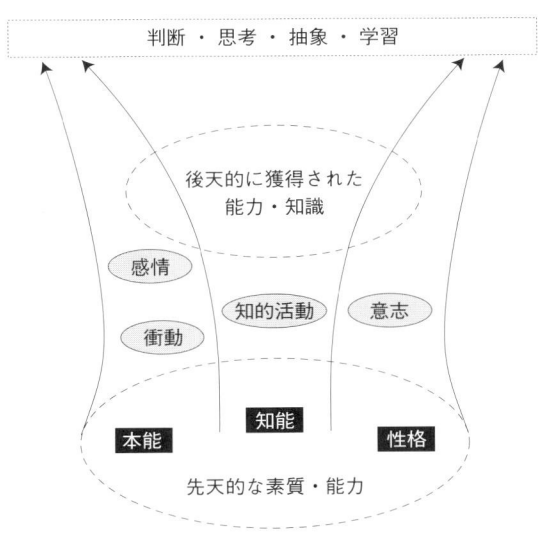

図3●知能と他の心的能力の概念的関係
(濱中淑彦：知能について. 臨床神経精神医学, p168, 医学書院, 東京, 1986に基づき筆者が図化)

このような知能の概念規定は、通常われわれが認めている意味合いに照らして、とりわけ児童や青年期の発達期における知能に関しては同意できるものである。知能は学習の結果であるよりも、新たな学習を効果的に進めるための前提となる能力という了解があると思われるからである。しかし、老齢期を含めた成人の知能を検討する場合には、過去の経験や学習の成果が新たな判断・思考・抽象・学習を進める際にむしろ決定的に作用していることを疑うことはできないように思われる。

これに対して、知能にはHornとCattellが提唱した流動性知能(fluid intelligence)と結晶性知能(crystallized intelligence)という2つの代表的な要素が含まれるという見解が広く認められている（図4）[2]。流動性知能とは、変化する課題に対応するために、与えられた情報を操作する能力であり、推論や問題解決の能力がこれに当たる。結晶性知能とは、情報を経験や学習によって蓄積された知識に照合しそれを適用する能力である。もし知能が上述のように、後天的に獲得された能力や知識でなく、発達の限界も含めて先天的に与えられた素質であると考えるならば、流動性知能こそがそれにふさわしいといえる。結晶性知能とは、流動性知能によって獲得された成果であり、過去の流動性知能の活動水準と学習時間を積算したものというべきかも知れない。しかし本稿では、知能にこれら2種もしくはそれ以上の要因が含まれることを前提として論を進める。

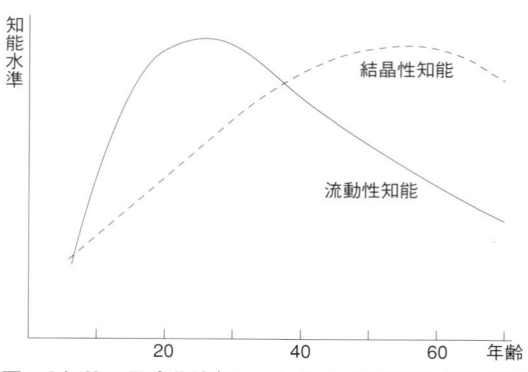

図4 ● 知能の発達曲線（HornとCattellの理論）の模式図
（Horn JL, Cattell RB : Age differenes in fluid and crystallized intelligence. Acta Psychobiologica 26 : 107-129, 1967による）

2 流動性知能と結晶性知能に対する老化の影響

加齢に伴う知能の変化については、結晶性知能は60歳代まで上昇するが流動性知能は20歳代早期にピークに達して以後減衰するというHornらの説と、流動性知能・結晶性知能ともに初老期まで上昇・維持されるというScheieらの説の間で論争が続いてきた[3)4)]。

Hornらはウェクスラー成人知能検査(WAIS)の言語性知能指数と動作性知能指数の加齢変化が乖離するという知見をもとに、前者が主に結晶性知能、後者が主に流動性知能を反映するものとして彼らの説を提起した。

これに対しScheieらは、Hornらの研究も含めた従来の研究方法について以下の問題点を指摘した。

①ある時点で異なる年代群を比較する横断的研究(cross-sectional study)では、知能検査の成績に出生年代の違いによる教育程度や文化の差異が含まれるため年代差が過大評価されやすい。

②ある特定の年代群を長期にわたって追跡し加齢による変化を測定する縦断的研究(longitudinal study)では、生存能力に優れた個体のみが脱落せずに調査対象とされ、また検査の反復による練習効果が混入するため変化が過小評価されやすい。

彼らはこれらの影響を少なくするために両者の方法を組み合わせて、異なる年代群を短年数追跡する横断系列法(cross-sequential study)を用いて検討した結果、結晶性知能・流動性知能ともに老齢期まで保存されるという結果を報告した。但しScheieらの研究では、検査にPrimary Mental Abilities(PMA)を用い、その語彙検査と空間定位検査の成績をそれぞれ結晶性知能と流動性知能を代表するものと見做している。

研究方法の問題点に関するScheieらの指摘は極めて重要であるが、WAISの改訂版であるWAIS-RおよびWAIS-IIIを用いた最近の研究では、教育歴を補正しかつ横断法および縦断法の双方を用いても、やはりHornらの結果が支持されていることから、少なくともWAISシリーズの成績に基づく限りでは、結晶性知能と流動性知能の加齢変化に乖離がみられることは疑いがないようである[5]。

Hornらの理論はその後発展して、「流動性知能」

を推論能力、「結晶性知能」を知識にそれぞれ限定し、これら2種の要因に加えてさらに「短期記憶と想起能力」「全般的空間能力あるいは視覚化能力」「全般的速度」という3種の要因を加えた計5種の要因が知能検査の成績に影響を及ぼすと考えるようになっている[6]。

しかしこのような知能に含まれる各種の要因は、統計学的解析によって正しく抽出された因子であっても、細分化されればされるほど、結局は経験的に知られてきた認知機能の分類や、解剖生理学が明らかにしてきた脳の機能分化の知見を確認するものでしかないように思われる。本来の問題は、知能検査に含まれる因子の数や種類ではなく、一般的に知能と称されてきた能力が諸因子のうちいずれであるのかを問うことであったはずである。

3 臨床神経心理学における知能の捉え方

臨床神経心理学では神経基盤の障害された病態を通じて認知機能を追究している。この分野の知能に関する捉え方はより明快である。知能を直接に定義してはいないが、それが障害された状態としての認知症の臨床的診断基準（DSM-IV）では、言語・知覚・行為・記憶・遂行機能（前頭葉機能）の5つの機能領域のうち、記憶を必須として複数の（最終的にはすべての）領域に障害の及ぶことが要件とされている[7]。つまり、知能はこれらの複数の認知領域にまたがって働く機能である。そしてそれが可能な横断的機能とは、端的にいって前頭葉機能であろう。知能、とりわけ流動性知能は、次節で論じる注意・作動記憶・遂行機能などのいわゆる前頭葉機能の働きによって、言語・知覚・行為・記憶など下位の機能システムで処理され貯えられている情報を関連づけ操作する能力であるといえる。その関連づけや操作の多様な側面が、知能の働きとしての推論や問題解決、判断、思考、抽象、学習であり、合目的的で合理的・能率的に環境に対処する能力なのである。

機能画像を用いて知能の神経基盤を検討する試みもなされており、流動性知能については外側前頭前野および頭頂葉、結晶性知能については意味記憶の貯蔵にかかわる側頭葉・頭頂葉連合野が注目されている。

4 知能の検査法

よく用いられる知能の検査法には以下のようなものがある。

①ウェクスラー成人知能検査改訂版（WAIS-R）

最も広く用いられている総合的知能検査バッテリーである。16～74歳の各年代相別に標準化されたデータがあり、6つの言語性下位検査（知識、数唱、単語、算数、理解、類似）と5つ動作性下位検査（絵画完成、絵画配列、積木模様、組み合わせ、符号）から構成されている。言語性知能指数、動作性知能指数、全検査知能指数を評定することができる。

②レーヴン色彩マトリックス検査

代表的な非言語性知能検査で、3枚の図形の配置から欠損している1枚の図形を推論させる課題から成っている。非言語的な構成概念や演繹的洞察能力を評価することができるとされる。

③コース立方体組合せテスト

WAIS-Rの積木問題と類似した空間的構成能力を評価する検査であり、簡便な非言語的知能検査としてよく用いられる。

5 まとめ

推論や問題解決の能力としての流動性知能は成人早期にピークに達し以後減退するが、経験や学習で得た知識を適用する能力としての結晶性知能とは、初老期に至るまで発達する。流動性知能はいわゆる前頭葉機能であると考えられる。

（西川　隆）

●文献
1) 濱中淑彦：知能について．臨床神経精神医学，p168，医学書院，東京，1986.
2) Horn JL, Cattell RB：Age differences in fluid and crystallized intelligence. Acta Psychobiologica 26：107-129, 1967.
3) Horn JL, Donaldson G：On the myth of intellectual decline in adulthood. American Psychologist 31：701-719, 1976.
4) Baltes PB, Scheie KW：On the plasticity of adult and gerontological intelligence；where Horn and Donaldson fail. American Psychologist 31：720-725, 1976.

5) Kaufman AS：WAIS-Ⅲ IQs, Horn's theory, and generational changes from young adulthood to old age. Intelligence 29：131-167, 2001.
6) Horn JL, Noll J：Human cognitive capabilities；Gf-Gc theory. Beyond traditional intellectual assessment；contemporary and emerging theories, tests, and issues, Flanagan DP, et al (eds), pp 53-91, Guilford, New York, 1997.
7) American Psychiatric Association：Diagnostic and Statistical Manual Disorders. 4th ed, American Psychiatric Association, 1994.

3. 注意・思考

1 注意機能

　われわれは生活環境の中で多くの刺激にさらされているが、すべてを処理することができないため、優先すべき刺激に意識を向けることが必要となる。その適切な刺激に意識を集中・持続・配分する機能が注意である（図5）。

　注意は、覚醒度（arousal）や明瞭性（alertness）と呼ばれる基礎的な状態としての注意と、外界の刺激や内的な表象などの対象に向けられるより高次の注意に分類される。高次の注意はまた、左右の半側空間に方向づけられた方向性注意（directional attention）と、方向にかかわらない全般性注意（generalized attention）に分類される。方向性注意の障害は例えば半側無視などとして現れる。全般性注意は作用の側面からさらに、選択的注意（selective attention）、持続的注意（sustained attention）、分割注意（divided attention）、注意変換（attentional switching）に分類される[1]。選択的注意は不適当な情報を無視して目的とする対象に焦点を合わせる機能、持続的注意は対象への志向を一定時間持続させる機能、分割注意は2つの対象に注意を配分する機能、注意変換は今向けている注意を中断して新しい対象に注意を向ける機能である。選択的注意と持続的注意は自動的に作動するが課題の負荷が大きい場合には意図的な操作が必要となる。分割注意と注意変換は注意の配分を意図的に操作するものである。自動的な注意のシステムだけでは環境に対応できない場合に、意図的な注意操作の機構が働く。このシステムが監視注意システム（supervisory attentional system）であり、行動を意識的に選択するための機構である[2]。

　注意の神経基盤としては、基礎的な注意は脳幹網様体賦活系が担う。より高次の注意は、視床と基底

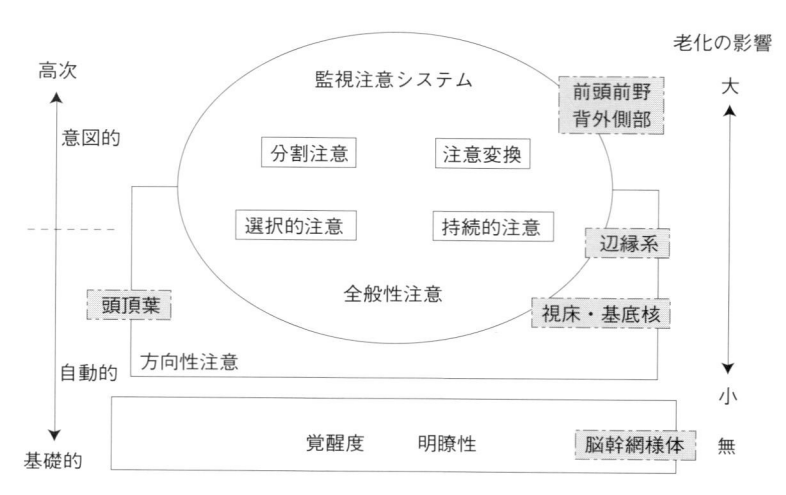

図5●注意機能の分類と神経基盤

核が関与する関門機能と辺縁系における情動との照合によって目立った刺激が自動的に検出され、頭頂葉皮質が左右方向の注意を配分する。そして、前頭前野背外側部皮質の監視注意システムの働きによって意図的な注意の配分と操作がなされると考えられる[3]。

2 作動記憶、遂行機能、前頭葉機能

作動記憶(working memory)は、複雑な課題を遂行するために複数の情報を意識に留めつつ同時に操作するシステムである。Baddeleyによれば、このシステムは音声情報を保持する音韻ループと、視空間情報を保持する視空間スケッチパッドという2つの下位システム、および、それらの情報を操作する中枢制御部から構成されている[4]。中枢制御部は上述の監視注意システムと同一のものとも考えられる。この作動記憶により、例えば電話帳で調べた番号を意識に留めつつ電話のプッシュボタンの数字を読みとりながら押すという複合作業が可能になる。認知心理学の見解では、より複雑な思考も含め日常生活の精神活動は基本的にこのシステムによって担われているという。

遂行機能(executive function)は、作動記憶の働きをより巨視的に捉えたものである。その機能は極めて多様であるが、おおよそ、①企画、②意志決定、③判定、④自己知覚として整理することができる[5]。企画は環境と自己の欲求に基づいて可能な行動の選択肢を喚起する能力、意志決定は最もふさわしい行動を適時選択する能力、判定とは行動に伴って展開される複数の選択肢の相対的な優劣を判断する能力、自己知覚とは自らの行動を目的に導くための自己モニターや自己調整つまりフィードバックの能力である。これらの能力はいうまでもなく日常の認知や行動における思考的側面そのものであるといえる。

作動記憶の中枢制御機能と遂行機能の神経基盤は、上述の注意の意図的操作と同様に前頭前野背外側部が担っていると考えられている。これらに加えて、余分で不適当な情報に注意が向けられることを抑制する抑制機能(inhibitory function)、与えられた範疇に該当する知識の内容を検索する流暢性(fluency)能力など、主に前頭葉が担っている機能を総称して前頭葉機能と称する(図6)。

3 注意および前頭葉機能の検査

注意機能および前頭葉機能の代表的な検査法を次に列挙する。上述の各機能は互いに重複する部分が多いため、それぞれを純粋に検出できる検査法はなく、いくつかの検査を組み合わせて評価する必要がある。

①抹消検査
ランダムに配列された数字・文字などのうち標的

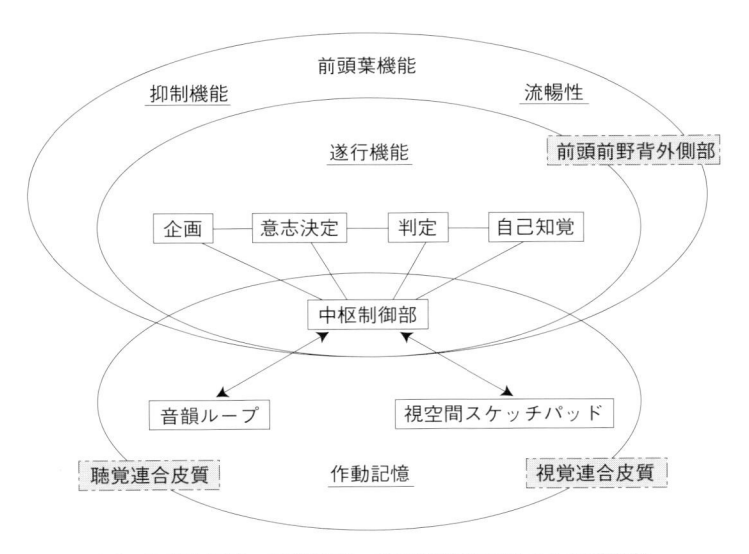

図6●作動記憶・遂行機能・前頭葉機能の概念と神経基盤

とするものを抹消させる課題であり、所要時間と誤りを評価する。覚醒度、方向性注意、持続的注意、選択的注意を反映する。

②Trail making test Part A

紙面にランダムに配置された1～25の数字を、数字の系列順序に従って線で結ばせる課題であり、所要時間と誤りを評価する。覚醒度、方向性注意、持続的注意に問題がなければ、主として選択的注意を反映する。

③Trail making test Part B

紙面にランダムに配置された1～13の数字とあ～しの平仮名を、1→あ→2→い→…のように数字と平仮名の系列順序に従って交互に線で結ばせる課題である。Part Aで選択的注意に問題がなければ、主として分割注意と注意変換、作動記憶を反映する。

④Stroop test

さまざまな色彩で書かれた多数の漢字の色名(例えば青い色彩で書かれた赤という文字)に対して、色彩あるいは色名を口頭で答えさせる課題である。色彩あるいは色名の一方に注目させた場合に他方が干渉刺激となり、選択的注意と注意変換および抑制機能などを評価することができる。

⑤定速聴覚的連続加算テスト

一定速度で読みあげられる数字の真近の2数を加算した和を連続して答えさせる課題であり、作動記憶の能力を反映する。

⑥流暢性課題

例えば語頭に「か」のつく語や、「野菜」などのカテゴリーを指定して、1分間にできるだけたくさんの語を列挙させる。

⑦Wisconsin card sorting test(WCST)

色・形・数の異なる図形の描かれた図形を検者があるカテゴリーに基づいて分類していることを被検者に推測させ、さらに別のカテゴリーの分類法に予告なく変換したことを推理させるというやや複雑な検査である。注意の変換や遂行機能を評価することができる。

4 注意と前頭葉機能に対する老化の影響

正常な老化では覚醒度・明瞭性などの基礎的な注意や方向性注意に明らかな変化はみられず、もし障害がみられる場合にはなんらかの疾患が疑われる。

全般性注意に関しては、選択的注意、持続的注意、分割注意および注意変換のそれぞれに対する加齢の影響が検討され、それらの機能の低下することが報告されている[16]。複雑な課題に対して意図的な操作を要する高次の注意機能がより老化の影響を受けやすい。これらの注意機能が低下するために、高齢者では若年者に比べて外部の刺激に気づきにくく、また気づかれた刺激情報に対してもそれらに注意を配分して複数の課題を順次遂行していく能力が低下する。

作動記憶に関しても、種々の課題によって加齢により低下することが示されている。この機能は既に述べたように日常のほとんどあらゆる精神活動の情報処理を担うものであり、その変化は加齢による機能低下の基本的原因とみなされている。

遂行機能は作動記憶の中枢制御機能の巨視的側面であるといえるが、やはり加齢によって低下する。このために高齢者では、課題に対し有効な方策を立て、効率的に自己修正しつつ、正確な認知や行動を遂行することが困難となる。

抑制機能も加齢によって低下し、選択的注意や作動記憶の過程に不適切な情報が混入しやすく、記憶や言語機能などの障害の原因になることが指摘されている。

流暢性と加齢の相関については見解が一致しない。その原因として、語彙の知識は高齢者の方が若年者よりも豊富であり、課題によってはその影響が現れるためと考えられる。

以上の前頭葉機能の低下は加齢に伴う前頭前野の体積の縮小と有意に相関することが確認されている。

5 加齢による認知機能の基本変化

正常加齢に伴う認知機能の変化は主として記憶と前頭葉機能において現れる。しかし記憶についても明らかに低下するものはエピソード記憶であり、中でも手がかりのない再生課題や、時間順序・情報源の記憶など前頭葉機能と関連するものが影響を受けやすいことから、変化の中心は前頭葉機能に集約されると考えられる。既に述べたように、注意の操作能力や作動記憶の低下が全般的な認知機能の老化の

基本にあると考えられるが、さらにその基礎にある原因として、次のような諸説が提唱されている。しかし、これらいずれかの単一の原因に帰着されるのか、あるいは複数の要因が関与しているのかについてはいまだ結論が出ていない。

① 情報処理資源の減少：情報処理資源の減少が老化の基本的変化であるという説である。つまり注意分割を要する作働記憶は、減少した情報処理資源の容量を超過するために、記憶の登録や、貯蔵された複数の情報を同時に検索する過程が障害されるという[7]。

② 抑制障害：高齢者の作働記憶はたとえ容量が減少しているとしてもなお十分な情報量を貯蔵することができ、問題は潜在的な選択的注意の過程で不適切な情報を抑制することができずに、誤った情報を作働記憶に接続したり引き出してしまうことであるという説である。高齢者の言語や記憶の非能率さや誤りはこれによって説明されるという[8]。

③ 情報処理速度の低下：作働記憶の低下は高齢者の情報処理速度が全般的に低下しているために一定時間内に安定した情報の符号化や検索が得られない結果であるという説である[9]。

しかし、老化の全過程が前頭葉機能の低下に基づくものではないようである。いくつかの研究では、60歳代で作働記憶の低下がみられ、70歳代でさらに再認課題の成績も低下することから、老化による機能変化の性質が途中で変化することが示唆されている。解剖画像の変化の所見も合わせると、老化過程の神経心理学的モデルとしては、初期に前頭葉機能の低下とそれに関連した記憶・言語などの変化が現れ、遅れて海馬など辺縁系自体の変化に基づく記憶の低下が現れるというものが妥当であろうと思われる[10]。

6 老化に伴う思考の変化

高齢者の人格的特徴として、①自己中心性、②保守性、③柔軟性の欠如(固執性)、④猜疑的、⑤心気的、⑥愚痴っぽさ、⑦非活動性、などの点が指摘されている(図7)。人格という概念には思考だけでなく情緒や意欲などの特性も含まれ、互いに影響し合うことから、実際はそれらを分離することが困難である。しかし、これらの人格的特徴から敢えて高齢者の思考的側面の特徴を抽出すれば、「思考形式の固執性」と、「思考内容の自己中心性」を取り出すことができるかも知れない。その他の人格的特徴は、例えば保守性は形式的固執性と内容的自己中心性(社会秩序に同化した自己の生活を中心としている)に解消することができ、猜疑的・心気的・愚痴っぽさ・非活動性はそうした思考の特徴に情緒的側面や意欲的側面が強く加わったものと考えられるからである。

橘は、刺激として与えた言葉から被検者が連想した言葉を分析して、高齢者の思考の特徴を検討している[11]。その結果によれば、高齢者では若年者と比較して多種多様な連想反応語が出現し、1人の被検

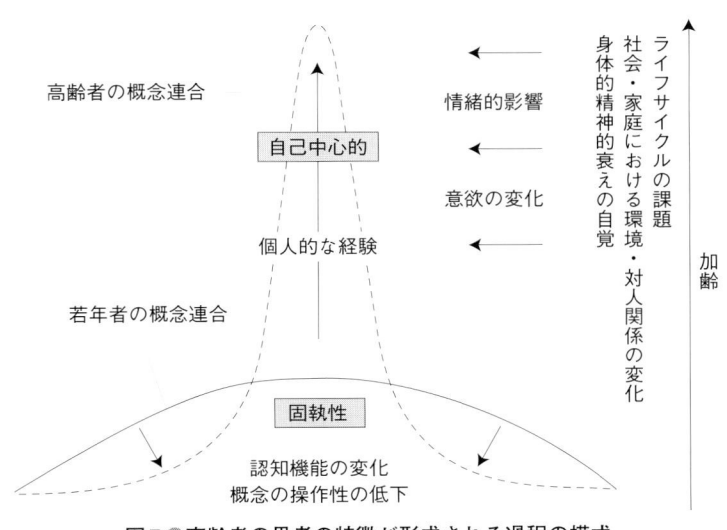

図7●高齢者の思考の特徴が形成される過程の模式

者にしかみられない孤立した連想反応語も多い。また連想を断念する反応や、1人の被検者において同じ反応が繰り返される反復連想も多い。これらの特徴は刺激語が抽象名詞である場合に最も目立つという。また具象名詞に関しては、例えば若年者では、家→人、手→足、泥棒→巡査など概念的な近接性に基づく連想が多いのに比して、高齢者では、家→雨露を凌ぐ、手→働く、泥棒→嫌い、など本人の体験や評価を反映した連想が目立つという。これらをまとめて橘は、若年者に比べた高齢者の連想の特徴を、反応語の形式が主観的であり、自己中心的であり、情緒的であり、願望的であると指摘している。

通常の理解とは逆に、連想において若年者の方がより概念的であり、高齢者の方がより具体的であることは興味深い。研究の時代的背景から年代間の教育歴の差が影響を及ぼしている可能性もあるが、あるいは、思考の素材となる概念は成長早期の過程で抽象的な概念として獲得された後、個人に特有の人生経験とともに改めて特異的で具体的な意味が付与されてゆくのかも知れない。

注意の操作や作動記憶・遂行機能などの認知機能の変化が、高齢者の思考の特徴である固執性と自己中心性にかかわっていることは確かであろうと思われる[12]。成人早期までに形成された緩やかで分散的な概念的連合が、加齢とともに操作性を失って、狭い範囲に限定された習慣的で自動的な概念連合しか活用できなくなると考えられるからである。しかしこれについては否定的な側面だけを強調してはならないであろう。習慣的で自動的な思考は、成功した個人にとっては環境に適応するために効果的であった概念操作の痕跡であるとも考えられる。

高齢者の思考の内容については、先に触れたように、情緒的・意欲的な側面の関与も重要である。身体的・精神的衰えの自覚や、社会・家庭における生活環境と対人関係の変化、そして老年期特有のライフサイクルにおける課題などが、情緒や意欲を通じて思考の背景を形づくり、猜疑的・心気的・愚痴っぽさなどの傾向を帯びさせることになる。

7 まとめ

正常な老化では基礎的な注意に変化はみられず、選択的注意、持続的注意、分割注意および注意変換など、意図的な操作を要する高次の注意機能が影響を受ける。同じく、作動記憶、遂行機能、抑制機能などの前頭葉機能が加齢に伴って減退する。これらの認知機能の変化に加えて、身体機能や環境の変化が情緒・意欲面に影響することにより、思考形式の固執性と思考内容の自己中心性などの高齢者の思考特徴が形成される。

(西川　隆)

●文献

1) McDowd JM, Birren JE：Aging and attentional processes. Handbook of the Psychology of Aging, 3rd ed, Birren JE, Scaie KW (eds), pp222-233, Academic Press Inc., San Diego, 1990.
2) Shallice T：From Neuropsychology to Mental Structure. Cambridge University Press, New York, 1988.
3) Van Zomeren AH, Brouwer WH：Clinical Neuropsychology of Attention. pp39-62, Oxford University Press, New York, 1994.
4) Baddeley A：Working memory. The Cognitive Neurosciences, Gazzaniga MS (ed), pp755-764, The MIT Press, Cambridge, 1995.
5) Tranel D, Anderson S, Benton A：Development of the concept of 'executive function' and its relationship to the frontal lobes. Handbook of Neuropsychology Vol.9, Boller F, Grafman J (eds), pp125-148, Elsevier Science Publishers, Amsterdam, 1994.
6) Cohn NB, Dustman RE, Bradford DC：Age-related decrements in Stroop color test performance. Journal of Clinical Psychology 40：1244-1250, 1984.
7) Holland CA, Rabbitt PM：Autobiographical and text recall in the elderly；an investigation of a processing resource deficit. Q J Exp Psychol A 42：441-470, 1990.
8) Hasher L, Zacks RT：Working memory, comprehension, and aging；A review and new view. The psychology of learning and motivation, Vol. 22, Bower GH (ed), pp193-225, Academic Press, New York, 1988.
9) Salthouse TA：The aging of working memory. Neuropsychology 8：535-543, 1994.
10) 西川　隆：老化と脳；神経心理学．臨床精神医学講座 12 老年期精神障害, pp 85-100, 中山書店, 東京, 1998.
11) 橘　覚勝：高齢者における連想の一研究；連想反応語の多様性について．老年学 その問題と考察, pp 383-402, 誠信書房, 東京, 1971.
12) 西川　隆, 水田一郎, 武田雅俊：高齢者と痴呆老人の行為障害；強迫行為とその周辺．老年精神医学雑誌 12：903-908, 2001.

4. 感情

1 老年期における感情に影響を与える因子と老年期の心理：一般的考察

　老年期はさまざまな事柄の喪失期であるとされている。第一は、知的機能、認知機能の喪失である。アルツハイマー型痴呆（アルツハイマー型認知症）の原因、危険因子については現在のところ不明であるが、加齢が最大の危険因子であることは間違いない。65〜69歳までの5年間の認知症の罹患率は1〜2％、平均1.5％とされているが、以後、5年間ごとのそれの罹患率は80歳代半ばまでは2倍に増加するといわれている。その後、85〜89歳で約20％、90〜94歳で約30〜40％とされているが、90歳代後半や100歳になると実質上ほぼ100％が認知症に相当するとされている。また、日常生活の障害を示す認知症の定義には当てはまらないが、なんらかの知的機能の低下は60歳頃の初老期には認められ始めている。こうした認知症とまでは至らない知的機能の低下さえも、感情の発揚に少なからぬ影響を与える。

　第二は身体機能の低下である。老年期になると加齢による身体機能の低下に加え、さまざまな疾患に罹患しやすくなり、これに伴い身体機能の低下はさらに促進される。こうした身体機能の低下は社会活動を制限し、場合によっては日常生活動作（ADL）さえも介護・介助が必要となってくる。こうした社会活動やADLの制限は当然の如く、感情機能に影響を与える。

　第三に社会的つながりの喪失である。現在のところ多くの企業、公共機関が60歳ないしは65歳の定年制を導入している。このため、こうした年齢に達すると否応なしに引退を求められる。これにより、社会的つながりの大部分を喪失することになる。加えて、定年によって収入の道が閉ざされ、経済的基盤の喪失をも招くこととなる。

　第四に、配偶者や兄弟などの身内、友人・知人などの喪失である。死亡とまでは至らなくとも、近親者の認知症、身体疾患の罹患は今までの交流や交際に制限を加えることとなり、一種の喪失体験となる。

　こうした老年期における喪失体験が人格形成、感情機能に大いに影響を与えるものと捉えられている。

　このため、一般的に老年期における感情は孤独感、不安感、意欲の低下にあるとされている。これはある一面真実であることは否定できない。配偶者や兄弟、親しい友人との別離、さらに現在大きな問題となっているひとり暮らしの寂しさから孤独感を感じることは容易に想像できる。身体的衰え、近親者の死は自己の死をも実感させ、死に際の苦痛感、死後の不安、残された家族への気がかりなどが死への恐怖・不安感を生むことは想像に難くない。また、加齢に伴う行動範囲や人づきあいの縮小や身体の衰えは高齢者の意欲の低下を想像させる。しかし、最近の研究では、高齢者は一様に孤独感を感じているわけでもなく、死への恐怖はやり残したことが多い若年者の方に強いとされ、高齢者は死を自然のなりゆきとして受容しているとさえいわれている。さらに、経済状態や健康状態が比較的保たれている高齢者の趣味や学習意欲は高いとされている（筆者が生涯大学校の講義をしていても想像以上に高齢者の学習意欲は高いことに驚かされる）。このように、一般的には"暗い側面"で捉えられてきた高齢者の感情は意外に"明るく、健全な"ようにも考えられる。

2 軽度の知的機能低下期における感情変化：筆者の経験からの私見

　それでは高齢者の感情を前向きなものとして捉えてよいのだろうか。おそらく、認知機能が保たれ、身体的にも比較的健常者が多い前期老年期においてはそれで正しいと考える。では、なんらかの身体的、知的低下が避けられない後期老年期あるいは多少とも認知機能の低下が認められる高齢者の感情として特徴づけられるものはなんであろうか。筆者は一般的に指摘されているこうした老年期における感情の変化以外に、以下の2点を後期老年期および軽度の知的機能低下期における感情変化（軽度認知機能低

下期および軽度認知症期)として加えたい。第一点は、本音を建てまえで抑制できないことであり、第二点は時間的構築が崩壊することによる過去の出来事の再出現である。

第一点については、例えば、糖尿病を罹患している症例が若年ないしは初老期頃までは(60歳ないしは65歳頃までは)甘い物を食べたくても糖尿病のことを考慮して控えるという態度をとれるものの、それ以降は「もうどうせこの歳だから長生きできないから、食べたい物を食べてしまおう」、あるいは「食べたいのだから食べる」という態度に変わってしまうことである。このような建てまえ優先の態度から本音優先への態度の変化が認知症の境界域、MCI（軽度認知障害）の段階から観察されることが多くなる。

第二点について述べる。（アルツハイマー型）認知症においては初期の段階から時間の見当識障害が認められるとされているが、この時間の失見当について筆者は連続性の時間構築の崩壊と考えている（図8)。人はそれぞれの出来事を連続性時間構築の中の相当する時間にしまい込んでいる。しかし、この時間構築の崩壊（通常、現在から過去の方向に向かって崩壊する）は過去の出来事と現在の出来事が入り混じってしまい、あたかも現在に起こったかのように再出現させてしまう。また、認知症に認められる物忘れは記銘力障害の形をとり、過去に記銘した記憶を想起させる機能は比較的保たれている。このため、最近のことより昔のことを比較的覚えていることが多い。したがって、なんらかの出来事をきっかけに過去に清算したことが急に現在によみがえってくることがある。筆者らは老年期になって初めて幻覚・妄想が認められるいわば老年期精神障害は、こうした過去の出来事のフラッシュバックにより出現すると考えている。つまり、老年期精神障害は遅発性の心的外傷後ストレス障害(PTSD)と考察している。また、こうした過去の出来事のフラッシュバックは時に高齢者をして配偶者殺人を犯させることともなる。Knight はこうした高齢者が殺人の事例に

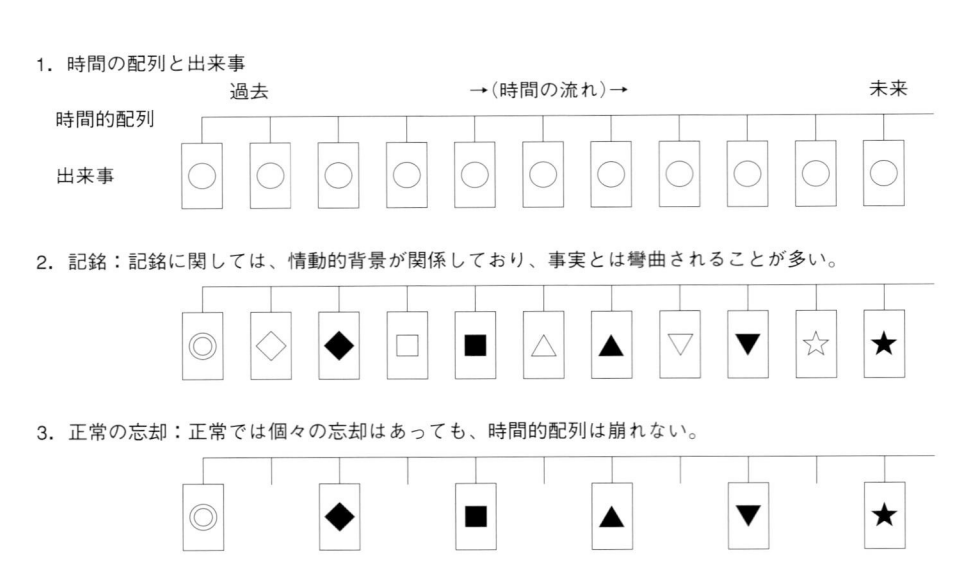

1. 時間の配列と出来事

2. 記銘：記銘に関しては、情動的背景が関係しており、事実とは彎曲されることが多い。

3. 正常の忘却：正常では個々の忘却はあっても、時間的配列は崩れない。

3-1. 認知症の記憶障害、失見当：認知症では個々の忘却のほか、時間的配列が壊れてくる。

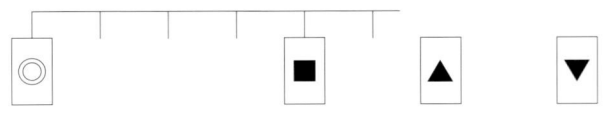

3-2. 認知症の記憶障害、失見当：時間的配列が壊れると、過去のものと現在のものが現在に入り乱れてくる。

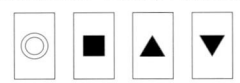

図8●時間的配列と記銘、忘却、時間的失見当、記憶障害の関係

なる病態を"Darby and Joan syndrome"(仲のよい老夫婦症候群)と命名しており、筆者も軽度のアルツハイマー型認知症患者に認められた"仲のよい老夫婦症候群"と考えられた症例の報告を行い、一見仲がよく介護がうまくいっている症例についても介護を夫婦間のみに任せるのではなく、軽度の認知症の時期からデイケア、デイサービスなどを利用し、多くの人間と接することで、夫婦間のみで過ごす時間を削り、夫婦間の物理的距離を保つことが重要であると考察した[1]。

3 老年期の性：リビドーの変化

最後に老年期の性について私見を一言述べる。高齢者は性とは無縁と考えられているが、決してそうではない。しかし、成人期のように性器(生殖器)がそのリビドーでもない印象をもつ。高齢者のリビドーは手を中心とした皮膚感覚であると考える。それは同性でも構わない。不穏を呈する認知症の症例でも、高齢者の手を握ると気持ちが安定してくるように思われる。あたかも、皮膚感覚を通して性の満足感を味わっているように思える。こうしてなるべく多く手を握られ、性的な満足を得ることが高齢期の安定にとって重要なことではないかと考えている。

（堀　宏治）

●文献
1) 堀　宏治, 稲田俊也, 冨永　格, ほか：" 仲のよい老夫婦症候群(Knight)" を呈したアルツハイマー型痴呆の一症例. 老年精神医学雑誌 11：1149-1154, 2000.

5. 高次脳機能

1 高次脳機能とは

　高次脳機能とは認知、感情、意志、運動、知覚など脳の上位中枢(大脳皮質)に関係した機能である。こうした高次脳機能は日常生活をするうえで"ごく当たりまえのこと"のように認識されているため、高次脳機能が障害されて初めて脳にこうした機能があることに納得することが多く、通常は高次脳機能障害として使用されることが多い。高次脳機能の中では運動や知覚などはその局在が比較的明瞭であるが、認知や感情などは局在をはっきりと特定しにくい。当然のことながら、運動や知覚などの局在が比較的明瞭である機能は障害される局所部位(責任病巣)も明瞭であり、この場合は巣症状と呼ばれることもある。

　高次脳機能障害をきたす疾患は脳梗塞、交通事故などの頭部外傷などである。つまり、高次脳機能障害は老化とともに増加する症状と考えて差し支えない。こうした症状を研究する神経心理学は当初は失語、失認、失行などのように比較的責任病巣が明らかな巣症状を研究の主眼においてきたが、その関心が現在では徐々に認知障害、感情障害などの比較的責任病巣がはっきり特定しにくい症状にも拡大してきている。わが国の神経心理研究に大きな役割を果たしてきた日本失語症学会が日本高次脳機能障害学会とその名称を変更してきたことにも現れている。ここに、比較的責任病巣が明らかな巣症状について簡単に記す。

❶ 失語

　失語は主にブローカ失語(運動失語)とウェルニッケ失語(感覚失語)に分けられる。ブローカ失語は言語表出が障害されたタイプの失語であり、ウェルニッケ失語は言語了解が障害されたタイプの失語である。このほか、全失語、伝導失語、健忘失語、超皮質性失語などがある。

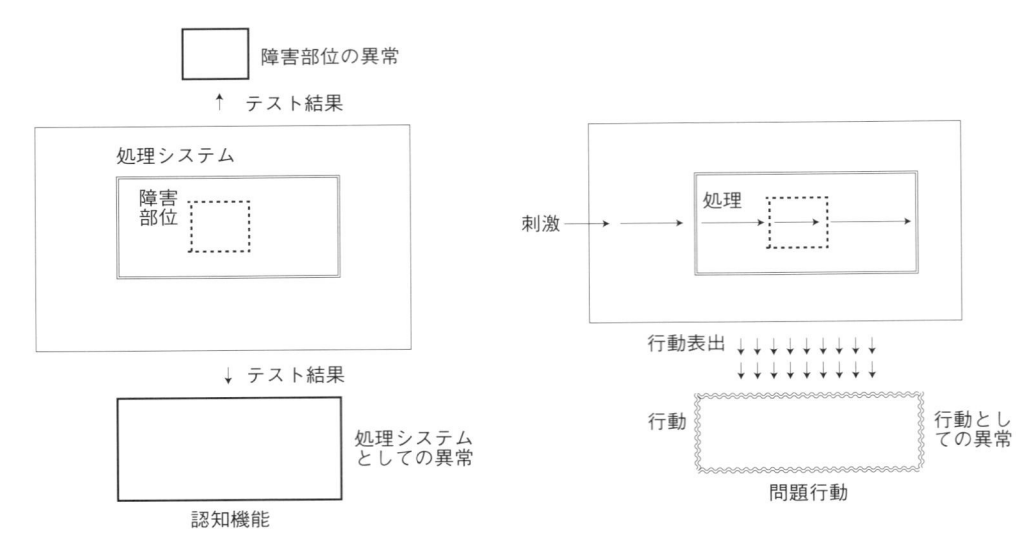

図9 ● 認知機能と問題行動

認知機能は脳の障害部位または障害部位を含むシステムの障害として適切なテストバッテリーがあれば、そのテストにより把握できる症状である。
問題行動は外界からの刺激を障害部位を含むシステムとして処理し、行動として表出する際に表出される行動の障害として現れる症状である。

❷ 失行

失行は空間的要素の多い課題の遂行困難を指す。主として右側半球の頭頂葉、側頭葉、後頭葉障害によって起こる。

❸ その他の巣症状

熟知しているはずの物品、人などを感覚刺激を介して理解することが困難な状況を指す。その他、失算など。

また、アルツハイマー型痴呆(アルツハイマー型認知症、dementia of Alzheimer type；DAT)、前頭側頭型痴呆(前頭側頭型認知症、fronto-temporal dementia；FTD)などの認知症疾患の症状と責任病巣との関係も追求されてきている。こうした流れから、以下、異常老化であるDATにおける高次脳機能障害を認知症の行動心理学的症候(いわゆる問題行動。以下、混乱を避けるため、問題行動と記す)との関連で考察した筆者の研究を紹介する[1]。

2 アルツハイマー型認知症における高次脳機能障害

1. 認知障害と行動心理学的症候歴

筆者は認知症の問題行動(行動心理学的症候、周辺症状)を認知症の認知障害(中核症状)とは別個の症状として捉えるのではなく、両者の差違を症状の把握方法の差に由来するものであると考えている。つまり、両者とも脳の障害部位または障害部位を含むシステムの障害を基盤として生じるが、認知機能を適切なテストバッテリーがあれば、そのテストにより把握できる症状と捉え、問題行動は外界からの刺激を障害部位を含むシステムとして処理し、行動として表出する際に表出される行動の障害として捉えている。すなわち、脳の障害部位または障害部位を含むシステムそのものの障害として捉えたときが認知障害であり、これに対して、問題行動を外界からの刺激をシステムとして処理するときに、正常部位(これには元来の性格も含まれる)および器質的あるいは機能的障害部位を含む処理過程の総合的障害を行動として表現しているものと解釈し、障害システムの表現系として把握したときが問題行動である(図9)と解釈している。このように、認知障害と問

表6 ● アルツハイマー型認知症の各FASTごとの問題行動評価票（TBS）得点の変化

評価項目	FAST stage1	stage2	stage3	stage4	stage5	stage6	stage7
徘徊	—	—	3.07	3.00	2.96	3.00	3.43
異食	—	—	0.00	0.00	0.08	0.00	1.52
危険行為	—	—	—	—	—	—	—
誣告	—	—	0.71	0.00	1.12	0.33	0.48
隠匿	—	—	0.79	0.60	1.81	0.17	0.71
否定・曲解	—	—	0.00	0.20	1.23	1.67	1.57
仮性作業	—	—	2.21	3.00	2.65	2.33	3.29
団欒妨害	—	—	0.86	0.40	0.85	0.33	0.71
トラブル	—	—	0.57	0.20	0.96	0.83	1.19
収集	—	—	0.21	1.00	1.96	2.33	3.24
夜の騒ぎ	—	—	0.21	0.10	0.46	0.83	0.33
放尿・弄便	—	—	0.07	0.30	1.88	2.67	3.67
暴言・暴力	—	—	0.43	0.30	1.12	1.00	1.00
まつわり	—	—	1.50	0.90	2.08	0.50	1.00
叫び	—	—	0.64	0.70	1.35	1.00	1.29

＊FAST：functional assessment stages

題行動は別個の症状ではなく、同じ障害を基盤とする症状の異なる表現型である。

2. アルツハイマー型認知症の行動心理学的症候と前頭葉機能障害

一般的にDATの問題行動の出現には全般性の中枢神経障害よりむしろ前頭葉機能障害、頭頂葉機能障害などの神経心理学的機能、すなわち高次脳機能障害が関係するとされている。

筆者は入院中のDATの連続症例77例の認知機能をHDS-RおよびMMSEを用い、問題行動を問題行動の評価尺度である問題行動評価票（troublesome behaviral scale；TBS）を用いて定量的に評価してきた。認知機能は比較的前頭葉機能と関係する流暢性課題、比較的側頭葉機能と関係する三連命令、読字命令、比較的頭頂葉機能と関係する空間認知、左右認知に分けて評価した。その結果、①DATの問題行動は（病棟内の環境において）徘徊症状が（中等度以降、随伴症状が異なるものの）軽度認知症の段階から重度認知症の段階まで一貫して続いていた、②認知機能を比較すると、軽度認知症の段階では比較的前頭葉機能を反映しているとされる流暢性課題の低下が著明であり、病期が中等度以上になって初めて比較的頭頂葉ないしは側頭葉機能を反映しているとされる図形模写、読字命令、呼称、三連命令、左右認知、空間認知機能の低下が認められることを示した（表6、図10）。以上から、DATの問題行動と

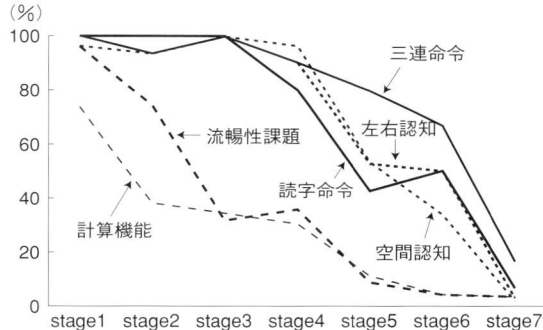

図10 ● アルツハイマー型認知症の各FASTごとの認知機能得点の変化

FAST stage間に有意差のあったもののみ表記。
満点を100％としている。
＊FAST：functional assessment stages

高次脳機能障害の関連では、①DATの病初期、軽度の認知症の段階の徘徊は前頭葉の機能低下と関係し、②重度のDATの段階では徘徊は頭頂葉、側頭葉の機能低下と関係するものと考えた。

3. アルツハイマー型認知症の下位分類：障害による亜群

通常、DATにおいては病初期の変化として後部帯状回の血流低下、頭頂葉・後頭葉の移行部の血流低下などの知見が得られ、病初期の変化として大脳後部の機能低下が示唆されている。反面、問題行動を呈する症例においては病初期では前頭葉の機能低

下が認められ、認知症の程度が中等度以上になって頭頂葉、側頭葉の機能低下が認められるとする所見から、DATの下位群として2つのタイプが存在することが示唆された。つまり、海馬または海馬近隣組織から始まった病的変化が、①前頭葉へと進展し徘徊などの問題行動を示すタイプと、②頭頂葉、側頭葉へと進展する失語、失行などの症状を示すタイプ、である。前者がわれわれ精神科医が関与すべきタイプである。

（堀　宏治）

●文献

1) 堀　宏治，稲田俊也，前山智美，ほか：アルツハイマー型痴呆の進展と認知機能の変化；行動症候の観点から．老年精神医学雑誌 12：1299-1307, 2001.

3 脳の老化

1. 神経病理：脳の老化性変化

1 脳萎縮と血管系の変化

　肉眼的に脳の老化は萎縮や血管系の変化で表現される。脳表を観察すると脳回の萎縮、脳溝の開大がみられ、脳軟膜はやや混濁する。中小動脈は径が不均一で凹凸がみられるようになり、その割面の内壁にはアテロームが沈着し黄色化する。大脳割面では高齢になるほど大脳皮質や大脳白質の萎縮がみられ、大脳基底核や大脳白質を中心に小梗塞が散見される。側脳室は加齢とともに拡大する。

1．脳の萎縮

　脳萎縮は脳重量の減少であり、20歳代にピークとなった脳重量も30歳代に入ると減少し始める。はじめの減少率は極めて低いものであり、50歳代になってやや高くなる。70～80歳頃には最も高くなり、100歳に近づくにつれ反対にその減少率は低下し、むしろ脳重量のばらつきは減少するといわれている。老化では脳はびまん性に萎縮するとされるが、言い換えると大脳の灰白質と白質の体積比、各脳葉の比率、脳実質と脳室の比率などが一定であるようにバランスを保って萎縮する傾向がある。しかしながら、加齢が進むにつれ微妙な変化がみられ、特に前頭葉と側頭葉には萎縮が目立ち、脳幹、小脳、視床や大脳基底核では比較的に軽度であり、部位によって異なる傾向が出てくる。

　さらに高齢脳では大脳白質の萎縮が高度となる。大脳皮質の退行変性が二次的に大脳白質の萎縮を惹起するという考え方、大脳白質が一次的に退行変性をきたすという考え方があり、後者も十分に念頭に

おく必要がある。例えば、高齢脳では側脳室後角の拡大が目立ち後頭葉白質の萎縮が明白であるが、皮質の神経細胞の消失はさほど目立たない。

　大脳皮質の体積は約600cm^3、その表面積は20～30歳代では約2,300cm^{3}であり、これを「表面積×厚さ」で計算すると皮質の厚さは約4mmである。水谷は皮質の表面積、容積、厚さの測定結果から、前2者は高齢ほど減少するが、皮質の厚さは年齢に関係なく同じ値を呈するとしている。大脳皮質の萎縮は表面積の減少によることも示唆していると述べている。それに関連して、大脳皮質は細胞学的に6層構造をとるが、6層の円柱構造が1つの機能単位であり、その縦の関係にある連絡がより重要であることから厚さがより保持されると考えられる。

2．血管系の変化

　脳血管障害には脳梗塞、脳出血、くも膜下出血などがあり、特殊な変化の1つとしてアミロイドアンギオパチーがある。東儀は、脳梗塞には、①大梗塞、②帯状回、線条体前部、内包前脚、視床、海馬などにみる中等大梗塞、③白質のびまん性の病変が多いとし、松下は、①基底核・脳幹にほぼ限局した小梗塞巣（多発小梗塞）、②皮質梗塞、③白質梗塞、④皮質・白質梗塞、⑤ビンスワンガー型白質淡明化巣、に分類している。高齢脳ではよく観察すると小梗塞は必発であり、自覚症状のみられないうちに病巣が形成されていることが多い。また、視床、帯状回、海馬などでは梗塞の容積が小さくても認知障害を高度に呈することがある。さらにビンスワンガー型では白質のびまん性な障害から海馬を含めた大脳全体の萎縮が目立ち、認知症化を呈する場合にはアルツ

ハイマー型の萎縮との鑑別診断がなかなか難しい。また、大脳基底核では高齢になるにつれて中小動脈周囲腔が拡がる現象が起きやすく、小梗塞と間違われやすい。

アミロイドアンギオパチーは、アミロイドが毛細血管、脳軟膜や大脳皮質の細小動脈壁に沈着し、その結果、アミロイドが血管から脳実質に滲み出て老人斑（plaque－like angiopathy, drusige entartung）が形成されたり、前頭葉などに脳葉型の多発性脳出血をきたす。高齢であるほどその出現頻度は増加するが、一方、アルツハイマー病では明らかに出現頻度が高いこともあり、老化というよりは疾患との関連性、アミロイドアンギオパチーという特異的な病理変化とも考えられる。

2 組織学的に観察される老化性変化

1. 神経細胞の減少

神経細胞数を計測して統計処理を施すことによって初めてその減少が指摘できる。というのも神経細胞を個別に観察していても、例えば30歳代と60歳代が正確に識別できるものではない。病的な細胞の傷害過程では、マクロファージや異常アストロサイトをみれば、その清掃や修復の機転が働いていることを理解できるが、正常な加齢ではこのような組織反応を伴わずに極めて静的に減少している。そのために通常の鏡検では測り難い面が多い。神経細胞が消失していく過程はさまざまであるが、①細胞体に異常な蓄積物質が貯留し変性する場合、②いったんはその細胞体が膨張し、その後に萎縮・消失する場合、③単純に萎縮し、その後に跡形もなく消失する場合、があり、全体的にみると③がほとんどであり、アポトーシスの観点からも研究が進められている。

2. 加齢とともに増加する生理的変化

❶ 大脳皮質の海綿状態

特に大脳皮質の第2層を中心に海綿状を呈する現象であり、ここでは神経細胞の層構築の乱れや異常アストロサイトの増生はみない。アストロサイトの胞体やシナプスの一部の膨化が海綿状を呈するものと考えられる。この変化は前頭葉、側頭葉、海馬傍回にみられるが、クロイツフェルト・ヤコブ病にみられる粗大な海綿状変化や、ピック病、アルツハイマー病にみるような大小さまざまな海綿状を呈することはない。大脳皮質以外の部位では老化現象のみでは容易にみられる現象ではない。

❷ リポフスチン

神経細胞体内に黄色の細かい顆粒の集積像としてみえる。消耗色素とも呼称され、細胞毒性はなく、下オリーブ核のように生後直後から貯留するような特殊な核もみられる。大半の神経細胞（中心前回のベッツ細胞、視床、淡蒼球、小脳歯状核、脊髄前角など）では加齢に伴ってその蓄積量は増加する。小脳のプルキンエ細胞にはほとんど蓄積しない。

下オリーブ核と小脳歯状核のリポフスチンの微細構造は、それぞれ他の神経細胞に貯留するものとは異なっており、下オリーブ核では粗く、歯状核ではきめ細かい顆粒であるのが特徴である。

❸ 平野小体

多くは海馬の抵抗帯と支脚の神経細胞にみられるエオジン好性で赤く輝く棍棒状の結晶様構造物であり、加齢とともに増加する。電顕的には縞状構造が特徴的であり、平野によって初めて報告された。その後、電顕的には必ずしも海馬だけではなく、乳癌細胞やラットなどの実験動物の軸索にも観察されている。

❹ アミロイド小体

アストロサイトの突起内にできる構造であり、好塩基性を呈しヘマトキシリンで紫色に染まる。脳軟膜直下の脳表面、脳室の上衣下など脳脊髄液に接する部位、白質の血管周囲に多く出現する。老人斑（senile plaque；SP）でいうアミロイドとは性状がまったく異なり、アミロイドを染めるコンゴレッド染色では染まらず、グリコーゲン顆粒をもつためにPAS染色で真紅に染まる。神経細胞に貯留するラフォラ小体とともにポリグルコサン小体（polyglucosan body）と呼称されている。加齢とともに増加する。

❺ 偽石灰沈着

細小動脈壁に沈着するが、脳実質内に拡がること

はほとんどない。淡蒼球、海馬、小脳歯状核に沈着しやすい。加齢に伴う変化といわれているが、健常例ではあまりみかけない。副甲状腺機能低下症、ファール病など病的な状態による沈着を示唆する場合があるので、精査を検討する必要がある。

⑥ 線維性グリオーシス

本来、神経組織の変性や崩壊に対する修復、補填をする病的な過程であり、アストロサイトの突起による器質化である。生理的な老化現象では脳室壁、中脳水道壁や脳表面に線維形成性のアストロサイトの増生像が観察される。さらに下オリーブ核、上丘、下丘、前庭神経核、縫線核、脊髄前角、視床中心核、海馬のアンモン角などにみられる。

3. アルツハイマー病と重なり、老化性変化で注目される変化

① 神経原線維変化

神経原線維変化（neurofibrillary tangle；NFT）とは嗜銀性の細胞内封入体であり、電顕では2本の異常細管がねじれた螺旋構造を呈する。生理的な老化現象として海馬に出現し始める。最初にCA1の支脚に近い部位から出現し始め、CA2に向かって増加する。生理的にはCA1に限定される場合が多い。海馬以外では扁桃核、海馬傍回、内側後頭側頭回、前頭葉眼窩面にみられ、皮質下諸核では視床下部、無名質、縫線核、青斑核などにみられる。アルツハイマー病とは異なり基本的には上記部位に限局する（図11）。

このNFTに関する知見では、ブラークらによるNFTの分布と認知症の相関が有名である。海馬におけるNFTの分布を健常と認知症例で連続的に検討し、その分布の程度を6段階に分類した。健常例はステージⅠ、Ⅱに相当し、海馬、海馬傍回、支脚にほぼ限局する。ステージⅢ、Ⅳでは内側後頭側頭回を越えて側頭葉皮質に点在し、認知症例が混在し始め、ステージⅤ、ⅥではNFTは側頭葉、前頭葉を中心に大脳皮質広汎に出現し、ほぼ全例が認知症を呈している（図12、表7）。

また、生理的老化ではあまりみかけないが、海馬傍回、海馬、扁桃核において、神経細胞膜の崩壊によりNFTが細胞外に放出されて残存する現象がある。細胞内NFTはヘマトキシリン親和性から紫色調を呈するのに対して、細胞外NFTはエオジン親和性でピンク色調を呈する。電顕的には、緩やかになったNFTの1本1本の間にアストロサイトの突起が侵入している像から、アストロサイトの処理・修復機転が働いている。

② 老人斑

老人斑（SP）は神経網（neuropil）における変性である。典型的なSPはアミロイドの集塊とその周辺に変性した神経突起、アストロサイト、貪食細胞からなっている（典型斑）。アミロイドがびまん性に染まり、変性突起の少ないのが原始斑（primitive plaque）であり、主にアミロイド前駆体蛋白（APP）からなり、神経網の変性をほとんど伴わないびまん性斑（diffuse plaque）がある。これらは大脳皮質に広く分布

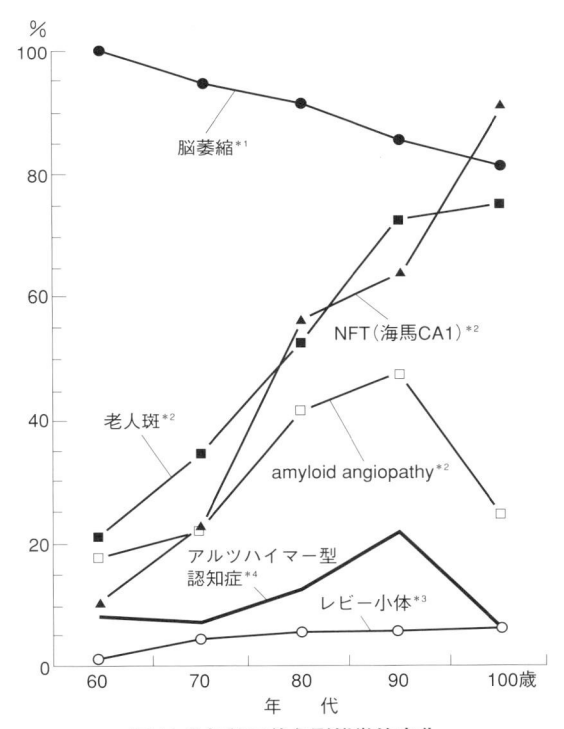

図11 ● 加齢に伴う形態学的変化

*[1] 60歳代の平均脳重を100としたときの、各年代の平均脳重の割合（健常例のみ）。
*[2] 各年代の全剖検例に占める割合。
*[3] 偶発的脳幹型レビー小体の割合。
*[4] 老人斑が出現している症例に占める、病理診断基準を満たすアルツハイマー型認知症例の割合。

（水谷俊雄：病理学からみた脳の老化と疾病．老年期精神障害；臨床精神医学講座，松下正明（総編集），p38，中山書店，東京，1998より改変）

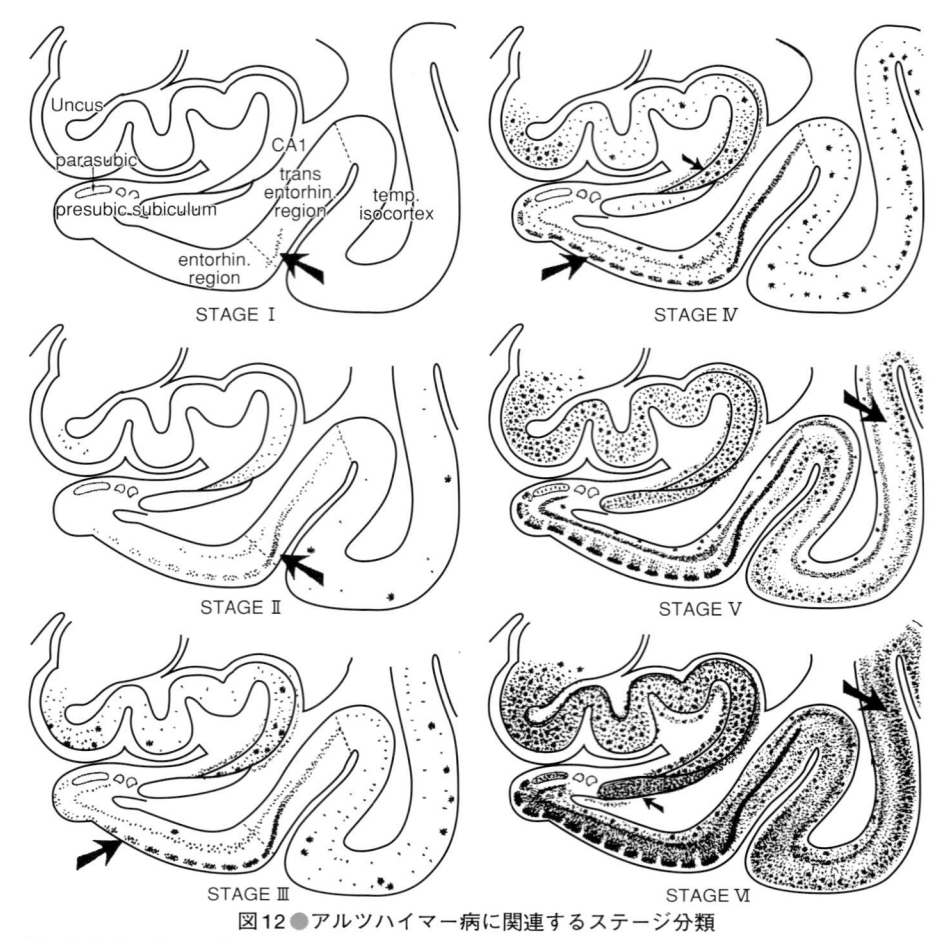

図12●アルツハイマー病に関連するステージ分類
(Braak H, BraaK E : Neuropathological stageing of Alzheimer-related changes. Acta Neuropathol 82 : 239-259, 1991 による)

表7●アルツハイマー病に関連するステージ分類

- ステージⅠ：NFT、NT (neuropil thread) は経嗅内野のⅡ層 (Pre-α) に限られる段階。ごく少数のNFTは嗅内野のⅡ層、CA1、マイネルト核や視床の前背側核に散在する。
- ステージⅡ：多数のNFTが経嗅内野、やや少なく嗅内野のⅡ層に出現する。海馬ではCA1～海馬支脚移行部に少数NFTが出現。ごく少数の孤発性のNFTが等皮質の連合野に出現。
- ステージⅢ：経嗅内野と嗅内野のⅡ層は高度に侵され、Ⅲ層 (Pre-β細胞) やⅤ層 (Pre-α細胞) にも少数のNFTが認められる。海馬ではCA1にごく少数、海馬支脚の錐体細胞には尖端樹状突起まで伸びるNFTが存在する。CA2～CA4では少数の細胞を除いて変化を免れる。等皮質では前頭、側頭、後頭連合野の底部のⅢ、Ⅴ層に少数のNFT、NTが散在。
- ステージⅣ：経嗅内野、嗅内野Ⅱ層は非常に高度に侵され、多数の ghost tangle が現れる。Ⅲ、Ⅴ層もかなり侵される。海馬ではCA1に多数のNFTが現れる。CA4にもNFTが現れる。等皮質はごく軽度の変化に留まり、一次運動・知覚野は侵されない。扁桃核では主に腹外側核にNFTがみられることがある。視床前背側核には密にNFTが出現する。
- ステージⅤ：経嗅内野と嗅内野ではⅡ～Ⅲ層に加えて深部のⅤ層も強く侵され、NFT、NTが帯状に見える。海馬はすべての部位が侵され、CA1、海馬支脚にはNFT含有錐体細胞が群集する。CA3とCA4には少数のNFTが存在する。CA2はNFT形成に抵抗性がある。ステージⅤではすべての連合野が侵され、NFTとNTは軽い段階では側頭～後頭葉の内側基底部および底面、島と眼窩皮質の前基底部を侵す。より高度になると上側頭回を除く領域に多量に出現する。この段階でも一次知覚野は抵抗性があり、一次運動野は等皮質の中では最も侵されにくい。皮質下神経核の変化はステージⅤでより明瞭となる。少数のNFTとNTが視床下部の外側隆起核や黒質の緻密層に観察される。
- ステージⅥ：海馬歯状回の顆粒神経細胞に出現する無数のNFTは、ステージⅤとの鑑別点である。CA1は高度の神経細胞消失と無数の ghost tangle で特徴づけられる。すべての等皮質連合野は非常に高度に侵される。一次感覚野ではⅤ層にNFTは少ないが、密なNTが帯を形成し、ステージⅤとの鑑別点となる。皮質下神経核も非常に高度に侵される。ステージⅥは、錐体外路系が侵される点が特徴的で、線条体のほとんどの大型細胞とかなりの数の中型細胞がNFTを示す。

(文献1)を和訳，一部割愛)

する。多数出現する例は特にびまん性斑が多くみられ、側頭葉に多くみられる傾向にある。また、アミロイド塊は大脳基底核、間脳、脳幹にも分布する。皮質下の脳幹にみられる斑はアミロイドの芯のみであり、その周辺には変性突起などはみられない(核斑)。

血管壁にアミロイドが沈着する場合はアミロイドアンギオパチーという(前述)。生理的にはあまりみない現象ではあるが、高齢であるほど観察される傾向にはある。

❸ レビー小体

以前はレビー小体は生理的老化にみられると考えられていたが、むしろその際の出現量は少なく、多く出現する場合には、パーキンソン病やレビー小体型痴呆(レビー小体型認知症、dementia with Lewy bodies；DLB)が考慮され、疾患に結びつく病的な変化と考えられる。

脳幹型レビー小体は中心部がエオジン好性であり、その周囲が薄くハロ(halo)を形成する同心円状の構造物である。脳幹型は黒質、青斑核、迷走神経背側核、交感神経節などに分布する。皮質型レビー小体は中小神経細胞にみられ、ハロの形成はないが中の方がやや濃く染まっている。皮質型は生理な老化ではほとんどみられないが、帯状回、側頭葉皮質、扁桃核に分布する。

近年、レビー小体の主成分が α シヌクレインであることがわかり、その免疫染色によってその分布がさらに明確になり、神経細胞体内だけでなく、樹状突起や軸索にも多数みられることがわかってきた。

3 高齢脳－100歳脳に関連して

100歳以上の脳がどのように変化しているかという課題はとても興味深い。このような高齢脳を検討できる機会は容易に得られるものではなく、文献的にも数少ない。ここでは水谷のまとめた知見とコメントを紹介したい(図13)。

「28人中、明らかな痴呆がなくて大脳皮質にほとんど老年性変化を見いだせない人が6人いた。海馬のNFT量からみると、ほぼ80歳に相当する。しかも大脳皮質にはほとんど老人斑もNFTも発見できない。脳血管性病変も極めて少なく、筆者

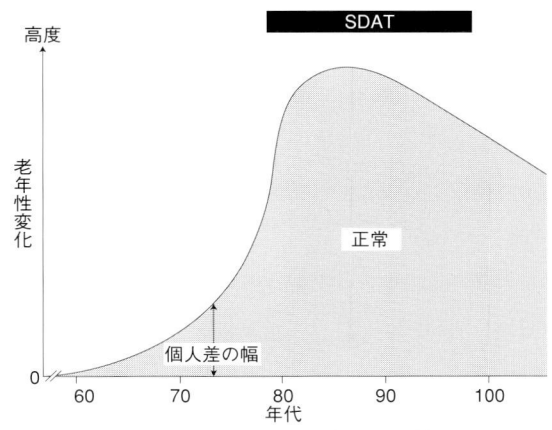

図13 ● 加齢と老年性変化の関係
70～80歳代に急激な老年性変化の増加が始まり、90歳代で最高に達するが、それ以降では逆に軽くなる。個人差が年代によって変化していること、SDATの死亡時年齢が老年性変化の急激な増加を示す年代と重なり合っていることに注目されたい。

(水谷俊雄：脳の老化；その形態学的側面．高年期の痴呆シリーズ1 痴呆の基礎研究，長谷川和夫(監修)，松下正明(編)，p36, 中央法規出版, 東京, 1993による)

はこの人たちに"Super-normal Centenarian"と名づけた。一方、多少とも認知機能に障害が認められた20人の中に、大脳皮質に老年性変化が広範に出現している人が5人いた。この人たちをSDAT(アルツハイマー型老年痴呆)例と比較すると、脳重と老人斑はSDATに匹敵する。しかし、NFTはSDATに比べて圧倒的に量が少なく、範囲も狭い。……このように100歳脳に特有の形態像はない。あくまでも加齢というプロセスの延長線上にあると言えるが、老年性変化の上限と下限の幅が最大になる90歳代に比べて、100歳脳では幅が減少する点は大変興味深い」
と述べている。

100歳高齢者は、アルツハイマー病はもちろんがんなどの疾患や外傷からほぼ免れた人たちであり、この中で書かれているように老化現象を最も反映している人たちであろう。臨床的に簡易知的スケールでは認知症と診断され得る人たちであっても、家庭内に限られた生活であっても自立度は比較的高い高齢者である。このような100歳脳に関する研究は老化現象の極みを反映し、さらに新しい知見が生み出される領域であると考える。

(天野直二)

● 参考文献

1) Braak H, BraaK E：Neuropathological stageing of Alzheimer-related changes. Acta Neuropathol 82：239-259, 1991.
2) 水谷俊雄：脳の老化；その形態学的側面．高年期の痴呆シリーズ1 痴呆の基礎研究，長谷川和夫(監修)，松下正明(編)，pp11-41, 中央法規，東京，1993.
3) 天野直二：痴呆の神経病理．高年期の痴呆シリーズ1 痴呆の基礎研究，長谷川和夫(監修)，松下正明(編)，pp115-137, 中央法規，東京，1993.
4) 水谷俊雄：病理学からみた脳の老化と疾病．老年期精神障害 臨床精神医学講座，松下正明(総編集)，pp37-48, 中山書店，東京，1998.
5) 平井俊策：老化脳の神経病理学．老年精神医学講座 総論，日本老年精神医学会(編)，pp20-28, ワールドプランニング，東京，2004.
6) 池田研二：アルツハイマー型痴呆の病理．よくわかるアルツハイマー病；実際にかかわる人のために．中野今治，水澤英洋(編)，pp178-191, 永井書店，大阪，2004.
7) 天野直二：アルツハイマー病の神経病理．老年期痴呆の克服をめざして，柳沢信夫(監修)，pp24-30, 医学書院，東京，2005.

2. 生化学

1 脳の老化

老化とは、衰退過程であり、活力の低下と傷害に対して弱くなることで測定でき、死の確率の増大という形でみられる現象、あるいは時間の経過とともに生体のホメオスタシースが崩壊していく過程と定義される[1]。多細胞動物を再生系細胞と非再生系細胞に分けるとき、いずれの細胞群が老化の影響を受けやすいかについては議論されてきた課題である。脳重量と寿命との間に一定の関係があるように、脳の神経細胞が代表する非再生系細胞が老化の影響をより受けやすいと考えるのが一般的である。

2 脳の生理的老化と病的老化

脳は出生後も発達を続け20歳代にピークを迎え、30歳代には機能の低下が始まる。この加齢により徐々に進行する機能低下を「生理的老化」といい、それに対し進行が時間的・空間的に速く、疾患と関係していると考えられる老化現象を「病的老化」とし、医学的に区別している。一般に、「生理的老化」による影響は個体差が大きいとされるが、高齢になれば両者の境界は不鮮明になる。

脳の活動は記憶・認知・言語などさまざまな領域にわたるが、脳の「生理的老化」は一般的には「物忘れ」として、記憶の障害として気づかれることが多い。一方、「生理的老化」の程度を超えた物忘れ・認知機能の障害の状態を「認知症」と呼ぶ。認知症を生じる疾患としては、アルツハイマー型痴呆（アルツハイマー型認知症；DAT）、前頭側頭葉変性症、レビー小体型痴呆（レビー小体型認知症；DLB）、ハンチントン舞踏病、皮質基底核変性症といった変性性疾患、脳出血・脳梗塞などの脳血管障害によるもの、脳腫瘍、頭部外傷といった器質性疾患によるもの、甲状腺機能低下症やビタミン欠乏症（B_1、B_6、B_{12}、nicotinic acid）などの代謝性疾患などさまざまである。近年、認知症の前駆的状態として、mild cognitive impairment (MCI) と呼ばれる概念が提唱されている[2]。これは、軽度の認知障害があるが社会的機能の大きな障害はない状態を指す。MCIは、同じ年齢の健常者に比べ認知症への移行率が高く、この段階での治療の有用性に関する研究が現在行われている。

3 老化理論

老化過程は生物学的にいかに説明し得るのであろうか。老化は遺伝子と環境に影響されると考えるのが一般的であろう。前者の一例としてはWerner症

候群などの早老症があり、後者の影響としては沖縄県に長寿の人が多いなどの事例を考えればわかりやすい。そこで、老化を説明する二大モデルとして、遺伝子的要素を重視するプログラム説と環境に影響される生体内で起こった小さなエラーが蓄積されて老化に至るとする分子障害説とが提唱されている。現在では、遺伝的素因のうえに環境要因としての分子障害が蓄積されて老化に至るとする、両者を取り入れた考え方が広く受け入れられている。

1. プログラム説

老化過程を解明するために、線虫、ショウジョウバエ、マウスなどのモデル動物を使った検討が行われてきた。その中で有用な知見を与えてくれるのは長寿命あるいは短寿命の突然変異体である。これらの責任遺伝子は寿命遺伝子として、老化過程を規定するものと考えられている（表8）[3]。しかし、下等な変温動物でみつかった寿命遺伝子のホモログがヒトにも存在し、ヒトの老化過程を規定しているかについては、さらなる検討が必要である。

マウスではヒトの老化症状に似た表現型をもつ遺伝子変異マウスが発表され、その原因遺伝子は発見者らにより Klotho 遺伝子と名づけられた[4]。この変異マウスは生後3週間までは正常に発育するものの、その後の発育が止まりさまざまな老化症状を起こす。すなわち、血管の動脈硬化、骨粗鬆症、性腺機能低下、胸腺萎縮、軟部組織石灰化、皮膚萎縮、毛根の減少、脳下垂体の機能低下などを表現型として呈する。この蛋白は腎尿細管や副甲状腺などで強く発現し、カルシウム・リン酸代謝異常がその病態の中心となっている。ヒトの相同遺伝子は 13q12 に位置しているが、現時点でこの遺伝子に関連したヒト疾患はみつかっていない。

常染色体劣性遺伝の早老症であるWerner症候群の原因遺伝子は、RecQタイプのヘリカーゼをコードするWRNと同定されている[5]。しかし、WRNヘリカーゼの欠損がどのような機序で染色体の不安定化と異常へつながるのか、またそれらの染色体上の変化が、いかに老化特有の疾患の原因となっていくのかは結論が出ていない。

表8 ● 長寿遺伝子

遺伝子	遺伝子産物の機能	寿命
線虫		
daf-2	インスリン受容体様蛋白質	↑
age-1	PI3キナーゼ	↑
clk-1	ユビキチン合成制御	↑
mev-1	コハク酸脱水酵素チトクロームb	↓
ショウジョウバエ		
mth	G蛋白質結合性細胞膜受容体	↑
Indy	ジカルボン酸共役トランスポーター	↑
マウス		
klotho	β-グルコシダーゼ	↓
p66^{shc}	アダプター蛋白質	↑

（文献3）による）

2. 分子障害説

❶ テロメア仮説

ヒト正常細胞は培養条件下では一定回数分裂後増殖できなくなり、分裂を停止する。この細胞老化の現象は発見者に因んでHayflick現象として知られている[6]。このように、ヒトの身体を構成している細胞は有限の存在であるが、これにはさまざまな分子メカニズムの関与が知られている。

細胞の老化に関係している分子メカニズムの1つに、テロメアが知られている[7]。テロメアは染色体末端に存在するTTAGGGを1単位とする反復配列であり、その結合蛋白質とともに複合体として存在し、ヒトではその長さは体細胞で20kb、精子で6～10kbである。このテロメアはDNA複製の際の末端減少問題解決のために役立っている。ヒトのDNAは直鎖状2本鎖であり細胞分裂の際は5'末端から3'末端に向かって複製が行われるが、この方向性のために2本鎖のうち一方の末端の方は断片的に複製された後で繋ぎ合わされることになり、鋳型の3'末端側の複製が不完全になってしまう。これを防ぐために染色体末端に存在しているのがこのテロメア配列である。テロメアの反復配列は増殖のたびに短くなっていくので、このテロメア配列の長さは細胞の老化の指標になる。またテロメアの長さを維持するための機構（テロメアーゼなど）も存在する。ここで述べたテロメアの短小は複製に伴うものであるが、その他ストレスによってテロメアの短小化が起こることが知られている。この仮説は再生系細胞では魅力的であるが、神経細胞など非再生系細胞には当てはまりにくい。

❷ フリーラジカルと老化

不対電子をもつ原子ないし分子を遊離基と呼ぶが、酸化でエネルギーを得ている生体では常にフリーラジカルが生じており、その蓄積が老化の原因となるとする「フリーラジカル説」が提唱されている[8]。フリーラジカルの代表例がスーパーオキサイド(O_2^-)やヒドロキシラジカル(・OH)などの狭義の活性酸素とされる分子で、その他NO、$ONOO^-$(ペルオキシナイトライト)がある。活性酸素と老化の関連は、動物の寿命は単位体重、単位時間あたりの酸素消費量と逆相関することや変温動物が低体温下で酸素消費を減少させることで寿命を延ばす事例などで示されている。

ミトコンドリアの酸化的リン酸化で生じるフリーラジカルが生体内における主要なフリーラジカル源であるが、このフリーラジカルにより過酸化脂質、酵素の不活性化、時には遺伝子突然変異まで生じ、最終的にいろいろな細胞小器官の傷害を引き起こす。DNA修復、複製、翻訳におけるフリーラジカルによるエラーはクロマチンの破壊や解体をもたらす[9]。さらにフリーラジカルは蛋白質のsulfhydril基に直接影響を与える。細胞骨格の構築は特にこの攻撃に弱く、回復不能な傷害を受ける[10]。

酸化傷害は蛋白質合成も低下させる[11]。また、酸化は細胞膜における膜の興奮性の変化やレセプター親和性の低下、輸送体の変化を起こし、またナトリウム(Na)/カリウム(K)のイオンチャンネルも傷害する。このイオンポンプは膜電位のみならず、細胞の浸透圧の維持の役割も果たしており、ポンプ機能の障害は細胞の脱水を引き起こして、細胞容量の減少を引き起こす可能性がある。

通常の状態では、細胞は酸化傷害を打ち消す作用がある。実際、スーパーオキサイドディスムターゼと呼ばれる酵素はフリーラジカルを過酸化水素に変換することでフリーラジカルを不活性化し、この過酸化水素は後にペルオキシダーゼにより水に変えられる。さらに、他の抗酸化薬として、ビタミンCやビタミンEもフリーラジカルを打ち消す作用がある。老化や神経変性性疾患では、酸化傷害から細胞を守るこれらの機構がうまく働かず神経細胞死に至るとも考えられている。

フリーラジカルの1つであるNOが老化に関与するとの報告がいくつかある。NOはNO合成酵素(NOS)によりL-アルギニンがL-シトルリンに変換される際に生成される。NOSはヘム鉄を活性部位としてもつ酸化反応ドメインとNADPH結合部位をもつ還元酵素ドメインからなり、この間にカルモジュリン結合部位が存在する。NOSには、血管内皮細胞で常に発現しているeNOS(endothelial NOS)、神経系で常に発現しているnNOS(neuronal NOS)、そして免疫系の刺激に反応して発現するiNOS(inducible NOS)の3つのアイソフォームがある。eNOSとnNOSはカルシウム・カルモジュリン依存性に活性化され、NOを産生する。NOはcGMPを産生・cyclooxygenaseを活性化し、血管拡張作用、マクロファージにおける殺菌作用のほか神経系では神経伝達物質として作用する。グルタミン酸などでNMDAレセプターが活性化された際にもNOが産生され、記憶や学習に関係したシナプスの可塑性に関係していることがわかってきた[9]。

老化過程でNO産生に変化が生じ高濃度のNOが産生されて酸化傷害をもたらし、細胞障害の結果神経変性を引き起こしていると考えられている[12]。またNOはスーパーオキサイドと反応して非常に神経毒性の強いフリーラジカルである$ONOO^-$を産生している可能性もある。

4 老化による神経伝達物質の変化

神経伝達物質の変化は直接脳機能変化に反映するため、そのレベルや合成酵素、受容体発現の加齢変化については精力的に検討がなされている。

❶ アセチルコリン系

アセチルコリンはcholineとacetyl-CoAを基質としてcholine acetyltransferase(CAT)により合成される。アセチルコリンは運動神経の神経筋接合部、交感神経節前線維、副交感神経節前・節後線維における主な神経伝達物質であるが、中枢神経系では伝達物質として作動しており、記憶・学習に関係している。

アセチルコリンは死後急速に分解されるため剖検脳での検討は難しく、CAT活性と分解酵素であるアセチルコリントランスフェラーゼ(acetylcholineesterase；AchE)活性で検討されているが、老化脳での活性は変わらないとする報告と低下するとい

DAT患者では、マイネルト核の細胞数が減少していることやCAT活性が大脳皮質や海馬で減少していることが知られている。また、海馬や線条体でのムスカリン性受容体のM$_1$受容体には変化がないが、M$_2$受容体は約半分に減少している。現在、アセチルコリンエステラーゼ阻害薬がDATの治療薬として承認されている。

❷ ドパミン系

ドパミンはチロシンからからチロシン水酸化酵素により水酸化を受けL-DOPAに、そして芳香族L-アミノ酸脱炭酸酵素により脱炭酸化を受け合成される。ドパミンは神経伝達物質の中で老化による減少が最も目立つ。

黒質におけるチロシン水酸化酵素とドパミントランスポーター、線条体におけるドパミンD$_2$受容体の発現レベルは老化とともに減少する。黒質でのチロシン水酸化酵素のmRNAの減少と神経突起伸張関連分子であるGAP-43mRNAのレベルが相関するとの報告がある[13]。このようなドパミン系の機能低下は高齢者の運動機能の低下と関係している。

パーキンソン病の責任病巣はこの系であり、症状発現以前に線条体のドパミン量が減量していることが知られており、ドパミン量が80％以下になって症状が発現する。

❸ ノルアドレナリン系

ノルアドレナリンはドパミンの代謝産物であるため、老化による影響も共通している。細胞群は脳幹に分布し、老化に伴い青斑核の神経細胞数が減少し、その受容体も減少するとされている。ノルアドレナリンは主にMAO-Bで代謝されるので、MAO-Bの加齢に伴う活性増加がノルアドレナリン活性低下にも影響している可能性がある。

❹ セロトニン系

セロトニンはtryptophanから5-hydroxytryptophanを経て生合成される。生体では90％が胃腸管に存在し、脳には全体のうちの1～2％が存在するに過ぎない。セロトニン作動性ニューロンは主に中脳・橋・延髄の縫線核に存在し、大脳皮質や辺縁系、線条体、視床や小脳、脊髄へ投射している。加齢に伴い脳全体のセロトニン量は低下するが後脳では変化はない。松果体ではセロトニンからメラトニンの生合成が行われるが、この過程は明暗により変動することが知られている。脳幹の縫線核の神経細胞には高齢者でしばしば神経原線維変化が起こり、そのためにセロトニン活性も低下することが予想されるが、その代謝産物5-ヒドロキシインドール酢酸(5-hydroxyindole-acetic acid；5-HIAA)レベルは老化とともに増加するといわれており、一定した見解はない[14]。

5 老化による神経変性

老化脳の海馬では、神経可塑性に関与するグルタミン酸系NMDA受容体やAMPA受容体のレベルが低下しており、記憶、学習などの減退の一因になっていると考えられる[15]。また、老化脳ではシナプスの脱落や神経細胞死はなくとも、樹状突起上のスパインの著しい消失、樹状突起そのものの萎縮や軸索の褪縮が観察されることがある。これらは、神経細胞膜からのシグナルを神経骨格系の変化へ転結する神経突起伸張関連分子のGAP-43やSCG10の発現が老化脳で低下していることが関与しているとされる[15]。

（工藤 喬、中野有香、武田雅俊）

●文献
1) Comfort A：The prevention of aging in cells. Lancet 2：1325-1329, 1966.
2) Petersen RC, Stevens JC, Ganguli M, et al：Practice parameter；early detection of dementia；mild cognitive impairment (an evidence-based review)；Report of the Quality Standards Subcommittee of the American Academy of Neurology. Neurology 56：1133-1142, 2001.
3) 相垣敏郎：老化促進遺伝子と老化抑制遺伝子．Dementia Japan 15：56-63, 2001.
4) Kuro-o M, Matsumura Y, Aizawa H, et al：Mutation of the mouse *klotho* gene leads to a syndrome resembling aging. Nature 390：45-51, 1998.
5) Yu CE, Oshima J, Fu YH, et al：Positional cloning of the Werner's syndrome gene. Science 272：258-262, 1996.
6) Hayflick L：The limited *in vitro* lifetime of human diploid cell strains. EXP Cell Res 37：614-636, 1965.
7) 井出利憲：ヒト細胞の老化と不死化．実験医学 16：2280-2286, 1998.

8) Harman D : Freeradical theory of aging ; The "free radical" diseases. Aging 7 : 111-131, 1984.
9) Peinado MA : Histology and Histochemistry of the Aging Cerebral Cortex ; An Overview. Microsc Res Tech 43 : 1-7, 1998.
10) Slater TF : Free-radical mechanisms in tissue injury. Biochem J 222 : 1-15, 1984.
11) Harman D : Free radical theory of aging. Mutat Res 213 : 257-266, 1992.
12) McCann SM : The nitric oxide hypothesis of brain aging. Exp Gerontol 32 : 431-440, 1997.
13) Roth GS, Joseph JA : Cellular and molecular mechanisms of impaired dopaminergic function during aging. Ann N Y Acad Sci 31 : 129-135, 1994.
14) 日本老年精神医学会（編）：脳と精神の老化．老年精神医学講座，pp11-37, ワールドプランニング，東京，2004.
15) 森 望：脳の老化；遺伝子発現の変動と神経可塑性の低下．細胞工学 17 : 1375-1385, 1998.

3. 生理学

●●●はじめに

脳の生理学的な検査として脳波と経頭蓋磁気刺激法（transcranial magnetic stimulation ; TMS）がある。ここでは高齢者の臨床で問題となる異常脳波や境界脳波について、臨床診断と病態生理学的な視点より説明する。アルツハイマー病（AD）患者へのTMSの応用はまだ萌芽的な段階であるが早期診断を含め発展が期待される。

1 高齢者で問題になる脳波

高齢者で脳波検査が必要となるのは症状性脳障害、器質性脳障害、てんかんの診断および気分障害〔うつ病による仮性痴呆（仮性認知症）〕の除外診断などである（表9）。判読に際して異常脳波を空間軸の「全般性/局在性」と時間軸の「持続性/突発性」の2軸によって4群に区別すると、原因疾患や病態の見当づけが容易になる（表10）。持続性脳波異常を呈する疾患・病態には症状性脳障害と器質性脳障害とがあり、前者は全般性脳波異常を呈するが、後者は障害の部位や拡がりに対応して全般性あるいは局在性の脳波異常を呈することが多い。突発性脳波異常はてんかんが原因となることが多い。また異常波に類似するが病的な意味がない脳波で高齢者によく出現するものも記載した。但し理解を容易にするために過度に模式的になっている。表10に沿って説明するが第2部第3章「高齢者の検査」、「1. 生理検査」（158頁）も参照されたい。

1. 全般性・持続性異常波

❶ 認知症と仮性認知症

認知機能の低下を訴える患者では、全般性の徐波化、すなわちα波の周波数の低下、出現量の低下、および散発θ波の出現量の増大がみられる。ADの初期には徐波化が目立たないことも多いが、末期になると急速に徐波化が進行する。うつ病による仮性認知症であれば脳波異常はみられないことが原則であるが、血管性うつ病ではこの限りでない。

❷ せん妄、非痙攣性てんかん重積

せん妄は意識混濁に意識の変容が加わって幻覚妄想、精神運動興奮などを生じる。意識混濁のレベルはJapana coma scale（JCS）ではⅠないしⅡ-10度で、患者は合目的な行動も可能である。せん妄の原因としては中毒性脳症が代表的で、脳波異常は全般性となる。意識障害が軽度で精神運動興奮が激しい多動型せん妄では速波成分が多く、意識障害がやや強く運動興奮が少ない寡動型せん妄では徐波成分が多く、前頭部間欠律動性デルタ活動（Frontal intermittent rhythmic delta activity ; FIRD）がみられること

表9●高齢者で脳波検査が利用される疾患・病態
- せん妄（局在性障害、非痙攣性てんかん重積の除外）
- 認知症の確認（うつ病の除外）
- 疾患特有の異常脳波の確認
- 高齢初発の痙攣発作

表10 ● 高齢者で問題になる脳波

		全般性（両側性）	臨床像	局在性（焦点性）	臨床像
持続性	特異的な異常脳波	周期性同期性放電（Periodic synchronous discharges；PSDs）	Creutzfeld-Jacob病など	周期性片側性てんかん様放電 Periodic lateralized epileptiform discharges；PLEDs）	脳梗塞急性期など
		三相波	肝性昏睡など	側頭部棘波	ヘルペス脳炎など
		両側独立性 PLEDs（BIPLEDs）	中枢神経系感染症、てんかんなど		
	非特異的な異常脳波	全般性徐波、前頭部間欠律動性デルタ活動（Frontal intermittent rhythmic delta activity；FIRD）	認知症、せん妄、意識障害	多形性δ波、徐波	脳梗塞慢性期など
		棘波を伴う全般性徐波	非痙攣性てんかん重積		
	高齢者に多い病的ではない脳波	前方部緩徐律動（anterior bradyrhtythmia；AB）			
突発性	特異的な異常脳波	全般性の棘波・徐波	全般性てんかん、局在性てんかんの二次全般化	側頭葉の棘波	側頭葉てんかん
	高齢者に多い病的ではない脳波	成人潜在性律動性脳波発射（Subclinical rhythmic EEG discharge of adults；SREDA）		小鋭棘波（Small sharp sike；SSS）、ウイキット棘波、Mimimal temporal slow activity	加齢性変化

もある。例外も多いが徐波化と意識混濁の重症度は並行する。

せん妄患者の鑑別診断として局在性障害と非痙攣性てんかん重積があり、いずれも脳波検査が有用である。周期性片側性てんかん様放電（Periodic lateralized epileptiform discharges；PLEDs）、多形性δ活動やα波やβ波の左右差は局在性障害を示しており、例えば感覚性失語症などがせん妄と誤診される可能性がある。非痙攣性てんかん重積は高齢者で頻度が高く、全般性発作（図14）と複雑部分発作がある。後者ではてんかん波形は側頭部に限局するが、二次性全般化が容易に起こるため全般性発作との区別が難しい。緊急での脳波検査の例が少ないために非痙攣性てんかん重積は見過ごされがちである。てんかんの既往とは関係せず、身体的機能が低下している高齢者に起こりやすく、ベンゾジアゼピン系薬剤、抗生剤、脱水、腎機能障害などのさまざまな要因が契機となる。

意識混濁は上行性脳幹網様体賦活系の障害による視床非特殊核-皮質投射系の機能低下である。脳波では全般性の徐波化がみられる。α波の周波数の低下、θ波の増加、開眼によるα波の抑制の不十分さ、開眼によるα波の増強（逆説α波反応）などが起こる。α波が8.5Hz以下なら異常と見做せる。せん妄は重症度が動揺するので経過を追って脳波検査する価値がある。

α波の出現量は安静覚醒時に最も多く、緊張時と傾眠時には減少する。すなわち縦軸に出現量、横軸に覚醒レベルをとると逆U字型をとる。傾眠初期（early drowsiness）にはα波が突然消失（α dropout）し、低振幅θ波が出現してくる。この状態は加齢や認知症による徐波化した脳波と紛らわしいので、開閉眼や計算課題などで完全に覚醒していることを確認する。

❸ 薬剤性による脳波変化

リチウムや抗精神病薬の服用で覚醒度の低下などの臨床症状を伴わないで高振幅θ波が両側性ないし全般性に出現することがある。ベンゾジアゼピン、フェノバルビタールでは前頭部から中心部に速波が持続することがある。

徐波と意識混濁のレベルは個人差が大きい。急性疾患による徐波化と異なり、慢性に進行した徐波化では覚醒度の低下が目立たない。

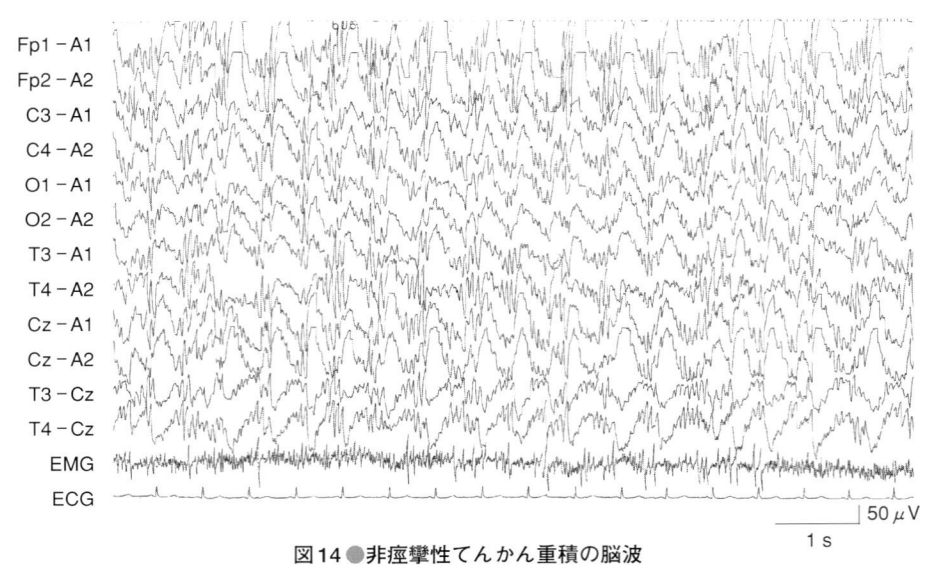

図14 ● 非痙攣性てんかん重積の脳波

60歳、女性。身体表現性障害で入院中。せん妄、アメンチアが重症度を変動しながら4日間続いた。脳波では約10分間連続する2.5Hzの多鋭徐波結合が30分で計2回記録された。ベンゾジアゼピン系薬剤の血中濃度の亢進が原因と推定された。

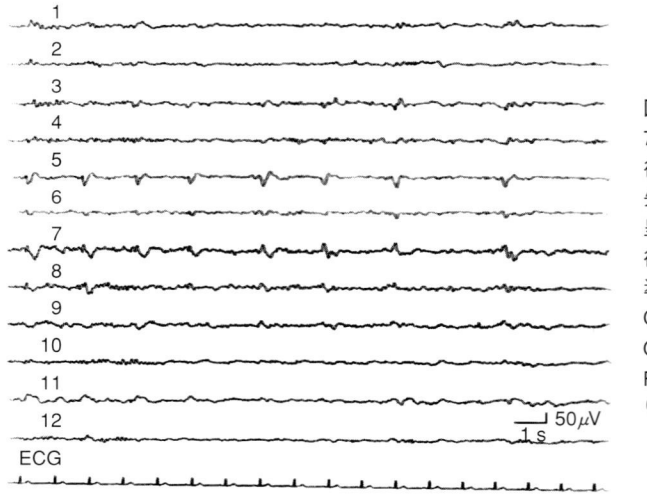

図15 ● PLEDs

74歳、男性。頭頂・側頭・後頭葉境界領域の梗塞。健忘失語、失書、身体部位失認を呈した。第11病日脳波。左後頭部で位相が逆転する。誘導は順に、Fp1-C3、Fp2-C4、C3-P3、C4-P4、P3-O1、P4-O2、T3-F7、T4-F8、F7-Fp1、F8-Fp2

(篠崎和弘、井上　健、志水　彰：周期性片側性てんかん様放電の一症例．精神神経学誌 87：186-196, 1985による)

2．局在性・持続性異常波

PLEDsは脳梗塞急性期にみられ(図15)、局在性の器質的障害は慢性期になると多形性δ波を残す[1]。単純ヘルペス脳炎では患側の側頭部に多形性徐波、鋭徐波複合、周期性放電が早期よりみられる。両側側頭部の脳波異常は、病変が両側海馬に及んだことを示す。

3．全般性・突発性異常波

成人潜在性律動性脳波発射(Subclinical rhythmic EEG discharge of adults；SREDA)は覚醒時に両側性に頭頂部に40〜80秒にわたって出現する反復の鋭波様活動、あるいは律動性θ波である。「成人」とつくが健常な高齢者に多い。SREDA出現中に自覚的にも他覚的にも意識障害やその他の臨床症状が確認されないため「潜在性」と呼ばれる(図16)[2]。θ波や鋭波様成分を含むため脳血管障害やてんかん

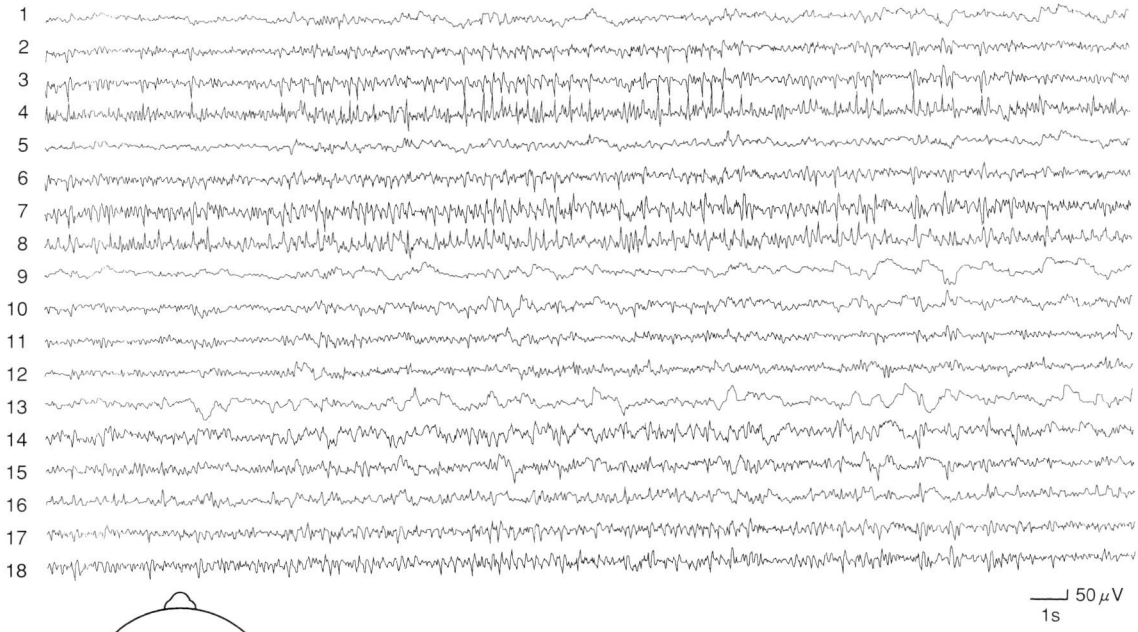

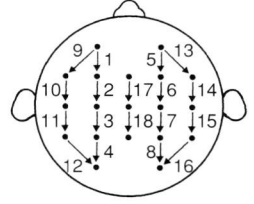

図16 ● SREDA

75歳、女性。健忘で受診。鋭波様成分を含む律動性θ波が90秒間にわたって繰り返し出現する。両側頭頂部に非対称性に分布し位相が頭頂部で逆転する。

(篠崎和弘, 鵜飼 聡, 武田雅俊：成人潜在性律動性脳波発射；加齢に伴うまれな脳波変化. 目から学ぶ脳波；精神神経疾患と脳波4, 臨床脳波 44：589-594, 2002による)

と間違われるが臨床的には病的な意味は少ない。

高齢者に多いこと、虚血を起こしやすい前・中・後大脳動脈の領域の境界(PTO junction)にSREDAが分布すること、過呼吸、窒素ガス吸入などで誘発されることなどから脳血管障害、虚血、一過性低酸素脳症などとの関係が古くから検討されてきた。しかし脳血管障害とは無縁な30～40歳代でもSREDAが出現するためこれらの可能性は低い。

高齢者の初発の痙攣発作の発症は少なくない。複雑部分発作などの部分発作がほとんどである。60歳以上で年間の発症率は100人/10万人に達する[3]。因みに新生児におけるてんかんの発症の頻度が79人/10万人とされている[4]。ADでの頻度は0.2～64％と報告によって極端な開きがあるのは、調査期間など方法論の問題のためであろう。ADの痙攣発作型は全般性強直間代発作が多く、発病から7年目に痙攣をきたすことが多く、これは平均すると死亡の3年前に相当し、複数回の発作を経験する[4]。原発性、転移性の脳腫瘍も痙攣の原因となり、前頭葉、側頭葉の腫瘍では発作をきたしやすいが、後頭葉、基底核、脳幹では発作をきたすことは少ない[5]。

4. 局在性・突発性異常波

側頭部棘波と鑑別を要する脳波として、ウイキット棘波、小鋭棘波[small sharp sike(SSS)あるいはbenign epileptiform transients of sleep(BETS)とも呼ばれる]、精神運動発作異型[psychomotor variant(rhythmical temporal theta wave of drowsiness)]がある。

ウイキット棘波は加齢を反映した前側頭部の脳波で異常波ではない。左右差が著明で左前側頭部に多い。SSS(BETS)は側頭葉てんかんとの鑑別が必要な脳波である。若年者では前頭部・側頭部優勢に広汎性の分布を示すのに対して、高齢者では側頭部に限局し波形も鈍くなるなど典型的でなくなるため側頭葉てんかんと紛らわしい。典型的なものは持続が短くかつ陰陽の2成分がはっきりしている低振幅棘波(30～50μV)で、入眠期から軽睡眠期に出現し、分布は広汎性であるが前頭部、側頭部に優勢で後方

領域には少ない。両側性あるいは一側、左右独立性・交代性に出現する。40〜60歳代に出現頻度のピークがある。

精神運動発作異型は境界例脳波の1つでてんかん波形ではない。鋭波様の成分を伴う律動性θトレイン(6Hz、持続は10〜60秒)で中側頭部から前頭部、後頭部に拡がり、小児から中年の傾眠期に多く、高齢者で問題になることは少ない。

2 TMSによるアルツハイマー病患者の皮質の興奮性の亢進

運動野の興奮性の亢進がADの早期から存在していることがTMSによる運動閾値の低下や運動誘発電位の振幅の増大などで明らかになりつつある。将来には早期診断、脳血管障害や前頭側頭型痴呆(前頭側頭型認知症;FTD)など他の認知症疾患との鑑別、コリンエステラーゼ阻害薬の効果予測などの臨床応用が期待される。ADの運動機能障害は末期の痙攣やミオクローヌスの出現まで注目されることは少ない。しかし神経原線維変化が運動野にもあり、上行線維、皮質内水平線維、反回線維など皮質内神経回路を構成する線維群が障害され運動野の興奮が亢進すると考えられている[6]。ここではTMSで測定される運動関連の指標について説明した後、AD領域の研究を紹介する。

1. TMSの運動関連の指標[7][8]

❶運動誘発電位(motor evoked potentials;MEPs)

運動野を磁気刺激して誘発される対応する支配筋肉からの表面筋電図。通常は短拇指外旋筋から記録する。運動閾値の決定に利用され、またMEPs振幅も皮質興奮性の指標となる。認知症領域の研究では国際神経生理学会の定義とは異なるパラメータも使われており、本稿では前者を紹介する。

❷安静時運動閾値(resting motor threshold;RMT)

例えば6回中半数の刺激で100μVのMEPsを誘発したときの最小刺激強度と定義され、刺激装置の最大出力値である2.2Tを100％として％で表す。AD患者でのRMTの変化は広範な神経細胞と軸索の消失に関連すると考えられている。

❸運動時運動閾値(active motor threshold;AMT)

例えば20％の強度(force tranducerで測定)で持続性に随意的に収縮中に4回の刺激で1回でも100μV以上のMEPsを誘発する最小刺激強度を指す。

❹皮質内抑制(intracortical inhibition;ICI)、皮質内促通(intracortical facilitation;ICF)

閾値下の刺激(条件刺激)をあらかじめ与えておくと閾値上の刺激(テスト刺激)で誘発されるMEPsの振幅が、抑制(ICI)、促通(ICF)される。刺激間隔1〜4msではICIが、6〜20msではICFがみられる。刺激強度は例えば条件刺激がAMTの95％、テスト刺激がRMTの105％が用いられる。ICI、ICFは、皮質内の介在神経回路の機能を反映する。GABA-A受容体作動薬であるロラゼパムはGABA活動を賦活しI3、I4波を抑制しMEPs振幅を低下させることより、ICIはGABA系の皮質内抑制機構と考えられている。ADでの運動野の興奮性の亢進は皮質内抑制系の障害のためであるとの作業仮説が検討されている。

❺descending volley

MEPs記録条件で電極を脊髄硬膜におくと脊髄下降路を伝播する電気活動が記録される。1個のD波(直接波)に続いて4個前後のI波(間接波、I1、I2、I3、I4)が記録される。D波は皮質脊髄路(錐体)細胞の軸索、I波は皮質内介在細胞の刺激に由来する。しかしICIの効果がI2、I3波には現れるが、D波、I1波には現れないので、I1波とI2、3、4波は発生機構が異なると考えられている(図17)。

❻short latency afferent inhibition of motor cortex

正中神経を電気刺激してN20を誘発させ、そのピークの前後でTMSを行うと、N20出現後1〜8msの間はMEPsが減少する。descending volleyを脊髄硬膜外で記録するとD波、I1波は影響されず、I2波以降が障害される。すなわち感覚入力が運動野の興奮性を一過性に抑制する。この皮質内抑制はム

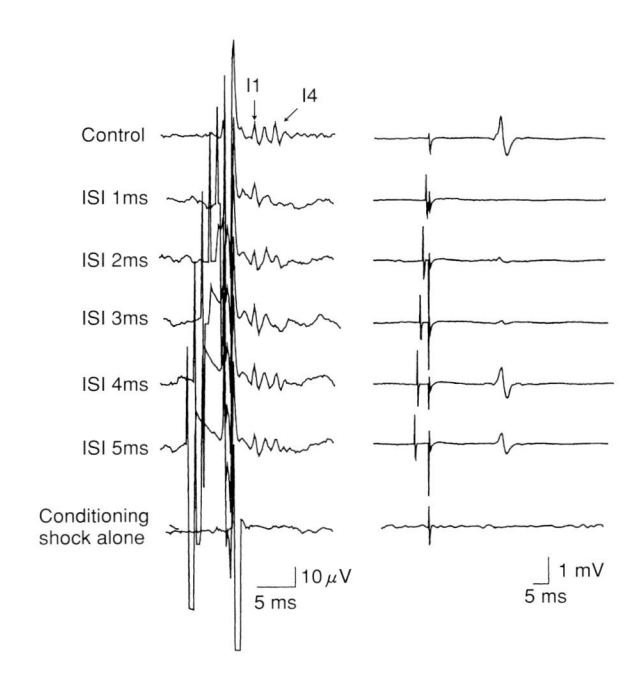

図17 ● 皮質内抑制ICI

左はdescending volleyの硬膜外記録でI1、2、3、4波を認める。右は表面筋電図によるMEPs。最上段はテスト刺激、2段目以降は条件刺激を行った場合で、ICIが1、2、3msでI2、3、4波とMEPsの抑制がみられる。
(Di Lazzaro V, Oliviero A, Pilato F, et al：The physiological basis of transcranial motor cortex stimulation in conscious humans. Clin Neurophysiol 115(2)：255-266, 2004 より改変)

スカリン受容体阻害薬であるスコポラミンが影響するのでコリン作動性と考えられている。ADではこの抑制の低下が報告されており、運動野の興奮性の亢進の機序の候補の1つに挙げられている。

❼ silent period

随意収縮をさせて運動野を刺激するとMEPsに続いて筋電図が抑制される期間が生じる。この抑制は脊髄レベルでも生じるが後半部分は大脳皮質由来とされる。

2. アルツハイマー病患者での運動野の興奮性の亢進

❶ 興奮性の亢進

ADの運動野の興奮性の亢進は、運動閾値の低下、MEPs振幅の増加、silent periodの短縮などで確認されている[9)10)]。

❷ 皮質内抑制系

運動野の興奮性の亢進は抑制系の皮質内回路の異常が原因であるとする作業仮説が検討されている。ICIはGABA系の抑制性介在神経回路の指標であり、その障害を報告するものが多い[11)]。早期の患者では運動野興奮性の亢進に先立ってICIの障害が単独で出現する可能性があるが、若年発症型(65歳以下に発症)のしかも軽症の患者でICIの単独の障害が報告されている[8)]。しかし、運動閾値は低下しながら、ICIはコントロール群と有意差がなかったとする反対の報告もある[9)12)]。

もう1つの皮質内抑制系としてアセチルコリン系を反映するshort latency afferent inhibitionが検討されている。Di Lazzaroらは運動閾値の低下とshort latency afferent inhibitionの障害をAD患者で確認したが、両指標に相関がなかったこと、ICI異常がなかったことからアセチルコリン系の皮質内抑制回路障害の仮説には否定的である[9)]。

❸ 認知症症状との関連

認知機能とTMS指標との相関が、RMT、MEPs振幅、中枢性運動伝達時間、ICIで報告されている。重症度との関連についてはRMTとの相関を肯定するものと[10)]、1年間の観察期間をおいても運動閾値、Mini-Mental State Examination(MMSE)の変化量に相関がなかったとするもの[13)]、とがある。

❹ 薬剤反応性の指標となるか

コリンエステラーゼ阻害薬の急性・慢性効果が検討されている。リバスチグミンの単回服用でshort

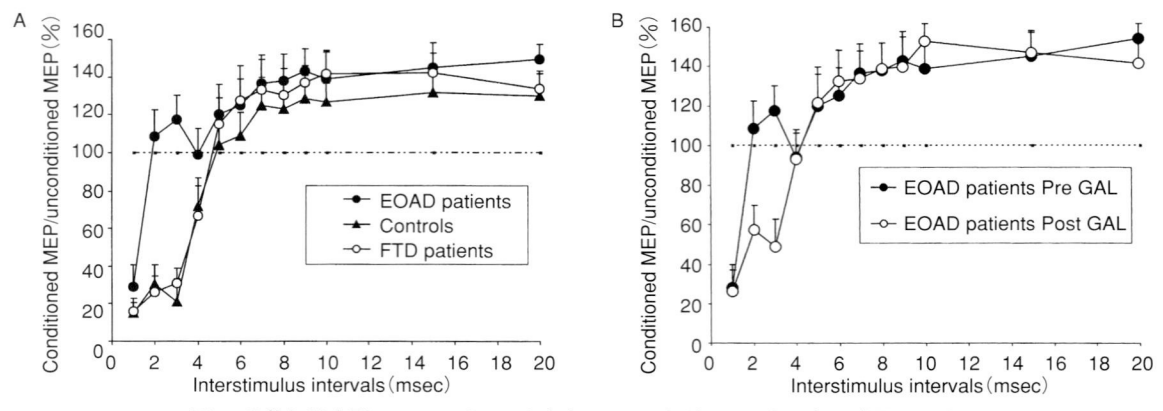

図18●若年発症型アルツハイマー病患者でのICIとガランタミン(GAL)服用の効果

Aは服用前、Bは後。縦軸にテスト刺激単独でのMEPs振幅を100％として、条件刺激によるテスト刺激のMEPs振幅の変化を示した。横軸に条件刺激とテスト刺激との刺激間隔をとった。若年発症型アルツハイマー病患者では刺激間隔2、3、4msでは抑制が起こらないが、健常者と前頭型認知症では抑制がみられる(A)。服用によって抑制が回復している(B)。EOADは若年発症型アルツハイマー病(65歳以下で発症)、FTDは前頭側頭型認知症。
(Pierantozzi M, Panella M, Palmieri MG, et al : Different TMS patterns of intracortical inhibition in early onset Alzheimer dementia and frontotemporal dementia. Clin Neurophysiol 115(10): 2410 - 2418, 2004 より改変)

latency afferent inhibitionは有意に改善したがRMTには改善がなく乖離していた[9]。ガランタミン(GAL)の単回服用では若年発症型ADでICIの改善を認めたが、FTDではICI障害がなく、服用による変化もなかったことから、両疾患の鑑別に利用できる可能性がある(図18)[8]。一方、コリンエステラーゼ阻害薬の1年間の長期服用群でも興奮性の進行が阻止されなかった[13]。

複数の抗認知症薬の使用が可能な状況ではICIが薬剤選択の根拠となり、またGABA系の抗認知症薬の開発に役立つものと期待される。

(篠崎和弘、郭　哲次、北端裕司)

●文献

1) 篠崎和弘, 井上　健, 志水　彰：周期性片側性てんかん様放電の一症例. 精神神経学誌 87：186-196, 1985.
2) 篠崎和弘, 鵜飼　聡, 武田雅俊：成人潜在性律動性脳波発射；加齢に伴ううまれな脳波変化. 臨床脳波 44：589-594, 2002.
3) Faught E : Epidemiology and drug treatment of epilepsy in elderly people. Drugs Aging 15(4)：255-269, 1999.
4) Lederman RJ : Seizures in Alzheimer disease. Epileptic Seizures ; Pathophysiology and Clinical Semiology, Hans L, Soheyl N (eds), Churchill Livingstone, New York, 2000.
5) Glantz G, Massey E : The psychiatric manifestation of CNS malignacies. Principles and Practice of Geriatric Psychiatry, 2nd ed, John RM Copeland, Mohammed T, Abou-Saleh, Blazer DG (eds), Wiley, London, 2002.
6) Hof PR, Vogt BA, Bouras C, et al : Atypical form of Alzheimer's disease with prominent posterior cortical atrophy ; a review of lesion distribution and circuit disconnection in cortical visual pathways. Vision Res 37(24)：3609-3625, 1997.
7) Di Lazzaro V, Oliviero A, Pilato F, et al : The physiological basis of transcranial motor cortex stimulation in conscious humans. Clin Neurophysiol 115(2)：255-266, 2004.
8) Pierantozzi M, Panella M, Palmieri MG, et al : Different TMS patterns of intracortical inhibition in early onset Alzheimer dementia and frontotemporal dementia. Clin Neurophysiol 115(10)：2410-2418, 2004.
9) Di Lazzaro V, Oliviero A, Pilato F, et al : Motor cortex hyperexcitability to transcranial magnetic stimulation in Alzheimer's disease. J Neurol Neurosurg Psychiatry 75(4)：555-559, 2004.
10) Alagona G, Bella R, Ferri R, et al : Transcranial magnetic stimulation in Alzheimer disease ; motor cortex excitability and cognitive severity. Neurosci Lett 314(1-2)：57-60, 2001.
11) Liepert J, Bar KJ, Meske U, et al : Motor cortex disinhibition in Alzheimer's disease. Clin Neurophysiol 112(8)：1436-1441, 2001.
12) Pepin JL, Bogacz D, de Pasqua V, et al : Motor cortex inhibition is not impaired in patients with Alzheimer's disease ; evidence from paired transcranial magnetic stimulation. J Neurol Sci 170(2)：119-123, 1999.
13) Pennisi G, Alagona G, Ferri R, et al : Motor cortex excitability in Alzheimer disease ; one year follow-up study. Neurosci Lett

329(3)：293-296, 2002.
[脳波に関する教科書的な文献]
1) Niedermeyer E, Lopes de Silva FH (eds)：Electroencephalography；Basic Principals, Clinical Applications, and Related Fields. 3rd ed, Williams & Willkins, Baltimore, 1993.
2) 大熊輝雄：臨床脳波学．第5版，医学書院，東京，1999.
3) 篠崎和弘，鵜飼 聡，武田雅俊：痴呆の脳波と生理学的検査．看護のための最新医学講座，13巻（痴呆），武田雅俊（編），pp71-79，中山書店，東京，2000.
4) 郭 哲次，篠崎和弘：脳波．コア・ローテンション精神科，武田雅俊，鹿島晴雄（編），pp90-95．金芳堂，京都，2004.

4. 脳機能画像

●●●はじめに

中枢神経系は，固有の機能を有する多数の神経伝達系から成り立っている。個々の神経細胞の興奮と抑制は，シナプスでの神経伝達によって統合調和され，1つの神経機能として出力される。近年，画像医学の進歩により，神経の興奮抑制に関連する事象（血流・代謝の変化）やシナプスにおける神経伝達の過程（節前神経，シナプス内，節後神経での神経伝達物質の合成，分解，受容体結合，再吸収）を生体で観察できるようになった。陽電子放出断層装置（positron emission tomography；PET）を中心に，脳機能画像とそれによって得られた知見をまとめる。

1 脳血流・代謝画像

PETは，血流量，ブドウ糖代謝，酸素代謝，アミノ酸代謝など，生体にとって基本的な生理・生化学的情報を定量的に画像化する。中枢神経系は，血液からブドウ糖を取り込み酸化によってエネルギー（ATP）を生成している。脳血管が閉塞し血流が低下すると，直ちにエネルギー合成は低下し，神経細胞の電気的興奮は制限され，神経症状が出現する。脳が正常に機能するためには，ブドウ糖と酸素の十分な供給が必要である。

老年期の脳循環代謝には，血管の動脈硬化性変化の影響が大きい。無症候性ラクナ梗塞や白質病変の出現頻度は，加齢とともに頻度が高くなる。健常高齢者でも，無症候性病変を有する群は，有しない群と比較して脳血流量が低下している（図19）[1]。

脳循環が正常に維持されている状態では，ブドウ糖代謝は神経細胞の興奮と抑制に比例して変化するので，脳機能を示す重要な指標と考えられている。図20に，脳ブドウ糖代謝の小児期から成人までの変化を示す。1歳児の大脳皮質ブドウ糖消費量は成人の約60〜70％に過ぎないが，3〜5歳には成人のレベルに達し，6〜8歳には約2倍の高い代謝活性を示すようになる。大脳皮質ブドウ糖代謝活性は，10〜20歳の10年間に徐々に低下し，20歳には成人のレベルとなる。このようなブドウ糖代謝の変化は，大脳皮質におけるシナプスの過剰形成（overproduction）とその後の選択的除去（selective elimination）を反映していると考えられている[2]。8〜10歳から始まるブドウ糖代謝の低下は，脳の可塑性（臨床的には，外傷などで障害された脳機能が回復する能力）が低下し始める時期と一致する。一方，脳幹部には，大脳皮質にみられるような成人のレベルを超えるブドウ糖代謝活性の亢進は認められず，この領域が出生時に既に成熟していることを示している。

成人以降老年期にかけて，健常者でも大脳皮質領域の脳ブドウ糖代謝は低下する傾向にあるが，視床，脳幹部，小脳では保持されている[3]。

2 脳機能賦活検査

神経細胞の興奮と抑制は，ブドウ糖代謝だけではなく血流の増加と減少を伴う。生理的刺激時（視覚，聴覚，運動など）に脳血流を測定し，これを安静時

第1部●老化過程と高齢者

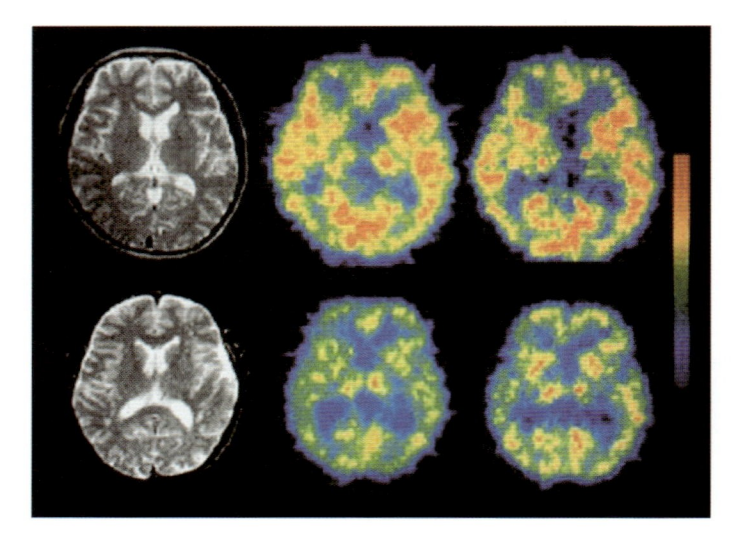

図19●老年期の脳循環酸素代謝
上段は無症候かつMR上脳病変なし、下段は無症候でラクナ梗塞散在。無症候でもラクナ梗塞がある場合は、脳血流量（中央）と酸素代謝は低下している。
(Hatazawa J, Shimosegawa E, Sato T, et al : Subcortical hypoperfusion associated with asymptomatic white matter lesions on magnetic resonance imaging. Stroke 28 : 1944-1947, 1997による)

1歳　　5歳　　8歳　　15歳　　28歳

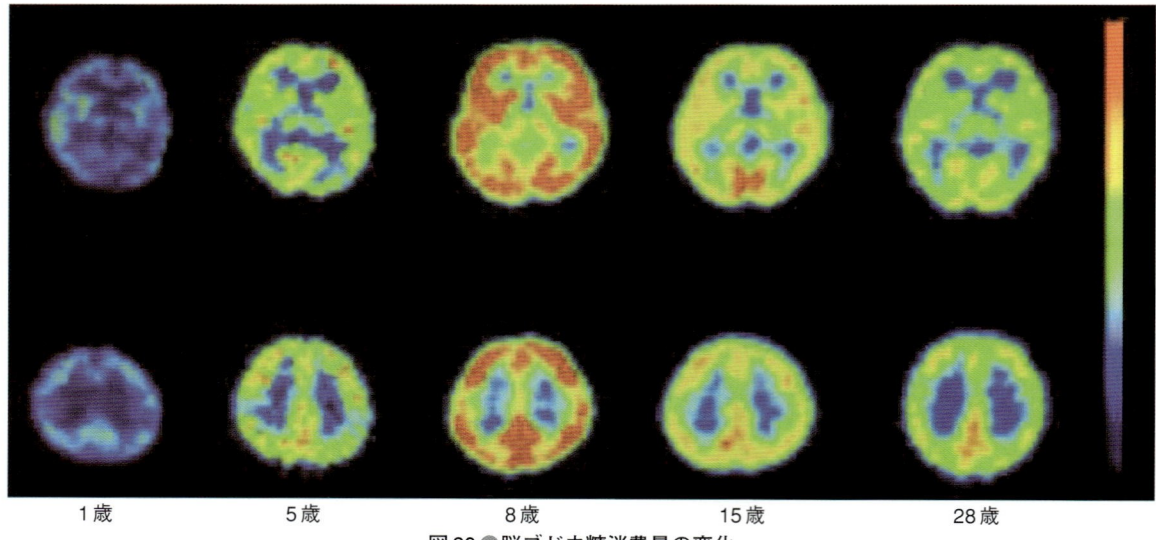

図20●脳ブドウ糖消費量の変化
上段は基底核レベル、下段は放線冠レベルの断層像。左から、生後1歳、5歳、8歳、15歳、28歳。脳ブドウ糖代謝は、8歳前後に最も活発となり、以後成人に至るまで低下する。その後、老年期に至るまで一定である。
(Hatazawa J, Shimosegawa E, Sato T, et al : Subcortical hypoperfusion associated with asymptomatic white matter lesions on magnetic resonance imaging. Stroke 28 : 1944-1947, 1997による)

の脳血流と比較して脳血流の変化した領域を同定し、脳機能の局在を研究する手法が開発された[4]。図21は、右手指の屈曲伸展に伴い脳血流量が増加した領域を示す（MRI画像上に赤で表示）。左一次運動感覚野、右小脳に血流増加がみられる。図22は、耳から言葉を聴き、それを暗唱している状態の脳血流量の増加領域を示す。両側一次聴覚中枢、感覚性および運動性言語中枢、左側頭葉内側が賦活されている。脳血流測定は、$H_2^{15}O$をトレーサとしPETにより測定する。課題の与え方を工夫することにより、神経心理学的高次脳機能の局在に関して研究することが可能になった[5]。同様な手法は、MRIでも行われている。

3 神経伝達系機能画像

表11に、現在知られている神経伝達系と伝達物

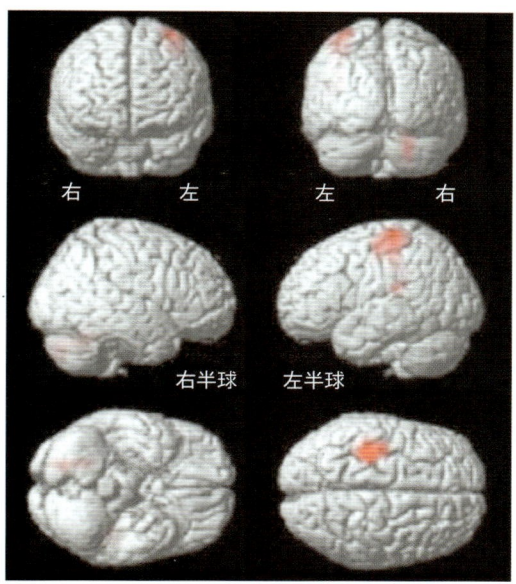

図21 ● 脳機能賦活検査
右手指運動時に血流が増加した領域を赤で示す。左中心前回と右小脳の血流増加を認める。

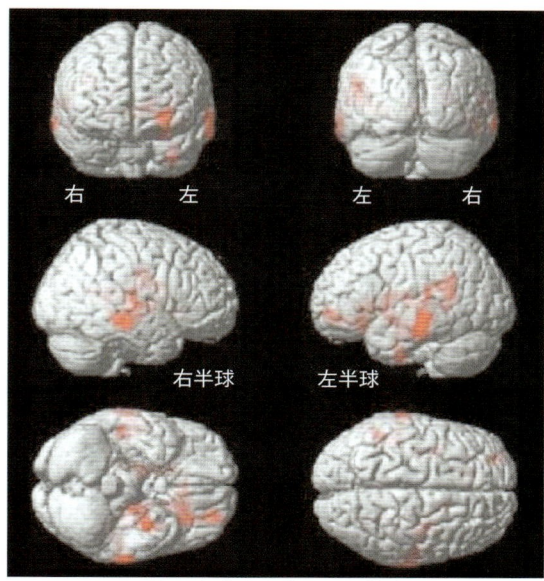

図22 ● 高次脳機能賦活検査
言葉を聞き、それを暗唱しているときの脳賦活部位。一次聴覚野、聴覚連合野（Wernicke 野）、側頭葉の血流が増加している。

質を示す。これらの中で、ドパミン、セロトニン、ヒスタミン、アセチルコリン系などの画像解析が行われている。これらの神経伝達系は、脳幹部、視床下部、前脳基底部などにある神経核群から軸索を投射し、シナプスを介して広範な脳領域の機能に影響を及ぼしている。多くの中枢神経作動薬（向精神薬、パーキンソン病治療薬、鎮静薬など）の薬理作用は、シナプスでの神経伝達を調節することによって生じる。個々の神経伝達系に特異的に親和性をもつ放射性標識薬剤を投与し、脳内の放射能分布を計測することにより、各々の神経伝達系の投射部位、シナプスの密度、機能を測定する。

1. ドパミン作動性神経系

ドパミン作動性神経伝達系は、中脳黒質に細胞体があり、尾状核、被殻、扁桃体、海馬、前頭葉内側、手綱核などに線維を投射する。この神経系は、学習、行動、注意、運動、情動、内分泌機能などに関与している。ドパミン作動性神経伝達系は、標識薬剤の開発が最も進んでおり、PET による解析が詳細に行われている（図23）。節前神経に取り込まれた tyrosine は、tyrosine hydroxylase によって L-dihy-

表11 ● 神経伝達物質

- amino acid
    excitatory
        glutamate
    inhibitory
        γ-aminobutylic acid（GABA）*
        glycine
- amines
    acetylcholine   nicotinic
                      muscarinic*
    dopamine*
    norepinephrine*
    histamine*
    serotonin*
- peptides
    thyrotropin-releasing hormone
    corticotropin-releasing factor
    opioid peptide*
    vasopressin
    oxytocin
    neuropeptide Y
    somatostatin
    galanin
    neurotensin
    cholecystokinin/gastrin
- new transmitters
    nitric oxide
    arachidonic acid
    neuronal growth factors
    neuronal differentiation factors

*PETで研究されている系

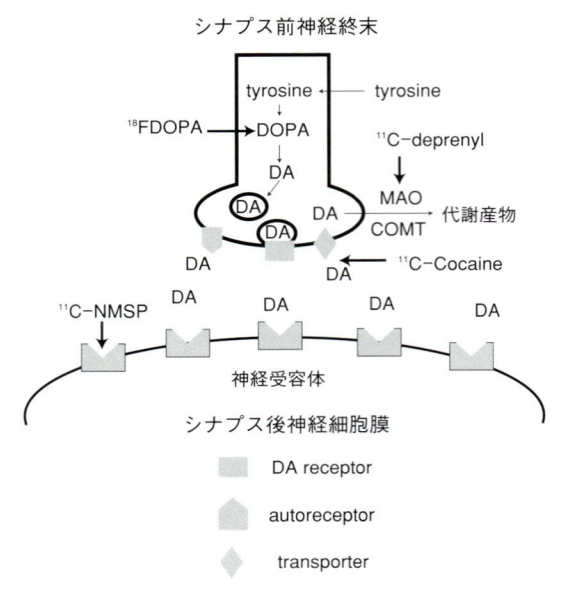

図23 ● シナプスにおける神経伝達とPETによる画像化
ドパミン作動性神経系シナプスでのドパミン代謝、シナプス間隙への放出、受容体結合、再吸収、分解の過程を示す。
DA：dopamine　MAO：monoamine oxydase
COMT：catechol-O-methyl transferase

droxyphenyl alanine（L-DOPA）に変換される。さらに、L-aromatic amino acid decarboxylaseによってドパミンが合成され、小胞内に貯蔵される。節前神経の興奮に伴い、ドパミンはシナプス内に放出され、節後神経細胞膜上のドパミン受容体に結合する。シナプス内のドパミンは、ドパミントランスポーターを介して節前神経に再吸収され、分解酵素によって代謝される。節前神経細胞膜上にはシナプス間隙内のドパミン濃度を感知するautoreceptorがあり、小胞からのドパミンの放出や再吸収されたドパミンの分解を調節する。放射性標識薬剤 ^{18}F-DOPAは、L-DOPAと同様に代謝され、小胞内に蓄積される[6]。^{11}C-cocaineは、ドパミントランスポーターに特異的に親和性がある[7]。monoamine oxydase阻害薬 ^{11}C-deprenylの脳内集積は、monoamine oxydase活性を反映する[8]。一方、^{11}C-N-methyl spiperone（^{11}C-NMSP）や ^{11}C-raclopride は、ドパミン D_2 受容体に特異的に親和性があり、主に受容体密度を反映する[9,10]（図24）。ドパミン D_1 受容体に親和性のある標識薬剤が開発され、統合失調症にドパミン神経伝達系が関与していることが明らかにされた[11]。

2. セロトニン神経伝達系

セロトニン（5-hydroxytriptamine；5-HT）作動性神経核群は、中脳および橋背側の縫線核にあり、視床、視床下部、扁桃核、海馬、乳頭体、大脳基底

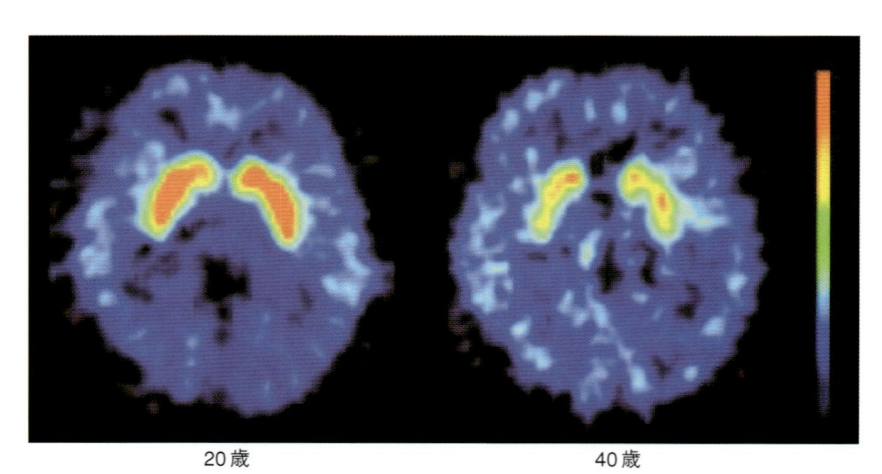

図24 ● 大脳基底核ドパミン受容体および大脳皮質セロトニン受容体
^{11}C-NMSP は基底核ではドパミン D_2 受容体へ、大脳皮質ではセロトニン受容体に選択的に結合する。男性では、20〜40歳の間に集積が低下する。

核、大脳皮質、小脳に広く投射している。^{11}C-NMSPは大脳皮質の5-HT$_2$受容体に親和性があり、この薬剤投与後の大脳皮質の放射能は、5-HT$_2$受容体密度を反映している(図25)[12]。また、5-HT$_{1A}$受容体に対して^{11}C-WAY-100635が開発され、うつ病をはじめとする精神疾患での研究が行われている[13]。

3. ヒスタミン神経伝達系

ヒスタミン系神経核群は視床下部にあり、ヒスタミンH$_1$受容体は、視床、大脳皮質、海馬に分布して覚醒・睡眠の調節、食欲、認知機能などに関与している。ヒスタミンH$_1$受容体の脳内分布は、^{11}C-doxepin投与後の画像により解析され、抗ヒスタミン薬投与前後の脳機能の変化が明らかにされつつある[14]。

4. アセチルコリン神経伝達系

アセチルコリン作動性神経伝達系の神経核群は前頭基底部無名質にあり、大脳基底核、大脳皮質、扁桃核、海馬に分布するムスカリン性アセチルコリン受容体を介して、記憶、学習、注意などの高次機能に関与すると考えられている。(+)N-^{11}C-methl-3-piperidyl benzilate(^{11}C-3NMPB)によって、ムスカリン性アセチルコリン受容体の脳内分布を知ることができる[15](図26)。アルツハイマー病では、アセチルコリン作動性神経伝達系の節前神経の障害が著しく、アセチルコリン代謝を評価するためにアセチルコリン疑似物質標識薬剤が開発されている[16]。

5. 中枢性ベンゾジアゼピン受容体

抗不安作用、抗てんかん作用、筋弛緩作用、鎮静作用を有するジアゼパムは、中枢性ベンゾジアゼピン受容体に作用する薬剤である。ベンゾジアゼピンは、GABA受容体を構成するα unitに対して特異的に親和性を有する。GABAが介在する神経伝達系は、節後神経に対して抑制性の作用をもっている。したがって、ベンゾジアゼピン受容体の脳内分布は、抑制性神経伝達系の分布を示していると考えられ、^{11}C-flumazenilとPETを用いて画像化された(図27)[17]。中枢性ベンゾジアゼピン受容体は、主に大脳皮質に分布すること、^{11}C-flumazenil集積の低下は神経細胞の脱落と比例していることが確認された。また、薬理量のベンゾジアゼピンの前投与により^{11}C-flumazenilの集積が低下することが明らかにされた。ベンゾジアゼピン受容体に特異的に結合する脳内内因性物質は確認されておらず、標識薬剤の集積の低下は、受容体の密度の変化や薬物に対する親和性の変化など、受容体そのものの病的状態を反映すると考えられる。

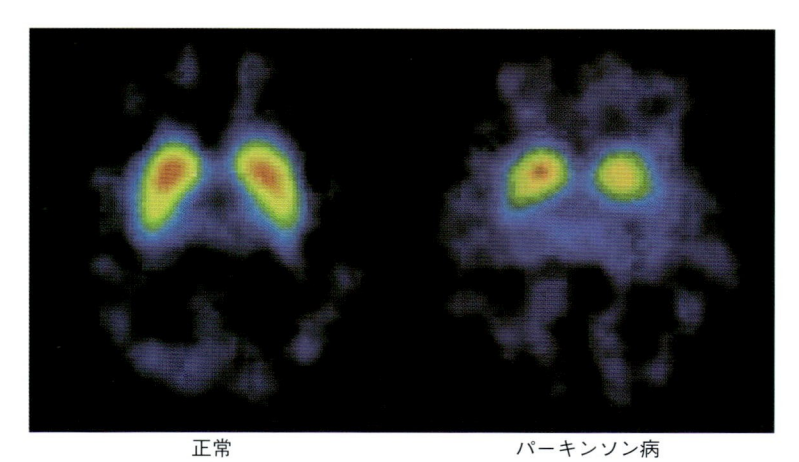

正常　　　　　　　　　パーキンソン病
図25 ● ドパミントランスポーター
パーキンソン病では黒質の変性に伴って被殻への投射線維が減少し、節前神経細胞の細胞膜上のトランスポーターが減少する。これを反映して、ドパミントランスポーターに特異的に結合するβ-CITの集積は健常者(左)と比較して、パーキンソン病では低下する(右)。

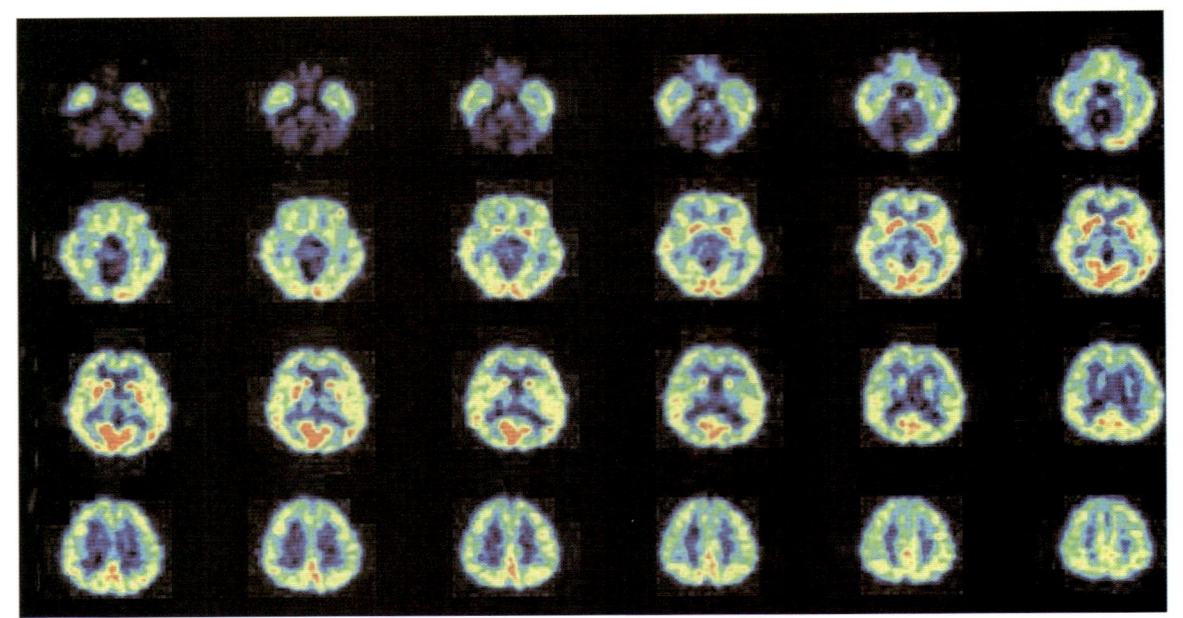

図26 ● ムスカリン性アセチルコリン受容体分布
大脳皮質、基底核、視床での密度が高い。脳幹部、小脳には少ない。健常高齢者では、若年者と同等の分布と放射能濃度を示す。加齢による変化は少ない。

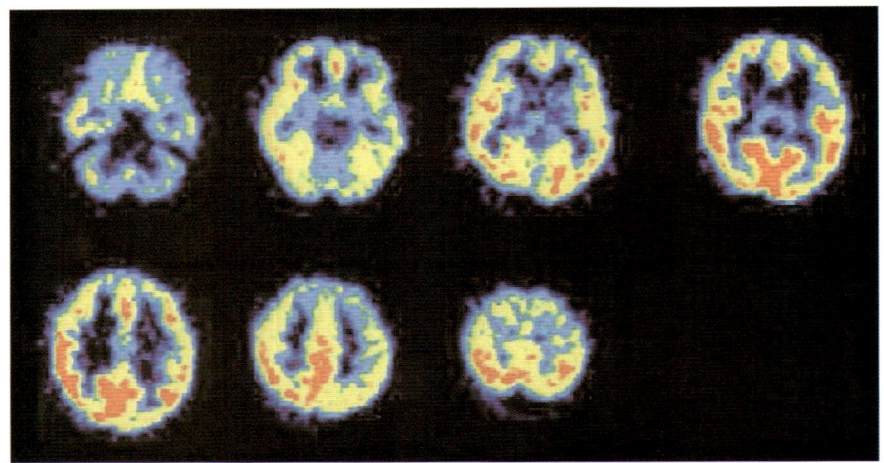

図27 ● 中枢性ベンゾジアゼピン受容体分布
主に大脳皮質に分布している。脳幹部、小脳、大脳基底核、視床には少ない。

6. オピオイド神経伝達系

エンケファリン、エンドルフィンなどの脳内麻薬物質の受容体分布は、^{11}C-carfentanil、^{11}C-diprenorphineを用いて画像化された。そして、視床、海馬、大脳皮質、帯状回、大脳基底核に高密度に存在することが明らかにされた[18]。

ヒトの神経伝達系では、特定の系に加齢性変化がみられる。^{18}F-fluoro-L-DOPAは、投射先の神経終末に特異的に集積し、その集積量はドパミン代謝活性を反映する。運動機能が正常な27〜76歳の健常成人では、尾状核・被殻への^{18}F-fluoro-L-DOPAの取り込みは変化がない[19]。一方、^{11}C-NMSPの尾状核・被殻への集積は、40〜60歳の時期に有意に低下する。神経受容体密度の低下は、セロトニン作動性神経系でも認められる[20]。また、ドパミンD_1受容体密度もこの時期に低下する[21]。ドパミン系受容体の密度の変化が、純粋な老化の過程であるのか、

ブドウ糖代謝にみられるような脳機能のselective eliminationを反映しているのか、他の神経系との相互作用に関連するのか、なんらかの代償機構であるのか、その解明は今後の課題である。

脳の発達、成熟、老化の過程は、重なり合いながら徐々に移行する。神経細胞間の信号伝達の変化は、シナプスの再構築を介して生涯にわたって行われる[22]。脳機能画像解析は、このようなヒト脳の生涯にわたる動的変化を解析するための手段として期待されている。

（畑澤　順）

●文献

1) Hatazawa J, Shimosegawa E, Sato T, et al：Subcortical hypoperfusion associated with asymptomatic white matter lesions on magnetic resonance imaging. Stroke 28：1944-1947, 1997.
2) Chugani H, Phelps ME, Mazziotta JC：Positron emission tomography study of human brain functional development. Ann Neurol 22：487-497, 1987.
3) Duara R, Margolin RA, Robeetson-Tchabo EA, et al：Cerebral glucose utilization, as measured with positron emission tomography in 21 resting healthy men between age 21 and 83 years. Brain 106：761-775, 1983.
4) Fox PT, Mintun MA, Raichle ME, et al：Mapping human visual cortex with positron emission tomography. Nature 323：806-809, 1986.
5) Osaki Y, Doi K, Takasawa M, et al：Cortical processing of tactile language in a postlingually deaf-blind subject. Neuroreport 9：287-291, 2004.
6) Garnett ES, Firnau G, Nahmias C：Dopamine visualized in the basal ganglia of living man. Nature 305：137-138, 1983.
7) Fowler JS, Volkow ND, Wolf AP, et al：Mapping cocaine binding sites in human and baboon brain *in vivo*. Synapse 4：371-377, 1989.
8) Fowler JS, MacGregor RR, Wolf AP, et al：Mapping human brain monoamine oxidase A and B with ^{11}C-labeled suicide inactivators and PET. Science 235：481-485, 1987.
9) Wagner HN Jr, Burns HD, Dannals RF, et al：Imaging dopamine receptors in the human brain by positron emission tomography. Science 221：1264-1266, 1983.
10) Farde L, Hall H, Ehrin E, et al：Quantitative analysis of D_2 dopamine receptor binding in living human brain by PET. Science 231：258-261, 1986.
11) Okubo Y, Suhara T, Suzuki K, et al：Decreased prefrontal dopamine D_1 receptors in schizophrenia revealed by PET. Nature 385：634-636, 1997.
12) Wong DF, Wagner HN Jr, Tune LE, et al：Positron emission tomography reveals elevated D_2 dopamine receptors in drug-naive schizophrenics. Science 234：1558-1563, 1986.
13) Farde L, Ito H, Swahn CG, et al：Quantitative analyses of carbonyl-carbon-11-WAY-100635 binding to central 5-hydroxytryptamine-1A receptors in man. J Nucl Med 39：1965-1971, 1998.
14) Yanai K, Watanabe T, Yokoyama H, et al：Mapping of histamine H_1 receptors in the human brain using [11C]pyrilamine and positron emission tomography. J Neurochem 59：128-136, 1992.
15) Takahashi K, Murakami M, Miura S, et al：Synthesis and autoradiographic localization of muscarinic cholinergic antagonist (+) N-[11C]methl-3-piperidyl benzilate as a potent radioligand for positron emission tomography. Appl Radiat Isot 50：521-525, 1999.
16) Irie T, Fukushi K, Akimoto Y, et al：Design and evaluation of radioactive acetylcholine analogs for mapping brain acetylcholinesterase (AChE) *in vivo*. Nucl Med Biol 21：801-808, 1994.
17) Sinotoh H, Yamasaki T, Inoue O, et al：Visualization of specific binding sites of benzodiazepine in human brain. J Nucl Med 27：1593-1599, 1986.
18) Frost JJ, Mayberg HS, Sadzot B, et al：Comparison of ^{11}C-diprenorphine and ^{11}C-carfentanil binding to opiate receptors in humans by positron emission tomography. J Cerebr Blood Flow Metab 10：484-492, 1990.
19) Sawle GV, Colebarch JG, Shah A, et al：Striatal function in normal aging；Implications for Parkinson's disease. Ann Neurol 28：799-804, 1990.
20) Wong DF, Wagner HN Jr, Dannals RF, et al：Effects of age on dopamine and serotonin receptors measured by positron emission tomography in the living human brain. Science 226：1393-1396, 1984.
21) Suhara T, Fukuda H, Inoue O, et al：Age-related changes in human D_1 dopamine receptors measured by positron emission tomography. Psychopharmacology 103：41-45, 1991.
22) Coleman PD, Flood DG：Dendritic proliferation in the aging brain as a compensatory repair mechanism. Prog Brain Res 70：227-237, 1986.

第1部 ● 老化過程と高齢者

4 身体の老化
GERIATRIC PSYCHIATRY

1. 老化遺伝子と早老症

●●●はじめに

　広義の老化とは、誕生・発育し、性成熟期以後、衰退・死亡するまでの全経過を含み、徐々に進行する生体の変化であり、英語におけるaging（加齢）に相当する。狭義の老化とは、45歳頃から、細胞や個体の機能が衰退し細胞の機能が失われる過程で、最終の出来事は死であり、英語ではsenescence（老衰）と表現される。図28に示すように、ゲノム上の遺伝子の働き（遺伝因子）によって、ヒトは発生、発育、性成熟期までの全過程はプログラムされており、子どもの養育期間が終了する50歳頃からは、環境因子であるフリーラジカルなどによる生体構成成分への障害、老廃物の蓄積などによって老化は進行すると考えられる。すなわち、50歳頃からは、遺伝子の修復や制御などの機構が破綻し、ホメオスターシス作用が低下し、環境の影響を大きく受けて老化は進行するものである。したがって、老化関連遺伝子とは、大きく分けて年齢を重ねる加齢に関する遺伝子群と、減衰していく老衰に関与する遺伝子群の2通りの意味がある。老化とは、Strehler（1962）の提唱した、次の4つの定義で適切に表現されている。

　①普遍性：全生物に存在するもので、必然的に生じる。
　②内在性：寿命は同一種においてほぼ一定。遺伝的に決定されている。
　③進行性：老化は不可逆性、後戻りしない。
　④有害性：すべての機能は低下し、有害性の蓄積によって死を迎える。

1　老年病と老化関連遺伝子

　図28に示すように、ヒトの個体の歴史（個体史）と人類史の観点から、老年病・老化関連遺伝子の存在や役割を考えることは重要である。人類の歴史（人類史）を考えると、約10万年前にアフリカのエチオピア付近で誕生した人類は、直近の約50年前までの大部分の期間、飢餓・感染症・出血・寒冷などの身体的ストレスに曝露され、さらに自然災害・闘争などの精神的ストレスを受けてきた。この期間に生き延びていくのに重要な遺伝子群は、飢餓に対しては血糖などを上げる傾向にある遺伝子、すなわち倹約遺伝子（thrifty gene）であると考えられる。10万年前から約50年前までは、平均寿命も約50歳までしか延びなかったが、一般集団での生活習慣病の

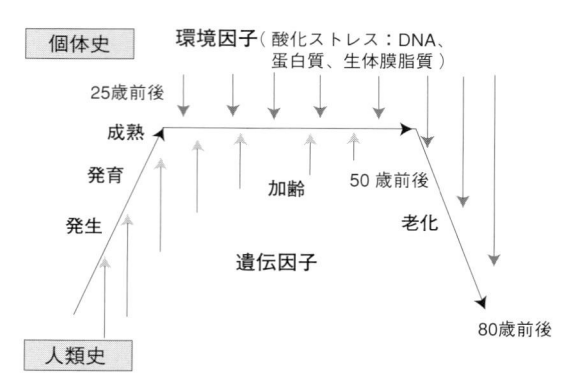

図28 ● 環境因子と遺伝因子から検討した個体史と人類史
約50年前から飽食、高齢化の時代となり、生活習慣病、老年病、動脈硬化が増加した。

有病率は皆無であったと考えられる。したがって、ヒトの平均寿命はこの10万年間、子どもの養育期間が終了する50歳前後に設定されていたと考えられる。ところが、約50年前から、健康・保健の状態も改善され、飽食の時代、車社会になって肥満、高血圧、糖尿病、脂質代謝異常、動脈硬化などが急増し、平均寿命も延びてきた。倹約遺伝子の働きが不要となった状態である。つまり、約5,000世代（10万年）のうちの2世代（50年）で逆転した現象であり、生活習慣病の増加や、急速な高齢化による認知症・骨粗鬆症・寝たきり患者の増加に対応できなくなったのが現代社会である。

老化機構を説明する理論として、遺伝因子説と環境因子説（遺伝外因子説）の二大学説がある。遺伝因子説は、老化は生殖の後に進行する必然的な事柄で、遺伝子レベルであらかじめ決定されている過程であるとする説である。環境因子説は、生体に対するフリーラジカルなどの障害や老廃物の蓄積がDNAや蛋白質に発生し、最終的には致命的な障害となるとする説である。この2つの機構が互いに関連しながら老化は進むと考えられている。遺伝因子が大きく老化に関与している証拠として、遺伝的にその発症が規定されている遺伝性早老症の存在がある。個々の遺伝性早老症は特定の臓器の老化を主症状とするため、本来の老化を反映していないが、原因となる遺伝子を同定し、その機能を解析すれば老化機構解明の糸口になるものと期待される。

2 遺伝性早老症とは

ヒトゲノム中には、老化を制御している遺伝子や、病的な老化を引き起こす疾病遺伝子が含まれていると考えられる。これらの遺伝子を同定する方法として、寿命が短縮している早老症を対象とした研究や、逆に寿命が延長している長寿のヒトを対象とした研究がある。ワシントン大学のMartinは、暦年齢に比べ老化が促進する遺伝病に注目し、表12に示す「老化に関する病理生理学および細胞性基準」の21項目に従って、1975年度版の"Mendelian inheritance in man＝ヒトのメンデル遺伝"に掲載されている2,336種の遺伝病を検索し、83種の常染色体性優性、70種の常染色体性劣性、9種のX染色体連鎖の合計162種の遺伝性早老症を選び出した[1]。彼の老化の基準により採点された上位の遺伝性早老症を表13に示した。各遺伝病の得点は、採択された基準を示す。例えば、ウェルナー症候群（WRN）の場合は、21項目中12項目の老化基準を満たしたこと

表12 ● 老化に関する病理生理学および細胞性基準と主要な早老症

老化に関する病理生理学および細胞性基準	ウェルナー症候群 WRN	ブルーム症候群 BLM	色素性乾皮症 XP	コケイン症候群 CKN	毛細血管拡張性アタキシア AT
1. 内在性突然変異の増加	○	○	○	○	○
2. 非表現型の染色体異常の高頻度出現	○	○	○		○
3. 悪性腫瘍に罹患する率の増加	○	○	○		○
4. 幹細胞群構成もしくは幹細胞増殖機序の欠陥	○				
5. 白髪もしくは禿頭	○				○
6. 認知症もしくは退行性神経変性障害			○	○	○
7. slow virusに感染する率の増加					
8. アミロイド沈着の増加					
9. リポフスチン沈着の増加				○	
10. 真性糖尿病	○				○
11. 脂質代謝異常					
12. 生殖器機能低下	○	○			
13. 自己免疫					
14. 高血圧					
15. 退行性変性の血管病変	○				
16. 骨粗鬆症	○				
17. 白内障	○			○	
18. 各種組織細胞におけるミトコンドリアの異常					
19. 局部的線維形成	○	○	○	○	○
20. 脂肪組織の異常形成もしくは分布	○			○	
21. 老化のほかの生物学的病変					

表13 ● 遺伝性早老症の分類

	得点	ヘリケース ドメイン	その他
ダウン症候群	14		Trisomy 21
ウェルナー症候群	12	(＋)	
コケイン症候群	12	(＋)	
プロジェリア	12		
毛細血管拡張性アタキシア	8		PI-3 キナーゼ
Seip症候群	8		
家族性頸部脂肪ジスプレイジア	8		
クラインフェルター症候群	8		47, XXY
ターナー症候群	8		45, XO
筋強直性ジストロフィー	6		三塩基反復配列病
色素性乾皮症	5	(＋)	
ブルーム症候群	5	(＋)	

注：得点は、表1の老化の基準に従い、21点満点中の何点であるかを示す。

になる。遺伝性早老症は、正常の老化を100％反映していないが、部分的な臓器の老化の症状を呈するため、segmental progeroid syndrome（部分的早老症）と呼ばれている。ダウン症候群は、14項目の基準を満たすことになり代表的な早老症の1つとなっている。これに対して、単一臓器だけが早期より老化症状を呈するunimodal progeroid（単一臓器早老症）も存在する。家族性アルツハイマー病の早期発症型では、45歳頃より老人斑の沈着を伴った認知症症状が沈着し、脳組織だけの老化が進行することになる。ダウン症候群などの染色体異常を除いた疾患は、原因遺伝子が単一であるため、ポジショナルクローニングと呼ばれる分子遺伝学的手法を用いて、原因遺伝子そのものが相次いで単離同定され、この分野の研究が飛躍的に進んだ。

3 遺伝性早老症の原因遺伝子の単離同定

成人発症の早老症の代表であるウェルナー症候群（WRN）は、常染色体性劣性遺伝の難病である。本邦での報告が多く、50～70％が近親婚由来の患者である。内分泌学的には、インスリン抵抗性糖尿病の合併症が多く、尿中ヒアルロン酸排泄の増加が増加している。細胞生物学的特徴は、血小板由来増殖因子（PDGF）、線維芽細胞増殖因子（FGF）に対する増殖反応性の低下、コラゲナーゼ発現の低値、カテコールアミンに対するcAMP上昇の低反応が報告されている。培養皮膚線維芽細胞を用いた検討では、細胞の継代寿命が短く、自然突然変異率は増加し、さまざまな染色体異常を認める。一般に低身長で、

20歳頃より両側の白内障、白髪、頭髪の脱落、尖った鼻、小さな口を認め（鳥様顔貌と呼ばれる）、声帯が萎縮するため高調な声となる。体幹の皮下脂肪は多いが四肢は細く、四肢末端に皮下脂肪の減少・皮膚萎縮硬化が著しく足底の過角化症（鶏眼）、下腿潰瘍を合併する。また、性腺機能低下を認める。甲状腺癌や髄膜腫などの非上皮系の悪性腫瘍を発生する頻度が高い。X線検査では、軟部組織の石灰化、四肢末梢の骨粗鬆症が認められる。

図29に示すようにWRNの原因遺伝子（*WRN*）のmRNAは約5.8kbの長さで、翻訳された蛋白（162kD）は1,432個のアミノ酸からなる酸性蛋白であった[2]。WRN蛋白は、ヘリケースのアミノ酸配列に共通に保存されている配列を中央約1/3の部分に保持していたため、DNAヘリケースの1種である。その後のホモロジー検索などより、DNAヘリケースドメインのN末には、ヌクレアーゼドメインがあり、C末には核移行シグナルが存在することがわかった。WRN患者における*WRN*の遺伝子変異には、蛋白翻訳領域の一塩基だけの置換のために蛋白の翻訳が途中で止まってしまうタイプや、mRNAのエクソン・イントロンジャンクション部分の変異のためスプラシング異常が発生するタイプで、いずれも産物は短い蛋白（truncated protein）である。WRNは常染色体性劣性遺伝病であり、浸透率が100％であることから、WRN蛋白の機能消失によってWRNは発症すると考えられる。

ヘリケースとは、DNAの複製、修復、組み換え、転写、翻訳、スプライシング、染色体分離など生命の基本現象に幅広くかかわっている。WRNのほかに、代表的な遺伝性早老症である色素性乾皮症、コ

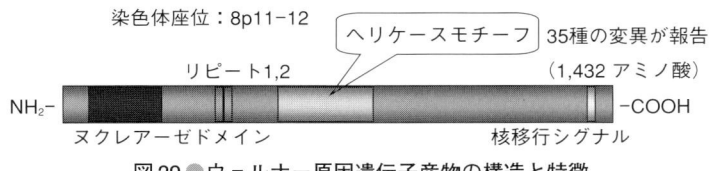

図29 ● ウェルナー原因遺伝子産物の構造と特徴

＊58 SNPs の報告：15翻訳部、11アミノ酸変異
Leu 1074 Phe→長寿、動脈硬化に関連
Cys 1367 Arg→心筋梗塞、動脈硬化に関連
＊ヘリケース：内在するATPase活性によってエネルギーを得ながら、DNA-DNA、DNA-RNAの2本鎖構造を解きほぐして1本鎖にする蛋白。DNAの複製・修復・転写・組み換え・翻訳・スプライシングなど、生命の基本現象に深くかかわる。

ケイン症候群、ブルーム症候群も原因遺伝子がヘリケースドメインをもつ蛋白をコードしていたことが証明され、遺伝子の修復や転写などの異常が老化を促進させることの傍証となっている。この遺伝子産物の変異体が、疾病の発症に関連している可能性は否定できない。これまでに、原因遺伝子上には58個のSNPs(single nucleotide polymorphism)が報告されているが、15個が翻訳部に存在し、11個はアミノ酸変異を伴っていた。その中で、Leu 1074 Phe のSNPは長寿、動脈硬化に関連し、Cys 1367 Arg のSNPは心筋梗塞、動脈硬化に関連することが報告されている[3]。

小児期発症の早老症であるハッチンソン-ギルフォードプロジェリア症候群(Hutchinson-Gilford progeria syndrome；HGPS)は、平均寿命は13.4歳で、死因は動脈硬化による心筋梗塞で、以前から注目されていた疾患であるが、分子遺伝学の手法により、ラミンA(*LMNA*)遺伝子の変異によって発症することが判明した。エクソン11内の点突然変異でスプライシング異常になり、N末の50アミノ酸が短くなるという軽微な変異である[4]。その後の解析で、HGPSの原因となる蛋白ラミンAの変異は、細胞核の構造異常を引き起こし、DNA複製・転写・クロマチン構造の変化を起こし、全身の老化が早まることがわかった[5]。驚くべき事実は、このラミンA遺伝子は、Emery-Dreifuss ジストロフィー2型、肢帯型筋ジストロフィー1B型、拡張型心筋症、下顎骨肢端形成不全症など他の多くの疾患、特に筋肉疾患の原因遺伝子となっていることである。このように、原因遺伝子が同じでも疾病、表現型が異なる場合は、アレル病(Allelic disease)と呼ばれる。

4 ヒトの老化関連遺伝子を探索する方法

ヒトの老化関連遺伝子を探索する方法には、遺伝性早老症を解析する以外に次の4つの方法がある（表14）。

❶ 長寿集団（家系）と若年集団の間で遺伝子多型の頻度を比較する方法

100歳以上の長寿の集団（百寿者と呼ぶ）は1975年には、全国で約500人であったが、2004年には約2万人となり、人数は指数関数的に増加している。わずか30年間の間に約40倍に増加しているが、この理由は環境因子によるものである。なぜなら、30年間の間に遺伝子配列は変化していないし、百寿者に関係の深い長寿関連遺伝子は、生殖期以降に効果を発現するため、長寿や寿命決定に能動的にかかわる遺伝的形質は親から子に受け継がれない。

環境と遺伝の両面から長寿を支える因子があると考えられる。本邦で行われている研究の東京百寿者研究(Tokyo Centenarian Study；TCS)では、東京都下で、百寿者の身体所見、認知機能、日常生活動作(ADL)、心理学的検査、血液検査、遺伝子検査が行われている。百寿者の特徴は、動脈硬化性疾患に罹患しにくく、*APOE2*の対立遺伝子頻度が高いことがわかった。脂質代謝や炎症など、動脈硬化の発症に関連した遺伝子が長寿に関連していると予想される[6]。米国では、以前からボストン周辺でニューイングランド百寿者研究が行われている。長寿者の兄弟姉妹をマイクロサテライト多型を利用して解析し、長寿遺伝子が第4染色体のミクロソー

表14● ヒトの寿命を決定する遺伝子を調べる方法

1. 早期老化症候群や長寿家系の遺伝子を解析する方法
   例：ウェルナー症候群
   　　　ハッチンソン-ギルフォードプロジェリア症候群
2. ヒトの老化関連遺伝子を探索する方法
   ① 長寿集団（家系）と若年集団の間で遺伝子多型の頻度を比較する方法
   　　例：百寿者研究
   　　　　地域高齢集団
   ② 老年病罹患者と対照者の遺伝子多型の頻度を比較する方法
   　　例：老年病SNPデータベース
   　　　　ミトコンドリア多型のデータベース
   ③ 若年から超高齢者まで世代ごとの遺伝子多型の頻度を比較する方法
   　　例：長期縦断疫学研究
   ④ モデル動物で寿命に関連のある遺伝子からヒト相同遺伝子を類推する方法
   　　例：Klothoマウスの原因遺伝子の相同遺伝子の解析
   　　　　線虫、ショウジョウバエ、ラット・マウス
3. その他

ム・トリグリセリド転送蛋白（microsomal transfer protein；*MTP*）にあることを証明する論文が発表された[7]。この事実は、ヒトの染色体のどこかの座位に、寿命を制御している遺伝子が存在することを証明するものであり、さらなる研究の展開が望まれる。

❷ 老年病罹患者と対照者の遺伝子多型の頻度を比較する方法

老人性認知症、骨粗鬆症などの老年期に特有な疾患の発症因子の遺伝的背景を調べる方法で、原則として対照となるコントロール集団は、地域・性・年齢を一致させた集団とする必要がある。アルツハイマー病の病因遺伝子に対しては多くの研究があるが、本邦では、東京都老人医療センター病理部門・内分泌科が老年病SNPデータベース（JG-SNP）という公共のデータベースをホームページで公開している。老年病26疾患、臓器重量、肺気腫度、粥状硬化度を含む800項目を超える病理所見が付随している。SNP対象遺伝子としてER-α（*ESR1*）、*GGCX*、*KL*（*Klotho*）、*WRN*（*Werner*）遺伝子などの解析結果が報告されている。これまでに、アルツハイマー病、パーキンソン病、心重量に関する遺伝子多型の報告がある。

別に、老化の促進因子の代表である酸化ストレスに関与するミトコンドリア遺伝子多型に関する研究も盛んである。財団法人岐阜県国際バイオ研究所（GiiB）では、ヒトミトコンドリアゲノム多型データベース（GiiB-JST mtSNP）を公開している。各々96名からなる7群（百寿者、パーキンソン病患者、アルツハイマー病患者、若年肥満男性、若年非肥満男性、一般の糖尿病患者、および顕著な血管病変を伴う糖尿病患者）のミトコンドリアゲノムの全塩基配列からなっている。老年病や長寿関連の遺伝子多型を考慮する場合、これらは重要なデータベースであり、有用である。

❸ 若年から超高齢者まで世代ごとの遺伝子多型の頻度を比較する方法

項目①の長寿集団（家系）と若年集団の間での遺伝子多型と関連があるが、各世代ごとの遺伝子頻度を比較する方法では、国立長寿医療研究センター疫学研究部の「老化に関する長期縦断疫学研究」がある。平成14年5月で2,256人の地域住民を対象とした第二次調査が終了した。本調査は参加者全員に頭部MRI、末梢骨定量CT、腹部CT、心臓超音波断層、頸動脈エコー、写真撮影を併用した栄養調査、各種心理調査、運動機能調査などを含む1,000項目以上にも及ぶ検査・調査を行っている。老化・老年病に関連するさまざまな遺伝子については、平成14年度までに2,000人を超える参加者に98種の遺伝子多型のタイピングを終えて、これらの膨大な調査の成果はインターネットを介して公開されている。骨粗鬆症や脳血管障害関連遺伝子多型が報告されているが、この研究の特徴は、前向きのコホート研究であり、40〜70歳代まで10歳代ずつの集団を男女比1：1で解析していることである。このような集団に対して、前向き調査を行うと加齢とともに変化する遺伝子多型などを探索することが可能となる。したがって、本研究も、長寿関連の責任遺伝子があるかどうか考慮するとき、貴重な資料を提供すると考えられる。

❹ モデル動物で寿命に関連のある遺伝子からヒト相同遺伝子を類推する方法

酵母から線虫（C. elegance）、ショウジョウバエ、マウス・ラットなどの実験動物でも個体寿命と個体老化の解析があり、細胞レベルでの研究では、細胞の分裂寿命（細胞分裂限界）、細胞老化（細胞周期を制御している因子）などの研究がある。実験動物である線虫、ショウジョウバエやマウス・ラットを使った多くの研究がある。表14に示すように、線

虫では、老化を促進するage-1遺伝子がよく知られている。age-1遺伝子の機能が消失すると、寿命が約2～3倍延長する。age-1蛋白は、哺乳類のフォスファチジルイノシトール-3'キナーゼ(PI-3キナーゼ)と相同性をもつ部分がある。長寿になる遺伝子はage-1以外にも、daf-2、daf-16などが報告されている。これらの寿命を制御する遺伝子群の解析から、老化にはエネルギー代謝と、その副産物であるミトコンドリアから発生する活性酸素が深くかかわっていることが明らかになってきた。活性酸素と環境因子の関連では、酸素は好気的な生物にとって必須であるが、細胞にはさまざまな障害を及ぼす。生物はこの酸素の毒性を排除するために防御機構を発達させてきた。

恒温動物においてその寿命は小動物であるほど短く、逆に体面積あたりの酸素要求量からみると代謝率は小動物ほど大きいことから、老化がその動物の体重あたりの酸素消費量により規定されていると考えられる。この原因として、代謝亢進に伴うフリーラジカル生成の増大が考えられている。活性酵素、脂質酸化物などのフリーラジカルは生体に有害で、生体にはこれらのフリーラジカルに対する数々の防御機構(スカベンジャー系)が存在する。マウスでは、日本で開発された老化促進モデルマウス(senescent accelerated mouse；SAM)は、多くの老化研究に用いられている。SAMの場合、正常老化(SAM-R)マウス3系統に比べ、老化促進(SAM-P)マウス系は9種の亜系があり、老化アミロイドが全身に沈着する系から、白内障、骨粗鬆症、学習記憶障害の発症する系まで存在する。SAM-Pマウスは、選抜交配によって作成された系統であり、その原因は多因子である。また、本邦においてトランスジェニックマウスを作成する過程で偶然発見されたSAM-Pマウス由来の*klotho*遺伝子産物は、その機能が解析され、カルシウム(Ca)のホメオスターシスの制御を行っていることが証明されつつある。マウスにおけるこのような生体統合システムが破綻することで、ヒトの老化症状が出現することは興味深い。

真核細胞の染色体の両末端に存在するテロメア(染色体末端)は、TTAGGGからなる6塩基を1単位とする反復配列からなり、蛋白質と結合した複合体として形成されている。この反復配列は、ヒト精子では20kb、体細胞では6～10kbであり、その機能は、末端にある遺伝子機能の欠失を防ぐこと、染色体を安定にすることである。真核細胞のDNAは2本鎖として存在するため、複製に際して鋳型の3'末端の複製が不完全となる。テロメアの反復配列は、DNAが複製すると、すなわち細胞分裂が繰り返される度に短縮し、ついには消失してしまうため、細胞寿命との関係が示唆されるようになった。生殖細胞やがん細胞ではテロメアは長く保持されている。これはテロメラーゼ(テロメア反復配列合成酵素)の働きによるものである。このように、テロメアは細胞寿命を規定する「細胞内分裂時計」であり、個体の老化や寿命を決定する要因の1つではないかと考えられている。

5 ポスト・ゲノム研究としての老化関連遺伝子の研究

ヒトゲノム解析計画が終了した時点で、2.2万種存在するヒト遺伝子の一次構造の全容が判明した。既に、全ゲノム構造が判明した出芽酵母や線虫では、遺伝子から翻訳された蛋白質の機能が解析されつつある。この中には、個体発生から老化までをプログラムしている遺伝子や、記憶、睡眠などの神経細胞の情報伝達に関連する遺伝子などが含まれていると考えられる。線虫では、機能が不明の遺伝子については、ノックアウト法を利用してその機能を解析する手段がとられている。ヒトゲノムも約半数の遺伝子から類推される蛋白の機能は不明である。ゲノムの構造解析は加速度的に進んでいるため、遠くない将来、老化・寿命のコントロールも可能になるであろう。

〈三木哲郎〉

● 文献

1) Martin GM：Genetic syndromes in man with potential relevance to the pathophysiology of aging. Orignal Article Series 14：5-39, 1978.
2) Yu C-E, Oshima J, Fu Y-H, et al：Positional cloning of the Werner's syndrome gene. Science 272：258-262, 1996.
3) Chen L, Oshima J：Werner Syndrome. J Biomed Biotechnol 2：46-54, 2002.
4) Eriksson M, Brown WT, Gordon LB, et al：Recurrent de novo point mutations in lamin A cause Hutchinson-Gilford progeria syndrome. Nature 423：293-298, 2003.

5) Goldman RD, Shumaker DK, Erdos MR, et al：Accumulation of mutant lamin A causes progressive changes in nuclear architecture in Hutchinson-Gilford progeria syndrome. Proc Natl Acad Sci USA 101：8963-8968, 2004.
6) 新井康通，広瀬信義：百寿者の多面的検討；医学的側面から．Aging and Health 13：38-41, 2004.
7) Geesaman BJ, Benson E, Brewster SJ, et al：Haplotype-based identification of a microsomal transfser protein marker associated with the human lifespan. Proc Natl Acad Sci USA 100：14115-14120, 2003.

2. 視覚の老化

1 老視（老眼）とは

　老視（老眼）presbyopiaとは加齢に伴い調節力が減退し、近見視に困難をきたす状況を指して呼称する一種の症候群といえる。すなわち、歳をとるに従って近くの物が見づらくなることをいう。近くの物を見るときには、眼は水晶体（カメラのレンズのような働きをする部分）の厚みを増加させる「調節」という機構を働かせてピントを合わそうとする。しかし、年齢とともに水晶体は硬化により変形しにくくなる。いわゆる白内障化である。そのために、近くの物にピントを合わせられなくなる。読書に必要な調節力はおよそ3～4D（ディオプター）であるが、正視眼の場合、概して40歳くらいから調節力が減少傾向を示し、老視の症状が発症する。加齢性変化による調節力の減退をいう。近見障害は正視で45歳ぐらい、青年時に遠視（裸眼）では早く、近視では遅く発現する。よく「近視の人は老眼にならない」と誤解されているが、正しくは「もともと近くにピントが合っているので調節する必要がない」というのが正解でありそのために、「見かけ上、老眼になっていない」ように呈しているのである。

2 老視の症状

　老視の初期症状は個人によって千差万別ではあるが、一般的に疲労症状が老視の初期症状である場合が大多数であり、近見視が困難な本格的な老視症状に進展するのは45歳以降となるのが通例である。水晶体の加齢性変化、後述する白内障化により硬化することによる調節機能の低下が主因であるが、瞳孔、輻輳機能が関与する部分も少なくない。特に瞳孔反射は調節機能と不可分の関係をもつ。老視期において薄暮時にて読書が困難となるのは瞳孔の散大に伴い焦点深度が浅くなることが大きな要因と考えられている。

　老視と初めて自覚する症状としては、①本や新聞の字が見にくくなる（特に夕方や雨の日など薄暗いところで）、②目が疲れやすい、③頭痛・眼痛、④肩凝り、⑤近見作業中に遠くを見るときや、遠くから近くに目を移したときにピントが合いにくい、などがある。

3 老眼の診断

　年齢的には40歳代を老視の症状発祥時期と考える。上記のような薄暮時の視力低下、近見視から遠見視でのピント合わせのスピードの低下などの訴えがあれば老視の症状発祥時期と考える。但しこの時期は乱視の変化すなわち軸および量の変化が顕著であり、不適切な眼鏡での矯正など屈折異常である場合もあるので屈折検査を丁寧に行い、適切な矯正が行われているのかを確認することは必須である。また緑内障、糖尿病網膜症など白内障を主とする屈折に影響をきたす加齢性変化以外の失明をきたす疾患などを考慮することも大切なことである[1]。

4 老眼（老視）における調節力の診断方法

　調節力の定量的診断方法としてアコモドポリメータ™、アコモドメータ™（興和）、アコモドメータAA-2000™（ニデック）を用いれば定量することが可

能である。

5 老眼における正乱視および不正乱視の他覚的定量診断方法

　加齢ともに矯正が困難になる原因として調節力の低下以外に角膜および水晶体の不正乱視の増加がある。従来のオートレフラクトメーター（オートレフ）では眼球光学系の球面成分、円柱面成分は測定可能であるが、角膜の不正乱視や、水晶体の加齢性変化による白内障による局所的な屈折力の変化は測定不可能であった。そのオートレフでの誤差は医療従事者の経験的な技術に頼らざるを得なかったのが現実であった。またその角膜、水晶体の加齢による不正乱視の変化で光学的にいかなる収差特性が生じているのか解明されていなかった。

　これまでに開発されてきた収差を測定する方法としてはクロスシリンダー法、チェルニング収差計[2]、Hartmann-Shack（ハルトマンシャック）波面センサーがある[3]。ここ最近、補償光学（adaptive optics）なるものが屈折矯正手術の発展とともに眼光学の分野でも広く取りあげられるようになってきた[4][5]。

　最近われわれは独自にこの波面センサーを応用した機器を開発し、多様な眼球の光学的特性を測定することができた。その1つとして加齢による角膜のみと眼球光学系全体の不正乱視すなわち高次収差の変化のみならず円柱成分の加齢による変化も明確にすることができたので報告する。

1. 波面(wave front)と収差(aberration)

　光は光線として幾何光学的に扱うことが従来の慣れ親しんだ方法であるが、物理光学的にあたかも音波の如く光を波として扱うことにより光を三次元の波面として捉える概念が波面解析（wavefront analysis）の基本である[1][2]。すなわち光はある点光源から発されると点光源の周囲の媒体が均一で安定していれば点光源を中心とした球面状を呈して無限遠に拡散していく。中心からの距離が同じ球面状の光の波は経時的に同位相である。この同位相の波が形成する面を波面（wave front）と定義されている。光線は常に波面に対して垂直方向である。また無限遠からの平行光線が形成する波面は平面波を形成すると考える。水晶体などのレンズは光線を屈曲するもので

ありそれにより波面の形状を変化させるものと考える。さらに現実的には光線が通過する媒体（媒質）は空気を含め不均一でありそれにより光の伝播速度は局所的に変化を生じる。その結果波面は歪みを生じる。その歪んだ波面と理想波面のずれが収差（aberration）である。

2. 波面センサーとその原理

　現在、一般的に波面センサーと呼ばれている収差測定機器は多くのメーカーで凌ぎを削るように開発されている[6]。今回のデータはハルトマンシャック理論を原理にした波面センサー Wavefront analyzer Kr-9000™（図30）を用いて述べている。

　ハルトマンシャック波面センサーの原理を説明する[7]-[9]。ハルトマンシャック波面センサーはマイクロレンズが格子状に並んでいる lenslet array とそのマイクロレンズの焦点距離に配置されたCCDにより構成されている（図31）。二次光源である眼底から眼球外へ反射した光束（波面）は lenslet array により分割されCCD上に各々集光する[10]。その各焦点の位置と無収差の光学系を測定したときの集光点の位置ずれを計測することにより波面収差を定量的に計測している。

　またWavefront analyzer Kr-9000™はハルトマンシャック波面センサーで測定できる眼球光学系の高次波面収差に加えて、既に臨床で測定されている角膜前面の形状を測定するビデオケラトスコープも搭載している。このビデオケラトスコープにより角膜前面に投影されたプラチドリング像をCCDで受光し角膜前面の形状を測定するのみならず、前面の形状から光学設計の方法を用いて角膜波面収差も計測

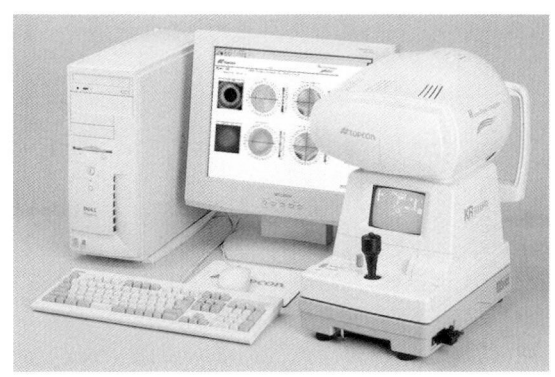

図30 ● Wavefront analyzer Kr-9000™（トプコン社）

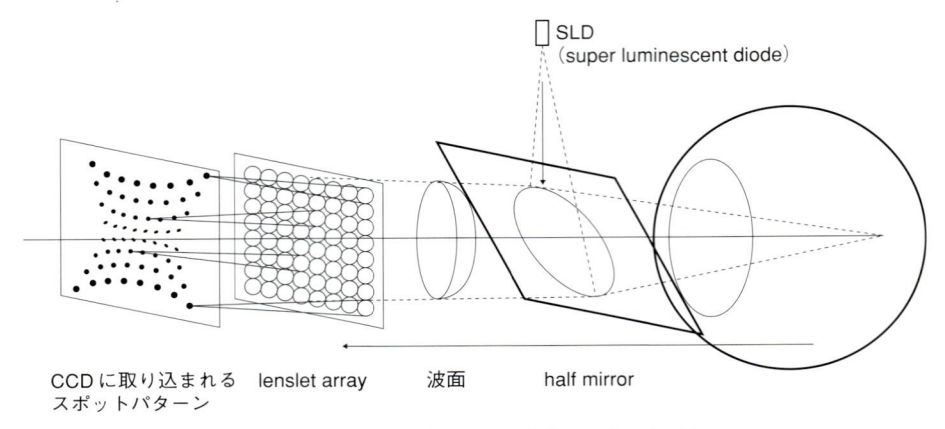

図31 ●ハルトマンシャック波面センサーの原理

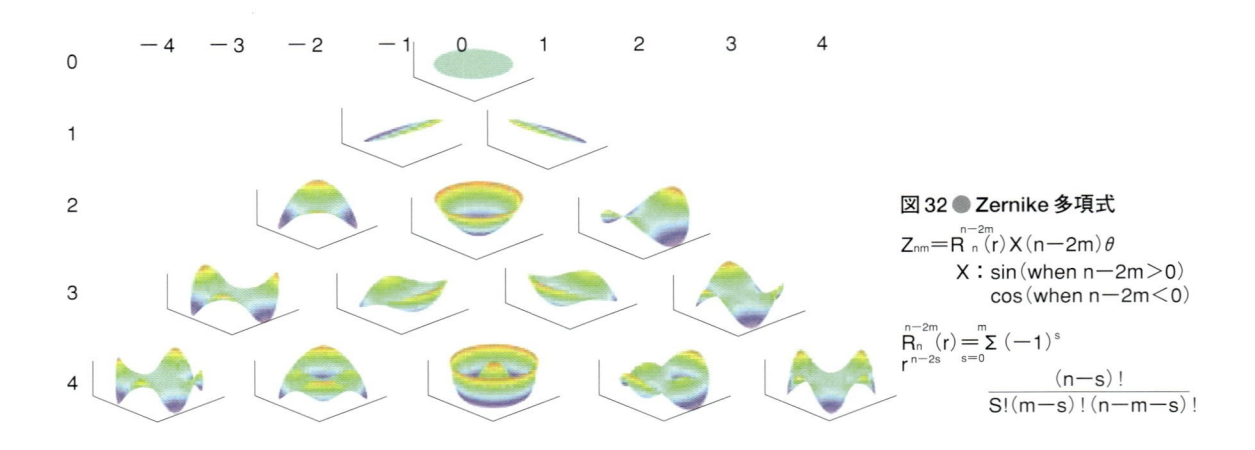

図32 ● Zernike多項式

$$Z_{nm} = R_n^{n-2m}(r) X(n-2m)\theta$$
$$X : \sin (\text{when } n-2m > 0)$$
$$\cos (\text{when } n-2m < 0)$$

$$R_n^{n-2m}(r) = \sum_{s=0}^{m} (-1)^s r^{n-2s} \frac{(n-s)!}{S!(m-s)!(n-m-s)!}$$

している。これにより角膜波面収差と眼球波面収差の同時測定が可能であり人眼の波面収差に与えている影響が角膜の形状異常であるのか内部光学系(主として水晶体)の異常であるのかを同時に評価することが可能である[11)12)]。

3. 収差の定量解析とZernike多項式

波面収差を定量、数値化しかつその収差特性を光学的な特徴として把握する手段として、Zernike(ゼルニケ)多項式を用いて収差の特性を表す成分ごとに分解する方法が主流となりつつある[13)]。図32はZernike多項式を用いて4次まで展開したときの各係数(components；C)を立体表示したものである。横に並んだ数値は調和次数(harmonic order；m)で縦に並んだ数値は多項式次数(polynomial order；n)である。Z軸方向が光軸を表している。波面はこのようにZernike多項式を用いて各係数C_n^mとして分解することができる。各係数の値を用いることにより波面収差を定量的に評価することができる。

次にZernike多項式の各次数の絶対値はザイデル収差と関連がある。次数ごとに光学的な特徴として意味を有しており、1次の2係数は傾き、2次の係数のC_2^0は球面成分、C_2^{-2}およびC_2^2は正乱視成分を意味している。これら2次までの係数成分は眼鏡で補正可能な成分である。3次以降の各係数成分は球面レンズや円柱レンズで補正不可能な成分であり高次の波面収差(higher order aberration)である。図32では形而的に4次までしか記載していないが5次以降も無限に分解することは可能である。しかし、光学的に影響があるのはせいぜい6次成分ぐらいまでという考え方が一般である。3次以降の奇数次数は光軸(Z軸)方向に対してすべて対象性がなくこれらの係数成分によりコマ収差が生じるのですべてを

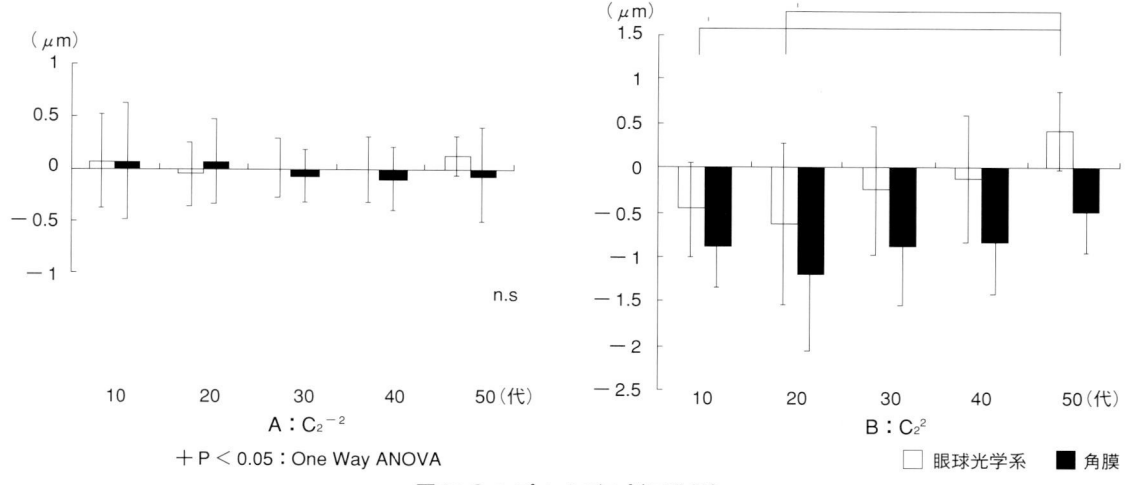

図33 ● C_2^{-2} および C_2^2（正乱視）

総括してコマ様収差（coma-like aberration）と名称されている。同様に4次、6次などの偶数次数の係数成分は光軸方向に対して対象性を有しこれらの係数成分では球面収差を生じるのですべてを総括して球面様収差（spherical-like aberration）と名称されている。また3次以降の高次収差すなわちコマ様収差および球面様収差すべての値の合計は全収差（total wavefront aberration）と名称されている。収差はRMS（root mean square）で表示されるのが一般的である。RMSはOptical society of America（OSA）が推奨しているミクロン単位で表示されることが標準化されつつある。

4. 波面センサーとオートレフラクトメーターの相違点

既に眼科や眼鏡店では近視、遠視の球面度数、乱視度数、乱視軸を他覚的に測定するものとしてオーレフラクトメーター（オートレフ）が使用されている[13]。それらの既に市場に出ているオートレフは正常眼の測定はある水準を満たすものであるが、測定方法として瞳孔領の一部を通過した光線を測定時に使用しているのみ、かつ高次収差はなく球面と乱視成分のみしかないと仮定して解析している。それにより高次波面収差が大きい不正乱視眼では測定誤差が大きいのが現状である。しかし今回開発したハルトマンシャック波面センサーをオートレフの原理として採用すれば瞳孔領域を通過した光線で測定するためにこのような誤差は極めて少なくすることが可能である。また解析時に瞳孔領域の大きさを変えることにより昼間視と夜間視の球面度数、乱視度数を計測することが可能である。また昼、夜間視の各々の高次収差も個々に測定することも当然であるが可能である。

5. 正乱視の加齢性変化

今回は昼間視について重点的に述べるため以下すべて瞳孔領4mmでの昼間視についての値であり夜間視に関しては省略していることを先に述べておく。また対象は正常眼76例76眼（4～69歳）を対象とし世代分割する際10代は19歳以下すべて、50代は50歳以上すべてとした。

Zernike多項式において正乱視成分は係数 C_2^{-2} と係数 C_2^2 の合成で表すことができる。図33-A、Bは眼球光学系および角膜の係数 C_2^{-2} と係数 C_2^2 の値を世代別に比較している。図33-Aは C_2^{-2} （斜乱視）の値である。世代間に屈折値も角膜値も有意差は認めなかった。図33-Bは C_2^2 （直または倒乱視）の値である。眼球光学系の50代は10代および20代と有意差を認めた。また40代までは極性が負の値（直乱視）であるのに比べて50代では正の値（倒乱視）であった。角膜値はすべての世代で有意差を認めなかった。つまり図33-A、Bからいえることは加齢とともに乱視は大きさと方向が変わり、その原因は角膜の形状変化ではなく眼球光学系（主として水晶体）の変化に主因があることがわかる。

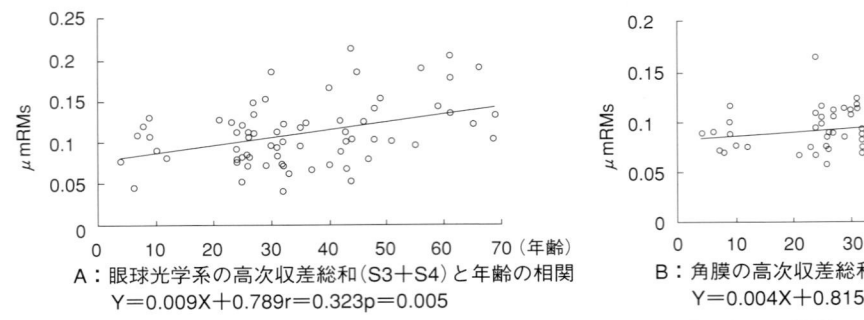

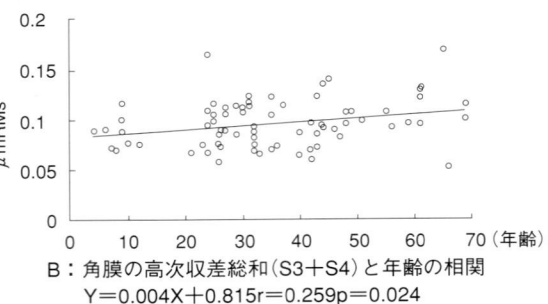

図34●眼球光学系(屈折)と角膜の収差と年齢の関係

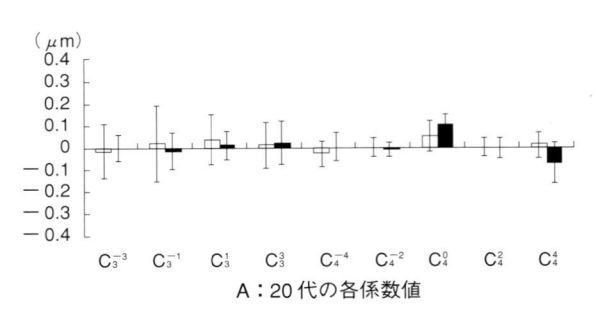

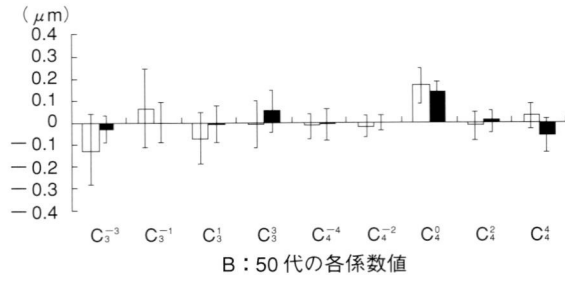

A：眼球光学系の高次収差総和(S3+S4)と年齢の相関
Y=0.009X+0.789 r=0.323 p=0.005

B：角膜の高次収差総和(S3+S4)と年齢の相関
Y=0.004X+0.815 r=0.259 p=0.024

図35●20代と50代の各係数の比較

A：20代の各係数値
B：50代の各係数値

□ 眼球光学系　■ 角膜

6．不正乱視の加齢性変化

大鹿らはビデオケラトグラフィTMS-1を用いて角膜前面による高次収差(球面様収差、コマ様収差)の加齢性変化に関して既に詳しく報告している[14]。ここではZernike多項式の3次および4次の係数を合計した高次収差と年齢の相関について述べる。図34-Aは眼球光学系の高次収差と年齢の相関、図34-Bは角膜の高次収差と年齢の相関を示している。ともに年齢と相関があり加齢とともに増加することがわかった。

20代と50代で各係数値がどのように異なるか比較した。図35-Aは20代、図35-Bは50代であるがC_4^0が加齢とともに増加していることがわかった。そこでC_4^0について年代別に比較した(図36)。眼球光学系において50代は他のすべての世代に比べて大きいことがわかった。

但し係数値が大きくなるといえども本来係数値には極性がある。すなわちZ軸方向(光軸方向)の極性である。図37は核白内障、図38は皮質白内障でともに白内障眼であるがハルトマン像の形状は核白内障は光軸に対して収束型、皮質白内障は発散型を示

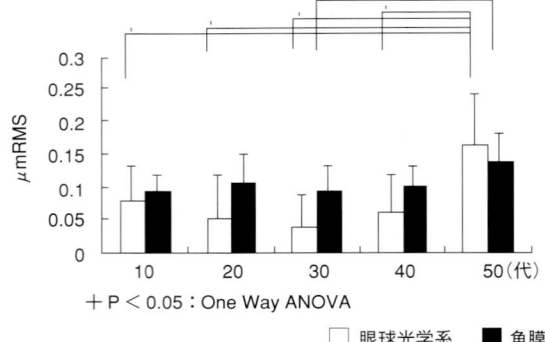

図36●C_4^0の世代の違い
+P<0.05：One Way ANOVA
□ 眼球光学系　■ 角膜

している。係数値で比較すると眼球光学系のC_4^0は核白内障では負であるのに対し、皮質白内障のC_4^0は正である。すなわち加齢性変化で生じる白内障眼の高次収差はその混濁部位が異なれば収差特性は異なることがわかった。

このように波面センサーを用いると、従来はっきりわかっていなかった加齢性変化における高次収差をその収差特性ごとに定量することができる。また球面、乱視度数も瞳孔領内の定面値で評価できる。

4. 身体の老化

ハルトマン像

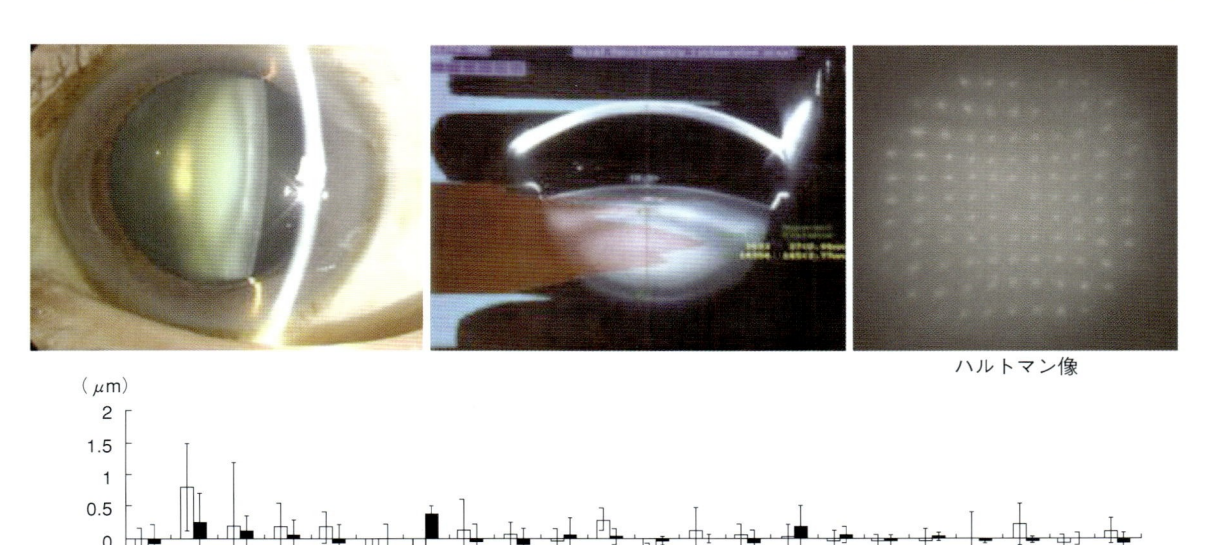

各係数の値　　　　□ 眼球光学系　■ 角膜
瞳孔径6mm、ゼルニケ係数6次まで解析

図37 核白内障

ハルトマン像

各係数の値　　　　□ 眼球光学系　■ 角膜

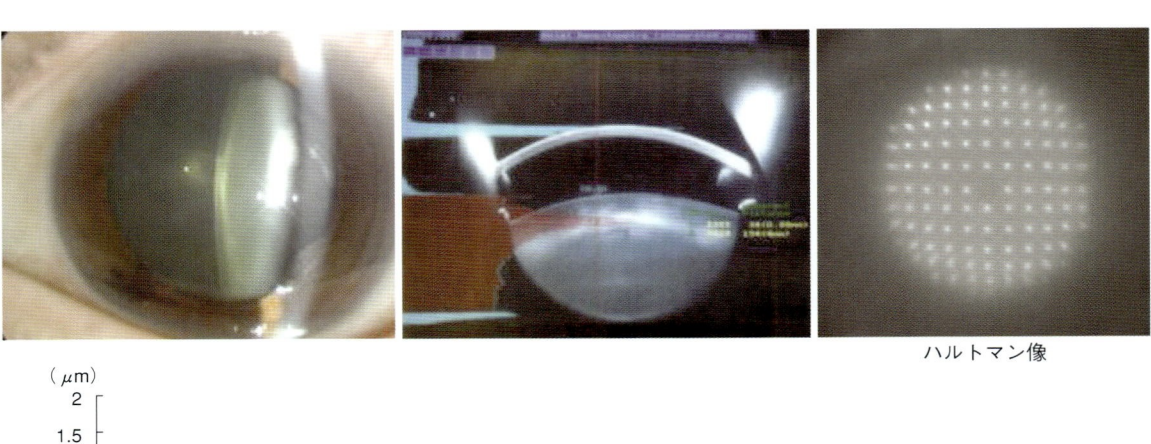

図38 皮質白内障

6 老視の治療

　眼鏡やコンタクトレンズで調節力の減退を補う。老眼鏡（近用眼鏡）には、近用のみのタイプ（単焦点レンズ）と遠近両用タイプ（多焦点レンズや累進焦点レンズ）がある。比較的長時間の近見作業が多い人は、近用のみのタイプを使用する方が疲れないと考えられている。一方、遠近両用タイプはレンズの上の部分で遠くを、下の部分で近くを見るようにデザインされている。近視でかつ老眼の症例には大変便利だが、近見時には眼鏡の下方に視線をずらさなければいけない、はっきり見える視野が狭いので目が疲れやすい、また、階段を降りるときはどうしても視線が下にずれるため、足元が見にくくて危ない、という欠点がある。

　老眼鏡は、個人の屈折状態、近見作業距離に合わせて作成された眼鏡処方箋に基づいたものを使用するのが理想である。しばしば、「市販の眼鏡（+1.0D、+2.0Dなどと記載されて売られているような）を使用してもかまわないでしょうか？」と聞かれるが、市販の老眼鏡では乱視の矯正はされないし、屈折と近見作業距離の兼ね合いや、眼の左右のバランスが考慮されていないため、やはり快適な近見視力が得られ難いと考えられる。あくまで「間に合わせ眼鏡」と考える方がよいと思われる。また、眼鏡処方箋を作成してもらう際に眼の検査・診察を受けて、老視以外に視力低下の原因がないかどうか確かめるようにすることも大切である。

　近年、若い頃からコンタクトを装用している世代が老視を自覚する40歳代に入ってきたことより、遠近両用のコンタクトレンズも一般的になってきている。しかし遠近両用のコンタクトレンズは遠くも近くも見えるとはいえ、単焦点のコンタクトレンズよりは「見え方の質」が悪いため満足できない人もいる。生活のうえでどのくらい近見作業が必要なのか、車を運転するかなど、個人の生活環境が遠近両用コンタクトレンズに馴染めるかどうかに大きく影響していることも考慮しコンタクトレンズの処方を行うことが望ましいと思われる。

（黒田輝仁）

●文献
1) 加藤桂一郎：調節の検査；屈折異常 老視．眼科学(1)：800-808, 2002.
2) Tscherning M：Die monochromatischen Aberrationen des menschlichen Auges. Z Psychol Physiol Sinn 6：456-471, 1894.
3) Hartmann J：Bermerkungen ueber den Bau und die Justierung von spektrographen. Zeitschrift fuer Instrumentenkunde 20：47, 1900.
4) Liang J, et al：Objective measurment of the wave aberrations of the human eye with the use of a Hartmann-Shack wave-front sensor. J opt Soc Am A 11：1949-1957, 1994.
5) Howland HC：The history and methods of ophtalmic wavefront sensing. J Refract Surg 16：552-553, 2000.
6) 黒田輝仁：波面収差解析によるカスタム照射．眼科レーザ治療のすべて76 (Vol.4 No.10)：111-113, 2001.
7) 前田直之：Wavefront技術による屈折矯正手術．眼科手術 14：213-217, 2001.
8) 三橋俊文：波面センサーと収差；診療に役立つ眼光学．月刊プラクティス71 (Vol.4 No.6)：111-113, 2001.
9) Thibos LN：Principles of Hartmann-Shack aberrometry. J Refract Surg 16：563-565, 2000.
10) 広原陽子，中澤直樹，高橋善嗣，ほか：人眼の波面収差測定．Vision 13：99-105, 2001.
11) 二宮さゆり，前田直之：Hartmann-Shackセンサーの臨床応用．あたらしい眼科18(11)：1357-1361, 2001.
12) Jim Schwiegerling：Representaion of videokeratoscopic height data with Zernike polynomials. J Opt Soc Am 12(10)：2105-2113, 1995.
13) 三橋俊文：人眼の波面収差測定．レーザー研究 29(7)：415-420, 2001.
14) Tetsuro Oshika：Changes in corneal wavefront aberrations with aging. Invest Ophthalmol Vis Sci 40(7)：1351-1355, 1999.

4. 身体の老化

3. 聴覚の老化

●●● はじめに

　高齢者の難聴では、高い周波数の音の聴き取りが低下していくこと、音の聴取能の低下に比較して言語の理解度が極端に下がることが特徴的である。若いときに聴いていた音楽が異なって聞こえる、騒がしい場所での聴き取りが極端に低下する、人の話がわからなくなる、などが典型的な患者の訴えとなる。社会生活上の不自由さ、人間らしい生き方に支障が生じることになるが、周囲とのコミュニケーションが障害されることで社会からの孤立化が顕著となり、些細なことから社会的不適応とのレッテルを貼られることになる。

　社会生活を送るうえでの精神面、心理面への聴覚の影響として、高齢者においてしばしば観察される性格の失鋭化、社会からの孤立化と難聴は決して無縁ではなく、趣味で聴く音楽や自然の中で聴取される動物や虫の鳴き声、風の音などを聴取することができなくなることにより、情緒面に大きな影響が現れ、情動・感動が失われてしまう。また、高齢者における「ボケ」発症の問題とも密接に関連する。老人性認知症の発症を予防するためには、聴覚、視覚、さまざまな感覚器へ入力した情報が常に正確に大脳の感覚野、連合野へ伝達されることが不可欠である。

　聴覚の老化に関連するもう1つの問題は、聴力の低下に伴って出現する耳鳴であり、40歳以上では20％前後がなんらかの耳鳴を自覚するとされる。その出現頻度は年齢とともに増加し、精神的な「快」・「不快」の問題の発生と、同時に、耳鳴を原因とする不眠による肉体的な消耗も惹起され、社会生活を送るうえで深刻な影響が出る。聴覚の老化に付随する耳鳴に関しては対症的な治療法しかないのが現状であり、今後、老人性難聴の治療法と並んで、新しい耳鳴治療法の開発が強く望まれている。

1　老人性難聴に関する研究の歴史

　老人性難聴（英語ではpresbyacusisまたはpresbycusis）は、「加齢に伴ったプロセスでその発症には長期間曝露されてきた物理的因子、毒物、感染、免疫反応などの多くの因子、さらに遺伝的因子が複雑に関与する」とされる。最初に「presbyacusis」という言葉を使用したのはZwaardemaker（1874年）であり、彼は笛を用いて子どもと高齢者の聴力を比較し、後者では高音域の聴力が選択的に障害されることを初めて報告した[1]。聴覚の老化に関する科学的な最初の研究は、Toynbee（1849年）によるものが最初で、老化による中耳粘膜および鼓膜の肥厚が難聴の主たる病因であると結論している[2]。

　聴覚の老化に関する研究のさらなる発展には、正確な聴力測定を可能とする電気聴力検査装置と病理診断のための顕微鏡の開発を俟たねばならなかった。Bunch（1929年）は聴力検査装置を用いた検討から、高齢者では2kHz以上の周波数で聴力低下が著明であることを報告した[3]。また、高齢者の側頭骨での光学的顕微鏡を用いた内耳組織の最初の観察結果は、Crowe（1934年）あるいはSaxen（1937年）により報告された[4][5]。彼らは、加齢とともに生じるコルチ器およびラセン神経節細胞の変性について記述し、老人性難聴をその発症機序から「感覚細胞の変性・脱落」型と「神経細胞の変性・脱落」型の2つに分類した。Schuknecht（1955、1964年）は、老人性難聴の発症が内耳障害に起因することを確認したが、上記の感覚細胞型と神経細胞型以外に、さらに「血管条の代謝障害」型および「内耳の機械障害」型が存在すると報告した[6][7]。

2　聴覚の発生機構

　外耳道へ入力した音響エネルギーは、鼓膜、耳小骨により構成される中耳伝音系を経て蝸牛へ到達する。蝸牛はヒトでは2回転半の渦巻き型をしているが、その内部はリンパ液で満たされており、基底板とライスネル膜により、鼓室階、中央階、前庭階の3つの空間に分けられている（図39）。物理的な音響エネルギーの高周波数成分は蝸牛内の基底回転側

図39 ●蝸牛および聴覚伝導路

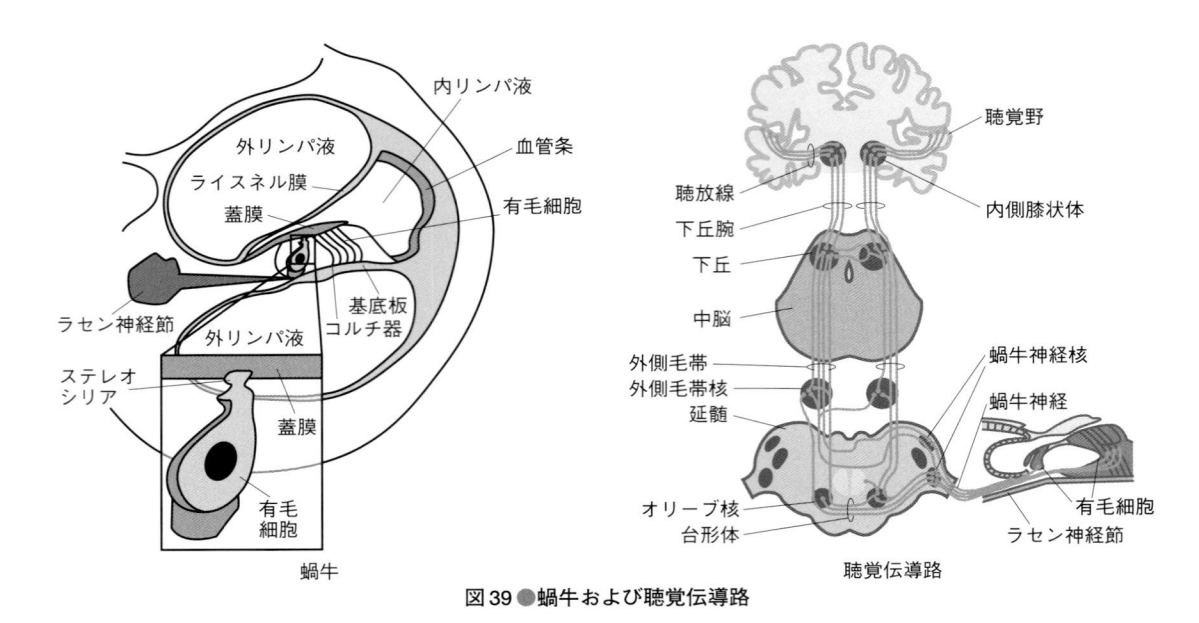

で、低周波数成分は頂回転側において神経細胞の電気信号へと変換されるが、その仕組みは以下のようである。鼓室階と中央階を隔てる基底板上に聴覚の受容器である内有毛細胞、聴覚信号の増幅器である外有毛細胞が局在している。音響エネルギーにより生じる基底板の振動は、内有毛細胞を脱分極させ同細胞とシナプス結合する聴覚の一次神経細胞であるラセン神経節細胞に興奮性スパイクを生じさせ、この興奮性インパルスが脳幹、中脳を経て聴覚野にまで伝達されることになる。中央階の外側には血管条と呼ばれる電気エネルギーの供給装置が存在する。血管条に局在するNa^+-K^+ ATPaseを含む種々の酵素、イオンチャネル、トランスポーターなどの作用によりK^+が中央階側へ能動的に輸送され蓄積し、内リンパ液中には＋80mVにも達する高い静止電位が形成される。この静止電位は内有毛細胞の脱分極に不可欠である。蝸牛での聴覚の発生には、内・外有毛細胞、ラセン神経節細胞に加え、血管条の機能が保たれ、内リンパ液中の高濃度K^+・高電位が維持されることが必須となる。

3 聴力検査による機能評価

　純音聴力検査は、基本的かつ本質的な検査であり、一般的には125Hz～8kHzの1オクターブごとの最小可聴閾値を測定するものである。これには、気導聴力検査(外耳、中耳を経て内耳へ音を与える)と骨導聴力検査(側頭骨の振動により直接内耳へ音を与える)があり、老人性難聴では気導、骨導聴力が共に低下する感音難聴の形を示す。語音聴力検査は、単音節の言葉を音圧を変化させながら提示し、その正答率から言葉の認知度を求める検査である。聴性脳幹反応(ABR)は、純音またはクリック音(短音)を聴取させた際に、蝸牛から聴覚野に至る神経伝導路に発生する興奮性シナプス電位を頭頂部皮膚より記録するもので、聴覚路の末梢から中枢いずれの部位に障害が生じているかを他覚的に検査するものである。耳音響放射(OAE)検査は、音刺激により生じる外有毛細胞の収縮運動を、中耳を経由して逆行性に外耳まで放出される音響エネルギーとして測定するものであり、外有毛細胞の機能評価のため行われる。蝸電図(ECoG)は、音刺激により発生する内・外有毛細胞の細胞内電位とラセン神経節細胞および聴神経の活動電位を測定するものである。

　純音聴力検査では、125Hz～8kHzの範囲で、それぞれの周波数の最小可聴閾値を測定する。横軸に刺激音の周波数、縦軸には刺激音圧が正常者の最小可聴閾値(0dB)に対する相対量(dB)で表示される(図40)。0.5、1、2kHzの3周波数は言葉を認知するうえで重要な周波数帯域で、その平均値は会話音域平均聴力として算出される。聴力正常者では、気導聴力検査、骨導聴力検査の両方ですべての測定周波数にて20dBより良好な聴力レベルにある。

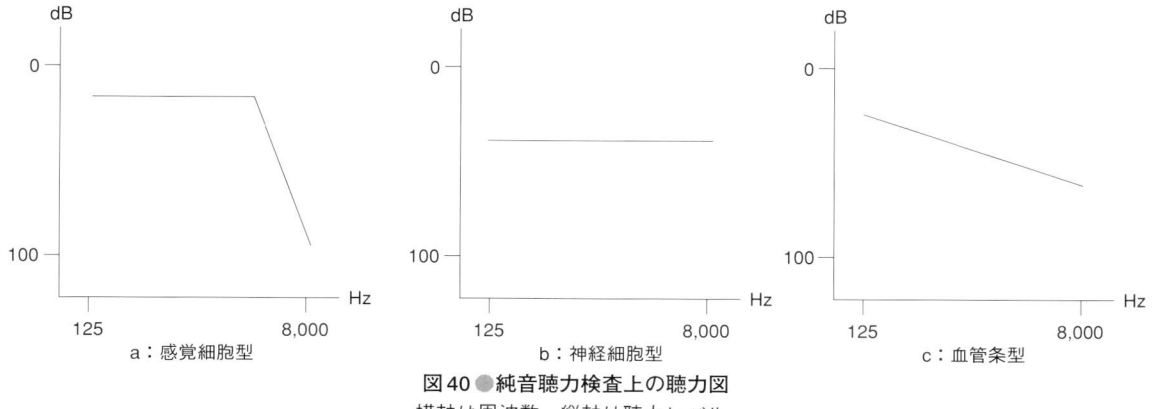

図40 ● 純音聴力検査上の聴力図
a：感覚細胞型　b：神経細胞型　c：血管条型
横軸は周波数、縦軸は聴力レベル。

4　老人性難聴の古典的分類

　老人性難聴の主たる病変は内耳の蝸牛にあるとしたSchuknechtは、その病変部位により以下の5型に分類した。老人性難聴の大部分は、これらの病態をさまざまな程度に含有する混合型であり、聴力像を含めた臨床症状の多様性を説明する理由と推察されている。

❶ 感覚細胞型

　蝸牛基底回転に局在する有毛細胞(特に外有毛細胞)の脱落が主に観察される。有毛細胞周囲の支持細胞、ラセン神経節細胞にも一部脱落が認められる。高周波数音の受容には基底回転側の有毛細胞が重要であることから、純音聴力検査では4、6、8kHzの高音急墜型(高周波数域で急激に低下)を示す(図40-a)。難聴は両側性、左右対称性で緩徐に進行し、会話音域を含む低～中周波数音域でも聴力低下をきたす。すなわち、典型的な老人性難聴の型であり、言語聴取能については比較的良好か、低下しても中等度までの障害に留まる傾向にある。補聴器装用は一般的に有効である。

❷ 神経細胞型

　病態としては、ラセン神経節の神経細胞数が正常の50%以下に低下するが、感覚細胞そのものの脱落は軽度である。純音聴力検査が比較的良好であるにもかかわらず(図40-b)、言語聴取能が極めて不良であることが特徴であり、両検査の結果に大きな解離が認められる。純音聴力検査にも影響が出るのは、Schuknechtによると、ラセン神経節細胞の90%が脱落して初めてとされる。「言語認知不能」と称される進行性の言語の認知障害・失認をきたし、補聴器の有効性は極めて限られたものとなる。

❸ 血管条型

　病態として、血管条の30%以上の萎縮が観察される。前述のとおり、血管条の代謝障害により、内リンパ液中の高K^+濃度・静止電位の維持、正常の聴覚の発生が困難となる。Schuknechtによると、患者は30～60歳で難聴を自覚し、純音聴力検査では全周波数にわたって平坦もしくは高音漸傾型(高周波数域でなだらかに低下)の聴力像を示すとされる(図40-c)。言語聴取能は良好で、補聴器装用は大変有効である。

❹ 混合型

　上記3種類の型の病理所見に当てはまらない4番目の型として、Schuknechtは蝸牛内の伝音系(機械)障害型の存在を想定した。純音聴力検査上、高音域の数オクターブにまたがってなだらかに低下する聴力像を特徴とし、隣り合う周波数で25dBより大きな聴力変化を示さない。

❺ 分類不能型

　最後に、上記4種類の範疇にも分類不能な5番目の型が存在するとされ、Schuknechtによれば全体の25%を占めるという。形態学的には、蓋膜、ライスネル膜あるいは支持細胞の変性、線維芽細胞の

脱落を伴ったラセン靱帯の変化などの特徴的な変化が観察される。聴力像は、病変部位に応じて多彩なものとなる。

5 疫学的調査

1. Davisの調査

英国のDavis（1991年）は、難聴についての縦断的調査を行い、97％の対象者が年齢の進行に従って聴力低下を示すことを報告した[8]。聴力低下の程度は、55歳以下では年間の聴力低下は3dBであるのに対して、55歳以上ではそれは9dBに増加することが示された。Davis（1995年）はアンケート調査も施行し、成人の20％が25dB（0.5、1、2、4kHzの平均値）以上の聴力低下を有しており、英国全体に当てはめると実に858万人の聴覚障害者が存在し、またそれらの難聴者の75％は60歳以上の高齢者であったと報告している[9]。

2. Pearsonの調査

米国のPearson（1995年）は、純音聴力検査による縦断的研究を行い、男性では20歳以上で高音域より聴力低下が始まること、女性では逆に、500Hzの聴力低下が最初に出現することを報告した[10]。男性では、10年間の平均聴力低下は女性の2倍と大きく、50歳代の3〜8kHzの聴力低下が最大であった。30歳以上の男性の500Hzの聴力は女性と比較してより良好であった。1kHzでは、男性と女性の聴力はほぼ同程度であり、一方、1kHzより上のすべての周波数で女性は良好な聴力を示していた。

3. 国内での調査

八木（1996年）は、高齢者の聴力に関する横断的調査を行った[11]。対象者を、65〜69歳、70〜74歳、75〜79歳、80〜84歳、85歳以上の5群に分類し、純音聴力検査にて125Hz〜8kHzの平均値を測定したところ、65〜69歳の群では平均35dB、85歳以上の群では55.6dBの聴力低下が観察された。語音聴力の低下も著明で、最終弁別能は65〜69歳の群で75.4％、75〜79歳の群で63.8％、85歳以上の群で52.1％であったという。

6 老人性難聴の発症機序

1. 内耳（蝸牛）障害説

SoucekとMichaels（1990年）は、ABR反応のI波潜時が著明に延長すること、I、III、V波の振幅が著明に低下していること、ABR各波間潜時（中枢神経伝導時間）には延長はなかったことから、高齢者での内耳蝸牛機能の低下を推察した[12]。SoucekとMichaelsは同時に、ECoG検査にて内有毛細胞の脱分極により発生するN1、ラセン神経節細胞とその軸索である聴神経の脱分極により発生するN2を測定し、高齢者群ではN1振幅にのみ著明な低下が認められN2振幅は保存されることから、内有毛細胞の障害が主体であると結論した。一方、Bonfils（1988年）は、2〜88歳を対象としてOAEの測定を行い、60歳までの群で全例OAEが出現したのに対して、60歳以上の群でOAEの欠如する割合が著明に増加したことから、老人性難聴は外有毛細胞の機能低下に起因すると結論している[13]。

ヒト側頭骨の形態学的研究では、感覚細胞型では、蝸牛基底回転を中心にして有毛細胞の脱落、有毛細胞内への脂肪沈着、ステレオシリアの欠落・膨化を認める。一方、神経細胞型では、全回転においてラセン神経節細胞の減少が観察される。血管条型では、血管条の全層に萎縮が認められ、特に、辺縁細胞における変性、萎縮が著明であるとされる。電顕レベルでも、SoucekとMichaelsは老化した蝸牛内での有毛細胞の消失を報告している[12]。

動物モデルを用いた研究では、Bohne（1990年）は、チンチラの内有毛細胞の変性は年間0.29％、外有毛細胞の変性は年間1％の割合で進行していくことを報告し、聴覚の老化は外有毛細胞の変性が主体であると結論した[14]。Gratton（1995年）は、砂ネズミの内耳では、加齢に従って血管条の微小血管の変性、血管条のNa^+-K^+ ATPase活性の低下、内リンパ電位の低下が惹起されることを報告した[15]。Adams（1997年）は、静寂下で飼育した老齢砂ネズミの内耳を観察し、大部分の変化は有毛細胞レベルで生じ、血管条やラセン神経節細胞は比較的よく保存されていることを確認した[16]。

2．中枢説

老人性難聴の主たる機序を中枢に求める説を最初に唱えたのはHinchcliffe（1962年）であり、高齢者における聴力低下は脳内の神経回路網に生じる変性が原因であるとした[17]。Welsh（1985年）は、聴覚刺激の中枢処理時間を、平均年齢が65.3歳、75.2歳、85.3歳の3群間で比較し、高齢群において著明な延長があることを報告した[18]。一方、Holms（1988年）は、高齢者と聴力正常の若年者とでクローズト、オープンセットの単語群を用いた言語聴取能の測定を行い両群間には明らかな差が認められないことから、高齢者では確かに中枢機能に低下はあるものの、それが老人性難聴と直接結びつくわけではないと結論した[19]。

Kazee（1995年）は、老人性難聴のモデルマウスであるC57BL/6Jマウスにて、下丘中央核神経細胞でのシナプス消失と感音難聴の発症を報告した[20]。HansenとReske-Nielsen（1965年）は、定量的な解析により、中枢神経系での変性や動脈硬化病変は脳内全体に至る部位で普遍的に観察され、また、蝸牛のコルチ器やラセン神経節細胞の変性の程度ともまったく相関しないことを確認している[21]。

7 老人性難聴の発症因子

①心血管系疾患と高血圧、②動脈硬化症と高脂血症、③血液の粘稠度、④代謝性骨疾患、⑤糖尿病、⑥甲状腺機能低下症、⑦アポトーシス、⑧騒音曝露、⑨遺伝子異常、などの因子と老人性難聴の関連が研究されてきた。しかしながら、多くの報告では、条件制御が不適当で加齢と環境因子による相互作用についての十分な配慮がなされていない。

老人性難聴と騒音曝露の関係については、Rosen（1962年）によるスーダンのMabaan部族[22]、南インド高地民族のTodas部族[23]、Orkneys島民[24]、についてのものが含まれる。非騒音曝露群であるこれらの民族からの調査結果は、近代文明国家の他の民族での調査と比較検討され、非騒音曝露群の高齢者では良好な聴力が保たれていることが示された。興味深いことに、Mabaan部族とOrkneys島民ではその聴力に差があり、60歳未満では前者の聴力はより低く、逆に、60歳以上では後者で聴力低下が著しかった。この事実は、老人性難聴の発症には環境因子よりも遺伝的因子がより重要な役割を果たすことを示唆している。

蝸牛は100種類以上の遺伝子発現によりその生理機能を維持しており、老人性難聴の発症機序の1つとして遺伝子異常が想定されている。老人性難聴のモデルマウスC57BL/6Jは騒音曝露に極めて高い感受性を有することが確認されていたが、1997年、これに関連する遺伝子がa-1ギャップ蛋白であり、蝸牛にのみ発現する短鎖コラーゲンをコードすることが確認された[25]。また、ヒトでも同遺伝子の変異により老人性難聴に極めて類似した進行性の感音難聴が発症することが示され、現在では、成人の感音難聴に関連する遺伝子であることからAhl（adult hearing loss）遺伝子と呼ばれている。

ヒトのミトコンドリア遺伝子では4977番での塩基欠損がよく知られ、加齢とともにこの遺伝子変異の頻度は増加する。Fischel-Ghodsian（1997年）は、同変異が高齢者のラセン神経節細胞や血管条で生じていることを報告している[26]。一方、Siedman（1997年）は、ヒトミトコンドリア遺伝子の4977番欠損に相当するラットミトコンドリア遺伝子4834番欠損に注目し、聴力低下を示す老化ラットの血管条、聴神経および脳に同遺伝子変異の存在、内耳における同遺伝子変異と聴力低下の正の相関を確認し、ミトコンドリア遺伝子の異常が老人性難聴の発症因子の1つであるとした[27]。

8 現状と今後の展望

聴覚の老化の進行は緩徐であり、しばしば難聴の存在を本人自身が自覚しておらず、言葉の理解ができない、テレビやラジオの音が大きい、公衆でのコミュニケーション障害があることに、医師も含めた周囲の人間が最初に気づく場合も多い。このようないわゆる老人性難聴に対しては、その治療のみならず患者の社会的生活および感情面での幸福をも配慮しながら対応することが重要である。難聴の出現とうつ状態との関連、難聴の有無と寿命との相関についていくつもの報告がなされていることから、できるだけ早期に聴覚障害の存在を診断し、補聴器装用やカウンセリングにより言葉の認知能をより向上させて、患者が家族、友人、社会との接点を保ち続け

られるよう指導していくことが必要となる。

　基礎研究においては、アポトーシス関連分子、ミトコンドリア遺伝子、あるいは老化遺伝子などの同定により老人性難聴の発症機構の解明がより進めば、遺伝子治療、再生医療を含めた新しい治療法の開発にもつながる。ヒューマンゲノムプロジェクトの推進により、今後ますます難聴の原因遺伝子の同定が進められる、老化遺伝子の発見も現実味を帯びてきている。動物実験では、難聴の発症への一酸化窒素(NO)、フリーラジカルあるいは種々の活性酸素(ROS)の関与や同代謝系に作用する薬剤の治療効果についていくつかの報告がなされてきている。研究成果は、老人性難聴の治療にも順次フィードバックされることになると期待される。

（土井勝美）

● 文献

1) Zwaardemaker H：Der verlust au hohen tonen mit zunehmendem alter；Ein neuesgsetz. Arch Ohr Nas Kehlkopfheilkunde 32：53-56, 1874.
2) Toynbee J：On the pathology and treatment of the deafness attendant upon old age. Mon J Med Sci 1：1-12, 1849.
3) Bunch CC：Age variations in auditory acuity. Arch Otolaryngol Head Neck Surg 9：625-636, 1929.
4) Crowe SJ, Guild SR, Polvought LM：Observations of the pathology of high tone deafness. Bull Johns Hopkins Hosp 54：315-380, 1934.
5) Saxen A：Pathologie und klinik der altersschwerhougkeit. Acta Otolaryngol Suppl 23：1-85, 1937.
6) Schuknecht HF：Presbycusis. Laryngoscope 65：402-419, 1955.
7) Schuknecht HF：Further observations of the pathology of presbycusis. Arch Otolaryngol Head Neck Surg 80：368-382, 1964.
8) Davis A, Ostri B, Parving A：Longitudinal study of hearing. Acta Otolaryngol Suppl 476：12-22, 1991.
9) Davis A：Hearing in adults. Whurr Publishers, London, 1995.
10) Pearson JD, Morell CH, Gordon-Salant S, et al：Gender differences in a longitudinal study of age-associated hearing loss. J Acoust Soc Am 97：1196-1205, 1995.
11) Yagi M, Kawabata I, Sato T, et al：Hearing acuity in the elderly in Japan. Nippon Jibiinnkoka GakkaiKaiho 99：869-874, 1996.
12) Soucek S, Michaels L：Hearing loss in the elderly. Springer-Verlag, London, 1990.
13) Bonfils P, Berstrand Y, Uziel A：Evoked otoacoustic emissions；normative data and presbycusis. Audiology 27：27-35, 1988.
14) Bohne BA, Grunner MM, Harding GW：Morphological correlates of ageing in the chinchilla. Hear Res 48：79-92, 1990.
15) Gratton MA, Schulte BA：Alterations in microvasculature are associated with atrophy of the stria vascularis in quiet aged gerbils. Hear Res 82：44-52, 1995.
16) Adams JC, Schulte BA：Histopathologic observations of the ageing gerbil cochlea. Hear Res 104：101-111, 1997.
17) Hinchcliffe R：The anatomical locus of presbycusis. J Speech Hear Disord 27：301-310, 1962.
18) Welsh LW, Welsh JJ, Healy MP：Central presbycusis. Laryngoscope 95：128-136, 1985.
19) Holms AE, Kricos PH, Kessler RA：A closed versus open set measure of speech discrimination in normally hearing young and elderly adults. Br J Audiol 22：29-33, 1988.
20) Kazee AM, Han LY, Spongr VP, et al：Synaptic loss in the cetral nucleus of the inferior colliculus correlates with sensorineural hearing loss in the C57BL/6 mouse model of presbycusis. J Speech Hear Res 89：109-120, 1995.
21) Hansen CC, Reske-Nielsen E：Pathological studies in presbycusis；Cochlear and central findings in 12 aged patients. Arch Otolaryngol 82：115-132, 1965.
22) Rosen S, Bergman M, Plester D, et al：Presbycusis study of a relative noise free population in the Sudan. Ann Otol Rhinol Laryngol 71：727-743, 1962.
23) Kapur YP, Patt AJ：Hearing of Todas of South India. Arch Otolaryngol Head Neck Surg 85：400-406, 1967.
24) Kell RL, Pearson CC, Taylor W：Hearing thresholds in an island population in North Scotland. Int Audiol 9：334-339, 1970.
25) Johnson KR, Erway LC, Cooks SA, et al：A major gene affecting age related hearing loss in C57BL/6J mice. Hear Res 114：83-92, 1997.
26) Fischel-Ghodsian N, Bykhovskaya Y, Taylor K, et al：Temporal bone analysis of patients with presbyacusis reveals high frequency of mitochondrial mutations. Hear Res 110：147-154, 1997.
27) Seidman MD, Bai U, Kahn MJ：The association of mitochondrial DNA deletions and cochlear pathology；a molecular biologial tool. Laryngoscope 106：777-783, 1996.

4. 嗅覚・味覚の老化

はじめに

　嗅覚・味覚の基礎研究は1991年にBuck & Axelが嗅覚レセプターの遺伝子を明らかにして以来[1]、分子生物学の進歩とともに飛躍的な発展を遂げた。一方、嗅覚・味覚の臨床は、視覚・聴覚・平衡覚などの臨床に比べて遅れている感は否めない。その理由として、生死に直接関係がないこと、感覚の疲労現象が他の感覚より起こりやすいこと、症状の発現や進行が一般に緩徐で自覚されにくいこと、他覚的検査が困難なことなどが挙げられる。しかし、活動性の低下を余儀なくされている高齢者の嗅覚・味覚障害を考える場合、嗅覚・味覚が十分いかされた生活は栄養摂取面のみならず生活の幅を広げる意味でも重要となる。さらに、近年のQOLに対する要求に加え、わが国における高齢化社会の始まりと相俟って、高齢者の嗅覚・味覚障害に対する治療機会は増加している。

1 嗅覚障害の分類

　嗅覚中枢伝導路は、鼻腔→嗅粘膜→嗅神経→第一次嗅覚中枢(嗅球)→高次嗅覚中枢(外側嗅索)→嗅覚皮質(眼窩前頭回外側後部・中央後部)といわれているが、これらの経路のいずれの場所が障害されても嗅覚障害が引き起こされる。鼻腔が障害されたものを呼吸性嗅覚障害(慢性副鼻腔炎など)、嗅粘膜が障害されたものを嗅粘膜性嗅覚障害(慢性副鼻腔炎など)、嗅神経が障害されたものを末梢性嗅覚障害(感冒罹患後など)、嗅球以上の中枢が障害されたものを中枢性嗅覚障害(頭部外傷など)という。また、前2者を合わせて混合性嗅覚障害という(図41)。

　当科における嗅覚障害の原因分類は、鼻副鼻腔炎が54.6%、感冒罹患後が25.7%と両者で約80%を占める(図42)[2]。頭部外傷などの中枢性嗅覚障害は少ない。それ故、慢性副鼻腔炎嗅覚障害に対する内視鏡下鼻副鼻腔手術の工夫や感冒罹患後嗅覚障害に対するステロイドの使い方がポイントとなる。

2 高齢者の嗅覚障害の特徴

　1995年4月～2000年11月に兵庫医科大学嗅覚外来を受診した年齢別原因疾患を図43に示す。50歳代以下の嗅覚障害の原因は呼吸性・混合性嗅覚障害である鼻副鼻腔疾患が多いのに比較して、60歳代以上の高齢者では、嗅神経性・中枢性と思われる感冒後や原因不明例が増加していた。原因不明例の嗅裂所見はほとんど正常であり、これらの中には加齢による嗅覚低下も含まれていると思われるが、明確

		第一次嗅覚中枢	高次嗅覚中枢	嗅覚皮質
	鼻腔	嗅粘膜	嗅神経	嗅球	外側嗅索	眼窩前頭回外側後部・中央後部
呼吸性嗅覚障害	末梢性嗅覚障害	中枢性嗅覚障害
	嗅粘膜性嗅覚障害	末梢神経性嗅覚障害(狭義)	
混合性嗅覚障害			

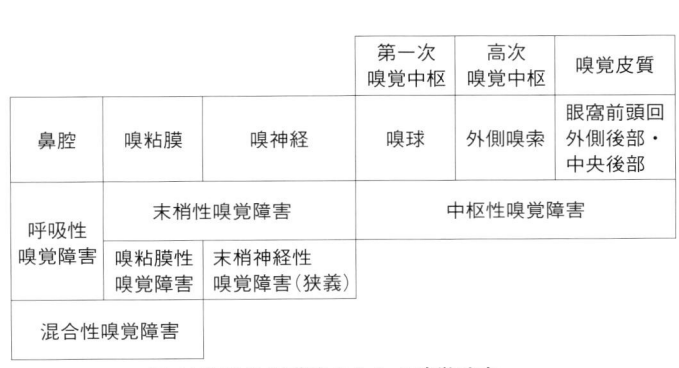

図41 ● 嗅覚伝導路からみた嗅覚障害

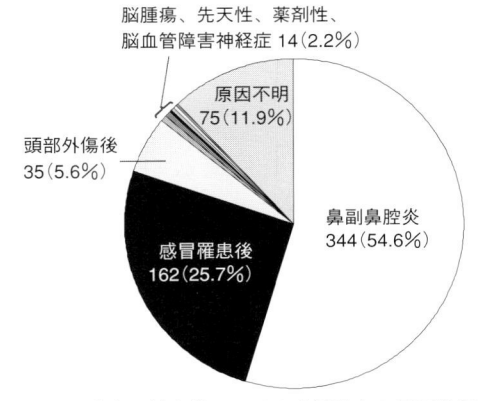

図42 ● 兵庫医科大学における嗅覚障害の原因分類
1995～2001年、総数630例。

- 鼻副鼻腔炎 344 (54.6%)
- 感冒罹患後 162 (25.7%)
- 頭部外傷後 35 (5.6%)
- 原因不明 75 (11.9%)
- 脳腫瘍、先天性、薬剤性、脳血管障害神経症 14 (2.2%)

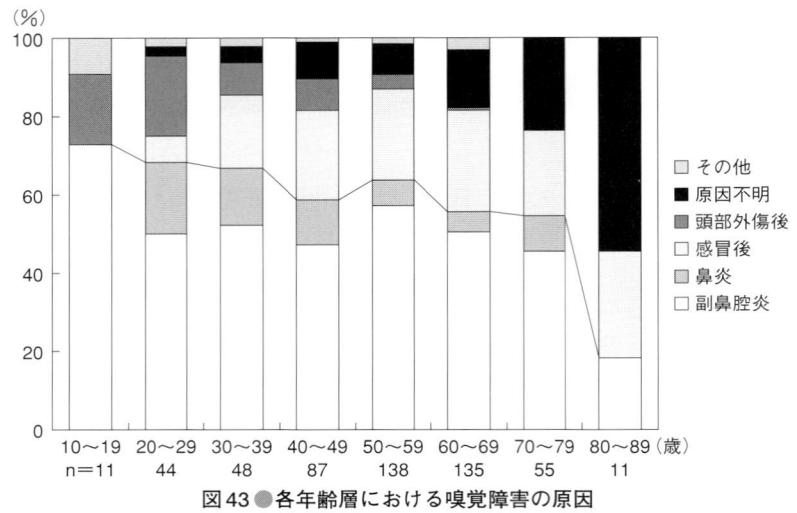

図43● 各年齢層における嗅覚障害の原因

50歳代までは鼻副鼻腔疾患が多いが、60歳代以上では感冒罹患後や原因不明例が増加する。

な分類は困難である。

Dotyらは、UPSIT（University of Pennsylvania Smell Identification Test）を用いて嗅覚の加齢変化を報告し、70歳を超えると急速に嗅覚機能が低下することを明らかにしている[3]。梅田らはアリナミン®を用いた静脈性嗅覚検査により、70歳以上では老人性嗅覚減退のあることを示し[4]、浅賀はT＆Tオルファクトメトリーによって50歳代から嗅覚域値が上昇することを報告している[5]。一方、若年者の嗅覚検知域値・認知域値差と高齢者のそれとはほとんど差がなく、中枢性嗅覚障害でみられる検知・認知域値の解離もないことから、高齢者の嗅覚低下は中枢での障害より嗅神経から末梢レベルでの障害が主であろうと推察される。実際、嗅上皮における嗅細胞の減少[6]、嗅上皮面積の減少[7]、などの報告があるが、嗅球より高位レベルでの加齢変化に関する報告はほとんどない。

3 神経変性性疾患と嗅覚障害

アルツハイマー病に特徴な病理学的所見は大脳のびまん性萎縮であり、神経細胞の変性脱落、アミロイド斑の沈着ならびに神経原線維変化によるものといわれている。これらの変化は嗅細胞、嗅球、嗅皮質などの嗅覚系にも同様に認められ、嗅覚障害との関連が示唆されている[8]。嗅上皮は嗅神経の末端で

あるので、嗅上皮を生検することにより、アルツハイマー病の早期診断に役立てようとする試みもある。パーキンソン病の剖検所見において、嗅球、嗅索ならびに前嗅球の萎縮を認めたという報告があり[9]、病態と嗅覚障害の関係が追求されている。

4 高齢嗅覚障害者の治療成績

高齢者に特別な治療法はなく、原因疾患に対する治療を第一に、感冒罹患後や原因不明例などには、ステロイド懸濁液局所注入療法を行った[10]。検知域値の改善率には年齢別にはあまり変化はみられないが、認知域値の改善率は50歳以上で低下している（図44）。これは、50歳代から嗅覚、特に匂いの種類に対する判別が改善困難になっていると考えられ、嗅上皮における嗅細胞減少、嗅細胞再生・分化の能力低下をきたしていると推測される。

5 味覚障害の分類

味覚障害の原因は嗅覚障害の原因に比べて多彩である（表15）。当科味覚外来における味覚障害の原因（n＝221）は、特発性33％、薬剤性19％、感冒罹患後18％、鉄欠乏性13％、糖尿病などの全身性疾患と思われるもの7％、以下外傷性、扁摘後、抜歯

4．身体の老化

図44 ● 各年齢層における嗅覚障害改善度
50歳代以上では認知域値の改善が低下している。

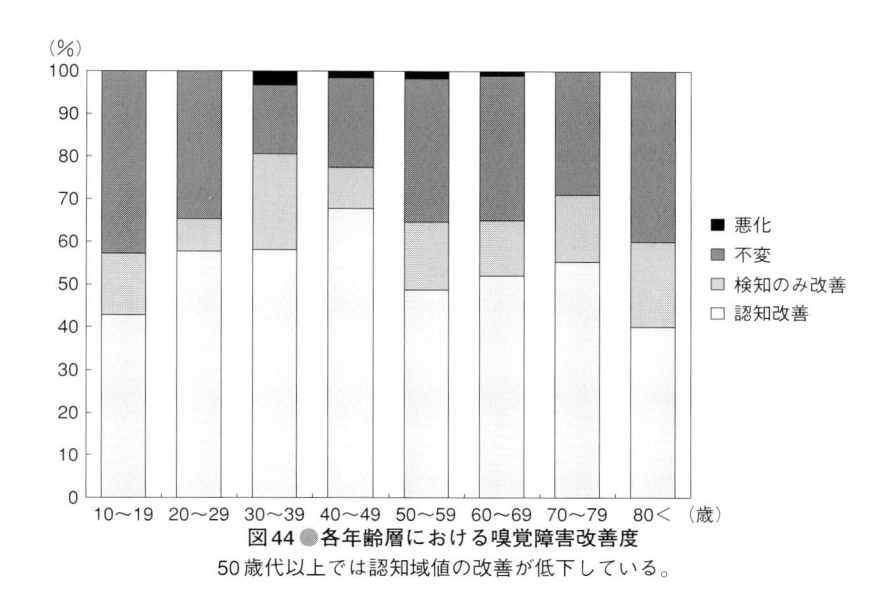

表15 ● 味覚伝導路からみた味覚障害

味物質の伝達障害	唾液分泌障害 味孔の閉鎖		老化、Sjögren症候群、放射線照射後障害 亜鉛欠乏、舌苔
味蕾細胞の障害	細胞の減少	外的要因 内的要因	歯周囲炎、舌炎、軟口蓋炎、火傷 亜鉛欠乏症、ビタミンA、B_2欠乏症、貧血
	機能の低下		食事性、薬物性、亜鉛欠乏症
味覚神経の障害	顔面神経	鼓索神経 大錐体神経	中耳手術による副損傷、ベル麻痺、ハント症候群
	舌咽神経 迷走神経	上喉頭神経	頭頸部手術合併症 多発性神経炎
中枢性障害	中枢性味覚伝導路		

後、心因性、その他（脳梗塞、顔面神経麻痺など）の順であった（図45）。血清中の亜鉛を測定すると、すべての原因で50～70％に亜鉛不足がみられたので、当科では原因分類の中に敢えて亜鉛不足による味覚障害の項を設けなかった。このように、微量元素である亜鉛の不足が味覚障害に密接に関与していることは明らかであるが、鉄や銅などの他の微量元素やミネラルの関与も報告されている。

6 高齢者の味覚障害の特徴

加齢による味覚域値の変化には多くの報告がある。加齢により、4基本味（甘味、塩味、酸味、苦味）の認知域値はすべて上昇するが、塩味、酸味、苦味の認知域値の上昇は著しく、甘味は比較的保たれている[11]。兵庫医科大学で中耳手術を受けた患者で、対側耳が正常の患者の電気味覚域値（鼓索神経

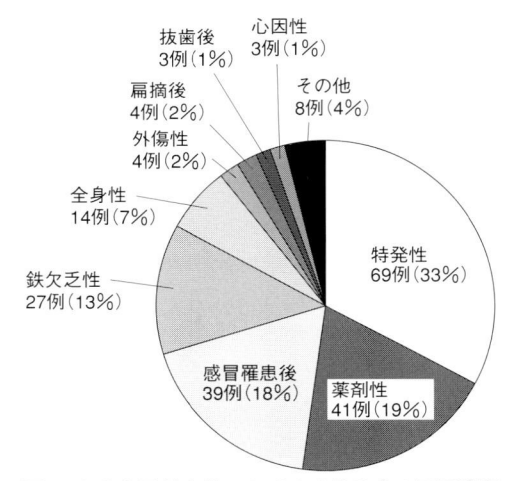

図45 ● 兵庫医科大学における味覚障害の原因分類
1998～2000年、総数212例。

領域）を調べた。70歳代では有意に電気味覚域値が上昇していることがわかる（図46）。

77

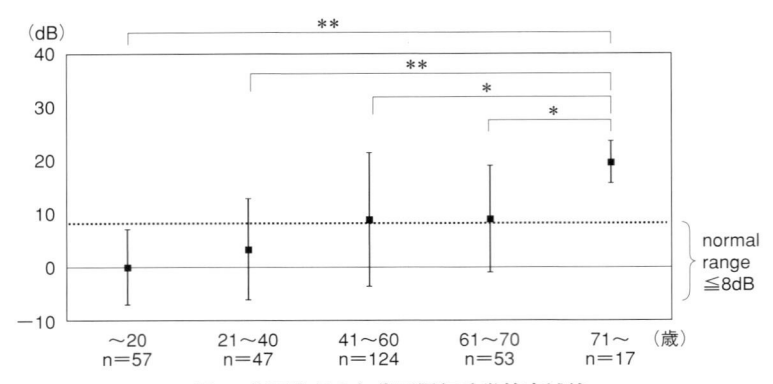

図46 ● 正常者の年代別電気味覚検査域値

70歳代以上では、電気味覚検査の域値が他の年代より有意に上昇している。
＊：p＜0.05　＊＊：p＜0.01

表16 ● 味覚障害の原因：壮年以下と老年者の比較

原因	症例数(%) 49歳以下	症例数(%) 70歳以上
薬剤性	60(14.8)	87(33.9)＊＊
亜鉛欠乏性	74(18.2)	44(17.1)
特発性	73(18.0)＊＊	17(6.6)
全身疾患性	66(16.3)	56(21.8)＊
口腔疾患性	24(5.9)	30(11.7)＊
心因性	57(14.0)＊＊	15(5.8)
風味障害	52(12.8)＊＊	8(3.1)
計	406	257

＊p＜0.05　＊＊p＜0.01
（文献12）による）

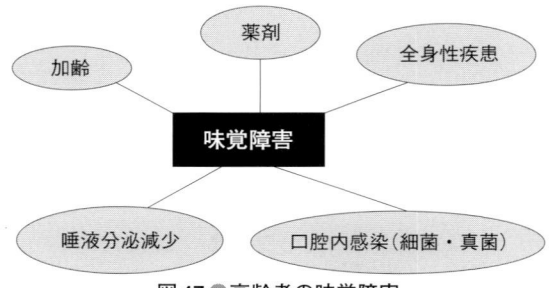

図47 ● 高齢者の味覚障害

味覚障害の原因を70歳以上の高齢者と青壮年層に分けて検討したのが、表16である[12]。特発性味覚障害は予想に反して有意に少ない。高齢者で有意に多いのは、内科的な全身疾患をもつ症例、そしてその治療のために薬剤投与を受けている症例と、唾液分泌不全など口腔内病変をもつ症例である。すなわち、高齢者では加齢による変化のうえに、全身性疾患や薬剤などの影響が加わったものといえる（図47）。

7 加齢と味覚障害

加齢による味蕾数に関しては定説がないが、Kranzらによれば、味蕾数は年齢とともに減少し、同時に味細胞の空砲変性がみられるとされている[13]。味蕾の集まっている乳頭においても、若年者では乳頭の大きさや型が均一で乳頭間の距離も一定であるのに対し、老年者では乳頭の大小不同が目立ち乳頭の配置も不規則になる[12]。また、唾液腺も加齢により線維化、脂肪変性が起こり腺細胞が減少し、唾液分泌が低下する。

これらの加齢変化が、味覚障害因子(薬剤、食品添加物、摂食量の減少など)の影響を受けやすくしていると推測される。

8 高齢者の味覚障害の治療

高齢者だからといって、若年者と治療法は基本的には同じである。亜鉛内服療法の改善率は60〜70％である。ただ、高齢になるに従って、薬剤内服の頻度が高くなるので、治療に必須の薬剤以外はできるだけ整理することが望ましい。また、唾液分泌減少による口腔乾燥症も増加するので、漢方製剤や最近発売された唾液分泌促進製剤を亜鉛内服療法に併用することが多い。

（阪上雅史）

●文献

1) Buck L, Axel R：A novel multigene family may encode odorant receptors；A molecular basis for odor recognition. Cell 65：175-187, 1991.
2) 阪上雅史：嗅覚・味覚障害の臨床の現状と展望．耳鼻咽喉科プラクティス 12：2-13, 2003.
3) Doty RL, et al：Smell identfication ability；changes with age. Science 226：1441-1443, 1983.
4) 梅田良三，ほか：嗅覚閾値の年齢的推移．耳鼻臨床 65：568-572, 1972.
5) 浅賀英世：老人の嗅覚；病因・嗅覚の程度．耳鼻咽喉科・頭頸部外科MOOK 12：229-235, 1989.
6) Nassen R：An enquiry on the morphological characteristics and possible changes with age in the olfactory region of man. Acta Otolaryngol 71：49-62, 1971.
7) Nakashima T, et al：Structure of human fetal and adult olfactory neuroepithelium. Arch Otolaryngol 110：641-646, 1984.
8) Talamo BR, et al：Pathological changes in olfactory neurons in patients with Alzheimer's disease. Nature 337：736-739, 1989.
9) Ward CD, et al：Olfacory impairment in Parkison's disease. Neurology 33：943-946, 1983.
10) 深沢啓二郎，ほか：嗅覚障害患者に対するステロイド懸濁液局所注入療法．日耳鼻 102：1175-1183, 1999.
11) 山内由紀，ほか：全口腔法味覚検査法(第2報)；加齢変化と性差・喫煙による影響．日耳鼻 98：1125-1134, 1995.
12) 冨田 寛：味覚障害の臨床．脳の科学 24：1049-1059, 2002.
13) Kranz D, et al：Untersuchungen zur Alterver anderung der Geschmacksschwelle. Arch Klin Exp Ohr-Nasu-Kehlk Heilik 192：258-267, 1968.

5. 皮膚の老化

1 高齢者の皮膚の特徴

高齢者の皮膚は、①全体に弛んでいる、②しわがある、③薄い、④カサカサと乾燥している、などの特徴を有している。その形態的および機能的な加齢による変化の2つの主な要因は、①生理的老化と、②紫外線による光老化、である。

2 生理的老化

生理的な老化による皮膚の変化は紫外線に曝露することがほとんどない臀部の皮膚で観察しやすい。

1. 弛み

皮膚がその下部組織と密着しているのは、真皮結合組織にある弾性線維の収縮力と膠原線維による張力による(図48)。老化によってこれらの線維の減少、変性(図49)が生じ、皮膚の収縮力、張力が弱まる。その結果が皮膚の弛みとなると考えられる。

日光に曝露する部位では後述する光老化も複合的に働いている。

2. しわ

皮膚の表面には皮溝といわれる細かい溝がある。加齢によって皮膚の角層の固着性硬化、真皮結合組織の線維系の機能低下によって、皮膚の柔軟性が失われ、皮膚にかかる外力が分散しにくくなり、特定の部分(皮溝であることが多い)に特に負荷がかかる。

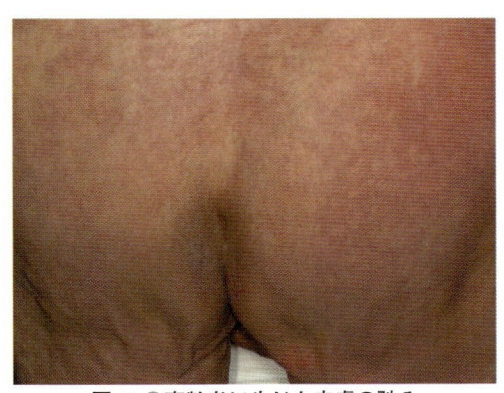

図48●高齢者に生じた皮膚の弛み

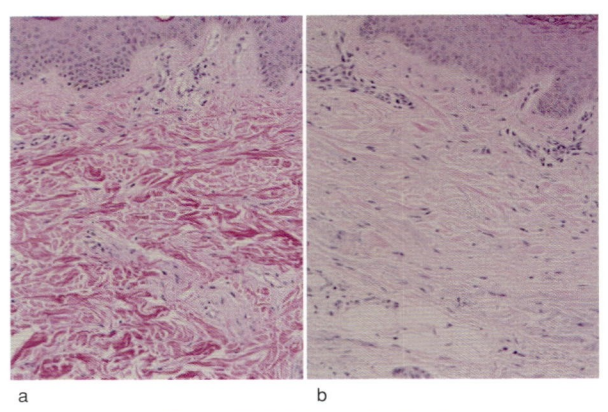

図49●高齢者の皮膚の組織像
aは20歳女性の、bは70歳女性の手背の真皮のヘマトキシリン-エオジン染色像を示す。若年者に比べて高齢者における真皮の結合線維の減少がみられる。

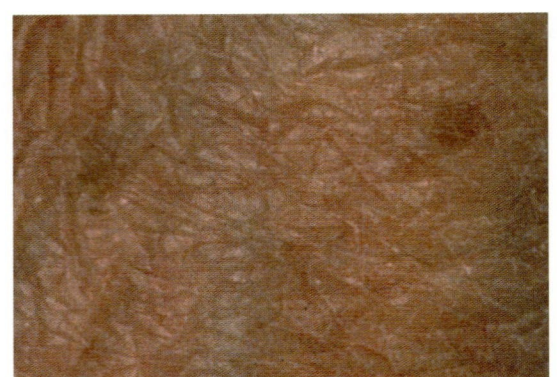

図50●高齢者に生じた皮膚のしわ

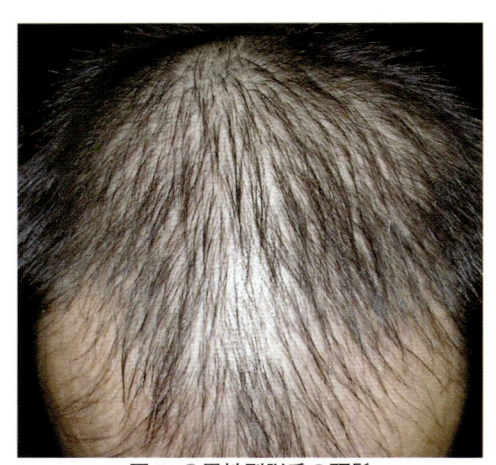

図51●男性型脱毛の頭髪

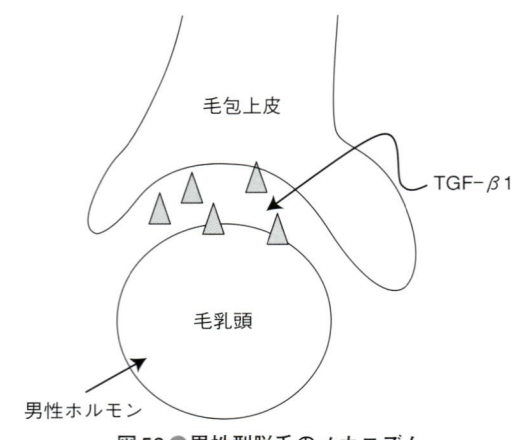

図52●男性型脱毛のメカニズム
男性ホルモンで毛乳頭細胞から誘導されるTGF-β_1が毛包の上皮細胞に抑制的に働く。

その結果、そこが非可塑性の変形をきたすことになる。これがしわの形成のメカニズムである（図50）。弛みと同様に日光曝露部位では光老化も複合的に働いている。

3. 軟毛化と脱毛

❶ 男性型脱毛

男性型脱毛、俗にいう若禿げ（図51）は思春期以降の男性に多い脱毛症で、前頭部、頭頂部を中心として一定パターンで進行することを特徴とする。男女ともに起こる。毛周期を繰り返すうちに、成長期の短縮とともに毛包の大きさが減少し（毛包のミニチュア化）、前頭部や頭頂部の硬毛すなわち終毛が軟毛に変化することがその本態である[1]。男性ホルモン（アンドロゲン）がその発症に重要な働きをしていることはよく知られていたが、筆者らはこの毛包のミニチュア化に男性ホルモンで毛乳頭細胞から誘導されるTGF-β_1が毛包の上皮細胞に抑制的に働くことがそのメカニズムの1つであることを報告した（図52）[2]。加齢に伴いその発症頻度は増加する（図53）ので疾患というよりむしろ加齢による発毛パターンの生理的変化と考えることもできる。

❷ 加齢による毛髪の変化

Courtoisらは32～47歳の男性の頭髪の変化をフォトトリコグラム法という非侵襲的な方法で8～

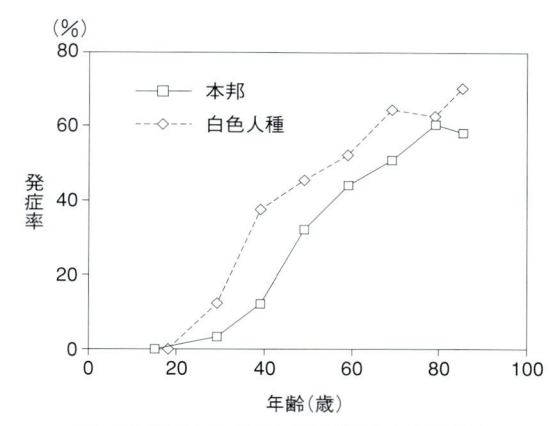

図53● 男性における男性型脱毛の発症頻度

高島らの本邦1,726人の男性の調査とNorwoodの白色人種1,000人の調査による各年齢層ごとの発症率をグラフに示す。
(乾 重樹, 板見 智:男性型脱毛症. 最新皮膚科学大系17, 玉置邦彦, 飯塚 一, 清水 宏, ほか(編), pp15-20, 中山書店, 東京, 2002による)

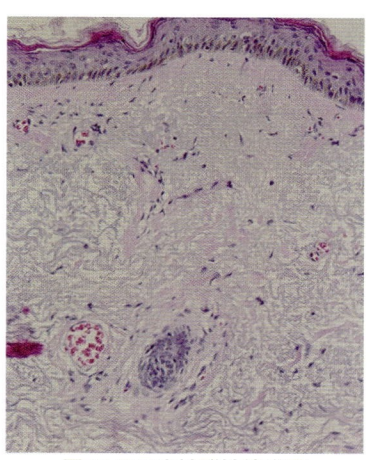

図54● 日光性弾性線維症

ヘマトキシリン-エオジン染色で真皮の結合組織の好塩基性(青色)に染まる変性像がみられる。紫外線の影響と考えられる。

14年にわたって毎月観察した[3]。その結果、加齢に伴い、①毛髪の伸長を認める成長期の期間の短縮、②毛幹径の減少、③毛髪の脱落から新生毛出現までの期間の延長、がみられた。これらの変化は男性型脱毛を有しない男性でもみられたが、男性型脱毛の男性よりも非常に緩徐であった。女性の場合も中村の10～50歳の健常女性150名の頭髪の観察によれば、40代を過ぎると頭頂部の硬毛の比率が低下するという[4]。但し女性の頭髪のびまん性脱毛についてはその疾患としての概念や分類が確立していないため、単に女性に生じた男性型脱毛や加齢によるものというだけではなく、膠原病や甲状腺疾患による症候性びまん性脱毛症の場合もあるので[5]、注意深い観察が必要である。

4. 白髪・白毛化

毛髪の色調は思春期頃増強するものの、40～50歳代にかけて加齢に伴い褪色していき、灰白色もしくは白色となる。頭髪に最もよくみられるが、髭、眉毛、鼻毛、外陰部毛、腋毛、睫毛へと進展していく。毛母、外毛根鞘のメラニン色素を産生する色素細胞(メラノサイト)が減少もしくは消失することが観察されている[6]。

3 光老化

光老化は紫外線に当たりやすい顔面、うなじや手背で皮膚の弛みやしわなどとして顕著に現れる。光老化皮膚の病理組織学的所見は日光性弾性線維症である。ヘマトキシリン-エオジン染色では真皮の結合組織が好塩基性に染まる変性像として捉えられる(図54)。メカニズムとしては、紫外線が表皮の角化細胞や真皮の線維芽細胞に照射されるとインターロイキン1、腫瘍壊死因子α(TNF-α)や上皮細胞増殖因子受容体(EGF受容体)の刺激が生じる。その結果、転写因子であるAP-1の活性化が起こり、matrix metalloproteinase(MMP)の産生が促進され、この酵素が細胞外基質を分解することにより真皮の強度が減弱すると考えられている。また、紫外線が活性酸素を介して蛋白と糖の非酵素的結合反応の産物としてadvanced glycation end-product(AGE:最終糖化産物)を生じることもその成因の1つと考えられる[7]。紫外線やそれによって生じる活性酸素は染色体末端のテロメアの短縮を促進する。テロメアは細胞分裂の回数を規定するが、テロメアの伸長にかかわる酵素であるテロメラーゼの活性も露光部皮膚で上昇している[8,9]。

(乾 重樹、板見 智)

● 文献

1) 乾　重樹, 板見　智：男性型脱毛症. 最新皮膚科学大系 17, 玉置邦彦, 飯塚　一, 清水　宏, ほか（編）, pp15-20, 中山書店, 東京, 2002.
2) Inui S, Fukuzato Y, Nakajima T, et al：Androgen-inducible TGF-β1 from balding dermal papilla cells inhibits epithelial cell growth；A clue to understand paradoxical effects of androgen on human hair growth. FASEB J 16：1967-1969, 2002.
3) Courtois M, Loussouarn G, Hourseau C, et al：Ageing and hair cycles. Br J Dermatol 132：86-93, 1995.
4) 中村雅子：女性頭髪の加齢変化. 皮膚 37：722-732, 1995.
5) 植木理恵, 坪井良治, 山下真之, ほか：フォトトリコグラム法を用いた女性のびまん性脱毛症の定量的解析. 日皮会誌 112：17-22, 2002.
6) Commo S, Gaillard O, Bernard BA, et al：Human hair greying is linked to a specific depletion of hair follicle melanocytes affecting both the bulb and the outer root sheath. Br J Dermatol 150：435-443, 2004.
7) Mizutari K, Ono T, Ikeda K, et al：Photo-enhanced modification of human skin elastin in actinic elastosis by N(epsilon)-(carboxymethyl) lysine, one of the glycoxidation products of the Maillard reaction. J Invest Dermatol 108：797-802, 1997.
8) Nakamura K, Izumiyama-Shimomura N, Sawabe M, et al：Comparative analysis of telomere lengths and erosion with age in human epidermis and lingual epithelium. J Invest Dermatol 119：1014-1019, 2002.
9) Taylor RS, Ramirez RD, Ogoshi M, et al：Detection of telomerase activity in malignant and nonmalignant skin conditions. J Invest Dermatol 106：759-765, 1996.

6. 身体能力の老化

●●●はじめに

「老化（senescence）」とは老年性変化（senile change）のことを指し、生体の形態および機能の衰退過程を意味する。一方、「加齢（aging）」とは、生体の初期発生から死に至る過程のすべてに当てはまり、暦年齢を加えることを指す。老化は加齢の最終段階にあたり、高齢化に伴う身体能力の退行性変化（例えば筋力、神経伝導速度、肺活量、病気に対する抵抗力、体温調節能などの低下）と定義できる。加齢に伴う身体能力を含めた種々の生理機能の退行性変化は一般に生殖年齢に達した後に始まる。したがって、ヒトでは20～30歳以降となる。動物種間で比較すると、一般に寿命が長いものほど老化の進行速度は遅い。

さて、身体機能における老化とは、単に高齢者における身体能力の低下を示すものであろうか。上述したように暦年齢とは加齢の概念によるものであるが、それとは別に加齢を度外視して、特定の身体機能の能力（身体能力）から判断される年齢（例えば骨年齢や体力年齢など）がある。後者を「生理学的年齢」と呼ぶ。暦年齢の変化は時間の経過とともに加算されていくのみであるが、生理学的年齢は身体トレーニングなどによりその進行速度を低下させることも、あるいは進行を止めて一定に保つこともできる。さらに、逆行させたり、逆に進行が加速することもある。

本稿では、まず身体機能における老化について一般的な特徴を示し、主たる身体機能として運動器、循環器、呼吸器および神経系の機能と代謝における老化の特徴について概説する。さらに、最後に身体機能における老化の背景とその対策としての身体活動の意義についてまとめてみたい。

1　身体能力における老化とその特徴

加齢に伴い身体能力には退行性の変化がみられる（図55）[1]。しかしながら、その変化の度合は機能により異なる。個々の機能が最大となるのは20歳前後であり、その後徐々に低下する。こうした身体能力の低下は、各能力に関与する器官の機能低下による。器官における老化とは、構成細胞数の減少や結合組織の増加あるいは個々の細胞機能の低下による。また、その他の身体能力にかかわる老化における特徴として、①予備力の低下、②刺激に対する反応の鈍化、③再生や回復能力の遅延、④個人差の拡大、を挙げることができる（表17）。

4．身体の老化

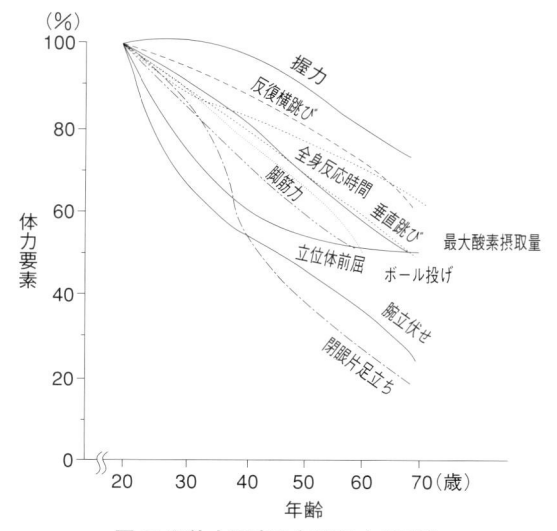

図55 ●体力要素の年齢による変化
（佐藤祐造：高齢者と運動．高齢者運動処方ガイドライン，第1版，佐藤祐造（編），pp1-6, 南江堂，東京，2002より転載）

表17 ●身体能力における老化の特徴
① 予備力の低下
② 刺激に対する反応の鈍化
③ 再生や回復能力の遅延
④ 個人差の拡大

1．予備力の低下

ヒトの身体能力は、日常生活における活動で用いる能力と普段は使用しない予備の能力の部分、すなわち予備力に分けることができる。健常なヒトであれば、日常生活における活動レベルに大きな差がなければ、日常生活に用いる能力の差もわずかである。一方、予備力には大きな個人差がある。この予備力は、多くの身体能力の場合、測定値の最大値すなわちピークパフォーマンスとして測定される。加齢に伴い、この予備力が縮小していく。臓器や組織の機能はそれらを構成する細胞に大きく依存し、加齢に伴い機能する細胞数が減少することで、臓器や組織としての機能低下がもたらされると考えられる。

2．刺激に対する反応の鈍化

身体能力における老化の特徴として、刺激に対する反応の鈍化を挙げることができる。刺激に対する反応の鈍化とは、反応時間の延長である。このことは、刺激を受容する受容器の感度の低下、受容器から反応中枢への神経伝達機能の低下、反応中枢の処理能力の低下、反応中枢から効果器への神経伝達機能の低下、そして効果器の機能低下など、さまざまな要因が関与している。また、反応の質や大きさにも変化がみられる。

3．再生や回復力の遅延

刺激に対して反応した後、もとの状態に回復するまでの時間が延長する。これは、細胞の再生能力や修復能力の低下によるものと考えられる。

4．個人差の拡大

身体機能には個人差があり、生後の発育発達に伴い徐々に小さくなる。しかし、成長期を過ぎると逆に加齢に伴い、身体機能の個人差は拡大する。

2 運動器と老化

1．骨および関節組織と老化

一般に、発育期の終了する10代後半から20代前半に骨量はピークを迎える。その後、骨量および骨密度は加齢とともに徐々に低下する（図56）[2]。したがって、骨組織における老化とは、骨量あるいは骨密度の低下のことを指す。女性の場合、骨形成と骨吸収のバランスに女性ホルモンが大きな影響を及ぼし、初潮後約3～4年（17～18歳）で骨量はピークを迎え、その後40歳前後まで維持されるものの、閉経後は骨吸収側にバランスが大きく傾き、男性に比べ急速に骨密度の減少が認められる。したがって、男性に比べて女性では骨粗鬆症の発症がより低年齢でみられる。

これに伴い、関節内の軟骨組織も減少し、関節の変形も認められるようになる。したがって、関節可動域の減少が誘発される。また、靱帯や腱の強度あるいは弾性が失われ、幼児期にはほとんどみられない靱帯や腱の断裂も頻発するようになる。このことは、後述する筋力の低下とともに運動器の機能を著しく低下させる主要な原因となる。また、骨量の減少は、転倒時の骨折発生のリスクを増大させる。したがって、骨量は筋力や循環器系の能力などととも

図56 ● 骨量の加齢変化

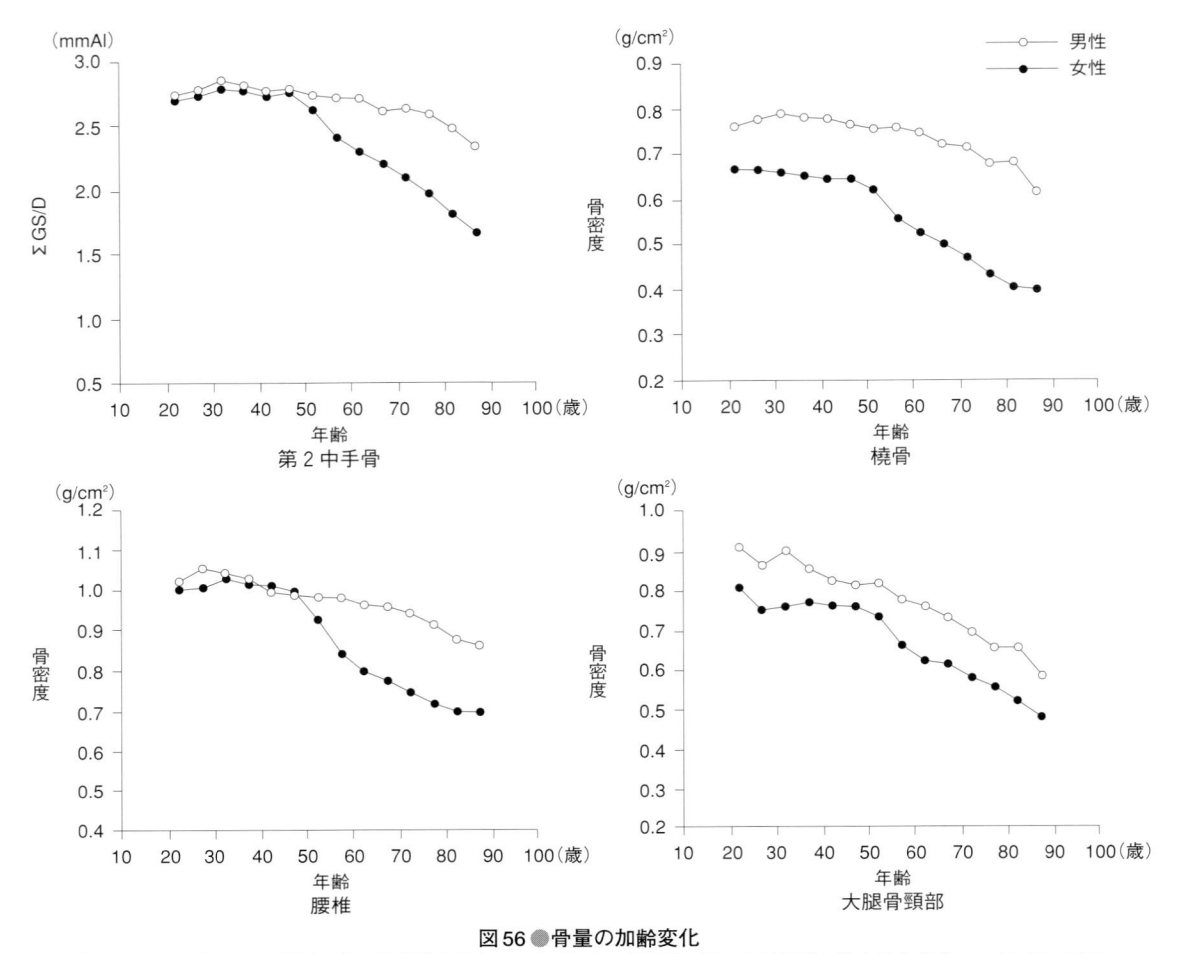

(福永仁夫:加齢による骨量変化.骨粗鬆症診療ハンドブック,改訂第3版,中村利孝,松本俊夫(編),pp75-79,医薬ジャーナル社,大阪,2002より改変)

に健康な生活を送るうえで重要な要素であるといえよう。

2. 骨格筋と老化

一般に骨格筋における老化の特徴は、形態的な萎縮および筋力や筋持久力の低下などの筋機能の低下であり(図55)、これをサルコペニアと呼ぶ。骨格筋に認められる老化に伴うこうした退行性変化は、不活動や宇宙滞在によっても引き起こされる(詳細は後述)。骨格筋のパフォーマンス(筋力、収縮速度、パワー、疲労耐性など)は20〜30歳代にピークを迎え、その後徐々に低下して、60歳を超える頃には20〜30歳代の値の約60％にまで低下する[3]。60歳以降にみられる筋力の低下は女性に比べて男性で顕著である。また、上半身に比べて下半身の筋力低下が著しい(図57)[4]。

こうした高齢者に認められる筋力の低下には、さまざまな要素が関係している(図58)。まず、運動単位の変化である。運動単位とは脊髄前角に存在する1つのα運動神経細胞とそれに支配される筋線維(筋細胞)群を指す。1つのα運動神経細胞は複数本の筋線維を支配する。1つの運動神経細胞が何本の筋線維を支配するかを神経支配比と呼ぶ。一般に、指先などの細かい正確な動きに関与する筋肉ではこの神経支配比が小さく、大腿部などの大きな動きに関与する筋肉では逆に大きい。高齢者では、同じ筋力レベルを発揮する際に、若齢者に比べて神経支配比の大きい運動単位が動員される。したがって、中枢からの筋収縮情報自体が、高齢者と若齢者では異なると考えられる。しかし、大きな運動単位が動員される傾向にあることは、老化における筋低下を

4. 身体の老化

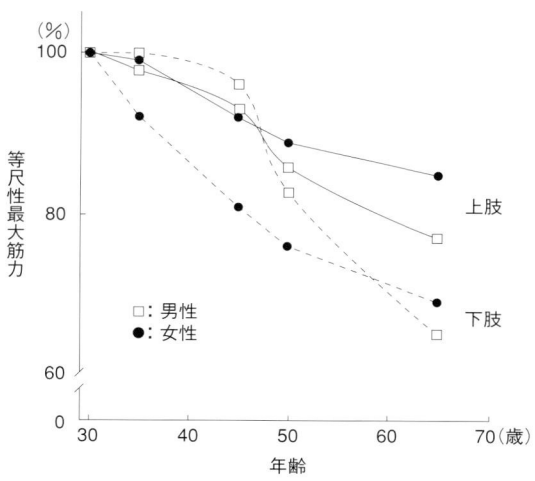

図57 ●等尺性最大筋力の年齢による推移
(成澤三雄：加齢(中高年)と筋力の維持. 筋力をデザインする, 第1版, 吉岡利忠, 後藤勝正, 石井直方(編), pp81-93, 杏林書院, 東京, 2003より改変)

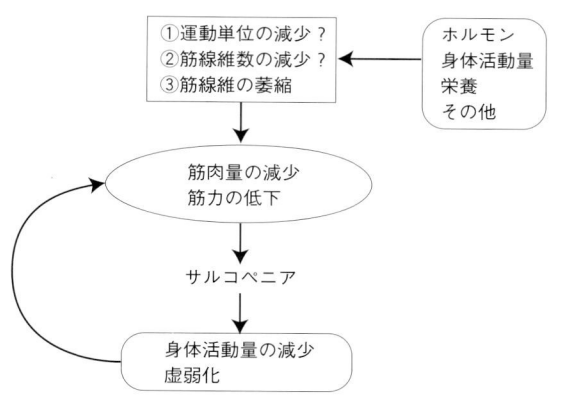

図58 ●加齢に伴う筋力と筋肉量の低下(サルコペニア)

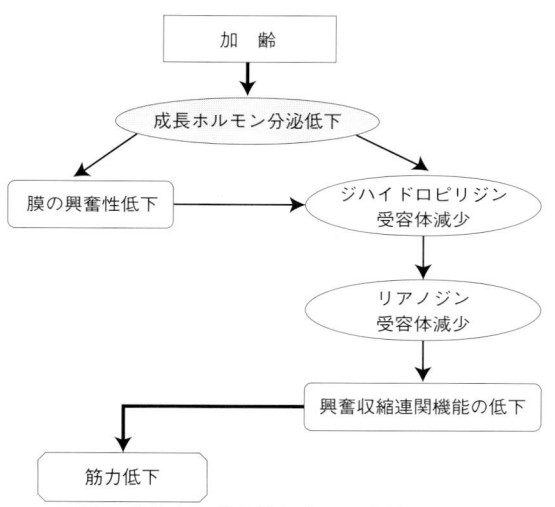

図59 ●加齢に伴う筋細胞の興奮性と張力
(後藤勝正：細胞膜興奮機構の疲労と老化. 分子の目でみた骨格筋の疲労, 第1版, 吉岡利忠(監修), 山田 茂, 後藤勝正(編), pp100-110, ナップ, 東京, 2003より改変)

説明できない。なぜなら、筋収縮に関与する筋線維の数(正確には筋線維の横断面積の総和)が多いほど、筋力は増加するはずだからである。したがって、高齢者における筋力低下の一要因は、筋収縮に関与する運動単位の数(運動単位動員数あるいは運動神経細胞数)や神経線維数の減少によるものと考えられる。

前述したように、骨格筋の老化における特徴の一つに形態的な萎縮がある。この筋萎縮は筋線維数の減少と個々の筋線維の萎縮による[4]。筋力は収縮に関与する筋細胞の横断面積の総和に依存することから、老化としての筋力低下には筋萎縮による筋肉量の低下に依存する部分が大きいと考えられる。すなわち、収縮に関与する運動単位の変化と筋萎縮が高齢者における筋力低下を引き起こすものと考えられる。

また、筋力は筋収縮すなわち筋細胞の興奮収縮連関の結果として生じる。この興奮収縮連関にかかわる要素にも加齢に伴う退行性変化が生じている。骨格筋細胞の膜電位は老化の影響を受けないものの、①膜抵抗の増加、②活動電位発生の閾値低下、③活動電位の縮小、④再分極の遅延、など、膜の諸性質に変化がみられる[5]。筋細胞膜の諸性質の変調は、膜の興奮性を低下させて力発生の抑制や疲労耐性の低下を引き起こす(図59)。老化に伴う膜の興奮性低下は、成長ホルモンを投与することで改善することから、老化に伴い成長ホルモンをはじめとする成長因子の分泌低下が、筋細胞膜の興奮性を抑制して

いると考えられる[6]。また、加齢に伴って興奮収縮連関において重要な役割を演じている2つのCa^{2+}チャンネル、横行小管膜のジハイドロピリジン受容体と筋小胞体膜のリアノジン受容体の発現量が減少して、両者間のシグナル伝達が不良状態に陥る。非常に興味深いことに、摂取カロリーを制限することにより両受容体の発現量は増加して、単収縮力や拘縮張力も増加する[7]。したがって、老化に伴う筋機能の退行性変化は、栄養レベルによりなんらかの調節を受けていると考えられる。

加齢に伴う現象として、筋線維の収縮速度の低下も挙げることができる。これは、速筋線維にも遅筋線維にも認められる現象である。速筋線維における

収縮速度の低下の一要因として、筋小胞体の含有量と筋小胞体 Ca^{2+} ポンプ機能の低下が関与している[8]。一方、遅筋線維における加齢に伴う収縮速度の低下は、ミオシン分子やトロポニンCの変化に起因すると考えられている。さらに、速筋線維数の減少や選択的萎縮も骨格筋における加齢性変化として知られ、こうしたさまざまな変化がサルコペニアの原因となっている。

3 循環器と老化

　循環器系のポンプである心臓の機能もまた加齢の影響を受ける。特に、心臓の拡張機能の低下に起因する左室拡張能などに低下が認められる。循環器系の機能は、運動耐用能(全身運動能力)に大きな影響を及ぼす。運動耐用能の最もよい指標は、酸素運搬および消費能力の最大値である最大酸素摂取量($\dot{V}O_2$ max)である。$\dot{V}O_2$ max は最大心拍出量と末梢において血液中の酸素を骨格筋へ移動させる駆動力(動静脈血酸素格差)の最大値により決まる。最大心拍出量は主として最大心拍数により規定される。この最大心拍数には加齢による低下が認められる(図60)[9]。これは心臓自律神経活動の低下や β 受容体機能低下によると考えられる。加齢に伴う最大心拍数の低下は最大心拍出量を低下させ、そして $\dot{V}O_2$ max の低下をもたらす(図61)[9]。一方、前述したように、加齢による骨格筋量の減少は末梢の動静脈酸素格差を低下させ、$\dot{V}O_2$ max を低下させる要因となる。また、加齢により最大心拍数が低下することで、ある運動中の心拍数が同一の場合、高齢者は若年者に比べて相対的な心拍数(最大心拍数に対する相対的な心拍数:％HR max)が高くなる。こうして、循環器系の予備力が低下するため、「疲れやすい」など有酸素運動能力や体力の低下が誘発される。

　高齢者には血管壁の弾性にも低下が認められる。これは、動脈硬化性変化として大動脈の中膜に生じ、弾性線維の変性などに起因する。その結果、収縮期血圧(最高血圧)が上昇し、拡張期血圧(最低血圧)は低下し、末梢への血流量を減少させる。これもまた、運動耐用能の低下をもたらす要因となる。さらに、この血管壁弾性の低下は、運動時の収縮期血圧上昇の要因ともなる。

4 呼吸器と老化

　加齢に伴い、呼吸器機能(換気能)にも低下が認められる。一般に、運動を開始すると、その運動が随意運動によるものはもちろん、受動的動作でも呼吸数の増大を伴う換気の亢進が認められる。高齢者における運動に伴う換気の亢進は、若年者に比べて反応が遅くかつ弱い(図62)[10]。運動時にみられる換気亢進は、呼吸中枢への換気亢進情報の入力による。換気亢進をもたらす情報は、活動筋、呼吸筋、肺および心臓、温度受容器、末梢および中枢化学受容器、

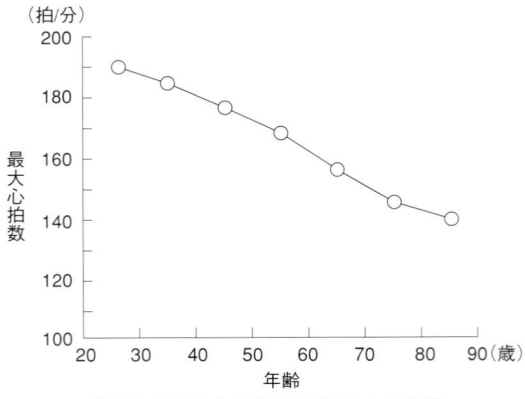

図60 ● 最大心拍数の年齢による推移
(Pollock ML, Mengelkoch LJ, Graves JE, et al : Twenty-year follow-up of aerobic power and body composition of older track athletes. J Appl Physiol 82 : 1508-1516, 1997 より改変)

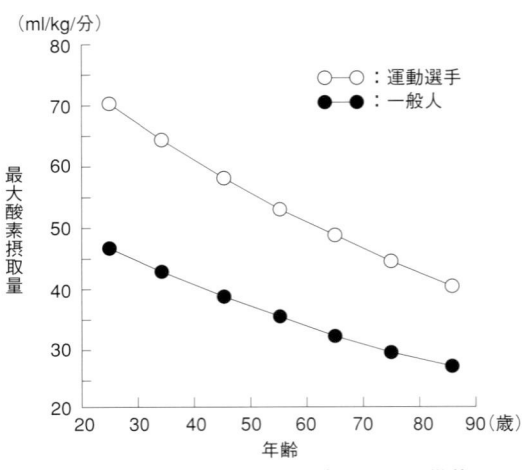

図61 ● 最大酸素摂取量の年齢による推移
(Pollock ML, Mengelkoch LJ, Graves JE, et al : Twenty-year follow-up of aerobic power and body composition of older track athletes. J Appl Physiol 82 : 1508-1516, 1997 より改変)

さらには大脳皮質などの上位中枢から延髄の呼吸中枢へ入る。したがって、高齢者ではこうした情報が減少するか、呼吸中枢からの換気亢進シグナルの出力が減少するかのいずれか、あるいはその両方が減少するものと考えられる。

また、肺の弾性を示す指標である肺コンプライアンスは、若齢者に比べて高齢者で高い値を示す。肺コンプライアンスの上昇は、肺が拡がりやすく縮みにくくなっていることを示し、高齢者における換気能力の低下に関与しているものと考えられる。また、呼吸筋は骨格筋であることから、他の骨格筋と同様に加齢による萎縮や筋力低下などの機能低下が生じることが予想され、呼吸器の機能を低下させる要因になろう。

5 神経系の機能と老化

加齢により平衡感覚や敏捷性が低下することもよく知られている。これらの変化の背景には、中枢神経系の機能低下はもちろんのこと、末梢における神経伝達速度の低下や受容器機能の低下などが関与していると考えられる。これらは、筋力低下とともに高齢者における転倒増加の主要な原因となる。高齢

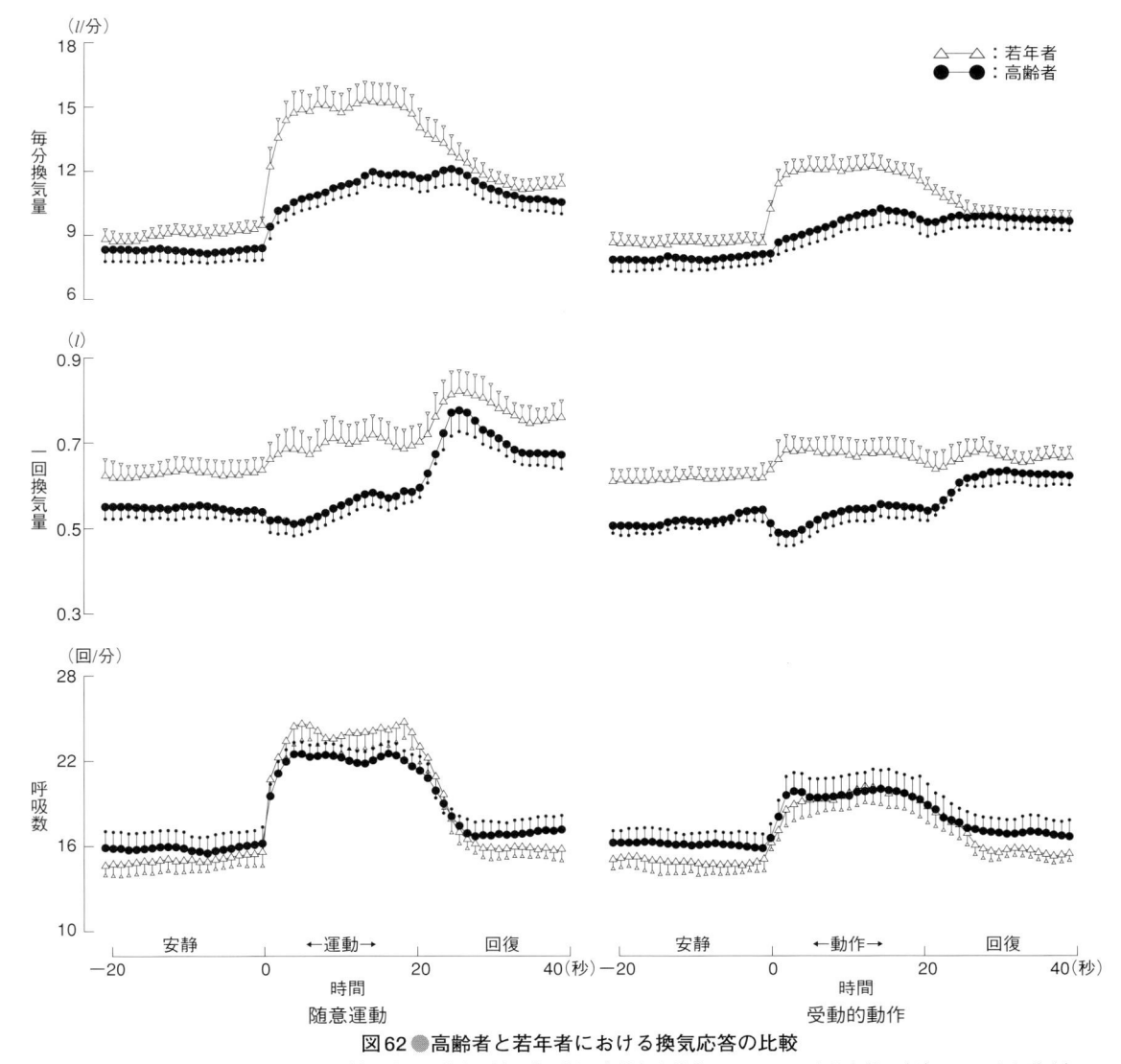

図62 ●高齢者と若年者における換気応答の比較

(石田浩司：運動時の換気亢進．新運動生理学（下巻），第1版，宮村実晴（編），pp34-45，真興交易，東京，2001より改変)

者の転倒は、単に骨折などの損傷を発生させるだけでなく、身体機能の慢性的な障害や死に至るケースが多い。活動レベルの高い高齢者は低い高齢者に比べて転倒数が約半分であることから、高い活動レベルを維持することで転倒や損傷の危険性を軽減できることになる。転倒の原因と考えられる平衡感覚や敏捷性ならびに筋力の低下は、運動により抑制できると思われる。

6 代謝と老化

　基礎代謝量は加齢に伴い低下する。加齢に伴い身体組成にも変化が認められ、体脂肪量は増加し、除脂肪体重は減少する。この除脂肪体重減少の主たる原因は、骨格筋量の減少（骨格筋の萎縮）によるものであり、基礎代謝の減少を招く一つの要因となっている。また、インスリン感受性の低下はインスリン分泌不全とともに2型糖尿病の主たる要因であるが、肥満や高血糖だけでなく不活動や加齢によっても生じる。高齢者では耐糖能が低下しているが[11]、これはインスリン感受性の低下による。こうしたインスリン感受性の低下は、骨格筋量の減少やインスリンシグナル（インスリンにより細胞内に発生するシグナル）にかかわる蛋白質の発現量の減少に起因する。このように、高齢者では耐糖能が低下しており、糖尿病に陥りやすい。さらに、糖尿病の症状と高齢者に認められる一般的な身体的特徴（視力障害やさまざまな神経症状）が混同されやすい傾向にある。

　また、摂食量（カロリー摂取量）と動物の寿命や細胞の機能には反比例の関係があることが最近明らかにされ、注目されている。食物に含まれる栄養素を酸化し細胞エネルギーを得る際に、活性酸素が発生する。そのため、加齢に伴いミトコンドリア蛋白質に酸化傷害が増加する。しかし、摂食制限により摂取カロリーを制限することで、ミトコンドリア蛋白質の酸化傷害が若齢レベルにまで減少する。したがって、摂食制限はミトコンドリアにおける活性酸素の発生を抑え、酸化傷害蛋白質を分解除去する活性を高める効果をもつと考えられる。

7 ホルモン、身体活動量と身体能力

　高齢者に認められる身体機能の退行性変化の背景には、遺伝的要因と環境、栄養、疾患や身体活動量（運動）など後天的要因がある。ここでは、遺伝的要因として内分泌系（ホルモン分泌）の変化について、後天的要因として身体活動量を取りあげてみたい。

1．ホルモンと身体能力

　加齢に伴い、性ホルモンの分泌が低下する。男性では50歳前後よりアンドロゲン分泌が徐々に低下するが、女性では閉経後エストロゲン分泌が急激に低下する。このエストロゲン分泌の急激な低下は、骨粗鬆症などの更年期障害の主要な原因と考えられている。したがって、更年期障害の治療としてエストロゲンなどを投与するホルモン補充療法が行われている。また、下垂体から分泌される成長ホルモンや骨格筋などから分泌されるインスリン様成長因子は、筋や骨の成長（筋肥大や骨形成）を促進して、サルコペニアや骨吸収を抑制する作用をもつ。

2．身体活動と身体能力

　高齢者に認められる身体能力の退行性変化は、長期臥床などによる不活動（活動量の減少）、無重量環境への曝露（宇宙滞在）あるいはギプス固定などによる運動制限などによっても引き起こされる現象としても知られている[12]〜[14]。加齢に伴い身体活動量は減少していく傾向にあり、一方で身体活動量の低下は加齢に伴う身体機能の退行性変化を助長する。こうした身体機能の低下は、身体活動量の減少をもたらし、そして身体活動量の減少はさらなる身体機能の退行性変化をもたらすというように、老化の進行が加速すると考えられる（図58）。したがって、身体活動量の確保は身体能力の維持や向上にとって、つまり健康的な生活を送るうえで重要な要素であると考えられる。

3．身体活動とホルモン

　身体活動（運動あるいはトレーニング）を行うと、

ホルモン分泌が大きく変動する。例えば、成長ホルモンやインスリン様成長因子は、筋力トレーニングなどの身体活動の直後に分泌量が増加することが知られている。したがって、身体活動は、ホルモン分泌の変化を介して身体能力の低下を抑制するのかもしれない。しかし、骨や筋などはホルモン以外の刺激（機械的な刺激、例えばストレッチなど）だけでも成長が促進されることが知られており、必ずしもホルモンを介したものだけではない。少なくとも身体活動という刺激は、身体能力の維持や向上に重要であることは間違いない。

4. 身体活動量による身体機能の修飾

加齢に伴う身体能力の退行性変化は、定期的かつ適切な運動プログラムの実践によって変化度を軽減させたり、停止あるいは逆行させることも可能である。したがって、身体能力における老化の特徴は、あらかじめ遺伝子によってプログラムされた加齢性の退行性変化と身体活動による変化が、相互にかつ複雑に関連した結果として表現化されたものであると考えられる。もちろん、加齢に伴って低下してしまった身体能力も適度な身体活動を実践することである程度回復させることができる。このことは、これまでの高齢者に対する運動の効果を検討した膨大な量の研究結果からも明らかである。しかしながら、課題もある。身体能力を維持あるいは向上させるために必要な身体活動の種類や量は、いまだに明確になっていないのも事実である。

●●● おわりに

身体能力（生体機能）の老化における特徴について概説した。もちろん、紙面の制約上、すべての身体能力と老化について説明できたわけではなく、本稿で触れていない身体能力の変化もある。加齢を止めることは不可能であり、加齢に伴う老化もまた多細胞生物としての宿命であるが、老化の進行速度は修飾することができる。加齢に伴う身体機能の低下や身体活動が身体能力に及ぼす影響について分子レベルで明らかにされつつあり、近い将来には身体機能の加齢に伴う低下を抑制する処方が解明される可能性も期待される。

（後藤勝正、大平充宣）

●文献

1) 佐藤祐造：高齢者と運動．高齢者運動処方ガイドライン，第1版，佐藤祐造（編），pp 1-6, 南江堂，東京，2002.
2) 福永仁夫：加齢による骨量変化．骨粗鬆症診療ハンドブック，改訂3版，中村利孝，松本俊夫（編），pp 75-79, 医薬ジャーナル社，大阪，2002.
3) Kenney WL, Munce TA：Aging and sarcopenia. J Appl Physiol 95：1717-1727, 2003.
4) 成澤三雄：加齢（中高年）と筋力の維持．筋力をデザインする，第1版，吉岡利忠，後藤勝正，石井直方（編），pp 81-93, 杏林書院，東京，2003.
5) 後藤勝正：細胞膜興奮機構の疲労と老化．分子の目でみた骨格筋の疲労，第1版，吉岡利忠（監），山田 茂，後藤勝正（編），pp100-110, ナップ，東京，2003.
6) De Luca A, Pierno S, Cocchi D, et al：Effects of chronic growth hormone treatment in aged rats on the biophysical and pharmacological properties of skeletal muscle chloride channels. Br J Pharmacol 121：369-374, 1997.
7) Mayhew M, Renganathan M, Delbono O：Effectiveness of caloric restriction in preventing age-related changes in rat skeletal muscle. Biochem Biophys Res Commun 251：95-99, 1998.
8) Narayanan N, Jones DL, Xu A, et al：Effects of aging on sarcoplasmic reticulum function and contraction duration in skeletal muscles of the rat. Am J Physiol 271：C1032-C1040, 1996.
9) Pollock ML, Mengelkoch LJ, Graves JE, et al：Twenty-year follow-up of aerobic power and body composition of older track athletes. J Appl Physiol 82：1508-1516, 1997.
10) 石田浩二：運動時の換気亢進．新運動生理学（下巻），第1版，宮村実晴（編），pp 34-45, 真興交易，東京，2001.
11) Holloszy JO, Kohrt WM：Exercise, Handbook of Physiology. Section 11 Aging, Masoro EJ（ed），pp 633-666, Oxford University Press, New York, 1995.
12) Goto K, Okuyama R, Honda M, et al：Profiles of connectin (titin) in atrophied soleus muscle induced by unloading of rats. J Appl Physiol 94：897-902, 2003.
13) Ohira Y, Yoshinaga T, Ohara M, et al：Myonuclear domain and myosin phenotype in human soleus after bed rest with or without loading. J Appl Physiol 87：1776-1785, 1999.
14) Yamashita-Goto K, Okuyama R, Honda M, et al：Maximal and submaximal forces of slow fibers in human soleus after bed rest. J Appl Physiol 91：417-424, 2001.

7. 高齢者の栄養

1 高齢者の栄養問題

蛋白質・エネルギー低栄養状態(protein energy malnutrition；PEM)は、1970年代の米国において、病院内栄養失調(Hospital Malnutrition)といわれ社会問題として表面化した。PEMは、人間が生存するのに重要な栄養素である蛋白質と活動するためのエネルギーが不足した状態である。高齢者は、慢性的なエネルギーや蛋白質の補給不足、あるいは疾患や損傷などによる生理的ストレスが負荷されてPEMに陥りやすい(図63)。

その後、高齢入院・入所者のPEMは、平均在院日数を延長させる大きな要因の1つと見做されてきた(図64)。1990年代に入ると、米国では、栄養スクリーニング推進財団(Nutrition Screening Initiative；NSI)が設立され、PEMの栄養スクリーニングと栄養ケアのシステム化が行われ、地域高齢者ケアの現場に普及していった。

わが国では、厚生省保健事業推進等補助金研究「高齢者の栄養管理サービスに関する研究」(主任研究者：松田朗)において、血清アルブミン値3.5g/dl以下のPEMリスク者は、全国9地域15の療養型病床群入院患者(老人病棟入院管理料)の約4割、在宅訪問患者(福井県)の約3割に観察された(図65)。しかし、このようなPEMリスク者は、病院外来高齢患者では約1割、地域在住の自立高齢者では、1割にも満たなかった。また、日常生活動作(ADL)の低下した者ほど、高い割合でPEMは観察され、日常生活すべてに介助を要する者では、6割以上にも観察された。

PEMには、①成人マラスムス型、②成人クワシオコル型、③マラスムス・クワシオコル型、の3つの状態がある。「成人マラスムス型」は、摂取するエネルギー、蛋白質が単純に低下した状態であり、骨格筋蛋白質や体脂肪が消耗し、体重減少がみられる。「成人クワシオコル型」は、生理的ストレスならびに疾患、外傷などによって起こり、低アルブミン血症がみられる。「成人クワシオコル型」に体重減少を伴う場合が「マラスムス・クワシオコル型」

図63 ● 高齢者のPEM
(厚生省：厚生省老人保健事業推進等補助金研究「高齢者の栄養管理サービスに関する研究」報告書. 主任研究者；松田 朗, 1996-1999より作成)

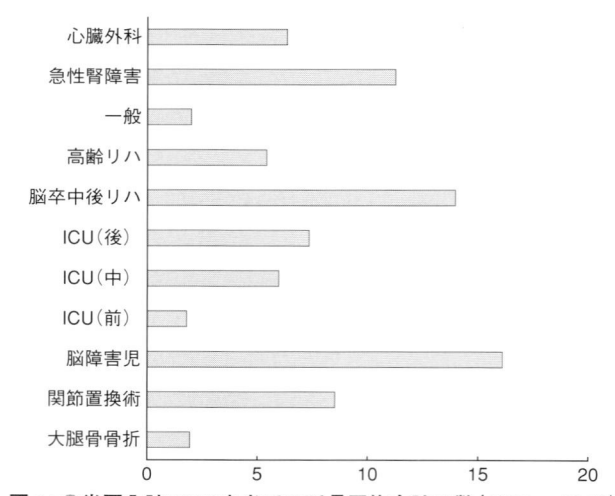

図64 ● 米国入院PEM患者での延長平均在院日数(1983～2000)
(小川秀夫, ほか：栄養管理サービスに関する医療経済的評価. 平成10年度厚生省老人保健事業推進等補助金研究「高齢者の栄養管理サービスに関する研究」報告書, pp87-108, 1999 による)

である(表18)。

高齢者がPEMに陥ると、ADLの低下、感染症の誘発、在院日数の延長、医薬品数使用の増大、余命の短縮などがもたらされる。そこで、高齢者の自立した日常生活を支援し、介護状態を軽減するためにもPEMリスク者をできるだけ簡便に早期に発見し、リスクの軽減・解消のための適切な栄養ケアを提供する必要がある。

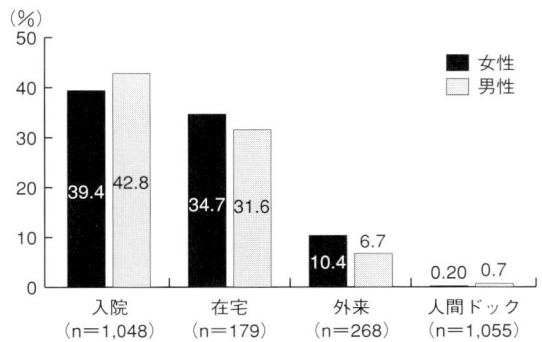

図65 ● わが国の高齢者医療施設入院患者などのPEM中等度リスク者の出現頻度
(厚生省:厚生省老人保健事業推進等補助金研究「高齢者の栄養管理サービスに関する研究」報告書. 主任研究者;松田 朗, 1996-1999より作成)

表18 ● 蛋白質・エネルギー低栄養状態(PEM)

1. 成人マラスムス型PEM
  ・慢性的に蛋白質とエネルギーの両方が欠乏した状態
  ・食事からのエネルギーと蛋白質の摂取が長期間不足したときに起こりやすい
  ・慢性的な欠乏状態のため、徐々に筋肉や体脂肪が消耗し、体重減少がみられる
  ・血清アルブミン値はわずかに低下する程度

2. 成人クワシオコル型PEM
  ・蛋白質の欠乏した状態。血清アルブミン値の低下がみられる
  ・エネルギーの栄養状態は問題はないので、体重の減少はあまりみられない
  ・疾患や外傷などの生理的ストレスがある場合に引き起こされやすい

3. マラスムス・クワシオコル型PEM
  ・高齢者に多くみられるPEM
  ・急性疾患、骨折、手術、感染症、発熱などの生理的ストレスが加わり、蛋白質の栄養状態が低下したにもかかわらず、食事から十分な蛋白質の補給が行われないために、筋肉や体脂肪の消耗がみられる
  ・生理的ストレスが負荷されているときには、食欲が低下したり、必要エネルギー量や蛋白質量が亢進し、十分な食事摂取が困難になることがある
  ・血清アルブミン値の低下、体重の減少がみられる

(文献3)による)

2 栄養ケア・マネジメント

施設および居宅サービスにおいては、PEM予防のための栄養ケア・マネジメント(nutrition care and management；NCM)(図66)のシステム構築と運営の必要がある。入院・入所・訪問時から効率的な栄養スクリーニングを導入し、PEMのリスク者を判定し、その後、栄養アセスメントに基づいてリスク者個々人のニーズに見合った、適正な栄養ケアプランを作成し、実施・チェック・モニタリングが繰り返し行われる必要がある。この場合、栄養ケアプランは、栄養補給、栄養教育(栄養カウンセリング)について、また、チーム・ケアの一環として多種の専門領域の関連ケアについては、必要に応じて口腔ケアや摂食・嚥下リハビリテーションと連携してプラン作成が行われる。このようなNCMにおいては、管理栄養士か多職種間の連絡調整機能を担うことが求められる。

3 栄養スクリーニング

PEMリスク者の栄養スクリーニングは、血清アルブミン値と体重減少率が簡便で安価な指標である。

❶ 血清アルブミン値

血清アルブミン値は、脱水状態にないことを条件として評価・判定される。近年の疫学的調査結果から、高齢者の血清アルブミン値は、総死亡率(全死因を含む)に関して、独立した危険因子であることが明らかになっている。一方、血清アルブミン値が3.5g/dlを上回る者の2年後の死亡率は33.4％であるのに対して、3.5g/dl以下の者の死亡率は63.2％と2倍近くなる。生理学的にも3.5g/dlを下回ると内臓蛋白質の減少が引き起こされ、2.8g/dlを下回ると浮腫が引き起こされる。それ故、血清アルブミン値を指標にして、3.5g/dlを下回る場合にはPEMのリスク者と評価・判定することは妥当である。この場合、血清アルブミン値3.5g/dlは、BCG法で測定した場合であって、BCP法の場合には3.8g/dl、蛋白電気泳動法の場合には3.9g/dlがカット・オフ値になる。

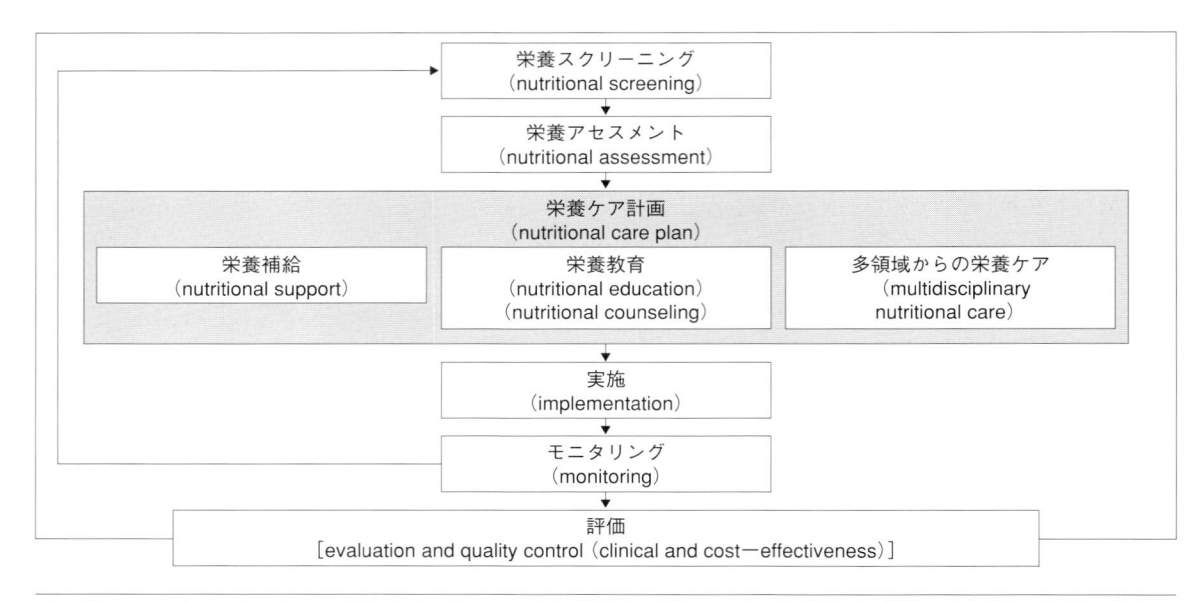

```
                    ┌──────────────────────────┐
        ┌──────────▶│   栄養スクリーニング        │
        │           │  (nutritional screening)  │
        │           └──────────────┬───────────┘
        │                          ▼
        │           ┌──────────────────────────┐
        │           │   栄養アセスメント          │
        │           │ (nutritional assessment)  │
        │           └──────────────┬───────────┘
        │                          ▼
        │    ┌─────────────────────────────────────────┐
        │    │          栄養ケア計画                     │
        │    │      (nutritional care plan)            │
        │    │ ┌───────────┐┌───────────┐┌───────────┐ │
        │    │ │  栄養補給  ││  栄養教育  ││多領域からの││
        │    │ │(nutri-    ││(nutri-    ││ 栄養ケア   ││
        │    │ │tional     ││tional     ││(multi-    ││
        │    │ │support)   ││education/ ││disciplin- ││
        │    │ │           ││counseling)││ary care)  ││
        │    │ └───────────┘└───────────┘└───────────┘ │
        │    └─────────────────────┬───────────────────┘
        │                          ▼
        │           ┌──────────────────────────┐
        │           │         実施              │
        │           │   (implementation)        │
        │           └──────────────┬───────────┘
        │                          ▼
        │           ┌──────────────────────────┐
        │           │      モニタリング          │
        │           │      (monitoring)         │
        │           └──────────────┬───────────┘
        │                          ▼
        │           ┌──────────────────────────────────────────────┐
        └───────────│                  評価                         │
                    │ [evaluation and quality control              │
                    │  (clinical and cost-effectiveness)]          │
                    └──────────────────────────────────────────────┘
```

定　義：ヘルスケア・サービスの一環として、個々人に最適な栄養ケアを行い、その実務遂行上の機能や方法手順を効率的に行うためのシステム。
ゴール：栄養状態を改善し、QOLを向上させること。
　　　　高齢者においては、自立した日常生活を維持できる期間を少しでも長くすること。
条　件：QOLの向上が栄養状態の改善よりも優先される場合は除外。
構　造
　1．栄養スクリーニング
　　　対象者の栄養状態のリスクを判定するために、関連要因を明らかにする過程である。施設入所・訪問開始24～72時間以内に、急性期病院では24時間以内に実施される。
　2．栄養アセスメント
　　　栄養リスク者の改善指標やその程度を評価・判定する過程である。栄養状態の直接的評価方法（臨床診査、臨床検査、身体計測）と間接的評価方法（食事調査）を実施する。また、栄養補給量決定のために安静時エネルギー代謝の測定を行う。
　3．栄養ケア計画
　　　1人の対象者に1つの実行可能な栄養ケア計画を、対象者のケアにかかわる人々で協議し決定した内容を文章化したものである。いつ、どこで、誰が、何を、どのように実施するかが最低限記載される。次の3つの柱で策定される。
　　①栄養補給
　　　適正なエネルギーならびに栄養素の補給量、補給方法（食事、食事＋栄養食品、強制経腸栄養、静脈栄養）を策定する。エネルギー補給量は、携帯用簡易熱量計を用いて実測した安静時エネルギー消費量に基づく算定が奨励される。
　　②栄養教育
　　　対象者とのコミュニケーションが成立していることが前提である。PEM改善のための知識、態度を変化させ、適正な生活習慣へと変容させる。
　　③多領域からの栄養ケア
　　　栄養状態には、対象者の身体的・精神的問題、経済的、社会的問題が大きくかかわる。そのため、栄養関係者ばかりでなく、医師、歯科医師、看護師、保健師、薬剤師、ソーシャルワーカー、リハビリテーション、臨床心理士などの専門家が、必要に応じて栄養ケアプランに参画し協議する必要がある。
　4．モニタリング
　　　栄養ケアプランに実施上の問題（対象者の非同意・非協力、合併症、栄養補給方法の不適正、協力者の問題など）がなかったかを評価・判定する過程である。問題の修正は、直ちに実行する。栄養状態が改善されれば、関係者で協議し栄養管理サービスを終了させる。
　5．質とコストの評価
　　　栄養ケアプランの有効性は、栄養状態、疾病状態、ADL、well-beingなどの改善目標がどの程度達成されたかによって評価する。さらに、経済的評価は合併症、在院日数、再入院、医薬品利用数などから行う。

図66● 栄養ケア・マネジメント（NCM）

（厚生省：厚生省老人保健事業推進等補助金研究「高齢者の栄養管理サービスに関する研究」報告書．主任研究者；松田　朗，p12, 1999による）

❷ 体重減少率

ケア対象となる高齢者では、立位での身長計測は困難な者が多い。全国15の高齢者施設入居者1,048人では、立位での身長の正確な計測が可能な者は約4割未満であり、その原因は、立位姿勢が不可能、脊柱後彎、腰曲がりなどの脊柱の彎曲のためであった。そのため、身長と体重の比であるBMIの算出ができない。

そこで、体重減少率（% loss of body weight；% LBW、平常時体重－現在の体重）/平常時体重×100）が用いられる。体重は、全身のエネルギー貯蔵状態を反映し、その減少は、エネルギー代謝や蛋白質代謝がマイナスのバランスにあることを示す。そこで、個々人の平常時体重（6～12ヵ月間安定している体重）を基準にする。平常時体重を知るためには、体重の経時的記録が必要である。

体重減少率5～8％では、免疫応答能の低下、筋力の低下、呼吸能の低下、温度調整機能の障害、うつ状態などが観察され、体重減少率10％を超えると、さらにこのような変化は増大する。また、体重減少率40％では、健常成人でさえ死亡率は30％にもなる。そこで、体重が減少して、このような機能障害や変化が出現する以前に、適正な栄養補給をして、体重を回復させる必要がある。

体重減少率について1年後の追跡調査を実施し、体重減少率が1年間で5％以上になると、褥瘡出現リスク比は女性3.9（95％CI、1.3～1.9）、男性8.0（95％CI、1.4～45.4）、食事介助の出現リスク比は女性3.2（95％CI、1.6～6.4）と明らかに高いリスクを確認した。それ故、体重減少率が1年間に5％以上を、PEMの栄養スクリーニング指標として用いることができる。

体重に代替できる身体計測項目としては、下腿周囲長の減少率などを継続的に観察する。また、日本人の新身体計測基準値（日本栄養アセスメント研究会）によって作成されたパーセンタイル表などと比較して評価・判定することができる。

4 栄養ケア計画：安静時エネルギー消費量測定と栄養補給

PEMにある高齢者には、安静時エネルギー消費量にストレス係数を乗じて、通常、エネルギー補給量は、安静時エネルギー代謝（REE）値の1.2～1.5倍、蛋白質も通常の体重1kgあたり1gよりも増大させ、1.2～1.5g/kgの補給を行う。しかし、食事量の減少してきている高齢者にとっては、通常の食事からの摂取が困難な場合には、効率的な栄養補給が可能な栄養食品や経腸栄養剤などを利用する必要がある。さらに、場合によっては、経皮内視鏡的胃瘻造設術による強制経腸栄養法と食事との併用などが行われる。

高齢患者の安静時エネルギー消費量は、女性（552人）平均965kcal/日（442～1,909kcal/日）、男性（254人）平均1,084kcal/日（475～2,253kcal/日）と個人差が大きい（図67）。現在では、在宅患者にも利用できるように、細谷式携帯用簡易熱量計（METAVINE™、VINE社）も開発されている。

5 PEMの予防

高齢者の栄養問題には複雑な要因が絡んでいる。例えば、食欲不振を訴える在宅療養者の中には、加齢に伴う味覚機能や消化・吸収機能の低下、薬剤の影響、運動不足、咀嚼・嚥下障害などの身体的変化が影響しているだけでなく、家族との死別や社会的孤立感、家族の介護負担への遠慮から生きる意欲を失い、うつ状態に陥っている場合もある。さらに、「食事の準備が面倒」、「いまさら食事療法など」というように、本人だけでなく、家族やホームヘルパーなどの介護者の考え方にも左右される。したがって、介護者も対象に含めて高齢者の身体面、心理面、社会面、経済面など多方面からよく観察し、個々人の生活状況を的確に把握したうえで、本人および家族、介護者への栄養教育を行う必要がある（表19）。

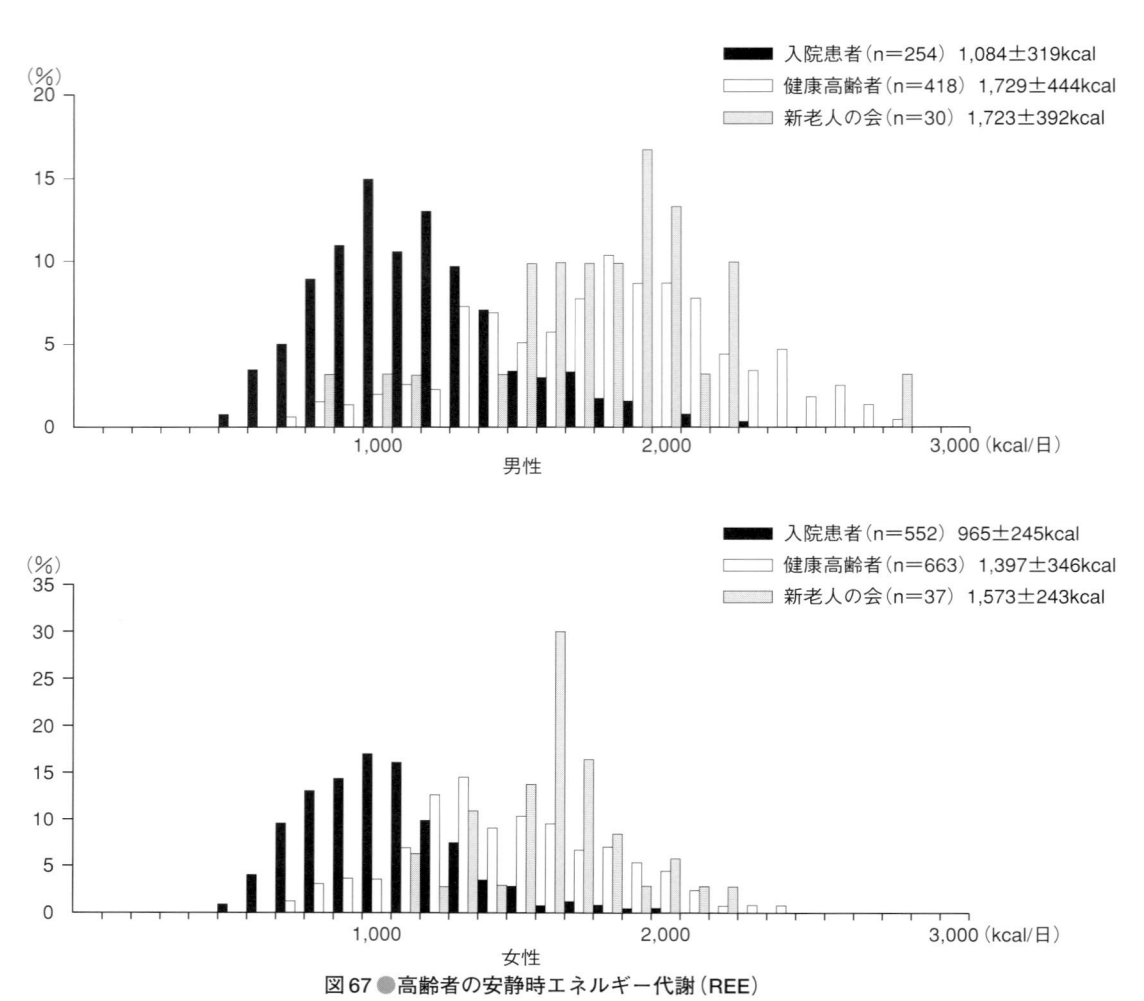

図67 ● 高齢者の安静時エネルギー代謝（REE）
（杉山みち子：高齢者の安静時エネルギー代謝と栄養ケア．日本醫事新報 4141：9, 2003 による）

4. 身体の老化

表19 ● 蛋白質・エネルギー低栄養状態予防のためのチェック項目とその対処方法

		低栄養状態リスクのチェック項目	栄養学的に考えられる状態	高齢者ご自身や家族が気をつけること
身体状況	□ 1	この6ヵ月間に、以前に比べて体重減少（5％以上が目安）してきていますか。	エネルギー摂取量の減少、消化・呼吸効率の低下、あるいは消費エネルギー量の増大などが考えられます。消費エネルギー量は、疾患によっても亢進する場合があります。6ヵ月は一応の目安です。	定期的に体重測定をします。エネルギー、蛋白質を十分に摂取します。専門職に相談し、栄養アセスメント・栄養指導を受けて下さい。
	□ 2	この6ヵ月間に、以前に比べて身体の筋肉や脂肪が落ちてきていますか。	蛋白質やエネルギー摂取量の減少、運動量の減少などが考えられます。6ヵ月は一応の目安です。	エネルギーや蛋白質を十分に摂取します。身体状況に合わせた筋力トレーニングをします。定期的な体重測定をします。専門職に相談し、栄養アセスメントや栄養指導を受けて下さい。
	□ 3	歯や口腔、飲み込みの問題がありますか。	食事摂取が十分にできなくなり、二次的に低栄養状態となる可能性があります。	医療機関受診、保健専門職の指導のもとに口腔内衛生や予防的管理をして下さい。
	□ 4	下痢が続いたり、下剤を常用していますか。	水分や栄養素の喪失の可能性があります。便秘のため下剤を常用する場合なども同様です。	下痢が続いている場合には、医師に相談して下さい。便秘の改善のためには運動不足の解消、水や食物繊維を十分に摂取し、生活リズムを改善して下さい。専門職へも相談して下さい。
	□ 5	便秘が続いていますか。	消化管機能の低下により消化・吸収効率が低下することが考えられます。	便秘の改善のための運動不足の解消、水や食物繊維を十分に摂取して、生活リズムを改善して下さい。継続する場合には、医療機関を受診して下さい。
入院・薬剤	□ 6	最近、入院などを経験しましたか。	生理的なストレスにより、血清アルブミン値が低下することが考えられます。	体重減少があれば主治医に報告。退院後の低栄養状態予防のための体重、喫食率などのモニタリング、栄養指導の問い合わせ。
	□ 7	1日に5種類以上の薬を飲んでいますか。	定期的に多種の服薬をしている方は、栄養状態もよくない可能性が高いことが指摘されています。	問題があれば医師への相談。
食習慣	□ 8	1日に食べるのは2食以下ですか。	食事回数が少ないと、摂取量は減少し、低栄養状態をきたす可能性があります。	食事量、食事回数の改善。
	□ 9	主食（ご飯など）を食べる量が少なくなってきていますか。	主食摂取量の低下はエネルギーや蛋白質不足の原因となります。1週間続けて通常の80％以下しか摂取できないときには低栄養状態に陥りやすいので注意しましょう。	好きなものを食べたり、食事回数を増やしたり、栄養補助食品も利用します。また、栄養士にも相談して下さい。
	□ 10	主菜（肉、魚などのおかず）を食べる量が少なくなってきていますか。	主菜摂取量の低下は、蛋白質、脂肪などの不足の原因となります。1週間続けて通常の80％以下しか摂取できないときには低栄養状態に陥りやすいので注意しましょう。	好きなものを食べたり、食事回数を増やしたり、栄養補助食品も利用します。また、栄養士にも相談して下さい。
	□ 11	牛乳・乳製品をあまり食べないですか。	牛乳・乳製品は良質蛋白質の給源なので、その摂取不足は、低栄養状態原因となります。	牛乳・乳製品を積極的に摂取するようにします。乳糖不耐症のある場合には、スキムミルク、アイスクリームやケーキなどの菓子、大豆製品などを利用します。乳性蛋白や大豆蛋白を主原料にした栄養補助食品も活用します。また、栄養士にも相談して下さい。
社会支援	□ 12	毎日、1人で食事をしていますか。	1人で食事される方は、気づかないうちに摂取量が低下したりする可能性があるといわれています。	閉じこもり予防、社会活動への参加。
	□ 13	経済的な理由により十分な食事をすることができないことがありますか。	極端な貧困状態でなくても、経済状態が理由で食物摂取量が低下することがあります。	ソーシャル・ワーカーなどへの相談。

表19●続き

	低栄養状態リスクのチェック項目	栄養学的に考えられる状態	高齢者ご自身や家族が気をつけること
身体活動・生活活動の自立	☐ 14 日常的に身体を動かさなくなってきましたか。	日常の身体活動量の低下は高齢者の場合、エネルギー過剰よりもむしろ、食欲が低下して食物摂取量の低下などに注意する必要があります。	日常身体活動量の増大、運動。
	☐ 15 食事姿勢や食べる動作に不自由を感じていますか。	食事姿勢や食事動作が不適切なために、食欲が低下したり、摂取量が不十分になる場合があります。	食事姿勢の改善、食事関連家具、器具の改善、リハビリテーションの実施、視力、食事の姿勢保持、食事の自立などに関するアセスメントの問い合わせ。
	☐ 16 自分(あるいは料理担当者が)で、食べ物を買いに行くのに不自由を感じますか。	食欲があっても、買い物のための外出が困難、食事の支度が困難、などの外的要因が、栄養状態の低下につながっていることがあります。	給食宅配サービス、専門職への問い合わせ。
	☐ 17 自分(あるいは料理担当者が)で、食事の支度をするのに不自由を感じますか。	食欲があっても、買い物のための外出が困難、食事の支度が困難、などの外的要因が、栄養状態の低下につながっていることがあります。	簡便な食事、調理の実施、食事・調理サービス・給食宅配サービスの利用。
メンタルヘルス	☐ 18 食べる気力がなくなってきましたか。	意欲の低下は、食物摂取量の低下だけでなく、自律神経系やホルモンなどに影響を及ぼし、消化吸収効率の低下などもきたすといわれています。	閉じこもり予防、家族内カウンセリング、社会活動への参加、メンタルカウンセリングへの相談。
	☐ 19 食べるのが楽しいと感じなくなってきましたか。	抑うつ的な状態が認められる場合は、栄養摂取への影響も考慮する必要があります。	閉じこもり予防、家族内カウンセリング、社会活動への参加、メンタルカウンセリングへの相談。

注：それぞれの質問項目に該当する場合には、現在治療中の疾患悪化や潜在的な疾病の可能性も否定できないので、医療機関受診や保健医療専門職への相談を念頭において対応する。
(ヘルスアセスメント検討委員会(監修)：ヘルスアセスメントマニュアル；生活習慣病・要介護状態予防のために，厚生科学研究所，2000による)

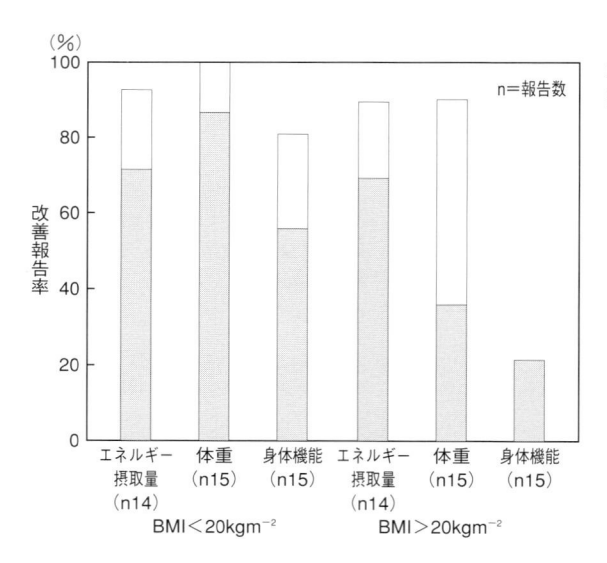

図68●地域高齢者のエネルギー・蛋白質補給(食事に経口栄養食品を負荷)を用いたRCTによるエネルギー摂取量、体重、身体機能の改善報告率
(Stratton RJ, Green CJ, Elia M：Evidence based for oral malnutrition support. pp168-236, CBA International Publishing, 2003による)

6 PEM改善のアウトカム

高齢者のPEMは、適正なエネルギー、蛋白質補給を通常の食事へのエネルギー、蛋白質の経口栄養食品の負荷によって、体重の増大および身体機能(筋力、歩行距離、身体活動レベル)の改善が明らかになっている(図68)。これは、COPD、がん、肝臓疾患などの疾患関連低栄養(disease-related malnutrition；DRM）においても同様であることも確認されている。

PEMの予防、改善のためには、栄養ケアマネジメントを実施し、そのアウトカム評価を継続的に行い、栄養状態の改善を通じて介護予防に寄与していくことが求められている。

（杉山みち子）

●参考文献

1) 厚生省：老人保健事業推進等補助金研究；高齢者の栄養管理サービスに関する研究報告書．主任研究者；松田 朗，1996-1999．
2) 生活習慣病と高齢者ケアのための栄養指導マニュアルワーキンググループ：生活習慣病と高齢者ケアのための栄養指導マニュアル，平成11年度厚生省老人保健事業推進等補助金による報告書，2001．
3) Stratton RJ, Green CJ, Elia M：Evidence based for oral malnutrition support. pp168-236, CBA International Publishing, 2003.

8. 高齢者のサプリメント

1 サプリメントとは

サプリメントとは、不足していると考えられる栄養素を補う食品や、保健の効果が期待される食品などで、栄養補助食品のほかに、健康補助食品やいわゆる健康食品などを含め、漠然とした意味で使われることが多い。カプセルや錠剤あるいは液状をした食品が多いが、日本では、「明らかな食品」の形状をした特定保健用食品が認可されており、通常の食品の形態をしたものまである。サプリメントと薬は、「食薬区分」で法律上分けられているものであるが、実際には重複がみられ、厳密に区別することは困難である。食品に含まれている機能成分が抽出されて薬剤として使用されているものも多い。

サプリメントは、欧米の"dietary supplements"からつくられた言葉で、ビタミン、ミネラル、アミノ酸、食物抽出物、ハーブあるいは合成された機能成分など、さまざまな成分が利用されている。

米国では、1994年に制定されたダイエタリーサプリメント健康教育法で、「ダイエタリーサプリメントとはビタミン、ミネラル、ハーブ、アミノ酸または食生活全体を補う目的で摂取する食品成分で、カプセル、錠剤、液体、粉末、ソフトゲルの形態をしているもの」と定義されている。

ヨーロッパ連合（EU）では、2000年の白書で、「フードサプリメントとは、通常の食事で不足する栄養素を補う目的で濃縮された栄養素が含有されていて、医薬的形状であるところの食品を意味する」と定義している。

サプリメントは多数の人が使用しており、しかも年々増加傾向にある。高齢者では老化に伴い、さまざまな身体機能の低下、あるいは障害がみられ、その予防、治療にサプリメントが使われている。低栄養では抵抗力が低下し、合併症を引き起こしやすい。高齢者には低栄養者が比較的多く認められ、栄養の改善が必要である。そのためサプリメントを摂取している高齢者は少なくない。

サプリメントには問題点もある。適正な表示がされているか、個人の体質に適しているかどうか、病気の予防、治療に効果があるかどうか、安全性はどうか、薬剤との相互作用がないかどうか、など多くの問題がある。

2 サプリメントの制度

食品は一般に、「食品衛生法」、「健康増進法」、「農林物質の規格化及び品質表示の適正化に関する法律（JAS法）」、「不当景品類及び不当表示防止法」、「計量法」などの法律で規制されている。疾病予防や疾病治療の目的でサプリメントが使用されることがあるが、食品にそのような機能があることを表示すると、薬事法違反の問題が生じてくる。一方では、疾病の予防や治療に、食事療法が重要な手段となっている。食事療法の中では、体質や病態に応じて、

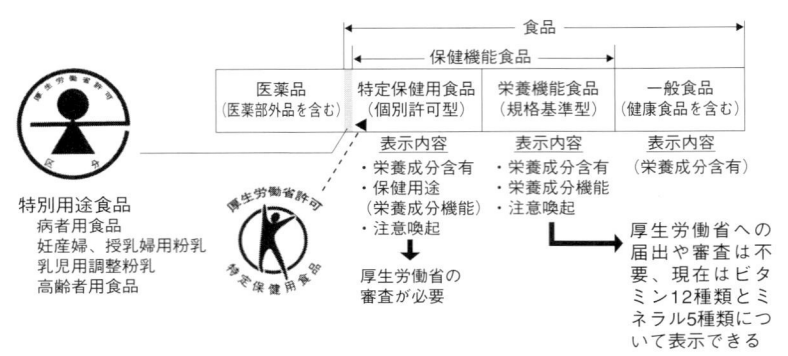

図69 ●保健機能食品制度と食品

　適切な食品を選択することも大切である。
　ハーブはサプリメントとして利用されることが多いが、食薬区分で食品として分類されていないものもある。そのため、欧米ではサプリメントであっても、日本では無承認無許可医薬品に入るものも出てくる。
　日本では1991年9月から、特定保健用食品制度が実施された。それを整備して、厚生労働省は2001年4月から「保健機能食品制度」を発足させた。ここで保健機能食品として、特定保健用食品と栄養機能食品を取りあげ、そのほかを一般食品としているが、その中にいわゆる健康食品が含まれている（図69）。
　健康増進法では、厚生労働大臣の許可で、特別の用途に適するという表示ができる特別用途食品が取りあげられている。この中に病者用食品、高齢者用食品があり、高齢者の食事に利用される。
　高齢者用食品として、咀嚼困難者用食品や咀嚼・嚥下困難者用食品などがある。
　病者用食品には、許可基準型と個別評価型がある。許可基準型には、低ナトリウム食品や高蛋白質食品などの単一食品と、糖尿病食調整用組み合わせ食品や減塩食調整用組み合わせ食品などの組み合わせ食品がある。
　一般用医薬品の中に滋養強壮保健薬がある。ビタミン主薬製剤、ビタミン含有保健薬（総合ビタミン剤など）、カルシウム主薬製剤、生薬主薬製剤（人参・紅参主薬製剤に限る）などが挙げられる。サプリメントで最も使われているのがビタミン類であり、カルシウム含有食品も多い。滋養強壮保健薬と滋養強壮食品の区分は法規制によるところとなる。
　特定保健用食品制度が改定されることになり、2004年10月に「新特定保健用食品制度に関する基準策定のための行政的研究の中間とりまとめ」が発表された。国民が健やかで心豊かな生活を送るためには、一人ひとりがバランスの取れた食生活を送ることが重要である。それとともに国民が日常の食生活で不足する栄養素を補給する食品や、特定の保健の効果を有する食品を、適切に利用することのできる環境整備を行うことが重要である。そのためには、国民がさまざまな食品の機能を十分に理解できるよう、正確で十分な情報提供が行われることが必要であり、健康食品において表示できる内容を充実させることがその主要な柱の1つとして提言されている。
　「中間とりまとめ」では、現行の特定保健用食品の許可制度を維持したうえで、科学的根拠に基づく表示内容の一層の充実を図ることとし、以下の4項目の見直しが行われることとなった。
　①条件付き特定保健用食品の導入
　②規格基準型特定保健用食品の創設
　③疾病リスク低減表示の容認
　④特定保健用食品の審査基準の見直し
　審査基準の中心に無作為比較対照試験をおいている。現行特定保健用食品は、無作為比較対照試験で有意差があり、作用機序の明確なものである。条件付き特定保健用食品は、無作為比較対照試験で有意差はあるが、作用機序の不明確なもの、無作為比較対照試験で有意傾向のあるもの、および非無作為比較対照試験で有効とされ、作用機序が明確なものとされる。許可表示内容は、「○○を含んでおり、根拠は必ずしも確立されていませんが、△△に適していることが示唆されている食品です。」とし、マークに「条件付き特定保健用食品」と表示する。

規格基準型特定保健用食品の基準を満たすものとして、はじめは「お腹の調子を整える」旨の保健の用途を表示する関与成分のうち、難消化性デキストリン、ポリデキストロース、小麦ふすま、グアーガム分解物、大豆オリゴ糖、フラクトオリゴ糖、乳果オリゴ糖、ガラクトオリゴ糖、キシロオリゴ糖、イソマルトオリゴ糖について規格基準を検討することとしている。規格基準に合致していれば、有効性についての試験は不要で、安全性のヒト試験のみが申請に必要になる。

疾病リスク低減表示については、米国では既に認められていること、コーデックスやEUにおいても認められる方向にあることから、表示の選択肢を広げ、消費者に対して明確な情報を提供する観点から、わが国でも認めるべきであるとされた。科学的根拠が医学的、栄養学的に広く認められ確立しているものに限るとされる。現時点では、「カルシウムと骨粗鬆症」、「葉酸と胎児の神経管閉塞障害」の2つである。次の表示例が挙げられる。

「この食品はカルシウムを豊富に含みます。日頃の運動と、適切な量のカルシウムを含む健康的な食事は、若い女性が健全な骨の健康を維持し、歳をとってからの骨粗鬆症になるリスクを低減するかも知れません。」

「この食品は葉酸を豊富に含みます。適切な量の葉酸を含む健康的な食事は、女性にとって、二分脊椎などの神経管閉塞障害をもつ子どもが生まれるリスクを低減するかも知れません。」

特定保健用食品の審査基準の見直しは、これまでの関与成分の作用機序や、体内動態の明確化を重視する医薬的な考えに準じた審査を行う仕組みを改め、実際に効果があることが科学的に確認される食品について、必ずしも作用機序が明確化されなくても許可できるように改めるべきであるとしている。このことから、現行の特定保健用食品のほかに、条件付き特定保健用食品が取りあげられるようになった。

3 特定保健用食品

特定保健用食品(特保)は「身体の生理学的機能などに影響を与える保健機能成分を含んだ食品であって、健康の維持増進および特定の保健の用途に資するもの」と定義され、厚生労働省の審査を経て、保健用途の表示が個別に許可される。

これまで特保の審査では、食品または関与する成分の安全性、安定性、摂取量を医学・栄養学的に設定するための資料、保健の用途を医学・栄養学的に明らかにする資料について検討されてきた。そのために対照群をおいた臨床試験が必要である。対照群のない介入試験は、有効性を判断する試験デザインとしては不適切であると考えられ、認められていない。マスク化については、ダブルブラインドが望ましいが、試験の性質によってはシングルブラインドでもよいとされる。割付については、無作為化が必要である。

関与する成分の表示が適切になされているか調べられるように、関与する成分の物理化学的性状、およびその試験方法、食品中における関与する成分の定性および定量試験の試験検査方法などが求められている。これらの条件を満たし認可されたものは、表示の信頼性がサプリメントの中でも高いと考えられる。適切に摂取していけば、そこに表示されている効能をある程度期待できる。

特保の主な保健用途表示と、それの関与する主な成分を表20に示す。主な保健用途から、消化管機能の改善、骨粗鬆症、耐糖能障害、高血圧、高脂血症、貧血症など、高齢者にみられる多くの生活習慣病の予防と治療に効果が期待される。

これらの特保の臨床試験報告をみると、薬剤の半分ぐらいの弱い効果が認められるものがある。特保は生活習慣病の治療のために開発されたものではないが、血清脂質、血圧、血糖、ミネラル代謝などに異常にある人が利用することが多い。そのため病態の管理が適切になされていることも大切である。医療関係者は、特保に関する情報を知っておくことが必要になってくる。

薬剤と同様な機能を有する特保を摂取した場合、その効果が増強して、高齢者では副作用が現れる可能性がある。薬剤あるいは特保の摂取量が変わると、効果に変動が生じることがあるので、病態の管理に注意が必要である。

4 高齢者におけるサプリメントの意義

高齢者では身体の老化により、消化管機能、腎機

表20 ●特定保健用食品に表示される保健の用途と関与する主な成分

保健の用途	関与する成分
お腹の調子を整える	食物繊維、オリゴ糖、乳酸菌、ビフィズス菌
コレステロールが高めの人に	食物繊維、植物ステロール、スタノール、大豆蛋白
食後の血中中性脂肪が上昇しにくい	ジアシルグリセロール、グロビン蛋白分解物、MCT
身体に脂肪がつきにくい	ジアシルグリセロール、茶カテキン
血圧が高めの人に	ラクトトリペプチド、かつお節オリゴペプチド、サーデンペプチド、カゼインドデカペプチド、杜仲葉配糖体
血糖値が気になり始めた人に	難消化性デキストリン、グァバ葉ポリフェノール、小麦アルブミン、L-アラビノース、トウチエキス
ミネラルの吸収を助ける、骨の健康が気になる人に	CCM（クエン酸リンゴ酸カルシウム）、CPP（カゼインホスホペプチド）、大豆イソフラボン、ビタミンK₂（メナキノン-7）高産生納豆、フラクトオリゴ糖
虫歯の原因になりにくく、歯を丈夫で健康にする	パラチノース、マルチトール、エリスリトール、還元パラチノース、キシリトール、フノラン、茶ポリフェノール、リン酸-水素カルシウム、リン酸化オリゴ糖カルシウム、CPP-ACP（カゼインホスホペプチド-非結晶リン酸カルシウム複合体）

能、肝機能、呼吸器機能、心・循環器機能、免疫機能などの低下がみられる。また合併症による機能障害も伴うことが多い。歯の欠損による咀嚼機能の低下、視聴覚機能の低下、関節痛や運動機能の低下、経済力の低下などは低栄養をもたらす。高齢者の体質やライフスタイルにより、これらの障害には個人差が大きい。食品が有している栄養機能、生理機能をより効率的に生かすことが必要である。食事の楽しみや個人の嗜好を考慮に入れることも大切である。

健康を維持・増進して、健康寿命を延ばしていくには、食事だけでなく、身体活動や環境改善など、さまざまな課題がある。中でも重要なものに栄養が挙げられる。

高齢者にみられる免疫機能の低下は、感染症の罹患頻度を高め、健康度を低下させるとともに、肺炎などによる死亡率の上昇をもたらす。蛋白質栄養不良やビタミン、ミネラルなどの摂取不足は、粘膜の抵抗力を低下させ、補体や免疫グロブリン、あるいはアルブミンの産生障害をもたらす。蛋白質やビタミン、ミネラルなど栄養素の摂取量が不足している場合には、これらの栄養素の補給が必要である。通常の食品とともに、サプリメントを補給することが考えられる。

感染症などに対する抵抗力を高めるには、腸管機能を改善することも意義がある。腸内細菌叢（腸内フローラ）と免疫能とは密接に関連している。腸管内には多数のさまざまな細菌が存在しており、その中には有用菌から有害菌まで存在している。高齢者では、腸内フローラが有害菌優位に傾きやすく、それが健康障害に結びついてくることがある。サプリメントの中には、腸内フローラに作用して、有用菌優位に改善してくれるものがある。

作用機序から、プロバイオティクス、プレバイオティクスに分けられる。プロバイオティクスは、「腸内微生物のバランスを改善することによって、宿主動物に有益に働く生菌添加物」と定義されている。ここに入る食品には、乳酸菌、納豆菌、酪酸菌などの生菌含有食品、発酵乳や乳酸菌飲料などが挙げられる。

プレバイオティクスは、「結腸内に棲みついている有用菌だけの増殖を促進したり、あるいはその活性を高めることによって、宿主の健康に有利に作用する難消化性食品成分」と定義されている。これらの食品には、有害菌の増殖を抑制し、その結果、腸内浄化作用を示して健康に有利に作用するものも含まれる。ここに入る食品として、難消化性オリゴ糖類が主なものである。ラフィノース、ガラクトオリゴ糖、フラクトオリゴ糖、イソマルトオリゴ糖、大豆オリゴ糖、乳化オリゴ糖などがある。このほかレジスタントスターチ、食物繊維、糖アルコール、サイクロデキストリンなども含まれる。

特保では、お腹の調子を整える食品の関与する成分として、オリゴ糖、乳酸菌、ビフィズス菌、食物繊維がある。オリゴ糖は大量に摂取した場合、未消化の糖質により下痢が起こることがあるため、体質

に応じて適切な量を摂取するようにする。

　糖尿病のある高齢者で、腸管からのブドウ糖吸収を遅らせる薬剤として、αグルコシダーゼ阻害薬を服用している場合には注意が必要である。この薬剤とオリゴ糖を一緒に摂取したとき、未消化の糖質がより多量に腸管内に残り、腹部膨満、腸内ガスの増加などの不快症状を発現させる可能性が大きくなる。

　免疫機能を高め、腸内環境を良好な状態に維持することは、悪性腫瘍の予防にも有効である。

　高齢者では悪性腫瘍と動脈硬化による死亡率が高率になる。動脈硬化の進行を抑制し、また血栓症を予防するためには食事が重要である。免疫能を高めて炎症を抑えることも大切である。抗酸化物質の摂取や、体内の抗酸化能を高めることも必要である。抗酸化に関与する臓器として肝臓は中心的な役割をしている。そのため肝臓を保護し、その機能の維持に必要な栄養素の補給をする。蛋白質、ビタミン、ミネラルは肝臓にとって重要な栄養素である。

　抗酸化物質は野菜や果物に多く含まれているが、雑穀類や動物性食品にも含まれている。ビタミンE、ビタミンC、カロテノイド、ポリフェノール、CoQ10、αリポ酸、カルノシン、グルタチオンなど多くの種類がある。サプリメントには抗酸化物質も多いが、抗酸化物質を通常の食品から摂取した場合と、サプリメントから摂取した場合とで臨床効果に違いがあるとする報告もみられる。これらの抗酸化サプリメントの適切な摂取量と摂取割合についてはまだ確立していない。

　動脈硬化のリスクを低減させるような食事が勧められるが、同時に低栄養に陥らないようにし、QOLの低下は避けるように配慮する。特保にも、動脈硬化のリスクを低減させる可能性を示唆した表示が許可されている食品がある。高血圧、耐糖能障害、高脂血症などの危険因子を合併している場合には食事療法が必要であり、特保を含めてサプリメントの利用も考慮する。動脈硬化病巣を有している人や、脳梗塞など動脈硬化症の既往のある人に対しては、血栓形成を抑制するような食事を勧める。油脂では、αリノレン酸、EPA、DHAなどのn-3系多価不飽和脂肪酸が挙げられる。野菜や果物、茶葉に含まれているカテキンなどの抗酸化成分にも抗血栓作用がある。

　高齢者では鉄欠乏性貧血、骨粗鬆症などの合併症が認められることが多く、鉄(Fe)やカルシウム(Ca)などのミネラルの補給を考慮する。これらのミネラルの吸収を助ける食品成分を併せて摂取することも検討する。

　視覚機能の低下、認知・記憶障害が高齢者で起こりやすい。これらの病態の予防が大きな課題である。抗酸化物質による介入試験で、効果を示唆する成績も報告されている。イチョウ葉エキスに含まれているギンコライドでは、脳神経系機能障害に対する効果が認められている。

　そのほか、さまざまな機能成分が食品に含まれており、それらの機能性を高めた食品の開発が進められている。食品の表示の在り方と、食品を適切に利用してQOLを高めていく方法について検討が進められていくことが期待される。

〔板倉弘重〕

5 高齢者と社会
GERIATRIC PSYCHIATRY

1. 高齢者と家族・地域・社会

●●●● はじめに

日本では1960年以降の高度経済成長期を機に、産業構造の変化、急速な都市化などの社会変化の中で高齢者問題が浮上、1970年代以降は高齢者問題が一般に知れ渡るようになった。それから30余年が経過したわけだが、この間、高齢者、家族、地域をめぐる諸問題への一般の認識は大きくパラダイム転換したといっていいだろう。

1970年代に高齢者問題が社会問題化した当初、それは高齢者という特別な存在―精神的・身体的にも経済的にも弱くて家族による守りが必要な、社会的にも孤立しがちな存在―の問題であった。高齢者の多くは家族の中で生活し、家族は高齢者の精神的・身体的・経済的扶養をめぐって、さまざまな困難に直面した。世代ごとの価値観のぶつかり合いも深刻な問題であった。

その後の急速な高齢化の進展によって、高齢化社会への対応、さらには少子・高齢社会への対応が迫られる中、高齢者問題はより一般的な高齢社会の問題へと展開していった。長寿化した80余年という時間は個人の人生行路を大きく変えた。高齢社会において高齢者は量的にも、それから影響力という意味でも少数派ではなくなり、年齢によって区別されてきた期待や役割は流動化し、多様な人たちによる新しい参加の仕方が試行されてきた。そこでは、もはや高齢者は特別な存在ではなくなる。高齢者の問題は、ライフコースをたどって誰もが迎える高齢期の課題へと、高齢者の家族の問題は、高齢社会における家族・地域・社会の在り方へと視点の転換が起こり、多くの人の共通課題となっている。

今日、家族のつながりも縦に長く伸びて三世代家族はもとより、五世代家族も現実となった。これまでに経験したことのない多世代が重なり合う可能性をもつ社会が出現した。壮年男性を社会の中核として組み立てられてきたこれまでの社会モデルに替わって、性別・年齢・健康状況・価値観など多様な人々が参加する新しい構図をもつ社会づくりが進んでいる。このような新しい社会ビジョンの下で、高齢者にとって、家族・地域・社会全体は如何なる役割をもち、どのような全体系として描けるのであろうか、高齢社会にふさわしい社会デザインが模索されている。

本稿では、はじめに、現在の高齢者とはどのような人たちなのだろうか、世代のつながりという視点から考えてみる。そのことは、高齢者問題が高齢社会の問題となっていった経緯をも明らかにしてくれるだろう。次に、高齢者と家族について、家族構成、生活時間、ソーシャルサポートの授受関係という3つの視点から検討する。そして最後に、地域、社会全体へと視点を広げながら高齢社会における個(高齢者)・家族・地域・社会の全体像について、将来のビジョンも含めて考えてみることにする。

1 高齢者とはどういう人なのか

1. 4つの世代の指標から

はじめに、現代日本の「高齢者」と呼ばれる人たちはどういう特徴をもっているのだろうか。高齢社会の最初の担い手である世代を1920年生まれとして、30年ごとに区切った4つの世代を重ねてみると**表21**のようになる。1920年生まれは現在84歳、高齢社会をリードする世代である。仮に30年を1つの

表21 ● 4つの世代の指標

			1920年 (大正9年)	1950年 (昭和25年)	1980年 (昭和55年)	2000年 (平成12年)
出生率＜人口1,000対＞			36.2	28.1	13.6	9.5
乳児死亡率＜出生1,000対＞			165.7	60.1	7.5	3.2
合計特殊出生率			5.11*	3.65	1.75	1.36
平均寿命		男	42.06	59.57	73.35	77.72
		女	43.20	62.97	76.89	84.60
75歳までの生存率(%)		男	12.8	29.4	55.7	66.7
		女	18.7	40.5	72.7	83.7
25～29歳未婚率(%)		男	25.7	34.5	55.1	69.3
		女	9.2	15.2	24.0	54.0
30～34歳未婚率(%)		男	8.2	8.0	21.5	42.9
		女	4.1	5.7	9.1	26.6
区分別人口割合(%)	0～14歳		36.5	35.4	23.5	14.5
	15～64歳		58.3	59.7	67.4	68.0
	65歳以上		5.3	4.9	9.1	17.5
産業別人口割合(%)	第一次産業		53.8	48.6	11.0	5.3
	第二次産業		20.5	21.8	33.6	29.6
	第三次産業		23.7	29.6	55.4	65.1
就学率(%)	中等教育	男	32.6	73.8	89.0	91.8
		女	17.2	64.7	91.7	95.6
	高等教育	男	3.0	11.1	46.2	56.0
		女	0.2	1.2	23.6	42.3

*但し1925年の値。
(総務省統計局「国勢調査報告」、厚生労働省大臣官房統計情報部「人口動態統計」、文部科学省「日本の教育統計」などより筆者作成)

世代とすれば、1950年生まれは子ども世代、1980年生まれは孫世代ともいえる。まず人口学的特徴として出生と死亡の水準をみると、本人世代が生まれたのは出生率、乳児死亡率ともに高い多産多死の時代であり、それから多産少死を経て少産少死となった。兄弟姉妹の数でいえば、自分は5～6人の兄弟姉妹をもち、子どもを3～5人もうけ、孫は2人というのが平均的な像である。生存率も今ほど高くなく成人時までに兄弟姉妹を失った経験をもつ者も多い。

1920年生まれの世代は、第二次世界大戦後の目覚ましい技術革新投資によって国際競争力を高め、経済発展を達成し、社会の中核を支えてきた。そして結婚するのが当然と考えられる社会の中で、ほとんどの人が適齢期に結婚した。そうして形成された家族は優秀な労働力を次々に社会に送り出し、高齢者の扶養役割を引き受けた。若い世代は上の世代を見て育ち、仕事は継承され、価値も受け継がれ、年寄りは次世代に未来を託して安心して老いていける時代に育ってきた。しかし、産業構造の変化に表れているように、その後、農業中心社会から工業中心社会、そして第三次・サービス業中心の社会へと産業構造の転換も急激で、農村社会から都市型社会へという生活の変化が起こった。教育の大衆化という現象もみられ、学歴は義務教育中心から中等教育中心、高等教育3割以上となった。この間、人々は多様なライフスタイルを試み、結婚する・しないも個人の意志選択の1つとなり未婚者が急増した。

自分が結婚し子どもをもうける頃までは、高齢者は子どもや孫に囲まれて生活するのがあたりまえとされており、子どもと別居している高齢者は例外的な存在だった。1960年以前には、65歳以上の9割近くが子や孫と同居しており、夫婦のみ、ひとり暮らしは例外的であった。1960年以降、同居率は10年で1割ずつ減少し、1970年には8割、1985年には2/3にまで減少している。このように今日の高齢者の人生行路は変化に富んでいる。

2．その多様性から

次に、高齢者とはどのような人たちで構成されているのであろうか。平成14年高齢社会白書は、家族状況・経済状況・健康状態・社会参加などの視点からみた高齢者の多様性に着目し、高齢者を大きく

3つのグループに分けてそれぞれの状況や政策課題などについて明らかにしている[注1]。それによれば、65歳以上の80％は元気で、持ち家率は90％で現役世代より高い。高齢者世帯一世帯あたり貯蓄高は2,300万円を超え、70歳代の4割以上はまだまだ頑張れると思い、年寄りは早くとも後期高齢(75歳以上)からと思っている。高齢者の多数を占めるこういう健康で元気な高齢者が第一のグループを構成している。2つめのグループはひとり暮らしの高齢者。その割合は年々増加し、2000年には男性高齢者の8％、女性高齢者の17.9％を占めた。家族が変化する中で今後もこの割合は増加すると見通されている。3つめは介護を受けながら生活する高齢者で、65歳以上の約6％を占めている。

2 高齢者と家族

1. 家族構成からみる

高齢化に伴い、世帯全体に占める高齢者のいる世帯の割合は増加し続け、2000年には一般世帯全体の32.2％を占めている（表22）。65歳以上の者を含む一般世帯を家族類型別にみると表23のようになる。

表22 ● 全世帯に占める65歳以上の親族のいる世帯

（年）	（％）	65歳以上の親族のいる世帯	
		高齢夫婦世帯	高齢単身世帯
1960	20.0	—	—
1970	19.4	—	1.4
1975	20.5	—	1.9
1980	22.7	2.9	2.5
1985	24.4	3.7	3.1
1990	26.4	4.8	4.0
1995	29.1	6.3	5.0
2000	32.2	7.8	6.5

注：高齢夫婦世帯とは夫65歳以上妻60歳以上の夫婦1組の一般世帯をいう。
　　高齢単身世帯は65歳以上の者1人のみの一般世帯をいう。
資料：総務省統計局「国勢調査」

1960〜2000年に生じた変化を実数でみると、夫婦のみ世帯は15.3倍、親と子どもからなる世帯は6.65倍、単独世帯は14.9倍に、とそれぞれ著しい増加を示している。1960年には高齢者を含む一般世帯全体の79.8％、親族世帯の83.8％が三世代世帯を含むその他の親族世帯であったのが、2000年には一般世帯の34.5％、親族世帯の43.3％にまで減少した。

さらに、子どもと暮らしている高齢者の割合を、性別、年齢階級別、配偶関係別にみると表24のようになる。男女、配偶関係を問わず年齢が高くなるほど、次第に同居率が高くなり、高齢者の生活自立はある段階からは家族の支援によって満たされるという日本の特徴が表れている。

2. 生活時間調査から

次に、高齢者と家族の関係を、生活時間調査を手がかりに考えてみる。表25は65歳以上の人の生活時間を一緒にいた人別にみたものである。1日のうち1人でいる時間は14時間54分、全体の平均と比べて2時間5分長い。単身世帯の場合は20時間36分と、大幅に長くなっている。この場合、子ども世帯と離れているほど1人で過ごす時間は長い[注2]。

拡大家族世帯から夫婦世帯へ、さらには一人暮らし世帯へと、世帯構造の変化が起こっている中で、高齢者の生活は配偶者の有無、子どもとの関係に依存している状況にあるといえよう。

3. ソーシャルサポートの授受関係から

同居子がある場合には親世代と子ども世代との間にはさまざまな社会関係が結ばれる。子ども世代との別居傾向が強まる中で、親世代である高齢者は子ども世代とどのような関係にあるのだろうか。別居している子ども世代と親世代とのサポートの授受関係を手がかりに検討してみる。表26に子どもから別居している両親への、表27には両親から別居し

注1）「高齢社会白書」（内閣府，2002）では、高齢者の多様性に着目し、活動的な高齢者、ひとり暮らしの高齢者、介護が必要な高齢者の3つのカテゴリーに分けて、それぞれの実態を明らかにし、政策課題を明確にしている。例えば、健康状態については、65歳以上男性の70.7％、女性の61.9％が良好と感じている。在宅65歳以上の男性の4.3％、女性の5.9％がなんらかの介護が必要な状態にある。ひとり暮らし高齢者も増加し続け、ひとり暮らしは1つの居住スタイルと認識されるようになってきている。
注2）生活行為で重要と思われる食事は誰としているのだろうか。同調査によれば、配偶者、子ども、または子どもの配偶者がそれぞれ60％以上を占め、1人で食事をする人は16.1％である。これを配偶者の有無別にみれば、配偶者のいない場合、1人で食事をする人は42.0％と高くなる。別居子との距離によってもその割合は変化する。

5. 高齢者と社会

表23 ●家族類型別にみた65歳以上の親族のいる一般世帯の分布

	一般世帯数	親族世帯 総数	親族世帯 核家族世帯 総数	核家族世帯 夫婦のみの世帯	核家族世帯 親と子どもからなる世帯	その他の親族世帯	非親族世帯	単独世帯	全世帯に占める65歳以上単身世帯
1960	4,437,200	4,222,900	684,200	260,400	423,800	3,538,700	11,100	203,200	
1970	5,871,738	5,461,816	1,319,087	593,047	726,040	4,142,729	14,133	395,789	
1975	6,880,921	6,280,579	1,777,923	906,205	871,718	4,502,656	11,083	589,259	
1980	8,124,354	7,231,728	2,331,463	1,272,533	1,058,930	4,900,265	11,132	881,494	
1985	9,283,983	8,091,938	2,901,743	1,651,124	1,250,619	5,190,195	11,322	1,180,723	
1990	10,729,464	9,095,766	3,800,641	2,217,875	1,582,766	5,295,125	10,265	1,623,433	
1995	12,780,231	10,564,093	5,162,393	3,041,797	2,120,596	5,401,700	13,978	2,202,160	
2000	15,044,608	11,993,540	6,797,909	3,976,752	2,821,157	5,195,631	18,928	3,032,140	
1960	100.0%	95.2%	15.4%	5.9%	9.6%	79.8%	0.3%	4.6%	5.7%
1970	100.0%	93%	22.5%	10.1%	12.4%	70.6%	0.2%	6.7%	6.4%
1975	100.0%	91.3%	25.8%	13.2%	12.7%	65.4%	0.2%	8.6%	9.0%
1980	100.0%	89%	28.7%	15.7%	13.0%	60.3%	0.1%	10.9%	12.4%
1985	100.0%	87.2%	31.3%	17.8%	13.5%	55.9%	0.1%	12.7%	15.0%
1990	100.0%	85%	35.4%	20.7%	14.8%	49.4%	0.1%	15.1%	17.3%
1995	100.0%	82.7%	40.4%	23.8%	16.6%	42.3%	0.1%	17.2%	19.6%
2000	100.0%	80%	45.2%	26.4%	18.8%	34.5%	0.1%	20.2%	23.5%

注：1960年に関し、家族の分類の仕方は1970年以降の方式に合わせた。
資料：総務省統計局「国勢調査」

表24 ●子どもと同居している65歳以上の者の割合（1995） （性別：年齢別：配偶者関係別）

年齢	男性 総数	男性 有配偶者	男性 死別	男性 離別	女性 総数	女性 有配偶者	女性 死別	女性 離別
〜65	48.1	47.9	60.3	18.6	55.2	49.0	64.8	41.2
65〜69	45.4	46.9	52.8	16.7	46.9	46.3	58.0	37.0
70〜74	46.1	46.5	54.9	17.8	52.0	49.1	60.6	40.7
75〜79	49.5	48.8	59.8	20.9	59.1	53.3	65.0	45.8
80〜84	53.7	51.5	64.4	25.0	65.5	57.5	69.3	48.9
85〜	59.8	54.7	68.7	31.1	68.1	60.2	70.1	48.3

資料：総務省統計局「国勢調査」

表25 ●一緒にいた人別生活時間（65歳以上）－週全体 （時間、分、％）

		1人で 行動者平均時間	1人で 行動者率	睡眠 行動者平均時間	睡眠 行動者率	家族 行動者平均時間	家族 行動者率	学校・職場の人 行動者平均時間	学校・職場の人 行動者率	その他の人 行動者平均時間	その他の人 行動者率
10歳以上	総数	12.49	100.0	7.45	99.9	6.44	85.7	8.26	48.0	4.06	32.2
	男	12.31	100.0	7.53	99.9	5.51	84.2	9.02	57.7	4.21	28.4
	女	13.05	100.0	7.39	100.0	7.33	87.2	7.36	38.7	3.55	35.8
65歳以上	総数	14.54	100.0	8.30	100.0	8.29	83.7	6.00	9.0	3.53	35.4
	男	13.59	100.0	8.37	100.0	8.41	89.6	6.43	13.2	4.06	31.2
	女	15.35	100.0	8.24	100.0	8.18	79.3	4.49	5.9	3.45	38.5
うち単身世帯	総数	20.36	100.0	8.27	99.9	4.53	15.9	6.24	7.6	3.44	51.4
	男	20.26	100.0	8.38	100.0	4.49	16.1	7.03	11.0	4.02	40.8
	女	20.39	100.0	8.24	99.9	4.55	15.8	6.05	6.5	3.40	54.6

資料：総務省統計局「平成13年社会生活基本調査」

ている子どもへの手助け・世話の状況を示した。子どもから提供される手助けの主なものは買い物、食事・洗濯の世話、悩みごとの相談、病気時の看病や世話、介護、経済的援助など、逆に親から子どもへの手助けの主なものは買い物、食事や洗濯、悩みごとの相談、病気時の看病や世話、孫の世話、経済的援助など、双方とも多岐にわたっている。全体としては親の年齢が若いほど子どもに対して提供する援

第1部●老化過程と高齢者

表26●別居している両親の年齢階級別にみた両親への手助け・世話の状況（複数回答）

	総数	ある	総数	買い物	食事・洗濯	悩みごと相談	看病・世話	介護	生活費の援助	その他	なし
総数	100	43.1	100.0	22.0	10.1	32.7	32.9	4.1	11.4	37.7	56.9
59歳以下	100	28.2	100.0	21.2	16.2	34.0	15.9	0.3	12.1	37.7	71.8
60～64歳以下	100	36.9	100.0	20.1	7.4	39.3	22.8	3.0	12.1	39.6	63.1
65～69歳以下	100	37.0	100.0	21.6	6.2	37.4	26.7	2.7	11.3	40.4	63.0
70～74歳以下	100	46.3	100.0	24.0	9.3	32.5	37.0	2.6	9.3	36.6	53.7
75～79歳以下	100	53.6	100.0	21.6	8.6	34.4	36.6	2.9	11.0	35.3	46.4
80歳以上	100	56.0	100.0	20.3	11.9	26.3	42.9	8.7	8.7	37.6	44.0

注：「食事・洗濯」は「食事・洗濯などの家事」、「看病・世話」は「看病のときの世話」の略
資料：「平成13年家族と地域の支えあいに関する報告書」厚生労働省政策統括官付政策評価室

表27●別居している両親の年齢階級別にみた両親からの手助け・世話の状況（複数回答）

	総数	ある	総数	買い物	食事・洗濯	悩みごと相談	看病・世話	子どもの世話	生活費の援助	その他	なし
総数	100	34.1	100.0	7.5	7.3	25.3	8.6	28.5	16.8	39.0	65.9
59歳以下	100	52.2	100.0	10.8	9.3	25.4	9.6	29.8	27.6	25.9	47.8
60～64歳以下	100	44.5	100.0	10.6	8.9	26.5	8.4	40.7	14.5	35.1	55.5
65～69歳以下	100	38.8	100.0	8.8	9.9	21.5	9.3	39.0	11.3	37.3	61.2
70～74歳以下	100	31.7	100.0	3.5	3.5	26.6	7.6	28.2	10.8	44.9	68.3
75～79歳以下	100	28.0	100.0	3.0	3.8	27.8	5.5	13.1	11.4	54.4	72.0
80歳以上	100	16.0	100.0	2.3	4.1	26.3	10.6	6.0	12.4	59.0	84.0

注：「食事・洗濯」は「食事・洗濯などの家事」、「看病・世話」は「看病のときの世話」の略
資料：「平成13年家族と地域の支えあいに関する報告書」厚生労働省政策統括官付政策評価室

助が多く、65～69歳で相互の授受の割合はほぼバランスし、親の年齢がそれ以上になると子どもから提供される手助けが多くなる。但し、80歳以上でも悩みごとの相談を受けたり、生活費の援助をしたりしている者も一定割合を占めている。

高齢者はステレオタイプ的に援助を受ける対象とされがちであるが、実は日常生活においてさまざまな援助を提供する役割を担っていることがわかる。子どもとの関係においても情緒的サポートを中心として親は高齢になっても子どもの生活を支える存在であり続ける。また、祖父母としての役割も大きい。介護者としての高齢者の役割も大きい。夫婦のみ世帯が増加し、配偶者間で介護を担う傾向が強まる中で、介護者も高齢者である場合が多くなっている(注3)。

3　高齢者と地域・社会－固有の文化を創造する人たち

1．地域づくりと高齢者

高齢社会の成熟に伴って、コミュニティを再生する動きが活発になっている。老いても住み続けられる地域づくり、地域に特有のケアシステムづくり、子育てを支援する目的で活性化する世代間ネットワークなど枚挙に暇がない。その受け皿も地縁に基づく組織、有志が集まって組織されたNPOなどの民間団体など多様である。そうした動きを推進している力の1つに高齢者の自発的な参加がある。

例えば、地域における世代間交流に対する意向について調べた結果によると、地域での世代間交流をしたいという意向を示す者は高齢者で割合が高い。交流したい人の望む交流内容は、「趣味やスポーツや生涯学習などの活動をともにする」「ボランティ

注3）高齢化の進展に伴う介護者の高齢化は、各種調査結果に示されている。例えば、「国民生活基礎調査」（平成10年）によれば、在宅で介護する主介護者の年齢別割合は、50代27.7％、60代が28.8％、70代以上が23.3％であり、65歳以上が約4割となっている。

アや町内会などの地域貢献にともに取り組む」「一緒に住むなどして、日常生活をともにする」となっており、家庭生活や地域社会に参加し役割を果たすことへの意欲の高さがうかがわれる[注4]。

このように、戦後の急速な社会変化の中でいったんは失われた地縁を核とした地域社会は、今また新しくコミュニティとして再生され、高齢社会を支える受け皿としての役割が大きくなっているわけだが、これを支えるのは高齢者の参加と役割であり、これを可能にしているのは、そうしたライフスタイルを支える社会の有り様ということになるだろう。

2. 固有の文化を創造する人たち

高齢化の進展は単に高齢者の割合の増加を意味するだけでなく、ユニークな高齢者文化を生み出している。家族の中に守られて生活していたかつての高齢者から、個人としてのライフスタイルの確立が求められている高齢者にとって、自立して生活することは大切な価値となっている。在宅で自分自身の生活を守りながら可能な限り生活を続けることを望んでいながら、安全を確保する生活環境が守られず、さらに自立を支援するようなサービス・施策が十分でないことはどの地域にも共通している。そして、高齢者たちは、そうした制度上の不足を補って、高齢者自ら生活の質を保つためのさまざまな動きを展開し、環境に働きかけている。

4　高齢者の危うさをはらんだ自立、それを支える家族・地域・社会

本稿でみてきたように、現代社会における高齢者と呼ばれる人たちは、多岐にわたる生活の変化を経験してきた。同時に、身体的状況、経済的状況、家族的状況などにおいても極めて多様性に富んだグループである。

大部分を占める自立した高齢者は、家族関係においてもさまざまな役割を担い、また地域社会においても主体的に生活環境への働きかけを行いながらよりよい生活をつくり出している。さまざまな役割を果たしながら社会に参画しサポートを提供している人たちである。また、その安定した経済的状況は市場にとっても魅力あるものである。高齢者を消費者の中心に据えるシニア・マーケットは拡大の一途をたどり、市場経済にとっても高齢者はなくてはならない存在となっている。

だが一方で、その自立は自身の健康状態の変化や家族状況の変化などによって大きく影響を受け変化しやすい。本稿での考察によれば、支援の必要な高齢者にとっては、これまでも現在も家族が果たすサポート機能が重要であり、子どもを中心とした家族の支援が得られるかどうか、ということが高齢者の生活の質を左右していた。高齢者が家族・地域に包まれ保護される存在から自立した個人として位置づくためには、高齢者を主人公として、家族状況の如何によらずその自立が支援できるような家族・地域・生活環境整備がこれからの課題である。

その変化の多い人生行路に示されていたように、長い生活歴をもつ高齢者の生活は急速な変化を経験してきたわけで、それに適応するには困難が伴う。新しい社会の仕組みを理解し権利を行使する、義務を果たすことに困難を伴う場合も多い。例えば、公的介護保険が施行されてから4年半を経過した今日でも、新しい制度を高齢者自身が使いこなすまでには、遠い道のりがあることも各種の調査から明らかにされている[注5]。高齢者の自立の危うさを補う手立てがさまざまな立場から考えられ、実行されなければならない。

●●● おわりに ── 世代の特徴を生かし合う

寿命の延びによって、人生のもち時間が多くなった分、私たちは人生行路の中でたくさんの経験をするようになった。健康状態の変化や家族の量的・質的な変化を経験し、就業も人生の一部分を形成するに過ぎなくなっている。長い一生の中で学ぶこと、仕事をすることをバランスよく組み合わせて生きる

注4) 例えば、「年齢・加齢に対する考え方に関する意識調査」(内閣府、2004)によると、世代間交流に積極的にかかわりたいとする人を年齢階級別にみると、65〜74歳層で、最も割合が高く54.1％、次いで60〜64歳で48.6％となっている。また、その内容も、趣味・スポーツ・生涯学習・ボランティアや町内会を通じての地域貢献・家族内での役割を果たすなど多様である。

注5) 例えば、公的介護保険の施行後半年2000年10月から取り組まれてきた「介護支え合い電話相談」(国際長寿センター)には、高齢者や家族から介護をめぐるさまざまな相談が寄せられている。中でも、公的介護保険をはじめ、新しい制度や仕組みに関する情報混乱や不適応などに関する問題が高齢者や家族が抱える今日的な課題として顕著である。

ことも可能になった。そして、そもそも若い世代の選択が多様化していることによって高齢化が加速していることを考え合わせれば、私たちの生活は非常に多くの個性ある人たちとの出会いによって紡がれていくことが理解できる。高齢社会は多様な世代の人たちがかかわり合いながら築かれていく。できるだけたくさんの特徴を生かし合う関係性の中で豊かに生きていきたい。

（工藤由貴子）

●参考文献
1) 伊東光晴，河合隼雄，副田義也，ほか（編）：老いのパラダイム．老いの発見　2，岩波書店，東京，1987．
2) 上野谷加代子，村川浩一：高齢者と家族．中央法規，東京，1996．
3) 河合隼雄，袖井孝子，原ひろ子，ほか（編）：老いを生きる場．老いの発見　4，岩波書店，東京，1987．
4) 柴田　博，芳賀　博，長田久雄，ほか（編著）：老年学入門．川島書店，東京，1993．
5) 柴田　博，芳賀　博，長田久雄，ほか：間違いだらけの老人像．川島書店，東京，1985．
6) 社会保障研究所（編）：社会福祉における市民参加．東京大学出版会，東京，1996．
7) 副田義也（編）：老年社会学．垣内出版，東京，1981．
8) 袖井孝子（編著）：少子化社会の家族と福祉．ミネルヴァ書房，京都，2004．
9) 袖井孝子：定年からの人生．朝日新聞社，東京，1982．
10) 染谷俶子（編）：老いと家族．ミネルヴァ書房，京都，2000．
11) 内閣府（編）：平成16年版高齢社会白書．ぎょうせい，東京，2004．
12) 広井良典：定常型社会．岩波書店，東京，2001．

2. 高齢者と性

●●●●はじめに

日本における高齢者人口の増加は世界の中でも特に顕著で2050年における60歳以上の人口の割合は全体で40％を超えることが推測されている。推定平均余命の延長はがんや循環器疾患に対する治療の進歩によるところが大きいが、その治療も生命予後だけでなく今後、より生活の質（QOL）を重視したものになっていくことが予想される。

1　高齢者の性の問題

高齢者のQOLの問題を語る中で「性」という問題が取りあげられる機会が増えているが、その背景には前述のような平均余命の延長と、その結果としての高齢者人口の著明な増加、少子化傾向などがある。子育てが終わって死亡する期間が延長し、生殖とは直接関係しない「性」の問題がクローズアップされるようになってきたためと考える。これに伴い高齢者における性機能と生活習慣病との関連や性機能障害に対する治療薬の発売なども、この問題のアプローチに大きく寄与してきたといえる。

高齢者の「性」の問題の捉え方は、人種や文化によっても、また、個人間でもまちまちであり、若年者よりも複雑である可能性がある[1]。

2　加齢とホルモン変化

加齢による性機能の変化において大きく関与しているものの1つとして性ホルモンの変化が挙げられる。成人において性ホルモンは特に性欲や性行動などに関与していると考えられているが、加齢による性ホルモンの変化は男性と女性では大きく異なる。その影響は女性の方が顕著であり、古くから大きな問題として取りあげられてきた。女性では50歳前後で閉経を迎えると同時に卵巣機能が停止し女性ホルモンの産生は著明に低下する（図70）。この劇的な性ホルモン環境の変化は女性に更年期症状といわれるさまざまな症状をもたらし、高齢女性のQOLを著しく妨げる。

一方、男性ではその変化は図70に示すように20歳前後でピークを迎え、その後低下するが女性に比べ緩やかな低下であることがわかる。さらに、個人

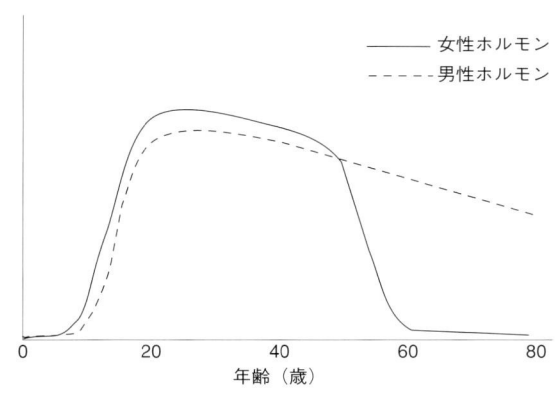

図70 ●加齢と性ホルモンの変化の模式図

表28 ●女性の性交頻度と性生活の満足度に寄与する因子

有意に関与する因子	寄与度
性交頻度	
陰茎硬度（パートナーの）	1.54
オーガズム	1.53
性感	1.52
前戯	1.31
性生活の満足度	
前戯	2.14
オーガズム	1.88
性交頻度	1.49
年齢	1.02
性感	0.53

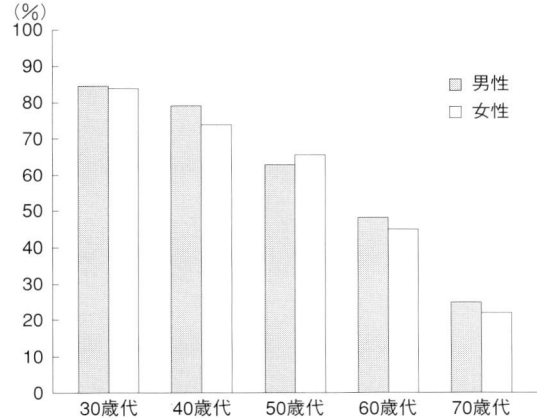

図71 ●加齢と性交頻度の変化（月1回以上の性交を有する率）

差が大きいことも特徴である。そのため、これまでは更年期症状といわれるものは男性には存在しないものと考えられてきた。しかし、最近ではこの緩徐な性ホルモンの変化が男性にもさまざまな病態を引き起こす可能性が示唆されている[2]。

高齢男性における性ホルモンの低下による症状についてはさまざまなものが考えられる。男性ホルモンの低下による影響としては性機能低下（性欲低下、勃起障害）、精神症状（うつ、やる気の低下）、身体症状（ほてり、だるさ）、体脂肪分布（体脂肪率上昇、高脂血症）、骨粗鬆症、筋力低下が挙げられる。それ以外にも、心・血管臓器への影響も示唆されている。男性ホルモン補充療法の有効性を指摘する報告もいくつかなされてきているが、女性と同様の効果を認めるかについては今後さらに検証が必要であると考えられており、さらなる研究が望まれるところである。

3　高齢男性の「性」－加齢と男性性機能の変化

男性においても女性においても加齢に伴い、性交頻度は減少する（図71）。しかし、高齢者においてもある程度の性交頻度を有する男性が存在するということから、先にも述べたように生殖という生物学的な「性」を終えた男性においても「性」は継続して存在するということがわかる。

男性においては当然であるが、女性の性交頻度の調査でも最も寄与する因子としては男性の勃起時の陰茎硬度が重要である（表28）[3]。男性の勃起能は加齢により大きな変化が認められる（図72、73）。加齢による勃起能の変化は自覚的なものだけではなく、他覚的な勃起能として夜間睡眠時勃起による陰茎周変化も減少する。

海外における加齢と勃起障害（erectile dysfunction；ED）の有病率については米国において40～70歳の1,290名の男性を検討したMassachusetts Male Aging Study（MMAS）が有名である[4]。これによると40歳代と70歳代では中等度以上のEDが22％と49％であった。米国のデータと比較するとわれわれの検討では70歳代の高齢者におけるEDの率が高く性欲も低下していた。満足度には明らかな違いを認めないので、日本の高齢者においては性機能の低下がそのままQOLの低下につながっていない可能性もある[1]。これは性の文化や性の習慣が欧米とわが国が異なることが関係していると思われるが、わが国においても性習慣が欧米化してきている状況を考えると、今後こうした結果も変化してくる可能性がある。

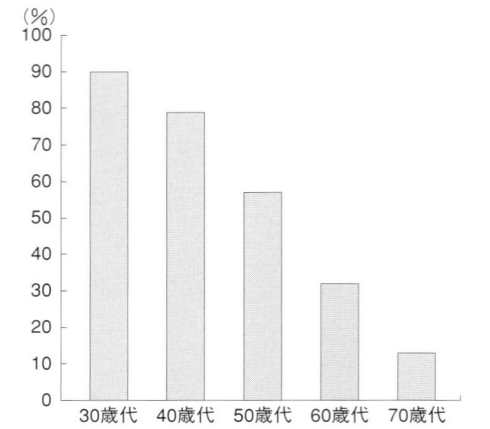

図72 ● 加齢と自覚的勃起能の変化（2回に1回以上硬くなる率）

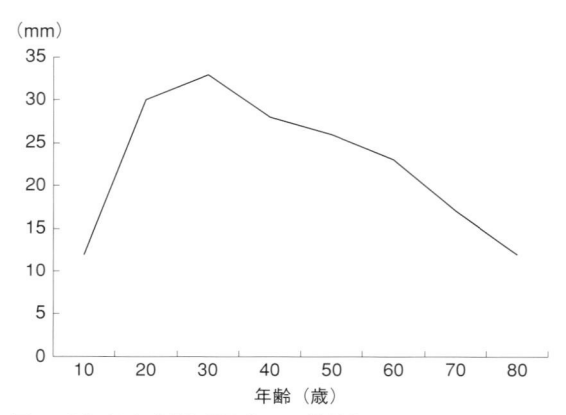

図73 ● 加齢と夜間睡眠時の陰茎勃起における陰茎周最大増加値

4 勃起障害と生活習慣病の関連

　加齢によりEDが起こる原因は多岐にわたるが、勃起の生理を考えると陰茎海綿体に関連した神経障害（勃起発現不全）、動脈障害（血液充満不全）、静脈障害（血液貯留不全）、海綿体組織自体の障害とホルモン環境の変化が関与している。これらすべてが複雑に絡み合った多因子的原因が考えられるが、中でも鍵となるのがNO（nitric oxide）の存在であり、血管内皮と神経終末からのNOの分泌が障害されることが根本的にEDにつながると推定される。動脈硬化などによる血管内皮の障害は血管性NOの低下につながり、糖尿病などによる末梢神経（non-adrenergic/non-cholinergic nerve）の障害により神経性NOが低下する。また、加齢による解剖学的な変化も関与している。陰茎海綿体に流れ込み充満した海綿体は陰茎白膜を圧迫することで流出静脈の閉塞を惹起し勃起を維持することが知られているが、加齢により海綿体そのものの線維化や萎縮によりこの閉塞機構が破綻する。

　加齢によりいわゆる"生活習慣病"と称される疾患の有病率が上昇するが、その中でも最も頻度が高いのが心血管系の障害である。心血管系の障害とEDの関係は最近の報告では高血圧の患者の中でED患者が占める割合は70％といわれている。中でも重度のED患者がその半数以上を占めている[5]。日本人男性においても同じ年齢群で高血圧を有する患者の方が有意にEDの有病率が高い[6]。喫煙、高脂血症などの酸化ストレスが血管内皮に障害を与え動脈硬化などの病態を生み出すが、EDに関しても同様にこれらの変化が陰茎または陰茎を栄養する血管に生じると考えられている。

　先にも述べたように、その病態生理は「流入障害」（動脈から陰茎海綿体に血液を十分に流し込めない）と「流出障害」（流出静脈の閉塞機能障害から起こり陰茎に血液を十分に貯留しておけない）とされているが、この両者を引き起こす根本的な原因がこの動脈硬化であることは疑問の余地はない。

　これら勃起能の低下には生活習慣病としての血管病変の進行やホルモン変化が関与していると思われるが、最近、EDに対する有効な経口剤が発売され、高齢男性のEDへの対処法も大きく変化しつつある。男性の勃起能に大きな変化をもたらした経口薬剤はPDE5阻害薬と呼ばれる薬剤で、陰茎海綿体平滑筋に特異的に働き勃起を促すもので安全性も確立している。

　これまで、勃起障害＝男性の「性」の終焉と捉えられてきたと思われるが、これらの薬剤により男性の「性」の復活をみる結果になった。実際、男性においてはこれらの薬剤が男性のQOL向上に役立っていることが報告されている[7]。しかし、性生活が中断していた高齢カップルにおいて、性生活が復活することが女性側のQOLにどの程度インパクトをもつのかについてはいまだ明らかではない。さらに男性性機能の問題を考えていくと高齢女性の性機能や性生活ということに対しても明らかにするべき問題がある。

5 高齢女性の「性」－加齢と女性性機能の変化

では、次に女性の「性」の加齢に伴った変化はどうなのだろうか。女性の性機能は男性の性機能と異なりより複雑で多因子的であることが知られている。男性の性機能が勃起という単一の生理現象で代表される一方で、女性の性機能は性欲（desire）、性感（arousal）、オーガズム（orgasm）、性交時痛（sexual pain）などいくつかの性交に関与した生理現象が存在し、それぞれが重要な役割を担っていると思われる。これらの女性性機能障害（FSD）の症状の変化を図74に挙げる。女性においても男性の勃起能障害と同様に加齢に伴ってFSDの頻度が上昇する[3]。

女性の性交頻度に最も寄与する因子は男性の勃起能であることは前述した。次に女性の性交頻度ではなく性生活の満足度に寄与する最も重要な因子は前戯である（表28）。つまり、男性においては性交頻度にも、また、性生活の満足度にも寄与していた男性の勃起能が女性では性交頻度には寄与するものの、性生活の満足度にはあまり貢献していないことになる。このことから女性はより男性とのスキンシップとしての前戯などの性行動を重要視している可能性がある。

6 高齢者の性生活

前項でも述べたが、女性における「性」の捉え方

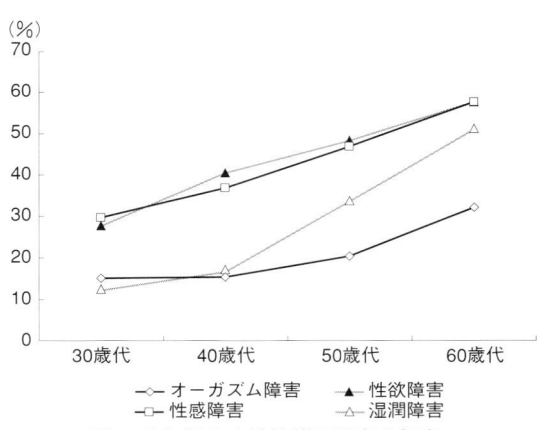

図74 ● 加齢と女性性機能障害の頻度

と男性における「性」の捉え方は異なる可能性が示唆されている。この辺に今後の高齢者の性の問題を解く鍵があるように思われる。すなわち、男性が重視している挿入行為を達成するための勃起能が、女性にとっては最重要な問題ではない。男性側からもたらされるスキンシップというものを重視する必要があるのではないであろうか？ もちろん、高齢男性にとって経口ED治療薬はQOLの向上に結びつく画期的な治療法であることに異論はない。しかし、今後、「性交」以外のコミュニケーションの手段としての高齢者の「性」という考え方を重視する方向も必要であろう。

（久末伸一、塚本泰司）

●文献

1) Masumori N, Tsukamoto T, Kumamoto Y, et al : Decline of sexual function with age in Japanese men compared with American men ; results of two community-based studies. Urology 54 : 335-344, discussion 344-345, 1999.
2) Morales A, Tenover JL : Androgen deficiency in the aging male ; when, who, and how to investigate and treat. Urol Clin North Am 29 : 975-982, 2002.
3) Hisasue S, Kumamoto Y, Sato T, et al : Prevalence of female sexual dysfunction symptoms and its relationship to quality of life ; A japanese female cohort study. Urology 65 : 143-148, 2005.
4) Feldman HA, Goldstein I, Hatzichristou DG, et al : Impotence and its medical and psychosocial correlates ; results of the Massachusetts Male Aging Study. J Urol 151 : 54-61, 1994.
5) Burchardt M, Burchardt T, Baer L, et al : Hypertension is associated with severe erectile dysfunction. J Urol 164 : 1188-1191, 2000.
6) Marumo K, Nagatsuma K, Murai M : Effect of aging and diseases on male sexual function assessed by the International Index of Erectile Function. Nippon Hinyokika Gakkai Zasshi 90 : 911-919, 1999.
7) Giuliano F, Pena BM, Mishra A, et al : Efficacy results and quality-of-life measures in men receiving sildenafil citrate for the treatment of erectile dysfunction. Qual Life Res 10 : 359-369, 2001.

3. 高齢者における身体活動と健康

●●● はじめに

「健康で自立した高齢期を送る」ためには「習慣的に身体を動かす」ことが必要不可欠である。運動習慣は身体機能を向上させ、反対に運動不足は健康度を低下させる強力な危険因子となる[1]。

高齢期における日常生活活動、スポーツ、余暇活動などの身体活動は生命予後を良好にする[2][3]。また、精神的健康に好影響を与えることも認知されつつある[4]-[14]。高齢社会を迎えた今日、「高齢者における身体活動」は今後ますます注目されていく重要なテーマである。

ここでは、高齢者の身体活動、自立度、体力の実態を概観するとともに、身体活動が身体的健康、および精神的健康に与える影響について述べる。

1 高齢者の身体活動と自立

1. 身体活動の状況

表29 ● 高齢者の生活時間 (時間．分)

	10歳以上全体	65歳以上
一次活動	10.36	11.49
睡眠	7.45	8.30
身の回りの用事	1.13	1.22
食事	1.38	1.57
二次活動	6.56	3.49
通勤・通学	0.31	0.05
仕事	3.39	1.20
学業	0.40	0.00
家事関連時間	2.05	2.24
三次活動	6.28	8.22
移動(通勤・通学を除く)	0.32	0.26
テレビ・ラジオ・新聞・雑誌	2.32	3.53
休養・くつろぎ	1.20	1.48
学習・研究(学業以外)	0.14	0.06
趣味・娯楽	0.42	0.45
運動・スポーツ	0.13	0.13
ボランティア活動・社会参加活動	0.04	0.06
交際・つきあい	0.26	0.23
受診・療養	0.08	0.23
その他	0.16	0.21

(文献15)より改変)

日本人の生活行動の実態は総務省統計局の「社会生活基本調査」によりその大要を知ることができる[15]。平成13年調査時における高齢者の生活時間を1日の内訳としてみてみると、睡眠や食事など生理的に必要な活動である「一次活動」の時間は11時間49分、仕事など社会生活を行ううえで必要な活動である「二次活動」は3時間49分、余暇活動である「三次活動」は8時間22分となっている(表29)。10歳以上全体の平均と比較すると、一次活動時間と三次活動時間は高齢者で長くなっており、反対に二次活動時間は短くなっている。三次活動の中で最も長く費やされているのは「テレビ・ラジオ・新聞・雑誌」の時間であり、「休養・くつろぎ」がそれに次ぐ。対して、「運動・スポーツ」に費やされている時間は13分と短い。しかし、平成8年のデータと比較すると、60歳代以上では、「スポーツ」の行動者率はわずかながら上昇している(図75)。また、「高齢者の健康に関する意識調査(内閣府)」によっても、「健康の維持増進のために心がけていること」についての問いに、約4割近い人が「散歩やスポーツをする」と返答しており、高齢者の「運動・スポーツ」に対する関心は年々高まってきているといえる[16]。

高齢期において行動者率の最も高いスポーツは「運動としての散歩・軽い体操」である[15]。次いで、ゴルフ、ゲートボール、釣りなどが好まれている。また、1年間の平均行動日数という視点でみても、やはり「運動としての散歩・軽い体操」が最も多く、以下、ジョギング・マラソンと続く[15]。身体への負担が過度にかからず、手軽で安全に実行できる「歩行や軽い体操」は、体力低下の予防を最大の目的とする高齢者には最も適しているといえる。

筆者らは、愛知県内1万3,339名の高齢者(無作為抽出)を対象として「高齢者生活実態調査」を行った[17]。その結果、「1日に30分以上の運動(体操、ゲートボール、散歩、ハイキングなど)」を週3回以上行っている高齢者の割合は30％と低く、反対に、半数近くの人で「運動・スポーツ」の習慣はみられなかった(図76)。しかし、「1日に30分以上歩

5．高齢者と社会

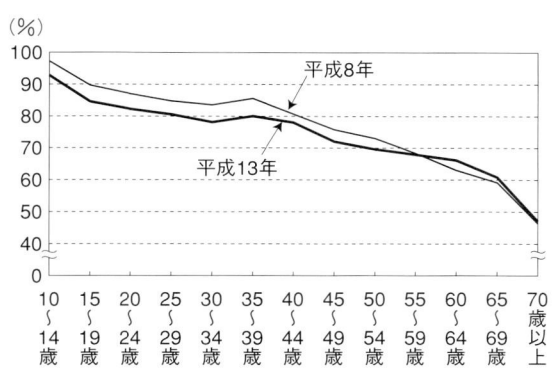

図75 ●年齢階級別「スポーツ」の行動者率－平成8年，13年
（総務省統計局：生活時間に関する結果．社会生活基本調査，平成13年版，2002による）

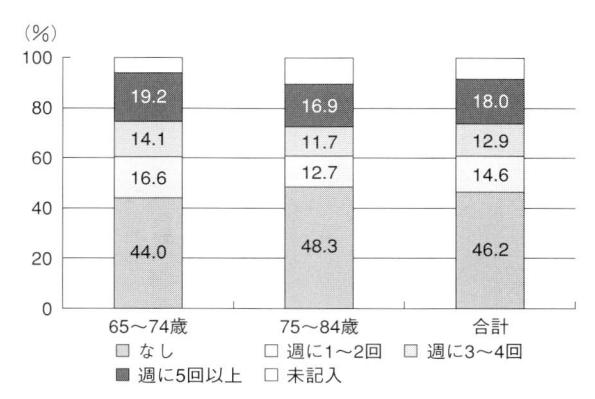

図76 ●1日に30分以上の運動
（太田壽城，阿部祐士：高齢者の生活実態．高齢期をいかに生活するか；健康長寿をめざして，Advances in Aging and Health Research 2003, pp5-15, 財団法人長寿科学振興財団, 愛知, 2004による）

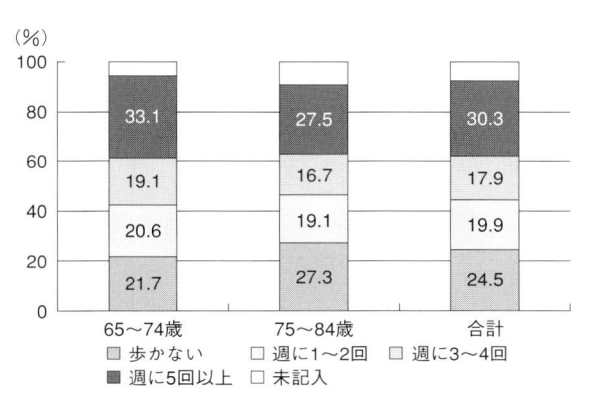

図77 ●1日に30分以上の歩行
（太田壽城，阿部祐士：高齢者の生活実態．高齢期をいかに生活するか；健康長寿をめざして，Advances in Aging and Health Research 2003, pp5-15, 財団法人長寿科学振興財団, 愛知, 2004による）

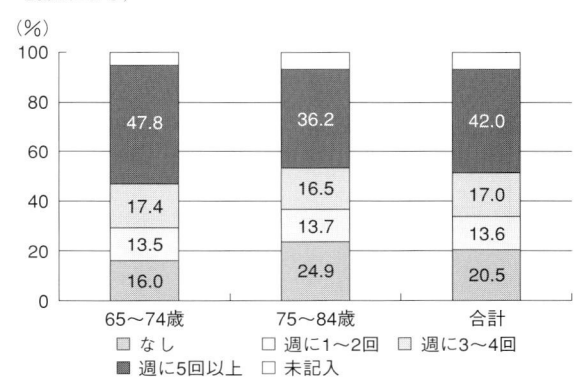

図78 ●1日に30分以上身体を動かす作業
（農作業、庭仕事、大工仕事、家事など）
（太田壽城，阿部祐士：高齢者の生活実態．高齢期をいかに生活するか；健康長寿をめざして，Advances in Aging and Health Research 2003, pp5-15, 財団法人長寿科学振興財団, 愛知, 2004による）

いているか（運動のための散歩などは除く）」との問いに対しては、半数近い高齢者が週3回以上歩いていると答え（図77）、さらに、「1日に30分以上身体を動かす作業（農作業、庭仕事、大工仕事、家事など）」を週3回以上している高齢者は60％弱に上った（図78）。この結果は、「運動・スポーツ」そのものを目的とした活動を行っていなくても、家事や庭仕事などを含めたなんらかの身体活動を続けている高齢者が多いことを示している。

2．自立の状況

図79は、先述した「高齢者生活実態調査(愛知県)」において「移動状況の自立度」を質問した結果である[17]。「1人で外出」できる人は、男性65～74歳で91.4％、男性75～84歳で76.0％、女性65～74歳で84.5％、女性75～84歳で55.1％であった。「1人で外出」できる人の割合は、女性の後期高齢者が55.1％であることを除けば、極めて高率であることがわかる。「1人で外出」と「隣近所まで外出」を併せると、男性65～74歳で95.4％、男性75～84歳で88.9％、女性65～74歳で94.1％、女性75～84歳で82.7％と、すべて80％を超えていた。すなわち8割以上の高齢者がほぼ自由に移動できる状況にあることが示された。

高齢者がより積極的な生活を営むためには、身の回りのことや買い物などが1人でできるという「生活活動力」が必要となる。「高齢者生活実態調査(愛

113

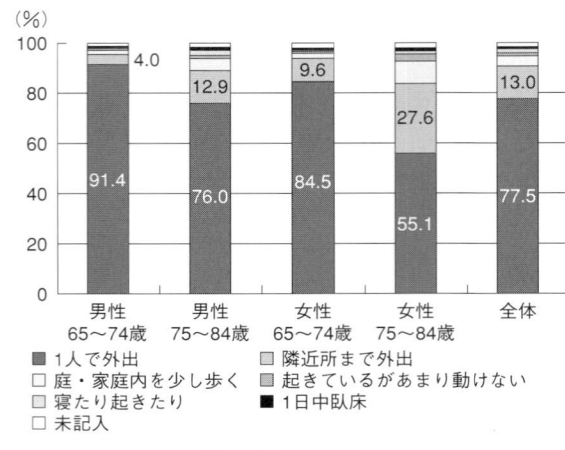

図79 ● 移動状況

（太田壽城，阿部祐士：高齢者の生活実態．高齢期をいかに生活するか；健康長寿をめざして，Advances in Aging and Health Research 2003, pp5-15, 財団法人長寿科学振興財団，愛知，2004による）

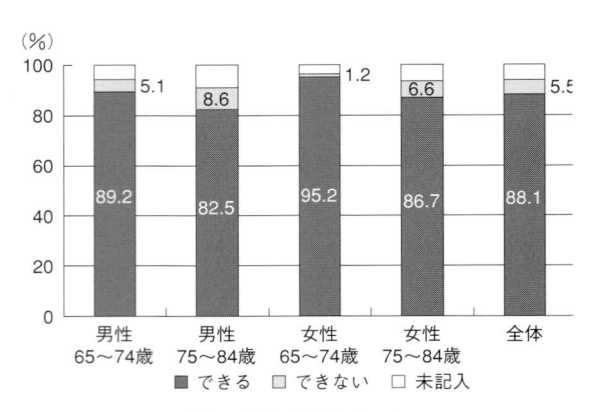

図80 ● 身の回りのこと

（太田壽城，阿部祐士：高齢者の生活実態．高齢期をいかに生活するか；健康長寿をめざして，Advances in Aging and Health Research 2003, pp5-15, 財団法人長寿科学振興財団，愛知，2004による）

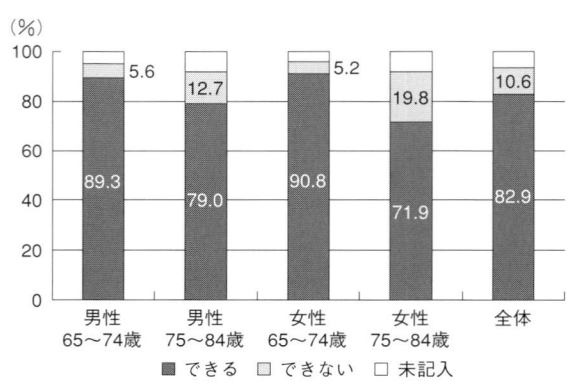

図81 ● 日用品などの買い物

（太田壽城，阿部祐士：高齢者の生活実態．高齢期をいかに生活するか；健康長寿をめざして，Advances in Aging and Health Research 2003, pp5-15, 財団法人長寿科学振興財団，愛知，2004による）

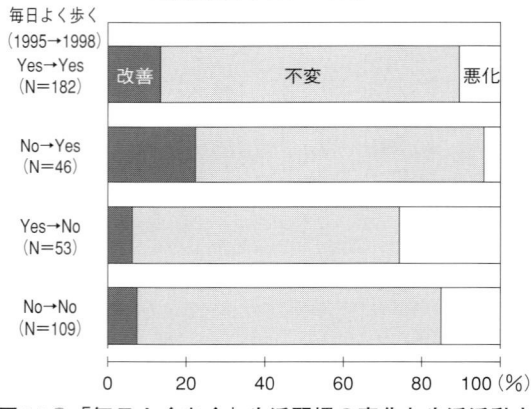

図82 ●「毎日よく歩く」生活習慣の変化と生活活動力の変化

（太田壽城，石川和子：在宅における寝たきり予防のための生活習慣．寝たきりの予防と治療，Advances in Aging and Health Research 2000, pp58-71, 財団法人長寿科学振興財団，愛知，2000による）

知県）」では，「自分の身の回りのことができるか」との問いに対して，9割近い高齢者が自立と返答した（図80）[17]。性別では前期高齢期，後期高齢期を通じて，女性が男性より身の回りのことをこなしている人が多い傾向にあった。また，「自分で日用品などの買い物ができる」人は全体で82.9％とやはり8割以上の高齢者が可能であった（図81）。

以上の結果から，約8割の高齢者が日常生活上なんら問題のない状況にあることがわかる。高齢になるほど要介護状態や寝たきりになる確率は高まるが，現状では大半の人が自立した状態で暮らしているといえる。

3. 高齢者の身体活動と自立

高齢者の自立度は，身体活動を積極的に行うことで改善することがわかってきている。筆者らは運動習慣の変化によって，上述した「生活活動力」がどの程度変化するかを，愛知県の男性高齢者で3年間（1995～1998年）縦断的に検討したのでその結果を

表30 ●最大酸素摂取量と脚伸展パワーの年代別平均値

年齢(歳)	最大酸素摂取量(ml/kg/min) 対象者数	平均値±標準偏差	脚伸展パワー(W/kg) 対象者数	平均値±標準偏差
男性				
30～39	132	34.6±8.6	132	22.1±5.3
40～49	117	30.3±7.1	119	20.3±4.8
50～59	103	27.5±6.9	101	17.6±4.2
60～69	62	24.1±7.7	64	14.1±3.2
女性				
30～39	128	27.1±6.3	132	14.4±3.8
40～49	106	24.3±5.3	107	13.2±3.3
50～59	95	22.6±6.2	96	11.0±3.5
60～69	72	20.8±5.5	71	9.4±2.5

(文献20)による)

示す(図82)[18]。「毎日よく歩く」という生活習慣が改善した群(46名)では20％以上の人に生活活動力の改善がみられた。反対に生活活動力が低下したのは2％であった。一方、「毎日よく歩く」という生活習慣が悪化した群(53名)では30％近くで生活活動力が悪化し、改善したのは3％であった。前田らが行った高齢者958名における3年間の縦断的検討においても、身体活動習慣の多い者ほど、生活活動力が有意に高い状態を維持できることを示した[19]。また、LaCroixらも6,981名という多数例で、ウォーキング、庭仕事、精力的な運動などが、4年後の移動自立度に好影響を与えたと報告している[1]。これらの結果は身体活動習慣の獲得と喪失が生活活動力の改善と悪化に関連することを示唆している。高齢者が自立した生活を送るためには、アクティブな身体活動を継続することが重要である。

2 高齢者の体力と身体活動

1．高齢者の体力

体力には行動体力と防衛体力という2つの概念がある。行動体力とは身体を動かすのに必要な体力を指し、防衛体力とはストレスや疾病などに対する抵抗力をいう。ここでは行動体力に焦点を絞って話を進める。

体力には呼吸循環機能、筋・神経機能が主に関与するが、これらの機能は加齢とともに確実に低下していくため体力も必然的に衰えていく。そして、体力低下がある一線を越えたとき、日常生活に支障をきたし、自立した生活を送ることができなくなってしまう。したがって、高齢者にとっては、体力を維持すること、体力の低下を可能な限り抑えることが最大の目標となる。

運動に伴う呼吸循環機能を評価する指標として、最大酸素摂取量、すなわち最大運動を行ったときに体内に取り込むことのできる酸素量、がしばしば用いられる[20]。最大酸素摂取量は加齢とともに減少する。筆者らの検討において30～60歳代の変化率をみると、男性が－11.2％/10年、女性は－9.1％/10年であった(表30)[20]。身体的自立を維持する最大酸素摂取量の最低限界はおよそ12～13ml/kg/minと考えられており、このラインを下回らないように運動・身体活動を続けることが重要である。

筋・神経機能を測る指標としては、脚伸展パワーが用いられることが多い[20]。脚伸展パワーは直角に曲げた膝関節を一気に伸展させて測定する。脚伸展パワーも加齢とともに減少し、30～60歳代の変化率は、男性が－14.1％/10年、女性が－13.2％/10年という結果であった(表30)[20]。脚伸展パワーは最大酸素摂取量の低下率より大きいことがわかっている。

2．高齢者の体力と身体活動

アクティブな身体活動を維持することにより体力の低下を防止することが可能である。最大酸素摂取量を指標とした筆者らの検討によると、ランニングやゲートボールなどの運動習慣をもつ60歳代の高齢者は、運動習慣をもたない同年代の高齢者に比べ、およそ1.7倍大きかった[21]。さらに、運動習慣をもっていれば70歳代であっても、運動習慣のない60歳代よりも最大酸素摂取量が大きいことが判明した[21]。

Zhangらは、50～69歳の対象者において、週3回以上運動している群はそれ以下の運動習慣しかもたない群よりも有意に最大酸素摂取量、換気性閾値時酸素摂取量が大きかったことを報告している[22]。より活発な身体活動を日常生活に取り入れることが、高齢者の体力維持にとってとりわけ重要であることがこれにより示唆される。

前述したように約8割以上の高齢者が生活上自立しているのが現状であるが、こうした自立を保持するためにはいったいどの程度身体を動かせばよいのか。高齢者に適した運動として、手軽で安全に実行できる歩行運動がしばしば推奨されるが、この歩行に関しては、健康増進・疾病予防に基本方針を据えた「21世紀における国民健康づくり運動(健康日本21)」において、70歳以上の男性で6,700歩/日以上、女性で5,900歩/日以上が目標数値として定められている[23]。もちろん、高齢者の体力は個人差が非常に大きいため、一律な運動を課するのは適切でなく、個々人に合った運動目標を設定することが重要であることは言を俟たない。

3 高齢者の身体活動と精神的健康

積極的な生活活動は体力の維持増進や生活習慣病の予防効果だけでなく、精神的健康にも好影響を与えることが知られている。以下に、睡眠、抑うつ、認知機能と生活活動との関連性につき述べる。

1. 身体活動と睡眠

高齢者では睡眠障害が高頻度にみられる。不眠の頻度を年代別にみたわが国の疫学調査によると、20～30歳代で18.1％、40～50歳代で18.9％、60歳以上では29.5％の人にみられ、突出して高齢者に多いことが報告されている[4]。筆者らが行った「高齢者生活実態調査(愛知県)」においても睡眠問題を抱えている高齢者は40％に上り、特に男性の前期高齢者では半数以上の人が睡眠状態に不満をもっていた(図83)[17]。睡眠問題の詳細をみると、夜間覚醒が42.1％と最も高く、次いで入眠時障害29.9％、早朝覚醒24.4％と続いた。また、16.1％の高齢者で睡眠薬の服用がみられた。睡眠障害は、循環器機能や免疫機能の低下をもたらすのみならず、記憶や注意力

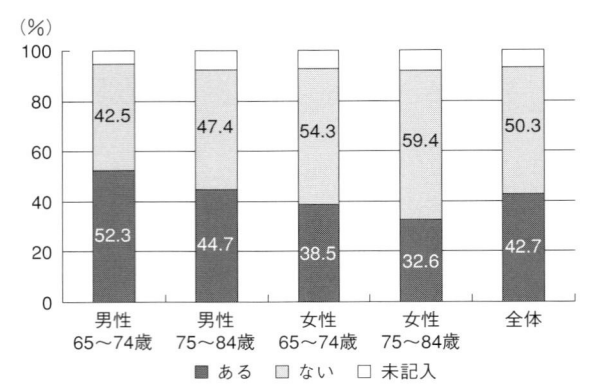

図83●睡眠問題の有無

(太田壽城，阿部祐士：高齢者の生活実態．高齢期をいかに生活するか；健康長寿をめざして，Advances in Aging and Health Research 2003, pp5-15, 財団法人長寿科学振興財団，愛知，2004による)

など、認知機能の障害とも関連が深く、高齢者に重大な健康被害を及ぼす。

睡眠障害の改善策の1つとして、運動習慣が注目されている。単に睡眠薬を服用するのではなく、生活環境の整備が基本とされる不眠の治療として、運動は有望かつ合理的な治療法といえる。先述の日本における疫学調査によれば、運動習慣をもつ群では全体の17.2％に不眠がみられたのに対し、運動習慣をもたない群では22.9％の人が不眠を訴えており、運動習慣の有無が不眠の発症に影響を及ぼしていることが示されている[4]。さらに、不眠高齢者に対して短時間の昼寝と夕方の軽い運動が効果的との報告もあり、運動が不眠の予防と治療になり得ると期待されている[5]。

2. 身体活動と抑うつ

抑うつ症状は、高齢者においてしばしばみられる精神症状である。「高齢者生活実態調査(愛知県)」においても、「気分の落ち込み」があると答えた高齢者は30％強に上った(図84)[17]。高齢期のうつ症状は、基本的に若い人のうつ症状と大差はないが、不安・焦燥が強く、心気的であるという点が特徴といえる。そして、抑うつになる原因として慢性疾患を患いやすいという身体的要因や、配偶者との死別、ひとり暮らし、退職などの環境的要因が大きくかかわっていると考えられる。

身体活動が高齢期の抑うつにどのような効果をもたらすかについて調査した報告は数多く存在する。

5. 高齢者と社会

3. 身体活動と認知機能

近年になり、活発な身体活動が認知機能低下に予防的な役割を果たす可能性があるとする報告が相次いでいる。Laurinらは65歳以上の高齢者を対象とした5年間の前向きコホート研究において、高身体活動群は認知機能低下、アルツハイマー病、その他の認知症疾患の発症リスクが低かったと報告している[9]。同様にYaffeらやPignattiらの前向き縦断的研究においても、ウォーキングや階段昇降などの身体活動が高い群はMini-Mental State Examination (MMSE)などに代表される認知機能の低下が有意に少なかったと結論している[10][11]。日本においても7年間にわたる久山町の研究で、身体活動がアルツハイマー病の有意な予防因子であることを示している[12]。また、読書、ボードゲーム、楽器演奏、ダンスなどの余暇活動への参加が認知症発症のリスク減少と関連があるとする研究結果も報告されている[13]。

認知症患者に対する介入的研究としてはNagayaらの検討がある[14]。リハビリ体操や風船バレーボール、ボーリング、盆踊りなどの集団訓練と運動療法との併用により、血管性痴呆(血管性認知症)患者においてMMSEが有意に改善したと報告している(表31)。また、動物実験においても、輪回し運動を行ったマウスでは、海馬での神経形成、シナプス可塑性の増加が認められ、身体活動が認知機能改善に貢献する可能性が示唆されている[24]。

以上の如く、積極的な身体活動は、認知機能低下の抑制、さらには認知障害を改善する可能性があり、認知症の予防や治療に役立つことが期待されている。今後は、どのような身体活動が脳機能の賦活に有用なのかを詳細に検討していくことが重要となる。

図84 ● 気分の落ち込み

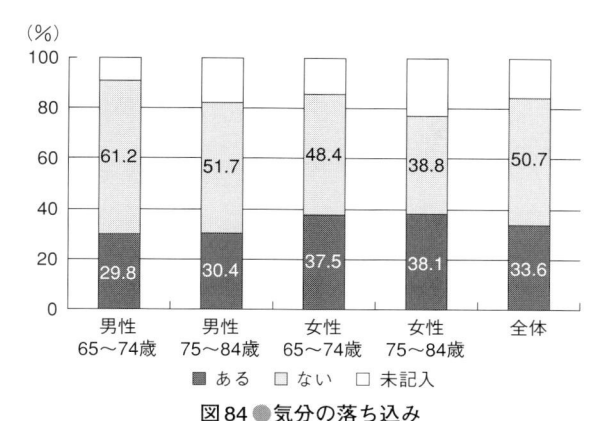

(太田壽城, 阿部祐士:高齢者の生活実態. 高齢期をいかに生活するか;健康長寿をめざして, Advances in Aging and Health Research 2003, pp5-15, 財団法人長寿科学振興財団, 愛知, 2004による)

Camachoらは縦断的前向き研究によって、低身体活動群は高身体活動群に比べうつ病に罹るリスクが有意に高いことを明らかにした[6]。Emeryらはレビューの中で、習慣的な有酸素運動が抑うつを改善したとする研究をいくつか紹介している[7]。同様に、McAuleyらは身体活動が精神的健康に及ぼす影響を検討した38の論文をまとめており、高齢者における精神的健康は身体活動と密接にかかわっていると結論づけている[8]。さらに、身体活動の期間が長いほど精神面によい効果を与えるという結果も提示している。また、高齢者の抑うつ症状の1つとして多くみられる不安・焦燥についても、運動・身体活動がその改善に有効であるとする報告が多い。

身体活動が抑うつ、不安に対し、どのような機序で効果を現すのかについては不明である。しかし、身体を動かすことが、抑うつの治療、予防につながることは明白であり、身体活動、運動の重要性がますます注目されることになろう。

表31 ● 血管性認知症患者に対する集団訓練・運動療法の認知機能改善効果

	MMSE 施行前	MMSE 施行後	P値
血管性認知症患者(n=45)	13.5±5.1	15.0±5.5	0.004
施行回数群別			
≧30回(n=15)	14.3±4.9	16.7±5.2	0.008
30回＞≧18回(n=15)	13.9±4.9	14.8±5.9	0.278
＞18回(n=15)	12.3±5.6	13.4±5.1	0.272

(文献14より改変)

●●● おわりに

　習慣的な身体活動は、体力の低下を抑制し、身体と心の健康を増進させ、最終的には生活の質の向上につながっていく。高齢者が身体活動に関心をもち、よりアクティブなライフスタイルを送ることができるよう、社会対策の一環として検討していくことは大変重要と考えられる。高齢者個々人に合った運動・生活活動をマイペースで楽しく続けていけるよう、運動・生活指導などの機会を提供する環境整備が今後ますます必要となる。

（太田壽城、阿部祐士）

● 文献

1) LaCroix AZ, Guralnik JM, Berkman LF, et al：Maintaining mobility in late life；II Smoking, alcohol consumption, physical activity, and body mass index. Am J Epidemiol 137：858-869, 1993.
2) Paffenbarger RS Jr, Hyde RT, Wing AL, et al：Physical activity, all-cause mortality, and longevity of college alumni. N Engl J Med 314：605-613, 1986.
3) Paffenbarger RS Jr, Hyde RT, Wing AL, et al：The association of changes in physical-activity level and other lifestyle characteristics with mortality among men. N Engl J Med 328：538-545, 1993.
4) Kim K, Uchiyama M, Okawa M, et al：An epidemiological study of insomnia among the Japanese general population. Sleep 23：41-47, 2000.
5) 田中秀樹，平良一彦，荒川雅志，ほか：不眠高齢者に対する短時間昼寝・軽運動による生活指導介入の試み．老年精神医学雑誌 11：1139-1147, 2000.
6) Camacho TC, Roberts RE, Lazarus NB, et al：Physical activity and depression；evidence from the Alameda County Study. Am J Epidemiol 134：220-231, 1991.
7) Emery CF, Blumenthal JA：Effects of physical on psychological and cognitive functioning of older adults. Ann Behav Med 13：99-107, 1991.
8) McAuley E, Rudolph D：Physical activity, aging, and psychological well-being. J Aging Physical Activity 3：67-96, 1995.
9) Laurin D, Verreault R, Lindsay J, et al：Physical activity and risk of cognitive impairment and dementia in elderly persons. Arch Neurol 58：498-504, 2001.
10) Yaffe K, Barnes D, Nevitt M, et al：A prospective study of physical activity and cognitive decline in elderly women；women who walk. Arch Intern Med 161：1703-1708, 2001.
11) Pignatti F, Rozzini R, Trabucchi M, et al：Physical activity and cognitive decline in elderly persons. Arch Intern Med 162：361-362, 2002.
12) Yoshitake T, Kiyohara Y, Kato I, et al：Incidence and risk factors of vascular dementia and Alzheimer's disease in a defined elderly Japanese population；the Hisayama Study. Neurology 45：1161-1168, 1995.
13) Verghese J, Lipton RB, Katz MJ, et al：Leisure activities and the risk of dementia in the elderly. N Engl J Med 348：2508-2516, 2003.
14) Nagaya M, Endo H, Kachi T, et al：Recreational rehabilitation improved cognitive function in vascular dementia. J Am Geriatn Soc 53：911-912, 2005.
15) 総務省統計局：生活時間に関する結果．社会生活基本調査．平成13年版，2002.
16) 内閣府：高齢者の状況．高齢社会白書．平成15年版，2003.
17) 太田壽城，阿部祐士：高齢者の生活実態．高齢期をいかに生活するか；健康長寿をめざして，Advances in Aging and Health Research 2003, pp5-15, 財団法人長寿科学振興財団，愛知，2004.
18) 太田壽城，石川和子：在宅における寝たきり予防のための生活習慣．寝たきりの予防と治療，Advances in Aging and Health Research 2000, pp59-71, 財団法人長寿科学振興財団，愛知，2000.
19) 前田　清，太田壽城，芳賀　博，ほか：高齢者のQOLに対する身体活動習慣の影響．日本公衆衛生雑誌 49：497-506, 2002.
20) 太田壽城，張　建国，石川和子，ほか：日本人の最高酸素摂取量；換気性閾値および脚伸展パワーの標準値策定の試み．日本公衆衛生雑誌 46：289-297, 1999.
21) 太田壽城，樋口　満，吉武　裕，ほか：老年者の運動とエネルギー代謝．日本老年医学会雑誌 30：582-586, 1993.
22) Jian-Guo Zhang, Toshiki Ohta, Kazuko Ishikawa-Takata, et al：Effects of daily activity recorded by pedometer on peak oxygen consumption (VO_2peak), ventilatory threshold and leg extension power in 30- to 69 year old Japanese without exercise habit. Eur J Appl Physiol 90：109-113, 2003.
23) 健康・体力づくり事業財団：健康日本21（21世紀における国民健康づくり運動について）．健康日本21企画検討会・健康日本21計画策定検討会報告書，p95, 2000.
24) van Praag H, Christie BR, Sejnowski TJ, et al：Running enhances neurogenesis, learning, and long-term potentiation in mice. Proc Natl Acad Sci USA 96：13427-13431, 1999.

4. 高齢者の就労と社会参加

1 高齢者の社会参加の意義—active ageingとは

　高齢者の社会参加には2つの側面がある。第一は高度の高齢社会では、高齢者も可能な限り社会の営みに参加し、貢献してほしいということであり、第二には高齢者は可能な限り活動的な生活を送り、それによって心身の活動能力のレベルを高く維持してもらいたい。それは高齢者自身にとって何よりの"幸せ"であるし、また同時に社会にとっても医療サービスや福祉サービスのための費用の節約になるから、ということである。

　このような考え方から、近年国際社会では"active ageing"(活力ある高齢化、生き生き長寿)が非常に重要視されるようになってきた。

　"active ageing"という考え方は1990年代の後半に欧米の老年学者の間でいわれるようになった考え方であるが、それが一般的に広まった契機は、世界保健機関(World Health Organization；WHO)が、国際高齢者年[1999(平成11)年]の際の世界保健デー(4月7日)のテーマを"Active ageing makes the difference."(日本語では「生き生き長寿社会で新風を」と訳された)としたことであった。WHOはこの考え方を非常に重視し、「アクティブ・エイジングを全世界で実現させよう」"Global Movement for Active Ageing"という活動を始めた。その手始めとして、1999年10月2日にグローバル・エンブレイス(Global Embrace；直訳すれば「地球を抱擁する」)という「歩くイベント」を開催した。このイベントは、ニュージーランドから始まり、日本、韓国、中国、タイ、と、世界を一周する形で(つまり地球を抱擁する形で)世界各国で行われた。

　しかし、この"active ageing"という言葉、あるいは考え方が本格的に全世界に広まったのは、第2回高齢化に関する世界会議(The Second World Assembly on Ageing；しばしばWAA2と略記される。この論文でも以下この略語を使用する)に、WHOが"Active Ageing—A Policy Framework"という文書を提出したことによる。この文書は、WAA2の開催に備えて、2001年にWHOが"Health and Ageing, A Discussion Paper"と題する討議用の資料を作成し、世界各国の多数の専門家に配布して意見を求め、集まった意見を専門家会議(2002年1月、WHO神戸センターで開催)で集約し、タイトルも新しくして"Active Ageing—A Policy Framework"と題する冊子にまとめたものである(この冊子の英語版の全文はhttp://www.who.int/hpr/ageing/Active Ageing Policy Frame.pdfからダウンロードできる)。

　WHOは、この文書をWAA2への"WHOの貢献"として会議に提出するとともに、その冊子をWAA2に関連して開かれたValencia Forum、ならびにNGOの世界会議(WAA2の直前に、前者はスペインのバレンシア市で、後者はマドリッドで開かれた)に持ち込んで、それぞれの会議でWHO特別セッションをもち、この文書でいう"active ageing"という考え方について詳しく解説し、また大量に配布した。世界中の高齢者福祉関連の行政官や老年学者などが多数集まっているところで、WHOでこの問題を直接担当しているDr. Alexandre Kalacheが熱弁をふるって"active ageing"の理念とそれを実現するための政策について説いたので、その影響は非常に大きく、その後"active ageing"という言葉は急速に世界中の関係者の間に広まった。実際のところ、筆者(過去20年くらいWHOの「高齢者の健康に関する専門委員会」の委員であった)も、Valencia ForumでDr. Kalacheから直接話を聞くまでは"active ageing"という考え方の重要性についてはっきりとは認識していなかった。

　当然のことながら、この考え方はWAA2の報告書の主要な内容であるMadrid International Plan of Action on Ageing 2002(マドリッド国際行動計画；この文書の英語版の全文はhttp://www.un.org/esa/socdev/ageing/waa/でダウンロードできる)にも反映されている。しかしこの行動計画は前文と本文で44ページもある膨大なものであるうえ、高齢者問題のあらゆる側面を取りあげているので、"active ageing"についての直接の言及はごくわずかしかな

い。しかし全体にわたってその考え方が貫かれている。

1. healthy ageing と active ageing―どこが違うのか

　高齢者の健康に関しては、これまでhealthy ageing（健康長寿）ということが強調されていたことは御承知のとおりである。しかしほとんどの高齢者にとって70歳以上ともなれば、医師に常時的にかかっているかどうかは別として、なんらかの病気をもっているのが普通である。健康の定義としては、WHOが設立後間もない1951年に定めたものが古典的定義としてよく知られている。念のためにWHOの健康の定義を引用しておく。

　"Health is a state of complete physical, mental and social well-being and not merely the absence of disease or infirmity."「健康とは、完全な肉体的、精神的及び社会的福祉の状態であり、単に疾病または病弱の存在しないことではない」（昭和26年官報掲載の日本語定義）

　この定義は、常識的には非常によい定義のように思われるが、最近では公衆衛生学や老年医学の専門家の間では必ずしも評判がよくない。その理由は平均寿命80歳前後というような長寿社会では、前期高齢者については、病気があるということと行動的な日常生活を送ることができることとの間の因果関係は、非常に薄くなっているからである。例えば世界一の長寿国で、健康寿命でも世界最長の日本では、65歳以上の高齢者の65％以上は調査時点で「定期的に通院中の病気」をもっている。65〜74歳の前期高齢者でも、通院者率は男で44％、女では50.6％に達する。ところが日常生活、その中でも"外出に影響がある"ような病気や障害のある人の割合をみると、65歳以上の人全体で10.4％に過ぎない。65〜74歳の前期高齢者ではわずかに6.8％に過ぎないのである（以上のデータは2001年の国民生活基礎調査による）。

　確かにhealthy ageing（健康長寿）ということは誰でもが望む理想であるが、人間は生物であるから、老化の進行とともになんらかの疾病をもつようになることは避けられない。そのようになる時期は人によって違うし、また医学の進歩により、発症の時期

を遅らせることは今後ともある程度可能ではあろうが、それには自ずと限度がある。しかも多くの先進国ではその限度に漸近線で近づきつつある。冷静に理論的に考えれば、高度の長寿社会は実は高度の「健康長寿」の社会とはなり得ないのである。つまり高度の長寿社会になって後期高齢者人口の比率が高くなれば、有病者の比率も上がらざるを得ないのである。そうであるとすれば、病気をもちながらも可能な限り活動的な生活を送るようにすることを考えるべきである、ということになる。

　最近亡くなった東大名誉教授で社会保障審議会の会長を長く勤められ、日本の社会保障制度の改革に大きな貢献をされた隅谷三喜男氏（2003年2月22日逝去、享年86歳）は、逝去の16年前の1987年1月にがんの告知を受け、3回の手術と25回の放射線照射を受けながらも、友人、知人に自分ががんに罹っていることを公表して、その後の人生について、まず「第一次5ヵ年」をつくって友人・知人に公表した。1992年には無事5年目を迎え、さらに第二次3ヵ年を立てられたとのことである。実際にはその後も積極的で活発な人生を送られ、がんと共存しながら、告知後実に16年も社会のために尽くされた（大熊由紀子女史―当時阪大教授―の2003年3月16日付e-mail情報による）。

　隅谷先生には及びもつかない平凡人ではあるが、筆者自身のことをいえば、現在満75歳になるが、10年以上前から高血圧の薬を服用し続けているうえ、昨年は前立腺癌の切除手術を受け、それに加えて、耳鼻科からは中年期以来慢性鼻炎の治療を受け続けており、毎日欠かさず数種類の薬を服薬する生活である。しかし日常生活ではWHOの古典的な定義での健康を保持している中年の人とまったく同じように、定職をもち、いくつかの法人の役員も兼ね、多忙な職業生活を送っている。

　隅谷先生のような例をみれば、"active ageing"というスローガンが目指している老後の過ごし方が、医学・医療の進んだ長寿社会の在り方として実にふさわしいということが実感されよう。

　このように病気をもちながらも長生きする時代となったのであるから、"healthy ageing"ということもさることながら、1つ、2つの病気があっても、また心身に障害があっても、それを乗り越えて積極的、活動的な生活を維持しながら齢を重ねてゆくことを重視する"active ageing"の考え方が大切であ

ることは論ずるまでもあるまい。

WHOの提唱する"active ageing"という考え方は、長寿社会を達成した高齢化先進国の経験から出てきたものである。そのための具体的な生活スタイルとして、active participationとかvolunteerという考え方が強調されている。これらは国際連合やWHOにいわれるまでもなく、日本ではかなり前から強調され、また具体的な施策が採られていることである。

2 高齢者の社会参加、就労の可能性

さて、与えられた本題に入ろう。この論文の前半で解説したとおり、長寿社会を実現した国での高齢化のあるべき姿は"active ageing"である。またその可能性については、数字を挙げて説明したように、65～74歳までの前期高齢者では、外出に支障があるような病気や障害のある人はわずかに6.8％しかいない。また"active ageing"を志向し実践することが、老化による衰弱の進行を少なくとも多少は防げることは確かである。

1. 社会の変化は高齢者の積極的参加を求める

しかも社会の高齢化が進み、65歳以上人口の比率がさらに増えて25％とか30％とかになれば、高齢者の社会参加どころか労働力参加が求められるようになることは必至である。労働力の不足と年金財政のバランスのために、現在のように60歳ちょっと過ぎれば満額の年金が受けられることを期待することはそう遠くない将来できなくなる。実際世界のほとんどすべての高齢化の先進国で、満額の年金を受領できる最低年齢は既に65歳であり、67歳の国もある。つまりその年齢まで働くことが求められているのである。

2. どのような仕事が可能か

このことについて考察するうえでは、前提条件を考えておく必要がある。ここでは近い将来日本でも定年が65歳まで引き上げられたときのことを考えることとしよう。つまり65歳以上の人のことであると考える。一方おおよその上限の年齢も考えておかねばならない。ここでは常識的な線、すなわち74歳までの前期高齢者について考えることにしよう。上記のようにこの年齢層では約半数が通院者であるが、しかし外出に支障のある人はわずかに6.8％である。

しかし前期高齢者であっても、生物としては所詮は老人である。65歳で退職した後、若い人と同じような体力や敏捷性を必要とする仕事に就ける人はごくわずかしかいない。

したがって、ここでは第二の条件として、フルタイムの仕事からの退職後、部分年金を受けてパートタイムで働くか、もしくは満額年金を受けてボランティアとして働くかの2つの形の社会参加を考えることにしよう。

❶ パートタイムの仕事

高齢者は一般的にいえば若い人と比べて体力と敏捷性に欠ける。そのため世界どこの国でも高齢者が従事している仕事は限られてくる。具体的には、原則として軽作業でなければならない。また高齢者の多くは新たに複雑な仕事を覚えるのが苦手である。したがって、中年期に従事していた仕事と連続性のあるものが望ましい。そういう仕事であれば、かなりの技能を必要とする仕事でも、速さでは若い人にかなわないが、立派な仕事を成し遂げることができる。しかし高齢者の中にも、簡単なことであれば新たな作業を身につけることのできる人も少なくないから、そのような仕事を学習する機会を用意することが必要である。実際各地のシルバー人材センターでは、老後になってから習った襖貼りや障子貼りの仕事などをする人たちが少なくない。以下、日本のシルバー人材センターの事業内容からその可能性を探ってみよう。

シルバー人材センターが引き受ける仕事には地域性があり、その全部を網羅して紹介するのは煩雑なので筆者が住む東京都杉並区のシルバー人材センターがインターネット上で、引き受けられる仕事として公表している主な仕事をご紹介しよう（http://www.sjc.ne.jp/suginami/SHIGOTO/SGI6-1.HTM—2005年6月15日）。

・専門技術分野：家庭教師、学習教室（小学校3～6年生）、各種講師、経理事務、パソコン入力・操作、パソコン教室、パソコン出張サービス（指

導・環境設定)、など
- 事務分野：一般事務、受付事務、毛筆宛名書き、硬筆宛名書き、など
- 技能を要する分野：大工・建具工事、塗装工事、襖・障子貼り替え、植木剪定、左官工事、水道工事、網戸貼り替え、エアコンクリーニング、換気扇清掃、洋裁、など
- 管理分野：建物管理、駐車場管理、物品管理、など
- 折衝・外交分野：チラシ配布、販売・集金、外務、など
- サービス分野：家庭内清掃、福祉サービス、家庭サービス、その他サービス、など
- 軽作業分野：屋外清掃、除草、その他屋外作業、屋内清掃、その他屋内作業、など
- 自主的事業：包丁研ぎ、作品販売、洋服のお直し、浴衣の仕立て、など

　上のリストは、細かいものをかなり整理し、主なものに絞ったものであるが、それでもこのようにたくさんある。ニーズとやる気のある前期高齢者を結びつける効率的なシステムを工夫すれば、パートタイムの仕事を通じて高齢者が社会に参加し、社会貢献する可能性は非常に大きいことがわかるであろう。

❷ 欧米での代表的な高齢者の仕事

　欧米諸国では、はるか前からほとんどの国が強制退職年齢(満額の年金を受けられる年齢)が65歳(国によっては67歳)であったこと、また若い、あるいは中年者の失業率が以前から高かったため、退職後もパートタイムで働くという考え方が薄かった。そのため、日本のシルバー人材センターのような仕組みは普及していないが、実際には高齢者でパートタイムの仕事をする人がなかったわけではない。その典型的な例はパートタイムの家事援助ホームヘルパーである。

　ホームヘルパーといっても身体介護の仕事を引き受けられる人はあまり多くはないが、都市地域の近代化された住宅での家事援助の仕事であれば、相当の高齢者でもヘルパーを引き受けることは可能である。実際多くの国で家事援助のヘルパーの中には退職した女性の高齢者がかなりいる。ある国でホームヘルパーのことについて話を聞いていたとき、「高齢者が多いので、大雪が降るとか、ひどく寒いとかというときには、欠勤者が増えて困る。また風邪が流行って家事援助の依頼が多くなると、ヘルパーの中にも風邪引きが増えて、援助の要請に応えることが難しくなる」といって嘆かれたことを思い出す。

　また、配食サービスの配達を高齢者に依存している国はかなり多い(但しボランティアの場合も多い)。日本では高齢者、特に女性高齢者の中に運転免許をもつ人がまだ少ないこと、高齢者で自家用車をもつ人がまだ少ないこと、また配食サービス自体がほとんど行われていない、などのため、この形の高齢者の参加は進んでいないが、欧米のほとんどの国で、配食サービスの配達の担い手の多くは退職した高齢者である。1日のうち昼食前の短時間の仕事なので、高齢者のパートの仕事として適している。またこの仕事をフルタイムの人に頼むことは、多くの場合、労働力活用のうえで効率が悪い。

❸ 高齢者のボランティア活動

a. 高齢者のボランティア活動はどのくらい広まっているか

　平成8年に行われた全国ボランティア活動者実態調査(厚生省の委託により全国社会福祉協議会が実施)によると、ボランティア活動を主目的とするグループの会員の30.8％、また個人でボランティア活動を行っている人の49.6％が60歳以上の人である。

　また総務省統計局が平成13年度に行った社会生活基本調査によれば、60～64歳の人でなんらかのボランティア活動を行っている人の比率は30.5％、65～69歳の人で31.4％、70歳以上でも25.5％である。

　これらの数字をみると、日本でも高齢者のボランティア活動は今やごく一般的なことになっているということがわかるであろう。

b. 高齢者はどのようなボランティア活動をしているか

　上記の総務省の調査によると、高齢者が行っているボランティア活動の種類は、3つの年齢グループとも"まちづくりのための活動"が最も多い(15.6～17.2％)が、"高齢者を対象とした活動"への参加率も60～64歳で7.5％、65～69歳で8.8％、70歳以上で8.9％とかなりの率になっている。またボランティア活動の中での"高齢者のための活動"の比率は、60～64歳で24.6％、65～69歳で28.0％、70歳以上で34.9％である。このように、高齢者ボラン

ティア活動のかなりの部分は高齢者を対象として行われているのである。

上記2つの調査では、ボランティア活動の詳細な種類は調べられておらず、大雑把な分類が示されているだけであるが、その項目を頻度の高いものから低いものへと並べて以下に示す。

・在宅福祉サービス
・相談・訪問・交流活動
・趣味・上演・演奏活動
・スポーツ・レクリエーション指導
・手話・朗読・点訳活動
・募金活動
・児童健全育成活動
・収集活動
・制作活動
・文化・伝承活動
・環境活動
・国際交流・国際協力活動
・地域活動
・その他の活動

上のリストにみられるように在宅福祉活動が最も頻繁に取り組まれている活動で、個人の場合55％の人がこの活動を行っていると答えている。

日本のボランティア活動は現在ではずいぶん進み、また高齢者が高齢者のための活動をかなりしていることがわかる。

●●●● おわりに

かつては老後を"余生"といったものであるが、今や退職の挨拶状にこの言葉を使う人はまずない。日本語ではそれに代わるよい言葉がまだ生まれていないが、欧米ではかなり前から、"第三の人生" the third age、あるいはさらに積極的に"生産的老後" productive age という言葉がよく使われ、それに加えて、世紀の変わり目頃から active ageing という言葉がWHOによって声高く謳われるようになった。

それに加えて、人口高齢化のさらなる進行で多くの先進国は今世紀の中頃には30％を超す高齢者人口比率に達することが確実に予測されており、人口構造の見地からもフルタイムの仕事から退いた高齢者が積極的に社会に参加し、社会に貢献することが求められるようになってきた。

このように積極的な高齢者観が広まり、また高齢者の社会参加、社会貢献への期待が高まっているが、日本の高齢者の社会参加の現状を調べてみると、高齢者の中での有病者の比率は前期高齢者でも約50％と高いにもかかわらず、社会参加、社会貢献の活動は、一般の常識とは異なり、かなりの広がりをみせている。

今後、働きかけを強め、また気軽に参加できる仕組みを身近に用意すれば、高齢者の社会参加、社会貢献はさらに進み、超高齢社会での有力な社会資源の1つとして期待できるようになるであろう。

（前田大作）

この論文は、（株）ワールドプランニング社発行の「老年精神医学雑誌第17巻第7号」（2003年発行）に著者が発表した「active ageing をめざして；社会参加・相互扶助の可能性と進め方を考える」を、発行元のワールドプランニング社の許可を得てタイトルを除いてほとんどそのまま転載させて頂いたものである。本書への執筆依頼の原稿は、内容として上記論文の内容と事実上まったく重複するので、小手先の手直しでなく、敢えて転載させて頂くこととした。転載を快く許可されたワールドプランニング社に感謝の意を表する。

5. 高齢者の社会参加とボランティア

1 前提の転換

エイジング研究の成果であるが、高齢者が社会経済的にも、価値観やライフスタイル、そして健康状態において極めて多様な集団であることは今日、広く認識されていることである。高齢者を同質集団とみる見方は現実よりもこれまでの社会通念に依拠したものであり、老いについてのネガティブな意味と社会的弱者像とを特徴とした。実際の政策などもそ

うした同質性を前提に講じられてきた。現状は、高齢化の進展に伴い新たな高齢者が登場する中で、高齢者についての理解は確実に変わってきている。

　高齢者の多様性を前提におくと、われわれは発想の転換を求められる。同質集団であれば1つの行為者像でよいのだが、多様であるとなると多くの行為者像に対応できる考え方が求められるから、これは応用問題となる。具体的な政策やプログラムを思い浮かべればこのことは容易に理解できるだろう。

　高齢者を対象として提起されてきた生きがい、社会参加、その具体的形態としてのボランティア活動などの視点が、男性のフルタイム就業、特に雇用された状態を基準にしたものであったのは明らかである。それが完全な社会参加の形態であり、働いている人に対して社会参加の必要性を論ずることは不要であった。高齢者の社会参加がいわれるのは、定年退職により仕事からは離脱し年金により所得保障を受ける人々の空洞化した部分（することがない状態）への社会の側からの配慮とでもいうべき関心からであった。この考え方はもともとジェンダーバイアスを含んでいて、高齢女性は退職した男性とは違い空洞化が深刻ではないので、地域でのそれまでのかかわり合い、つながりをもっているから敢えて社会参加の対象としては重点的に取りあげるまでもなかった。少なくとも、退職後の男性と同じ比重で問題視されたわけではなかった。

　終身雇用制が崩れ、雇用自体もかつてないほど不安定化した中で雇用形態も多様化しているし、失業という形態も例外的ではなくなってきた。一方、女性の労働参加も増加している。つまり、以前であれば安定した基準点だったものが、流動化し、基準とならなくなっている。高齢者もまた、この間に当然年齢移行しておりライフスタイルなども変わっている。

　さて、こうした変化の意味するところは、社会参加の意味を幅広く設定できるようになったということではないだろうか。次の3点が導けるだろう。第一に、被雇用者と定年退職者という択一的、非連続な設定ではなく、社会参加の意味をフルタイムで雇用されている人からそうでない人まで連続的に捉える必要がある。つまり、フォーマルとインフォーマルの軸も境目がはっきり分けにくくなってきている。第二には、社会参加活動におけるボランティアの比重も相対化されるということである。ボラン

ティア活動の定義要件とされてきた無償性も柔軟に位置づけられる。そして、第三として、社会参加を考えるときに高齢者だけに限定する必然性もなくなるということであり、これまでの前提にあったように高齢者を、社会参加を促す必要のある"客体"としなくてもよいことになる。

　以上のことを簡単に言い換えると、高齢者だから社会参加とボランティアという発想ではなく、現象としても意識面でも、ボランティアしている人に"たまたま"高齢者が多いという実態になればよいのである。高齢者であること、高齢であることを特別な条件とせず、個々人でみれば多様な形で活動しているという状態が今後目指すべき方向である。

2　あるシニアボランティア調査から

　しばらく前になるが筆者はシニアボランティアに関する調査にかかわったことがある[1]。内容的には現在でも遜色ないと考えるので、概要を紹介する。調査の目的は地域社会におけるシニアボランティアの活動推進のためであったが、調査の設計段階で問題に直面した。

　先行研究を検討した結果、いくつかの問題が浮上した。①シニアボランティアの定義が曖昧であることが多く、したがって、実態が明確に捉えられていない。②地域のボランティアセンターが把握しているボランティア団体で高齢者の多いグループの調査などでは、参加動機をみても「社会の一員として当然」といった規範的な項目への反応が多かった。③直接のきっかけでは「知人や友人の誘い」が最も強く、自治体関係の広報紙やボランティア講座の受講などはそれほどではなかった。

　その一方で、ボランティア活動に参加していない高齢者への意識調査をみると、④ボランティア活動への参加意欲は高く、これまでの人生で培ってきた特技や知識、経験を活かしたいという項目への支持が高い。その結果、⑤シニアボランティアの場合には動機やきっかけに加え、経験的に蓄積された"ストック要因"が考えられ、その活用による参加が重要視されるのだが、その実態は不明であった。ボランティア活動をしている高齢者がストック要因を活かしているかというとそうでもなく、ストック要因と動機、きっかけ要因との相互関係は十分明らかに

なっていない状態であった。

　ボランティアセンターの役割は当然、ボランティア活動の促進であり、高齢者に対しても各地方自治体にあるボランティアセンターがシニア向けのボランティア講座を開いたり、活動メニューを増やしたりしている。しかし、現に活動に参加している高齢者についての理解が、その周辺で多数いるはずであるシニアボランティア予備軍の活性化に有効につながらないという問題が指摘されていた。既に参加している人たちだけを対象としても、また、高齢者一般を対象としたアンケート調査でも、どちらでも不十分なように思われたのである。実態把握のために、調査の方法論も工夫を求められた。

　検討の結果、シニアボランティアの活動舞台として最も可能性が高い地域社会に着目し、そこで高齢者がどのような活動をしているのかを全体的、総合的に押さえるところから始めることにした。東京都東久留米市を調査地に選定し、ボランティアであるか否かを問わず把握できるすべての市民活動グループを調査対象とした。全体で約550グループが特定され、アンケート調査によりその約半数の回答を得た。

　活動内容は、福祉、保健、生活環境改善などボランティア的性格のはっきりしたものだけでなく、趣味、健康・スポーツ、文化・学習などに分類されるものもあり、こちらの方がグループ数でも参加者数でも圧倒的に多かった。特に趣味のグループは全体の4割強を占めていた。

　調査の狙いは、自分たちの楽しみを目的に活動しているこうした非ボランティア的グループの中でなんらかの形でボランティア的な活動をしているのか、それとも趣味は趣味で完結した活動になっているのかどうか、活動展開のダイナミズムとボランティア活動との関係におかれた。そして、派生的に行うようになったボランティア的な活動を"地域還元型活動"と概念化し、実態を細かくみていった。

　その結果、興味深い変化が把握できた。調査時点で実行している場合と以前はしていた場合との合計でみると、地域還元型活動をしているグループは、趣味活動では全体の約36％（117グループ中42グループ）であった。健康・スポーツ活動では全体の約22％（46グループ中10グループ）であった。類似調査がないので、これらの比率の評価は難しいのであるが、予想よりも高い割合であると思われた。

　さらにどのような経緯で当初の目的にはなかったボランティア的活動をするようになったかを個別に調べた。趣味のグループは活動内容では最も多くまた多岐にわたっていたのだが、例えば、合唱や楽器演奏のグループの中には、市内の小学校や児童館から依頼を受け小音楽会をしたり、老人ホームで童謡を歌ったり、障害児施設や障害者団体のイベント参加をしたりといった活動をしているグループがあった。また、陶芸や絵画、彫刻などの美術工芸関係の趣味グループの中には、公民館の依頼で子どもや視覚障害者のために陶芸教室を開いたり、特別養護老人ホームやデイサービスセンターに出かけて行き陶芸教室、絵手紙教室を開いたりしていた。

　健康・スポーツの活動グループの場合には、健康体操のグループが市の社会教育課主催のスポーツイベント開催に協力したり、障害者体育教室や市民向けストレッチ教室を手伝ったり、子ども会の夏休みのラジオ体操を指導していた。あるいは、文化・学習と分類されたグループでは、例えば書道グループが書道教室の開催だけでなく、市のイベントに参加し写経の手ほどきコーナーを担当するとか、牛乳パックを集めてボランティアセンターに送るなどの活動をしていた。

　調査では、グループごとにどのような地域還元型活動をしているのかだけでなく、そのきっかけも明らかにした。その結果は全体傾向としてみると、社会福祉協議会、学校、児童館、公民館など外部機関・団体からの依頼の場合と、グループのメンバーやリーダーの発案の場合とが同程度の重要さで際立っていた。したがって、どこに働きかけを行えば地域還元型活動を促進できるか実践上のヒントを得ることができたのである。

　この調査の概要を示すことで強調したいのは、次の点である。従来、ボランティア活動に参加していない高齢者への調査で、今は参加していないが趣味や特技を活かした形でなら参加したいという傾向が繰り返し把握されていた。仮にそれを高齢者に特徴的な一種のストック要因と考えても、どのようにしたらその意向が実際の活動へとつながるのかは十分明らかにされていなかった。高齢者にしたところで、自分の趣味や特技を活かす形でボランティア活動に参加しようと思っても、自分の力量などを考えると仮に広報などで募集案内をみてもなかなか行動までには至らないであろう。趣味や特技を一挙にボラン

ティア活動に結びつけるところにハードルの高さがあると思われる。ところが、この調査は、自分たち自身のための活動として行っているものが、外部からの依頼やメンバーやリーダーの発案があれば、かなり自然な形でボランティア活動へと発展していることを示している。グループであるから、1人でのいきなりの参加よりもハードルは低いし、通常の活動の延長線上で行える点も重要であろう。また、練習の成果を試す機会にもなるから、演ずるにせよ教えるにせよ、もともとの活動へのインセンティブになるという側面もある。さらには長期間継続しなくても、もっと端的にいえばいつ止めても自分たちの当初の活動には戻れる柔軟さもある。

　シニアボランティアを一本釣り式に増やす方法も当然あってよいのだが、点と点をつなぐ形の難しさも経験されている。対照的に、自分たちのための活動を活発に行ってもらえれば、それ自体がその人たちにとって社会参加になっているし、さらにはそれに留まらずに他の人たちを対象とした活動にまで発展していくプロセスもあるのである。前提にしていた考えを少しずらすことができれば、ダイナミックな動きがみえてくる。

3 地域社会ハイコンテキスト論

　上記の調査だけでなく、これまで10年以上にわたってかかわってきた地域での活動から、筆者は地域社会ハイコンテキスト（high context）論とでも呼べる仮説をもっている[2]。これは高齢者だけを対象としたものではないが、実際には地域社会の"常在者"である高齢者や中高年の女性が行為者である。言うまでもなく高齢者のボランティア活動は地域社会以外でも行われているが、これは地域社会の特性を重視した考え方であり方法論である。点と点をつなぐ発想ではなく、いかにして線（人間関係をつなぐ部分/コンテキスト）が自然な形で発生、成立するのかに焦点をおくのである。社会学的にいえば、個人が合目的的にかかわる主知主義的行為論ではなく、近代化が貫徹できない残余領域とされてきた地域社会の特性を逆に積極的に捉え、個人の行為を引き出す仕かけとして位置づける。企業などの近代的組織と異なり、地域社会は住民と住民を"接続する"雑多な要素の宝庫であるという考え方である。

　次に、ハイコンテキストの概念を説明すると、これは情報ネットワークの世界の用語である。近代的システムは合理的で透明性の高いコンテキストを無数に発生させるが、基本的に点と点の組み合わせになる。その典型が等価交換の媒体である貨幣で、このタイプはコンテキスト度が低い。対照的に、情報ネットワークでは1つの情報が人によって多様な意味をもつことが起きてくる。例えば、情報あるいは知識などはそれを必要とする切実度が人によって多様であり、したがって、その価値も多様となる。つまり、経済価値でなくネットワーク価値の指標的概念である。ネットワークを個人の活動ではなくグループとしての活動に置き換えてもよい。フォーマル性が高くなればなるほどコンテキスト性は低下し、逆に、インフォーマル性が高くなればなるほどコンテキスト性は高くなるという関係である。

　この見方を借用すれば、地域社会とは現在では潜在的なハイコンテキストの場となっているといえる。地域社会が変わったというよりも高齢者を含めて住民が変わってきたのであり、さまざまな課題に取り組もうとしたとき、地域社会が多様な媒体の宝庫であることが明らかになってきた。大都市郊外地域という限定はあるにしても、過去10年以上にわたり高齢者サービスについての住民運動にかかわってきた筆者の経験からも、こうした解釈には違和感がない。NPO法人が制度化される以前からであったので、当初は在宅サービスセンターを受託運営していくために地域住民が社会福祉法人を設立、併行して建設、マンパワーの養成、資金活動、広報活動などを進めた。この一連の活動は住民によるボランティア活動ではあるが、活動自体は実務責任が課題となるという新しい形であった。つまり、通常では専従勤務者で対応される内容を、時間と労力を部分的に提供する非常に多くの地域住民の組織化によって推進していったのであるが、そのプロセスは"コンテキストの束"とでも形容できるものであり、しかもどの局面でどのような役割が必要となるかも予想しにくいものであった。活動規模の大きさと実務責任故に、多様な形での住民の参加が展開過程の中から求められていった。しかし、それは同時に、高齢者であるか否かといった属性的な要素が前面に出るのではなく、誰もが自分の提供できるものを出しやすい状況をつくり出した。

　そのダイナミズムの一端を述べると、活動の展開

過程においてある特定の役割が必要となるとき、必ずといっていいほど誰かが"登場"してくる。何が必要な役割なのかはあらかじめわからないことの方が多い。また、どの人がどのような能力や特技をもっているのかも事前に把握できているわけではない。課題が浮上したときに、その都度必要な人を探すと誰かが登場し、そこでその人を中心としたコンテキストが出現する。そして、役割が終わればそのコンテキストは解消し、そこで参加した人はもとの場所に戻っていく。そして、別の局面で新たなコンテキストが出てきて、そこでは別の人が求められる役割を果たすという連鎖的展開が繰り返される。

例えば、財務について詳しい人が必要になったとき専門の人を外部から雇ったり、調理の先生が必要なときに講師を探すのは一対一対応的な方法、つまり、コンテキスト度の低い(low context)対応である。ところが、園芸ボランティアに参加している人の中に財務経験のある人がいてその人に担当してもらうという展開がみられた。地域住民としてなんらかの形で参加していた人たちがそれぞれ多様な特技や経験をもっていて、必要とされるコンテキストの出現によってある人の何かが"価値"を発生させる。

高齢の地域住民はサービスの利用者あるいは予備軍として待っているのではなく、できる形でのボランティア参加をしていったから、ふたを開けてみるとかなり高齢の人でも他の人たちと自然に一緒の活動をしていく。高齢者だから云々という二分法的、限定的な発想(low context)にとらわれずに参加できる点も、地域社会を舞台にした活動の特徴であるし、その延長で、ボランティアだった人が後にはサービス利用者になっていく流れができていった。つまり、住民という以上の規定を必要としないから人は属性に拘束されることなく自由にかかわる。

こうした経験から学べたことは、地域住民とは多様な能力、特技、経験の集積であること、しかし、潜在化しているそうした人的資源を活動につなぐには柔軟にして無数のコンテキストの出現性が鍵となるということであった。一人一役ではなく、一人が何通りかの役割を果たす光景を想像するとよい。これは、従来地域コミュニティ論あるいは住民運動論などにおいていわれてきたことの動態的側面と理解することもできよう。むろん、ここで問われるのは生活する地域社会への住民の意識、関心、愛着と、住民自身が多様な力量をもっていることである。この組み合わせには地域差はあるが、それぞれに組み合わせの妙は工夫できよう。現実にはこうした条件が比較的揃いやすいところとなると、都市部の郊外地域と考えられるが、コミュニティ自体が歴史的にも新しく、土着性が希薄であり、生活にかかわる諸問題への関心が高く、住民自身もさまざまな面で力量をもっている人が多いと考えられるからである。そして、今後急激に増加する高齢者が登場してくるのも、この世界である。

4 社会参加の意味

社会参加とは、活動内容がなんであれ、家族以外の他者との比較的安定した関係性の世界をもつことである。ところが、職業のようにフォーマルな世界を別にすれば、われわれの社会は、特に都市部に関していえば、必要となる事柄が外部化された結果、他者との関係性の世界を抜きに生活できるようになってきた。利便性を極大化する動きは、一方で、関係性の契機を潰してきた。むろん、関係性の世界は煩わしいものでもあるからバランスで考えるしかないのはそのとおりだが、これからの時代、筆者は煩わしさの効用を強調したいと考えている。

前節の活動に例を求めると、参加している高齢者から「こういう機会がなかったら、同じ地域に長年住んできても皆さんとこんな話ができるようにはならなかった」という感想が多く聞かれる。しかも、彼らは現実の地域の変化も認識していて、帰省の時期のボランティアのやりくりを相談するときに「昔は自分たちが田舎に帰っていたけど、今は子どもたちがこっちに帰ってくるから手伝える」といった発言も聞かれる。世代の切り替えにより家族の拠点が居住している都市の地域社会に移行しているのである。しかし、そこでの住民間の関係性を大事にしようとしても、かかわるコンテキストがないと挨拶程度の関係に留まってしまう。そこから一歩進み、相手を理解し自分をも理解してもらい、知りあいになれてよかったと思える関係が培われることは、実は非常に難しいのが現実である。高齢者の場合には、これはより切実になる。

この小論で筆者は2つの観点からより自然な形での展開を示したのであるが、特性としては個人よりはコンテキスト、目的志向よりはプロセス重視が挙

げられる。しかも、コンテキストは官製的に提供されるのではなく、住民の側から設定されたものの方が効果的である。そうすれば、一人ひとりがもっている特技や経験が動き始めるであろう。

（木下康仁）

本稿は、木下康仁：高齢者の社会参加としてのボランティア活動の役割．老年精神医学雑誌14(7)：859-864，2003に加筆したものである。

●文献

1) 木下康仁（監修）：シニアボランティア活動調査報告書；東久留米市における市民グループの地域活動に関する調査，東京ボランティアセンター，1995.
2) 木下康仁：老いの意味と新家郷論．老年社会科学22(3)：15-21, 2000.

6. 高齢期の生きがい—「生きがい」についての高齢者の作文分析から

●●●はじめに

本稿の目的は、高齢者の「生きがい」について高齢者自らが「生きがい」をどう捉えているかを、高齢者自身が書いた作文分析を通して考察することである。

分析対象とした作文は、2001年第3回全国高齢者弁論大会応募作文[1]のうち「生きがい」というテーマで書かれたもの16編で、1編あたりの字数制限は1,200字である。

1 「生きがい」とは

最初に「生きがい」とは何かについて考えてみる。

一般的に辞書では「生きるはりあい。生きていてよかったと思えるようなこと」（広辞苑，1997）とある。また、「生きがい論」では必ずといってもよいくらい引用される神谷美恵子著「生きがいについて」[2]では、「『生きがい』ということばの使い方には『生きがい感を感じている精神状態』と『生きがいの源泉、対象となるものを指す』ときの2通りある」とされている。

これは、「生きがいはありますか」と問われたとき「毎日楽しく生きています」「幸せです」「精神的に大変豊かな満足感で生きています」など「感情的・情緒的」な意味で答える場合と、「仕事」「家族」「旅行」「趣味」「宗教」など「喜び」や「楽しさ」の気持ちを起こさせる「源泉・対象」について答える場合があることを示している。

神谷らは日本語の「生きがい」に含まれる2つの意味はどちらが原因で結果かというように切り離すことのできるものではないと位置づけている。

●事例1：孫の成長をみていると本当に子どもを産んでおいてよかったと思う。孫の成長をできるだけ長くみるためには健康で長生きしなければならないと、健康によいと聞けば何にでも飛びついているので病気にもならずこれもまた幸せなことである(75歳、女性)。

●事例2：ボランティア活動は私の生きがいである。私が健康でありたいと願うのはボランティアを長く続けるためである。が、ボランティア活動をしてると心も身体も健康になるような気がして一石二鳥だと思える(73歳、男性)。

2 「生きがい」と「健康・活動性」

しかし、「生きがい」を実証的に把握しようとする老年心理学や老年社会学では操作的に「生きることへの衝動・意欲・意味・目的・喜び」と定義し、「主観的満足感」「幸福感」「生活満足度」「生活の質」「モラール」「サクセスフル・エイジング」などの概念で研究されてきた。そして、高齢者が「生きていることの喜び」「生きている幸せ」を感じるために

はどのような基本的要件が必要なのか、どのようなことを期待しているのかを探ろうとした研究が主流であった。その結果、多くの研究は、高齢者の生きがいの「源泉・対象」として「健康」「活動性」を抽出している。因みに、高齢者の生きがいについての雑誌「生きがい研究」は今年で既に11巻が刊行されているが、「Healty and Active Aging」という副題が第4巻（1998）からついており、「健康」と「活動性」が高齢者の「生きがい」にとってのキーワードとして共通認識されるようになったことを示している[3]。また、この雑誌に取りあげられている研究の内容をみると、「自立能力をもっていること」「就労の機会」「健康に老いること」「地域社会との助け合い」「都市環境」「健康づくり」「人間関係」「身体活動」「コミュニティ」「家族関係」「主観的健康」「健康」「社会参加」「集団活動への参加」「やりがいから生きがいへ」が主なトピックスであり、「健康」と「活動性」が二大テーマである。

つまり、高齢者が「生きがい」感をもつためには「健康」であること、「活動的」であることが必要であるという図式が浮かび上がる。このような「生きがいは健康と活動がもたらしてくれる」という図式は、高齢者自身のイメージの中にもある。

●事例3：公務員退職後いかに余生を過ごすのかを熟慮して、①人のためになること、②過去の知識・経験・趣味などを生かしのんびりと過ごすこと、の2つ選択肢があると考えた。結果、①を選ぶことに決めてホームヘルパーの資格を取り、デイサービスでボランティア活動を行っている。そして、「1日が終わり、送迎の車に乗られる方が"ありがとう""お世話さん"と手を振っておられる姿を見るたび充実した1日を過ごした快い気持ちに浸れる」。このように他の人のため活動ができさらに健康であることによって自分の生活は満ち足りたものになっている（68歳、男性）。

●事例4：幼い頃から「花とおもちゃを並べれば花をとる」といわれるほどの根からの花好きであったが、戦中やその後の子育ての中では生活で精一杯で花を楽しむ余裕はなく、野の花や野菜の花を楽しむだけであった。しかし、子育てが終わる頃からアートフラワーの技術を深め、指導員の資格を得、公民館の講師としてのボランティアを行い、次に生花のフラワーデザインに出会い天職を感じるほどのめり込んでいった。国家試験をパスし天

皇のために花を生ける栄誉を得たり研究所をつくったりして後輩を育てたりと、子育て後38年間を花とともに活動でき健康で生きていられたことに最高の幸せを感じている（80歳、女性）。

3　「生きがい」を多面的に考える

「生きがい」は「健康」と「活動性」によって得られると、このように単純な図式で表してしまっていいのであろうか。

「健康」がすぐれず「活動」できない人は「生きがい」感をもつことは難しいのであろうか。

●事例5：近くに住みながら何年も疎遠であった娘が寝たきりになってから毎日来てくれ、孫と話ができ、親子関係が修復したことに、健康でひとり暮らしをしていたときよりずっと幸せを感じる（80歳、女性）。

●事例6：寝たきりの状態で特別養護老人ホームに入って5年あまりになる。家では流動食しか食べられなかったがホームに来て寮母さんや看護師さんの励ましで軟らかければ固形物が食べられるようになったこと、以前はひとり暮らしでインスタント食品がほとんどであったが、いろいろ工夫され栄養を考えた食事がとれるようになり生きていてよかった、幸せ者だ（88歳、男性）。

また、「生きがい療法でガンに克つ」という本が手元にある[4]。この本は、現代医学では治療は不可能と宣告された7人の人たちが、富士山やモンブランを目指して2年間トレーニングを行い、登頂に成功することで見事「生きがい」を得、山から帰ってからも自助グループへ発展し他者の生きがいにも大きく影響を与えていったドキュメントを描いている。

このように、一般的にみれば「健康・活動性」に決して恵まれているとはいえない状態であるが十分な「生きがい」＝「主観的幸福」感を味わうことができている人も多数いる。

4　高齢期の「生きがい」感

高齢期の「生きがい」については、他の世代の生きがい研究と比較して大量の研究が行われるのはな

ぜなのか。また、そのキーワードとして「健康」「活動性」が挙げられてくるのはなぜなのか。その答えは「高齢者は心身の衰退が起こる。心身の衰退は『生きがい』を低下させる、したがって高齢者は生きがいを失いがちであるのでなんとかしなければならない」という流れにあると思われる。

そのため「高齢者は健康で活動的であれば精神的に満足する」という考え方になるが、このような一方向的な考え方については過去に既に反省が行われている。

それは、老年社会学の研究で高齢者にとっての幸せはどのような生活なのかという問題意識のもと、1960年代に「離脱理論」(disengagement theory)と「活動理論」(activity theory)が論争したことである。「離脱理論」はCumming Henryによって提示されたもので、人は生理的な老化とともに社会との結びつきを減らすことが満足した生活を得ることになるという理論である[5]。他方「活動理論」はHavighurstが代表者であるとされ、社会と個人との関係は歳をとってもとらなくても同じような関係を続けていくことが心理的幸福をもたらす、したがって高齢期も若いときと同じように活動的であり続けることが幸せに通じるという考えである[6]。

わが国での調査によって2つの理論を証明しようとすると「活動性」の高い人（例：現役の仕事のある人）は低い人（仕事のない人）より生活満足度やモラル得点が高くなり後者の理論が正しいということになる。しかし、アメリカのリタイアメントシティのような高齢者のための町で行われたLemonらの調査では証明されていない。すなわち、高齢者自身の価値観や考え方とその人のおかれている社会的・経済的・文化的状況によって生活満足度に関係する要因は異なるといえる[7]。

2つの論争に終止符を打った考え方は、高齢者の生き方を「活動しなさい」とか「引退しなさい」とか一方的に決めるのではなく、人それぞれの生き方、適応の仕方があり、人は習慣や一定の選好を可能な限り生涯維持していこうとするというNeugartenやAtchleyらの「継続性理論」(continuity theory)であった[8)9)]。

「活動理論」は、日常的な感覚として納得しやすい理論であるが、この考えをすべての人の幸せにつながると押しつけていくことは、そうできないあるいはそうでないところに幸せを感じている人を疎外することになる。

● 事例7：保母として定年まで36年間勤めた。その間に入園をお断りした人、もっとかかわってあげたかった共稼ぎの人など、必ずしも思いどおりの保育をやってきたという満足感がなかった。そこで、定年後一人ひとりの子どもを大切にした保育をしたいという在職中の思いを実現すべく、自宅を開放した保育園を開設して大勢の園児たちや先生方と毎日楽しく過ごしている（67歳、女性）。

● 事例8：77歳まで経営コンサルタントとして仕事をしてきた。生涯現役をと夢みていたが、物忘れを感じるようになり退職した。物足りない毎日になるであろうと想像していたが、若い頃からやっていた趣味・読書・テニス・スキーを堪能していて人生を楽しんでいる（81歳、男性）。

5　ライフイベントへの評価

老年心理学では生きがいを操作的に「生きることへの衝動・意欲・意味・目的・喜び」と定義したとは前に述べたが、この定義の中には「衝動・意欲・意味・目的・喜び」と多様な言葉が含まれている。実際、高齢者の作文にはよりさまざまな言葉で「生きがい」は表現されている。

主な言葉を取り出してみると「夢がある・希望がある・楽しい・若々しい・向上している・報恩できる・地域とのふれあいがある・地域活動への意欲がある・愛着のあるものをもっている・仲間がいる・貪欲に物事にかかわる自分がいる・アクティブな気迫と行動力をもっている・健康である・わくわくすることがある・うれしいとき・喜びがあるとき・教えてもらったとき・温かい言葉に出会ったとき・幸せを感じるとき・自己満足感・達成感・心が晴れ晴れするとき・環境問題へ貢献していると感じるとき・有意義な人生だったと感じたとき・社会の役に立っていると思うとき・他者の役に立っているとき・生きててよかったと思うとき・挨拶ができる人がいること・喜んでもらえたとき・同居してくれる家族・コミュニケーションをとれる人がいる・元気なこと・趣味をもっていること・生きがいは与えられるものではない、自分で感じるものである・挑戦する意欲と努力によって生きがいは生まれる・ありがとう・ご苦労さんという言葉に生きがいを感じる

…」という何かを得たことでポジティブな情動と結びつくものがある。これらの言葉の後には「…だから生きがいがある」ということになる。

一方、「…を乗り越えることで生きがいを感じた」という表現が使われている。「病気・定年・失業・不幸・心配・病魔・入院・物忘れ・能力の限界・他人への迷惑・死別・抑うつ・挫折・働き過ぎ・孤立・連帯感がない・情緒不安定・心のゆとりがない・寝たきり・介護ストレス・ひきこもり・怒り・腹立ち…」など、苦しみ、悲しみ、つらさなどをもたらすものを乗り越えた、「だから生きがいがある」という使われ方である。

すなわち、作文に使われている言葉から「生きがい」が「○○がある・得る」（ゼロからプラスへ）だけでなく「○○を乗り越える」（マイナスからゼロへ）という心理的状態の変化の中でも起こっていることを示している。

- 事例9：両親の介護を兄夫婦がすると思い、両親も兄夫婦と一緒に住むつもりであったが拒否され、娘の自分が他県から通いながら介護をすることになった。心理的にも体力的にも経済的にも限界の線まで追い詰められた介護であった。…見送った今は仏壇に話しかけ両親との思いを温めている(63歳、女性)。
- 事例10：夫が心筋梗塞で急に黄泉の国へ旅立ち、あまりのショックに呆然自失して奈落の底にあったときにデイサービスセンターでのボランティア活動の誘いを受け参加……1日の終わりに「来てくれはって大きに」という温かい言葉に勇気づけられ……悲しみを乗り越えることができ幸せです(72歳、女性)。

6　人生全体への評価

高齢期の「生きがい」感で注目すべきは「生理的な老化現象」だけでなく、人生の長さをもっていることである。エリクソンは高齢期の発達課題として「統合」、すなわち自分の人生をポジティブに評価することができることが高齢期の適応にとって重要なことと述べている[10]。高齢者が「生きがい」を語るとき、「定年」や「死別」「孫の誕生」などライフイベントが語られる場合もあるが、作文の始まりには6割が人生を振り返って評価しその結果としての現在の状況が綴られている。作文全体では過去についてはすべての作文に語られており、子どものときの両親の話・戦時中の地域のこと、子育て・仕事などを通した評価が行われている。

- 事例11：私が嫁いで4ヵ月で夫に招集が来ました。夫と夫の兄弟3人のうち2人が戦死、両親と一緒に抱き合って泣きました。戦争は二度と起こしてはならない。国と国との和。地球は1つ。太陽は1つ。……その後残った夫の弟と再婚、4人の子どもを育て、2人の男の子は大学院を出、別荘をもつまでに成功し、次男はパイロット、娘たちは嫁いで幸せに、自分は三味線を習って優しい人たちに恵まれて幸せです(84歳、女性)。
- 事例12：大正15年生まれの私の人生を振り返り……お話しします。両親の扶養。4人の子育ての最中に主人の会社が倒産したため生命保険会社に入社しました。今思えば恐いこと、悲しいこと、腹立たしいことなど多々ありました。……今まで身体がよくもったなと思います(74歳、女性)。

7　まとめ

高齢者の「生きがい」について高齢者の作文から考察したが、「生きがい」は何かが起こったというライフイベントへの評価を通して得られる場合と人生全体をグローバルに評価して行われる場合があること、また評価はゼロからプラスへの変化もマイナスからゼロへの変化も変化としてはプラスの方向に動いているので、心理的に「生きがい」と結びつくことが示唆された。これら作文に現れた「生きがい」の構造をEd Diener[11]を参考にしてモデル化すると図85のようになる。

図85に示された「生きがい」感は、(A)ライフイベントへの評価として快を得ることのできる経験をもっていることは生きがいを高める方向に作用する。また、(B)不快な出来事を経験している場合はそのことから解放されるようなことが起これば生きがいに関連してくること、(C)高齢者の生きがいの特徴は過去の人生への評価が重要な影響をもっていること、さらに(D)(A)～(C)の起こる生活領域としては、家族関係、仕事の場面、健康状態、余暇の領域がある。

高齢者の「生きがい」は「活動」すればよいとか

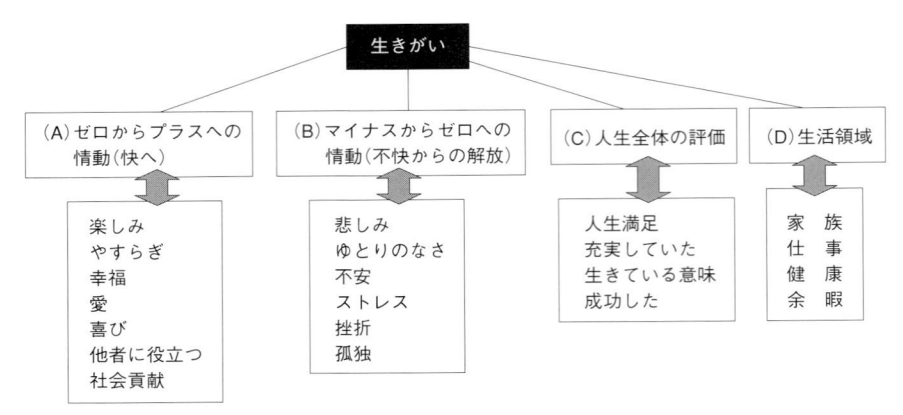

図85 ● 高齢者の「生きがい」の構成要素

「健康」であればよいという単純な構造ではなく、多面的な二重構造をもっていることが作文分析の中から明らかになった。

（藤田綾子）

● 文献

1) 奈良県長寿社会推進センター：第3回全国高齢者弁論大会奈良県応募者の作文文集．2001．
2) 神谷美恵子：生きがいについて．みすず書房，東京，1980．
3) （財）長寿社会開発センター：生きがい研究 1-11：1994-2005．
4) 伊丹仁朗：生きがい療法でガンに勝つ．講談社，東京，2004．
5) Cumming and Henry：Growing old；The process of disengagement. Basic Books, New York, 1961.
6) Havighurst RJ：Successful aging. Processes of aging, social and Psychological perspectives, vol 1, RH Williams, C Tibbitts, W Donohue (eds), pp299-320, Atherton Press, New York, 1963.
7) Lemon BW, Bengtson VL：An exploration of activitey theory of aging；Activity types and life satisfaction among inmovers to a retirement community. Journal of Gerontology 27(4)：511-523, 1972.
8) Neugarten B：Summary and implication. Personality in middle and late life, B Neugarten (ed), Atherton Press, New York, 1964.
9) Atcheley RC：Disengagement among professors. Journal of Gerontology 26：476-480, 1971.
10) エリク・エリクソン（著），朝長正徳，朝長梨枝子（訳）：老年期．みすず書房，東京，1990．
11) Ed Diener, et al：The Evolving Concept of Subjective Well-being；the multifaced nature of happiness. Recent Advances in Psychology and aging, Paul Costa (ed), pp188-219, Elsevier Science Pub, Amsterdam, 2004.

7. 北欧の高齢者

●●●はじめに

わが国の福祉施策を考えるとき、諸外国の事情を参考にすることが多いが、中でも北欧諸国はそのモデルとなることが多く、高齢者を含めた障害者福祉において世界でも最先端を走っており、わが国にとって参考となることも多い。本稿では、北欧諸国の中でも、筆者が1997～2001年の4年間滞在したスウェーデンを取りあげ、その高齢者政策の基本的な考え方を挙げた後、最近の高齢者を取り巻く現状を概説する。

1 スウェーデン

一般に北欧諸国というと、スウェーデン、ノルウェー、デンマーク、フィンランドの4ヵ国を指す

ことが多い。これら4ヵ国は程度の差はあるものの、近代におけるそのほとんどの時期で社会民主主義を国是とし、高負担、高福祉政策を採ってきた。ヨーロッパの最北端に位置するこれらの国々は歴史的に貧しい農業国であったために、相互扶助の考え方が古くから根づいてきた。またこれら北欧諸国は、実験国家とも呼ばれるように、高い理想の下にさまざまな先端的な試みを繰り返し、世界のオピニオンリーダーとなることも多い。

スウェーデンはこれら北欧諸国の中心に位置する国である。国土面積は日本の約1.2倍で、南北1,600kmにわたる長い国土をもっている。北部1/4は北極圏に属し、夏は白夜がみられ、また反対に冬は日がまったく差さない時期をもつ。緯度からみるとスウェーデンの最南端は東アジアでは樺太の最北端に相当するほどの高緯度にもかかわらず、メキシコ湾流の影響で比較的暖かい気候である。国土の最南端から南北の距離で1/3程度の位置にある、首都ストックホルムはメーラーレン湖の河口に位置した多くの島からなる自然に恵まれた都市である。札幌と比較すると、ストックホルムの方が冬はより暖かく、夏はより涼しいという。市内はストックホルム市当局の方針で、でたらめな開発は行われず、市の都市計画に基づいてつくりあげられた自然を多く残す大変美しい都市である。スウェーデンの人口は約890万人と、日本に比較し人口密度の大変低い国である。スウェーデンの2001年での平均寿命は、女性82.1歳、男性77.6歳であり、日本と並んで世界でも最も長寿の国の1つである。65歳以上の割合は、2000年末の時点で17.8％である。スウェーデンは第二次世界大戦に参加しなかったので、いわゆるベビーブーマー、あるいは団塊の世代と呼ばれる急激な人口ピークは存在しないため、他の欧米諸国や日本にみられる今後30年間の急激な高齢者の増加はみられないものの、平均寿命の延長などに伴い今後緩やかに高齢化率は増加していくと考えられており、中でも後期高齢者の増加が問題となりつつある。

2 福祉基本法

スウェーデンの高齢者福祉政策を考えるとき、その根拠となる法律は、1982年に施行された社会サービス法である。これは福祉基本法といえるもので、高齢者をはじめ各種障害者の福祉政策を規定したものである。その第10条には「高齢者、障害者、青少年が、可能な限り自宅で過ごすことができ、かつ一般の人と同じ日常生活を過ごすことができるよう援助しなければならない」と規定されている。この法によって規定された高齢者政策の基本は以下のようなものである。

①ノーマライゼーションの原則

各人が可能な限り、ノーマルな場所と条件の下で生活し、活動できる機会を与えることである。この規定により高齢者の生活の場は在宅生活を基本とし、各人の多様なニーズに応じたサービスの支給や経済的扶助が行われる。また、施設処遇が必要な場合も、同一地区内の施設に入所することを基本とする。

②総合的人間観の原理

個人の心理的・身体的・社会福祉的ニーズを総合的に捉え、ケアを受ける人間の側に立って援助を提供すべきであるとされている。

③自己決定の原則

障害をもつ者でも、各人が自分の生活を自分自身で決める権利をもつべきであるとされる。この原則に基づき、例えば認知症高齢者の処遇決定についても、本人の意思が最大限に尊重されることは、わが国において認知症患者の処遇が、しばしば家族の同意のみに基づいて行われることと大きく違っている。

④影響と参加の原則

各人は自分自身の生活環境に対してだけではなく、社会全体に対しても影響を及ぼすことができなければならないとされている。高齢者も社会的責任を遂行し、自分が社会にとって必要な存在であると実感できなければならない。高齢者の利益を代表することが多いスウェーデン年金生活者協会は国に対して大きな発言権をもち、さまざまな活動を行っている。

⑤適切に管理された活動性の原則

高齢者もノーマルで刺激的な環境において他の人々との密接な交流の中で、意味のある課題を達成しなければならない。障害をもつ者であっても、社会から隔離されることはあってはならないとされている。

以上のような基本的理念に基づき、すべての障害

者施策が実施されている。

3 高齢者の生活の現状

　以下、スウェーデンにおける高齢者の現状について述べる。このうち、独居高齢者の現状については、他稿にて詳しく述べたので、それを参考にされたい[1]。
　よく知られていることであるが、個人のwell-beingは、その人が社会とどのような関係をもつかに関連している。1897年にフランスの社会学者EDrukheimが社会とよいネットワークをもつものより、乏しい者の方が自殺率が高いと報告して以降、さまざまな研究がヨーロッパ諸国においてなされてきた[2]。社会的ネットワークの大きさとは、各個人においての親族の人数や、それらと会う頻度や、地理的距離などで規定される。
　スウェーデンにおける高齢者の居住形態は1900年以降、大きく変化する。1900年代初頭においては人口構造はピラミッド型であった。すなわち底辺に位置する子どもは多く、また頂点に位置する高齢者の割合は少なかった。貧しい農業国であったこの時期には、伝統的な大家族型の居住形態がほとんどで、すなわち高齢者は多くがその子どもたちと同居した生活を送っていた。その後、少子化や高齢化、年金制度の拡充などに伴い今日の家族形態は大きく変化する。20世紀半ば以降、子どもと同居する高齢者の割合は徐々に減少してきた。現在、子どもらと同居している高齢者の割合はわずか2％である。すなわち高齢者のほとんどは、単身または夫婦世帯で居住している。そのうち、単身で生活している者の割合を図86に示した[2]。高齢者において単身者の割合が増加しているのがわかる。75歳以上の58％、80歳以上の67％が独居の生活をしている。容易に想像できることであるが、ある人に障害が発生したときに、自宅での生活を継続できるか、施設入所せざるを得ないかを左右する因子として、その人が独居であるか、誰か（スウェーデンの場合、わずかな例外を除いてそれは配偶者であるが）と同居しているかどうかが大きいと報告されており、その点で、これら独居高齢者の増加は大きな課題である。
　図87に年齢層別の一戸建て住宅に住む者の割合を示した[2]。これをみるとスウェーデン人の各ライフステージにおける標準的な居住形態が想像できる。高齢者において男性より女性の方が一戸建て住宅に住む割合が少ないが、この報告では、一般に女性の方が男性より長命であるので、多くの高齢男性は配偶者と同居していることが多いからであると解釈されている。このようなことからスウェーデンにおける標準的な居住形態は以下のようである。すなわち子どもの時期は親と同居して生活しているが、18歳に高校を卒業するとともに親の家を離れ自立した生活を送り始める。20歳代には集合住宅に住み、その後、パートナーをみつけ、子どもが誕生し成長する頃には一戸建ての住宅に移り住む。子どもが18歳に達し、親元を離れた後もそのまま居住し続け、やがて高齢化し配偶者を失い単身となると、集合住宅や後に記すような高齢者用の住居などに移っていく。このようなライフスタイルの背景にはスウェーデンにおける住宅事情が関与している。集

図86●年齢層別にみた単身者の割合
(Mats Thorslund, Kristina Larsson : Äldres behov. Stiftelsen Stockholms läns Äldrecentrum, Stockholm, 2002による)

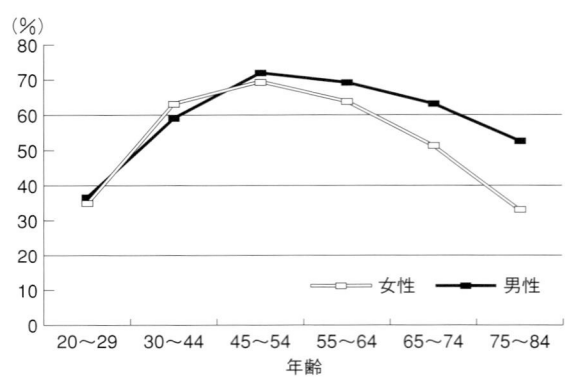

図87●各年齢における一戸建てに居住する者の割合
(Mats Thorslund, Kristina Larsson : Äldres behov. Stiftelsen Stockholms läns Äldrecentrum, Stockholm, 2002による)

合住宅に比し一戸建ての場合、固定資産税や家屋の修繕費用などを含めた住宅維持管理費用が高額となることがその1つである。一方、スウェーデンにおける集合住宅は日本のマンションと違い、部屋を購入するのではなく、建物自体は住宅公社などが管理運営しており、住民は日本におけるゴルフの会員権のようにその居住権を売買するシステムになっている。その費用は日本よりはるかに低価格であり、その売買も比較的容易である。現在、スウェーデンにはこのような一般的な集合住宅以外に、高齢者用には以下のような住居形態が存在する。

❶ サービスハウス

サービスハウスはシニアハウスとも呼ばれるが、55歳以上で、重度のケアを必要としないほぼ自立した者のための集合住宅であり、日本におけるケアハウスに最も近い。サービスハウスはコミューン（日本の市区町村に相当する最小行政単位）の運営する介護施設ではなく、住宅公社が運営し、その居住権を購入することにより入居するという点で一般の集合住宅と同一の位置づけである。一般の住宅とケア施設の中間に位置づけられており、各戸はシャワー、トイレやキッチンを備えた構造となっており、自炊が基本である。また、レストランも併設されており、希望があればそこで食事もできるようになっている。さまざまなクラブ活動が行われており、コミューンによってはその1階にデイサービスセンターを併設しているところもある。スタッフが常駐し緊急時の対応を行うほか、ケアが必要な場合には、コミューンからヘルパーや買い物代行サービスが提供される。

❷ 高齢者特殊住居

日本における各種高齢者福祉施設に相当する。1992年に施行された高齢者施策の大改革であるエーデル改革（Ädelreformen）において、それ以前に「老人施設」と呼ばれていたものは「特殊住居（Särskilt-boende）」と呼ばれることとなり、一般の住宅と同じ位置づけとなった。この特殊住居の中には、それ以前に、老人ホーム、グループホーム、ナーシングホームなどと呼ばれていた施設が含まれる。エーデル改革については、その効果や問題点を含めてたくさんの報告がなされているが、その大きな目的の1つは、それ以前のケア施設を一般の住居と同じレベルに引き上げることであった。この結果、それ以前に多くみられていた1部屋を複数の人数で共有するような形態の施設は急速に減り、現在は原則としてすべて個室である。一般の住宅と同様、入居にあたっては入居契約が交わされ、入居した高齢者はその広さに応じて家賃を払い、一般の集合住宅とまったく同じ居住権を有する。入居費用が支払えない経済状態の場合はコミューンにより住宅手当の支給があるので、経済的な理由でこれらの施設を利用できないことはない。特殊住居はすべてコミューンの管理によるという点で、一般の住宅やサービスハウスとは異なっている。

エーデル改革以降、病院に3ヵ月以上継続して入院することはできないことになっているので、高齢者の居住の場所は前述の居住形態のいずれかとなる。またすべての福祉政策は各コミューンが独自に政策立案するため、「特殊住居」の性格は各コミューンにより大きく異なっている。すなわち、日本の特別養護老人ホームのような大規模施設ばかりをもつ地域がある一方、一般の集合住宅の1階に組み込まれたグループホームを多くもつコミューンがある。但しどちらの形態をとるにしても、その1ユニットは10床程度またはそれ以下であり、それ以前によくみられた20床や30床といった大規模なユニットからなるものは存在しない。このような特殊住居への処遇を決定するのはニーズ判定員と呼ばれるコミューンに所属する福祉担当者である。すべての福祉サービスの支給はこのニーズ判定員の決定により行われるので、前述のサービスハウスや一般の集合住宅に居住した状態でヘルパーやデイサービスなどの在宅サービスを支給するか、特殊住居に入居するかは本人の希望を聞いたうえで、最終的にこのニーズ判定員が決定する。

表32に1999年のストックホルム県における、特殊住居とそれ以外の一般住居に居住する高齢者の人数と割合を示した。これによると、特殊住居に住む者の割合は高齢化とともに増加していることがわかる。しかしその割合は、65歳以上全体のわずか7％、85歳以上に限っても全体の30％である[3]。

4 高齢者の経済状態

高齢者の経済状態は、この100年間で大きく変化

表32● ストックホルム県における高齢者の居住状況

年齢	総数	特殊住居入所者	一般住居入居者	特殊住居入居者の割合(%)
65～74	129,459	2,043	127,416	2
75～84	97,536	7,179	90,357	7
85～	33,219	9,980	23,239	30
65歳以上すべて	260,214	19,202	241,012	7

年齢層ごとに一般住居に入居している者(サービスハウスを含む)と特殊住居に入所している者の人数を示す。
(文献3)による)

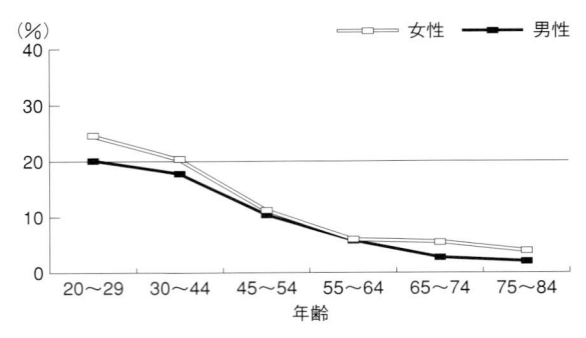

図88● 各年齢において生活費の支払いに困難を感じる者の割合
(Mats Thorslund, Kristina Larsson : Äldres behov. Stiftelsen Stockholms läns Äldrecentrum, Stockholm, 2002による)

した。貧しい農業国であったスウェーデンにおいては1900年代の初頭には年金制度も不十分であり、経済的問題により、救貧院に相当する高齢者施設に入所せざるを得ない高齢者が多くみられたが、現在はそのような施設は存在しない。入所する必要のある高齢者は存在しないからである。スウェーデンにおいては、一般に定年退職の年齢も、老齢年金開始の年齢もともに65歳である。社会サービス法では、高齢者を含めた障害者について、必要経費をすべて支払った後に一定の生活費が残らなければならないと規定されている。各コミューンでは独自に最低補償額が設定されており、生活費がこの金額に満たない場合は、コミューンは住宅補助などの形で扶助を与えなければならないことになっている。このことから、実質上経済的に困る状況は起こらないはずになる。図88に示したとおり、高齢者において生活費に困窮している者はほとんどいない。また、このことと関連することであるが、高齢者のうち就労している者は数％に過ぎない。また「失業者」(求職しているのに職がみつからない者)はゼロである。日本においては、定年退職後も職を求める高齢者が多く、その多くが経済的理由であることと対照的である。

5 高齢者と社会ネットワーク

スウェーデンにおいても、社会ネットワークと、高齢者の健康やwell-beingの関係が強調されている。このうち独居高齢者と社会ネットワークの関係については、筆者による総説で議論したのでそれを参照されたい[1]。これによると、先にも記したとおり、高齢者のうち子どもたちと同居しているのは全体の約2％に過ぎないが、子どもたちとの接触の割合がこれと同程度に低いわけではない。独居高齢者のうち、15km以内に子どもが住む者は全体の約半数である。また、子どもをもつ独居高齢者の64％は週1回以上実際に会っており、滅多に会わない者は数％に過ぎない。一方、週1回以上子どもたちと電話で話す者は、実に93％であり、そのうち35％は毎日電話で話すという。これらを併せて全体の96％が週1回以上子どもたちと電話で話すか、または会っているという[4]。この結果から、高齢者は子どもたちと同居はしていないものの、その心理的距離は大変近いといえる。さらに家族以外の知人、友人との関係をみると、週1回以上友人または近所の者と、話したり何かを一緒にするために会っている者は90％であり、友人・知人と滅多に会わないか、ほとんど会うことがない者はわずか4％であったという。このように、スウェーデンの独居高齢者の多くは親族や友人・知人と頻回にコンタクトをとっていることがわかる。この結果から容易に想像できることであるが、この調査を受けた者の中で頻回に、またはほとんど毎日孤独に感じると答えた者はわずか8％であった。

さらに、このような家族・知人は、インフォーマルヘルプを担う意味でも重要である。表33に81歳以上の高齢者において、コミューンより支給されるホームヘルプサービスと、家族・知人によるインフォーマルヘルプの利用状況を示した。それによるとコミューンから支給されるホームヘルプサービスを利用している者は、単身者の27％、夫婦世帯の14％である。一方、それ以外にインフォーマルヘルプが多く利用されている。夫婦世帯において、配

5. 高齢者と社会

表33 ●ホームヘルプサービスやインフォーマルヘルプを受けている81歳以上の者の割合

割合（％）	男性	女性	独居	同居
ホームヘルプサービスのみ	5	9	11	0
ホームヘルプサービスとインフォーマルヘルプ	13	17	17	14
ホームヘルプサービス　小計	18	26	28	14
同一家庭内の者よりの援助	54	13	—	89
同一家庭外の近隣者の援助	33	49	50	29
インフォーマルヘルプ　小計	74	58	50	95
なんらかの援助を受けている者　合計	79	66	61	95

（文献3）による）

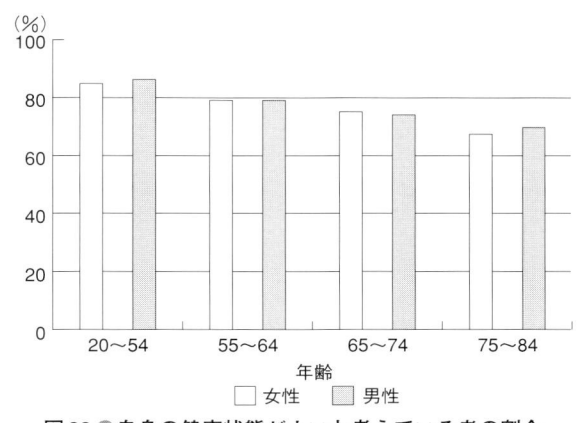

図89 ●自身の健康状態がよいと考えている者の割合

（Erik Wånell, et al：Äldres hälsa och välbefinnande. Stiftelsen Stockholms läns Äldrecentrum, Stockholm, 2001による）

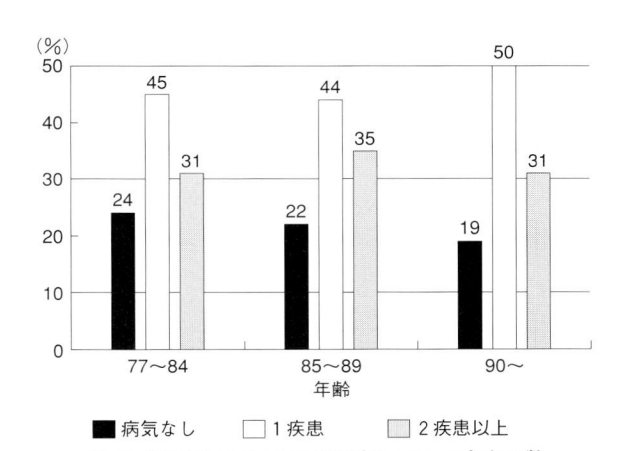

図90 ●各年齢層における罹患している疾患の数

（Erik Wånell, et al：Äldres hälsa och välbefinnande. Stiftelsen Stockholms läns Äldrecentrum, Stockholm, 2001による）

偶者が援助を行うのは当然であるが、単身者でも50％が近隣に住む家族や知人の援助を受けている。スウェーデンにおいては1970年代には、豊富な社会保障予算を背景に、例えば「映画を見に行くのに同伴する」といった生活の細部に至るまでホームヘルプサービスが提供されていた。しかし、1990年代以降、経済状態の悪化や、要介護高齢者の増加に伴い、このようなサービスの提供は困難となりつつある。この結果として、買い物をはじめとした専門性を要求されないような援助に関しては、可能な限りインフォーマルヘルプに頼る必要に迫られている。この点において、スウェーデンにおける高齢者が近隣に住む家族や知人・友人と密接な関係を維持し、それらからの援助を受けていることは社会性の維持以外の点でも有意義であるといえる。

6　高齢者の健康状態

図89に各年齢層で、健康であると自身が考えている者の割合を示した。それによると、年齢とともにその割合は減少しているが、高齢となっても70％前後が健康であると考えていることがわかる[3]。また図90にストックホルム市西部のクングスホルメンでの高齢者悉皆調査における、実際に疾患をもつ者の割合を示した。それによると、なんらかの疾患をもたない者の割合は20％前後であり、疾患をもつ者の割合は年齢とともに増加するが、複数の疾患をもつ者の割合は30％程度である。また、図91に示したとおり、最も多くみられるのは心血管系疾患である。一方、精神疾患については、図92に示したとおり、認知症などの精神疾患をもつ者は、77〜84歳で14％、85〜89歳で25％、90歳以上で39％と報告されている。また、睡眠薬などを含めたなんらかの向精神薬を服用している者の割合は、77〜84歳で36％、85〜89歳で39％、90歳以上で43％である。

一方、ADLの状態をみると、入浴、更衣、排泄、移動、禁制、摂食の代表的なADL6項目のうち、2項目以上についてなんらかの介助が必要な者の割合を図93に示した。高齢となっても比較的ADLは維持されているといえる。

第1部●老化過程と高齢者

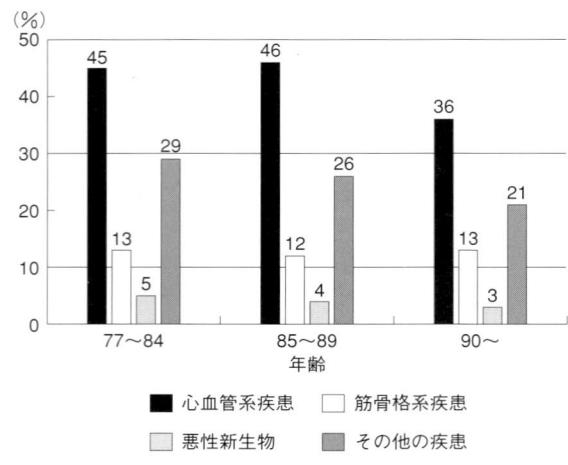

図91●年齢別にみた各疾患の割合
心血管系疾患は脳血管障害を含む。精神疾患はこの統計に含まれていない。
(Erik Wånell, et al : Äldres hälsa och välbefinnande. Stiftelsen Stockholms läns Äldrecentrum, Stockholm, 2001 による)

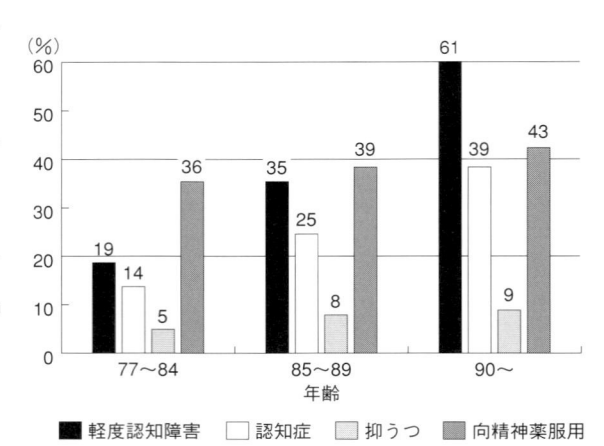

図92●年齢別にみた精神疾患の割合
軽度認知障害、認知症、うつの診断を受けている者と、向精神薬の処方を受けている者の割合を年齢別に示している。
(Erik Wånell, et al : Äldres hälsa och välbefinnande. Stiftelsen Stockholms läns Äldrecentrum, Stockholm, 2001 による)

図93●性、年齢別にみた ADL 一部介助者の割合
ADL 6項目(入浴、更衣、排泄、移動、禁制、摂食)のうち、2項目以上が一部介助または全介助の者の割合。
(Erik Wånell, et al : Äldres hälsa och välbefinnande. Stiftelsen Stockholms läns Äldrecentrum, Stockholm, 2001 による)

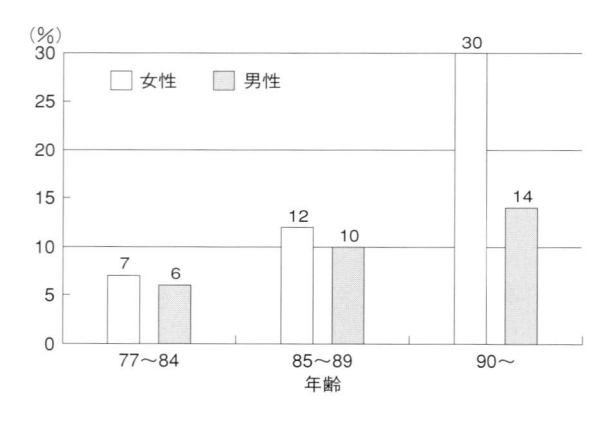

●●●おわりに

　本稿では「社会性」と「自立」という観点から、スウェーデンにおける高齢者の現状の一端を述べた。本稿は、1990年代後半を中心に多数出版された著書を踏まえたうえで、その後の変化を中心に述べたつもりであるので、それらの報告も参考にされたい[5)-8)]。但し、本稿では紙面の都合でスウェーデン高齢者の全体像を述べることはできなかった。補足として筆者による独居高齢者の実態について述べた総説を併せて参照されたい[1)]。これらからうかがえるスウェーデンの高齢者像とは、さまざまな面で自立した生活を送ることを目標とした国家方針に基づいて、経済的にも社会的にも自立した生活を送っており、子どもたちに束縛されない生活を送りながらも、それらと密接な関係を保っているといってよいだろう。老年期に入り、さまざまな点で不安を抱えている日本の高齢者と比較すると彼我の違いに感慨を禁じ得ない。但し、このような他国の事情についてわが国と比較検討する際に、最も念頭においておかなければならないのは、社会システムの違いである。いうまでもなく、このような高福祉政策実施のためにはそれ相応の財源が必要である。スウェーデンでは、一般に直接税については労働収入のみならず、老齢年金などにも所得税が課され、その割合は平均約40％であり、間接税については、食料品には12.5％、その他のほとんどの物品には25％が課税される。日本から考えると信じられないほどの高負担にもかかわらず、ほとんどの国民はこの政策を支持している。その一番大きな理由は、失業手当、養育手当、住宅補助、学校などのさまざまな形で、

納めた税金が目に見えて国民に還ってくるからであろう。スウェーデン人はよく「われわれは銀行に預金する代わりに、政府に預金しているのだ」という。このような社会制度やライフスタイルはわが国における税金や年金制度、社会システムの将来を議論するうえで参考になる部分も多いのではないかと思われる。

いうまでもないことであるが、一国の政策は時とともに変化していく。中でもスウェーデンは実験国家とよく呼ばれるように、時代の変化に即応しダイナミックにその施策を変えていく。筆者らが1993年以来継続して行っている、スウェーデン南部のマルメ市における認知症ケアシステムの実態調査においてもその状況は目まぐるしく変化している。この結果についてはここでは触れないが、その劇的な変化には驚きを禁じ得ないことがしばしばである。しかしその背景にある、「すべての人がノーマルな生活を」との方針は変わることはない。

筆者は現在、東京で老年精神医学の診療に従事しているが、しばしば高齢者が、「私は長く生き過ぎた」といった絶望的な発言をしたり、認知症高齢者を抱える家族が、受け入れ施設を探し疲れて、「早く死んでくれればと思わずにいられない」などと言うのに心を痛める。スウェーデン滞在中に多数の高齢者に接したが、彼らやその家族からこのような発言を聞いたことは一度もない。筆者は先日スウェーデンの友人より一通の手紙をもらった。それによると最近65歳になり退職し、年金生活者になったという。仕事をしなくてもよくなり、1日24時間がすべて自分のものになったと思うと喜びはこの上ないものであると述べ、それ以来ローマ、ポーランドとあちこちに旅行に行き、冬には地中海に太陽を浴びに行くという。文面から年金生活者となった喜びが伝わってくる内容であった。この友人に限らず、筆者の周囲の人たちは定年後の計画をもっており、「ヨットで南欧までクルーズしたい」「大学で新しいことを学びたい」（大学を含めてすべての学校の授業料は無料であるばかりでなく、高齢者でも奨学金の支給を受けることさえも可能である）などとそれぞれ楽しみにしている。われわれ日本人の多くが感じている老後に対する不安はこの国にはほとんど存在しない。スウェーデンの人たちが高齢となっても自尊心を失わず人生を享受している姿をみると、日本においても、高齢者がその最後の日を迎えるまで充実した人生を送ることができる日がやってくるのを願ってやまない。

（髙橋正彦）

● 文献

1) 高橋正彦：北欧の単身高齢者の生活．老年精神医学雑誌 15(2)：192-198, 2004.
2) Mats T, Kristina L：Äldres behov. Stiftelsen Stockholms läns Äldrecentrum, Stockholm, 2002.
3) Erik W, et al：Äldres hälsa och välbefinnande. Stiftelsen Stockholms läns Äldrecentrum, Stockholm, 2001.
4) Gerdt S, Linda H：Socialstyrelsen；Bo hemma på äldre da'r. Aldreuppdraget 2000 (11), Stockholm, 2000.
5) ピヤネール多美子：スウェーデン・超高齢社会への試み．ミネルヴァ書房，東京，1998.
6) 岡沢憲芙，多田葉子：エイジングソサエティ．早稲田大学出版部，東京，1998.
7) 奥村芳孝：新・スウェーデンの高齢者福祉最前線．pp242-246, 筒井書房，東京，2000.
8) 高島昌二：スウェーデンの家族・福祉・国家．ミネルヴァ書房，東京，1997.

第2部 疾患総論
GERIATRIC PSYCHIATRY

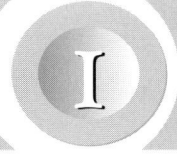

I 老年期精神障害の分類

●●●はじめに

　クレペリンに始まったドイツ精神医学の診断体系において、精神疾患は器質性精神病と機能性精神病とに区分されてきた。器質性とは脳内病変が客観的に形態的変化として観察し得るという意味であり、機能性とは脳病変が眼に見える病変として捉えられないという意味であった。これらに加えて、身体疾患により二次的に生じる精神症状を症候(症状)性精神病として3つに区分する立場が伝統的であり、器質性、機能性、症候性の分類が広く受け入れられてきた(表1-a)。

　また、想定される原因に注目して、内因性、心因性、外因性とに分類する立場も広く受け入れられてきた。内因性とは、外因や心因なしにひとりでに起こるという意味であり、統合失調症や躁うつ病(気分障害)など、現時点では原因不明とされている疾患が含まれる。心因性は心理的要因を契機として発症するという意味であり、心理的要因と心理的規制との相互作用が想定される神経症圏の疾患が含まれる。そして、外因性とは、ある程度原因が想定され得る個体の外からの要因によるという意味であり、外因性精神障害は、さらに器質性、中毒性、症状性とに区分されることが多い。器質性とは脳内病変が特定できるという意味、中毒性とは脳に作用する物質(薬物、アルコールなど)に起因する障害であり、症状性とは、身体疾患に伴う精神障害という意味である。この分類においては、内因性と心因性とをまとめて機能性と呼ぶこともある(表1-b)。このような伝統的な精神医学の分類体系はわが国の精神医学に大きな影響を与えてきたが、1990年代になってからDSM診断体系が導入されるようになり、わが国の診断体系は大きく変化した。

　DSM(Diagnostic and Statistical Manual of Mental Disorders)は、米国精神医学会による診断体系であり、DSM-Ⅰ(1952)、DSM-Ⅱ(1968)、DSM-Ⅲ(1980)、DSM-Ⅲ-R(1987)、DSM-Ⅳ(1994)と改訂が重ねられてきた。DSMの目指すところは、できるだけ客観的な診断を可能とする操作的診断基準であり、基本的には疾患の原因や成因に対しては考慮せずに、客観的に観察できる症状についての知見をまとめあげたものである。疾患単位としてまとめるためには、背景となる因子(年齢、性別、文化的背景、有病率、発症率、危険因子)、経過、合併症、増悪因子、家族性、鑑別診断などに関する知見を総合して分類化がなされており、ある意味では経験と事実に基づいた診断体系である。成因に関する理論については意図的に触れないとする立場で貫かれている。

　DSM第3版から多軸診断法を採用していることも大きな特徴である。Ⅰ軸では、臨床診断としての疾患分類がなされており、Ⅱ軸で人格障害と精神発達遅滞の有無、Ⅲ軸で一般身体状態、Ⅳ軸で心理社会的、環境的問題について、Ⅴ軸で機能の全体評価を診断することになっている。Ⅰ軸に記載されるべき臨床診断の大項目について、DSM-Ⅲの13項目、DSM-Ⅲ-Rの14項目、DSM-Ⅳの17項目の大項目を表2～4に掲げる。

　大項目の変遷を、器質性と機能性の区分についてみると、第3版までは器質性精神障害の言葉が使用されていたが、DSM-Ⅲ-Rへの改訂により、「器質性精神障害」の用語は、「器質性精神症候群および器質性精神障害」とやや曖昧な用語に置き換えられた。これは疾患としての特性が均一でない状態も含み得ることからこのような名称となったのであるが、それでも器質性精神障害という用語は維持されていた。DSM-Ⅲ-Rにおけるもう1つの大きな変化は神経症性障害の項目がなくなったことである。

表1 ●伝統的ドイツ精神医学の分類

a:分類1	b:分類2	
器質性精神病	内因性	
機能性精神病	心因性	
症候(症状)性精神病	外因性	器質性精神障害
		中毒性精神障害
		症状性精神障害

表2 ● DSM-Ⅲによる I 軸の大分類

1. 通常、幼児期、小児期、あるいは思春期に発症する障害
2. 器質性精神障害
3. 物質常用障害
4. 統合失調症性障害
5. 神経症性障害
6. 感情障害
7. 不安障害
8. 身体表現性障害
9. 解離性障害
10. 性心理障害
11. 虚偽性障害
12. 他のどこにも分類されない衝動制御の障害
13. 適応障害

Ⅱ軸に人格障害の12項目を、Ⅲ軸に身体的病態を記載して、身体的病態に影響する心理的諸因子を記載し、Ⅳ軸として心理的社会的ストレスの強さを7段階に評価し、第Ⅴ軸に過去1年間の適応機能の最高レベルを7段階で評価する。また精神障害ではないが医学的関与や治療の対象となり得るものとして詐病、境界知能、反社会的行動、学業上の問題、職業上の問題なども取りあげられる。

表4 ● DSM-ⅣによるⅠ軸の大分類

1. 通常、幼児期・小児期または青年期に初めて診断される障害
2. せん妄、認知症（痴呆）、健忘および他の認知障害
3. 他に分類されない一般身体疾患による精神障害
4. 物質関連障害
5. 統合失調症および他の精神病性障害
6. 気分障害
7. 不安障害
8. 身体表現性障害
9. 虚偽性障害
10. 解離性障害
11. 性および性同一性障害
12. 摂食障害
13. 睡眠障害
14. 他に分類されない衝動制御障害
15. 適応障害
16. 人格障害
17. 臨床的に問題となり得る他の状態

第Ⅰ軸では臨床疾患を、第Ⅱ軸では人格障害と精神発達遅滞を、第Ⅲ軸では一般身体状態を、第Ⅳ軸では心理社会的および環境の問題を、そして第Ⅴ軸では機能の全体評価をGAF尺度によって評価する。

表3 ● DSM-Ⅲ-RによるⅠ軸の大分類

1. 通常、幼児期、小児期、あるいは思春期に明らかになる障害
2. 器質性精神症候群および器質性精神障害
3. 精神作用物質使用障害
4. 統合失調症
5. 妄想性障害
6. 他のどこにも分類されない精神病性障害
7. 気分障害
8. 身体表現性障害
9. 虚偽性障害
10. 解離性障害
11. 性障害
12. 睡眠障害
13. 他のどこにも分類されない衝動制御障害
14. 適応障害

Ⅰ軸は臨床診断、Ⅱ軸は発達障害と人格障害、Ⅲ軸に身体疾患と身体状況、Ⅳ軸に心理的社会的ストレスの強さを、Ⅴ軸に機能の全体評価をGFA尺度にて記載する。

表5 ● ICD-10による精神疾患の大項目

F0：症状性を含む器質性精神障害
F1：精神作用物質使用による精神障害と行動障害
F2：統合失調症、統合失調症型障害、妄想性障害
F3：気分障害
F4：神経症性障害、ストレス関連障害、身体表現性障害
F5：生理的障害と身体的要因に関連した行動症候群
F6：成人の人格と行動の障害
F7：精神発達遅滞
F8：心理的発達の障害
F9：通常、児童期・青年期に発症する行動障害と情緒障害

DSM-Ⅲにあった「神経症」は不安障害、身体表現性障害、解離性障害にそれぞれ含み込まれることとなり、神経症の分類はなくなった。そして睡眠障害が加えられた。

DSM-Ⅲ-RからDSM-Ⅳへの改訂により、器質性精神障害の言葉は消失した。第2項は「せん妄、認知症（痴呆）、健忘および他の認知障害」という表現になり、DSM-Ⅲ-Rまで引きずってきていた器質性の用語は廃止された。もともと器質性/機能性の区分は、その時点での検査手法により可視化できる病変が提示できるかどうかという意味あいであり、当然のことながら研究手法の進展によりその意味する内容は変化し得る。実際に、1980年代以降の脳科学の進展により、多くの内因性とされてきた病態における脳病変が指摘されるようになった。このような変化を踏まえて器質性/機能性の区分はいまや意味をなさないと考えられるようになり、DSM-Ⅳになりようやく器質性/機能性という区分は公式に撤廃されることになった。

これに対して、世界保健機構（WHO）によるICD-10分類は、精神障害をF0～F9の10項目に分類している（表5）。器質性という用語は保持されたまま「症状性を含む器質性精神障害」という大分類が用意されている。そして、「F0：症状性を含む器質性精神障害」の大項目にはF00～F09の中項目が表示されている（表6）。

表6 ● ICD-10による「症状性を含む器質性精神障害(F0)」の下位分類

F00：アルツハイマー病
F01：血管性痴呆（認知症）
F02：その他の疾患の痴呆（認知症）
F03：特定不能の痴呆（認知症）
F04：器質性健忘症候群
F05：せん妄
F06：脳損傷・脳機能障害・身体疾患によるその他の精神障害
F07：脳疾患・脳損傷・脳機能障害による人格障害と行動障害
F09：特定不能の器質性あるいは症状性精神障害

本稿では高齢者精神障害の分類体系について論述することが目的であるが、その前に精神障害全体についての分類体系を俯瞰してみた。現在の精神医学の分類体系は、ある意味では過渡期にあり、DSM-ⅣもICD-10も必ずしも系統的に体系化されたシステムとはなっていないことを指摘しておきたい。器質性/機能性の区分についても、前述したように、当初の二分法は次第にその境界が曖昧となってきており、現代の経験的な事実に基づいた分類であり、現時点においては、精神障害の発症メカニズムを考慮した分類体系にはなっておらず、むしろ意図的に成因に関する事項を度外視して考慮しないという立場で貫かれており、症状の集合体、あるいは、単なる名称あるいは目録といったものであろう。今後の脳科学、心の科学の発展によって精神障害の成因・発症メカニズムについての理解が進展することにより、再度これらの発症メカニズムを考慮した分類体系が提唱されるであろう。

1 高齢者の区分

20世紀以降、世界中で社会の少子高齢化が進んでおり、世界の各地域・社会の人口構成比率は大きく変化している。わが国の人口推計も平均寿命の延長と出生率の減少により、総人口は2010年から減少し始め、高齢者の人口は65歳以上が3,500万人、そのうち75歳以上が2,000万人程度で推移すると予想されている。

WHOは、65歳以上を高齢者と定めて、国や地域の高齢者比率が総人口の7％を超えると「高齢化社会」、14％を超えると「高齢社会」、20％を超える

と「超高齢社会」と呼ぶことを提唱している。わが国は1995（平成7）年に高齢社会となり、2006（平成18）年には超高齢社会となる。高齢者比率は2035年までゆっくりと上昇を続けて33％に達する。そして21世紀の後半には、人口の1/3が高齢者という未曾有の社会を迎えることになる。1980年代は高齢者比率は先進諸国においてさえ10％前後であったことを考えると、この4半世紀の間に高齢者比率が格段に増加した。

高齢者の増加は平均寿命が延長したことによる。20世紀初頭までの平均寿命は40～50歳代であったが、21世紀の初頭には80歳代にまで延長した。このような寿命の延長を考慮すると、当然のことながら、何歳を以って高齢者に区分するかという点についても新たな見方が提案されてよい。これまでの考え方は、義務教育が終了する15歳から定年で引退する65歳までを社会の労働力の中核を占める生産年齢として社会の中心的年代と位置づけしてきた。社会の労働力として活躍が期待されている15歳以上65歳未満の年代を中心として、15歳未満を学童期、65歳以上を高齢期としてきた。しかしながら、この区分は現代の人口構成比を考えると必ずしも適当ではないのかも知れない。基本的に人生の大部分を労働者として過ごすべきという考えそのものに変化が求められているのかも知れない。生産年齢を中核として、準備のための学童期と余りとしての高齢期を捉えるという考え方はもはや妥当ではないのかも知れない。

現代社会のように多くの人が80歳代まで生存するようになった時代においてはこのような見方を変更する必要があろう。例えば、人生90年を均等に3等分して、0～30歳未満、30歳以上60歳未満、60歳以上と区分けする立場もある。実際、欧米においては60歳以上を高齢者とする立場も用いられている。

寿命が延びて労働に従事する期間が延長した現代社会においては、高齢者を70歳以上とする立場もあり得る。また、現代の多くの若者は高校・大学での教育を受けており、15～20歳の若者は20歳以上の働くことが期待されている人口とは質が異なるものであり、15歳以上を生産人口に組み込むことは必ずしも適当ではないだろう。このような点を考慮すると、20歳未満、20歳以上70歳未満、70歳以上と区分することも妥当性がある。このような区分に

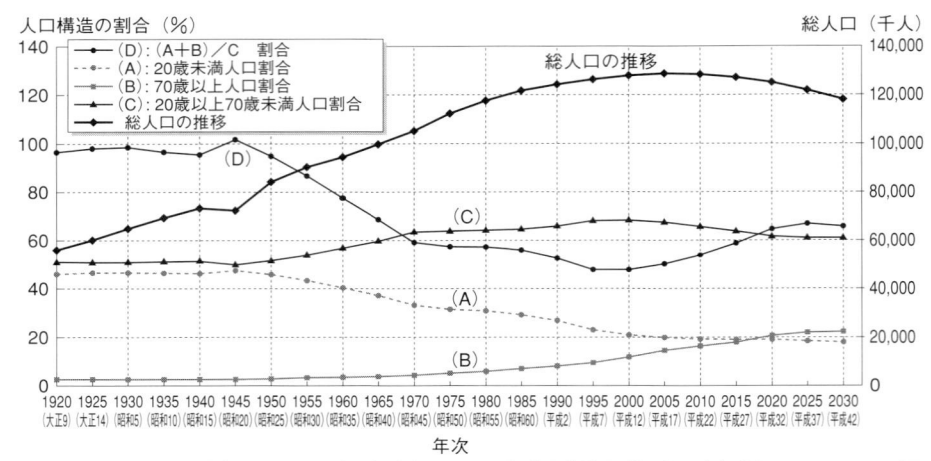

図1 ●わが国の人口構造の変化
(厚生労働省：平成16年版厚生労働白書．2004による)

従えば、70歳以上を高齢者とする立場も認められる。

図1では70歳以上を高齢者としたときの、高齢者の人口動態について述べる。70歳以上の人口は2000年に11.6％(17.2％)、2010年に15.8％(22.0％)、2020年に20.5％(26.9％)となる(カッコ内に65歳以上の人口比を比較のために示した)。

2 欧米における高齢者精神障害の分類

クレペリンの教科書第8版(1910年)において、1906年にアロイス・アルツハイマーにより報告された初老期発症の認知症に対して初めて「アルツハイマー病」の名称が与えられ、老年精神医学にとって大きな意味をもつ改訂であった。この第8版において、クレペリンは老年期と初老期の精神病として表7のような分類を示した。1910年当時には、器質性精神障害としては麻痺性痴呆(進行麻痺)、老年性精神病、初老期精神病が挙げられていた。クレペリンもその教科書で述べているように、彼は、病気の原因、症状、経過、転帰と、解剖学的変化までがはっきりわかって初めて1つの病気の概念が完結してはっきり規定されたと見做すことができるという立場を取っていた。

クレペリン教科書第8版では、大きく初老期精神

表7 ●クレペリン教科書第8版(1910)による初老期・老年期の精神病分類

初老期精神病	老年期精神病
退行期メランコリー	動脈硬化性精神病
興奮状態	老年性痴呆
遅発性緊張病	
抑うつ妄想症	

表8 ●Rothの分類(1955)

痴呆(senile psychosis, senile dementia)
感情障害(affective disorder)
遅発性パラフレニー(late paraphrenia)
動脈硬化性精神病(arterioscrelotic psychosis)
急性錯乱(acute or subacute delirious state)

病と老年期精神病とに区分し、初老期精神病の中に、退行期メランコリー、興奮状態、遅発性緊張病、抑うつ妄想症などが挙げられている。そして老年期精神病として、動脈硬化性精神病と老年性痴呆とが区分されている。

イギリスの老年精神医学領域の先駆者として大きな業績を残したSir Martin Rothは老年期精神障害を表8のように分類した。Rothの考えの中では、老年期に発症する疾患としてはまず痴呆があり、それに加えて急性錯乱があった。そして、うつを主症状とする感情障害があり、動脈硬化に起因すると考えられる動脈硬化性精神病が取りあげられている。Roth

表9 ● Postの分類(1965)

器質性精神障害
　　急性・亜急性の錯乱状態―急性脳症候群（一過性の意識の変化および体験・行為の障害）
　　認知症(痴呆)―慢性脳症候群（すべての精神的能力の永続的・非可逆的な低下）
機能性精神障害
　　感情障害
　　妄想性障害
　　人格障害

表10 ● 柄澤による老年期精神障害の臨床的分類

1. 器質性・症候性精神障害
　　原因疾患
　　　　変性疾患
　　　　脳血管障害
　　　　感染疾患
　　　　脳外傷
　　　　脳腫瘍
　　　　薬物アルコール性障害
　　　　内科疾患による脳症など
　　　　その他
　　器質性精神症候群
　　　　急性器質性精神症候群
　　　　せん妄
　　慢性器質性精神症候群
　　　　痴呆
　　　　健忘症候群
　　　　器質性幻覚症
　　　　器質性妄想障害
　　　　器質性気分障害
　　　　器質性不安障害
　　その他

2. 機能性精神障害
　　気分障害
　　分裂病および分裂病様障害
　　心因性・神経症性障害

3. その他の精神障害
　　薬物・アルコール依存症
　　非器質性人格障害
　　非器質性睡眠障害
　　老年に達した精神薄弱など

の分類で重要な点は、妄想性障害としての遅発性パラフレニーを取りあげた点であろう。この病名は、古くはクレペリンにもその起源が認められるものであるが、クレペリンは40歳以降の発症をパラフレニーとして早発性痴呆(dementia praecox)から区別した。妄想の発症する年代によって統合失調症と区別しようとする試みは継続してなされており、ブロイラーは40歳以降の発症を遅発統合失調症(Spaetschizophrenie)と呼び、Janzarikは60歳以降の発症を高齢統合失調症(Altersschizophrenie)として、それぞれ若齢発症の統合失調症とは区別する立場であった。Rothは60歳以降を遅発性パラフレニー(late paraphrenia)として老年期に発症する代表的な幻覚妄想状態を統合失調症と切り離して区別する立場を提唱した。

　Postは、器質性と機能性とに区分する立場から老年期精神障害を分類した(表9)。器質性精神障害については、さらに急性と慢性とに区分したが、器質性の急性精神障害は錯乱・急性脳症候群として今でいうせん妄を含めており、慢性脳症候群の中に痴呆を含めている。機能性精神障害として、感情障害、妄想性障害、人格障害を区分している。

3 わが国における高齢者精神障害の分類

　わが国における老年期精神障害の分類の試みがいくつか提出されている。新福による分類は、認知症を主とするもの、内因性精神病および類縁症状、心因性のものとの三大分類であった[1]。また、松下は、認知症症状が前景にみられる群と認知症症状を認めない群との二大分類を提案した[2]。また、1975年の公衆衛生審議会による分類では、まず、老年期に初発した精神障害と老年期以前に初発した精神障害とに区分して、老年期に初発した精神障害について器質性と機能性とに区分している。

　臨床上使用しやすいことを目的として、柄澤は臨床的な分類を提案している(表10)[3]。高齢者には器質性精神障害が多いこと、そして器質性と機能性とは治療上アプローチに違いがあることを考慮して、まず器質性と機能性とに大別されている。そして器質性精神障害については原因疾患による区分と症候群による区分を組み合わせた区分となっており、原因疾患が特定できない病態についても組み入れられている。

4 高齢者精神障害の分類試案

　前述したように精神障害の分類は過渡期にある。これは、高齢者の精神障害についても同様であり、現時点では、理論上あるいは学問上完全な分類を求めるよりは、実際の臨床の場において使用しやすいことを目的とした分類の方が妥当であろう。このよ

表11 ● 高齢者精神障害の臨床分類

1. 認知症
2. せん妄などの急性意識障害
3. 妄想性障害
4. 気分障害
5. 不安障害
6. 人格障害
7. 薬物・アルコール乱用
8. 睡眠障害
9. 性障害
10. 身体疾患に伴う精神医学的問題

うな観点から筆者らは表11のような臨床分類を使用している。この臨床分類の特徴は、

①従来の分類体系から大きな隔たりがないこと。この分類では明瞭な区分けはしないが、これまでいわれてきた脳器質性障害/機能性障害の区分、内因/外因の区分から極端に外れていない。10項目をこのような観点から区分けすると、脳器質性障害(1、2)、機能性障害(3、4、5、6)、行動異常(7、8、9)、その他(10)に区分されるが、このような区分けはこれまでの理解とほぼ同様である。

②概ね、鑑別診断の順序に従って並べられていること。7〜10については特徴的な行動異常を手がかりとして診断されるものであり別個に考えることになるが、1〜6の精神症状を呈する障害については、概ねこの順序に従って鑑別診断がなされ得る。

ここに示した診断分類は、実際の臨床の場において活用しやすいことが特徴である。そして、概ね障害の頻度と対応していることも使用しやすい理由の1つとなっている。

以前から器質性障害と分類されていた障害を、「1. 認知症」と「2. せん妄などの急性意識障害」と区分けした。これは病態の性質あるいは手法について両者に大きな差異が考えられるからである。「妄想性障害」「気分障害」「不安障害」「人格障害」の区分は基本的に若齢者の区分に準じている。そして、高齢者によくみられる障害として、「薬物・アルコール乱用」「睡眠障害」「性障害」が区分され、最後にその他の項目として、「身体疾患に伴う精神医学的問題」が掲げられている。

今後の研究により高齢者の精神障害の分類はより完成したものが提唱されるのであろうが、現時点においては、実際の診療に役立つことが目指されるべきであろう。このような観点から筆者は表11のような臨床分類は有用であろうと考えている。これまでのように、器質性/機能性の区分、精神症状/身体症状の区分にこだわることなく、脳の疾患としての精神症状・行動異常の表出に対する有効な診断・治療・予防の一助となるものであろうと考えている。

〔武田雅俊〕

● 文献

1) 新福尚武：老年期の精神障害；総論．現代精神医学大系第18巻，老年精神医学，pp91-110，中山書店，東京，1975．
2) 松下正明：老年期精神障害の分類と実際．臨床老年医学大系第7巻，精神・心理，pp41-50，情報開発研究所，東京，1983．
3) 柄澤昭秀：老年期精神障害の分類；老年期19-29．精神疾患治療のためのストラテジー，ワールドプラニング，東京，1994．

2 老年期精神障害の疫学

●●● はじめに

昭和31年に奈良県八木町の高齢者696人を対象に行われた調査が、老年期精神疾患に関する初めてのものである[1]。そして昭和48年に東京都の高齢者4,716人を対象として初めての大規模調査が行われた[2]。以後、わが国では他国に例をみないほど多くの疫学調査が行われてきた。しかし、それらの多くは認知症疾患に関するもので、他の精神障害に関する調査は少ない。気分障害を対象とした調査は散見されるものの、不安障害（神経症性障害）などを含めて精神障害全般に関して行われた調査はほとんどない。したがって、本稿前半では高齢者の精神障害全般あるいは気分障害の疫学に関して欧米の報告を中心に紹介し、後半では認知症疾患の疫学に関して国内外の報告を含めて概観する。

1 精神障害の疫学

1980〜1984年に米国の5つの地域(New Heaven、Baltimore、St. Louis、Durham、UCLA)で、18歳以上の在宅者を対象とした精神障害に関する大規模調査が行われた。それらの調査をまとめた報告がある。計1万8,571名の全対象に占める65歳以上の高齢者の割合は30.7％（5,702名）であった[3]。National Institute of Mental Health Diagnostic Interview Scheduleに従って情報が収集され[4]、診断はDSM-Ⅲに準じてなされ[5]、1ヵ月有病率が算定された。65歳以上の対象についてみると、認知障害や物質性障害なども含めてなんらかの精神障害を有する者は全体の12.3％であった。気分障害全体の有病率は2.5で、そのうち大うつ病エピソードは0.7、気分変調症は1.8、躁病エピソードは0.0であった。統合失調症は0.1と低かった。不安障害は気分障害よりも高く有病率5.5であった。中でも恐怖症が4.8と高く、続いて強迫性障害が0.8と続き、パニック障害(0.1)や身体化障害(0.1)は低値であった。

一方欧州では、フランスで65歳以上の在宅者を対象とした大規模調査が1999〜2001年にかけて行われた[6]。Montpelier（南仏）在住の65歳以上の高齢者から無作為抽出した1,873人を対象とした。仏語版のThe Mini International Neuropsychiatric Interviewを用い[7]、診断基準にはDSM-Ⅳを用いた[8]。中等症から重症の認知症を除外した1,863人が最終的な対象となり、なんらかの精神障害を有する者の割合は17％であった。大うつ病エピソードの有病率（過去15日間の有病率）は米国より高く3.1で、躁病（軽躁を含む）は0.4であった。"Psychosis"には統合失調症だけでなく妄想を伴う気分障害なども含めて算定され、有病率は1.7となった。不安障害は米国と同様に恐怖症の有病率が高く10.7であった。全般性不安障害の1ヵ月有病率が4.6と上記調査に比べて高かった。強迫性障害とパニック障害の有病率は低く、それぞれ0.5、0.3であった。

この2つの大規模試験は地域性も調査時期も異なるが、いずれも高齢者における精神障害で最も頻度の高いものは不安障害であること、中でも恐怖症と全般性不安性障害の頻度が高かった点が共通していた。

2 気分障害の疫学

上記2つの調査における気分障害、特に大うつ病エピソードの有病率は、米国では1％に満たないにもかかわらず、フランスでは3％を超えていた。これは診断手順の違いも影響していると考えられるが、フランスの自殺率が西欧諸国で群を抜いて高いこととなんらかの関連があると考えられる。このようにいくつかの先進諸国では高齢者における自殺の問題を重くみて、うつ病・うつ状態に焦点を当てた調査がなされている。調査年や調査地域によって有病率が大きく異なるものの、その差異の一要因はまず調査方法にあると考えられる。DSM-Ⅳ-TR 精

神疾患の診断統計マニュアルの大うつ病性障害（major depressive disorders）に相当するうつ病で[8]、従来最も高い有病率を報告しているのはオーストラリアにおける調査の10.2％であった[9]。一方、最低値は日本における調査の0.4％であった[10]。しかし、現在までに報告されている16調査を検討した結果[11]、13調査で3％を下回る値が報告されていた。それぞれの調査結果に対象人数で重みづけをした平均の有病率（対象2万2,794人）は1.8％であった。

一方、DSM-IV-TRの気分変調性障害（dysthymic disorder）に相当するうつ病の有病率については6つの調査がある。最高値はフィンランドの14.3％で[12]、最低値はやはり日本（1994）で2.4％であった[10]。6調査のうち4調査の有病率が10％を超え、対象人数で重みづけをした平均の有病率（対象8,857人）は10.2％であった[10]。

一方、北米の65歳以上の高齢者4,559名を対象に行われた調査では、major depression の有病率は女性で2.7％、男性で4.4％と、従来の結果よりも高い値が得られている[13]。興味深い点は、うつ状態すべてを含めた有病率が女性で5.1％、男性で3.2％であったことである。すなわち従来の調査では、minor depressionの有病率は、major depressionの有病率の数倍であったが、この調査ではうつ状態のほとんどをmajor depressionが占めていたわけである。

有病率の算定には情報収集方法や診断手順が影響する。特に大うつ病と気分変調症の有病率については各調査間の違いが目立っている。さらに認知症疾患などの器質性精神障害に比べると、うつ病などは社会・文化的要因がより大きく影響しているであろうことは想像に難くない。今後は、発病に影響する社会・文化的要因についても検討を加えることが、一次予防や予後を検討するうえで重要と考えられた。

3　認知症疾患の疫学

1．認知症疾患の有病率

有病率に関する多くの報告は在宅の高齢者を対象としている。確かに一定地域における真の有病率を知るためには、医療・福祉施設に入院・入所している高齢者も対象にして調査しなければならない。しかし施設に入院・入所している認知症性高齢者よりも在宅の認知症性高齢者の方が圧倒的に多いこと、また在宅の認知症性高齢者のケアが現在の優先課題であることなどの理由から、多くの疫学調査は在宅高齢者を対象に行われてきた。

❶日本における有病率

本邦で行われた調査を表12に示した[14]。軽度の認知症まで含めた認知症全体の有病率は、1985年の富山県（第2回）および1992年の群馬県で、最低値（3.0％）が示されている。高値を示したのは、1984年の秋田県雄和町（7.3％）や1991年の沖縄県（7.0％）であった。認知症の有病率は年齢とともに上昇するため、母集団の中に後期高齢者が高い割合を占めれば、それに伴って有病率が高くなるはずである。しかし後期老年人口の割合と有病率の高低との間に関連は見い出されなかった[15]。また特定地域と関連する一定傾向も今のところ見い出されていない。ここに示した35調査のうち14調査で4％台の有病率が示されている。また厚生労働省は12の自治体の調査結果をまとめて、在宅の認知症性高齢者の出現率を4.8％と推定している[16]。

❷海外における有病率

海外の報告について表13に示した[14]。対象者の年齢分布は有病率に影響するため、ここでは65歳以上を対象とした調査についてみることにする。わが国の結果よりも調査間のばらつきが大きく、最低値は1964年のスウェーデン西部の調査で1.3％、最高値は1960年の英国（Newcastle）の調査で11.3％であった。診断基準が整備された1980年代以降の調査に絞っても、フィンランド（Turk、1982年）の2.0％やシンガポール（1991年）の1.8％などはわが国よりも目立って低く、一方イタリア（1996年）の8.0％や韓国（Yonchon、1998年）の9.5％などは目立って高い。こういった大きな差異は年代差や地域差だけによるのではなく、おそらく診断基準や手順の違いによるところもあると考えられる。

2．アルツハイマー型認知症と血管性認知症の比率・有病率

老年期の認知症疾患においてアルツハイマー型痴

表12 ● わが国の認知症の有病率調査(65歳以上)

	年	対象数	有病率 認知症全体	DAT	VaD	他の認知症(不明の認知症を含む)	DAT・VaD比率
東京都(第1回)	1973	4,716	4.5	1.2	2.7	0.6	0.4
沖縄県佐敷村	1975	708	3.8	1.0	2.5	0.3	0.4
東京都(第2回)	1980	4,502	4.6	0.6	1.7	2.3	0.3
鳥取県大山町	1982	1,236	4.4	1.8	2.2	0.4	0.8
富山県(第1回)	1982	913	5.6	2.7	1.6	1.2	1.7
神奈川県(第1回) 横浜市、川崎市を除く	1982	1,507	4.8	1.2	2.0	1.6	0.6
横浜市(第1回)	1982	2,287	4.8	1.0	1.7	2.1	0.6
名古屋市(第1回)	1983	3,106	5.8	2.4	2.8	0.6	0.9
大阪府(大阪市を除く)	1983	1,844	4.3	1.6	2.3	0.5	0.7
新潟県三市町村	1983	2,511	3.5	1.1	1.9	0.5	0.6
福岡県星野村	1983	782	3.5	1.0	1.7	0.8	0.6
岐阜県三市町村	1983	1,649	3.5	0.9	1.6	0.9	0.6
山梨県	1984	2,509	3.1	1.5	1.2	0.5	1.3
福岡市(第1回)	1984	3,883	3.4	1.3	1.5	0.7	0.9
秋田県雄和町	1984	1,144	7.3	2.6	1.9	2.8	1.4
富山県(第2回)	1985	1,327	3.0	1.7	1.1	0.2	1.5
川崎市	1986	1,607	4.7	1.5	2.2	1.1	0.7
北海道	1986	9,274	3.4	1.2	1.5	0.7	0.8
千葉県	1987	5,000	3.2	1.8	1.2	0.2	1.5
神奈川県(第2回) 横浜市、川崎市を除く	1987	2,282	4.9	2.0	1.9	0.9	1.0
長野県	1987	1,923	5.5	1.8	2.6	1.1	0.7
香川県三木町	1988	3,754	4.1	1.6	1.6	0.9	1.0
東京都(第3回)	1988	5,040	4.0	0.9	1.3	1.8	0.7
名古屋市(第2回)	1990	2,992	4.7	2.0	2.4	0.2	0.8
富山県(第3回)	1990	1,500	5.7	2.7	2.4	0.6	1.1
横浜市(第2回)	1990	4,550	3.7	1.7	1.5	0.5	1.1
栃木県	1990	2,016	5.5	0.9	3.0	1.6	0.3
福岡市(第2回)	1991	5,269	4.7	1.4	2.3	1.0	0.6
広島県	1991	5,000	4.5	2.1	1.4	1.0	1.4
沖縄県	1991	3,524	7.0	3.3	2.2	1.6	1.5
神奈川県(第3回)	1992	4,259	3.8	1.9	1.5	0.4	1.3
群馬県	1992	2,242	3.0	1.4	1.2	0.4	1.2
東京都(第4回)	1996	4,343	4.1	1.8	1.2	1.1	1.4

DAT：アルツハイマー型痴呆(アルツハイマー型認知症)
VaD：血管性痴呆(血管性認知症)

(文献14)による)

呆(アルツハイマー型認知症；DAT)と血管性痴呆(血管性認知症；VaD)の2つの疾患で全体の75〜80％を占めるという[17]。1980年代の調査から算出したDATとVaDの比率は、柄澤による3：4[18]、あるいは大塚による1：1.3と[16]、いずれもVaDが優勢であった。しかし1990年代に入ってからはDATが多いとする報告が優勢を占めた。10調査のうち7つでDATが優位であった。これらの結果から、日本においてもDATの比率が近年増加してVaDを上回り、欧米に近づいたようにみえる。もしこれが全国的な傾向だとすれば、こうした比率の変化にはどういった要因の関与が想定されるのであろうか。米国ワシントン州の日系米国人を対象とした調査がある[19]。遺伝的に50％日本人であるにもかかわらず、DATとVaDの比率は2.4と欧米並みであった。すなわち両認知症の比率は遺伝的要因ばかりでなく外的要因によって左右されると考えられた。確かに、一部地域の結果だけで日本でもDATがVaDを上回ったと結論づけることは早計である。しかしDATの割合は近年増加しつつあり、その背景に生活習慣を含む環境的要因が関与している可能性は十分に考えられる。

海外では、一貫してDATが多いか、少なくとも同程度であると考えられている。海外における21

表13 ● 海外における認知症の有病率

	年	対象年齢	対象数	有病率 認知症全体	DAT	VaD	他の認知症（不明の認知症を含む）	DAT・VaD比率
イギリス（Newcastle）	1960	65+	505	11.3	4.7	4.4	2.1	1.1
スウェーデン西部	1964	65+	2,979	1.3	0.8	0.5	0.0	1.6
スコットランド（Kilsyth, Glasgo）	1976	65+	808	8.1	5.8	1.8	0.5	3.1
フィンランド	1980	65+	1,880	6.7	3.6	2.7	0.4	1.3
フィンランド（Turk）	1982	65+	19,482	2.0	1.0	0.8	0.2	1.3
アメリカ（Baltimore）	1985	65+	3,481	6.1	2.0	2.8	1.3	0.7
イギリス	1989	75+	2,311	10.5	7.9	2.2	0.6	3.6
中国（北京）	1989	60+	1,050	1.3	0.4	0.8	0.1	0.5
イタリア（Appignano）	1989	60+	778	6.2	2.6	2.2	1.5	1.2
シンガポール	1991	65+	612	1.8	1.1	0.7	―	1.6
カナダ	1994	85+	1,835	28.5	21.4	3.7	3.4	5.8
オランダ（Rotterdam）	1995	55+	7,528	6.8	4.5	1.0	0.8	4.5
イタリア（Runal villages）	1996	65+	1,147	8.0	5.1	2.2	0.7	2.4
台湾（Sas-Min）	1996	65+	1,016	4.4	2.5	1.3	0.6	2.0
アメリカ（King County, Washington）	1996	65+	1,985	6.3	3.4	1.4	1.5	2.4
ハワイ（Honolulu）	1996	70+（men）	3,734	9.3	5.4	4.2	―	1.3
イタリア（Vescovato）	1997	60+	673	9.8	5.2	2.7	1.9	1.9
中国（香港）	1998	70+	1,034	6.1	3.9	1.8	0.4	2.2
中国（a runal area）	1998	65+	2,055	2.5	2.0	0.2	0.3	11.4
エジプト（Assiut）	1998	60+	2,000	4.5	2.2	1.0	1.0	2.3
韓国（Yonchon）	1998	65+	2,171	9.5	4.5	2.5	2.5	1.8

DAT：アルツハイマー型痴呆（アルツハイマー型認知症）
VaD ：血管性痴呆（血管性認知症）

（文献14）による）

の調査結果を表13に示したが、VaDが優勢なのは1985年における米国（Baltimore）と1989年における中国（北京）の調査のみであった。Baltimoreでは65歳以上を対象としてDAT 2.0、VaD 2.8という有病率であった。北京では60歳以上を対象としてDAT 0.4、VaD 0.8であった。しかし他のすべての調査ではDATの有病率が高かった。23の疫学調査から共通の診断基準（DSM-III）で、なおかつ十分な対象数をもつ5つの調査を選び出して行った再検討では、やはりDATが優位であった[20]。各国18地域の調査を比較検討し、日本とロシアではVaDが多く、米国とフィンランドでは両疾患は同程度、ヨーロッパではDATが多いとした指摘もある[21]。一方、日本と海外のデータを比較し、日本ではVaDの有病率が海外よりも高いわけではなく、むしろDATの有病率が低いとした指摘がある[15]。日本では、65歳以上の高齢者の全人口に占める割合が1980年代には欧米並みになっていたが、高齢者に占める後期高齢者（75歳以上）の割合が欧米に追いついたのは1990年代である。1980年代では、後期高齢者の割合が欧米に比べて低かったため、有病率が年齢と密接に関連するDATの割合は低かったものと推測される。

しかしこうした結果の違いは、人種差や年代差・地域差だけを反映しているわけではなく、スクリーニングや診断基準など調査の手順によっても影響される。表には、DATやVaDとは別に他の認知症疾患や不明の認知症の有病率も示されている。これらの者の割合をみると、その値が調査によって大きく異なることがわかる。DATとVaDを除いた他の認知症が、海外における調査（表13）では最小5％～最大26％までの開きがあり、日本ではその差はさらに大きく7～51％という差が認められる。診断不明の中にも、DATやVaDが含まれていると考えられ、調査方法や診断基準によって両認知症の割合が変化する可能性を否定できない。

さらに最近、本邦で対象者の一部に画像診断を用いた調査がなされた。一方の154名の対象にCT検査を用いた愛媛県中山町の調査では、DATの有病率が1.8でVaDが2.2であった[22]。一方、497名の対象にMRI検査を用いた宮城県田尻町の調査では、DATの有病率が5.0でVaDが1.2であった[23]。この差異をもたらした一番の要因は診断基準の違いと考えられている。どちらの調査もDATの診断にはthe criteria of the National Institute of Neurological and Communicative Disorders and Stroke and the Alzheimer's Disease and Related Disorders Association(NINCDS-ADRDA)を用いたが[24]、VaDの診断基準は2つの調査で異なり、中山町では修正したDSM-IVを[8]、田尻町ではthe Neuroepidemiology Branch of the National Institute of Neurological Disorders and Stroke-Association Internationale pour la Recherche et l'Enseignement en Neurosciences (NINDS-AIREN)をそれぞれ用いた。診断基準を比較するとNINDS-AIRENよりもDSM-IVの方がVaDと診断される可能性が高く[25]、前記2つの調査が同一の診断基準を用いれば有病率の差はかなり小さくなるという[26]。DATに比べてVaDの場合は、調査に用いる診断基準によって結果が大きく左右される。これは診断基準の信頼性や妥当性の問題というよりも、いわゆる"血管性認知症"をどのように定義し得るかという問題と直接関連している。VaDの診断基準の確立にあたっては、VaDの概念や定義に関する議論を行っていかなければならないと考えられた。

3. 認知症およびアルツハイマー型認知症の発生率

発生率は、有病率よりも年代や地域による疾患の頻度や割合をより厳密に表す指標である。しかし、同一対象に対して少なくとも2回以上の調査が必要になるなど実施上の困難から報告は少ない。わが国では中・小規模の報告が散見されるのみである[27][28]。これらの報告によると1.0～1.1％の発生率が示されている。一方、1980年の東京都の在宅の高齢者を対象に行った調査では発生率が1.1％と報告されたが、再度行った東京都の調査では発生率が0.5％と推定された[15][18][29]。この結果から、脳血管障害の減少によるVaDの減少が示唆された。

発生率に関しては日本よりも欧米でより多くのデータが蓄積されている。特に、ドイツ(Mannheim)[30]、フランス(南西部)[31]、英国(Cam-bridge)[32]、オランダ(Rotterdam)[33]、台湾(南部)[34]、デンマーク(Odense)[35]などで大規模調査が行われている。認知症全体の発生率は1.07(Rotterdam)～2.95(Odense)に分布し、ほとんどの調査は1％台であった。一方、DATの発生率は0.54(台湾南部)～2.7(Cambridge)とばらつきが大きい。"診断不明"とされた対象の割合も異なり、調査方法や診断基準の違いによるところもあるが、次項の危険因子に関する研究に結びつくものであり、今後ともさらなる検討が期待されるところである。

4. 血管性認知症とアルツハイマー型認知症の危険因子

❶ 血管性認知症の危険因子

VaDは、脳の血管障害によって引き起こされる認知症であるため、その危険因子も脳血管障害の危険因子と考えられる。国内外で行われた調査からも、VaDの危険因子は、脳卒中の危険因子と一致するものが多い。複数の調査で、共通して報告されている危険因子として、年齢[36]-[38]、脳卒中の既往[36][38]、虚血性心疾患の既往[37][39]、高血圧[36][39]、飲酒[38][39]、短い教育年数[36][39]、低い神経心理テストの成績[36][38]などが挙げられている。

❷ アルツハイマー型認知症の危険因子

DATの危険因子に関しては、VaDと異なり、さまざまに異なった知見が報告されている。ここでは、複数の調査で共通して指摘されている危険因子について順に述べることにする。

a．加齢

危険因子の検討において例外なく指摘される危険因子である。加齢はそれ単独で最も強力に発症の危険を高める要因である。DATに関しては高齢であるほど有病率は上昇し、65～85歳の範囲では年齢が5歳上がるごとにDATの有病率は2倍に上昇するといわれる。しかしながらその一方で、65歳以下と85歳以上については、有病率と年齢との関係は上記ほど単純ではない。年齢以外の因子の関与が相対的に大きいためであると考えられる。日本をはじめとして、先進国では85歳以上の人口割合が高く、とりわけこの年代の有病率は医療・福祉両面において重要な問題であることから、後期高齢者に絞った危険因子に関する検討も必要といえる。

b．家族歴

年齢に次いで確実視されている危険因子である。従来のケースコントロールスタディのほとんどは、認知症の家族歴を有意な危険因子としている[40]-[42]。しかし、遅発性のアルツハイマー病(AD)を対象と

した検討では関連が見い出せなかったという報告[43]もあることから、発症年齢によって危険因子としての意味が異なるとする意見もある[43][44]。確かにECの共同研究で各年齢段階の相対危険率を算出したところ、発病年齢が60歳代の場合に最も危険率が高く、70歳代および80歳代では依然危険因子として有意ではあるものの、危険率が低くなるという結果が得られている[45]。

一方、家族性ADに関する第19染色体上の遺伝子同定作業においてアポリポ蛋白E（ApoE）も重要な危険因子であることが明らかにされた[46][47]。ApoEは脂質の運搬や代謝ばかりでなく、神経系の発育や修復にも関連するリポ蛋白であり、遺伝子にはE2、E3、E4の3種がある。遺伝子は1対ずつあるので、その組み合わせはE2/E2、E2/E3、E2/E4、E3/E3、E3/E4、E4/E4の6通りである。このうちE4を2個もつE4/E4の人は最もADになる危険が高く、また発病年齢も若い傾向が認められた。ApoE遺伝子がADに果たす役割についての検討がさらに加えられている。

c．ダウン症

ADの神経病理学的変化と同様の変化がダウン症にもみられることから、ダウン症がDATの危険因子である可能性が示唆された[48]。さらにダウン症の家族歴がADと関連することからも両者の関連が想定された。確かにダウン症の家族歴と有意な関連を報告したのは一部の調査であるが[32][43][49]、それは一般人口におけるダウン症の頻度が低いためであると説明できる。ケースコントロールスタディによってもダウン症を一親等にもつ者にADの危険が高いことが示されている[44][50]-[52]。

d．頭部外傷の既往

ボクシング選手が繰り返し強打されることによって認知症症状を呈することがある。ボクサーの脳にADと似た神経原線維変化を認めることから[53]、ADと頭部外傷との関連が想定された。しかし各国で行われた調査では必ずしも頭部外傷の既往を有意な危険因子とするには至らなかった。一方、従来の8つのケースコントロールスタディのメタ分析では[54]、意識障害を伴う頭部外傷がADと有意に関連したという。特に、ADの発病前10年以内の頭部外傷とは強い関連が認められ、10年以上前の頭部外傷とも弱いながらも関連していた。しかし前向き研究では、依然関連が示唆されながらも統計的に有意ではなかった[55]。

e．甲状腺機能低下症の既往

甲状腺疾患や甲状腺機能低下症がADの危険因子であることが指摘され[49]、その後検討が重ねられている。ECの共同研究で、甲状腺機能低下症の既往歴とADの関連が報告され[41]、甲状腺ホルモンは直接および間接的に中枢神経系に影響するため、この疾患とADとの関連は興味深い。しかし、通常脳に与える影響が可逆性であるはずの甲状腺の機能変化と、ADという慢性不可逆性の器質性疾患とを結びつけるにはさらなる検証が必要であろう。

f．うつ病の既往

ケースコントロールスタディの再解析で、治療歴のあるうつ病はADの危険因子と考えられ、特に高年になってからのうつ病は関連が強いという[56]。これに対して、うつ病はADの前駆症状でないかとの反論があったが、発病10年以上前のうつ病（状態）のエピソードとも有意に関連がみられている[57]。しかし、うつ病の治療に用いた抗うつ薬が神経伝達物質に影響したとする意見や、ADとうつ病の障害の基盤が一部共通しているとする意見もあり、一定の結論は得られていない。その一方で、うつ状態によって認知機能が低下することがADの顕在化を促進する可能性があり、この点については今後の追加研究を行ううえで注意すべきである。

g．女性

女性であることも危険因子の1つとされる。女性の方が長寿であるために患者数も相対的に多くなるが、調査したどの年齢段階においても女性の患者の割合が男性に比べて多く[58]、寿命の長さの違いによる影響を統計的に取り除いても女性はADになりやすかったとされる[59]。女性であることが危険因子として有意ではなかったとする報告もあるが、反対に男性がADになりやすいという報告は極めて少ない[60]。

h．教育歴

反論はあるものの、教育レベルとADとの関連を指摘する報告は多い[48][61]。認知機能テストを調査のスクリーニングに用いた場合、テストの結果は対象の教育レベルによって影響されるため、教育程度に応じたカットオフポイントを設定して検討した報告もある[61]。

ADと教育程度との関連については次のような説明がなされている[48]。すなわち、より高い教育によってより高い認知機能を獲得している場合、脳の

病理学的変化がより強い段階まで進行しないと認知機能の低下も異常範囲に陥らず、認知症の発症には防衛的に作用するというものである。また高い教育を受けた者は、より高い認知機能を仕事や生活で行使していると考えられ、そのことがリスクを下げているという説もある[62]。いずれにしても、教育は社会経済的状況やライフスタイル、職種などとも関連するため、これらの要因それぞれについて、ADとの関連を検討していく必要がある。

i．その他

その他可能性のある危険因子として、出生時の母親の年齢や喫煙などが挙げられる。出生時の母親の年齢も従来議論の対象となってきた。出産時の母親の年齢が高いことがDATと関連するという報告や、母親および父親の年齢が低いことがリスクを高めるという報告があった。しかし後者に関しては、父親の年齢が遅発性ADとのみ関連し、父親の年齢をコントロールすると母親の出産時の年齢との統計的に有意な関連はなくなるという[40]。またニコチンがADの情報処理能力や注意力の障害を改善すると

の報告から、喫煙がADに対して防衛的に働くと当初考えられた。しかし疫学調査によれば、喫煙がリスクを上げるという報告と下げるという報告がある。このリスクを下げるという結果は認知症の家族歴をもつ患者においてのみみられたという[63][64]。この結果は、喫煙が遺伝的に規定されるプロセスを通して作用している可能性を示唆している。

●●●おわりに

従来わが国で行われてきた疫学的研究は、老年期認知症の有病率や認知症性高齢者の介護状況や社会福祉資源のニーズを明らかにすることを目的とした研究が多い。確かに世界でも類をみないほどの多くの検討が既になされてはいるが、今後取り組むべき問題も多く残されている。多国間における国際比較研究をはじめとして、DATの危険因子の解明も急務である。それは、DATの早期発見や予防において重要だからである。今後のさらなるこの領域の発展を期待するものである。

（繁田雅弘、本間　昭）

1) 金子仁郎，伊藤正昭，杉村史郎：一般家庭老人の精神障害について．老年病 3：131-139, 1959.
2) 長谷川和夫，岩井　寛，天本　宏：新福尚武教授退職記念論文集．pp342-254，慈恵医大精神神経科教室，東京，1979.
3) Regier DA, Boyd JH, Burke Jr JD, et al：One-month prevalence of mental disorders in the United States；Based on five Epidemiologic Catchment Area sites. Arch Gen Psychiatry 45：977-986, 1988.
4) Robins LN, Helzer JE, Croughan J, et al：National Institute of Mental Health Diagnostic Interview Schedule；Its history, characteristics, and validity. Arch Gen Psychiatry 38：381-389, 1981.
5) American Psychiatric Association：Diagnostic and Statistical Manual of Mental Disorders. 3rd ed (DSM-III). American Psychiatric Association, Washington DC, 1980.
6) Ritchie K, Artero S, Beluche I, et al：Prevalence of DSM-IV psychiatric disorder in the French elderly population. Br J Psychiatry 184：147-152, 2004.
7) Sheehan DV, Lecrubier Y, Sheehan KH, et al：The Mini-International Neuropsychiatric Interview (M.I.N.I.)；the development and validation of a structured diagnostic psychiatric interview for DSM-IV and ICD-10. J Clin Psychiatry 59 (Suppl 20)：22-33quiz, 1998.
8) American Psychiatric Association：Diagnostic and Statistical Manual of Mental Disorders. 4th ed (DSM-IV), American Psychiatric Association, Washington DC, 1994.
9) Key DWK, Bergmann K：Epidemiology of mental disorders among the aged in the community. Handbook of Mental Health and Aging, Anonymous, pp 34-56, Prentice-Hall, Englewood Cliffs, New Jersey, 1980.
10) Komahashi T, Ohmori K, Nakano T, et al：Epidemiological survey of dementia and depression among the aged living in the community in Japan. Jpn J Psychiatry Neurol 48：517-526, 1994.
11) Beekman AT, Copeland JR, Prince MJ：Review of community prevalence of depression in later life. Br J Psychiatry 174：307-311, 1999.
12) Pahkala K, Kesti E, Kongas-Saviaro P, et al：Prevalence of depression in an aged population in Finland. Soc Psychiatry Psychiatr Epidemiol 30：99-106, 1995.
13) Steffens DC, Skoog I, Norton MC, et al：Prevalence of depression and its treatment in an elderly population；the Cache County study. Arch Gen Psychiatry 57：601-607, 2000.
14) 繁田雅弘，本間　昭：疫学と危険因子．臨床精神医学講座S9，アルツハイマー病，松下正明（編），pp16-28，中山書店，東京，2000.

15) 柄澤昭秀：老年期痴呆の疫学．神経研究の進歩 33：766-777, 1989.
16) 大塚俊男, 清水　博：わが国の在宅の痴呆性老人の実態；有病率を中心として．精神衛生研究 33：45-52, 1986.
17) 大塚俊男：精神医学レビュー No24. pp 5-15, ライフサイエンス, 東京, 1997.
18) 柄澤昭秀：老年期痴呆の疫学；最近の知見．治療 75：1735-1740, 1993.
19) Graves AB, Larson EB, Edland SD, et al：Prevalence of dementia and its subtypes in the Japanese American population of King County, Washington state；The Kame Project. Am J Epidemiol 144：760-771, 1996.
20) Rocca WA, Hofman A, Brayne C, et al：The prevalence of vascular dementia in Europe；facts and fragments from 1980-1990 studies；EURODEM-Prevalence Research Group. Ann Neurol 30：817-824, 1991.
21) Jorm AF, Korten AE, Henderson AS：The prevalence of dementia；a quantitative integration of the literature. Acta Psychiatr Scand 76：465-479, 1987.
22) Ikeda M, Hokoishi K, Maki N, et al：Increased prevalence of vascular dementia in Japan；a community-based epidemiological study. Neurology 57：839-844, 2001.
23) Meguro K, Ishii H, Yamaguchi S, et al：Prevalence of dementia and dementing diseases in Japan；the Tajiri project. Arch Neurol 59：1109-1114, 2002.
24) McKhann G, Drachman D, Folstein M, et al：Clinical diagnosis of Alzheimer's disease；report of the NINCDS-ADRDA Work Group under the auspices of Department of Health and Human Services Task Force on Alzheimer's Disease. Neurology 34：939-944, 1984.
25) Chui HC, Mack W, Jackson JE, et al：Clinical criteria for the diagnosis of vascular dementia；a multicenter study of comparability and interrater reliability. Arch Neurol 57：191-196, 2000.
26) 目黒謙一, 石井　洋：血管性痴呆・再考血管性痴呆の疫学問題；診断基準の問題点と神経基盤に関する考察．老年精神医学雑誌 14：169-180, 2003.
27) 福西勇夫, 早原敏之, 森岡英五：在宅痴呆老人の疫学研究とくに, 香川県三木町における有病率と発生率について．精神神経学雑誌 91：401-428, 1989.
28) 一ノ渡尚道, 真喜屋浩, 土居通哉：沖縄県の小離島（池間島）における老人の精神障害に関する疫学研究；1979年と1984年に行われた悉皆調査結果の比較を中心に．精神神経学雑誌 90：612-635, 1988.
29) 柄澤昭秀：老年期精神障害の疫学．精神医学 29：35-46, 1987.
30) Bickel H, Cooper B：Incidence and relative risk of dementia in an urban elderly population；findings of a prospective field study. Psychol Med 24：179-192, 1994.
31) Letenneur L, Commenges D, Dartigues JF, et al：Incidence of dementia and Alzheimer's disease in elderly community residents of south-western France. Int J Epidemiol 23：1256-1261, 1994.
32) Brayne C, Gill C, Huppert FA, et al：Incidence of clinically diagnosed subtypes of dementia in an elderly population；Cambridge Project for Later Life. Br J Psychiatry 167：255-262, 1995.
33) Ott A, Breteler MM, van Harskamp F, et al：Incidence and risk of dementia；The Rotterdam Study. Am J Epidemiol 147：574-580, 1998.
34) Liu CK, Lai CL, Tai CT, et al：Incidence and subtypes of dementia in southern Taiwan；impact of socio-demographic factors. Neurology 50：1572-1579, 1998.
35) Andersen K, Nielsen H, Lolk A, et al：Incidence of very mild to severe dementia and Alzheimer's disease in Denmark；the Odense Study. Neurology 52：85-90, 1999.
36) Tatemichi TK, Paik M, Bagiella E, et al：Risk of dementia after stroke in a hospitalized cohort；results of a longitudinal study. Neurology 44：1885-1891, 1994.
37) Ross GW, Petrovitch H, White LR, et al：Characterization of risk factors for vascular dementia；the Honolulu-Asia Aging Study. Neurology 53：337-343, 1999.
38) Yoshitake T, Kiyohara Y, Kato I, et al：Incidence and risk factors of vascular dementia and Alzheimer's disease in a defined elderly Japanese population；the Hisayama Study. Neurology 45：1161-1168, 1995.
39) Lindsay J, Hebert R, Rockwood K：The Canadian Study of Health and Aging；risk factors for vascular dementia. Stroke 28：526-530, 1997.
40) Breteler MM, Claus JJ, van Duijn CM, et al：Epidemiology of Alzheimer's disease. Epidemiol Rev 20 (Suppl 2)：59-82, 1991.
41) Breteler MM, van Duijn CM, Chandra V, et al：Medical history and the risk of Alzheimer's disease；a collaborative re-analysis of case-control studies；EURODEM Risk Factors Research Group. Int J Epidemiol 20 (Suppl 2)：S36-S42, 1991.
42) Katzman R, Kawas C：The epidemiology of dementia and Alzheimer's disease. Alzheimer Disease, RD Terry, R Katzman, KL Bick (eds), pp 105-122, Raven Press, New York, 1994.
43) Heston LL, Mastri AR, Anderson VE, et al：Dementia of the Alzheimer type；Clinical genetics, natural history, and associated conditions. Arch Gen Psychiatry 38：1085-1090, 1981.
44) Chandra V, Philipose V, Bell PA, et al：Case-control study of late onset "probable Alzheimer's disease". Neurology 37：

1295-1300, 1987.
45) van Duijn CM, Clayton D, Chandra V, et al : Familial aggregation of Alzheimer's disease and related disorders ; a collaborative re-analysis of case-control studies, EURODEM Risk Factors Research Group. Int J Epidemiol 20 (Suppl 2) : S13-S20, 1991.
46) Strittmatter WJ, Saunders AM, Schmechel D, et al : Apolipoprotein E ; high-avidity binding to beta-amyloid and increased frequency of type 4 allele in late-onset familial Alzheimer disease. Proc Natl Acad Sci USA 90 : 1977-1981, 1993.
47) Corder EH, Saunders AM, Strittmatter WJ, et al : Gene dose of apolipoprotein E type 4 allele and the risk of Alzheimer's disease in late onset families. Science 261 : 921-923, 1993.
48) Jorm AF : The epidemiology of Alzheimer's disease and related disorders. Chapman & Hall, London, 1990.
49) Heyman A, Wilkinson WE, Stafford JA, et al : Alzheimer's disease ; a study of epidemiological aspects. Ann Neurol 15 : 335-341, 1984.
50) Amaducci LA, Fratiglioni L, Rocca WA, et al : Risk factors for clinically diagnosed Alzheimer's disease ; a case-control study of an Italian population. Neurology 36 : 922-931, 1986.
51) Broe GA, Henderson AS, Creasey H, et al : A case-control study of Alzheimer's disease in Australia. Neurology 40 : 1698-1707, 1990.
52) Hofman A, Schulte W, Tanja TA, et al : History of dementia and Parkinson's disease in 1st-degree relatives of patients with Alzheimer's disease. Neurology 39 : 1589-1592, 1989.
53) Roberts GW : Immunocytochemistry of neurofibrillary tangles in dementia pugilistica and Alzheimer's disease ; evidence for common genesis. Lancet 2 : 1456-1458, 1988.
54) Mortimer JA, van Duijn CM, Chandra V, et al : Head trauma as a risk factor for Alzheimer's disease ; a collaborative re-analysis of case-control studies, EURODEM Risk Factors Research Group. Int J Epidemiol 20 (Suppl 2) : S28-S35, 1991.
55) Chandra V, Kokmen E, Schoenberg BS, et al : Head trauma with loss of consciousness as a risk factor for Alzheimer's disease. Neurology 39 : 1576-1578, 1989.
56) Jorm AF, van Duijn CM, Chandra V, et al : Psychiatric history and related exposures as risk factors for Alzheimer's disease ; a collaborative re-analysis of case-control studies, EURODEM Risk Factors Research Group. Int J Epidemiol 20 (Suppl 2) : S43-S47, 1991.
57) Kokmen E, Chandra V, Schoenberg BS : Trends in incidence of dementing illness in Rochester, Minnesota, in three quinquennial periods, 1960-1974. Neurology 38 : 975-980, 1988.
58) Lopez Pousa S, Llinas Regla J, Vilalta Franch J, et al : The prevalence of dementia in Girona. Neurologia 10 : 189-193, 1995.
59) Cummings JL, Vinters HV, Cole GM, et al : Alzheimer's disease ; etiologies, pathophysiology, cognitive reserve, and treatment opportunities. Neurology 51 : S2-S17, 1998.
60) Schoenberg BS, Kokmen E, Okazaki H : Alzheimer's disease and other dementing illnesses in a defined United States population ; incidence rates and clinical features. Ann Neurol 22 : 724-729, 1987.
61) Zhang MY, Katzman R, Salmon D, et al : The prevalence of dementia and Alzheimer's disease in Shanghai, China ; impact of age, gender, and education. Ann Neurol 27 : 428-437, 1990.
62) Swaab DF : Brain aging and Alzheimer's disease, "wear and tear" versus "use it or lose it". Neurobiol Aging 12 : 317-324, 1991.
63) Graves AB, van Duijn CM, Chandra V, et al : Alcohol and tobacco consumption as risk factors for Alzheimer's disease ; a collaborative re-analysis of case-control studies, EURODEM Risk Factors Research Group. Int J Epidemiol 20 (Suppl 2) : S48-S57, 1991.
64) White L, Petrovitch H, Ross GW, et al : Prevalence of dementia in older Japanese-American men in Hawaii ; The Honolulu-Asia Aging Study. JAMA 276 : 955-960, 1996.

3 高齢者の検査

1. 生理検査：脳波・事象関連電位

●●● はじめに

近年、神経生理学的な脳機能測定法の発展は著しく、臨床・研究領域でPET、SPECT、fMRI（機能的MRI）、MEG（脳磁図）、NIRS（近赤外スペクトロスコピー）など、多様な手法が用いられ、CT、MRIなどの形態学的検査では困難な機能的変化を捉えることが可能となった。しかし、現在でも測定場所を選ばず、ベッドサイドでも簡便に測定可能で、日常の臨床に普及している脳機能測定法は、電気生理学的検査である脳波と事象関連電位を含む誘発電位にほぼ限定される。さらに、これらの検査は非侵襲的であるので、臨床経過を追いながら繰り返し実施することが可能である。しかし、測定結果が疾患の病態や加齢性変化を特異的に反映するとは限らないので、結果の解釈に際してはその限界に留意し、臨床症候と神経心理学的所見、頭部MRIなどの諸検査の結果と併せて総合的な判断が必要である。本稿では、高齢者の日常臨床の範囲に限定して、脳波検査と事象関連電位の1つであるP300について概説する。

1 脳波検査

1. 脳波検査の目的

脳波検査は、多くの場合、認知症疾患と認知症に類似の症状を呈する病態との鑑別や重症度の判定、さらに認知症疾患の診断の補助に用いられる。例えば、せん妄などの軽度の意識障害やうつ病による仮性痴呆（仮性認知症）の除外診断、特徴的な脳波活動を呈する疾患、例えばクロイツフェルト・ヤコブ病などの診断に有用である。

2. 加齢による脳波の変化

健常高齢者の脳波は、自立した生活を行っている高齢者では成人の正常脳波像と大差がないとの報告もあるなど、個体差が大きいことが特徴の1つである[1]。ここでは、加齢に伴う健常高齢者での脳波の変化について述べる（表14）。

❶ 背景脳波活動

加齢とともに α 波の優勢周波数が低下する。60歳を超えると10年間で0.8Hzずつ周波数が遅くなるとの縦断的研究がある[2]。しかし、多くの健常高齢者では、α 波は9.5〜10Hzを保ち、若年成人に比較した平均値の低下はわずかである。また、正常加齢

表14 ● 加齢による脳波の変化

1. 背景脳波活動
   α 波の優勢周波数の低下
   α 波の分布の全般化
   α 波の出現量・連続性の低下
   θ 波の増加
   β 帯域の速波の増加
2. 反応性の変化
   開眼による α ブロッキングの低下
   過呼吸反応の低下（ビルドアップの減弱、出現潜時の延長、回復時間の遅れ）
3. 側頭部の局在性の徐波
   minimal temporal slow activity
4. 傾眠期、睡眠への移行期にみられる特殊な波形
   前方部緩徐律動（anterior bradyrhythmia）
   ウイケット棘波（wicket spike）
   成人潜在性律動性脳波発射（subclinical rhythmic electrographic discharge of adults；SREDA）

と認知症疾患との差異が小さいことも多い。一方、十分に覚醒させた状態でもα波の周波数が8.5Hzを超えないときは、脳機能の全般性の軽度の低下を示唆するといわれている[3]。α波の周波数の低下は、知的機能の低下と関連しているとの報告もあるが[4]、必ずしも確実な所見ではない。

加齢に伴うα波の変化として、出現量が低下する、断片化して連続性が低下する、後頭優位性が低下し前方にも分布する傾向なども指摘されているが[5]、振幅の低下については見解が一定しない。広汎αパターンと呼ばれる、振幅の変動が少ない8Hz前後の遅い周波数のα波が、高い出現率で持続的に出現するパターンは、加齢性変化ではなく、脳動脈硬化などによる機能低下を反映しているといわれている。加齢によって全般性のθ波の出現が増加するが[5)-7)]、加齢性変化によるものか、認知機能の低下や器質的変化と関連したものかは明確ではない。β帯域の速波の出現量が、高齢者では若年成人よりも増加するが、80歳を過ぎると出現率が低下すると報告されている[5)7)]。

❷ 反応性の変化

加齢に伴い、脳波の反応性が変化することが知られている。開眼によるαブロッキングは低下する[8]。過呼吸賦活によるビルドアップは、減弱、出現潜時の延長、回復時間の遅れが報告されている[8)-10)]。光刺激に対する反応性は報告が一定しない。

❸ 側頭部の局在性の徐波

健常高齢者の側頭領域、特に前から中側頭領域に限局してθ、δ帯域の徐波が出現し、左半球に著しく偏在する（75〜90％）ことが知られている[5]。3〜8Hzの律動性の徐波が多く、その中にしばしば9〜14Hzの比較的速い周波数成分が混在し、やや鋭い波形を伴う[3]。GibbsとGibbsはこの律動性の徐波をminimal temporal slow activityと呼び[11]、MaynardとHughesは、θ帯域の群発を主体とする波形をbursts of rhythmical temporal theta (BORTT)と名づけた[12]。また、Asokanらはその鋭い波形に注目し、temporal minor slow and sharp activity (TMSSA)と呼んだ[13]。この鋭い波形は、覚醒時にもみられるが、入眠期に認めやすく、睡眠の1、2段階では前・中側頭領域の律動的な鋭波活動であるウイケット棘波（後述）に移行するという説や、ウイケット棘波がTMSSAの睡眠時の亜型であるという考え方もある[13]。minimal temporal slow activityは中年期、老年期に多くみられ、50〜59歳では1.3％だが、60歳以降では3.2％に認めるという報告や[11]、30〜40％とするものまである[3]。関連する症状は非特異的で、頭重感、めまい感、軽度の健忘などの自覚的症状である。脳血流の障害、特に椎骨脳底動脈の慢性的な灌流不全との関連が示唆されたり、海馬虚血との関連性が推定されているが[13)14)]、直接的には確認されていない。

❹ 傾眠期、睡眠への移行期にみられる特殊な波形

a．前方部緩徐律動（anterior bradyrhythmia）

両側の前方部にみられる1.5〜2.5Hz帯域の高振幅の脳波活動で、2〜10秒持続し、律動的ではあるが単律動ではない。前頭部に最大振幅をもち、中心部、前側頭部にも波及することがある[3]。最初に報告したGibbsとGibbsは脳血管障害との関連を想定したが[11]、健常高齢者にみられるものである。発生機序は不明であるが、入眠期や軽睡眠期に出現することが多く、入眠期に軽度の刺激が加わったときに誘発されるとの考え方がある[3]。

b．ウイケット棘波（wicket spike）

周波数が6〜11Hz、振幅が60〜200μV程度の、単相性のアーチ型あるいは棘波様の波形の群発波で、主に50歳以降にみられる[15]。側頭領域に両側性あるいは左右独立して出現するが、一側で優勢に（通常は左側に）出現することもある。単発でみられる場合には、てんかん性の棘波との鑑別が必要となる。覚醒時にもみられるが、入眠期、軽睡眠期によく出現し、深睡眠では消失する[3]。ウイケット棘波は前述したTMSSAの睡眠時の亜型であるとの考え方もある[13]。

c．成人潜在性律動性脳波発射（subclinical rhythmic electrographic discharge of adults；SREDA）

両側性あるいは非対称的に頭頂部、後側頭部に広く分布する、正弦波様の律動性θ波活動、あるいは高振幅単相性の鋭波様の散発で始まり、次第に出現頻度が増し、1〜数秒後には4〜7Hzの持続性の律動性活動となった後に減弱する鋭波様活動である[3)16)17)]。覚醒時、うとうと時、あるいは睡眠時にもみられ、しばしば過呼吸で誘発される。持続時間は40〜80秒程度で、平均年齢は62歳（35〜89歳）と高齢者に

多くみられる[17]。非典型例の存在が報告されており、高振幅や周波数がδ帯域、持続時間が13〜30分になる例もある。てんかんの発作時脳波に似ているが、SREDAが出現中にも臨床症状は伴わず、発生機序や臨床的意義は不明である[16)17]。

3. 認知症疾患と鑑別すべき状態・疾患の脳波

脳波検査は、意識障害や脳機能低下を鋭敏かつ簡便に捉えるので、臨床症状だけでは認知症との鑑別が困難な、軽度の意識障害やうつ状態との鑑別に有効である。認知症疾患では、一般的に背景脳波活動の全般性の徐波化がみられ、認知症の進行に伴い徐波化が高度になるので、認知症症状が比較的軽いにもかかわらず、高度の徐波化を示す場合は、代謝性、中毒性の脳症などを考慮する必要がある。しかし、高度の全般性の徐波化は睡眠中や傾眠状態、あるいは意識障害でも意識レベルに相応してみられるので、脳波の測定中に開閉眼や暗算などを行わせて、被検者が十分に覚醒している状態で記録していることを確認する必要がある。

❶ せん妄

せん妄に代表される軽度の意識障害では全般性の徐波化が著明となり、α波が徐波化し全般性のθ波が多くなる。徐波化の程度は、認知症で通常みられるものより高度であることが多い。重症例では、前頭部に律動性のδ波の群発[前頭部間欠性律動性デルタ活動（frontal intermittent rhythmic delta activity；FIRDA）]が出現することもある[18]。意識障害の重症度と徐波化の程度は平行することが多いので、意識障害の回復に伴う徐波の減少を臨床経過とともに縦断的に観察することも重要である[19]。

❷ うつ病

うつ病は、仮性認知症の中で最も頻度が高い原因であり、仮性認知症の5〜35％といわれている。うつ病の脳波では年齢相応の加齢性の変化がみられる程度であるが、うつ病性の仮性認知症では、同年代の健常群と比較して後頭部のα波の徐波化の程度が強いとの報告もある[20)21]。器質的な脳病変が背景にある認知症や脳血管障害とうつ病の合併では、脳波に中等度以上の異常所見を示すことも多い。

4. 認知症疾患の脳波

局所的な病変がなく、比較的広範に萎縮が存在するような、アルツハイマー型痴呆（アルツハイマー型認知症；DAT）に代表される認知症疾患では、加齢性変化と同様に、α波の徐波化とθ、δ波の徐波の増加を示すので、認知症の初期段階では正常加齢と区別することは難しい。一方、脳血管障害などの局所的な脳器質性病変をもつ場合には、局在性の脳波異常を呈する場合もある。

❶ アルツハイマー型認知症

DATには、疾患に特異的な脳波所見はみられず、加齢性変化と同様の脳波を示す。発病初期にはα波の徐波化は認めてもほぼ正常範囲内で、中期以降になってα波の徐波化、θ、δ波などの全般性の徐波が目立つようになる[4)22]。末期にはα波は消失傾向となり、θ、δ波などの徐波が中心となる。重症例では平坦化する。

徐波の群発が前頭部優位あるいは全般性にみられることもある。局在性の徐波はみられないが、健常高齢者でもみられる左側頭部優位のθ、δ波が出現することがある[23]。稀に肝性脳症などでみられる三相波が、進行した重症のDATでみられることがあるが、肝性脳症と異なって前頭部ではなく後頭部に分布することが多く、さらにδ波と混在することが多い[24]（図2）。

徐波化と認知障害の重症度とが相関することが周波数解析を用いて報告されている[25]。DATの初期では、脳血流、脳酸素消費量が両側の頭頂葉を中心に低下することが知られているが、視察脳波では明らかではない。

❷ 血管性認知症

DATと同様に、α波の周波数の低下、θ、δ波などの全般性の徐波が増加するので、血管性痴呆（血管性認知症；VaD）とDATをこれらの所見からだけで区別するのは難しい[26]。しかし、VaDの脳波は、DATに比べて多彩で、広汎αパターンや、梗塞巣を反映した局在性のθ、δ波の徐波の出現頻度が高い[4)26]。梗塞の位置が表層に近く、大きいほど徐波化も著しく、梗塞が深部で小さいときには脳波には異常がほとんど現れない[27]。

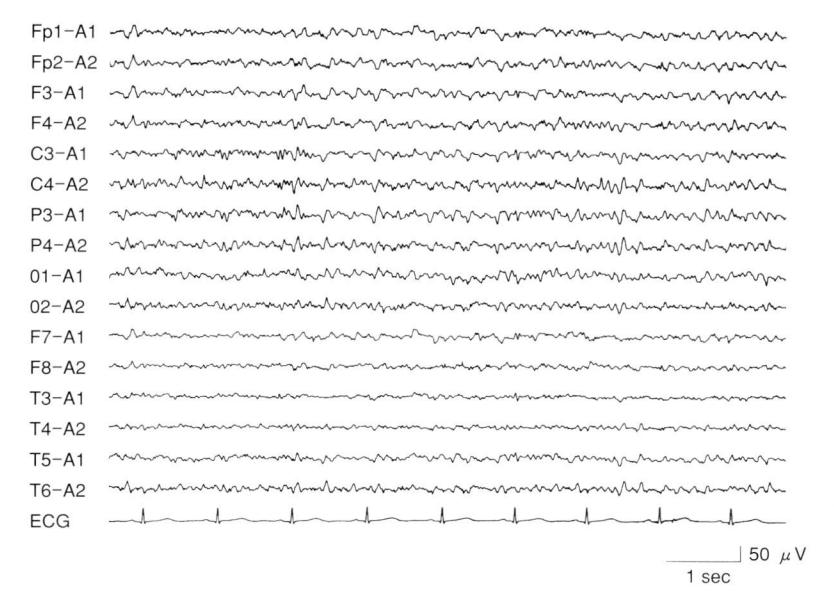

図2● アルツハイマー型認知症の脳波例
79歳、男性。律動性のα波は消失し、中等度の振幅の5Hz程度の不規則なθ波が全般性に混入している。

❸ レビー小体型認知症

レビー小体型痴呆（レビー小体型認知症；DLB）では、早期より徐波の混入があり、中期になると後頭部α波の徐波化と前頭部でのδ、θ波群発が報告されている[28]。

❹ ピック病

前頭葉、側頭葉の葉性の萎縮が起こるが、脳波ではDAT以上に特徴的な異常所見が少なく、臨床症状に比較して、脳波では比較的末期まで異常を示さない[22)29]。

❺ クロイツフェルト・ヤコブ病

多くの症例で、周期性鋭波複合（periodic sharp wave complex；PSWC）、あるいは周期性同期性発射（periodic synchronous discharge；PSD）と呼ばれる特徴的な脳波所見を示す[30)31]。発病初期より基礎律動が徐波化し、δ波が出現するなど非特異的な広汎性の変化がみられる。発病後3ヵ月以内に多くの症例でPSWCが出現する。PSWCに同期してミオクローヌスがみられることが多いが、ない場合もある[32]。初期には一側性を示したり周期性が不明瞭なこともあるが、多くの場合、次第に両側全般性に同期して出現する。末期にはPSWCの間隔が長くなる。PSWCは二相波あるいは三相波の形をとり、ほぼ1秒ごとに周期的に出現を繰り返す[19]。

PSWCは、亜急性硬化性全脳炎（SSPE）、ミトコンドリア脳症、HIV脳症、薬物中毒（リチウム、L-DOPA、バクロフェンなど）などでも報告されており[18]、本疾患に必ずしも特異的ではない。

❻ パーキンソン病

非特異的な所見のみで、進行例では背景脳波活動の徐波化が全般性にみられる[33]。認知症を伴うパーキンソン病では、認知症を伴わない場合や健常高齢群に比較してδ、θ波などの徐波化が強い傾向が周波数解析によって指摘されている[34]。

2 事象関連電位

誘発電位のような感覚刺激に対して受動的に生じる神経系の電気応答だけではなく、感覚刺激に関連した被験者の注意、期待、認知、判断など、高次の情報処理過程に関連して生じる電位成分があり、これを事象関連電位（event-related potentials；ERPs）という。これにはP300、ミスマッチ陰性電位（mismatch negativity；MMN）、随伴陰性変動（contingent negative variation；CNV）などが含まれる。このうちP300が認知機能との関連が深く、臨床で最も普及している。

1. P300

　P300の測定には、通常オドボール課題を用いる。これは2種類の識別可能な感覚刺激のうち、低頻度の刺激を標的として被検者に反応を要求する。例えば、1,000Hzの純音(持続時間50～100msec)の刺激系列の中に2,000Hzの純音をランダムに10～20%混ぜて標的刺激とし、刺激提示間隔を1～2秒の間で平均1.5秒でランダムに提示して、被検者に標的刺激を数えさせたり(計数課題)、キーを押させる(弁別反応課題)。標的刺激に対する電位を20～50回加算平均すると、刺激提示後約300msec後に表面陽性の電位(P300と呼ぶ)が得られる。P300は、認知機能に関連した脳の活動に由来すると考えられるが、生理学的な意義、電位を構成する脳内の発生源やその時間的関係などは明らかではない。

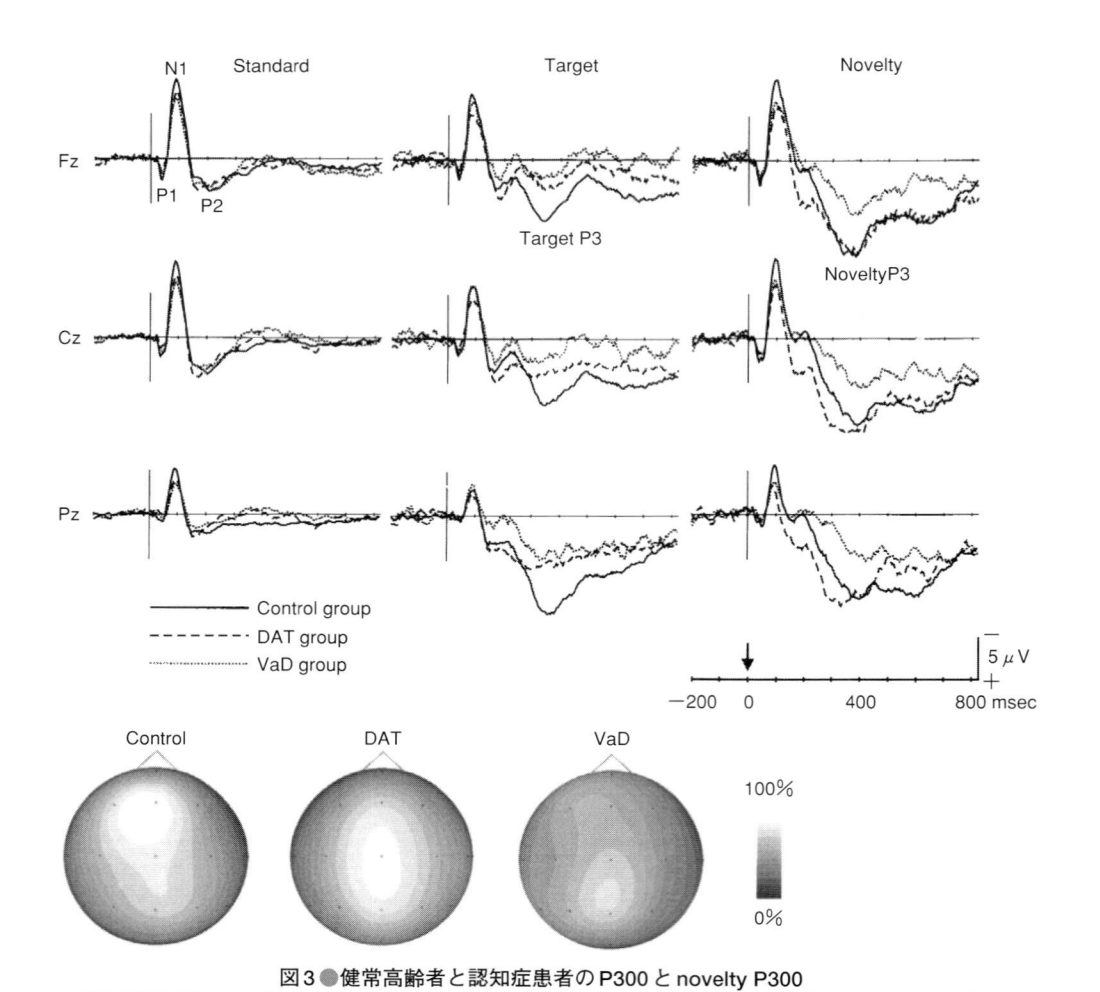

図3●健常高齢者と認知症患者のP300とnovelty P300
　(上段)健常高齢者(n＝18)、アルツハイマー型認知症(DAT、n＝16)、血管性認知症患者(VaD、n＝16)の3群での、標準刺激(standard)、オドボール課題の標的刺激(target)、新奇刺激(novelty)に対するERPの総加算平均波形。標準刺激では3群ともにP300(P3成分)が出現しない。標的刺激では、P300が出現するが、健常群に比較してDAT群、VaD群で振幅が低下し、潜時が延長している。新奇刺激では、VaD群でnovelty P300(P3成分)の振幅が低下し、潜時が延長している。
　(下段)新奇刺激に対するnovelty P300の頭皮上電位分布。健常高齢者群、DAT群、VaD群が、それぞれ前頭部、中心部、頭頂部で最大振幅を示し、3群が区別されている。振幅は被検者ごとに15電極で正規化している。
　(Yamaguchi S, Tsuchiya H, Yamagata S, et al：Event-related brain potentials in response to novel sounds in dementia. Clin Neurophysiol 111：195-203, 2000 より改変)

2. 加齢による変化

　加齢とともに、P300潜時が延長するといわれている[35)-38)]。1年間で潜時が約1.5msec延長するとの報告があり[39)]、60歳以降ではこの延長の割合が大きくなると報告されている[40)]。また、性差があり、女性では小さいといわれている[36)]。潜時の延長は、加齢による神経細胞、樹状突起の減少や、神経伝達物質の活性の低下によって引き起こされる情報処理時間の遅れを反映していると考えられている。振幅は加齢とともに低下する傾向にあるといわれているが潜時の変化ほど明確ではない。頭皮上分布は、若年では頭頂優位であるが、加齢とともに前頭から中心部にかけて一様に分布するようになる[35)-37)41)]。

3. 認知症疾患による変化

　認知症では、P300潜時は同年代の健常高齢者に比べて有意に延長すると報告されているが[42)43)]、ばらつきの大きさも同時に指摘されている[44)]。潜時の延長の程度は、認知症の程度と強く相関し、GDS（Global Deterioration Scale）[45)]、WAIS（ウェクスラー成人知能検査）[46)]などの認知症の重症度スケールや知的機能評価スケールの得点と潜時の延長の相関が報告されている。しかし、P300潜時の延長は認知症の重症度を反映するが、DAT、VaD、アルコールによる認知症などの疾患の種類を反映しないので[45)]、P300潜時のみで疾患を鑑別することは困難である。

　一方、P300より早期の成分の潜時と併せて検討することで、認知症のあるパーキンソン病、ハンチントン病がDATと鑑別が可能であるとの報告がある[44)]。
　P300潜時と皮質血流量[47)]、皮質糖代謝[48)]は負の相関をすると報告されている。DATとVaDで、対照群に比較して脳血流パターンが異なるにもかかわらず、両群間にはP300潜時に差を認めないが、いずれも対照群に比較して潜時が延長していた[49)]。また、認知症を含む多発脳梗塞患者で皮質血流量とP300が負の相関をすることが示されている。P300潜時の延長は、脳溝の開大や脳室の拡大などの脳構造の異常と相関するという報告もある[50)]。
　P300の頭皮上分布についても検討されており、DATとVaDの鑑別の指標となることが期待されるが、報告が一定しない。振幅の低下も報告されているが、潜時の延長ほど著明な差がない[51)]。
　オドボール課題に標的刺激ではないがもう1種類の低頻度刺激を混ぜると、これに対応した電位が記録される。これは新奇刺激に対する定位反応でnovelty P300と呼ばれる。この電位分布が健常高齢群では前頭部、DATでは中心部、VaDでは頭頂部に分布し、疾患の鑑別の可能性が指摘されている（図3）[52)]。
　パーキンソン病では、認知症を呈さないパーキンソン病でもP300潜時の延長が知られており、パーキンソン病の錐体外路症状以外の精神機能の遅鈍化や認知障害との関係が指摘されている[53)]。

（鵜飼　聡、石井良平、篠崎和弘）

● 文献

1) Dustman RE, Shearer DE, Emmerson RY：EEG and event-related potentials in normal aging. Prog Neurobiol 41：369-401, 1993.
2) Wang HS, Busse EW：EEG of healthy old persons；a longitudinal study, Dominant background activity and occipital rhythm. J Gerontol 24：419-426, 1969.
3) Sweden BV, Wauquier A, Niedermeyer E：Normal aging and transient cognitive disorders in the elderly. Electroencephalography；Basic Principles, Clinical Applications, and Related Fields, 4th ed, Niedermeyer E, Lopes Da Silva F (eds), pp340-348, Williams and Wilkins, Baltimore, 1999.
4) Soininen H, Partanen VJ, Helkala EL, et al：EEG findings in senile dementia and normal aging. Acta Neurol Scand 65：59-70, 1982.
5) Silverman AJ, Busse EW, Barnes RH：Studies in the processes of aging；electroencephalographic findings in 400 elderly subjects. Electroencephalogr Clin Neurophysiol (Suppl) 7：67-74, 1955.
6) Giaquinto S, Nolfe G：The EEG in the normal elderly；a contribution to the interpretation of aging and dementia. Electroencephalogr Clin Neurophysiol 63：540-546, 1986.
7) Nakano T, Miyasaka M, Ohtaka T, et al：Longitudinal changes in computerized EEG and mental function of the aged；a nine-year follow-up study. Int Psychogeriatr 4：9-23, 1992.
8) Duffy FH, Albert MS, McAnulty G, et al：Age-related differences in brain electrical activity of healthy subjects. Ann Neurol 16：430-438, 1984.
9) Hughes JR, Cayaffa JJ：The EEG in patients at different ages without organic cerebral disease. Electroencephalogr Clin

10) Torres F, Faoro A, Loewenson R, et al : The electroencephalogram of elderly subjects revisited. Electroencephalogr Clin Neurophysiol 56 : 391-398, 1983.
11) Gibbs FA, Gibbs EL : Atlas of Electroencepharography. Vol III, Addison and Wesley, Cambridge, 1964.
12) Maynard SD, Hughes JR : A distinctive electrographic entity ; bursts of rhythmical temporal theta. Clin Electroencephalogr 15 : 145-150, 1984.
13) Asokan G, Pareja J, Niedermeyer E : Temporal minor slow and sharp EEG activity and cerebrovascular disorder. Clin Electroencephalogr 18 : 201-210, 1987.
14) Niedermeyer E : The electroencephalogram and vertebrobasilar artery insufficiency. Neurology 13 : 412-422, 1963.
15) Reiher J, Lebel M : Wicket spikes ; clinical correlates of a previously undescribed EEG pattern. Can J Neurol Sci 4 : 39-47, 1977.
16) Westmoreland BF, Klass DW : A distinctive rhythmic EEG discharge of adults. Electroencephalogr Clin Neurophysiol 51 : 186-191, 1981.
17) Westmoreland BF, Klass DW : Unusual variants of subclinical rhythmic electrographic discharge of adults (SREDA). Electroencephalogr Clin Neurophysiol 102 : 1-4, 1997.
18) Brenner RP : Utility of EEG in delirium ; past views and current practice. Int Psychogeriatr 3 : 211-229, 1991.
19) Brenner BP : EEG and dementia. Electroencephalography ; Basic Principles, Clinical Applications, and Related Fields, 4th ed, Niedermeyer E, Lopes Da Silva F (eds), pp349-359, Williams and Wilkins, Baltimore, 1999.
20) Brenner RP, Reynolds CF, Ulrich RF : EEG findings in depressive pseudodementia and dementia with secondary depression. Electroencephalogr Clin Neurophysiol 72 : 298-304, 1989.
21) Prinz PN, Vitiello MV : Dominant occipital (alpha) rhythm frequency in early stage Alzheimer's disease and depression. Electroencephalogr Clin Neurophysiol 73 : 427-432, 1989.
22) Penttila M, Partanen JV, Soininen H, et al : Quantitative analysis of occipital EEG in different stages of Alzheimer's disease. Electroencephalogr Clin Neurophysiol 60 : 1-6, 1985.
23) Obrist WD : Problems of aging. Handbook of Electroencephalography and Clinical Neurophysiology Vol 6, Remond A (ed), pp275-292, Elsevier, Amsterdam, 1976.
24) Muller HF, Kral VA : The electroencephalogram in advanced senile dementia. J Am Geriatr Soc 15 : 415-426, 1967.
25) Prichep LS, John ER, Ferris SH, et al : Quantitative EEG correlates of cognitive deterioration in the elderly. Neurobiol Aging 15 : 85-90, 1994.
26) Erkinjuntti T, Larsen T, Sulkava R, et al : EEG in the differential diagnosis between Alzheimer's disease and vascular dementia. Acta Neurol Scand 77 : 36-43, 1988.
27) Macdonell RA, Donnan GA, Bladin PF, et al : The electroencephalogram and acute ischemic stroke ; Distinguishing cortical from lacunar infarction. Arch Neurol 45 : 520-524, 1988.
28) Crystal HA, Dickson DW, Lizardi JE, et al : Antemortem diagnosis of diffuse Lewy body disease. Neurology 40 : 1523-1528, 1990.
29) Stigsby B, Johannesson G, Ingvar DH : Regional EEG analysis and regional cerebral blood flow in Alzheimer's and Pick's diseases. Electroencephalogr Clin Neurophysiol 51 : 537-547, 1981.
30) Burger LJ, Rowan AJ, Goldensohn ES : Creutzfeldt-Jakob disease ; An electroencephalographic study. Arch Neurol 26 : 428-433, 1972.
31) Levy SR, Chiappa KH, Burke CJ, et al : Early evolution and incidence of electroencephalographic abnormalities in Creutzfeldt-Jakob disease. J Clin Neurophysiol 3 : 1-21, 1986.
32) Brown P, Cathala F, Castaigne P, et al : Creutzfeldt-Jakob disease ; clinical analysis of a consecutive series of 230 neuropathologically verified cases. Ann Neurol 20 : 597-602, 1986.
33) Sirakov AA, Mezan IS : EEG findings in Parkinsonism. Electroencephalogr Clin Neurophysiol 15 : 321-322, 1963.
34) Neufeld MY, Blumen S, Aitkin I, et al : EEG frequency analysis in demented and nondemented parkinsonian patients. Dementia 5 : 23-28, 1994.
35) Goodin DS, Squires KC, Henderson BH, et al : Age-related variations in evoked potentials to auditory stimuli in normal human subjects. Electroencephalogr Clin Neurophysiol 44 : 447-458, 1978.
36) Picton TW, Stuss DT, Champagne SC, et al : The effects of age on human event-related potentials. Psychophysiology 21 : 312-325, 1984.
37) Pfefferbaum A, Ford JM, Wenegrat BG, et al : Clinical application of the P3 component of event-related potentials, I Normal aging. Electroencephalogr Clin Neurophysiol 59 : 85-103, 1984.
38) Polich J : P300 in clinical applications. Electroencephalography ; Basic Principles, Clinical Applications, and Related Fields, 4th edition, Niedermeyer E, Lopes Da Silva F (eds), pp1073-1091, Williams and Wilkins, Baltimore, 1999.
39) Welford AT : Motor performance. Handbook of the Psychology in Aging, Birren JE, Schaie KW (eds), pp 450-496, Van

3. 高齢者の検査

40) Gordon E, Kraiuhin C, Harris A, et al : The differential diagnosis of dementia using P300 latency. Biol Psychiatry 21 : 1123-1132, 1986.
41) Smith ME, Halgren E, Sokolik M, et al : The intracranial topography of the P3 event-related potential elicited during auditory oddball. Electroencephalogr Clin Neurophysiol 76 : 235-248, 1990.
42) Polich J, Ehlers CL, Otis S, et al : P300 latency reflects the degree of cognitive decline in dementing illness. Electroencephalogr Clin Neurophysiol 63 : 138-144, 1986.
43) Pfefferbaum A, Ford JM, Wenegrat BG, et al : Clinical application of the P3 component of event-related potentials, II Dementia, depression and schizophrenia. Electroencephalogr Clin Neurophysiol 59 : 104-124, 1984.
44) Goodin DS, Aminoff MJ : Electrophysiological differences between subtypes of dementia. Brain 109 : 1103-1113, 1986.
45) Reisberg B, Ferris SH, de Leon MJ, et al : The Global Deterioration Scale for assessment of primary degenerative dementia. Am J Psychiatry 139 : 1136-1139, 1982.
46) Neshige R, Barrett G, Shibasaki H : Auditory long latency event-related potentials in Alzheimer's disease and multi-infarct dementia. J Neurol Neurosurg Psychiatry 51 : 1120-1125, 1988.
47) Tachibana H, Toda K, Yokota N, et al : Cerebral blood flow and event-related potential in patients with multiple cerebral infarcts. Int J Neurosci 60 : 113-118, 1991.
48) Marsh JT, Schubarth G, Brown WS, et al : PET and P300 relationships in early Alzheimer's disease. Neurobiol Aging 11 : 471-476, 1990.
49) Sloan EP, Fenton GW, Kennedy NS, et al : Neurophysiology and SPECT cerebral blood flow patterns in dementia. Electroencephalogr Clin Neurophysiol 91 : 163-170, 1994.
50) Zappoli R, Versari A, Arnetoli G, et al : Effect of physiological and pathological aging processes on topographic bit-mapped cognitive evoked potentials in presenile subjects. Acta Neurol (Napoli) 13 : 569-573, 1991.
51) Jordan SE, Nowacki R, Nuwer M : Computerized electroencephalography in the evaluation of early dementia. Brain Topogr 1 : 271-282, 1989.
52) Yamaguchi S, Tsuchiya H, Yamagata S, et al : Event-related brain potentials in response to novel sounds in dementia. Clin Neurophysiol 111 : 195-203, 2000.
53) Hansch EC, Syndulko K, Cohen SN, et al : Cognition in Parkinson disease ; an event-related potential perspective. Ann Neurol 11 : 599-607, 1982.

2. 生化学検査：血液・生化学

1 一般血液検査

　高齢者に一般血液検査を行う意義は、全身状態の把握のみならずいわゆるtreatable dementiaを積極的にみつけ出していく点にある。したがって、高齢者に起こり得るtreatable dementiaの病態を想定した検査計画が望まれる。Treatable dementiaとして臨床で遭遇する病態を表15にまとめる。それを踏まえたルーチンの血液検査を表16に挙げた。
　高齢者の検査結果に関しては加齢による影響を考慮しなければならないのは当然のことである。老化に伴う肝・腎機能の低下に加わり複数の疾患に合併している可能性、多剤にわたることが多い内服薬の影響、薬剤起因性の疾患も考慮しなければならない。また、長年の食事や運動能力、嗜好品などの習慣の影響も大きい。現在一般に用いられている一般血液検査の基準値は30歳代、40歳代といった健康な若い年代の平均値をとっている。近年、アメリカ臨床検査標準委員会(NCCLS)指針案が提唱され[1]、それに基づいた高齢者用基準値を算出する試みがなされているが、健常高齢者多数例による正常値を利用できる施設は少ない。そのような試みの中、項目によっては加齢の影響で高齢者の基準値が高いもの、または低いもの、男女差などが報告され、高齢者の検査値を検討するにあたり参考となる(表17)[2]。また、個人差が激しい高齢者では前回値との比較が重要な場合がある。

表15 ● Treatable dementias

- 代謝異常・内分泌異常
    - 低酸素状態（心疾患・呼吸器疾患）
    - 肝不全
    - 腎不全
    - 電解質異常（Na、Ca、K、Mg）
    - 内分泌異常（甲状腺機能、副腎機能、血糖値）
    - ビタミン欠乏症（B_1、B_{12}、葉酸、ニコチン酸）
- 頭蓋内病変
    - 水頭症
    - 慢性硬膜下血腫
    - 脳腫瘍
    - 感染症（神経梅毒、髄膜炎・脳炎）
    - 血管病変（膠原病、Behçet病、DICなど）
- 中毒疾患
    - 薬物（抗精神病薬、抗うつ薬、催眠鎮静薬、抗コリン薬、抗てんかん薬、抗腫瘍薬、抗パーキンソン薬、ジゴキシン、シメチジン、副腎皮質ホルモンなど）
    - 金属（鉛、有機水銀、有機リンなど）
- 精神科疾患
    - うつ病（仮性認知症）

表16 ● ルーチン血液検査

血液一般	白血球数と分画 赤血球数 ヘモグロビン値 ヘマトクリット値 血小板数
肝機能	GOT、GPT、ALP、ビリルビン 総蛋白、γグロブリン アンモニア
腎機能	BUN、クレアチニン 電解質（Na、K、Cl、Ca）
その他生化学	血糖値 ビタミンB_1、B_{12} 総コレステロール
内分泌検査	TSH、T_3、T_4
感染症検査	CRP ワッセルマン反応
血液ガス分析	

表17 ● 加齢に伴う検査値の変化

- 増加するとされるもの：
    クレアチニン、尿素窒素、LDH、空腹時血糖
- 減少するとされるもの：アルブミン
- 更年期に増加するとされるもの（女性）：
    ALP、LDH、LDL-C
- ほとんど変化がないとされるもの：Na、K、Cl

（文献2）による）

表18 ● 脳脊髄液中タウ

対象（症例数）	カットオフ値 （pg/mℓ）	診断感度 （％）	特異性 （％）
AD（70）、control（19）	151（mean±3SD）	98.1	20～100
probable AD（274） possible AD（133） depression（28） control（68）	302（ROC解析）	95	86
AD（163）、control（65）	250	65.6	71.6

2 脳脊髄液検査

腰椎穿刺による脳脊髄液採取は一般血液検査と違って侵襲性が高いものであるが、近年変性性認知症の病理過程を踏まえた診断マーカーがみつけられ、変性性認知症の診断には有用なデータを与えてくれるようになっている。

1. タウ

微小管関連蛋白であるタウは、アルツハイマー病（AD）の特徴的な病理変化である神経原線維変化の構成成分である。ADの脳脊髄液中で総タウ（リン酸化タウおよび非リン酸化タウ）量が上昇している

ことがVandermeerenらの報告で明らかになった[3]。以後、ELISAを用いた大規模な臨床トライアルが行われ、脳脊髄液中の総タウ量はADの生物マーカーの1つとしてコンセンサスを得ている（表18）[4)-6)]。しかし、前頭側頭型痴呆（前頭側頭型認知症；FTD）、レビー小体型痴呆（レビー小体型認知症；DLB）、皮質基底核変性症、クロイツフェルト・ヤコブ病、正常圧水頭症などでも脳脊髄液中タウの上昇が認められ、AD特異的というよりある種の神経変性過程を反映しているとの意見もある。そこで、神経原線維変化に含まれるタウは高度にリン酸化されていることが知られていることから、脳脊髄液中のリン酸化タウを定量する方法がより特異的なADの診断マーカーとして検討されている。

表19 ●脳脊髄液タウとAβの組み合わせ検査

診断マーカー	対象（症例数）	診断感度（%）	特異性（%）
タウ＋Aβ40/42	AD（93）、control（54）	91	83
タウ＋Aβ42	AD（82）、control（60）	90	80
タウ＋Aβ42	AD（150）、control（100）	85	86

表20 ●主な認知症原因遺伝子

遺伝子	疾患	主な遺伝子異常	特徴
APP	アルツハイマー病	Lys/Met670Asn/Leu（Swedish mutation）Val717Ile（London mutation）など	Aβ産生亢進、Aβ42産生亢進
PS1（プレセニリン1）	アルツハイマー病	全配列にわたる60ヵ所以上の点変異および欠失変異	Aβ42産生亢進
PS2（プレセニリン2）	アルツハイマー病	Asn141Ile（Volga-German mutation）Met239Val（Italian mutation）	Aβ42産生亢進
α-synuclein	パーキンソン病	Ala53Thr、Ala30Pro	レビー小体に蓄積
parkin	パーキンソン病	欠失変異（エクソン3～7、エクソン4）	ユビキチンリガーゼ活性があり、ユビキチン-プロテアソーム系を阻害
huntingtin	ハンチントン病	CAG（ポリグルタミン）反復配列の伸張（42～100反復）	ポリグルタミンフラグメントの核内あるいは細胞質蓄積
tau	FTDP-17（17番染色体に連鎖するFTDとパーキンソニズム）	Pro301Leuなど25ヵ所以上の点変異および欠失変異	タウの細胞質蓄積

2. アミロイド蛋白（Aβ40、Aβ42）

AD脳のAβ40およびAβ42はアミロイド前駆体蛋白（APP）から切り出されて生じるが、Aβ42の方が凝集性が高く、より病理的意味あいが大きいとされる。家族性ADの原因遺伝子（後述）の異常はいずれもAβ40およびAβ42の生成亢進を起こすことより、ADの病理過程はこれに始まり、脳のアミロイドーシスが生じ、二次的に神経原線維変化と神経細胞死がもたらされるとするアミロイド・カスケード仮説が提唱されている。この仮説に従えば、脳脊髄液中のAβ40あるいはAβ42レベルは診断マーカーとなるはずである。これまで、いくつかの臨床トライアルがなされ、Aβ42は低下を示すが、Aβ40やtotal Aβには差がないとする知見が多い[7,8]。

3. タウとAβの組み合わせ検査

上述したように、ADでは脳脊髄液中で総タウ量が上昇し、一方Aβ42量は減少しているので、これらを組み合わせて診断精度を上げようという試みがなされている（表19）[9]-[11]。この組み合わせ検査は、前認知症状態としてのMCI（mild cognitive impairment）においても有用である[12]。

3 遺伝子検査

1. アポリポ蛋白E

アポリポ蛋白Eをコードする遺伝子には、ε2、ε3、ε4の多型があり、それぞれ1アミノ酸の違うアポE2、E3、E4の表現型を示す。このε4は孤発例のADの発症に関係するとされ、ε4をもたない群では24％、ε4のヘテロ接合体は61％、ホモ接合体では86％の発症率をもたらすとされる。また、晩期発症の家族性ADではε4の数が0、1、2と増えるにつれ発症年齢が84.3歳、75.5歳、68.4歳と若

年化すると報告された[13]。したがって、アポε4はADの危険因子とされるが、臨床的有用性は乏しいとの意見もある。

2. 神経変性関連遺伝子

神経変性をきたす家族性疾患で同定された主な原因遺伝子を表20に示す。遺伝子検索は労力がかかるが、家族集積がみられるような症例では、考慮することも必要である。

（工藤　喬、中野有香、武田雅俊）

●文献

1) NCCLS Document : How to define, determine, and utilize reference intervals in the clinical laboratory. Approved Guideline, NCCLS Documents C28-PA15(4), Replaces C28-P, 1995.
2) 橋本佳明：高齢者における検査値の読み方と注意点；生化学検査．高齢者医療実践ガイド，「Medical Practice」編集委員会（編），pp221-224, 文光堂，東京，2002.
3) Vandermeeren M, Mercken M, Vanmechelen E, et al : Detection of tau proteins in normal and Alzheimer's disease cerebrospinal fluid with a sensitive sandwich enzyme-linked immunosorbent assay. J Neurochem 61 : 1828-1833, 1993.
4) Arai H, Terajima M, Miura M, et al : Tau in cerebrospinal fluid ; A potential diagnostic marker in Alzheimer's disease. Ann Neurol 38 : 649-652, 1995.
5) Andreasen N, Minthon L, Clarberg A, et al : Sensitivity, specificity, and stability of CSF-tau in AD in a community-based patient sample. Neurology 53 : 1488-1494, 1999.
6) Nishimura T, Takeda M, Nakamura Y, et al : Basic and clinical studies on the measurement of tau protein in cerebrospinal fluid as a biological marker for Alzheimer's disease and related disorder ; Multicenter study in Japan. Methods Find Exp Clin Pharmacol 20 : 227-235, 1998.
7) Motter R, Vigo-Pelfrey C, Kholodenko D, et al : Reduction of β-amyloid peptide 42 in the cerebrospinal fluid of patients with Alzheimer's disease. Ann Neurol 38 : 643-648, 1995.
8) Tamaoka A, Sawamura N, Fukushima T, et al : Amyloid β protein 42(43) in cerebrospinal fluid of patients with Alzheimer's disease. J Neurol Sci 148 : 41-45, 1997.
9) Kanai M, Matsubara E, Isoe K, et al : Longitudinal study of cerebrospinal fluid levels of tau, Aβ 1-40 and Aβ 1-42(43) in Alzheimer's disease ; A study in Japan. Ann Neurol 44 : 17-26, 1998.
10) Galasko D, Chang L, Motter R, et al : High cerebrospinal fluid tau and low amyloid β 42 levels in the clinical diagnosis of Alzheimer disease and relation to apolipoprotein E genotype. Arch Neurol 55 : 937-945, 1998.
11) Hulstaert F, Blennow K, Ivanoiu A, et al : Improved discrimination of AD patients using β-amyloid(1-42) and tau levels in CSF. Neurology 52 : 1555-1562, 1999.
12) 丸山将浩，松井敏史，丹治治子，ほか：軽度認知機能障害(Mild cognitive impairment)とアルツハイマー病の早期診断．精神神経誌 106 : 269-280, 2004.
13) Corder EH, Saunders AM, Strittmatter WJ, et al : Gene dose of apolipoprotein E type 4 allele and the risk of Alzheimer's disease in late onset families. Science 261 : 921-923, 1993.

3. 高齢者の検査値

●●●はじめに

　高齢者においては身体諸臓器の機能に加齢変化が生じてくる。これは生理的現象であると同時に種々の疾患や環境因子がストレスとして加わることによって生ずる病的現象という側面もある。こうした諸臓器の加齢変化は測定値として検出される検査値に他の年齢層とは異なった影響を及ぼすことになり、その解釈には老年医学の知識を基盤とすることが必要となる。本稿ではまず、高齢者の身体的特徴と高齢者の疾患の特徴について述べ、その後、高齢者の検査値についての考え方、特徴について論述する。

1 高齢者の身体および疾患の特徴

　加齢により身体諸臓器にさまざまな変化が生じてくる。これらは一般的には能力の減退の方向に進行し、非可逆的である（図4）[1]。神経系では神経細胞の減少、筋力の減弱、視力・聴力といった感覚器の能力低下、平衡感覚の鈍化が認められる。循環器系では心筋の収縮力低下、不整脈増加がみられる。呼吸器系では肺活量、1秒量、1秒率の低下、残気量の増大、動脈血酸素分圧の低下、最大酸素摂取率の低下などがある。腎泌尿器系においても腎糸球体濾過量の低下、腎血流量の減少がみられる。代謝系では空腹時血糖の増加、耐糖能の低下が検査値を考えるうえでも重要な変化である。免疫機能では細胞性免疫能の低下がみられ、自己抗体産生能は逆に高まっており自己防御の機能が衰えている[2]。

　以上の点を考慮に入れて、高齢者において検査値の判断との関連で注意しなければならない臨床的特徴についてまとめると次のようになる[3]。

a. 疾病が多岐にわたる

　老化によって身体全体の代謝機能が衰えているため、1人の患者がいくつもの疾病を同時に抱えて複合病態を呈することが少なくない。そのため症状が若年層とは異なり、典型的な形でなく非定型的である。例えば肺炎が咳、痰、発熱といった症状を呈さずにせん妄状態のような精神症状だけを示す例がみられる。

b. 臨床症状の出現が遅い

　疾患に罹患していても症状がほとんどないか非定型的であり、出現時期も遅れがちとなる。したがって明らかな症状を呈した時点で、重篤な状態になっていることがしばしばみられる。微細な症状も見逃さないように問診、身体所見をとるときに注意しなければならない。また検査結果の微細な動きにも配慮する。

c. 検査結果に個人差が大きい

　高齢者ではそれまでの生活歴、既往歴を反映して個体差が大きくなっていく。また日常生活動作能力の違いも検査値に影響を与える。

d. 水・電解質平衡異常が起こりやすい

　高齢者では外部環境への適応能力が減少し、重大な平衡異常が生じやすい。水分に関しては、飲水制限、下痢、発熱、異常発汗などで容易に脱水になりやすい。電解質に関しては低カリウム血症が起こりやすく循環器能に影響を及ぼすことがある。

e. 薬物の副作用が起こりやすい

　加齢に伴う腎機能の低下や血清アルブミンの低下により薬物代謝能の低下をきたし、薬物投与によって副作用を生じやすくなる。

f. 予備能力の低下

　腎、肺など諸臓器機能の潜在的低下により軽い病気でも重篤化しやすくなる。

　表21に以上の点をまとめた。

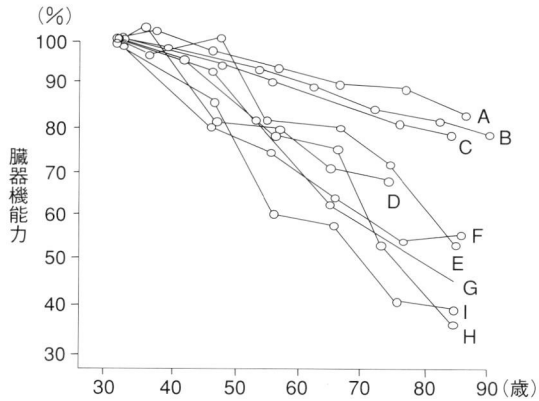

図4 ● 30歳を100％にしたときの諸生理機能の推移
加齢とともに身体諸臓器の機能が低下していく。特に腎機能、呼吸機能において加齢の変化が目立っている。
A：神経伝達速度　B：基礎代謝率　C：細胞内水分量　D：心係数　E：標準糸球体濾過率　F：肺活量　G：腎血漿流量（標準）　H：腎血漿流量（PAH）　I：分時最大換気量
(Shock NW：Physiologic aspects of aging. J Am Diet Assoc 56：491-496, 1970による)

表21 ● 高齢者における疾患の特徴

・多くの疾患を合併していることが多い
・症状が出にくい
・若年者とは異なった症状を示すことがある
・検査結果に個人差が大きく、判定が難しい
・慢性疾患が多く、治療が難しい
・脱水が起こりやすい
・水や電解質など身体にとって重要な物質の異常が起こりやすい
・低体温が起こりやすい
・薬物の副作用が起こりやすい
・社会、環境によって回復が左右されることが多い
・予備力が少なく、免疫などの生体防御の機能がうまく働かず、軽い病気でも重篤化することがある

(文献3)による)

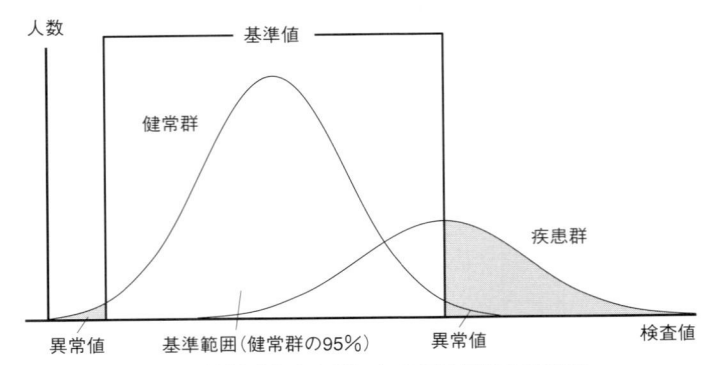

図5 ● 健常群と疾患群における基準値と異常値
健常群でも基準値を外れる場合があり、また疾患群でも基準値内の場合もある。
（下方浩史：高齢者の検査値の変化と意義．改訂版老年医学テキスト，日本老年医学会(編)，pp118-124，メジカルビュー社，東京，2002による）

2 高齢者の検査値の考え方

1. 正常値と基準値

これまで健常者の検査値を「正常値、正常範囲」と呼んできた。検査値に基づいて臨床判断を下す際に「正常値」からの偏りを根拠としてきたからであるが、「正常」の定義が曖昧であり、正常範囲にあれば疾患でない、あるいは正常範囲を超えると必ず異常であるとの考え方を助長するため、現在は基準値という概念が用いられている。基準値とは文字どおり医師が診療のうえで意思決定をするための基準となる数値であるが、これには2通りがある[1]。1つは個人基準値であって個人を長期間にわたって経過観察し繰り返し検査を行うことにより個人の変動域が測られる。健康診断などで個人の基準値が作成できる。2つめは集団基準値であって健康な基準個体を集めて基準母集団を設定し、その集団の検査測定値のうち95％が含まれる範囲を基準範囲とする。但し、この考え方では健常者の5％が異常値をもつと解釈されるほか、疾患群においても基準値内の場合もあり得る（図5）。さらに基準範囲と診療の意思決定のための値が必ずしも同一でないことがある。検査値におけるいわゆる「カットオフ値」も現状における治療方針を立てる一応の目安を示しているだけで、基準値と同一ではない。

2. 高齢者における基準値設定の問題点

高齢者ではなんらかの慢性疾患をもつ者の頻度が極めて高く、まったくの「健常」高齢者はむしろ例外的である。このため基準となる母集団の設定が困難である。また、薬物を服用していることが多く、検査値に影響を与える。基準値の設定に際して留意する必要がある。日常生活を送るうえで支障となる障害がなく、特定の愁訴もない「健常」高齢者でも検査所見では異常とされることがある。このこと自体は健康の障害を意味しないので高齢者検査値の解釈には注意が必要である。

若年者と高齢者で検査値の意義が異なることがある。血清コレステロール値高値は若年者では動脈硬化の危険因子であって低値に導くことが治療として正しいが、高齢者では低コレステロール血症が存在すると低栄養状態、慢性消耗性状態を反映するもので好ましい状態を意味していない[4]。

3. 基準値設定が必要な項目と設定の例

上記のことから高齢者では若年者と異なる基準値を設定する必要のある検査が多い。表22に高齢者での基準値の設定が必要な検査項目を示した。血液生化学検査では健常高齢者では血清蛋白、脂質、肝機能、電解質などに若年者と別の基準値の設定は必要ない。血算においても白血球数には変化なく、赤血球数、ヘモグロビンは高齢者で低下傾向があるが、基準値の設定の必要はない。内分泌機能では血中性

表22 ● 高齢者での基準値の設定が必要な検査項目

① 内分泌機能：血中性腺ホルモンの低下および性腺刺激ホルモンの増加。これらには高齢者での基準値が必要。副腎皮質、甲状腺ホルモンに変化なし
② 呼吸機能：肺活量、1秒率、1秒量、動脈血酸素分圧の低下、全肺気量、残気量の増加
③ 免疫機能：免疫グロブリン（IgG、IgA）の増加、遅延型皮膚反応の低下
④ 腎機能：クレアチニンクリアランスの低下
⑤ 循環機能：最大心拍数、最大酸素摂取率の低下
⑥ 代謝機能：糖負荷試験2時間値の増加

（文献4）より改変）

表23 ● 年齢を加味した基準値設定の例

① クレアチニンクリアランス
$$\frac{(140-年齢)\times 体重(kg)}{72\times 血清Cr値}$$
（女性ではこれに0.85を乗ずる）
② 肺活量（ml）
男性：（27.63−0.112×年齢）×身長（cm）
女性：（21.78−0.101×年齢）×身長（cm）
③ 1秒率（%）
男性：91.79−0.373×年齢
女性：92.11−0.261×年齢
④ 動脈血酸素分圧（mmHg）
100.1−0.325×年齢

（文献4）による）

表24 ● 高齢者の検査値に異常をきたす要因

1. 技術的要因	① 固有誤差	採血および採取器具の問題 検体保存法（室温、冷蔵、凍結） 測定器具、装置の差違
	② 技術誤差	測定技術の差違 検体採取技術の問題（汚染、溶血）
2. 個人間変動	① 遺伝的要因	素因、性差、人種
	② 環境要因	地域（気温、湿度、食習慣）、職業
	③ 年齢	初老期、老年期、超高齢期
	④ 潜在性疾患	心不全、うつ病、骨関節炎、骨粗鬆症 糖尿病、高血圧、貧血、慢性気管支炎 萎縮性胃炎、慢性尿路感染症
3. 個人内変動	① 時間的要因	日内変動、日差、季節差
	② 生活習慣	喫煙、飲酒、食事、運動、ADL
	③ 薬物	測定値への直接作用 生理作用を介した間接作用
	④ 体位	立位、臥位、寝たきり

（文献4）による）

腺ホルモンの低下および性腺刺激ホルモンの増加を認めるため基準値を新たに設定する必要がある。呼吸機能では肺活量、1秒率、1秒量、動脈血酸素分圧の低下、全肺気量、残気量の増加があり年齢による補正が必要となる。免疫機能では免疫グロブリンの増加、遅延型皮膚反応の低下を認める。腎機能ではクレアチニンクリアランスの低下があり、年齢による補正を必要とする。循環機能では最大心拍数、最大酸素摂取率が低下するため基準値の設定が必要である。代謝機能では糖負荷試験において加齢による耐糖能の低下を反映して負荷後の値が高くなることを考慮する必要がある。

以上の点を踏まえて、特に腎機能、呼吸機能に関しての基準値設定例を**表23**に示した。

3 高齢者の検査値の変動について

高齢者の検査値を評価するうえで変動要因について考慮する必要がある（**表24**）。大きく分けて、①技術的要因、②個人間変動、③個人内変動、がある。

技術的要因として高齢者における検体採取の困難さが挙げられる。静脈がもろく採血が困難であったり、理解が悪く指示が守れないなどの要因もある。個人間変動とは遺伝、性差、環境、年齢、その人がもつ潜在的疾患が含まれる。性差と年齢に関して変動を考慮する必要のある検査について**表25**にまとめた[5]。

個人内変動は同一個人において測定時の条件が違うことにより変動があり得ることを示している。時

第2部●疾患総論

表25●臨床検査値と加齢および性差との関係

1.	加齢により変動を示さない項目 IP(M)、HDL-C(M)、AST、ALT、CK、 WBC、Na、K、Cl、Bil、PT	1.	性差なし Na、K、Cl、TP、PLT、AMY、FBS
2.	加齢とともに低下する項目 Ca、TP、Alb、Tf、Hb、Ht、RBC、ChE、 IgM、LAP(M)、HDL-C(F)、 アルドステロン、テストステロン	2.	男性が常に高値 BUN、Bil、CRE、UA、Hb、Ht、RBC、 γGTP、AST、ALT、CK、TG、LAP
3.	加齢とともに上昇する項目 BUN、CRE、IgG、LDL-C、ALP(F)、 フィブリノゲン、LH、FSH、ESR、LD、 MCV	3.	更年期を境に男性から女性が高値 TC、Ca、ALP、ChE
4.	加齢とともに一時上昇しその後低下する項目 UA、TC、IP(F)、FBS、PL、BLP、TBA、 TG	4.	女性が常に高値 HDL-C、IP

(M):Male　(F):Female　　　　　　　　　　　　　　　　　　　　　　　　　　　　(文献5)による)

表26●検査値の異常の原因となる主な薬物

検査値異常	薬物
貧血、血小板減少、白血球減少	フェニールブタゾン、トリヌトブリン、クロラムフェニコール、メチルドパ、アザチオプリン、サイクロフォスファマイドなど
血清クレアチニン上昇	アミノカプロン酸、クロフィブレート、アンフォテリシンB
血糖値および血清脂質上昇	βブロッカー、副腎皮質ステロイド、利尿薬
甲状腺ホルモンの上昇	L-DOPA
低ナトリウム血症	サイアザイド
高ナトリウム血症	クロールプロパマイド、副腎皮質ステロイド
低カリウム血症	アミノサリチル酸、アンフォテリシンB、利尿薬、カルベニシリン、副腎皮質ステロイド
高カリウム血症	スピロノラクトン、セフェム系抗生剤、抗がん薬
高尿酸血症	アルコール、ゲンタマイシン、エタンブトール、利尿薬、カフェイン、メトトレキセート

(文献4)による)

間的要因、生活習慣、薬物の影響、体位が関係する。生活習慣では、例えば運動後の筋組織からの逸脱酵素(CK、LDHなど)の血中濃度上昇がみられることがあるが、高齢者ではレクリエーション程度の軽い運動でも上昇することがある。喫煙により腫瘍マーカーの1つであるCEA(carcinoembrionic antigen)が上昇することが知られており、高齢者では特に顕著となることがある。薬物に関しても検査値に影響を与えることを考慮に入れる必要がある。主なものについて表26に示した。高齢者ではなんらかの薬物を服用していることが多いので注意が必要である。体位に関しては安静仰臥位にある場合と起立して活動している場合とで血清蛋白濃度、カルシウム、ビリルビン、コレステロールなどの値が変化する。寝たきりの患者と自立している患者では基準値の設定を変える必要があるとされる[4]。

(服部英幸)

●文献
1) Shock NW : Physiologic aspects of aging. J Am Diet Assoc 56 : 491-496, 1970.
2) 河合　忠:複合病態における基準値；高齢者の場合から．綜合臨牀 45(5) : 844-847, 1996.
3) 下方浩史:老年者における正常値，基準値設定の方法．老年者における基準値のみかた，葛谷文男，井口昭久(編)，pp4-11,診断と治療社，東京，1997.
4) 下方浩史:高齢者の検査値の変化と意義．改訂版老年医学テキスト，日本老年医学会(編)，pp118-124, メジカルビュー社，東京，2002.
5) 岡田　健，真治紀之，小出典男:高齢者の基準値をどう考えるか．綜合臨牀 51(6) : 2067-2068, 2002.

4. 高齢者の脳機能画像検査

● ● ● ● はじめに

　認知症の有病率は加齢とともに増加する。65歳以上の高齢者の5～6％とされているが、年代別に区切ると例えば70～75歳代の2.7％から、85～90歳代の20％まで急増する。したがって高齢者の脳機能画像検査は正常老化とアルツハイマー型痴呆（アルツハイマー型認知症；DAT）あるいはその境界として位置づけられる軽度認知障害（mild cognitive impairment；MCI）の鑑別診断や早期検出に客観的な手法として役立つことが期待される。とりわけ脳機能画像検査としてはCT/MRIによる形態・機能診断以外にSPECT/PETによる血流・代謝および神経伝達機能の画像化が活発に行われている。これらの検査から得られる生理・生化学的なパラメータは認知症の発症以前に病変を画像として把握することが可能である。本稿では高齢者の脳機能画像検査の現状について解説する。

1　各種画像診断法の特徴

　CTは汎用される検査であるが解像度の点でMRIに劣る。MRIは灰白質と白質の分離も鮮明でT2強調画像（T2WI）は微小病変の検出に優れている。またT1強調画像（T1WI）は脳容積の定量測定が可能で脳萎縮の評価に適している[1)2)]。
　SPECTは脳局所の血流異常を早期に検出でき種々の認知症疾患の鑑別診断に有用である。脳SPECT用血流トレーサとしては^{123}I-IMP、^{99m}Tc-HMPAO、^{99m}Tc-ECDが用いられており、いずれも脳血流の定量が可能である。PETはSPECTに比し、脳血流定量が正確であり、糖代謝や神経伝達機能の画像化が可能である[3)4)]。脳機能障害の検出には神経活動を反映する糖代謝測定が有用であり、^{18}F-FDG（fluorodeoxyglucose）を用いたPET検査が行われている（表27）。

2　CT/MRIによる形態画像診断

　加齢に伴う脳の変化としてまず挙げられるのは、脳溝の開大や脳室の拡大としてみられる脳の萎縮性変化である。多くのCTやMRIによる大規模研究で、60歳以上の高齢者における脳溝の開大が報告されている。前頭葉や扁桃体-海馬の萎縮は高齢健常者でもみられるが、後頭葉や頭頂葉の萎縮にはほとんど生理的な萎縮はない、との報告がある[5)]。また、側脳室や第3脳室の拡大もみられる。大脳萎縮の観察には、ウィンドウ設定による影響が大きいT2WIよりもT1WIやFLAIRが適している。しかし、高

表27 ● SPECT/PETによる神経伝達機能の測定に用いられるトレーサ

	測定機能	PET	SPECT
ドパミン	ドパミン代謝貯蔵 D_1レセプター D_2レセプター 再取り込み部位	^{18}F-フロロドーパ ^{11}C-SCH23390 ^{11}C-メチルスピペロン ^{11}C-ラクロプライド ^{11}C-ノミフェンシン	 ^{123}I-SCH23982 ^{123}I-IBZM ^{123}I-2'-ヨードスピペロン ^{123}I-β-CIT
アセチルコリン	ムスカリン性レセプター ニコチン性レセプター	^{11}C-デキセチミド ^{11}C-ニコチン	^{123}I-QNB
オピオイド	μレセプター	^{11}C-カーフェンタニル	
セロトニン	5-HT_2レセプター 再取り込み部位	^{11}C-ケタンセリン ^{11}C-シアノイミプラミン	
ヒスタミン	H_1レセプター	^{11}C-ピリラミン ^{11}C-ドキセピン	
ベンゾジアゼピン	中枢神経レセプター	^{11}C-フルマニゼル	^{123}I-イオマニゼル

齢者における健常範囲の幅は若年者に比べ広く、萎縮の判定は困難であることが多い。変性性疾患などとの鑑別は、限局性の脳萎縮があるかどうかを判定することが重要である。びまん性の脳萎縮は必ずしも異常とはいえない（図6、7）。

次に側脳室周囲白質の変化がある。Periventricular lucency（PVL）と呼ばれ、CTでは低吸収域として観察される。PVLはDATとの関連を念頭に、Hachinskiらにより、白質構造が粗な状態にあるという意味でleuko-araiosis（LA）という名称が提唱された[6]。その後MRIの発達とともに、このLAとMRIでみられる白質の高信号域が同じものを見ているのかどうかの議論が生じた。現在ではHachinskiら自身による、DATの患者と健常人との間でMRIにおいてみられる白質高信号の分布や程度に有意差がないという報告もあり、LAの意義が再考されている。こうした側脳室白質の高信号域はさまざまな形で呼ばれるが、大きく分けるとperiventricular capやrimと呼ばれるものと、unidentified bright object（UBO）と呼ばれるものがある。

Periventricular capは側脳室前角あるいは後角を白質側から被さるように縁取る高信号域を指し、periventricular rimは主に側脳室体部辺縁に沿ってみられる高信号帯のことである[7]。このperiventricular capやrimについて、Leiferらは必ずしも血管性の要素に由来するものではないと指摘している[8]。Periventricular capではこうした部位では顕微鏡レベルでみられ脳室上衣壁の欠損様の不連続性、グリア細胞の限局した増殖、myelin pallorと呼ばれる粗なミエリン構築所見が認められる。また側脳室前角近傍にはsubcallosal fasciculusに解剖学的に一致するfine-fiber zoneと呼ばれるミエリン線維の分布が粗

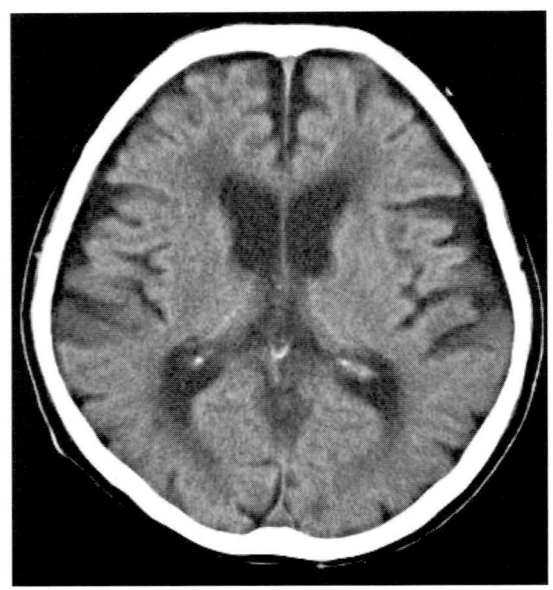

図6 ● 高齢者における脳X線CT画像

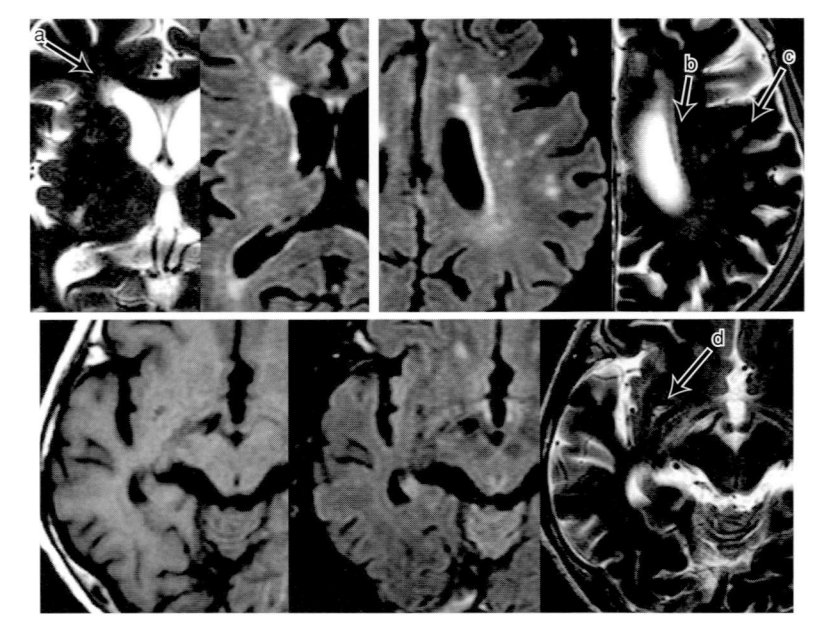

図7 ● 高齢者における脳MRI画像
a：periventricular cap
b：periventricular rim
c：慢性虚血性病変
d：periventricular space

な部分が前後方向に走行しており、側脳室体部近傍ではperiventricular rimに相当すると思われる。Periventricular capやrimの信号変化が何によるものかはいまだ不明であるが、こうした解剖学的な特徴と関係があることは確かなようである。

一方、UBOは主に皮質下白質に点状あるいは斑状に分布する高信号域を指す[9]。こうしたものの中には強い癒合傾向を有し、深部白質にまで病変が拡がっているものもある。UBOは組織学的には拡大した血管周囲腔周囲のグリオーシス、myelin pallorを特徴にし、「慢性虚血性変化」と呼ばれることがある。ラクナ梗塞や血管周囲腔の拡大そのものもこうしたUBOとしてみえる点に注意が必要である。これらの病変はT2WIとFLAIRにより区別することが可能である。「慢性虚血性変化」は境界がやや不明瞭な病変で、T2WI、FLAIRで高信号を呈する。ラクナ梗塞は境界鮮明な不整形を呈する強い高信号域としてT2WIでみられるが、慢性期ではFLAIRで中心部が無信号、辺縁が高信号にみえる。急性期や亜急性期では「慢性虚血性変化」と同様にみえ、拡散強調画像が鑑別に必要である。血管周囲腔の拡大は基底核下部などでみられる。T2WIでは境界明瞭で辺縁整の円形高信号域として認められ、FLAIRでは無信号である。

3 SPECT/PETによる血流・代謝画像診断

1. 脳血流・酸素代謝

前大脳および中大脳動脈領域を含む前頭葉や側頭葉では、広い範囲で加齢に伴う血流・酸素消費量の低下がみられる。高血圧や糖尿病、高脂血症などの動脈硬化の危険因子がある群では加齢による低下傾向が増強される傾向がある。また、MRIにおいて神経学的に無症状な高齢健常者の大脳深部白質に無症候性ラクナ梗塞がみられることは稀でないが、無症候性ラクナ梗塞が多い健常者では大脳皮質の血流低下が強い傾向があることも知られている。ラクナ梗塞が高度である場合には酸素摂取率も低下する。

また、3D-SSP(three-dimensional stereotactic surface projection technique)はミシガン大学のMinoshimaらにより開発されたPETやSPECTによる脳血流・代謝画像の解析法である[10]。各患者の脳画像を標準脳図譜上に変換した後、正常データベースと比較することにより病変部位を客観的かつ正確に表示することができる(図8)。3D-SSPを用いた検討では後部帯状回や側頭葉での糖代謝の低下が早期に検出されており、発症リスクのある症例の早期診断に利用できる可能性がある。図9は、初老期(50〜64歳)の健常者群と比べ、より高齢の健常者群(65〜80歳)の血流が低い部位を3D-SSPを用いて表示したものである。50歳以降に加齢により血流分布がかなり変化することが理解できる。

加齢性変化として大脳皮質の血流・酸素消費の低下が生じる一方、脳幹、小脳では加齢に伴う有意な低下はない。その結果、高齢者の血流イメージではみかけ上脳幹・小脳での血流が若年者に比して高くみえる傾向がある。この傾向を熟知しておくことは日常臨床における血流イメージの解釈において重要である。

図10は高齢健常者、若年健常者、および高齢の脊髄小脳変性症の脳血流SPECTである。若年者では小脳半球の血流は大脳皮質と比較して同等かやや低いのが正常であるが、高齢者では小脳は相対的に高血流であるのが正常であり、大脳皮質と同等以下の場合は異常が疑われる。

2. 糖代謝

FDG-PETにおける加齢性変化については報告により一致をみない点も散見されるが、大多数の研究者は側頭葉、頭頂葉、運動感覚野、そして特に前頭葉での加齢性糖代謝率(CMRGlu)低下を報告している。これらの低下部位は概ね血流の加齢性変化と同様である。その他、CMRGluの加齢性変化については左右対称でなく、また、性差があるとの報告もある[11]。すなわち、左頭頂葉は右側に比して加齢性低下が大きく、右前頭葉は左側に比して加齢性低下が大きいとされる。また、女性では視床および海馬で加齢性低下が男性より大きく、男性では左大脳半球の加齢性低下が女性より大きいとされる。これらの加齢性変化の非対称性および性差については、今後明らかになってくるものと思われる。DAT(女性に多い)やレビー小体型痴呆(レビー小体型認知症；DLB、男性に多い)など老年疾患の中にも発生頻度に性差があることを考えると、正常の加齢性変化にも性差が存在するという現象は大変興味深い。

第2部●疾患総論

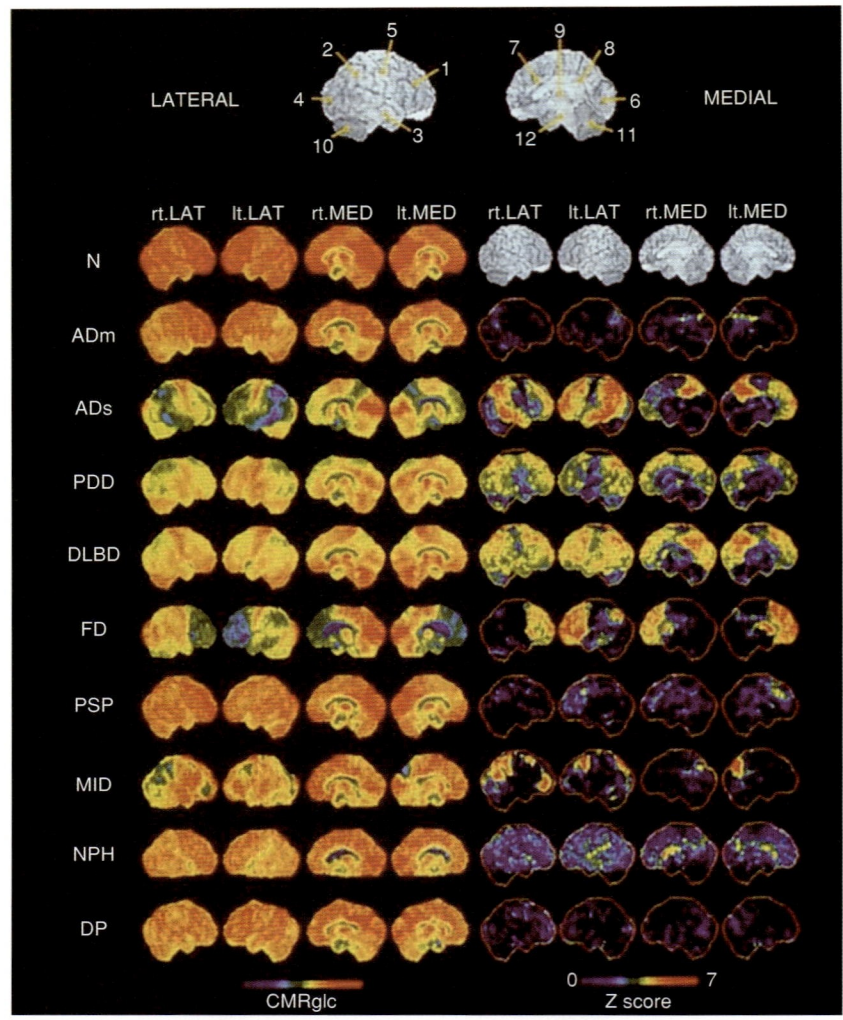

図8●認知症疾患の鑑別における3D-SSPを用いた脳統計処理画像の有用性
(Minoshima S, Giordani B, Berent S, et al：Metabolic reduction in the posterior cingulate cortex in very early Alzheimer's disease. Ann Neurol 42：85-94, 1997による)

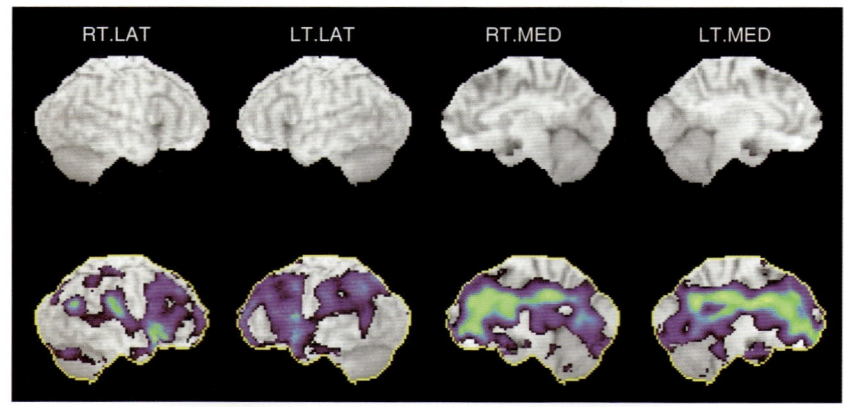

図9●高齢者における脳SPECT画像(3D-SSP処理)

176

3．高齢者の検査

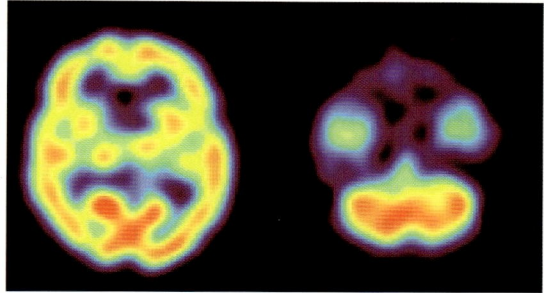

健常者（70歳代）

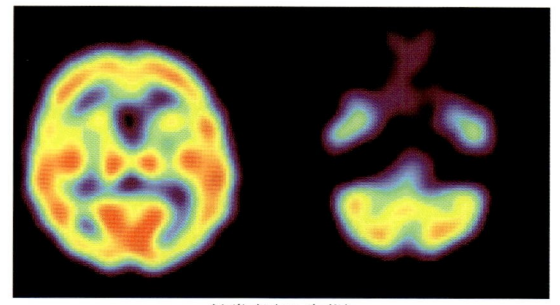

健常者（20歳代）

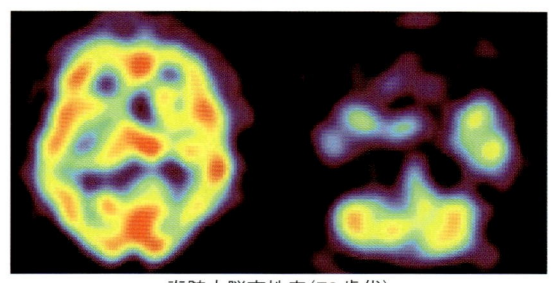

脊髄小脳変性症（70歳代）

図10 ●高齢者、若年者および高齢の脊髄小脳変性症の脳血流SPECT

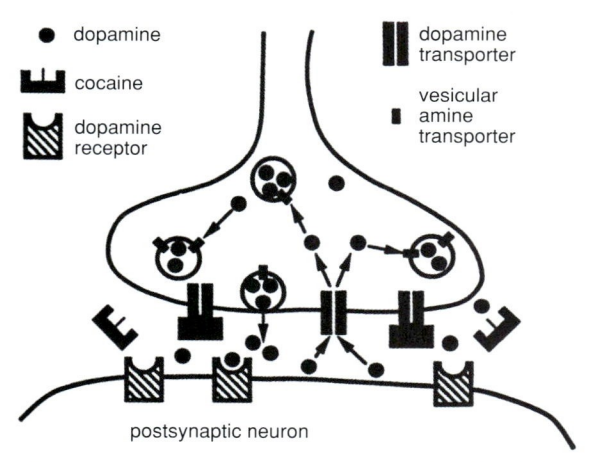

図11 ●ドパミン・トランスポータとドパミン伝達機能の模式図

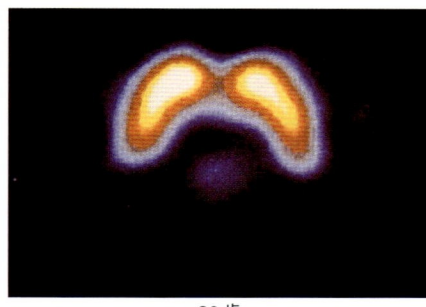

20歳

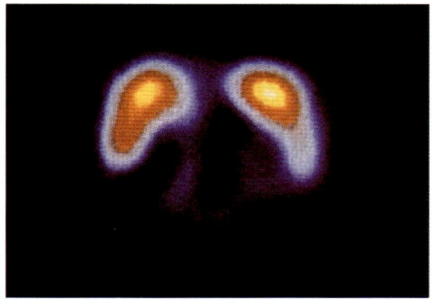

78歳

図12 ●正常人（20歳および78歳）におけるβ-CIT結合
高齢者（78歳）では若年者（20歳）に比しβ-CIT結合が56％減少している。
（van Dyck CH, Seibyl JP, Malison RT, et al：Age-related decline in striatal dopamine transporter binding with iodine-123-beta-CIT SPECT. J Nucl Med 36：1175-1181, 1995による）

4　SPECT/PETによる神経伝達機能の画像診断

　ところで、SPECTやPETでは脳血流や糖代謝の測定に加え、神経伝達機能に関するトレーサ動態も評価することが可能になってきた。これらのリガンドが加齢とともに生理学的パラメータ以上に変化するものがあることがわかってきている。例えば^{123}I-β-CITはドパミン・トランスポータと結合するためパーキンソン病のような黒質線条体ドパミン神経細胞の変性・脱落として特徴づけられる神経変性疾患においてドパミン神経細胞の変性・脱落の程度に応じて結合能が低下する（図11）。ところが、β-CITは加齢の変化にも極めて鋭敏であり加齢ととも

にβ-CITの減少は著しい（図12)[12]。Van Dyckらはβ-CIT結合能の定量指標（V"$_3$）を算出し、年齢との間に図13のような相関を認めることを示している[13]。一方、^{123}I-iomazenilは神経活動の活動性を表現する

177

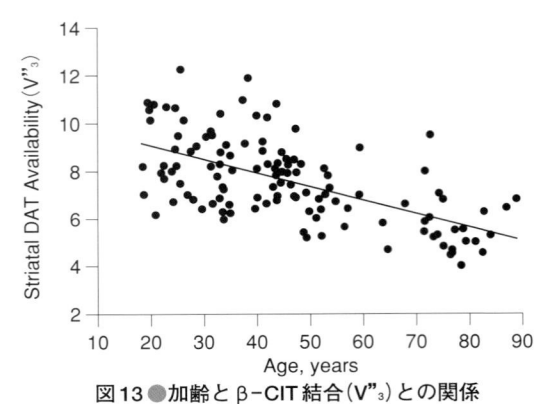

図13●加齢とβ-CIT結合(V"₃)との関係
(van Dyck CH, Seibyl JP, Malison RT, et al：Age-related decline in dopamine transporters；analysis of striatal subregions, nonlinear effects, and hemispheric asymmetries. Am J Geriatr Psychiatry 10：36-43, 2002による)

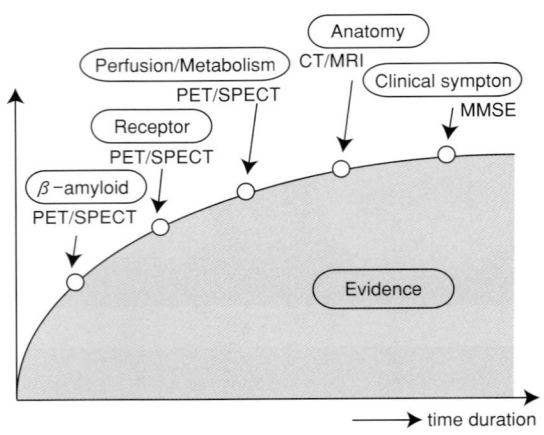

図14●認知症の早期検出における画像診断の役割

ことが報告されている[14]。

このような神経伝達機能の画像化による高齢者および認知症の評価は緒についたばかりで今後の臨床研究の展開が俟たれる。

●●●おわりに

脳画像診断においてCT/MRIやSPECT/PETなど各種モダリティのハード・ソフトウェア両面における進歩から、より詳細でかつ客観的な高齢者や認知症疾患における機能評価が可能になってきた。今後、DATにおいて症状や各種臨床検査に加え客観的評価のためにはβアミロイドの画像化[15]などの脳画像診断が病態把握に必要不可欠であることを強調したい(図14)。

興味のある方は西村恒彦、武田雅俊(編)「アルツハイマー型痴呆の画像診断」(メジカルビュー社, 2001)を参照されたい。

(西村恒彦、木津　修、久保田隆生)

●文献

1) Juottonen K, Laakso MP, Partanen K, et al：Comparative MR analysis of the entorhinal cortex and hippocampus in diagnosing Alzheimer disease. Am J Neuroradiol 20：139-144,1999.
2) de Leon MJ, Golomb J, George AE, et al：The radiologic prediction of Alzheimer disease；the atrophic hippocampal formation. Am J Neuroradiol 14：897-906, 1993.
3) Johnson KA, Jones K, Holman BL, et al：Preclinical prediction of Alzheimer's disease using SPECT. Neurology 50：1563-1571, 1998.
4) Hashikawa K, Matsumoto M, Moriwaki H, et al：Three-dimensional display of surface cortical perfusion by SPECT；application in assessing Alzheimer's disease. J Nucl Med 36：690-696, 1995.
5) Coffey CE, Wilkinson WE, Parashos IA, et al：Quantitative cerebral anatomy of the aging human brain；a cross-sectional study using magnetic resonance imaging. Neurology 42：527-536, 1992.
6) Hachinski VC, Potter P, Merskey H：Leuko-araiosis. Arch Neurol 44：21-23, 1987.
7) Kertesz A, Black SE, Tokar G, et al：Periventricular and subcortical hyperintensities on magnetic resonance imaging；'Rims, caps, and unidentified bright objects'. Arch Neurol 45：404-408, 1988.
8) Leifer D, Buonanno FS, Richardson EP Jr：Clinicopathologic correlations of cranial magnetic resonance imaging of periventricular white matter. Neurology 40：911-918, 1990.
9) Barrios CH, Zuke JE, Blaes B, et al：Further observations on the pathology of subcortical lesions identified on magnetic resonance imaging. Arch Neurol 49：747-752, 1992.
10) Minoshima S, Giordani B, Berent S, et al：Metabolic reduction in the posterior cingulate cortex in very early Alzheimer's disease. Ann Neurol 42：85-94,1997.
11) Murphy DG, DeCarli C, McIntosh AR, et al：Sex differences in human brain morphometry and metabolism；an *in vivo* quantitative magnetic resonance imaging and positron emission tomography study on the effect of aging. Arch Gen Psychiatry 53：585-594, 1996.
12) van Dyck CH, Seibyl JP, Malison RT, et al：Age-related decline in striatal dopamine transporter binding with iodine-123-

beta-CIT SPECT. J Nucl Med 36：1175-1181, 1995.
13) van Dyck CH, Seibyl JP, Malison RT, et al：Age-related decline in dopamine transporters；analysis of striatal subregions, nonlinear effects, and hemispheric asymmetries. Am J Geriatr Psychiatry 10：36-43, 2002.
14) Fukuchi K, Hashikawa K, Seike Y, et al：Comparison of iodine-123-iomazenil SPECT and technetium-99m-HMPAO-SPECT in Alzheimer's disease. J Nucl Med 38：467-470, 1997.
15) Klunk WE, Engler H, Nordberg A, et al：Imaging brain amyloid in Alzheimer's disease with Pittsburgh Compound-B. Ann Neurol 55：306-319, 2004.

5. 高齢者の心理検査

●●●はじめに

　高齢者の精神医療において、身体的側面だけでなく心理的側面のアセスメントが必要不可欠となる。加齢による脆弱性ばかりに着目するのではなく、心理検査を通して、一人ひとりの状態像を多面的に捉えることが大切である。高齢者には特有の自我統合力や創造性が認められるので、高齢者に自信を与えつつ、積極的に評価していくことが重要である。

1 心理検査の主な目的

・加齢に伴う精神機能の変化が、「正常な老化」によるものか、「病的な老化」の始まりなのかをスクリーニングする。
・認知症の重症度評価だけでなく、認知機能のどの側面が低下し、どの側面が保たれているかを把握する。
・問題行動などに「どのような対応をしたらよいか」「どのようなサポートが必要か」を検討する際の心理的なメカニズムの情報を提供する。

2 心理検査実施時の留意点

　一般に高齢者は時間を急かされるのを嫌がることが多い。答えを保留したり、反応を拒否したり、ばかにされるのではないかと不安を感じやすい。自尊心を傷つけられたくない欲求も強いので、失敗への恐れも大きい。そして圧迫感や侵害感を抱き、ためらいながらも、心理検査を拒否することができない場合もある。また軽度認知障害（mild cognitive impairment；MCI）の高齢者に、常識的な質問をすると不機嫌になったりすることがあるし、今までできたことができないという現実に直面して動揺することもある。情緒不安定なときには無理に実施せず、緊張感を与えないように動機づけを高めるように配慮して、正誤にかかわらずその答えを受容し、終了時には慰労の言葉を添えることが大切である。

3 心理検査の種類

　高齢者の心理検査は、知能や記憶などに関する知能検査と性格検査とに大別される。

1. 知能検査

　高齢者と面接し、一定の質問や指示への反応を求める質問式の評価は、MCIの場合に有用であり、軽度から中等度の認知症性高齢者では、言語を媒介とした心理検査が可能である。しかし認知症の進行に伴って言語による課題提示が理解されにくくなると、心理検査が実施できたとしても、得点が非常に低くなり、経時的変化をみることが困難になる。また動作性や視覚性の課題は身体的麻痺があったり、視力に問題のある場合は施行不能となる。重度認知症の高齢者では主治医や家族および介護者の観察による評価尺度を用いることになる。

●WAIS-R

ウェクスラー成人知能検査改訂版（Wechsler

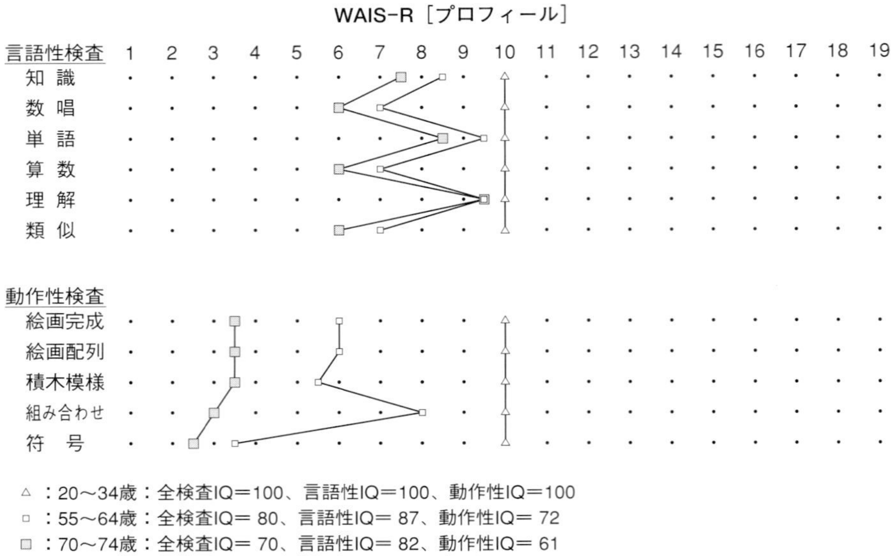

第2部 ● 疾患総論

WAIS-R [プロフィール]

(グラフ:言語性検査—知識、数唱、単語、算数、理解、類似;動作性検査—絵画完成、絵画配列、積木模様、組み合わせ、符号)

△ : 20〜34歳 : 全検査IQ＝100、言語性IQ＝100、動作性IQ＝100
□ : 55〜64歳 : 全検査IQ＝ 80、言語性IQ＝ 87、動作性IQ＝ 72
■ : 70〜74歳 : 全検査IQ＝ 70、言語性IQ＝ 82、動作性IQ＝ 61

図15 ●基準年齢(20〜34歳)群粗点−評価点換算表に基づく70〜74歳と55〜64歳年齢群の評価点10の粗点−評価点比較図

(福永知子:老人用知能検査. 臨床精神医学講座, 第16巻, 松下正明(編), p104, 中山書店, 東京, 1999 による)

Adult Intelligence Scale-Revised；WAIS-R)は、11の下位検査から構成されている。適用年齢は16〜74歳であり、被検者の年齢に応じて、下位検査の評価点およびそれに基づく全検査IQ、言語性IQ、動作性IQを算出する。3種のIQのバランス、下位検査の評価点のプロフィールを分析して、知的機能を多面的に捉えることができる。

図15はWAIS-Rの標準化における横断的データからみた知能の加齢パターンである。下位検査の最高粗点が多い基準年齢群(20〜34歳)の評価点換算表から、高齢者の知的機能が基準年齢群と比べてどのように減衰しているかを示している。加齢に伴い全検査IQは低下し、動作性IQは言語性IQより顕著に低下している。言語性問題では「数唱」「算数」「類似」が、動作性問題ではほとんどすべての下位検査が低下している[1]。

松田は初期アルツハイマー型痴呆(アルツハイマー型認知症；DAT)では、知識(意味記憶の想起)、理解(問題解決能力)、類似(抽象的思考)、符号(精神運動速度)の成績が、健常高齢者よりも有意に低く、パーキンソン病や皮質下病変を有する血管性痴呆(血管性認知症；VaD)では、精神活動の緩慢化のために時間制限のある動作性検査の成績は悪くならざるを得ないと考察している[2]。

うつ病による仮性痴呆(仮性認知症)の場合は「わからない」という反応が多いが、DATなどの真性認知症では、ニアミス反応や当て推量の回答が多い。

実際の解釈においては、病前の適応水準(学歴、職業、生活歴)や検査場面での様子などを考慮して慎重に判断するべきである。また単に正誤の判定だけでなく、どのような間違い方をしたか、どの部分でつまずいたかの失敗のプロセスを考察することが求められる。

❷ 高齢者用知能検査

WAIS-Rは問題数が多く施行には1時間以上を要するため、高齢者に与える負担が大きい。そのために認知症のスクリーニングや重症度評価を目的として、簡単な記憶や見当識に関する項目が中心の10〜15分くらいで施行できる高齢者用知能検査として、多種のものが考案されている。なお臨床場面では高齢用知能検査だけでなく、さまざまな神経疾患や脳の障害部位と対応する神経症状についての情報を得るための神経心理学的検査も使用されている。

a . HDS-R

改訂長谷川式簡易知能評価スケール(HDS-R)は、「年齢」「日時の見当識」「場所の見当識」「3つの言葉の記銘」「計算」「数字の逆唱」「3つの言葉の遅延

表28 ● N式精神機能検査

	教示（留意事項）	回答・課題	＊粗点
1	A．年齢は？（満もしくはかぞえ） 　＊誤答を0、正答は1とする。以下同様。	歳	0、1
2	B．今日は何月何日ですか？	月　　　日	0、1
3	C．この指（薬指）は、何指ですか？ 　（被検者の指に触って、指の名を問う）	正　　誤	0、1
4	D．（動作で示して）このように片手をグー、もう一方の手をパーにして下さい。次に、このようにグーの手をパー、パーの手をグーというようにして下さい。左右の手が同じにならないように繰り返して下さい。 　＊5回以上の繰り返しを正とする。	正　　誤	0、1
5	E．この時計は何時何分になっていますか？	＿＿時＿＿分	0、1
6	F．知っている果物の名前をできるだけたくさん言って下さい。 　（被検者の言うとおりの順序で記入） 　＊30秒以内の正答数4以上を正答とする。重複は数えない。	＿＿＿＿＿＿＿	0、1
	G．これから私が読む話を最後まで聞いて下さい。私が読み終わったら今の話の覚えていることを思い出して言って下さい。 　（右欄の課題を明瞭に読み聞かせる。採点はしない）	きのう　東京の　銀座で 火事があり　17軒　焼けました 女の子を　助けようとして 消防士が　火傷をしました	
7	H．100から17を引くと？	正　　誤	0、1
8	I．これと同じ絵を書いて下さい。 　（立方体の図を指示） 　＊何も書けない・不正確＝0、 　　正確に書ける＝1	正　　誤	0、1
9	J．少し前に覚えて頂いた話を、今、思い出してもう一度言って下さい。火事の話でしたね。 　＊正答句数　0＝0、1～2＝1、3～6＝2、7～10＝3	きのう　東京の　銀座で 火事があり　17軒　焼けました 女の子を　助けようとして 消防士が　火傷をしました	0、1、2、3
10	K．今から私がいくつかの数字を言いますからよく聞いて下さい。私が言い終わったら逆の方向から言って下さい。例えば、1－2の逆は、2－1ですね。 　（1秒に1数字の速度で、最後の数字は少し調子を下げて読む。2桁の1]24から始める。失敗すれば同じ桁の2]58をする。失敗すれば、中止する。正しく逆唱できれば、1]629に進む。失敗すれば、2]415をする） 　＊2桁失敗＝0、2桁成功・3桁失敗＝1、3桁成功＝2	1]　　　　2] 24　　　　58 629　　　415	0、1、2
11	L．これから私の言う文章を書いて下さい。 　「山の上に木があります」 　（被検者が聞き直す場合は、繰り返し読む）	正　　誤	0、1
12	M．声を出して読んで下さい。 　（大きく「男の子が本を読んでいる」と書いた文字を示す）	正　　誤	0、1

（文献6）による）

再生」「5つの物品記銘」「言葉の流暢性」の9項目の設問である。図形模写のような動作性課題は含まれていない。

採点は難易度による重みづけはなく、30点満点である。カットオフポイントを21点以上：非認知症、20点以下：認知症の疑いありと考えたときに最も鑑別度が高くなる。24.45±3.60点：非認知症群、17.85±4.00点：軽度認知症群、14.10±2.83

点：中等度認知症群、9.23±4.46点：やや高度認知症群、4.75±2.95点：高度認知症群とされている。重度認知症になるに従い、「3つの言葉の記銘」の正答率が低下するといわれている[3)4)]。

b．MMSE

MMSE(Mini-Mental State Examination)は精神疾患を有する患者の認知障害の測定を目的として開発されたテストである。英語圏のみでなく、各国で若干の変更を加えて使用されている。「記憶」「見当識」「計算」に関する問題のほかに、「認識」「動作」「書字」「読字」「図形模写」などの11項目の課題で構成されている。

採点は設問ごとの得点を単純加算し、満点は30点である。MMSE日本版の結果は、正常高齢者の平均得点は27.6±1.7点であり、認知症と非認知症の鑑別点は23/24点と考えるのが妥当であるとされている。DAT患者は「物品名の想起」「図形模写」に誤答が多いとされている[5)]。

c．N式精神機能検査

N式精神機能検査(Nishimura Dementia Scale)(表28)は、「記憶」「見当識」のほかに「範疇化」「計算」「図形模写」「構成能力」「書字」「読字」などの課題を加えて、広範囲の認知機能を測定する。MMSE同様に、動作性課題や視聴覚認知・理解の課題を含んでいるため、重度の運動障害、視力障害、聴力障害のある被検者には施行できないが、質問項目がバラエティに富んでいて難易度の面でも配列に工夫して緊張感を与えることなく短時間に簡便に施行し得る。

採点は、NMスケール(N式老年者精神状態尺度：Mental state scale for the elderly)評価点を適用した表29の集計表を参照して、1～12の各問題の粗点0・1、0・1・2、0・1・2・3の粗点に対応した数値を加算して合計点を求める。すべて正答であれば100点、すべて誤答であれば18点となる。重症度の判別を次のようにする。正常：95点以上、境界：94～85点、軽度認知症：84～61点、中等度認知症：60～33点、重度認知症：32点以下。85/84点が非認知症群と認知症群のカットオフポイントとしている[6)]。

❸ コース立方体組合せテスト

コース立方体組合せテスト(Kohs block-design Test)課題はカードの模様(design)に合わせて立方体の積み木(block)を組み合わせる。失語症状や聴

表29 ● 集計表(N式精神機能検査)

問題	粗点	0	1	2	3
1	年齢	2	9		
2	月日	3	10		
3	指の名	2	7		
4	運動メロディ	1	7		
5	時計	3	6		
6	果物の名前	0	8		
7	引き算	3	7		
8	図形模写	2	11		
9	物語再生	0	5	10	15
10	逆唱	0	4	8	
11	書き取り	4	6		
12	読字	−2	6		
	合計得点				

(文献6)による)

力障害のために、言語性の検査が実施できない高齢者には有用で簡便な動作性の知能テストである[7)]。

2．性格検査

性格検査は質問紙法(questionnaire)と投影法(projective method)とに大別される。

❶ 質問紙法の性格検査

質問紙法の性格検査は、実施が簡便で、結果の整理も容易に数量化できる利点があるが、自己記入に基づくため、精神機能や認知機能の低下を伴う認知症性高齢者の場合、実施が困難となり、その結果の信頼性も低くならざるを得ない。

質問紙法の性格検査として代表的なものはYGテスト(矢田部・ギルフォード性格検査)とMMPI(ミネソタ多面的人格目録；Minnesota Multiphasic Personality Inventory)であるが、高齢者に使用されることは少ない。高齢者臨床では、認知症とうつの鑑別のために、抑うつ尺度が必要となってくる場合が多い。

a．SDS

SDS(Zung's Self rating Depression Scale)はうつ状態に伴う全身倦怠感・睡眠障害・食欲不振・性欲低下などの身体的愁訴、うつ病特有の日内変動と精神症状の20項目の質問に、「いつも」「しばしば」「時々」「めったにない」の4つのうち、当てはまるものに回答する、自己評価式の抑うつ尺度である。

段階評定は強度でなく、頻度でなされる。

最高80点、最低20点で、合計スコア50点以上をうつ状態が顕著であると判定する。個々の回答内容に注意すれば、精神科的な問診の手がかりを得ることができる。うつ病症状は自覚的にしか評価できないものも多く、うつ病の重症度は、他者評価よりむしろ自己評価に反映される場合がある。また疾病利得傾向のある患者やヒステリー性格者ではSDS得点が高くなり、抑制の強い患者では低くなる傾向がある[8]。

b. HRS

HRS(Hamilton Rating Scale for depression)は医師などの評価者が面接や患者の行動を観察して、抑うつ症状を評価する[9]。HRSは、うつ症状の重篤度を量的に評価し、その変化を明らかにするものであり、同一患者のうつ状態の推移や、患者間の比較が可能である。このために多施設にわたる抗うつ薬の薬効判定などに、HRSが使用されることが多い。しかし、HRSは評価者の患者観察によるところが大きいため、熟練した評価者によって実施されることが望ましい。

c. GDS

SDSは食欲不振、睡眠障害などの正常な老化でもみられる身体的症状の訴えがうつスケールに反映されているため、高齢者では得点が高くなりがちである。GDS(Geriatric Depression Scale)は身体的うつ症状を除外した高齢者のためのうつ症状評価尺度である[10]。

❷ 投影法の性格検査

投影法の性格検査では曖昧な一定の刺激を与えて、ある程度被検者の自由に任された多様な応答を心の内面の投影と考え、性格傾向や心理状態、精神力動を推測し解釈する方法である。整理や解釈が複雑で熟練を要するが、幼児から高齢者に至る広い年齢範囲に適用し得る。投影法はできるだけ早く反応することや、しっかり記憶しておくことは、特に要求しないために、高齢者にも施行が可能である。

a. ロールシャッハ・テスト

ロールシャッハ・テスト(Rorschach test)は、ほぼ左右対称の漠然とした図形の10枚のカードを一定の順序で定められた方向から1枚ずつ被検者に手渡し、「何に見えるか」「何に似ているように思うか」を答えてもらう。

高齢者および認知症性高齢者の人格特徴や精神的老化および高齢者にみられる幻覚妄想という精神症状形成過程と病識に関する研究は活発である。Rorschach Hは、W％(全体反応)の増加、F％(形体反応)の増加、A％(動物)の増加、P％(平凡反応)の減少、F(+)％(現実検討能力の正確さ)の減少、ΣC(色彩反応の総数)の減少、CR(反応内容の幅)の減少をスコア上の特徴としている。また認知症性高齢者に多くみられる反応として、図形の一部分から思いついた反応を図形全体に当てはめ、ほかの大部分がその反応に当てはまらなくても、修正したり合理化したりすることなく取り入れてしまう作話性全体反応がある。このような誤った外界の把握様式は認知症性高齢者にみられる被害妄想的な言動と対応するものと考えられる[11]。

篠田はVaDでは、部分はわかるが、却ってあれもこれもが気になり、結局、全体の統合が難しくなっていると述べている[12]。わかる部分があるだけに、うまくいかなかったということもわかるので、自信喪失し劣等感を抱き、引っ込み思案になったり、あるいは拒否的になりやすいと考えられる。DATでは、明確な輪郭形体でみることが難しくなり、現実に沿ったものの見方ができにくくなるが、思い込みであっても、人への興味や関心は保持されている点が特徴である。

b. TAT

絵画統覚検査(Thematic Apperception Test；TAT)は人物や場面を描いた絵について、被検者が過去-現在-未来を含む物語を空想する。主人公やその他の登場人物が、どのような特徴をもった人物で、相互にどのようなかかわりをしているか、どのようなテーマの出来事がどのように進行し、どのような結末に至るのかについて空想する。その内容から対人的な生活史や家族関係などを推察する。高齢者の場合、言語生産量が少なく、物語をつくるよりも単なるカードの記述で終わる場合が多い。そのため高齢者にも取り組みやすく興味がもてるように、高齢者を含んでいて、高齢者の日常生活場面に近い刺激図版のTAT高齢者版が開発されている(図16)[13]。「この絵を見てください。何が起こっていますか」というように、まず現在の状況を語ってもらえるように教示し、語られる内容に沿って質疑を行っていく。空想された物語を2〜3回じっくりと読み返して、加齢に伴う精神病理、性衝動の喪失や魅力の減

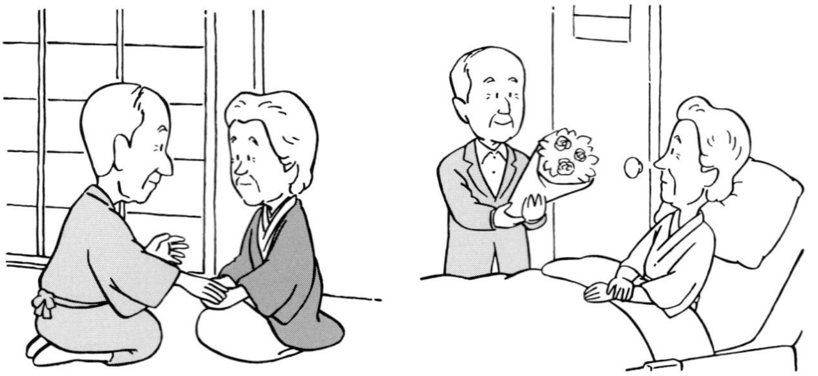

図16 ● TAT高齢者版
(西村　健(監修):痴呆性老人の心理と対応. p197, ワールドプランニング, 東京, 1995より改変)

退、身体の不自由さ、家庭内対立などについて総合的に分析していく。認知症が重度になるほど物語の構成度も低くなるが、図版を正しく認知できていれば、物語が短く独白に近い内容であっても、登場人物の行動の原因について語ることは可能である。

c．バウムテスト

バウムテストは、A4判の白画用紙(一般には縦長で使用)と4Bの鉛筆、消しゴムを用意し、「実のなる木を描いてください」と教示する。描画検査は言葉で表現できないパーソナリティの深層を捉えることが可能であり、被検者にあまり心理的負担を与えず、比較的短時間で施行することができる。初老期から老年期にかけての加齢による心理的変化を知るうえで、また認知症性高齢者や高齢者の種々の疾患の認知機能の衰退状況や心理状況を知るうえでも有用である。

小林の研究による認知症性高齢者にみられるバウムテストの特徴は次のとおりである[14]。

「樹木の縮小化、地平の消失、幹を一線で描く、立体描写の減少、すべての枝を一線で描く」

「幹の先端部分の処理に失敗、植木鉢を描く、形の崩れ」

「弱い筆圧、空間使用の減少と偏位」

●●●おわりに

心理検査のみで認知症の診断や重症度を評価することはできないが、臨床所見や他の諸検査成績と併せて総合的に高齢者を理解するための補助的手段として活用することが求められる。

(福永知子)

●文献

1) 福永知子:老人用知能検査. 臨床精神医学講座, 第16巻, 松下正明(編), pp104-110, 中山書店, 東京, 1999.
2) 松田　修:高齢者の心理アセスメント. 老いの臨床心理, 黒川由紀子(編), pp33-50, 日本評論社, 東京, 1998.
3) 加藤伸司, 長谷川和夫, 下垣 光, ほか:改訂長谷川式簡易知能評価スケール(HDS-R)の作成(補遺). 老年社会科学 14(Suppl): 91-99, 1992.
4) 加藤伸司, 下垣 光, 小野寺敦志, ほか:改訂長谷川式簡易知能評価スケール(HDS-R)の作成. 老年精神医学雑誌 2: 1339-1347, 1991.
5) 森 悦郎, 三谷洋子, 山鳥 重:神経疾患患者における日本版Mini-Mental Stateテストの有用性. 神経心理学1: 82-90, 1985.
6) 福永知子, 西村 健, 播口之朗, ほか:新しい老人用精神機能検査の作成;N式精神機能検査. 老年精神医学 5: 221-231, 1988.
7) 大脇義一:コース立方体組合せテスト使用手引き. 三京房, 京都, 1968.
8) Zung WWK: A self-rating depression scale. Arch Gen Psychiat 12: 63-70, 1965.
9) Hamilton M: A rating scale for depression. J Neurol Neurosurg Psychiat 23: 56-62, 1960.
10) Yesavage JA, Brink TL, Rose LL, et al: Development and validation of a geriatric depression screening sacle, a preliminary rep. J psychiat res17: 37-49, 1983.
11) 福永知子:高齢者の心をロールシャッハ・テストを通して理解する. 高齢者介護と心理, 小林敏子(編), pp19-31, 朱鷺書房, 大阪, 2000.
12) 篠田美紀:脳血管痴呆とアルツハイマー型痴呆の相違. 高齢者介護と心理, 小林敏子(編), pp32-49, 朱鷺書房, 大阪, 2000.
13) 杉山善朗:老人用TATの作成(1)-(3). 心理測定ジャーナル13(2): 10-14, 13(4): 11-15, 13(5): 17-20, 1977.
14) 小林敏子:バウムテスト. 痴呆性老人の心理と対応, 西村 健(監修), pp197-205, ワールドプランニング, 東京, 1995.

6. 高齢者の神経心理検査

●●●● はじめに

　神経心理検査は、高齢者の認知機能を評価するためにしばしば用いられる。特に認知症性高齢者ではさまざまな認知機能が障害されるため、認知障害の程度と範囲を調べるために神経心理検査は重要である。そして把握した認知障害の様態をもとに、われわれ医療者は認知症を引き起こしている原因疾患とその重症度を考え、また適切な治療法や介護支援法を考える。本稿ではわが国において使用可能でかつ有用な神経心理検査を挙げるとともに、それの検査の概略を解説していく。

1 総合的な認知機能検査

1. MMSE

　MMSE（Mini-Mental State Examination）は1975年Folsteinらによって開発された簡易認知機能検査であり、この種の検査の中では世界中で最も広く一般的に使用されている[1]。検査時間は10分程度であるが高い妥当性と信頼性を有しており認知症疾患のスクリーニング検査として有用である。わが国では、森らにより日本語版が作成され認知症疾患の診断における有用性も確認されている[2]。MMSEは見当識、記憶、注意と計算、言語、構成などの機能を評価する下位検査からなっている。見当識は検査時の日付、時間などを問う「時」の見当識課題と、ここがどこかを問う「場所」の見当識課題により構成されている。記憶機能は3単語の即時再生課題と遅延再生課題で評価が行われる。注意と計算機能は暗算で100から連続して7を引く（最大5回）という課題によって評価される。言語機能は物品（鉛筆、時計など）の呼称、「みんなで、力を合わせて綱を引きます」などという文の復唱、口頭による三段階命令（「小さい方の紙を手に取って、それを半分に折って、大きい方の紙の下に置いて下さい」などに従えるか否か）、書字命令（「目を閉じなさい」などを音読でき、かつこの指示に従えるか否か）、短文の書字の課題に

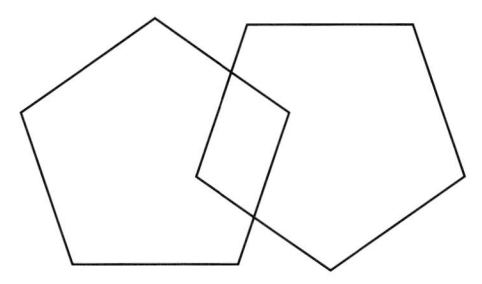

図17 ● MMSE（図形模写、読字理解）

よって評価される。構成能力の評価はダブルペンタゴン（図17）の模写課題によって行われるが、立方体透視図を用いることもある。Folsteinらの原版ではダブルペンタゴンが採用されているが、本邦で森が日本語版を作成した際には立方体透視図を採用した。このような理由でわが国には2つのバージョンが存在することになった。ダブルペンタゴンと立方体のどちらを採用するかは目的にもよるが、二次元図形であるダブルペンタゴンは難易度が低いため、これでは軽度の構成障害患者を検出することは困難になる。一方、立方体の模写はより軽度の構成障害患者を検出することが可能となるが、難易度が高く教育レベルの影響を受けることもあるため、正しく模写できない健常高齢者も存在する。MMSEの下位検査の施行順序については特に規定はない。われわれは3単語の即時再生課題とその後に行われる遅延再生課題の間に5分間の十分な遅延時間を設定するため、また3単語の遅延再生課題の成績に物品の呼称課題が影響しないようにするために表30のような順序および教示でこの検査を行っている。成績は下位検査ごとに採点がなされ、満点は30点である。得点が高いほど認知機能がよいことになる。カットオフ値を23/24に設定すると、認知障害患者と健常者とを最も有効に鑑別できるとされている[3]。しかしMMSEの得点が何点であるかということも重要であるが、本検査により認知機能のさまざまな側面を簡便にスクリーニング的に検査し、おおまかな認知障害のパターンを知る。その後、その障害さ

表30 ● 大阪大学神経科・精神科神経心理研究室で用いているMMSE

検査日：　　　年　　月　　日　曜日
検査者：
氏名　　　　　　　　　　男・女　　生年月日：M・T・S・H　　年　　月　　日生　　歳

下位項目	教示	回答	得点
見当識（時間）	（まず、時計を隠す）		
	今年は何年ですか。　　　（平成、西暦などのヒントは言ってはいけない）	年	/1
	今の季節は何ですか。		/1
	今、時間はどのくらいですか。　（±1時間までを正答）		/1
	今日は何月何日ですか。　（±1日までを正答）	月	/1
		日	/1
見当識（場所）	ここは都道府県でいうとどこですか。		/1
	ここは何市ですか。		/1
	ここは何病院ですか。		/1
	ここは何階ですか。		/1
	ここは何地方ですか。例えば東北地方とかです。		/1
3単語記銘	今から、いくつかの単語を言いますので覚えて繰り返して下さい。 （短期間に2回行う場合、2回目は、梅・犬・自動車を採用） （検者は1秒に1語のペースで3単語を連続して言う） （被検者が3語すべて正答できるまで繰り返し、要した回数を記録する） （3つとも言えた後）後でまたこの3単語を思い出して頂きますのでしばらく覚えておいて下さい。	桜　　梅 猫　　犬 電車　自動車	/3
Serial 7	100から7ずつ引き算をして下さい。（被検者の理解が悪いときには、再度100から7ずつ引き算して下さいと言う） （1ヵ所だけ間違えて、その後は正しく引き算できた場合は－1点のみとする）		/5
復唱	今から私の言うとおり繰り返して下さい。 　「みんなで、力を合わせて綱を引きます」		/1
3段階命令	（大小2枚の紙を被検者の前に置く）今から私が言うとおりにして下さい。 但し私が言い終わってから始めて下さい。 ①小さい方の紙を取って、②それを半分に折って、 ③大きい方の紙の下に入れて下さい。　（①②③を続けて読む）		/3
図形模写	次の図形を書き写して下さい。（図1）		/1
書字作文	何か文章を書いて下さい。		/1
読字理解	（「目を閉じなさい」を見せながら）ここに書いてあるとおりにして下さい（図1）。		/1
遅延再生	（記銘5分後に行うことを優先する。もしも5以上間隔が空きそうな場合はここより前に（5分後に）行う） 先ほどいくつかの単語を覚えて頂いたのですがそれは何でしたか。思い出して下さい。		/3
物品呼吸	（時計を見せながら）これは何ですか。 （鉛筆を見せながら）はれは何ですか。		/2
		合計	/30

れている可能性のある認知機能をさらに詳細な検査を用いて評価するという使用法が適切である。本邦では、MMSEと同様の目的で作成された改訂長谷川式簡易知能評価スケールやN式精神機能検査も多くの施設で用いられている。これらの検査の下位検査は少しずつ異なるため、目的に応じた選択が望まれるところである。

2. ADAS-cog.

ADAS（Alzheimer's Disease Assessment Scale）は1983年にMohsらによって主にアルツハイマー病（AD）患者を対象に、その経時的変化や治療効果を評価することを目的に開発された認知機能検査である[4]。主に認知機能障害を評価する認知下位尺度（ADAS-cog.）と、精神症状を評価する非認知下位尺度（ADAS-non cog.）の2つのパートからなるが、最近では前者のみが独立した認知機能検査として使用されることが多い。ADAS-cog.は記憶、言語、行為・構成といった認知機能について、計11の下位検査項目から構成されている。「単語再生」下位検査は10単語について行い、他の簡易検査などに比べると難度が高い。「口頭言語能力」「言語の聴覚的理解」「自発話における喚語困難」は言語についての観察式の評価項目であり、検査場面での評価者との自由会話によって評価する。「口頭命令に従う」

はその場でできる五段階の動作のうちいくつできるかを評価する。「手指および物品呼称」は、合計17個の物品について名称がどれだけ言えるかを評価する。「構成行為」では立方体透視図を含む難易度の異なる4つの図形の模写で評価する。「観念運動」では被検者に材料（便箋、封筒、切手）を提示し、「手紙を出す行為」を実行させ、一連の行為のどの段階までできるかを評価する。「見当識」は時間、場所、人物の見当識を評価する。「単語再認」では12単語を記憶させた後、ダミーを含めた24単語を提示し、記憶した単語か否か再認する課題である。この課題の施行中に、被検者が教示の内容を覚えて検査を行っているかについて評価し「テスト教示の再生能力」の得点とする。合計得点は70点であるが、得点は減点法であるため、満点は0点で、高得点ほど障害の程度が重度となる。わが国では本間らにより日本語版 ADAS-J cog. が作成され[5]、山下らによって、AD患者と健常者の鑑別に用いる際にはカットオフ値を9/10点とすることで高い感受性、特異性をもつことが報告されている[6]。検査名にもなっているように元来はAD患者の認知障害を評価するために作成された検査である。したがってAD患者で障害されやすい認知機能が適切に評価できるように下位検査が設定されている。しかしこの検査の下位検査でも十分に広範な認知機能を評価できるためAD患者に限らず幅広い対象に使用可能であると思われる。MMSEよりは少し詳しく全般的な認知機能を評価したいときに用いるとよいであろう。但しMMSEに比して検査の全体量が多く、40分程度の検査時間を要するため、それに耐え得る対象者でなければ全下位検査の実施は難しいことは留意すべきことである。

3．ウェクスラー成人知能検査改訂版（WAIS-R）

WAIS-R(Wechsler Adult Intelligence Scale-Revised)は1955年にWechslerにより開発されたWAIS[7]に改訂を加え、1990年に完成した検査である[8]。知能検査と捉えられるのが一般的であるが、認知機能検査と考えることもできる。6種類の言語性下位検査と5種類の動作性下位検査で構成されており、それぞれの粗点を1～19点の評価点（平均10、標準偏差；SD3）に換算し個人内の知能プロフィールを作成することで、どのような機能が優れどのような機能が障害されているかを評価することができる。言語性評価点合計、動作性評価点合計、全検査評価点合計はそれぞれ、年齢群別に示されているIQ換算表によって言語性IQ(VIQ)、動作性IQ(PIQ)および全検査IQ(FIQ)に換算される。IQはいずれも平均100、標準偏差15となるように設定されている。日本版[9]では16～74歳まで9群に分けて標準化されており、同年齢群との比較が可能となる。障害の有無の判定にはFIQ、VIQ、PIQの得点とともに、VIQとPIQの差も有用である。例えば70～74歳の被検者ではVIQとPIQに10以上の差が認められれば有意な差があると判定され、さらなる検討が必要となる。いくつかの下位検査は個々で認知機能の検査としても利用できる。例えば、「数唱」は注意機能やworking memoryの検査としても使用できる。「積木模様」「組み合わせ」は構成能力を評価し得る。また「知識」「単語」「理解」「類似」は意味記憶を評価可能である[10]。本検査は試行に約2時間かかり、被検者に与える負担が大きいことより、場合によっては数回に分けて施行することが望ましい。

2　記憶機能の検査

認知症の診断のためには記憶障害の評価が重要である[11]。また健常高齢者でも軽度の記憶機能の低下を認めるため、高齢者の認知機能を評価する際に記憶機能を評価することは非常に重要である。前述したMMSEやADASなどの総合的な神経心理検査でも記憶を評価する下位項目が設けられている。しかしさらに詳細に記憶機能を評価する必要性に迫られることも多い。ここではわが国で使用可能な記憶検査を紹介する。

1．ウェクスラー記憶検査改訂版（WMS-R）

1945年にWechslerにより記憶機能を総合的に評価する試みとして開発されたWMSを[12]、より詳細な記憶機能の評価ができるように改訂されたものが1987年に発表されたWMS-R(Wechsler Memory Scale-Revised)である[13]。わが国では2001年に杉下らにより日本版が作成、標準化された[14]。現在、わ

が国で使用可能な記憶検査として最も詳細な記憶機能が評価でき、かつ信頼性の高い検査である。なおこの日本版WMS-Rは米国版をもとに、すべての下位項目を変更なしで用いているため国際的な比較が可能である。

　本検査はさまざまな記憶の側面を評価できるように、3つの短期記憶検査(精神統制、数唱、視覚性記憶範囲)、5つの近時記憶検査(図形の記憶、論理的記憶Ⅰ、視覚性対連合Ⅰ、言語性対連合Ⅰ、視覚性再生Ⅰ)、4つの遅延記憶の検査(論理的記憶Ⅱ、視覚性対連合Ⅱ、言語性対連合Ⅱ、視覚性再生Ⅱ)で構成されている。

　「精神統制」では20から1まで逆に数える、1に3を加えていく計算などの課題で構成されている。「図形の記憶」では1つあるいは3つの抽象的な図形を記憶させた後、多くの図形の中から先に記憶したものを選択させる課題である。

　「論理的記憶Ⅰ」では被検者に短い物語を読んで聞かせるとともに覚えさせる。そして物語を読み終わった後すぐに被検者にその物語を再生させる。この手順を2つの物語について行う。「視覚性対連合Ⅰ」では6つの抽象図形と6つの色が用意されているが、図形と色が1つずつ対にされ、6個の対を被検者に覚えさせる。そしてそれぞれ図形と対にされた色がどれかを指示させる課題である。この課題はすべての対を正しく指示できるまで(最高6回施行まで)行われる。

　「言語性対連合Ⅰ」では有関係の対語4つと無関係の対語4つの合計8つの対語の連合記憶課題である。これもすべての対を正答できるまで(最高6回施行まで)行われる。「視覚性再生Ⅰ」では4つの幾何図形の記銘と直後再生が要求される。「数唱」では数字の順唱と逆唱が検査される。「視覚性記憶範囲」では8個の四角形が描かれた図版を用いるが、検者がまずこの四角形を一定の順序で指し示していく。被検者は検者と同じ順序で指示することを求められる。次いで検者が指示した順序と逆の順序で指示するよう被検者が求められる。その後、4つの遅延記憶の検査、すなわち「論理的記憶Ⅱ」「視覚性対連合Ⅱ」「言語性対連合Ⅱ」「視覚性再生Ⅱ」が行われる。この4つの下位検査は「論理的記憶Ⅰ」「視覚性対連合Ⅰ」「言語性対連合Ⅰ」「視覚性再生Ⅰ」を30～45分後に繰り返す検査である。成績は、まず下位検査ごとに粗点が算出され、その粗点を重

みづけした得点が次に算出される。そしてこれらの得点をある基準で合計するとともに、年齢ごとに設定されている変換表で変換され、言語性記憶指標、視覚性記憶指標、全般性記憶指標、注意/集中力指標、遅延性記憶指標が算出される。それぞれの指標は同年代の健常者の平均得点を100、標準偏差を15となるような基準で変換されたものである。実施には比較的軽い記憶障害患者で約1時間、記憶障害が顕著な症例では約1時間半の長時間を要する。遅延再生能力を正しく得点化するために検査は連続して1回で行わなければならないため、分割や順序の変更ができないことも被検者に与える負担を大きくしている。したがって、重度の記憶障害を有する患者や記憶障害以外の認知障害が顕著である患者には不適当である。記憶障害を有するが他の認知機能は保たれている純粋健忘症例、あるいはごく軽症の認知症性高齢者や、軽度認知障害患者に行うと最も有用であると考えられる。WAIS-RのIQとこの検査の指標とは直接比較することができるためこのような被検者ではさらに有用である。すなわち認知障害による見かけ上のWMS-Rの得点の低下をWAIS-RのIQと比較することにより除外できるのである。両検査の指標とIQの差については、10～15以上の場合に記憶機能とその他の認知機能に差があると判定するのが一般的である[15]。

2. リバーミード行動学的記憶検査 (RBMT)

　RBMT (Rivermead Behavioural Memory Test)[16]は記憶障害による日常生活上の実際の問題を予測するとともに、その変化を測定するために1985年、英国のリバーミードリハビリテーションセンターで開発された検査である。RBMTでは記憶障害が実際に日常生活で支障をきたすような場面をシミュレーションして行うという点が特徴である。また、記憶機能のさまざまな側面にかかわる課題が下位項目として設定されている。特にRBMTでは展望記憶についての課題が設定されていることが特徴である。展望記憶とは覚えたことをある時点で想起する。例えば「3時になったらAさんに電話する」という約束を3時になったら思い出すなどの記憶であり、日常に欠かすことのできない記憶である。成績は個々の粗点から、①満点ならば1点、そうでなければ0

点という基準で換算されるスクリーニング点と、②それぞれの下位検査ごとの基準に従って0〜2点の三段階に換算される標準プロフィール点、の2種類で表現される。標準プロフィール点はそれぞれの下位検査の難易度を考慮して設定されており、下位検査間の比較が可能となる。日常記憶機能の総合的な指標としてはスクリーニング点、標準プロフィール点それぞれの合計点を用いる。

　他のRBMTの特徴としては、難易度の同等性が確認されている並行バッテリーが4つ用意されている点が挙げられる。施行を繰り返しても、練習効果を排除して経時的な変化を評価することが可能である。さらに、施行時間は30分程度と記憶検査としては短時間であるとともに、教示および検査内容が平易なので、比較的重症の症例にも施行可能である。したがって、認知症患者に対しても有用である。これまでにAD患者に対して行われた研究では、AD患者の障害を計測できるとともに健常者との鑑別にも有用であることが報告されている。すなわち、スクリーニング点合計ではカットオフ値を6/5、標準プロフィール点では14/13とすると高い正確性をもって鑑別できることが報告されている[17]。またRBMTは軽度認知障害患者の鑑別にも有用な可能性があることが報告されている[18]。

3. ROCFT

　ROCFT(Rey-Osterrieth Complex Figure Test)は1941年にReyによって開発された視覚構成能力を評価し、引き続いて非言語性記憶を評価するための検査である[19]。歴史が古くそれだけに蓄積データも豊富であり、認知症疾患について高い妥当性と有効性が明らかとされている[20]。ROCFTで用いられる図版を図18に示すが、言語的に記憶することが困難なように無意味な複雑な図形となっている。検査は、まずこの図形を模写させ、視覚構成能力を評価する。次にこの図を隠しその後直ちにこれを再生することを指示する即時再生課題、さらに即時再生から20〜45分後に再度再生させる遅延再生課題を行う。なお即時再生課題を行わずに3分間程度の干渉課題を挟んだ後に遅延再生のみをさせる方法もある。視覚構成能力、即時再生および遅延再生能力は採点表に基づいて行われ、36点満点となる。

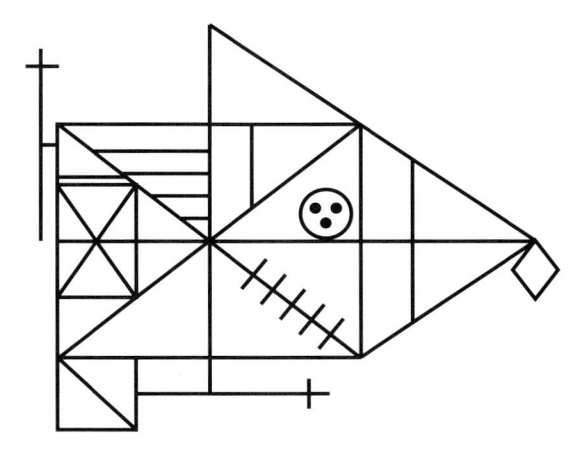

図18 ●Rey-Osterrieth Complex Figure

3　前頭葉機能の検査

　前頭葉は連合野の連合野と呼ばれる部位で、この前頭葉が司ると想定されている保続と反応抑制、概念の転換、流暢性、注意、working memory、遂行機能などの機能を総称して前頭葉機能と呼ぶ。そしてこれらの機能を評価するために作成された検査が前頭葉機能検査である。本稿ではわが国で使用可能な代表的な前頭葉機能検査について解説する。

1. FAB

　FAB(Frontal Assessment Battery)は2000年にDuboisらよって開発された前頭葉機能検査である[21]。その特徴は特別な検査道具を用いず、10〜15分の比較的短時間で実施できる簡便性および高い妥当性、信頼性である。われわれが翻訳したFABを表31に示す。「類似性の理解(概念化能力)」「語の流暢性(思考の柔軟性)」「運動系列(運動のプログラミング)」「葛藤指示(干渉刺激に対する敏感さ、two-one tapping課題)」「Go/No-Go課題(抑制コントロール)」「把握行動(環境に対する被影響性)」の6つの前頭葉機能を評価するための下位検査からなる。満点は18点である。

表31 ●大阪大学神経科・精神科神経心理研究室で用いているFAB

①	**類似性の理解（概念化能力）** 教示：「今から言う2つまたは3つの物はどのような点が似ていますか」 　　(a) バナナとオレンジ（はどのような点が似ていますか？） 　　(b) テーブルと椅子（はどのような点が似ていますか？） 　　(c) チューリップとバラとヒナギク（はどのような点が似ていますか？） （補足）(a)の質問に対して「どこも似ていない」という完全な間違いや、「どちらも皮がある」という部分的な間違いの場合は、検者が「バナナとオレンジはどちらも…」と言って被検者を手助けする。しかしここで正答しても(a)の得点は0点とする。(b)と(c)では、患者を助けてはいけない。正答は、それぞれの上位カテゴリーである、果物、家具、花のみとする。 3つとも正答　3／2つ正答　2／1つ正答　1／正答なし　0/3
②	**語の流暢性（思考の柔軟性）** 教示：「私がストップと言うまで、できるだけ多く「か」で始まる単語を言って下さい。但し人の名前と固有名詞は除いて下さい。 （補足）制限時間60秒。被検者が最初の5秒間無反応であれば、「例えばかき、というように」と付け加える。さらに10秒間無反応であれば「かで始まる単語なら何でもいいですから」と刺激する。同じ単語の繰り返しや変形(傘、傘の柄)、人の名前、固有名詞は正答には加えない。 10語以上　3／6〜9　2／3〜5　1／2語以下　0/3
③	**運動系列（運動のプログラミング）** 教示：検者は被検者の前に座り、「まず私がすることをよく見ておいて下さい」と言い、左手でLuriaの「拳-手刀-掌(fist-edge-palm)系列運動」を3回やってみせる。 「では、あなたの右手で私と同じことをして下さい。最初は一緒にしますね。後で一人でやって頂きますよ」と言い、まず検者は被検者と一緒に3回繰り返す。その後、「さあ、一人でやってみて下さい」と被検者に言う。 被検者一人で6回連続してできる　3／被検者が一人で3〜5回連続してできる　2／一人ではできないが検者と一緒なら3回連続して　1／検者と一緒でも3回連続してできない　0/3
④	**葛藤指示（干渉刺激に対する敏感さ、two-one tapping課題）** 教示：「今から私が言う規則に従って机を叩いて下さい。まず私が1回机を叩いたら、あなたは2回叩いて下さい」被検者がこの規則を理解したことを確認するために、1−1−1の系列で検査する。「もう1つの規則ですが、私が2回机を叩いたらあなたは1回叩いて下さい」と言い、被検者の理解を確認するために、2−2−2の系列で検査する。その後、「本番です」と言い、1−1−2−1−2−2−2−1−1−2で検査を行う。 間違いなし　3／2回までの間違い　2／3回以上の間違い　1／被検者が4回以上連続して検者と同じように叩く　0/3
⑤	**Go/No-Go課題（抑制コントロール）** 教示：「先程と同じように、また規則に従って机を叩いて下さい。私が1回机を叩いたら、あなたは1回叩いて下さい」被検者がこの規則を理解したことを確認するために、1−1−1の系列で検査する。「私が2回机を叩いたらあなたは机を叩かないで下さい」と言う。そして被検者の理解を確認するために、2−2−2の系列で検査する。その後、「本番です」と言い、1−1−2−1−2−2−2−1−1−2で検査を行う。 間違いなし　3／2回までの間違い　2／3回以上の間違い　1／被検者が4回以上連続して検者と同じように叩く　0/3
⑥	**把握行動（環境に対する被影響性）** 検者は被検者の前に座り、被検者の両手の手のひらを上に向けて、被検者の膝の上に置く。検者は何も言わないか、あるいは被検者の方を見ないで、検者の両手を被検者の手の近くに持っていき、被検者の両手の手のひらに触れる。そして、被検者が自発的に検者の手を握るか否かを観察する。被検者が検者の手を握ったら、検者は「今度は、私の手を握らないで下さい」と言って再度、被検者の手のひらに触れ、検者の手を握るか否かを観察する。 手を握らない　3／戸惑ってどうすればいいのか尋ねてくる　2／戸惑うことなく検者の手を握る　1／握らなくてもいいと言われた後でも手を握る　0/3

　/18

2. WCST

　WCST（Wisconsin Card Sorting Test）[22]は、前頭葉機能の中の遂行機能の障害を評価する検査である。遂行機能とは自ら目標を設定し、計画を立て、実際の行動を効果的に行う能力である。Milnerによって開発された原版は量的に膨大であり、また内容も煩雑であったため臨床的には使用困難であった。わが国では1988年に加藤らによって作成された慶応版[23]を用いることが多い。さらに現在ではパーソナルコンピュータ上でこの検査を行うこともできるようになっている。検査には48枚のカードを用いるが、それらのカードには、ある色で塗られたある形の図形が、ある個数描かれている。色としては赤、緑、黄、青という4色、形として三角形、星型、十字型、丸という4個の形、数としては1～4個という4つの数字がある。まず台札として、赤い三角形1個が描かれたカード、緑の星型が2個描かれたカード、黄色い十字型が3個描かれたカード、青い丸が4個描かれたカードの4枚が被検者の前に置かれる。次に1枚ずつ別のカードを被検者に提示し、被検者に4つの台札のどこかにそのカードを分類するように求める。被検者には知らせないが、あるカテゴリー（例えば色）で分類してほしいというような基準があらかじめ検者の頭の中にはある。そして被検者が検者の頭の中に描いている基準どおりに分類した場合には「正解です」と、異なった場合には「違います」とのみ返答をする。被検者はこの「正解です」と「違います」という情報を頼りに、検者の頭の中にある分類基準を推測し、「正解です」と多く言われることを求められる。被検者が決められた回数まで連続して正答できるようになったら、被検者に予告なしに検者は分類基準（例えば形を基準にする）を変更する。この手順を一定回数（標準的には128回）続けていく。主として用いられる評価は達成された分類カテゴリー数（正常値は64歳以下では4以上、65歳以上では3以上とされている）と、保続性誤り数などによって行われる。保続性誤り数は、前に達成された分類カテゴリーや直前に誤反応した分類カテゴリーにとらわれ、誤反応する数のことである。WCSTの結果は前頭葉機能以外のさまざまな高次脳機能障害によって影響を受けるため、言語機能、記憶機能、視覚構成機能などの前頭葉機能以外の障害を有さない被検者に行うことが望ましい。

3. BADS

　BADS（Behavioural Assessment of the Dysexecutive Syndrome）は1996年、Wilsonら[24]により考案された遂行機能障害の評価法であり、2003年に鹿島らにより日本語版[25]が作成されている。BADSでは、定型的な神経心理学的検査には反映されにくい日常生活上の遂行機能の総合的な評価を目的としている。BADSは6種類の下位検査（規則変換カード検査、行為計画検査、鍵探し検査、時間判断検査、動物園地図検査、修正6要素検査）と1つの質問紙から構成されている。評価法は各下位検査について0～4点で評価を行い、全体の評価は各下位検査の評価点の合計で行う。合計得点の成績は標準化得点（平均値100、SD15）に変換され、年齢により「障害あり」から「極めて優秀」までの7段階に分けられる。65～87歳の群では標準化得点が69点以下の場合、障害ありと判定される。

4. レーヴン色彩マトリックス検査（RCPM）

　RCPM（Raven's Coloured Progressive Matrices）はRavenにより開発された非言語性の遂行能力の検査である[26]。わが国では杉下と山下により日本語版が作成され、標準化が行われている[27]。その特性より言語障害などをもつ対象に対しても施行可能であり、また約10～15分で施行できるので前頭葉機能障害のスクリーニング検査として広く用いられている。検査は1セット12問の検査が3セット、合計36個の課題から構成されており、各セットの中では問題が進むにつれて難易度が増していくように配列されている。36個の課題は本として綴じられているが、それぞれのページの上半部に一部が欠けた1枚の大きな図版が印刷されている。そして下半部には6つの小さな図版が印刷されている。被検者には上半分の大きな図版の欠けている部分に入れる図版として最も適切であると思われるものを6つの小さな図版の中から選ばせる。全課題を5分以内で完成できた際には合計点にさらに1点を与えることになっているため、満点は37点である。認知症患者と健常者とのカットオフ得点は公表されていないが、年齢別の成績の分布は公表されている[28]。

4 その他の検査

上記以外の認知機能についても、必要と判断された場合には詳細な検査を行わなくてはならない。例えば、言語機能については標準失語症検査や[29]、WAB失語症検査を[30]、視空間認知能力については標準高次視知覚検査[31]、などを用いる。各検査の詳細については他の成書に譲ることとする。

●●● おわりに

認知症疾患を念頭におきながら、高齢者の認知機能を評価するための神経心理検査を紹介した。臨床においてこれらの検査を実際に行っていくとき心がけることは、検査は必要最小限のものを行い、効率よく、かつ確実に評価をするということである。また、本稿で解説したそれぞれの検査は検査マニュアルを読んだだけでは実感しにくいことも多い。他の被検者が施行しているところを見学する、自分が被検者となって検査を受ける、友人に被検者になってもらい自分で検査するなどを行い、患者の検査を行う前に検査に十分に慣れておくことが重要である。

（久保嘉彦、数井裕光）

● 文献

1) Folstein MF, Folstein SE, McHugh PR : "Mini-mental state"; A practical method for grading the cognitive state of patients for the clinician. J Psychiatr Res 12 : 189-198, 1975.
2) 森　悦朗, ほか：神経疾患患者における日本語版 Mini-Mental State テストの有用性. 神経心理学 1 : 82-90, 1985.
3) Tombaugh TN, McIntyre NJ : The mini-mental state examination ; a comprehensive review. J Am Geriatr Soc 40 : 922-935, 1992.
4) Rosen WG, Mohs RC, Davis KL : A new rating scale for Alzheimer's disease. Am J Psychiatry 11 : 1356-1364, 1984.
5) 本間　昭, 福沢一吉, 塚田良雄, ほか：Alzheimer's Disease Assessment Scale (ADAS) 日本版の作成. 老年精神医学雑誌 3 : 647-655, 1992.
6) 山下　光, 博野信次, 池尻義隆, ほか：Alzheimer's Disease Assesement Scale 日本語版 (ADAS-J cog.) の有用性の検討. 老年精神医学雑誌 9 : 187-194, 1998.
7) Wechsler D : Manual for the Wechsler Adult Intelligence Scale. Psychological Corporation, New York, 1955.
8) Wechsler D : The Wechsler Adult Intelligence Scale-Revised ; Manual. The Psychological Corporation, New York, 1981.
9) 品川不二郎, ほか：日本版 WAIS-R 成人知能検査法. 日本文化科学社, 東京, 1990.
10) Kazui H, Hashimoto M, Hirono N, et al : Nature of personal semantic memory ; evidence from Alzheimer's disease. Neuropsychologia 41 : 981-988, 2003.
11) American Psychiatric Association : Diagnostic and Statistical Manual of Mental disorders. 4th ed, American Psychiatric Association, Washington DC, 1994.
12) Wechsler D : A standardized memory scale for clinical use. L Psychol 12 : 87-95, 1945.
13) Wechsler D : The Wechsler Memory Scale-Revised ; Manual. The Psychological Corporation, New York, Antonio, TX, 1987.
14) Wechsler D (著), 杉下守弘 (訳著)：日本版ウェクスラー記憶検査法 (WMS-R). 日本文化科学社, 東京, 2001.
15) Leslie A : Concurrent use of the Wechesler Memory Scale-Revised and the WAIS-R. Br Jclin Psychol 30 : 87-90, 1991.
16) Wilson B, et al : The Rivermead Memory Test, Thames Valley Test. Fareham, England, 1985.
17) 松田明美, ほか：軽症アルツハイマー病患者におけるリバーミード行動記憶検査の有用性. 脳と神経 54 : 673-678, 2002.
18) 数井裕光, ほか：痴呆の早期診断 (臨床); 軽度認知機能障害の診断におけるリバーミード行動記憶検査の有用性. 日本老年医学会雑誌 41 : 171-174, 2004.
19) Rey A : Lexamen Psychologique : Dans les cas d'encephalopathie traumatique (les problems). Arch Psychol 28 : 286-340, 1941.
20) 穴水幸子, ほか：痴呆の評価；認知機能障害の個別的評価に関する神経心理学的検査, 記憶障害；Rey-Osterrieth Complex Figure Test (ROCFT). 痴呆症学；高齢社会と脳科学の進歩, 臨床編, 日本臨床 61 (増刊9) : 285-290, 2003.
21) Dubois B, Slachevsky A, Litvan I, et al : A Frontal Assessment Battery at bedside. Neurology 55 : 1621-1626, 2000.
22) Nelson HE : A modified card sorting test sensitive to frontal lobe defects. Cortex 12 : 313-324, 1976.
23) 加藤元一郎：前頭葉損傷における概念の形成と変換について；新修正 Wisconsin card sorting test を用いた検討. 慶応医学 65 : 861-885, 1988.
24) Wilson BA, et al : Behavioural Assessment of the Dysexecutive Syndrome (BADS). Thames Valley Test Company, Bury St, Edmunds, 1996.
25) 鹿島晴雄, ほか：BADS 遂行機能障害群の行動評価・日本版. 新興医学出版社, 東京, 2003.

26) Raven JC：Standard Progressive Matrices ； Sets A, B, C, D and E. Lewis, London, 1958.
27) Raven JC, et al（原著），杉下守弘，山崎久美子（日本版）：日本版レーヴン色彩マトリックス検査手引き．pp1-58，日本文化科学社，東京，1993．
28) 杉下守弘，山崎久美子：日本版レーヴン色彩マトリックス検査．心理テスト法入門，第4番；基礎知識と技法習得のために，松原達哉（編），pp86-88，日本文化科学社，東京，2002．
29) 標準失語症検査作成委員会：標準失語症検査．鳳凰堂書店，東京，1975（改訂版，新興医学出版社，東京，1997）．
30) 杉下守弘，ほか：WAB失語症検査日本語版．医学書院，東京，1986．
31) 日本高次脳機能障害（編）：標準高次視知覚検査（Visual Perception Test for Agonosia ： VPTA）改訂版．新興医学出版社，東京，2003．

7. 高齢者の総合的機能評価

1 高齢者の機能評価の意義

　高齢者においては、疾患（disease）は臓器や運動器（筋肉、腱、骨関節）の障害（impairment）を引き起こすが、これらは移動（起立、歩行）、排泄などの能力の低下（disability）をもたらす。この能力低下は、職場復帰などの妨げになるなどの不利益（handicap）につながることも稀ではない。こうした一連の流れを把握するうえで、機能評価方法の理解は医療介護にかかわるすべての職種に必須の知識である。
　注意すべきは、この流れは逆の方向にも存在することである。例えば、妻に先立たれた夫が、うつ傾向になることはありふれたことであるが、高齢者の場合はこうしたことから床に伏しがちになり、嚥下性の肺炎を起こしていることが少なくない（図19）。このように、機能評価はある断面を測定するものであるが、患者のおかれた状況をよく把握し、最近の機能の変化を知ることによって、どのような機能向上プログラムを行うのがよいかを判断できる。精神医学では、心身の面を十分把握するが、これによって起こり得る生活状況の理解は十分でなく、内科的疾患、老年症候群との関連の把握は、極めて不十分である。心理療法や精神療法はこのプログラムの中核でかつ有効性が確立した領域であるが、機能評価の臨床応用は十分とはいえない。

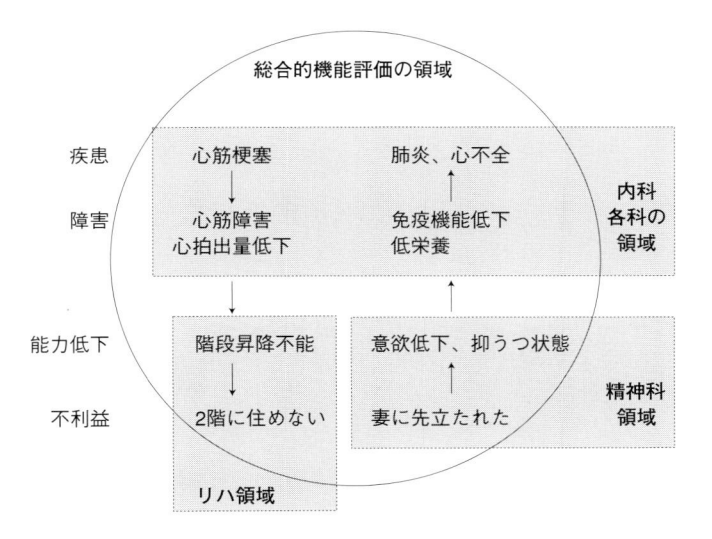

図19●総合的機能評価の構成成分と意味
疾患評価（普遍的評価）だけでなく、
①日常生活活動度（ADL）：最低限の生活の自立
②手段的日常生活活動度（IADL）：家庭での生活手段の自立
③認知機能：物忘れ、認知症の程度
④行動異常：いわゆる問題行動、認知症の周辺症状の評価
⑤気分：抑うつ、不安、意欲
⑥人的環境：家族・介護者の介護能力、介護負担
⑦介護環境：家庭の物理的、経済的環境、介護サービスの利用
以上を総合的に検査、評価し、個人の生活、個別性を重視したケアを選択する方法。

表32 ● CGAのうち認定調査に含まれる項目数

CGA	認定調査に含まれる項目数
基本的ADL（直接生活介助）	20
手段的ADL（間接生活介助）	3
認知能（意思疎通）（改訂長谷川式簡易知能スケール；HDS-R）	3
ムード（Geriatric Depression Scale；GDS）	なし
コミュニケーション	3
行動異常（Dementia Behavior Disturbance scale；DBD）	19
老年症候群（特別介護）	7
家庭環境	なし

2 高齢者総合的機能評価(CGA)の生い立ち

1935年、英国の女医ウォーレン（Wallen M）は、当時、捨て置かれた患者の状態を、医学的評価のみならずADL、ムード、コミュニケーションなどの評価も併せて判断し、評価結果に基づいて老人ホームに入所させたり、在院を続けさせるといったサービスの提供を行った。こうした取り組みによって、多くの人の症状が改善した。これが高齢者総合的機能評価（Comprehensive Geriatric Assessment；CGA）の始まりとされている。

その後、1984年に米国の医師ルーベンスタイン（Rubenstein LZ）は、CGAが生命予後や機能予後を改善するための評価手技であることを発表した[1]。それ以来、北米にもこの考え方は急速に広がり、メタアナリシスを使ったCGAの成績が発表され、CGAの利用が定着した[2]。

3 日本におけるCGAの導入

欧米から遅れること10年の1990年初め、高知医大小澤利男教授（当時）がCGAを臨床研究として導入し、国内外から評価される成績を挙げ、1993年に東京都老人医療で本邦初の総合的機能評価病棟を開設した[3,4]。1995年、筆者は東京大学老年病科でCGAを電子カルテに組み込み、65歳以上の症例に必ずCGAを行うこととした。1997年には国立療養所中部病院で総合的機能評価外来が開設され、翌年包括的機能病棟が機能的配置をもったモデル病棟として運用されている。当初は研究機関においてのみ知られていたCGAも、ここ数年その知識が急速に普及した。1999年の全国調査では、知っていると答えたのは60％、一部でも実施している医療機関は40％にのぼった。しかしながら、個別の評価方法に関する知識は決して高くなく、HDS-Rなどごく一部の指標を除くと実施率は低い傾向にあった。2000年には介護保険制度が施行され、要介護認定の認定調査の項目にCGAの評価項目のかなりの部分が採用された（表32）。さらに、2001〜2002年にわたって行われた要介護認定調査検討委員会で調査項目の見直しが行われ、CGAを骨格とした認定調査となる方向で検討が加えられた。

4 総合的機能評価方法の実際

1．スクリーニング方法

厚生労働省研究班総合的機能評価ガイドラインでは、外来で短時間で可能なスクリーニングCGA7（表33）を開発・提案した。

外来で可能な機能評価方法は以下の項目が重要と思われる。

①日常診療で可能なもの
②特別な協力者（心理療法士、言語聴覚士、作業療法士、看護師）がなくても可能
③スクリーニングとして、感度が高いこと（初期の異常を検出できる）
④論文として再現性や妥当性が検討されている指標の下位項目
⑤異常が検出された場合に、異常の程度を診断できる、標準的方法が示されている
⑥代替の質問項目が用意され、患者の尊厳を損なわない配慮がなされている

表33 ● CGA7（7項目）

1. 意欲（Vitality Index 1）：外来または診察時や訪問時に、被検者の挨拶を待つ。
　　（自分から進んで挨拶をする＝○、返事はするまたは反応なし＝×）
2. 認知機能（復唱）：これから言う言葉を繰り返して下さい。後でまた聞きますから覚えておいて下さいね。
　　桜、猫、電車
　　（可能＝○、不能＝×）（できなければ4.認知機能は省略）
3. 手段的ADL（交通機関の利用）：
　　外来の場合：ここへどうやって来ましたか？
　　それ以外の場合：普段一駅離れた町へどうやって行くかを尋ねる。
　　（自分でバス・電車・タクシー・自家用車を使って旅行＝○、付き添いが必要＝×）
4. 認知機能［遅延再生（桜、猫、電車）］：先ほど覚えて頂いた言葉を言って下さい。
　　（ヒントなしで全部可能＝○、左記以外＝×）
5. 基本的ADL（入浴）：お風呂は自分1人で入って、洗うのも手助けはいりませんか？
　　（自立＝○、部分介助または全介助＝×）
6. 基本的ADL（排泄）：漏らすことはありませんか？
　　トイレに行けないときは、尿瓶は自分で使えますか？
　　（失禁なし、集尿器自立＝○、左記以外＝×）
7. 情緒GDS1：自分が無力だと思いますか？
　　（いいえ＝○、はい＝×）

［解釈］
あくまでスクリーニングなので、異常（×）が検出された場合は、標準的方法で評価することが必要。
（おおまかな解釈）
1. 挨拶意欲が×→趣味、レクリエーションもしていない可能性が大きい
2. 復唱ができない→失語、難聴などなければ、中等度以上の認知症が疑われる
3. タクシーも自分で使えなければ、虚弱か中等度の認知症が疑われる
4. 遅延再生ができなければ軽度の認知症、遅延再生が可能なら認知症の可能性は低い
5・6. 入浴と排泄が自立していれば他の基本的ADLは自立していることが多い。入浴、排泄の両者が介助であれば、要介護状態の可能性が高い
7. 無力であると思う人は、うつの傾向がある

［簡易版の抽出根拠］
1. ADL（Barthel Index）：最も早期に低下しやすい項目は入浴。入浴・排尿の組み合わせは、共に自立で、Barthel Index＝94/100、両者部分依存で50/100と寝たきりに近くなり（JABCランクでB以下）、どちらか部分依存で77〜81/100と階層的に分かれる。
2. IADLでは男女共通調査項目で、最も低下しやすく、問診に合致している公共交通機関の利用を採用した。
3. 認知機能：最も早期に得点減となるものが遅延再生であり、最も晩期に障害されるものが復唱で、遅延再生が可能/不可能な症例の平均HDS-R得点は26.1/17.7、復唱の可能/不可能な症例の平均HDS-R得点は19.0/13.3。
4. 意欲は、外来で評価可能な項目は挨拶のみ。挨拶を自発的にする症例の平均Vitality Index得点は8.8/10、返答はする症例では5.3/10、返答がない症例では1.3/10。
5. ムードはGDS5（満足、退屈、無力感、家の中が好き、無価値）のうち、出現頻度が最も高い無力感（68%）を選択。

2. 標準的検査

❶日常生活活動度（動作）：BADL、IADLの評価

a. 基本的日常生活活動度（BADL）

19世紀後半から日常生活機能という概念としては存在していたが、ADLという概念は、1945年、ニューヨークの身体障害施設Deaverらによって提唱された。残存機能を評価して社会復帰するために、リハビリテーションの世界でいち早く導入されてきた。一般内科においては、心不全におけるADLによる重症度分類（New York Heart Association分類；NYHA分類）、呼吸器疾患に伴う息切れの程度を表す、Hugh-Jonesの分類も同様である。同様な観点は腎不全などでも取り入れられている。

①具体的評価方法：Barthel Index

本邦で最も普及している方法である（表34）。椅子とベッドの移乗、歩行、階段昇降、トイレ動作の移動の4項目と食事、整容、入浴、更衣、排尿、排便のセルフケアの6項目からなる。実施可能か不可能かに重点がおかれており、リハビリテーションの効果判定に有用性が示されている。100点満点でも独居可能という意味ではなく、0点でも機能が廃絶しているわけではない（寝返りなど）。

b. 手段的日常生活活動度（IADL）

①Lawton & Brody IADL

IADLは1960年代にLawtonらによって提唱された概念であり、再現性、検者間の一致などの基礎的

表34 ● Barthel Index

1. 食事
   - 10：自立。必要に応じて自助具を使用して、食物を切ったり、調味料をかけたりできる
   - 5：食物を切ってもらう必要があるなど、ある程度介助を要する
   - 0：上記以外
2. 車椅子とベッド間の移動
   - 15：移動のすべての段階が自立している（ブレーキやフットレストの操作を含む）
   - 10：移動の動作のいずれかの段階で最小限の介助や、安全のための声かけ、監視を要する
   - 5：移動に多くの介助を要する
   - 0：上記以外
   - （注：車椅子を使用していない場合には、ベッド脇に設置した肘掛け椅子とベッドとの間の移動が安全にできるかどうかを評価する）
3. 整容
   - 5：手洗い、洗顔、髪梳き、歯磨き、髭剃りができる
   - 0：上記以外
4. 用便動作
   - 10：用便動作（便器への移動、衣服の始末、拭き取り、水洗操作）が介助なしにできる
   - 5：安定な姿勢保持や衣服の着脱、トイレットペーパーの使用などに介助を要する
   - 0：上記以外
5. 入浴
   - 5：すべての動作を他人の存在なしに遂行できる（浴槽使用でもシャワーでもよい）
   - 0：上記以外
6. 平地歩行
   - 15：少なくとも45m、介助や監視なしに歩ける（補助具や杖の使用は可。車輪付き歩行器は不可）
   - 10：最小限の介助や監視下で少なくとも45m歩ける
   - 5：歩行不可能だが、自力で車椅子を駆動し少なくとも45m進める
   - 0：上記以外
7. 階段昇降
   - 10：1階分の階段を介助や監視なしに安全に上り下りできる（手すりや杖の使用は可）
   - 5：介助や監視を要する
   - 0：上記以外
8. 更衣
   - 10：すべての衣服（靴の紐結びやファスナーの上げ下ろしも含む）の着脱ができる（治療用の補装具の着脱も含む）
   - 5：介助を要するが、少なくとも半分以上は自分で、標準的な時間内にできる
   - 0：上記以外
9. 排便コントロール
   - 10：随意的に排便でき、失敗することはない。坐剤の使用や浣腸も自分でできる
   - 5：時に失敗する。もしくは坐剤の使用や浣腸は介助を要する
   - 0：上記以外
10. 排尿コントロール
    - 10：随意的に排尿できる。必要な場合は尿器も使える
    - 5：時に失敗する。もしくは尿器の使用などに介助を要する
    - 0：上記以外

代表的なADL評価法である。100点満点だからといって独居可能というわけではない。
（Mahoney FI, et al：Functional evaluation；The Barthel Index. Md St Med J 14：61-65, 1965より改変）

検証がなされた。項目は電話、買い物、食事の準備、家事、洗濯、輸送機関の利用、服薬管理、金銭管理の8項目からなっている（表35）。8点満点で評価するが、男性は食事の準備、家事、洗濯は判定項目から除外され、5点満点となっている（Lawton IADL-5と略称することあり）。現在では、女性の社会進出によって、家事を応分に負担する男性も増え、独居高齢者の場合、性差を問う必要もないとの考えもみられる。

②厚生省「障害老人日常生活自立度」判定基準（J/A/B/Cランク）

介護保険施行後認知度は100％近い。ADLそのものより、自立度（寝たきり度）、要介護度を判定するのに適している。特徴は、移動の項目で、近所なら出かける（J2）、交通機関を利用して出かける（J1）の選択項目が設けられていることであり、従来の基本的ADL検査の移動項目の天井効果（機能のある程度よい人が、もっとよい人と区別できなくなるこ

表35 Lawton & Brody IADL

	[採点]
1．電話を使用する能力	
①自分から電話をかける（電話帳を調べたり、ダイヤル番号を回すなど）	1点
②2、3のよく知っている番号をかける	1点
③電話に出るが自分からかけることはない	1点
④まったく電話を使用しない	0点
2．買い物	
①すべての買い物は自分で行う	1点
②少額の買い物は自分で行える	0点
③買い物に行くときはいつも付き添いが必要	0点
④まったく買い物はできない	0点
3．食事の準備（女性のみ）	
①適切な食事を自分で計画し準備し給仕する	1点
②材料が供与されれば適切な食事を準備する	0点
③準備された食事を温めて給仕する、あるいは食事を準備するが適切な食事内容を維持しない	0点
④食事の準備と給仕をしてもらう必要がある	0点
4．家　事（女性のみ）	
①家事を1人でこなす、あるいは時に手助けを要する（例：重労働など）	1点
②皿洗いやベッドの支度などの日常的仕事はできる	1点
③簡単な日常的仕事はできるが、妥当な清潔さの基準を保てない	1点
④すべての家事に手助けを必要とする	1点
⑤すべての家事にかかわらない	0点
5．洗　濯（女性のみ）	
①自分の洗濯は完全に行う	1点
②ソックス、靴下のゆすぎなど簡単な洗濯をする	1点
③すべて他人にしてもらわなければならない	0点
6．移送の形式	
①自分で公的機関を利用して旅行したり、自家用車を運転する	1点
②タクシーを利用して旅行するが、その他の公的輸送機関は利用しない	1点
③付き添いがいたりみんなと一緒なら公的輸送機関で旅行する	1点
④付き添いかみんなと一緒で、タクシーか自家用車に限り旅行する	0点
⑤まったく旅行しない	0点
7．自分の服薬管理	
①正しいときに正しい量の薬を飲むことに責任がもてる	1点
②あらかじめ薬が分けて準備されていれば飲むことができる	0点
③自分の薬を管理できない	0点
8．財産取り扱い能力	
①経済的問題を自分で管理して（予算、小切手書き、掛金支払い、銀行へ行く）、一連の収入を得て、維持する	1点
②日々の小銭は管理するが、預金や大金などでは手助けを必要とする	1点
③金銭の取り扱いができない	0点

採点の点数は男女共通。項目3～5については女性のみ、男性は含まない。
採点法は各項目ごとに該当する右端の数値を合計する（男性0～5点、女性0～8点）。
（Lawton MP, Brody EM：Assessment of older people；Self-Maintaining and instrumental activities of daily living. Gerontologist 9：179-168, 1969による）

と；ceiling effect）の欠点を補っている。また寝返りの項目を入れることによって、ADLの低い方に関する床効果も緩和している（表36）。下位項目の非論理性のため、おおよその状態を把握するために用いるのがよい。

❷ 知的機能の評価

知的機能の評価では、高次脳機能の構成成分である、言語性検査（単語、数字、復唱、遅延再生、流暢、文呼称など）と動作性検査（図形認識、作図、文章記述、図形組み合わせなど）を最低限理解する。

認知症重症度の判定基準は主としてADL、IADLによってなされることに注意する。

・軽　度：自立生活能力が残され、身辺の清潔保持、比較的正常な判断能力
・中等度：自立生活困難、ある程度の監督を要す
・重　度：ADL障害、絶えず監督を要す（清潔保持不能、支離滅裂、無言など）

a．代表的簡易知能評価方法：質問紙法

①改訂長谷川式簡易知能評価スケール（HDS-R）

本邦で最も普及している。後述するMMSEとの間に相関係数0.94の良好な相関関係が示されている。

第2部●疾患総論

表36●厚生省「障害老人日常生活自立度」(寝たきり度)判定基準

生活自立	ランクJ	・なんらかの障害などを有するが、日常生活はほぼ自立しており、独力で外出する ①交通機関などを利用して外出する ②隣近所へなら外出する
準寝たきり	ランクA	・屋内での生活は概ね自立しているが介助なしには外出しない ①介助により外出し、日中はほとんどベッドから離れて生活する ②外出の頻度が少なく、日中も寝たり起きたりの生活をしている
寝たきり	ランクB	・屋内での生活はなんらかの介助を要し、日中もベッドの上で生活が主体であるが座位を保つ ①車椅子に移乗し、食事、排泄はベッドから離れて行う ②介助により車椅子に移乗する
	ランクC	・1日中ベッド上で過ごし、排泄、食事、着替えにおいて介護を要する ①自力で寝返りを打つ ②自力では寝返りも打てない

判定に際しては、「〜をすることができる」といった「能力」の評価ではなく、「状態」特に「移動にかかわる状態像」に着目して、日常生活の自立の程度を4段階にランク分けして評価するものとする。

表37●改訂長谷川式簡易知能評価スケール(HDS-R)

1	お年はいくつですか?(2年までの誤差は正解)		0 1
2	今日は何年の何月何日ですか? 何曜日ですか? (年月日、曜日が正解でそれぞれ1点ずつ)	年 月 日 曜日	0 1 0 1 0 1 0 1
3	私たちが今いるところはどこですか? (自発的に出れば2点、5秒おいて家ですか? 病院ですか? 施設ですか? の中から正しい選択をすれば1点)		0 1 2
4	これから言う3つの言葉を言ってみて下さい。後でまた聞きますのでよく覚えておいて下さい。 (以下の系列のいずれか1つで、採用した系列に○印をつけておく) 1:a) 桜 b:) 猫 c:) 電車 2:a) 梅 b:) 犬 c:) 自動車		0 1 0 1 0 1
5	100から7を順番に引いて下さい。 (100-7は?、それからまた7を引くと? と質問する。最初の答えが不正解の場合、打ち切る)	(93) (86)	0 1 0 1
6	私がこれから言う数字を逆から言って下さい。 (6-8-2、3-5-2-9を逆に言ってもらう。3桁逆唱に失敗したら打ち切る)	2-8-6 9-2-5-3	0 1 0 1
7	先ほど覚えてもらった言葉をもう一度言ってみて下さい。 (自発的に回答があれば各2点、もし回答がない場合、以下のヒントを与えて正解であれば1点) a) 植物 b) 動物 c) 乗り物		a:0 1 2 b:0 1 2 c:0 1 2
8	これから5つの品物を見せます。それを隠しますので何があったかを言って下さい。 (時計、鍵、タバコ、ペン、硬貨など必ず相互に無関係なもの)		0 1 2 3 4 5
9	知っている野菜の名前をできるだけ多く言って下さい。 (答えた野菜の名前を右欄に記入する。途中でつまり、 約10秒間待っても出ない場合にはそこで打ち切る) 0〜5=0点、6=1点、7=2点、8=3点、9=4点、10=5点		0 1 2 3 4 5
		合計得点	

(加藤伸司,ほか:改訂長谷川式簡易知能評価スケール(HDS-R)の作成.老年精神医学雑誌11:1339-1347,1991による)

認知症の疑いと正常のカットオフポイントは20/21点で、20点以下は認知症の疑いありと診断する(表37)。認知症の90%を漏れなく選び(感度)、18%の正常者が混入するだけであった(特異度)。極く軽度の物忘れなどは検出できない(天井効果)。この場合、大阪大学方式が有効である。

②Mini-Mental State Examination(MMSE)

MMSEは世界で最も普及している簡易知能スケールである(表38)。ウェクスラー成人知能検査改訂版(WAIS-R)では、知能は記憶以外多くの面をもつが、MMSEは文章構成の能力、書字や描画など動作性の知能に関しての項目が設けられているのが、HDS-Rとの最大の相違である。30点満点でカットオフポイントは23/24点である。HDS-Rよ

表38 ● Mini-Mental State Examination（MMSE）

	質問内容	回答
1（5点）	今年は何年ですか 今の季節は何ですか 今日は何曜日ですか 今日は何月何日ですか	年 曜日 月 日
2（5点）	ここは何県ですか ここは何市ですか ここは何病院ですか ここは何階ですか ここは何地方ですか（例：関東地方）	県 市 階
3（3点）	物品名3個（相互に無関係） 検者は物の名前を1秒間に1個ずつ言う その後、被検者に繰り返させる 正答1個につき1点を与える、3例すべて言うまで繰り返す（6回まで） 何回繰り返したかを記せ	回
4（5点）	100から順に7を引く（5回まで）	
5（3点）	3で提示した物品名を再度復唱させる	
6（2点）	（時計を見せながら）これは何ですか （鉛筆を見せながら）これは何ですか	
7（1点）	次の文章を繰り返す 「みんなで、力を合わせて綱を引きます」	
8（3点）	（3段階の命令） 「右手にこの紙を持って下さい」 「それを半分に折りたたんで下さい」 「机の上に置いて下さい」	
9（1点）	（次の文章を読んでその指示に従って下さい） 「眼を閉じなさい」	
10（1点）	（何か文章を書いて下さい）	
11（1点）	（次の図形を描いて下さい）	
		合計

（森 悦郎, ほか：神経疾患患者における日本語版 Mini-Mental State テストの有用性. 神経心理学1：2-10, 1985による）

表39 ● 柄澤式老人知能の臨床的判定基準

判定		日常生活能力	日常会話・意思疎通	具体的例示
正常	（一）	社会的、家庭的に自立	普通	活発な知的活動持続（優秀老人）
	（土）	同上	同上	通常の社会活動と家庭内活動可能
異常衰退	軽度（＋1）	・通常の家庭内での行動はほぼ自立 ・日常生活上、助言や介助は必要ないが、あっても軽度	・ほぼ普通	・社会的な出来事への興味や関心が乏しい ・話題が乏しく、限られている ・同じことを繰り返し話す、尋ねる ・今までできた作業（事務、家事、買い物など）にミスまたは能力低下が目立つ
	中等度（＋2）	・知能低下のため日常生活が1人ではちょっと覚つかない ・助言や介助が必要	・簡単な日常会話はどうやら可能 ・意思疎通は可能だが不十分、時間がかかる	・慣れない状況で場所を間違えたり道に迷う ・同じ物を何回も買い込む ・金銭管理や適正な服薬に他人の援助が必要
	高度（＋3）	・日常生活が1人ではとても無理 ・日常生活の多くに助言や介助が必要、または失敗行為が多く目が離せない	・簡単な日常生活すら覚つかない ・意思疎通が乏しく困難	・慣れた状況でも場所を間違え道に迷う ・さっき食事したこと、さっき言ったことすら忘れる
	最高度（＋4）	同上	同上	・自分の名前や出生地すら忘れる ・身近な家族と他人の区別もつかない

注：原則として程度は重い方を重視する。
（柄澤昭秀：行動評価による老人知能の臨床的判定基準．老年期痴呆3：81-85, 1989による）

りも前頭葉機能である手順などの間違いを発見するのに適している。意欲などと関連がある、単語流暢性（word fluency）に関しての項目がなく（HDS-Rの「知っている野菜をできるだけ多く挙げなさい」）、教育歴によって得点に相違が出ることが知られ、この点はHDS-Rが勝っている。

b．観察法（行動評価法）

行動評価方法の特徴は認知症で質問紙法に記入できない症例、質問の意味を理解できない症例などでも適用できることである。行動観察には少なくとも1週間くらい日常生活を観察する必要があり、家族や施設の看護師、介護者には比較的やさしい作業である。入所、入院症例ではチーム医療による、コメディカルの助けによって評価可能である。外来でも同居家族が付き添ってくる場合は、大きな齟齬なく評価できるが、単独で来院した場合や非同居家族と来院した場合は、評価できない。

①柄澤式老人知能の臨床的判定基準

行動評価方法としては、最も広く認知されている（表39）。評価項目は日常生活能力と日常会話/意思

表40 ● Dementia Behaviour Disturbance scale（DBD）

以下に示すような症状が、最近1週間くらいの間に、患者に認められるかどうかを（0：まったくない、1：ほとんどない、2：時々ある、3：よくある、4：常にある）のいずれかに○をつけて答えて下さい

1. 同じことを何度も何度も聞く	0・1・2・3・4
2. よく物をなくしたり、置き場所を間違えたり、隠したりする	0・1・2・3・4
3. 日常的な物事に関心を示さない	0・1・2・3・4
4. 特別な理由がないのに夜中に起き出す	0・1・2・3・4
5. 根拠なしに人に言いがかりをつける	0・1・2・3・4
6. 昼間、寝てばかりいる	0・1・2・3・4
7. やたらに歩き回る	0・1・2・3・4
8. 同じ動作をいつまでも繰り返す	0・1・2・3・4
9. 口汚くののしる	0・1・2・3・4
10. 場違いあるいは季節に合わない不適切な服装をする	0・1・2・3・4
11. 不適切に泣いたり笑ったりする	0・1・2・3・4
12. 世話をされるのを拒否する	0・1・2・3・4
13. 明らかな理由なしに物をため込む	0・1・2・3・4
14. 落ち着きなくあるいは興奮してやたらに手足を動かす	0・1・2・3・4
15. 引き出しやタンスの中身をみんな出してしまう	0・1・2・3・4
16. 夜中に家の中を歩き回る	0・1・2・3・4
17. 家の外に出て行ってしまう	0・1・2・3・4
18. 食事を拒否する	0・1・2・3・4
19. 食べ過ぎる	0・1・2・3・4
20. 尿失禁する	0・1・2・3・4
21. 日中、目的なく屋外や屋内を歩き回る	0・1・2・3・4
22. 暴力をふるう（殴る、かみつく、引っかく、蹴る、唾を吐きかける）	0・1・2・3・4
23. 理由もなく金切り声をあげる	0・1・2・3・4
24. 不適当な性的関係をもとうとする	0・1・2・3・4
25. 陰部を露出する	0・1・2・3・4
26. 衣服や器物を破ったり壊したりする	0・1・2・3・4
27. 大便を失禁する	0・1・2・3・4
28. 食物を投げる	0・1・2・3・4

（溝口　環，ほか：DBDスケール（Dementia Behavior Disturbance）による老年期痴呆患者の行動異常評価に関する研究．日老医誌30：835-840, 1993による）

疎通の2項目だけで、簡便である。評価の段階は正常二段階（優秀老人、普通）、異常四段階であるが、具体的例示が示されているので、判定に迷うことは少ない。但し、軽度と中等度の差においては、重なり合う面もあるが、実用的には軽度〜中等度と評価すれば済む。

　②Clinical Dementia Rating（CDR）

　記憶、見当識、判断力、社会適応、家庭趣味、パーソナルケアの項目からなり、五段階評価（各3点満点）で総合評価によって、CDR 0、0.5、1、2、3の五段階に分類される。軽度認知障害（MCI）CDR0.5を基本とする考え方もあり、重要性が増している。

　項目ごとに異なる場合の判定法は、軽い項目から順に並べ、3、4位の項目の得点によって判定するが、例外もありやや煩雑である。

　　c．認知症の行動異常に関する指標

　認知能の程度、物忘れの程度だけでは、認知症の介護、看護負担度を推し量れない。

　介護保険の一次判定表には十数項目の認知症に伴う行動異常が列挙されており、要介護度判定において重要視されている。この行動異常のリストの原典となったのが以下に述べる認知症行動障害尺度である。

　①Dementia Behaviour Disturbance scale（DBD scale）

　28項目からなる認知症行動障害尺度は、おおよそ、認知症患者の軽いものから最重症に至るまでの、ほとんどの行動異常を網羅している。溝口、飯島らによって和訳され、指標の内的整合性、評価者間一致率などの基礎的検討が本邦でなされた。各項目0〜4の5段階評価を行う（表40）。介護負担度との相関が強い。

表41 ● GDS15

以下の質問に対し、「はい」か「いいえ」のどちらかに○をつけて下さい。

1. 毎日の生活に満足していますか	はい	いいえ
2. 毎日の活動力や周囲に対する興味が低下したと思いますか	はい	いいえ
3. 生活が空虚だと思いますか	はい	いいえ
4. 毎日が退屈だと思うことが多いですか	はい	いいえ
5. 大抵は機嫌よく過ごすことが多いですか	はい	いいえ
6. 将来の漠然とした不安に駆られることが多いですか	はい	いいえ
7. 多くの場合は自分が幸福だと思いますか	はい	いいえ
8. 自分が無力だなあと思うことが多いですか	はい	いいえ
9. 外出したり何か新しいことをするよりも家にいたいと思いますか	はい	いいえ
10. 何よりもまず、物忘れが気になりますか	はい	いいえ
11. 今生きていることが素晴らしいと思いますか	はい	いいえ
12. 生きていても仕方がないと思う気持ちになることがありますか	はい	いいえ
13. 自分が活気に溢れていると思いますか	はい	いいえ
14. 希望がないと思うことがありますか	はい	いいえ
15. 周りの人があなたより幸せそうにみえますか	はい	いいえ
GDS15		点

(Yesavage JA, et al：Development and validation of a geriatric depression screening scale；A preliminary report. J Psychiat Res 17：37, 1983 より改変)

❸ 気分、ムード、QOLの評価

a. 一般的なムードの評価方法

① Geriatric Depression Scale (GDS)

GDSはオリジナルは30項目であるが、使い勝手のため15項目の短縮版が開発され、最もよく利用されている（GDS15）（表41）。より簡易な5項目版GDS5も利用されている。

b. 疾患別のQOL評価方法

高血圧（荻原俊男ら）、糖尿病（荒木厚ら）などで、経験的に疾患に特異的な設問を設けて検討したさまざまな方式がある。一方、6つの領域100の設問をもつWHO/QOLやMOS-SF36を実施して、その中から感度のよい設問を選び出す試みもなされているが、疾患や症状に関する臨床的観察を上回る設問を設定できない。

c. 認知症患者の行動観察による意欲の評価

高齢者では、GDSやモラールスケールの記入可能率は2/3に留まり、中等度以上の認知症ではほとんど全例不可能である。このような場合、ADLをQOLとする考え方もあるが、精神活動を抜きにしたQOLは、部分的な側面をみているに過ぎない。

① 意欲の指標（Vitality Index）

鳥羽らによって開発された本邦独自の指標である。起床、挨拶、食事、排泄、リハビリ/活動の5項目からなっており、要介護者の生活の順番に沿って、家族、介護者が自然に想起できるようになっている（表42）。観察者間一致率（interrater reliability）、再現性、内的整合性などの基礎検討がなされている。またGDSやモラールスケールが測定できる症例における相関が検討され妥当性が実証され、リハビリ介入による他の指標（SDS、MNスケール、HDSなど）との感度比較の結果、最も感度のよいことが判明している。また寝たきり高齢者の生命予後と最も強い相関を示しており、観察法によるQOLの指標となり得る。

d. 介護者、サービス利用、社会環境に関するQOL

要介護者のQOLは、個人の肉体的精神的機能だけでなく、さまざまな環境要因によって決定される。介護者への遠慮から、自宅復帰をはたせず十分なQOLを得られていない高齢者が多いことが老人保健施設の調査で判明している。介護負担に関する評価では、介護者への負担に関してZarit介護負担尺度がある（264頁参照）。身体的側面や認知機能や行動障害が介護負担の規定因子として知られている。環境要因や介護保険などのサービスの利用の評価の重要性も高まっている。欧米の高齢者評価チームの表を参考に、杏林大学もの忘れ外来で利用を行っている表を掲示する（表43）。本邦では、確立したものがなく、今後の課題分野といえる。

表42 ● 意欲の指標（Vitality Index）

	[採点]
1. 起床（wake up）	
・いつも定時に起床している	2点
・起こさないと起床しないことがある	1点
・自分から起床することがない	0点
2. 意思疎通（communication）	
・自分から挨拶する、話しかける	2点
・挨拶、呼びかけに対し返答や笑顔がみられる	1点
・応答がない	0点
3. 食事（feeding）	
・自分で進んで食べようとする	2点
・促されると食べようとする	1点
・まったく食べようとしない	0点
4. 排泄（on and off toilet）	
・いつも自ら便意・尿意を伝える、あるいは自分で、排便排尿を行う	2点
・時々尿意・便意を伝える	1点
・排泄にまったく関心がない	0点
5. リハビリ、活動（rehabilitation, activity）	
・自らリハビリテーションに向かう、活動を求める	2点
・促されて向かう	1点
・拒否、無関心	0点

[除外規定] 意識障害、高度の臓器障害、急性疾患（肺炎などの高熱）

[判定上の注意]
1. 薬剤の影響（睡眠薬など）を除外、起座できない場合、開眼し覚醒していれば2点。
2. 失語の合併がある場合、言語以外の表現でよい。
3. 器質的消化器疾患を除外。麻痺で食事の介護が必要な場合、介助により摂取意欲があれば2点（口まで運んでやった場合も積極的に食べようとすれば2点）。
4. 失禁の有無は問わない。尿意不明の場合、失禁後にいつも不快を伝えれば2点。
5. リハビリでなくとも散歩やレクリエーション、テレビでもよい。寝たきりの場合、受動的理学運動に対する反応で判定する。

(Toba K, et al：Vitality index as a useful tool to assess elderly with dementia. Geriatrics and Gerontology International 2：23-29, 2002による)

表43 ● 社会環境、介護者、サービス利用

主たる介護者：属性
　　　　　　　[妻、嫁、娘、夫、息子、その他（　　　）]
　　介護許容範囲　毎日　　　昼夜、夜間問わず
　　　　　　　　　毎日　　　（時間制限あり）
　　　　　　　　　週4〜6回　昼夜、夜間問わず
　　　　　　　　　週4〜6回　（時間制限あり）
　　　　　　　　　週1〜3回　昼夜、夜間問わず
　　　　　　　　　週1〜3回　（時間制限あり）
　　健康状態　　問題　（あり、なし）
　　介護疲労度　（軽い、中等度、重度）
従たる介護者がある場合：属性 [　　　　　]
　　介護許容範囲　毎日　　　昼夜、夜間問わず
　　　　　　　　　毎日　　　（時間制限あり）
　　　　　　　　　週4〜6回　昼夜、夜間問わず
　　　　　　　　　週4〜6回　（時間制限あり）
　　　　　　　　　週1〜3回　昼夜、夜間問わず
　　　　　　　　　週1〜3回　（時間制限あり）
　　健康状態　　問題　（あり、なし）
　　介護疲労度　（軽い、中等度、重度）
合計した介護力　（足りている、少し不足、かなり不足、大幅に不足）
服薬管理状況　（管理している、していない、自己管理可能）
栄養管理状況　（管理している、していない、自己管理可能）
通院介助者は主たる介護者と（同じ、異なる　　）
経済援助者は主たる介護者と（同じ、異なる　　）
生活管理・補助者は主たる介護者と（同じ、異なる　）
キーパーソンは（　　　　　　　）

[公的サービスの利用など]
近所のかかりつけ医　　　（あり、なし）
訪問看護の利用　　　　　（あり、なし）
訪問介護・家事援助の利用（あり、なし）
訪問介護・経済援助の利用（あり、なし）
ホームヘルプの利用　　　（あり、なし）
在宅リハビリの利用　　　（あり、なし）
通所リハビリの利用　　　（あり、なし）
ショートステイの利用　　（あり、なし）
デイケアの利用　　　　　（あり、なし）
公的サービス利用の意識　（あり、なし）
公的サービス利用の障害　（あり、なし）

[自宅環境]
照明　　　　　　　（問題あり、なし）
段差　　　　　　　（問題あり、なし）
浴室　　　　　　　（問題あり、なし）
トイレ　　　　　　（問題あり、なし）
熱源　　　　　　　（問題あり、なし）
暖房　　　　　　　（問題あり、なし）
冷房　　　　　　　（問題あり、なし）
寝室　　　　　　　（問題あり、なし）
補助具使用の制約　（問題あり、なし）
改造計画　　　　　（問題あり、なし）
非常時連絡手段　　（問題あり、なし）

5 評価の使用方法の実際

　CGAはADL、IADL、認知能、ムード、社会環境、疾患/症状などを同時に測定するものであるが、これは高齢者のQOLを測定することにほかならない。
　一度に多くの指標を測定した場合、これら全体の解釈が問題となる。これらはレーダーチャート（蜘蛛の巣図）で表現するとわかりやすい。
　実際の症例を示す。

● 症例：86歳、女性（図20）
・ADL：JABCランク　B1、Barthel Index 50/100点
・IADL：20/100
・認知能：HDS-R　18/30点

3. 高齢者の検査

ADL
IADL　認知能（HDS-R、MMSE）
介護者サービス利用　問題行動
居住環境　情緒、気分
老年症候群

図20 ● 総合的機能評価結果のチャート

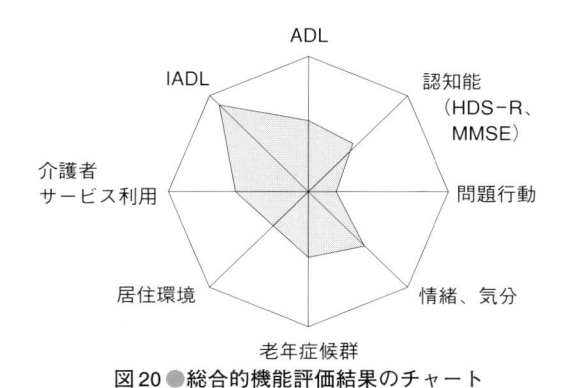

・問題行動：DBD scale　4項目/28項目
・情緒気分：GDS　14/30
・介護者、サービス利用、住環境：8項目/19項目に問題あり
・老年症候群：尿失禁（機能性）、嚥下障害、低栄養、褥瘡、転倒

＜総合評価＞

ADL低下が中等度あり、短期記憶低下は中等度であるが、服薬管理能力がない。排尿障害は下部尿路に問題はないが、トイレまでの移動が遅いため、失禁する。室内ポータブルトイレが必要である。右片麻痺によるバランス保持能力が低下し、過去3ヵ月に2回転倒している。摂食障害があり食事量は半分程度で、軟菜、ゼリー食などを用いた誤嚥の予防が必要である。低栄養状態があり（血清アルブミン3.0g/dl）、仙骨部にはShear分類1度の褥瘡がある。体位変換、局所清潔保持が必要。行動異常としては、夜間徘徊がみられるほか、気分障害時に介護拒否が時にみられる。また、夜間に時々起き出す。

うつ傾向は中等度で、不眠に対して抗うつ薬が必要であるが、自殺念慮はみられない。主たる介護者は長男の嫁であるが、パートタイマーで勤務しており、月～金の10～16時は介護者が不在である。現在まで訪問看護を週1回利用している。介護者が家に入るのは拒否的である。居間と寝室に段差がある。浴室の照明が不十分で手すりがない。独居時に連絡する手段がない。冬期の暖房が石油ストーブで危険である。

（鳥羽研二）

● 参考文献

1) Rubenstein LZ, et al：Effectiveness of a geriatric evaluation unit；A randomized clinical trial. N Engl J Med 311：1664-1670, 1984.
2) Stuck AE, et al：Comprehensive geriatric assessment；a meta-analysis of controlled trials. Lancet 342：1032-1036, 1993.
3) 松林公蔵，ほか：地域在住高齢者の自立度に関する経年変化；香北町研究．日老医誌 31：752-758, 1994.
4) Matsubayashi K, et al：Secular improvement in self-care independence of old people living in community in Kahoku Japan. Lancet 347：60, 1996.
5) 岡本祐三（監訳）：高齢者機能ハンドブック．医学書院，東京，1998.
6) 小澤利男，ほか（編）：高齢者の生活機能ガイド．医歯薬出版，東京，1999.
7) 鳥羽研二，ほか（編）：高齢者介護のすべて；おとしよりとくらす．文光堂，東京，1999.
8) 小澤利男，ほか：総合的日常生活機能評価法 I. Geriatric Medicine 32(5)：1994.
9) 小澤利男，ほか：総合的日常生活機能評価法 II. Geriatric Medicine 32(6)：1994.
10) 長谷川和夫，ほか：老年期痴呆の診断基準．Geriatric Medicine 30(6)：1992.
11) 荒木　厚，ほか：高齢者QOLの考え方・評価．Medicina 36(5)：731-733, 1999.
12) 江藤文夫：高齢者の日常生活機能測定に関する研究．日老医誌 29：841-849, 1992.
13) 葛谷文男：老化に関する縦断的研究マニュアル．長寿科学総合研究，1993.
14) 福原俊一：SF-36日本語版．厚生の指標 46(4)：41, 1999.
15) 鳥羽研二（編）：高齢者総合的機能評価ガイドライン．厚生科学研究所，2003.

8. 高齢者のQOL

●●●はじめに

　きたるべき超高齢社会に向けて、国内外における高齢者のQOL研究は増加の一途をたどり、文書データベースのPub MEDを用いてQOLとelderlyで検索をすると、2004年6月の時点で既に2,000件近い論文が登録されていた。1999年までの論文はその半数に満たなかったことを考えると、過去5年で急速に高齢者のQOLについて関心が高まったことがわかる。これらのQOL研究のほとんどは、高齢者を認知症性あるいは虚弱高齢者（frail elderly）として扱い、医療ケアや医療行為のアウトカムメジャーとしてのQOL変化に焦点を当てたものである。しかし、ここ数年、高齢者を健康な高齢期の社会人として捉えたQOL研究が散見されるようになってきた。その背景に、WHO（The World Health Organization）が"Global movement for active ageing"を1999年の課題として掲げたこと[1]が影響していると思われる。この動きは、国連総会で1999年が国際高齢者年として指定され、1991年に宣言された「高齢者のための国連原則」の関心分野である、独立、参加、保護、自己達成、尊厳に取り組むことを推進するものである[2]。WHOでは、「活力ある高齢化（active ageing）」を掲げ、高齢者を生涯を通じて蓄積された資源の宝庫として、虚弱で、社会に何も貢献できず、単に経済的な負担であるといった社会的通念・神話を打破し、高齢者に対する否定的な概念や態度を改め、あらゆる場面で年齢による差別をなくし、高齢者に対し適切な医療と健康増進教育を行うことで、活力ある高齢化を実現しようと説いた。それを受けて、2000年にはエジンバラ大学をコーディネーティングセンターとして、WHOはEU（European Union）との国際共同研究である"The Measurement of Quality of Life in Older Adults and its Relationship to Healthy aging"を開始した[3]。この研究プロジェクトには、EU加盟国とEU以外の若干のWHO加盟国26ヵ国が参加した。筆者は、国内の共同研究者とともに、1992年からWHOQOL調査票開発に携わってきたが、このWHOQOL-OLDの日本語版開発調査研究にも参加した。このプロジェクトの目的は、より健康で生き生きとした高齢期を過ごすために必要な要因を調査することである。

　本稿では、第一に、高齢者の特性とQOLについて考慮すべき要因について確認し、第二に、虚弱高齢者のQOL研究とその評価尺度を紹介し、第三に、健康な高齢期を迎えるためにどういった要因が必要であるかについて、WHOQOL-OLDの概要とともに紹介し、今後の高齢者QOL研究の方向性について検討したい。

1 高齢者の特性とQOLについて考慮すべき要因

1. 高齢者の個人差や個性

　人は年齢を経るに従い、価値観やライフスタイル、態度、嗜好などに大きな差異が生じてくる。青年期まではいくら個性があるといっても、集団としては大多数が健康であり、所属する文化圏の価値観に強い影響を受けるが、高齢期になると、健康であるか否かによって生活状況が一変するだけでなく、それまでのさまざまな人生経験による紆余曲折を経て、個人の人生観や価値観を培っているので、精神年齢や社会性、外見やライフスタイルなど非常に個人差が大きくなる。発達心理学者のエリクソンのライフサイクル理論によれば[4]、各発達段階におけるライフタスクをはたしてきた人は、高齢期には人としての英知を獲得し、パーソナリティの統合がされるが、逆に、ライフタスクをはたさずに加齢していくと、絶望という自殺をも導く「自己存在の危機」に直面するとしている。家族や友人に囲まれ、趣味を楽しみ、人生の勝利者という言葉にふさわしい穏やかな老後を送っている方がいる反面、都会の高齢者の孤独死が報道されている。昨年の日本における自殺者は3万人を超え、そのうち高齢者の自殺は、全体の1/3強を占めている[5]。高齢期には、認知能力の低下、身体的虚弱、経済不安、社会的役割の損失、知人や家族の死などによる喪失体験、社会からの阻害と

いった種々のストレスフルなライフイベントが起きやすく、それによる継続的な不安感やうつ状態が存在しやすい。女性は配偶者との死別などにも適応能力が高いといわれるものの、世界一の平均寿命をもつ日本の女性の自殺率も国際的に高い群に入る。また、日本では高齢者の6割が家族と同居をしているが、独居している高齢者よりも家族と同居している高齢者の自殺率が高いことも報告されている[5]。独居による孤独よりも、同居することで、世代間断絶やコミュニケーションの欠落を経験し、孤独や疎外感を感じることが多いのであろうか。さらに高齢期には、誰もが死に対して意識するようになるが、日本のように70％の人が特定の宗教をもたないという国においては、死や病苦に対する不安が一層強いのではないだろうか。そういった個人差や個性が際立つ高齢期のQOLに対して、年齢を唯一の基準として論じることには限界があるとは思われる。しかし、身体的機能が損なわれ、自立した生活が困難な虚弱な高齢者は、その疾患が何であれ、医療の質や医療介護ケアによってQOLが大きく左右されることは明白である。

2. 虚弱な高齢者と機能測定

急性あるいは複合的な慢性疾患をもつ高齢者のケアの問題は、先進諸国の保健医療システムや介護サービスに大きな影響を与えてきた。適切な医療介護は、その医療介護ケアによる利益とリスク、およびコストの面から論じられる。利益として患者の平均余命の延びや疼痛の軽減、不安や身体的機能の改善などが挙げられ、リスクには、罹患率や身体的機能の悪化、死亡率やストレスの増大といったことが挙げられる。そのため、北米では、医療介護ケアの評価として、高齢者の身体的機能に対する評価尺度が数多く開発されてきた。その中で、Katz Indexや[6]、Barthel Index[7]、Spitzer's の Quality of Life Scale[8]、などが代表的である。また、施設に長期入院している高齢者のために、the Care and Resource Evaluation Tool(the CARE Tool)がある[9]。この CARE Toolには、pain, shortness of breath, number of medication, nutrition, urination, defecation, cognition, emotion, mobility, self careの10項目に対して、1～6の程度が与えられ、数値が大きくなるほどケアのニーズが高いことを示し、治療前後の患者の機能評価によく用いられている。また、アメリカでは、高齢者の予防教育に力を入れて成果を上げている。Department of Health and Human Servicesでは、心臓疾患や、高血圧、リウマチ、糖尿病といった慢性疾患を2つ以上もつ虚弱な高齢者を対象として、17時間で、食事や運動、睡眠や休養、医療関係者とのコミュニケーションなどを指導する Chronic Disease Self-Management Program (CDSP)を開発した[10]。これは行動目標の明確化、モデリング、フィードバック、問題解決スキルといった行動変容のプログラムから構成され、既に2,500名以上の高齢者が参加し、その結果、医療費、入院期間、疾患の発症が大幅に削減し、高齢者の身体的機能が著しく向上したことが報告されている。同様に医療ケアの質を測定するために、アメリカでは患者の満足度を指標として開発してきた。既に、患者の満足度と患者の健康度には強い相関があることが示されているが[11]、LeeとKapserは、高齢者に焦点を当てた調査を実施し、高齢者は高い医療技術だけではなく、コミュニケーション能力が高い医療者により満足することを示した[12]。

日本においては、ゴールドプラン21が2000年に発表されて以来、高齢者の介護サービスが大きく変容した[13]。さらに、高齢者の尊厳を支えるケアの確立を掲げて、2015年の高齢者介護の指針が発表されたが、現在、"介護サービスの質を示す「自立支援の効果」"については、いまだ評価を行う具体的な尺度は研究段階であり、サービスの質に関する客観的な情報は十分提供されているとは言い難い状況にある"（ゴールドプラン21「4. サービスの質の確保と向上-サービスに関する情報と評価」より抜粋）。実際、虚弱な高齢者の介護を在宅介護へと転換したため、家族の経済的、精神的、身体的負担が増し、介護者による要介護者の虐待が問題となっている[14]。虚弱な高齢者のQOLを経時的に簡便に評価する方法の確立が日本においても早急に求められる。

2 高齢者のQOL概念とその調査結果

高齢者のQOL評価においては、QOLを主観的側面と客観的側面の2面を統括した概念として捉えることが一般的となっている。高齢者のQOL概念では、高齢者を対象とした広範で詳細な研究をしてき

たLawtonの概念が代表的である。Lawtonは、高齢者のQOLを「その人間におかれた個人-環境システムに対する、個人および社会規範的な基準に基づいての多次元的な評価」とし、①behavioral competence、②perceived quality of life、③objective environment、④psychological well-being、の4つの領域を提示している。①については、身体的健康、認知能力、時間の使い方、社会的参加度を問い、②は主観的健康感、認知面における自己評価、性的機能、仕事への満足感、人間関係への評価を含んでいる。③では住居環境、④はうつ状態や心理的な良好状態を問うている。その後Lawtonは生活の評価(valuation of life)という概念を打ち出し、高齢者の行動を理解するには、健康を損なうことによる苦痛や障害を評価するだけでなく、友人との関係や意義のある時間の活用、といったポジティブな側面を考慮すべきであると述べている[15]。

GurtlandとKatzは、高齢者のQOLを表す19の項目(有用な移動能、基本的な日常生活動作、道具を使った日常生活動作、技術的な日常生活動作、ナビゲーション・スキル、オリエンテーション・スキル、受容的コミュニケーション、表現的コミュニケーション、健康の保持、症状および気分、社会的関係および対人関係、自立性、経済管理、環境的適合、満足を得る、健康の自己認識、将来のイメージ、全般的安寧、効果的な協調)のうち、高齢者のうつ病によって、生きる気力の明らかな喪失、習慣的役割・自立した生活動作・高度な知的作業を遂行する能力の客観的低下、対人関係の喪失などの13に及ぶQOL項目を低下させることを報告している[16]。

認知症性高齢者のQOLにあたっては、認知機能障害などにより主観的評価が困難であり、先に述べた客観的評価に頼らざるを得ないという制限がある。Lawtonは、アルツハイマー型痴呆(認知症)患者の場合、主観的健康感の計測は困難であるとして、家族や介護者による「認知機能」「ADL・IADLなどの行為能力」「病的行動の有無」「積極的行動の有無」「陽性感情の存在と陰性感情の欠如」の5つの分野を挙げている[17]。日本においては、寺田らが認知症性高齢者のQOL調査票[18]、安部らによる日本語版AD-HRQLの開発[19]、斉藤による「生活内容調査」の開発などが挙げられる[20]。最近の日本における高齢者のQOL研究の傾向として、高齢者の身体機能と主観的なQOLを捉え、高齢者の自立を促進する方向での研究が多くみられるようになっている。

3 WHOQOL-OLD調査票とそのQOL概念構造

概観すると、高齢者用のQOL評価票は生活活動動作に特化しているものが多い。WHOでは高齢期を肯定的に捉え、高齢者がより健康的に生活するために必要な心理・身体・社会的・スピリチュアル要因を探り、全体のQOLを適切に計測しようとしている。それは、WHOのQOLの考え方がWHOの健康の定義を反映しているからにほかならない。

WHOQOLプロジェクトは[21]、WHO本部精神保健部が主催して、1992年から世界加盟国に呼びかけて始まったもので、現在までに研究用に最初に開発された100項目のWHOQOL基本調査票[22]、そこに含まれる26の下位項目からなる臨床版(WHOQOL-BREF)が発表された[23]。このWHOQOL-BREFは、心理・身体・社会的関係・環境の4分野の26項目からなり、それぞれの質問項目に5段階のリッカート法の反応尺度を使っている。1997年に筆者らは、WHOQOL-BREFの日本語版の標準化を目的として1,400名を対象に横断的な調査を実施し、信頼性と弁別妥当性の高さを確認し、そのとき、60歳代以上が30歳代と比較すると平均的なQOL値が有意に高いことが示した[24]。この結果を日本の働き盛りの30歳代は、社会的役割や家族生活への負担によるストレスのためQOL値が低くなり、60歳代では、そういった役割から解放されて余暇を楽しむ人が多いのでQOL値が高くなるのではないかとの解釈したが、逆に、高齢者は、相対的価値が若年層と異なるため、反応が鈍い可能性もある。WHOQOL-BREFに含まれている項目は年齢にかかわらず人にとって重要な項目であると思われるが、高齢期特有の不安項目の有無について実証しない限り、この結果についての適切な解釈はできない。

健康な高齢者のQOL評価には何が求められるのであろうか。国際会議での討議の結果、WHOQOL-OLDに含まれた高齢者特有の重要な項目とは、「感覚能力」「威厳」「過去・未来の活動」「時間の使い方」「社会参加」「死と死に行くこと」の6つの項目であった。この国際協同研究では、質的調査、予備調査、フィールド調査を経て、最終的なWHO-

QOL-OLD調査票を2005年6月には完成する予定である。予備調査の時点で「死と死に行くこと」の項目は、質問反応理論による分析により、項目としての識別力に問題があるとして削除されている。日本においては、全国5ヵ所（東京、静岡、広島、長崎、沖縄）で、計40名の高齢者に対し、6つのフォーカスグループ調査および電話インタビューを行い、次に、東京（3ヵ所）、静岡、神戸、広島、長崎、福岡、沖縄に在住する410名の高齢者を対象として予備調査を実施した。さらに全国6ヵ所（東京、静岡、広島、長崎、島根、沖縄）の188名を対象に実施したフィールド調査の解析を終えている。その結果、高齢者は「健康状態」や「感覚機能」の維持に関心が強く、日頃から運動や、栄養補助食品をとっている高齢者のQOLは高いことがわかった。また、半数のQOL項目に対して経済的な要因はネガティブに相関し、都市と僻地に暮らす高齢者のQOLに有意な差異があり、重要と考える生活の側面がまったく異なることがわかった。これらの結果から、高齢者のQOLを向上するためには、地域社会の特性に合った医療介護サービスや高齢者の健康教育などの重要性が示唆された。2005年度には、高齢者が嫌う、冗長で、繰り返しの多い調査票ではなく、できるだけ簡潔で、わかりやすい表現を使い、文字の大きさにも配慮した最終的なWHOQOL-OLD調査票が発表される予定である。

今後、超高齢社会に向けて、高齢者全般に普遍的と考えられるQOL概念を検討していくことは、社会に属するあらゆる人の生き方に役立つと思われる。

（田崎美弥子）

● 文献

1) United Nations：WORLD ASSEMBLY ON AGEING. REPORT 2nd, Madrid, A/CONF,197/9, 2002.
2) WHO：Ageing, Exploding the myths. Ageing and Health Programme, 1999.
3) http://www.who.int/hpr/ageing/growingolderstayingwell. pdf
4) Erikson EH, Erikson JM（著），村瀬孝雄，近藤邦夫（訳）：ライフサイクルとその完結．みすず書房，東京，2001.
5) 大山博史：高齢者自殺予防マニュアル．診断と治療社，東京，2004.
6) Katz S, Ford AB, Moskowitz RW, et al：Studies of illness in the aged. JAMA 185：914-919, 1963.
7) Mahoney FI, Barthel DW：Functional evaluation; the Barthel index. Md State Med J 14：61-65, 1965.
8) Spitzer WO, Dobson AH, Hall J, et al：Measuring quality of life in cancer patients；a concise QL Index for use by physicians. J Chronic Dis 34：585-597, 1981.
9) Fretwell MD：Frail older patients；Creating Standards of care. Quality of Life and Phamracoeconomics in Clinical Trials, 2nd ed, Spilker B（ed），pp809-817, Lippincott-Raven Publishers, Philadelphia, 1996.
10) Agency for Healthcare Research and Quality；Preventing disability in the elderly with chronic disease. Research in Action Issue # 3, 2002.
11) Curtis P, Carey TS, Evans P, et al：Training in Back Care to Improve Outcome and Patient Satisfaction；Teaching Old Docs New Tricks. Journal of Family Practice, 2000 (http://www.findarticles.com/p/articles/mi_m0689/is_9_49/ai_66664677).
12) Lee Y, Kasper JD：Assessment of medical care by elderly people；general satisfaction and physical quality-includes appendix. Health Services Research, 1998 (http://www.findartcles. com/p/articles/mi_m4149/is_n6?v32/ai_20634308).
13) http://www.mhlw.go.jp/topics/keigo/kentou/15kourei/2.html
14) 赤司秀明：介護虐待の現状と防止策に関する研究；心の健康問題の視点から．文部省科学研究費補助金奨励研究（B），2000.
15) Lawton PM：Health, valuation of life, and the wish to live. Gerontology 39：406-416, 1999.
16) Gurtland B, Katz S：The outcomes of psychiatric disorder in the elderly；relevance to quality of life. Handbook of Mental Health and Ageing, 2nd ed, Birren JE, Sloan RB, Ghen GP (eds), Academic Press, Los Angeles, 229-248, 1992.
17) Lawton PM：Quality of life in Alzheimer's disease. Alzheimer Dis Assoc Disord 8 (Suppl 3)：138-150, 1994.
18) 寺田整司，石津秀樹，ほか：痴呆性高齢者のQOL調査票作成とそれによる試行．臨床精神医学30：1105-1120, 2001.
19) 安部俊子，山本則子，ほか：痴呆性老人の生活の質尺度（AD-HRQL-J）の開発．老年精神医学雑誌 9：1489-1499, 1998.
20) 斉藤和子：痴呆性老人のQOL．からだの科学188：47-50, 1996.
21) http://www.who.int/evidence/assessment-instruments/qol/
22) http://www.who.int/evidence/assessment-instruments/qol/q15.htm
23) http://www.who.int/evidence/assessment-instruments/qol/documents/WHOQOL_BREF.pdf
24) 中根允文，田崎美弥子，宮岡悦良：一般人口におけるQOLスコアの分布；WHOQOLを利用して．医療と社会9 (1)：123-131, 1997.

4 高齢者の治療

1. 高齢者の薬物療法

1 高齢者の薬物療法の留意点

　高齢者に薬物を処方する際には、種々の生理機能が若年者とは大きく異なるので、そのことを踏まえて投与する薬物の量、種類などに注意しなければならないが、実際には漫然と若年者と同様の処方が行われていることが多い。小児に対しては年齢や体重によって薬物量が厳しく規定され、使用上の注意が明記されているのに、高齢者に対してはそのようなガイドラインが示されていないのは不思議な気がする。高齢者に対して薬物療法を行う際に臨床医が留意しなければならない点について、以下に列記してみよう[1-3]。

1．薬物動態の変化

　高齢者の薬物動態の特徴については次項（217頁）で詳しく解説するが、加齢によって薬物の吸収、分布、代謝、排泄は影響を受けてくる。高齢者では吸収は遅延し、特に向精神薬などの脂溶性薬物は脂肪組織に取り込まれるため、投与してすぐには血中濃度が上がらないが、長く体内に分布することとなる。肝臓における代謝・排泄能は加齢とともに低下するが、その低下の割合は一様ではなく、個人差や薬物差が大きい。これは肝臓における代謝が遺伝的に規定されていることや薬物によって代謝経路が異なることに起因している。腎臓における排泄は腎血流量の低下と糸球体濾過量の低下によって加齢とともに一様に低下する。代謝・排泄能の低下は薬物が蓄積しやすいことを意味している。さらには、血中アルブミン濃度が低下することから、蛋白結合率の高い薬物では遊離型の割合が増加するが、通常の薬物血中濃度検査では結果に反映されないことにも注意すべきである。

　このように高齢者では同じ薬物量を投与しても血中濃度の上昇が遅延するため投与当初には薬効が現れにくいが、投与量を増やしていくと急に効果が現れ、たちまち過剰な効果や副作用を生じてしまいがちになる。

2．薬物に対する反応性の変化

　加齢とともに薬物に対する被影響性の違いが明らかとなってくる。十分なエビデンスはないが、神経細胞の減少や脳血流の低下、受容体の変化などによって薬物に対する中枢神経系の感受性が亢進した状態になっており、一般に薬物の効果や副作用が若年者よりも顕著に出やすいと考えられる。また、血液脳関門が脆弱化しており、通常は脳内に移行しないような薬物でも直接中枢神経系に作用し、重篤な副作用を生じることがある。

3．個人差の拡大

　高齢になるほど、身体、および神経系機能の個人差が目立ってくる。同じ暦年齢でもその体力や体質は若年者に比べて個人差が大きく、当然薬物の効果や副作用の出現様式も個々人で大きく異なっている。薬物の効果の予測が不確実であるため、至適用量の設定が難しい。したがって、身体や神経系の状態をあまり知らない患者に投薬を行う場合は、最少用量から開始するのが安全といえる。

4. 併発する身体疾患の影響

　高齢者はさまざまな身体疾患を併発していることが多いが、そのような身体の状態では薬物の動態や反応性、および副作用の頻度が健常者と同一でないことはいうまでもない。また身体疾患を併発しているということは既に多くの薬物を内服している可能性を意味する。当然、身体疾患に対して投与されている薬物の副作用や相互作用について十分に注意する必要がある。複数の医療機関に通院している患者も多く、他の医療機関から処方されている薬物についての情報を集約し、薬効の重複がないか、薬物間の相互作用はどうか、などの点を検討したうえで、処方しなければならない。処方箋外の市販薬の併用にも注意しておきたい。

5. 服薬コンプライアンスの問題

　高齢者では、服薬コンプライアンスを悪くする種々のリスクが潜在することにも留意しておく必要がある。社会的な要因としては、独居老人や経済上の問題がある。身体的な要因としては、聴力障害や視力障害が問題となりやすい。合併症を抱える患者では、多数の薬を服用していることが、しばしば服薬コンプライアンスの低下を招きやすい。認知症などの認知的要因が疑われる場合には、家族や介護者の情報が必要である。

　以上を要約すると、高齢者に対する薬物療法においては、期待するような薬物の反応は出にくく、逆に好ましくない副作用は出やすく、そして体内に残りやすいということになる。しかも、若年者に比べて、個人差が大きく、至適用量を予測することも難しい。

　したがって、高齢者に対する向精神薬処方では、期待する効果の発現が少し遅くなっても、最少用量から開始し漸増するのが原則である。最大投与用量も少なめに設定し、通常量の1/3～1/2程度を用いる。漫然と同一用量を用いるべきではなく、早い時期に減薬することが望ましい。副作用の少ない薬物として、代謝が単純なもの、転倒を予防するために筋弛緩作用の弱いもの、また認知機能や運動機能の低下を招かぬために抗コリン作用や抗ドパミン作用の弱いものを選択するようにする。

　なお、実際の臨床現場では、向精神薬にはプラセボ効果が高い(約30％)ことが知られている。すなわち、患者に服薬を指示する際には、精神療法的な配慮がなされることが、薬効(正のプラセボ効果)を促進し、副作用(負のプラセボ効果)の出現を予防する。このことの重要さは高齢者においても変わりなく、各患者の社会的背景や認知機能の程度を考慮した適切な服薬指導と家族教育を心がけたい。

2　向精神薬の種類と特徴

　本稿では、向精神薬のうち、抗認知症薬、睡眠薬、抗うつ・抗不安薬、抗精神病薬の4種類について、高齢者に対する使用法を解説したい。従来は、抗うつ薬と抗不安薬に分類し、前者は主に三環系抗うつ薬について、後者はベンゾジアゼピン系薬物について解説していたが、近年、選択的セロトニン再取込み阻害薬(SSRI)がうつ病と不安障害の双方に対する第一選択薬として位置づけられてきているため、一括して扱うことにする。

1. 抗認知症薬

❶ 認知症の症状と分類

　認知症に出現する症状は大きく2つに分けることができる。すなわち、記憶障害や見当識障害、あるいは失認・失行、人格変化など、認知症に必発するような中核症状と、幻覚、妄想、精神運動興奮、抑うつ、せん妄など、すべての患者に出現するわけではないが、副次的に出現すると治療や介護のうえで大きな問題となる周辺症状に分類される。特に後者は、近年、BPSD(Behavioral and Psychological Symptoms of Dementia)と呼ばれ、国際老年精神医学会では、精神症状(幻覚、妄想、抑うつ気分、不眠、不安、誤認)と行動異常(攻撃、徘徊、不穏、焦燥、不適切な行動、放浪、金切り声、啼泣、暴言、無気力、繰り返しの質問、つきまとい)に分類している。

　したがって、認知症に対する薬物治療も、中核症状に対するものとBPSDに対するものとに分けて考える必要がある。一般に認知症の中核症状の改善を期待して使用する薬物を抗認知症薬と呼ぶ。一方、

BPSDの治療は、各症状に対する適切な向精神薬を選択する[4]ので、他の向精神薬の項目で扱うことにする。

認知症は、アルツハイマー型痴呆(アルツハイマー型認知症；DAT)に代表される変性性認知症、なんらかの脳血管障害が原因となって生じる血管性痴呆(血管性認知症；VaD)、その両者が合併した混合型認知症、および、その他の種々の原因による認知症に分類される。以上の認知症の種類によって適応となる抗認知症薬が異なるので、臨床医には認知症の種類を的確に診断することが要求される。かつては日本ではVaDが多数を占めるといわれていたが、近年では欧米と同様にDATの方が多いと報告されている。

本稿では、DATとそれ以外の認知症に分けて、それぞれが適応となる抗認知症薬について解説するが、結論を先に述べると、現在、いったん発症した認知症を完治させるような薬物は、どのような認知症に対してもまだ開発されていない。現在、使用されている抗認知症薬は、認知症症状の多少の改善と進行を遅らせる効果が認められているに過ぎない。もっとも、認知症の原因解明とともに抗認知症薬の開発に関する研究は精力的に進められているので、近い将来、より有効性の高い薬物が登場する可能性は高い。

なお日本では、1990年代まで脳代謝改善薬、ないし脳循環改善薬と呼ばれる薬物が販売され、広く臨床の現場で認知症患者に投与されていた。しかし、これらの薬物は、脳梗塞後遺症に対して効果が期待されたのであって、認知症の認知障害に対する効果は適応を拡大解釈したに過ぎなかった。もとより認知症に対する保険適応もなく、二重盲検比較試験を改めて行ったところ、認知症の中核症状に対する明らかな改善効果は見い出せず、それらのほとんどの薬物はまもなく販売中止に至った。このことは、今後、新規の抗認知症薬が開発されても、認知症の何をどの程度改善するのかが、大規模な二重盲検比較試験によって明らかにされる必要があることを教えている。

❷ アルツハイマー型認知症に対する抗認知症薬

a．コリンエステラーゼ阻害薬

DATの病態にアセチルコリンの減少が深く関与することが明らかになって以来、コリンエステラーゼ阻害薬が代表的な抗認知症薬として開発されてきた[5]。同薬物は、アセチルコリンの分解酵素であるコリンエステラーゼの作用を抑制することで、コリン系神経伝達を増強しようとする薬剤である。これらの薬物は、前脳基底部のコリン系ニューロンがなお保持されている初期の患者に有効と考えられる。

コリンエステラーゼ阻害薬の中で最初に商品化されたのは、タクリンであった。しかし、この薬物は肝機能障害を生じやすく、耐容性の点で問題があった。続いて登場したのがドネペジルであり、タクリンのような肝機能障害の発現頻度が低く、耐容性に優れている。日本でも認可されており、現在、世界で最も広く使用されている抗認知症薬である。そのほかにも、欧米では、リバスチグミン、ガランタミンなどのコリンエステラーゼ阻害薬が使用されており、日本でも治験が進められている。

コリンエステラーゼ阻害薬は、中程度までのDATなら記銘力低下を数ヵ月程度前の状態にまで改善するとともに、情動障害や問題行動も改善すると報告されている。したがって、長期投与により認知機能を比較的保つことができるようにみえるが、投与を中止すると、1ヵ月程度で自然経過の患者と同じレベルにまで機能が落ちてしまうことから、認知症の進行自体を阻止する薬物ではない。

日本で使用可能なドネペジル(アリセプト®)は、3mgより開始して、1〜2週間後に5mgに増量する。中程度までのDATでは20〜30％の有効率が認められるが、長期投与の効果が維持されるのは2年が限界とされる。副作用として、悪心、嘔吐、食思不振、下痢などの消化器症状が認められるほか、時に不整脈や胃潰瘍の報告がある。長期投与による重篤な副作用は認められない。

b．ワクチン療法

DATでは、老人斑のもとになるβアミロイド(Aβ)が排除されずに脳内に蓄積して神経細胞を障害することが主たる病理と考えられることから、Aβの生成や蓄積を阻害する薬物が抗認知症薬の候補として開発されている。中でも、Aβに対する抗体を作成し体外より投与するワクチン療法が注目を集めている[6]。ワクチン療法は、まず動物実験においてAβ除去効果が報告された。続いて米国でDAT患者を対象とした治験が行われたが、4％の患者が急性髄膜脳炎を発症したため、中断された。一方、日

本では、Aβ遺伝子を組み込んだ無害なウイルスを経口的に投与し、消化管粘膜において産生されるAβに対する抗体を患者の体内でつくる治療法の研究が進行中である。この方法では、体外より抗Aβ抗体を投与する方法に比べて、髄膜脳炎の発症を軽減できると期待できる。近年中には、患者を対象とした臨床試験が開始される見込みであるという。こうしたワクチン療法が確立されれば、よりDATの進行を阻止することが可能になると期待される。

このほかにも、DATに対する治療薬の候補として、エストロゲン、非ステロイド性抗炎症薬(NSAIDs)、ビタミンEなどが挙げられ、多数の報告がなされている。しかしながら、現時点では、確実に認知症症状を改善し、しかも耐容性も高いという薬物は存在しないようである。

❸ 非アルツハイマー型認知症、および血管性認知症に対する抗認知症薬

DAT以外の認知症に対しては、コリンエステラーゼ阻害薬のような薬理学的根拠を有し、かつ有意の有効性が認められている治療薬はまだ存在しない。

しかし実際の臨床では、非DATの中核症状に対しても既存の薬物による治療がいろいろと試みられている。例えば、変性性認知症の中ではDATに次いで多いといわれるレビー小体型痴呆(レビー小体型認知症；DLB)に対して、コリンエステラーゼ阻害薬(ドネペジル、リバスチグミン)の投与が認知機能の改善に有効であったと報告されている。DLBでは、マイネルト基底核のコリン系ニューロンの脱落がDATよりも強く、大脳皮質のアセチルコリン量がDATよりも低いことが報告されていることから、コリンエステラーゼ阻害薬がDATよりも効果的に作用するのではないかと推測される。事実、ドネペジルはDLBの患者にみられる幻視やせん妄などの症状も改善することがある。但し、現在までのところ、DLBに対するドネペジルの効果は二重盲検比較試験で明らかになっておらず、また日本では適応が認可されていないので、なお慎重に使用すべきである。

VaDの中核症状に対する治療法は、脳血管障害の再発や進行を予防することによって認知症への進行を防止しようという考え方が一般的である。そのためには、まず高血圧、糖尿病、高脂血症などの脳血管障害のリスクファクターを適切に管理することが基本であり、そのうえで、閉塞性脳血管障害を有するものに対しては抗血栓薬を用いる。副作用として出血傾向を考慮して、血小板凝集抑制作用を有するアスピリン(バイアスピリン®、バファリン81®)やチクロピジン(パナルジン®)が広く使用されている。チクロピジンには肝機能障害が報告されたことから、現在はアスピリンの投与の方が増えている。また血栓性脳塞栓のリスクが高い心房細動を有する患者に対しては、ワルファリンカリウム(ワーファリン®)が用いられるが、定期的な凝血能検査と投与量の細かな調整が必要である。以上の薬剤は、閉塞性脳血管障害の再発を予防することでVaDの進行抑制に効果があると考えられるが、認知症症状を直ちに改善するものではないことは念頭におくべきである。また前述したように、脳循環代謝改善薬は、脳梗塞後の意欲低下や自覚症状の改善には効果が期待できるが、抗認知症作用は有していないので、適切に使用することが求められる。

2. 睡眠薬

❶ 睡眠薬の種類と投与法

高齢者の不眠では、中途覚醒が多く、熟眠感が得られないことを訴えることが多い。心配ごとがあると入眠困難を生じることも多い。こうしたことにとらわれると、ますます不眠傾向が強くなり、いわゆる精神生理性不眠症(psychophysiological insomnia)を呈する。これが最も多い不眠症のタイプであるが、そのほかにも、高齢者に睡眠障害を生じる病態には、身体疾患や薬物が原因となるもの、せん妄、うつ病、認知症、睡眠時無呼吸症候群、睡眠時周期性四肢運動障害(夜間ミオクローヌス)、むずむず脚症候群、REM睡眠行動障害などがあり、鑑別診断が必要である。

フェノバルビタールのようなバルビツール酸系睡眠薬は、強い退薬症候や呼吸抑制などの副作用のために、現在、高齢者の不眠症に対して用いられることはほとんどない。代わりに、ベンゾジアゼピン系睡眠薬が広く使用されている[7]。各薬物は、生物学的半減期に基づいて、超短時間作用型、短時間作用型、中間作用型、長時間作用型に分類される(図21)。シクロピロロン系化合物であるゾピクロン(アモバ

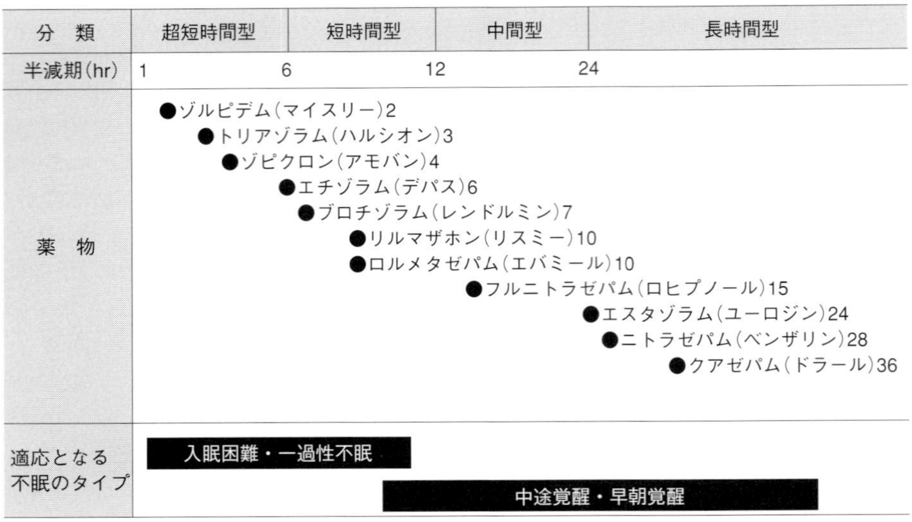

分類	超短時間型	短時間型	中間型	長時間型
半減期(hr)	1	6	12	24

薬物
- ゾルピデム(マイスリー) 2
- トリアゾラム(ハルシオン) 3
- ゾピクロン(アモバン) 4
- エチゾラム(デパス) 6
- ブロチゾラム(レンドルミン) 7
- リルマザホン(リスミー) 10
- ロルメタゼパム(エバミール) 10
- フルニトラゼパム(ロヒプノール) 15
- エスタゾラム(ユーロジン) 24
- ニトラゼパム(ベンザリン) 28
- クアゼパム(ドラール) 36

適応となる不眠のタイプ：
- 入眠困難・一過性不眠
- 中途覚醒・早朝覚醒

＊一般名(商品名)血中半減期で示す。

図21 ●睡眠薬の半減期と適応
(小鳥居湛, 橋爪祐二：睡眠覚醒障害. 臨床神経科学 15：678-679, 1997 より一部改変)

ン®)とゾルピデム(マイスリー®)の薬理学的特徴はベンゾジアゼピン系とほとんど変わらず、超短時間作用型睡眠薬に該当する。

一般に、半減期の短い睡眠薬は入眠困難や一過性の不眠に対して、半減期の長い睡眠薬は中途覚醒や早朝覚醒に対して用いられる。実際には、睡眠薬の効き方には個人差があるので、患者が満足する睡眠が得られるまで種々の薬物を試してみることが多い。高齢者に対しては、筋弛緩作用による転倒を避けるため、超短時間・短時間作用型睡眠薬が推奨されている。但し、半減期の短い薬物は、2週間以上連用を続けていると耐性を生じ、睡眠効果が減弱し、投与量を増やさないと効かなくなることがある。後述するように、反跳性不眠や反跳性不安などの問題もあり、依存を形成しやすい。可能な限り、頓用が望ましいが、連用する可能性が高いのであれば、中間・長時間作用型睡眠薬の方が適切と考えられる。中間・長時間作用型睡眠薬は隔日投与も可能である。高齢者に対する投与量は、通常量の1/2を基準にし、できるだけ単剤で処方すべきである。

睡眠薬の中止は、不眠が改善しているだけでなく、不眠に対する患者の恐怖感が軽減しており、また睡眠薬減量に対して極度に不安がっていないことを確かめて行う。超短時間・短時間作用型睡眠薬では投与量を徐々に減らす漸減法を、中間・長時間作用型睡眠薬では投与間隔を徐々に延長する隔日法を用いる。離脱の過程で耐え難い不眠が出現した場合は、前に戻し、最低2週間は様子をみる。最終的に、飲み忘れて眠ってしまう日が次第に増える形で中止できることが多い。

❷ 睡眠薬の副作用

高齢者に対するベンゾジアゼピン系薬物の使用上、特に気をつけるべき副作用として以下のものがある[8]。

a．持ち越し(hangover)効果

翌朝まで眠気、ふらつき、めまい、頭痛、頭重感、倦怠感、脱力感、構音障害などが残るもので、長時間作用型睡眠薬、高用量ほど出現しやすい。

b．筋弛緩作用・転倒

筋弛緩作用のために、高齢者ではしばしば運動失調や転倒を生じやすい。転倒は大腿骨骨折の原因となりやすくい。長時間作用型睡眠薬、高用量ほど生じやすい。クアゼパム(ドラール®)は、長時間作用型睡眠薬であるが、睡眠の調節に関与するベンゾジアゼピン受容体サブタイプω_1受容体に対する選択性が高いので、筋弛緩作用が比較的少ないと期待できる。

c．認知障害・健忘

軽度の認知障害のために注意・集中力の低下、反射運動機能の低下を招き、作業能率が低下する。自動車の運転や危険な機械の使用には注意を促す。近

年、長期間のベンゾジアゼピン系薬物の使用が、高齢者の認知機能を悪化させる可能性が警告されているが、認知症発症のリスクファクターとは認められていない。

健忘は、前向性で、高用量やアルコールとの併用時に出現しやすい。特に超短時間作用型睡眠薬によって誘発されたとする報告が多い。

d．呼吸抑制

高用量の投与やアルコールとの併用は、呼吸抑制を生じやすい。特に慢性閉塞性肺疾患(COPD)や睡眠時無呼吸症候群の患者では重大な呼吸障害をきたし得る。

e．反跳性不眠(rebound insomnia)・反跳性不安(rebound anxiety)

半減期の短い睡眠薬を2週間以上連用していると、徐々に耐性を生じ、睡眠効果が薄れ、再び熟眠感が得られにくくなり、中途覚醒や早朝覚醒が出現することがある。

また急に中断すると一過性に強い不眠が出現しやすい。悪夢や寝汗を伴うこともあり、このため患者は不眠症が治っていないと考え、睡眠薬に対する精神依存を生じる。こうした反跳性不眠は、睡眠薬を中断した1～3日後に最も強く出現し、7～10日で改善される。反跳性不眠の問題は、睡眠薬の投与開始時、および中止時には患者に説明しておくべきである。

さらにトリアゾラム(ハルシオン®)のような超短時間作用型睡眠薬では、翌日に反跳性不安を生じ、次第に増強してくることがある。これも離脱症状の一種と考えられる。

f．離脱症状

ベンゾジアゼピン系薬物からの離脱症状には、不安、焦燥、易刺激性、注意集中困難、離人感、不眠、易疲労感、頭痛、筋緊張、振戦、発汗、めまい、知覚異常などがある。半減期の短い薬物や高用量の長期間投与を急に中止すると、抑うつ、幻覚、せん妄、痙攣などの重篤な離脱症状が出現することもある。半減期の長い薬物でも、投与中止後、1～2週間遅れて離脱症状が生じる場合がある。

g．奇異反応(paradoxical reaction)

高齢者や脳器質的障害の患者では、ベンゾジアゼピン系薬物により、本来期待した効果とは逆に、易刺激性、興奮、脱抑制、あるいは攻撃的な言動を惹起することがある。これも半減期の短い睡眠薬に多くみられる。せん妄を悪化させる場合もあり、せん妄による睡眠障害と診断する場合には、抗精神病薬の方を使用する。

3．抗うつ・抗不安薬

❶高齢者の抑うつ・不安状態に対する薬物選択

高齢者におけるうつ病の頻度は高く、また認知症やパーキンソン病にも抑うつ症状を伴いやすい。高齢者のうつ病は、強い不安焦燥を伴うことが特徴とされ、激越うつ病として知られている。一方、高齢者では不安障害の頻度は若年者と比べると少ないとされるが、その中では全般性不安障害が多く、この障害もうつ病を高率に併発する。うつ病も全般性不安障害も、高齢者では身体症状を伴いやすく、また身体疾患への罹患を契機として発症するものが多い。以上のような高齢者の抑うつ・不安状態の特徴を考えると、選択するべき治療薬としては、抗うつ作用と抗不安作用を併せ持つものが適切であるといえる。

近年、うつ病と不安障害の各サブタイプに対する治療薬として、いずれもSSRIが第一選択薬として位置づけられていることから、高齢者の抑うつ・不安状態に対しても同薬を最も推奨することができる(図22)。特に三環系抗うつ薬(TCA)と比較すると、抗コリン作用と心血管系の影響が少ない点で、優れているといえる。身体合併症を有する患者にも安全に使用できる。ただ効果の発現が遅く2週間前後かかることから、投与開始初期には速効性のあるベンゾジアゼピン系薬物を併用することが多い。睡眠薬の項目で述べたように、ベンゾジアゼピン系薬物は耐性や依存を生じやすいので連用を避け、短期間の使用に限って用いるべきである。

従来、日本で抑うつ・不安状態に対して広く用いられてきた向精神薬にスルピリド(ドグマチール®、アビリット®)がある。同薬は選択的なドパミンD_2受容体アンタゴニストであり、本来、抗精神病薬に分類されるべきであるが、不安障害と軽症うつ病に効果があることが経験的に知られている。そのほか、SSRIの代替薬としては、トラゾドン(レスリン®、デジレル®)とセロトニン・ノルアドレナリン再取込み阻害薬(SNRI)に分類されるミルナシプラン(トレ

第2部●疾患総論

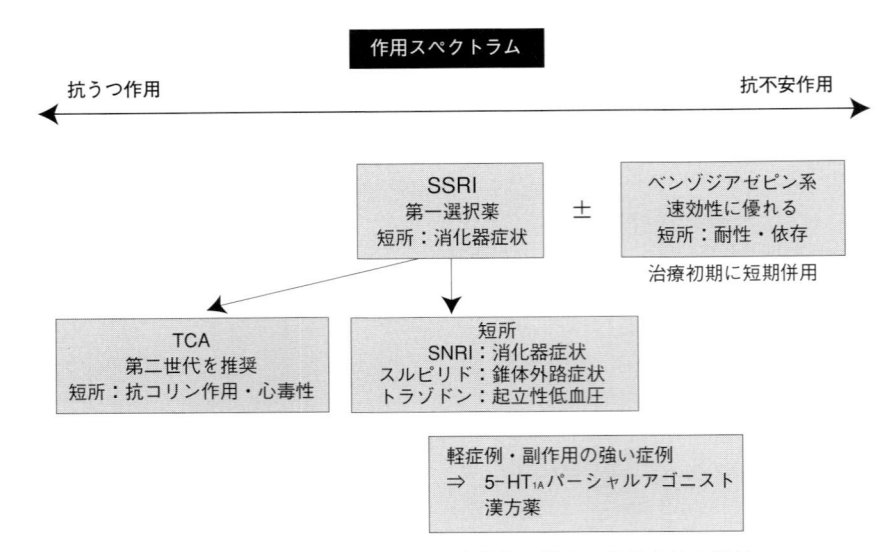

```
                          作用スペクトラム
   抗うつ作用 ←─────────────────────────────→ 抗不安作用

                    ┌─────────────┐      ┌─────────────────┐
                    │   SSRI      │      │ ベンゾジアゼピン系 │
                    │  第一選択薬  │  ±   │  速効性に優れる   │
                    │短所：消化器症状│      │  短所：耐性・依存 │
                    └──┬───────┬──┘      └─────────────────┘
                       │       │              治療初期に短期併用
           ┌───────────┘       └──────────┐
           ▼                               ▼
    ┌─────────────┐                ┌──────────────────┐
    │    TCA      │                │     短所          │
    │ 第二世代を推奨│                │ SNRI：消化器症状  │
    │短所：抗コリン │                │ スルピリド：錐体外路症状│
    │ 作用・心毒性 │                │ トラゾドン：起立性低血圧│
    └─────────────┘                └──────────────────┘

                              ┌──────────────────────┐
                              │ 軽症例・副作用の強い症例 │
                              │ ⇒ 5-HT₁ₐパーシャルアゴニスト│
                              │   漢方薬              │
                              └──────────────────────┘
```

図22●高齢者の抑うつ・不安状態に対する薬物療法の指針

表44●高齢者に推奨される抗うつ・抗不安薬の種類と用量

一般名	商品名	高齢者の投与量(mg/日)
・選択的セロトニン再取込み阻害薬		
パロキセチン	パキシル	5〜20
フルボキサミン	ルボックス、デプロメール	25〜150
・三環系抗うつ薬（第2世代）		
アモキサピン	アモキサン	25〜150
マプロチリン	ルジオミール	25〜150
ミアンセリン	テトラミド	10〜30
ドスレピン	プロチアデン	25〜150
セチプチリン	テシプール	1.5〜6
・その他の抗うつ薬		
ミルナシプラン	トレドミン	30〜60
スルピリド	ドグマチール、アビリット	50〜300
トラゾドン	レスリン、デジレル	50〜200
・ベンゾジアゼピン系抗不安薬		
アルプラゾラム	コンスタン、ソラナックス	0.25〜3
ロラゼパム	ワイパックス	0.5〜3
ブロマゼパム	レキソタン	2〜6
・その他の抗不安薬		
タンドスピロン	セディール	10〜30
ヒドロキシジン	アタラックス	25〜75

ドミン®）があり、いずれも抗コリン作用が少ないので、高齢者の使用に向いている。ただ、どちらの薬物も不安障害に対する有効性は確立していない（全般性不安障害に対する有効性は示唆される）。

❷ 抗うつ・抗不安薬の種類と特徴（表44）

　a．選択的セロトニン再取込み阻害薬（SSRI）
　SSRIは、うつ病および不安障害に対する第一選択薬であり、現在、日本ではパロキセチン（パキシル®）とフルボキサミン（ルボックス®、デプロメール®）の2種類が使用可能である。後続してサートラリンやシタロプラムも使用できるようになるであろう。SSRIの特徴としては、抗コリン作用と心血管系副作用が少ないことが挙げられ、そのため高齢者や心臓疾患をはじめとする身体合併症を有する患者における耐容性に優れている。

　SSRIの主たる副作用は消化器症状であり、悪心、嘔吐、下痢、食思不振、腹痛などを生じる。そのほ

か、性機能障害、睡眠障害(不眠、あるいは傾眠)、錐体外路症状、低ナトリウム血症などがみられる。パロキセチンは弱い抗コリン作用を有するため、口渇や便秘などを引き起こすことがあるが、軽症に止まる。気分安定化薬であるリチウムなどと併用するとセロトニン症候群を発症することがある。また、パロキセチン、フルボキサミンは、半減期が短いので、服薬を突然に中断すると離脱症候群を呈することがある。それは、反跳性抑うつ、不安、不眠、注意集中困難、悪心、頭痛、めまい、知覚異常などである。通常、6週間以上の服薬後でなければ出現せず、大抵出現後3週間で消失するという。

なお、パロキセチンは代謝酵素CYP2D6の強力な阻害作用を有するため、他の抗うつ薬、抗精神病薬、抗不整脈との併用は注意深く行うべきである。フルボキサミンは、SSRIの中では薬物相互作用のリスクが最も高いとされ、他のSSRIと比べるとやや使いにくいという印象がある。併用により、ベンゾジアゼピン系薬物のうち、アルプラゾラム(ソラナックス®、コンスタン®)、トリアゾラム、ジアゼパム(セルシン®、ホリゾン®)の半減期を延長する。ワルファリンとテオフィリンの血中濃度上昇作用が強く、併用薬物の血中濃度のモニターが必要となる。

b．三環系抗うつ薬(TCA)

今日では、SSRIやSNRIの登場により適応の幅は以前よりも狭まったとはいえ、うつ病の治療においてTCAはなお欠かすことのできない薬物である。抗うつ作用の点では、SSRIもTCAも同等とされる。そればかりか、重症うつ病やメランコリー型に対してはTCAがSSRIよりも有効であるとする意見がみられる。また、SSRIによる消化器系副作用に耐えられない患者は、TCAに代替する。

TCAによる抗コリン性自律神経症状としては、口渇、便秘(麻痺性イレウス)、排尿障害(尿閉)、視調節障害などがあり、閉鎖性狭隅角緑内障には禁忌である。中枢神経系症状としては、抗コリン作用のために認知障害をきたし、眠気、見当識障害、せん妄、錯乱などが惹起される場合がある。これらの抗コリン性副作用は、他の向精神薬や抗パーキンソン薬の併用により重症化する。心血管系への影響としては、起立性低血圧や伝導障害がみられる。過量投与では明らかに心毒性がみられる。以上のような副作用から、TCAの高齢者に対する適応は限られてくる。

イミプラミン(トフラニール®)やアミトリプチリン(トリプタノール®)、クロミプラミン(アナフラニール®)のような第一世代TCAよりも後に登場したアモキサピン(アモキサン®)、マプロチリン(ルジオミール®)、ミアンセリン(テトラミド®)、ドスレピン(プロチアデン®)、セチプチリン(テシプール®)などの第二世代TCAは抗コリン作用が比較的弱いので、高齢者にも適応がある。

各TCAは、セロトニンとノルアドレナリンの再取込み阻害作用において多少の相違があるが、薬理学的作用機序の違いが臨床的な効果に反映されているようにはみえず、薬物選択の指針とはならない。抗コリン作用以外の副作用も勘案して薬物を選ぶ。例えば、アモキサピンはドパミンD_2受容体に対する結合能が高く、高用量では錐体外路系副作用が出現することがある。マプロチリンでは発疹や高用量による痙攣発作に注意が必要である。ミアンセリンは、前シナプス性α_2ノルアドレナリン受容体アンタゴニストであるが、鎮静・催眠作用が強いので、就寝前の投与が行われる。

c．その他の抗うつ薬

①ミルナシプラン：SNRIに分類される新規抗うつ薬で、抗コリン作用が少ない。SNRIは、SSRIと比較すると抗不安作用よりも抗うつ作用に優れるようで、米国で使用されているSNRIであるベンラファキシンは、うつ病と全般性不安障害に対して使用が認可されている。SNRIの耐容性はよいが、SSRIと同様に消化器症状が出やすい。また高用量では頻脈や血圧上昇など心臓血管系副作用を生じることがある。

②スルピリド：日本では、SSRI導入以前、軽症うつ病に対する第一選択薬であった。不安障害や身体表現性障害にも使用され、高用量では統合失調症にも有効であり、適応の幅が広かった。しかしながら、同薬をこのように使用しているのは日本だけであり、十分なエビデンスを欠いていた。そもそも抗精神病薬に分類される選択的なドパミンD_2受容体アンタゴニストであり、錐体外路系症状、無月経、食欲亢進などの副作用を生じる。錐体外路系副作用は特に高齢者で出やすく、同薬の漫然とした投与が遅発性ジスキネジアの原因となるリスクが指摘されている。

③トラゾドン：セロトニン再取込み阻害作用とセ

ロトニン(5-HT)₂受容体遮断作用を有する抗うつ薬である。鎮静作用が強く、睡眠薬としても使用される(米国ではSSRIによる不眠に対して用いられる)。高齢者の焦燥うつ病にも適応がある。抗コリン作用や心伝導障害は少ないが、注意すべき副作用として起立性低血圧がある。また持続性勃起症が報告されている。これらの副作用はα₂受容体遮断作用と関連している。

④漢方薬：一般の向精神薬では副作用が出やすい場合、漢方薬が代替薬として用いられることがある。抗コリン作用がなく、自覚症状の改善に優れるとされる。比較的軽症の抑うつ・不安状態や不定愁訴が適応であり、柴胡加竜骨牡蠣湯、桂枝茯苓丸、抑肝散加陳皮半夏、半夏厚朴湯、桂枝加竜骨牡蠣湯、当帰四逆呉茱萸生姜湯、補中益気湯、当帰芍薬湯などが、患者の症状や体力に応じて使用される[9]。

d.ベンゾジアゼピン系抗不安薬ほか

SSRIやTCAは効果の発現が遅いため、特に不安焦燥、不眠を伴う症例ではベンゾジアゼピン系抗不安薬を併用することが多い。現在も不安障害に対しては最も広く使用されている。しかし、睡眠薬の項目で説明したように、ベンゾジアゼピン系抗不安薬も連用により耐性と依存を生じやすいので、併用するSSRIの効果が出てくる治療初期の2週間程度の短期間に限って使用するべきである。

睡眠薬と同様に半減期によって作用時間が異なり、短時間作用型(6時間以内)、中間作用型(12〜24時間以内)、長時間作用型(24時間以上)、超長時間作用型(90時間以上)に分類される。このうち、短時間作用型薬物は健忘、反跳性不安、奇異反応を惹起しやすく、また長時間・超長時間作用型薬物は体内蓄積や転倒などの問題があり、いずれも高齢者への投与は避けた方がよい。したがって、中間作用型のアルプラゾラム、ロラゼパム(ワイパックス®)、ブロマゼパム(レキソタン®)が推奨される。その他、ベンゾジアゼピン系抗不安薬の副作用は睡眠薬の項目で指摘したことと同様である。

欧米で使用されているブスピロン、および日本で使用が可能なタンドスピロン(セディール®)は、ともにアザピロン系化合物に属する5-HT₁ₐ受容体パーシャルアゴニストである。アザピロン系薬物には、抗不安作用が認められるが、ベンゾジアゼピン系とは異なり、筋弛緩作用や精神運動機能の抑制が少なく、耐用性に優れ、依存性もないために、ブスピロンが発売された当初は、高齢者の不安障害の治療に推奨されていた。ところが、抗不安作用の発現が緩徐であり、先にベンゾジアゼピン系抗不安薬に反応した患者では効果が劣ることもわかってきて、同薬に対する期待は薄れてきている。タンドスピロンは、高齢者の比較的軽症の不安状態や内科領域における心身医学的治療に向いている。但し、その場合でも、高齢者に比べて血中濃度が増加すると報告されていることから、通常量の半分の用量より慎重に投与を開始する。

ヒドロキシジン(アタラックス®)は、抗ヒスタミン作用を有するため、老人性皮膚掻痒症のほか、不安や不眠に対しても用いられる。

4. 抗精神病薬

高齢者の精神病性障害、せん妄、認知症のBPSDにおける幻覚、妄想、興奮、不穏、攻撃的な言動、著しい焦燥などに対して抗精神病薬が投与される。従来は、ハロペリドール(セレネース®)やチオリダジン(メレリル®)などが使用されていたが、これらの古典的な抗精神病薬は錐体外路症状や抗コリン作用を誘発しやすい。長期間の使用により遅発性ジスキネジアを発症するリスクも高い。このため、近年は錐体外路系副作用の発現が比較的少ない第二世代抗精神病薬(非定型抗精神病薬)の使用が主流となっている[10]。日本では、現在、リスペリドン(リスパダール®)、オランザピン(ジプレキサ®)、クエチアピン(セロクエル®)、ペロスピロン(ルーラン®)が使用可能であり、後続するアリピプラゾール、ジプラシドンも認可を待っている段階である。これらの新規の抗精神病薬は、認知機能を悪化させるリスクも低いと期待されている。

但し、リスペリドンやジプラシドンはドパミンD₂受容体遮断作用が強く、高用量では高率に錐体外路症状が出現する。ドパミンD₂受容体遮断作用が最も弱いのはセロクエル®であり、抗精神病薬に対する感受性の高いパーキンソン病やDLBの患者にも使用可能な薬物といえよう[11]。抗コリン作用については、リスペリドンは乏しいが、オランザピンでは比較的出現しやすい。また第二世代抗精神病薬は体重増加、肥満、高血糖、および高脂血症を促進しやすく、糖尿病を併発する患者には慎重に投与する必要がある。特にオランザピンとクエチアピンは

糖尿病患者では使用禁忌である。現在、糖尿病患者に対してはアリピプラゾールの使用が最も安全と考えられている。以上のように、第二世代抗精神病薬にも一長一短があり、いずれを使用する場合でも、高齢者では最少用量から徐々に漸増することが勧められ（リスペリドン0.5～2mg、オランザピン2.5～10mg、クエチアピン12.5～100mg）、できるだけ長期間の使用は避けることが望ましい。

（黒木俊秀、古賀　寛）

2005年4月、米国食品医薬品局（FDA）は、認知症高齢者のBPSDに対する第二世代抗精神病薬の使用が死亡率を高めると警告した。FDAの調査結果によると、認知症高齢者の行動障害に対してオランザピン、リスペリドン、クエチアピンなど薬物を使用した場合、使用しなかった場合に比較して死亡率が1.6～1.7倍に高まったという。主な死因は心疾患ないし感染症であった。従来から使用されている定型抗精神病薬についても研究報告は少ないが死亡率を高めている可能性がある。いずれの抗精神病薬についても認知症高齢者に対する安全性がまだ確立していない点に十分に注意しておきたい（わが国では認知症高齢者のBPSDに対して第2世代抗精神病薬は保険適応となっていない）。

●文献

1) 神庭重信，山田和男，八木剛平（監訳）：カプラン精神科薬物ハンドブック第3版；エビデンスに基づく向精神薬療法．メディカル・サイエンス・インターナショナル，東京，2003．
2) 青葉安里，井上　誠：加齢と向精神薬．臨床精神薬理　5：1519-1531, 2002．
3) 一瀬邦弘：薬物療法．臨床精神医学講座，第12巻，老年精神障害，本間　昭，武田雅俊（編），pp335-352, 中山書店，東京，1998．
4) 工藤　喬，武田雅俊：BPSDの薬物療法．臨床精神医学　29：1239-1244, 2000．
5) 中村重信：アセチルコリン系賦活療法のその後の進歩．老年精神医学雑誌　14：523-530, 2003．
6) Schenk D, Barbour R, Dunn W, et al：Immunization with amyloid-beta attenuates Alzheimer-disease-like pathology in the PDAPP mouse. Nature 400：173-177, 1999.
7) 大川匡子（監修），内山　真（編）：臨床医のための睡眠・覚醒障害ハンドブック．メディカルレビュー社，東京，2002．
8) 村崎光邦，青葉安里（編）：臨床精神医学講座，第14巻，精神科薬物療法．中山書店，東京，1999．
9) 山田和男，神庭重信：実践漢方医学．星和書店，東京，1997．
10) Alexopoulos GS, Streim J, Carpenter D, et al：Expert consensus panel for using antipsychotic drugs in older patients；using antipsychotic agents in older patients. J Clin Psychiatry 65 (Suppl 2)：5-99, 2004.
11) 黒木俊秀：第2世代抗精神病薬による認知情動障害の治療；アセチルコリン仮説の展開．パーキンソン病；痴呆の問題，山本光利（編），pp174-184, 中外医学社，東京，2005．

2. 高齢者の薬物動態

●●●●はじめに

高齢者は疾病の発症率が高く、1人で複数の障害をもつことが稀ではないので薬物使用量は多くなる。

ところが加齢により体内での薬物処理力は低下するので有害反応が起こりやすく重篤となり回復も遅れる。このため高齢者の臨床薬物動態の理解はあらゆる薬物療法の投与計画を立てるために必要となる。

1 高齢者に対する薬物療法の基本事項

加齢で薬物の体内動態がどのように変化するのかを述べる（図23）[1]。

疾病に罹患していない場合でも暦年齢が増えると生理機能が低下するので基礎代謝率や肺活量は減少する。器官のそれぞれについては以下のとおりである。

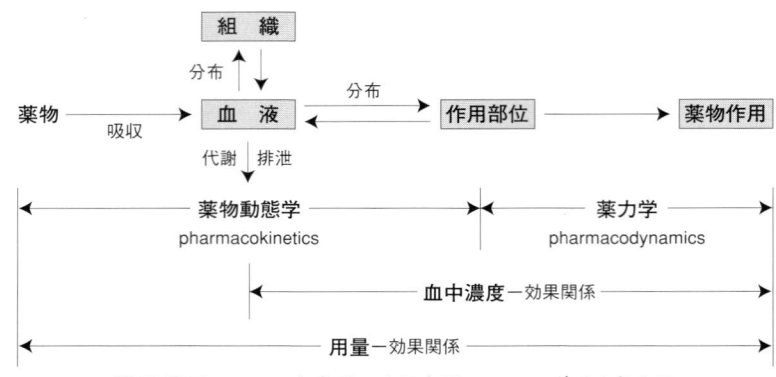

図23 ● ファーマコキネティクスとファーマコダイナミクス
(伊賀立二：薬物動態から見た高齢者の薬物療法上の留意点. 高齢者における薬物療法のてびき, 厚生省, 日本医師会(編), pp14-35, 薬業時報社, 東京, 1995による)

❶ 循環器系について

心臓脈管系では、解剖組織の加齢変化よりも心拍出量の減少と心疾患による器官血流速度の変化が重複すると、薬物の体内処理過程に影響が出る。

❷ 神経系について

中枢末梢神経系に変化がみられる。特に中枢神経では酸素消費量と脳血流低下が薬物動態学(pharmacokinetics；pk)のパラメータと薬力学(pharmacodynamics；pd)のパラメータを変化させる。しかしpk・pdによる動態の推計と脳での実態とに時間的ずれが起こる。

❸ 呼吸器系について

肺活量と最大酸素摂取量が減少するが肺疾患がない場合はpkへの関与はないとされる。

❹ 消化器系について

呼吸の変化はpkに関係する。特に肝臓は薬物代謝の重要器官であり、肝血流量の低下と代謝の速度が問題となる。ここでの疾病があるとpk・pdへの影響は顕著となる。

❺ 腎臓系について

排出率もpk・pdを左右する。老年期の腎機能は若年の1/2にまで低下するとされる。この年齢相関は強く重要なパラメータのクレアチニン・クリアランスは血清クレアチニン値から算出することができる。

Cl creat ＝(140－年齢)・体重/72・血清クレアチニン

加齢変化は臨床作用(効果と副作用)にどのような変化をもたらすかを考える。①薬物作用の開始の遅れ、②薬物作用の持続の延長、③副作用や中毒作用の出現、に要約できる。

2 高齢者における薬物体内動態の特徴[2]

❶ 放出(liberation)について

薬物溶解の遅延が起こるが、剤型・食事の時間(胃内容の多少)と個体差が絡み合うので溶解についてのパラメータの標準化は難しい。

❷ 吸収(absorption)について

経口吸収については高齢者では生物学的利用能(bioavailability；BA)が増加する。
一例を挙げると、20歳代に比べ70歳代ではBAは数倍となる。この理由は複雑であるが加齢による肝機能低下の影響が大きい。

❸ 分布(distribution)について

総体液量と細胞容積の減少、そして脂肪組織の増加が起こり薬物の分布容積が変化する。これらは親水性薬物か脂溶性薬物かにも関係する。また少々複雑ではあるが、抗てんかん薬は低肝クリアランス薬物では蛋白質結合の減少で遊離型(非結合型)の定常状態濃度を変えないで総血中濃度を低下させる。臨

表45 ●高齢患者の維持与薬量に影響する因子

$$DM = (Cl_{tot} \cdot C_{ss\,av} \cdot \tau \cdot BW) / F$$

Vd	Ke	治療域	間隔	身体組成	生物学的利用能
APC	代謝	受容体	Dの変化に伴って増加あるいは無変化	含脂肪/除脂肪容積	胃pH
pKa	LBF	感受性		除脂肪体重	胃液
TBF	酵素活性	受容体数		総体重	消化管運動能
脂肪	細胞下変化	神経伝達			内臓血流量
EPB	肝外因子	ホメオスターシス			萎縮
蛋白構成	排泄				
組織BFR	ERPF				
	GFR				
	TM				
	形態学的変化				

DM：維持量　Cl_tot：総血漿クリアランス　C_ss av：定常状態濃度　τ＝与薬間隔　BW：体重　Vd＝分布容積　Ke：終末消失速度定数　APC：みかけの分配係数　TBF：総体液量　EPB：蛋白結合の程度　BFR：血流速度　LBF：肝血流量　ERPF：有効腎漿流速度　GFR：糸球体濾過速度　TM：最大輸送　D：投与量

（文献2）による）

床での測定は総血中濃度のみなので、これにより投与計画を誤らせ抗てんかん薬中毒を起こすことがある。

❹ 代謝（metabolism）について

代謝に対する加齢の影響は複雑となる。アルコール、薬物、蛋白低下やビタミン欠乏が酵素の誘導や酵素阻害を引き起こすと思われるが、ヒトでの研究は困難である。ヒトでは血漿クリアランスの速度低下や尿中に排出される代謝物の総量のような間接的な方法から得ることになる。活性代謝物との相互作用やCYP genotypeも重要であるが加齢との関係は明らかではない。

❺ 消失（elimination）について

消失の過程について、高齢者の消失半減期は延長する。これは腎臓や肝臓のクリアランスの減衰だけでなく全身の機能低下の結果である。

表45は高齢者への維持投与量をこれらの要因を考えて図式化したものである。

例えばdiazepamの消失半減期は加齢により直線的に増加して20歳の約20時間が80歳では約90時間となる。血中濃度が定常状態になるのは半減期の約5倍で4日とされるのに対し高齢では19日が必要とされる。そこではじめの7～10日間は分布容積(Vd)の増大で低い血中濃度を示し、もし投与量を調節しないと2週間後から副作用が出現する。

3　高齢者薬物動態のパラメータとその臨床的意義

1．臨床的意義

薬物の血中濃度が臨床作用と相関することで、いわゆる治療有効濃度と設定できる薬物では定常状態血中濃度は投与速度と総クリアランスの比で決まる。臨床医は次のいずれかを選択することができる。

① 投与量を一定に保ち、投与間隔を変える
② 投与間隔を一定に保ち、投与量を変える

通常、成人には6時間ごとの300mgの投与速度が合理的とされる薬物では、高齢者の場合、9時間ごとで300mgとするか、6時間ごと200mg投与で調節できる。

次いで、高齢者では体内から薬物が完全に消失するのにどれだけの時間が必要かについて考える。

腎排泄と代謝による身体からの消失には半減期 $t_{1/2}$ の約10倍の時間、10・$t_{1/2}$とされる。例えば薬物Aの成人での $t_{1/2}$ が51時間に対し、高齢では73時間となり21日と30日の著しい差となる。このように高齢者では治療的定常状態に到達するのに時間がかかり、必要に応じ早急に体内から排泄させるのにも時間がかかることを知っておくべきである。しかしすべての薬物が加齢で $t_{1/2}$ の延長を示すのではないので使用前の確認がいる。

以上を要約すると[2)3)]、以下のようにすることができよう。

①一時的な血中濃度よりも定常状態濃度が臨床症状と密接な関連を示す。

②定常状態血中濃度は投与速度と総クリアランスにより決定されるので、クリアランスは薬物動態の検討で重要なパラメータである。

③高齢患者での$t_{1/2}$の延長は、定常状態血中濃度に影響しないが定常状態に到達するまでの時間を増加させる。

④分布容積が増しクリアランスが変わらない場合は、与薬間隔を広げ回数を減らすとよい。

⑤与薬量を一定にしても定常状態濃度が変化するときは、蛋白結合かクリアランスか生物学的利用能かいずれかの変化が原因となっている。

4 多剤併用と相互作用について

複数の身体障害に罹患し治療を続ける高齢者は稀ではなく多剤併用を必要とする場合がある。しかし多剤併用が予期しない副作用や過剰反応、奇異事象の原因となることがある。現在、2剤間での薬物相互作用とその臨床作用については知見が蓄積されている種類もある。

一方、高齢者では服薬回数の誤りや、分包されないときの薬剤の混乱もあり相互作用を惹起することとなる。次いで、薬物動態pkで変化なく到達した薬物と生体との間で多剤併用の影響が予想されると極めて複雑である。要するに加齢による生理機能低下と合併身体疾患の病態と多剤併用が互いに相互作用をきたす可能性が常にあり、治療に逆説的結果を起こすことになる[4)]。

5 高齢者の薬物療法における実践的事項（補遺）

常用量投与、あるいは過誤による服用で副作用や中毒症状が出現するとき、高齢者の身体から薬物が消失するために必要な時間の推計が求められる。これは既に述べた、完全な消失には$t_{1/2}$の10倍の時間と考えてよい。

さて、高齢ではすべての薬物の消失半減期が延長するわけではないので各々薬剤情報で確認することも欠かせない。pk・pdのパラメータは人種差がみられるので日本人高齢者のそれらが必要となる。血液標本の採取に限界があり困難であったが、最近のpopulation pharmacokinetics[5)]により可能となり、日本TDM学会で報告されるようになっている。

（守田嘉男）

●文献

1) 厚生省，日本医師会（編）：高齢者における薬物療法のてびき．pp3-35，薬業時報社，東京，1995.
2) Ritschel WA（著），岩本文一（訳），守田嘉男（監訳）：老年期の薬物動態学．pp23-49，薬業時報社，東京，1991.
3) 守田嘉男：高齢者の薬物療法．老年精神医学雑誌 13：1325-1330, 2002.
4) 守田嘉男：老年期の薬物療法における多剤併用の問題点．老年精神医学雑誌 10：1137-1141, 1999.
5) 堀　了平（監修）：薬物血中濃度モニタリングのためのPopulation Pharmacokinetics入門．pp189-289，薬業時報社，東京，1988.

3. 高齢者の心理療法（精神療法）

●●●はじめに

平均寿命の延長の観点からみても、わが国は世界有数の高齢社会を迎えている。これまで高齢者は心理的にも円熟した存在と捉えられがちであったためか、近年問題となっている認知症の問題や高齢者の自殺などの高齢期特有の心理的危機に注目されることは少なかった。しかしながら少子高齢社会を迎え、わが国の高齢者が直面している心理的問題への対応は切実な課題といえる。そのため今後、高齢者に対する心理療法的なアプローチが重要であると思われるが、高齢者特有の心理的課題の解明や、心理療法といった方法の高齢者への適応といった課題も存在

する。

　そもそも心理療法とはpsychotherapyの訳語であり、わが国では精神療法との混同も多い。心理療法はどちらかといえば臨床心理領域で用いられる傾向があるが、広義には医療、臨床心理、作業療法、ケースワークなどの領域における患者・クライエントとのかかわりはすべて心理療法と見做すことができる。その一方で、特殊化された心理療法や精神療法の流儀が存在する。代表的なものには精神分析、行動療法、認知療法、来談者中心療法などがあり、わが国特有のものに森田療法や内観療法などがある。また対象によって個人療法、集団療法、家族療法などに分類される。いずれにしろ広義の心理療法とは、薬物をはじめとする物理的手段によらない、言語などの人間関係を用いた手段によって治療者が患者に働きかける治療方法であり、専門家によって行われるものと定義できる。

　心理療法は医学領域では、シャルコーのヒステリー研究に始まり、フロイトにより注目された精神分析がその萌芽である。その後、医学領域を中心に分化した精神療法が、医師以外の看護や作業療法、心理士などの専門家によって発展し、現在はむしろ医師以外の臨床心理領域で行う精神療法を心理療法と呼んでいる。

　現在、高齢者に対するさまざまな心理的アプローチが各専門領域で発展してきた経過があるが、本稿では方法論やどのような疾患を対象にするのかなどにはこだわらず、高齢者への心理的アプローチに共通する知識や課題について述べることとし、近年高齢者のリハビリテーションに導入されている回想法や認知修正療法（バリデーション療法）などの集団的アプローチに関しては、別稿で取りあげられる高齢者のリハビリテーションや非薬物介入療法の項を参照されたい。

1 高齢者の心理

　高齢期には、肉親の死、配偶者の死、子どもや孫の独立、社会的役割からの離脱、住み慣れた環境の変化、安定した経済的収入の減少などに伴う、「喪失」といった心理的課題を迎える。このように高齢期に至るまでに自己を支えてくれたこれらの価値観や欲求対象を失ったりする喪失体験をいかに乗り切るかといった課題が高齢期特有の課題といえる。このような高齢期の心理的な課題に加えて、近年の平均寿命の延長から認知症疾患やさまざまな身体疾患が併存しやすいことも特徴である。そのため現代の高齢者には自身の心理的な課題に加えて、高齢者自身の身体的課題が併存している場合が多く、さらにはそれらの心理的‐身体的課題が相互に関連し合っている。

2 高齢者に対する心理療法の発展と適応

　高齢期の心理療法の適応は狭義に捉えれば、いわゆる神経症がその対象疾患であることは若年者と変わりはない。一方で、精神療法や心理療法を広義に捉えれば、脳器質性精神疾患においても、統合失調症やうつ病などの内因性精神疾患に対しても、その意義は十分認められている。既述のように心理療法とはもともとシャルコーがヒステリー疾患に対する心理的アプローチをし、その後フロイトが体系化し、精神分析療法にまで発展させたものである。しかしフロイト自身は高齢者の精神療法、および心理的アプローチには懐疑的であったことが知られている。フロイトは45歳以上の高齢者には精神療法の適応はないとし、その理由として、精神分析自体が乳幼児期や思春期の時期に起こる母親との対人関係や活動から導き出された精神発達論を基礎とし、高齢者では人格に柔軟性がなくなり、洞察が起こりにくいことを指摘している[1]。Hollandreは、高齢者が過去に形成した防衛を崩すべきではなく、そのため高齢者は精神分析に不適であると指摘している[2]。しかしその一方で、ユングなどの精神分析家たちは、「人間は40歳で人格の根本的な変化の機会を迎える、40歳は人生の正午であって、40歳代で始まる個性化の過程は終生続く」と指摘し、エリクソンらは高齢期の精神発達上の課題として、「人生の統合」といった課題が残されており、心理療法は、そうした統合への道のりを導く役割を演じ得ると指摘している[3]。そのほかにもGrotjahnはフロイトの指摘した精神的硬直化への恐れとは正反対にむしろ老年期は分析に適しており、若年者と異なって不快な自己洞察に対する抵抗が弱まり、若い頃なら自己愛を脅かすような現実の要求を受け入れやすく、自己洞察の準備ができていると指摘している[4]。

このような歴史的経過や意見の相違がありながらも、現在心理療法といった言葉はどちらかといえば臨床心理領域で用いられる傾向にあり、医師が行う精神分析以外でも、精神分析的アプローチを含めた患者の心理面へのアプローチが、臨床心理、作業療法、ケースワークなどの領域で発展している。そして方法論的な分類では、精神分析療法以外に、行動療法、認知療法、来談者中心療法などの技法や、最近では回想法、バリデーション、園芸、絵画、音楽といった芸術療法や、統合失調症を対象とした生活技能訓練（SST）といった新しい試みが、心理療法の一種として発展してきている。このように現在は心理療法と称されるさまざまな技法が存在しており、どのような場面で高齢者に接するかにより、多数の選択肢が存在している。しかしながら高齢者への心理療法を行う場合は、それぞれの専門領域の流儀にこだわることなく、多くの技法の中から対象となる高齢者にとって最もよい方法を選択することが求められていることには変わりない。そのため、心理的アプローチにかかわる専門職に高齢者を合わせるのではなく、高齢者の状況や必要とされる心理的状況に専門職の側が合わせていく視点が重要である。

3 高齢者に対する心理療法－心理療法的アプローチを行う前に

現代社会は高齢者にとって、ストレスを受けやすい社会となっており、精神療法や心理療法といったアプローチが重要であるのはいうまでもないが、その前に銘記すべき諸要素について述べる。

まず第一に高齢者では心理、精神面には脳器質性疾患の影響が多く存在することである。高齢者の心理面ばかりに目がいくと、いわゆる認知症など脳器質性疾患や内因性精神疾患であるうつ病（感情障害）や老年期妄想症などが見逃されがちとなる。そのため心理的アプローチの導入前には、精神医学的診断や精神症状の評価が重要となる。認知症やうつ病においても心理療法や心理的アプローチが重要であることはいうまでもないが、一方で脳器質性や内因性の高齢者の精神疾患が見逃されると、治療の重要な位置を占める薬物治療が見逃されて、心理療法の導入や継続が行えない場合が存在する。高齢者で多くみられる精神疾患には、Dementia（認知症）、Depression（うつ病）、Delirium（せん妄・意識障害）、Delusion（妄想）（4つのD）があり、それらを早期に診断し、治療を開始することが重要である。「高齢者の心の問題＝老化、環境などの社会的要因」という視点のみで高齢者の心の危機を捉え、心理的アプローチのみにこだわることは避けなければならない。そのため高齢者の心理的アプローチにかかわる専門職は、精神症状の把握をしっかりと行う必要がある。宮岡は精神症状の捉え方をわかりやすくフローチャートに示している（図24）が[5]、意識障害、せん妄、知的機能障害による生活困難が出現する認知症疾患、自殺予防が重要となるうつ病などの、高齢期に発生しやすい脳器質性、症状性、および内因性の精神障害の早期発見、早期診断を行い、適切な精神科的治療に結びつけることが重要である。

第二に、近年精神医療では、生物・心理・社会的アプローチの重要性が注目されているが、特に高齢者は身体的にも老化現象や身体合併症を多くもつ存在である。また心理面ではエリクソンも指摘してい

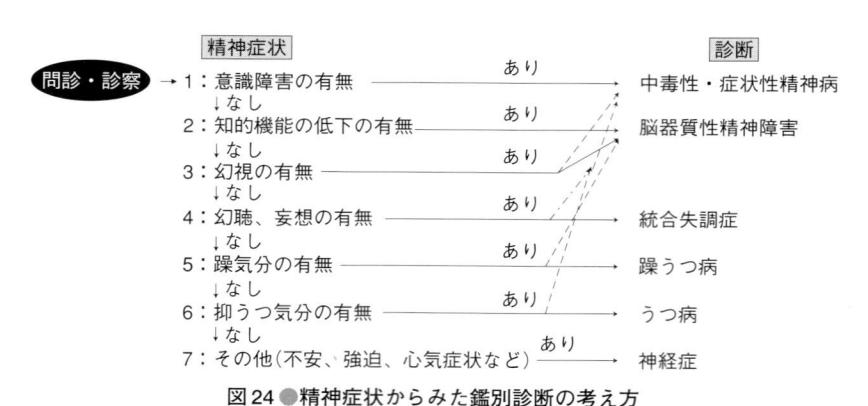

問診・診察	精神症状		診断
→	1：意識障害の有無	あり →	中毒性・症状性精神病
	↓なし		
	2：知的機能の低下の有無	あり →	脳器質性精神障害
	↓なし		
	3：幻視の有無	あり	
	↓なし		
	4：幻聴、妄想の有無	あり →	統合失調症
	↓なし		
	5：躁気分の有無	あり →	躁うつ病
	↓なし		
	6：抑うつ気分の有無	あり →	うつ病
	↓なし		
	7：その他（不安、強迫、心気症状など）	あり →	神経症

図24 ● 精神症状からみた鑑別診断の考え方
（宮岡 等：経験すべき診察法・検査・手技；基本的な身体診察法；精神面．Medicina 40 (12)：145-149, 2003 より改変）

るように高齢者では「喪失」といった課題が存在している。わが国では高齢者が長寿を得た一方で、核家族化や家庭内独居といった社会的ストレスにさらされている。そのため高齢者にかかわる専門職は、生物（身体的側面）-心理（精神的側面）-社会（環境的側面）的アプローチを参考に、総合的な高齢者の評価をまず行うことが重要である。

4　高齢者への心理療法の原則

高齢者への心理的アプローチにはさまざまな方法が存在する。個々の方法の特徴や有効性については精神療法や心理療法などの成書を参照されたい。ここでは、高齢者への心理療法に対する一般的な原則について述べる。

高齢者では若年者と異なり、感覚入力能力が低下しており、主として言語的アプローチを主とする心理療法では、コミュニケーションに注意する必要がある（表46）。また特に個々の高齢者に接する必要性のある専門職は、表47に示したようなKahanaの高齢者の心理療法上の留意点[6]、表48に示すような黒川の心理的な問題を抱えた高齢者と接する場合の留意点に注意して[7]、日常臨床にあたる必要がある。

表46 ● 高齢者のコミュニケーション特性と面接時に配慮するポイント

1. 聴力低下/視力低下：高齢者は難聴や視力低下など環境からの感覚入力が低下している
   ［対策］大きな声で会話をする配慮/面接者から高齢者に近寄っていく
2. 会話能力の低下：若年者と異なり、長文の質問や、専門的な用語は理解しにくい
   ［対策］質問や会話のペースを落とし、高齢者に合わせる/質問を簡素な内容に置き換える工夫をする
3. 集中力の低下：高齢者では注意や集中力の維持が困難な場合がある
   ［対策］高齢者の目線の位置と合わせた面接や、面接に注視を向けるために、向き合った座り方をするなどの工夫を行う
4. 疾患の影響：高齢者は一般的になんらかの身体疾患をもっている場合が多く、疾患特徴に配慮する
   ［対策］慢性疾患をもっている場合などは面接時間に配慮したり、難聴や視力低下、認知症による見当識などを考慮した面接を行う

表47 ● 高齢者への精神療法的アプローチ

1. 患者の理解しやすい言葉を用い、患者の考え方、信条を尊重する
2. 抽象的な言葉、直喩、隠喩、心理的専門用語などは患者に不安を抱かせる場合があることに注意する
3. 死に至る病気をもつ患者にとり、精神療法は生命を延ばし、QOLを豊かなものとし、死への準備を容易にさせ得る
4. 根本的な援助（basic support）：精神療法における言語での援助に限界のある患者では身体的な苦痛や生活状況への基本的な環境調整が必要である

（文献6）による）

表48 ● 心理的な問題を抱えた高齢者と接する場合の留意点

1. 高齢者の人生の歴史に関心を寄せ、その声に耳を傾けること。生半可なテクニックよりも高齢者の人生に誠実に関心を向ける
2. 高齢者の心に土足で踏み込まない配慮。関心と好奇心とを厳しく峻別し、高齢者が心の奥に封印してきた悲しみや苦しみを、その後行う面接療法の展開に対する明確な見通しなしに、不用意に語らせない配慮
3. 安易に共感や受容の態度を示さないこと。高齢者の長い人生に対する敬意を失わずに、治療者が自らの能力の限界を常に見極める謙虚さをもつ
4. 高齢者の死生観や死への不安に対して誠実な対処を行う
5. 高齢者一人ひとりの固有の意味や価値を再発見していく姿勢をもつ
6. 身体的問題への適切な配慮を行う
7. 時間や頻度など、面接の枠組みを柔軟に設定する
8. 目標設定と終結への配慮
9. 家族サポートへの配慮

（文献7）による）

表49 ● 高齢者と面接者の転移・逆転移

Ⅰ. 高齢者が若い面接者に対して抱きやすい転移感情
 1. 高齢者の子どもや孫としての面接者
 2. 高齢者の親としての面接者
 3. 高齢者の配偶者としての面接者
 4. 異性対象としての面接者
 5. 権威者としての面接者

Ⅱ. 面接者が高齢者に対して抱きやすい逆転移感情
 1. 高齢者への面接者の両親や祖父母としての意識
 2. 高齢者に投影される死の不安としての意識

(文献8)より改変)

さらに、心理療法や精神療法のいずれにおいても、治療場面において高齢者との言語的なコミュニケーションが展開されるが、その場合に高齢者と専門職自身との間での心理的交流が発動され、表49に示すような転移、逆転移感情が出現することも留意しておく必要がある[8]。

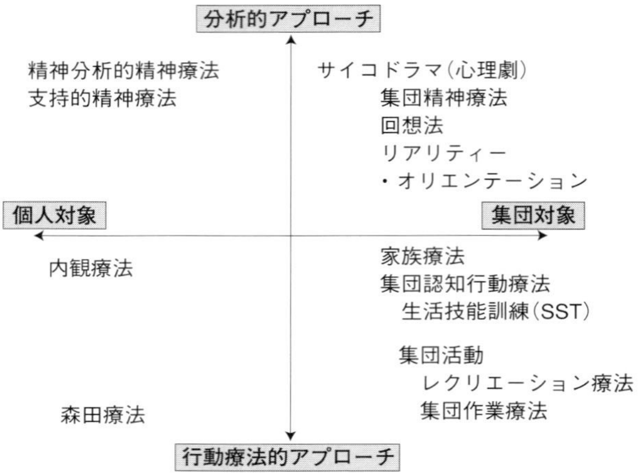

5 高齢者に対するさまざまな心理療法とその特徴

現在、多数の技法が存在する心理療法は、いくつかの職域ごとに発展してきた経緯が存在する。その代表例を概観すると、19世紀末のフロイトに始まる精神分析から、現在の精神分析的精神療法への流れである。また20世紀になり動物実験などの知見から発展してきた行動療法と、現在では神経症の認知プロセスの修正をターゲットにした認知療法があり、さらにこれらが融合した認知行動療法がある。また対象者のみではなく、その家族も対象とした家族療法の流れなどがある。そのほかにも、医師以外による職種からは絵画療法、音楽療法、箱庭療法などの芸術療法や、サイコドラマ(心理劇)などさまざまなアプローチが発展した。このように心理療法は職種や職域を越え、これまで分化と融合を繰り返しているとはいえ、その形態は非常に多様性に富んでいる。代表的な心理療法の種類を図25に示すが、大きな分類方法としては、心理療法の対象が個人か集団かという分類と、対象の心理面の分析を主とする分析的な方法か、もしくは行動の変容を主とした行動療法的な方法かによって分けると理解しやすい。そしてこれらの技法の特徴を考慮して適応することが望ましい。

図25 ● 精神療法/心理療法の分類
絵画療法、芸術療法、動物介在療法などは集団活動に含まれる。

分析的アプローチ：精神分析的精神療法、支持的精神療法、サイコドラマ(心理劇)、集団精神療法、回想法、リアリティー・オリエンテーション

個人対象：内観療法

集団対象：家族療法、集団認知行動療法、生活技能訓練(SST)、集団活動、レクリエーション療法、集団作業療法

行動療法的アプローチ：森田療法

1. 精神分析的精神療法

精神分析はフロイトにより創始された心理療法であり、人間の深層心理を面接の中で分析していきながら、患者の洞察を導くことにより心の問題を解決していく方法である。その最大の特徴は、患者の言葉や態度、行動、夢などにおける無意識レベルの患者の心理を分析し、そこに潜む未解決な葛藤を解消していくという手順で進められていく技法である。精神分析では主として幼児期の精神発達から、心の状態を意識、前意識、無意識といった機能に分類し、エス(イド)、自我(エゴ)、超自我といった構造を仮定した。エスといった人間の本能行動と、その行動を抑制する超自我と、それらの両者を現実的に調整しようとする自我機能に注目して、現実的な自我機能の強化を図っていくという技法をとった。精神分析の最も適応する疾患は、これまで神経症患者であるとされ、高齢者では洞察が起こりにくいという観点から忌避されがちであったが、その適応は近年神経症に留まらず、力動的精神療法などといった技能の発展から、人格障害などにも適応されており、また高齢者にも分析的なアプローチは可能であるといった論考も存在する。

2. 支持的精神療法

支持的精神療法とは、患者の現在の適応を改善す

る技法である。患者の話をよく傾聴、共感し、不安状態に直面した患者の自己表現や自己理解を重視し、治療者の命令や説得などによらず、患者の健康的な側面を支持する心理療法である。本技法では、患者の話を傾聴するといったことが重要視され、そのために明確化や言い換え、共感した態度、要約化などといった技法が用いられる。通常の精神科面接でも最も一般的に用いられる方法であり、精神分析のように患者の無意識を面接で扱うといった方法ではない。高齢者にも受け入れられやすく、導入しやすい方法といえる。

3．行動療法

行動療法は、主として動物実験での経験をもとに発展してきた技法が人間に応用されてきた技法であり、精神分析的精神療法や支持的精神療法などとは対極的な治療方法といえる。患者の心理状態の評価や変容よりも、患者の言動や認知、症状などを人間の行動といった視点から理解し、誤った学習を修正しながら、意識される現実的な行動の変容や修正を目的としている。現在はさまざまな技法が存在している。例えば恐怖体験に対し、曝露を繰り返す曝露療法、少しずつ不安に慣れていく脱感作療法、誤った認知を修正し疾患に対する柔軟性を取り戻すことを目的とする認知療法と組み合わせた認知行動療法などがある。

4．集団精神療法

集団精神療法とは、その名のとおり患者個々の心理面を扱う技法ではなく、専門職が、個々の差異のある患者を集団として治療する方法である。近年高齢者を対象とした多数の方法が取り入れられてきている。集団精神療法は西園が述べているように、大きく分けて集団活動と集団精神療法に区別される。それらはかなり内容が異なっているにもかかわらず、わが国ではしばしば一緒に扱われている（**表50**）[9]。

集団活動には、これまで精神病院などで多く取り入れられてきたレクリエーション療法や集団作業療法などがある。これは患者が活動に参加したり、他者と交流することで、自己評価が改善されたり、自己効力感が改善されるといった方法である。一方集団精神療法は、集団活動が不特定の比較的多人数を前提として行われるのに対し、限られた特定のグループを対象としている。その活動には患者の参加同意や、集団に参加するための条件が整っていたり、集団としても患者個々の参加目的が比較的明確化されていることが挙げられる。これらの集団精神療法にもさまざまな種類があるが、代表的なものとして、主として行動変容を促す生活技能訓練（SST）、集団内での精神力動に主眼をおいたサイコドラマ（心理劇）および、近年高齢者を対象として発展してきている回想法、リアリティー・オリエンテーション、バリデーション、園芸療法、音楽療法、絵画療法などの芸術療法が挙げられる。

これらの集団精神療法は、医療施設よりも、近年老人保健施設および福祉施設で介護保険関連事業として取り組まれている。個人療法と異なり、対象者に合った集団療法の選択や、その療法を導入する目的や効果が判定しにくい面もあり、今後きちんとした方法や効果についてのエビデンスの蓄積が期待されている。

5．家族療法

家族療法の背景は、患者が疾患に罹患していることによって、家族自身も同時に不安にさらされていたり、患者の症状や経過に家族の動向が影響していたり、好ましくない相互関係に陥っていたりすることが挙げられる。なお、本技法は患者の病気の原因を家族の責任にして、家族を加害者として修正する方法ではない。

家族療法には主として患者の疾患に関する教育を行うことにより、患者と家族の相互関係を改善する方法と、家族の情緒的な心理状態を扱う技法が存在

表50 ● 集団精神療法

Ⅰ．集団活動
　レクリエーション療法
　体育療法
　集団作業療法
　お祭り行事

Ⅱ．集団精神療法
　1．精神分析的集団精神療法
　2．対人関係的集団精神療法
　　　ヤーロム（Yalom）の治療要因論
　3．集団認知行動療法
　　　リバーマン（Liberman）の生活技能訓練（SST）
　4．その他

（文献9）による）

する。代表例としては、統合失調症やうつ病、摂食障害、認知症疾患に対する心理教育などが挙げられ、近年は高齢者を対象とした精神疾患への効果も明らかになりつつある。

●●●おわりに

近年高齢者に対するさまざまな心理療法が医療現場のみではなく、老人保健施設や福祉施設などでも取りあげられ、治療効果や意義についての報告が見受けられている。高齢者の心理療法では、その治療効果や、治療目標が設定しにくいため、もともとの心理療法の意義や目的が希薄なまま導入されがちな面がある。そのため高齢者の心理療法に携わる専門家は、用いている専門的技法が高齢者個々や集団に適しているのか、またその効果や意義がどのように発生し、高齢者自身に役立っているかということを常に振り返る必要がある。

(上村直人)

●文献

1) Fenichel O : The psychoanalytic theory of neurosis. W.W.Norton, New York, 1945.
2) Hollandre MH : Individualizing the aged. Soc Case Work 33 : 337-342,1952.
3) Erikson EH : The problem of ego identity. J Am Psychoanal Assoc 4 : 56-121,1956.
4) Grotjahn H : Analitic psychotherapy with the elderly. P Sychoanal Rev 42 : 419-429,1955.
5) 宮岡 等：経験すべき診察法・検査・手技；基本的な身体診察法；精神面．Medicina 40(12) : 145-149, 2003.
6) Kahana RJ : Strategies of dynamic psychotherapy with the wide range of older individuals. J Geriatr Psychiatry 12 : 71-100,1979.
7) 黒川由紀子：高齢者の心理．老いの臨床心理；高齢者の心のケアのために，pp9-32, 日本評論社, 東京, 1998.
8) 進藤貴子：高齢者の介護とこころ．高齢者の心理, pp95-123, 一橋出版, 東京, 2001.
9) 西園昌久：精神療法．精神医学の現代, pp114-136, 中山書店, 東京, 2003.

4. 高齢者へのリエゾン精神医学

●●●はじめに

近年急速に進展する高齢化社会において、わが国では65歳以上の老年人口が全人口の19％以上を占め(2004年度高齢社会白書)、世界有数の長寿国となっている。加齢とともに身体疾患への罹患率が増加することはもちろんであるが、精神疾患への罹患率も同様に増加する。今後、高齢人口のますますの増加とともに高齢者の精神疾患はますます増加すると考えられるが、高齢者の精神疾患では最初にかかりつけ医を受診する例が多く、高齢者へのリエゾン精神医学の重要性は高まっていくであろうことが予測される。

高齢者へのリエゾン精神医学で問題となる点としてunder diagnosisの問題がまず取りあげられる。これまでは「歳をとると元気がなくなるのは当たりまえである」などといった考えが家族だけでなく、医療者、さらには当の高齢者の間にも蔓延していたため、高齢者の精神疾患は見逃され、適切な治療の機会を失ってきた例も少なくなかった。高齢者自身が納得のいく人生を創造していくためには今まで以上に精神疾患に対して関心が払われ、適切な治療の機会を逃さないようにしなくてはならない。

また、リエゾン精神医学の対象となる患者は身体疾患にも罹患しているため、身体疾患やその治療薬が精神症状に与える影響を考えながら診療にあたる必要がある。さらにはリエゾン精神医学で使用されることの多い向精神薬そのものが過鎮静やせん妄などの精神症状を引き起こす場合もあり注意が必要である。高齢者では罹患している身体疾患、服用している薬剤とも多数に及ぶ例が多く、加齢に伴い脳も含めた諸臓器の機能は低下してくるため、これらの点にも注意が必要である。

本稿ではまず、リエゾン精神医学の概念について、高齢者へのリエゾン精神医学で注意すべき加齢による身体機能の変化について、その後、高齢者へのリエゾン精神医学で実際に遭遇することの多い問題と

してせん妄、うつ病について取りあげる。

1 リエゾン精神医学の概念

　近代医学は病気を人間から切り離して、その病因の解明と治療法の開発に全力を注ぐうちに、病気を有する人間を扱うという基本姿勢を見失っているとよく批判される。リエゾン精神医学はコンサルテーション・リエゾン精神医学ともいわれ、20世紀初頭にアメリカで登場した臨床形態である。精神医学と一般医学の間の隙間を埋め、連携(liaison)を図る精神医学の専門領域であり、精神科医が患者の精神症状だけでなく、患者-家族関係、患者-医療者関係、時には病棟における医療スタッフ間のメンタルヘルスにも関与する幅広い精神科医の活動であると定義される。日本でも1980年代に入りリエゾン精神医学の重要性が徐々に認識され始め、1990年以降全国各地の総合病院に精神科医の配置がなされるようになり、身体疾患をもつ患者の精神的問題を考えることの重要性が広く認識されるようになった。1977年にEngelは、医療の基本として患者の身体症状のみならず、心理社会的問題も包括して対応すべきであるという医療のbio-psycho-social modelを提唱しているが[1]、この考えがリエゾン精神医学の基本である。このbio-psycho-social modelを高齢者に当てはめてみると、biologicalには加齢や疾患への罹患による脳を含めた全身の諸器官の機能の低下、psychologicalには親としての役割、配偶者、知人などさまざまな喪失体験、socialには退職や役職からの引退、経済的な基盤の喪失などが認められることが多く、高齢患者にこそリエゾン精神医学的な対応が必要なのではないだろうか。しかし翻ってみると、これまでは高齢者の上述のような状況は「自然のもの」として受け止められることが多く、高齢患者に対してのリエゾン精神医学は必ずしも発展しているとは言い難い状況にあった。今後の高齢患者へのリエゾン精神医学では、精神疾患に対する対応のみならず、QOL(quality of life)、終末期医療など「生と死の問題」も大きなテーマの1つとなってくると思われる。一方でリエゾン精神医学の概念から多少外れるが、精神疾患への加療を行っている高齢患者の加齢による身体機能の低下、身体疾患への罹患に気を配ることも高齢患者の診察を行っていくうえで重要である。

2 加齢による身体機能の変化

　リエゾン精神医学で使用される向精神薬には鎮静効果をもつものが数多く認められる。若年者と比較して高齢者では向精神薬による過鎮静や認知機能障害などの副作用が高頻度に認められることは臨床医であれば実感されるが、高齢者で向精神薬による有害反応が増加する要因としては、①加齢に伴い脳の薬物に対する感受性が変化すること、②肝臓や腎臓などの機能が低下し薬物が体内に蓄積されやすくなること、③同一個体に投与される薬剤の種類が増加して薬物相互作用により有害反応が起こりやすくなっていること、などが挙げられる[2]。

1. 脳の薬物に対する感受性の変化

　加齢により神経細胞のさまざまな神経伝達物質への感受性が変化することが報告されている。ドパミン系、アセチルコリン系、ベンゾジアゼピン系では受容体や神経細胞の減少とともに感受性の亢進が報告されており、臨床的には薬剤による有害反応の増加と関連している(ドパミン拮抗薬によるパーキンソニズム、アセチルコリン拮抗薬によるせん妄、ベンゾジアゼピン系抗不安薬によるふらつきや注意機能の障害など)。一方、ノルアドレナリン系に関してはβ受容体は減少しているにもかかわらずβ遮断薬であるプロプラノールの効果は減弱しており、加齢により感受性が低下している。セロトニン系に関しては報告により結果が一致していない。

2. 薬物動態の変化

a. 吸収

　胃酸分泌の低下、胃腸管運動の低下、小腸血流量、面積の減少などにより、加齢により向精神薬の吸収速度は若干低下するが、肝臓での初回効果も減弱するため吸収全体としては加齢による変化はあまりない。

b. 分布

　向精神薬の多くは高い脂質親和性をもつ。高齢者では体重に占める脂肪組織の割合が増加するため分

布容積が増加する。そのため高齢者では定常状態に達するまでに長期間かかることが多く、治療初期に効果が少ないからといってどんどん増量していくと結果的に過量投与となる場合が多い。投薬中止後にも薬剤が完全に体内から排出するのに時間がかかるため副作用が持続することがあり注意が必要である。また、高齢者ではさまざまな原因で血清アルブミンの低下をきたしやすいため、遊離型薬物の割合が増加し効果・副作用ともに強く出ることがある。

c. 代謝

向精神薬の多くは肝臓で脂溶性から水溶性への変換を受けて排泄される。肝臓での代謝には主に2つのタイプの化学反応がみられる。第一のものは脱メチル化あるいは水酸化によるもので、チトクロムP450(CYP)がこの過程に関与している。CYPの中では2D6は加齢による活性の変化がないが、2C19、3A4、1A2は加齢により活性が減弱する。第二のものは主にグルクロン酸抱合によるものでこの過程は加齢により変化を受けない。高齢者では心拍出量の低下に伴う肝臓への血流量の低下、肝臓の酵素活性の低下などが認められやすく、半減期が延長しやすい。

d. 排泄

加齢によってクレアチニン・クリアランスは低下し、高齢者では成人の半分以下になると考えられている。向精神薬の多くは肝臓での代謝が中心であるが、リチウムは腎臓から排泄されるため腎機能に障害がある場合にはリチウムの用量を減量する必要がある。

3 せん妄

せん妄は多種多様な要因により、意識、注意障害、認知の全体的な障害、精神運動性障害、睡眠覚醒周期の障害、感情障害などが生じ、これらの障害が入り交じり多彩な臨床症状を示す[3]。高齢者、特に身体疾患を合併している例では発症頻度が高い。

せん妄そのものも本人や家族にとっては大きな苦痛であるが、リエゾンで診療にあたる場合は、せん妄によって基礎疾患の治療を困難にしたり、転倒などの事故を誘発したり、基礎疾患の病像を複雑にして診断・治療を困難にすることも大きな問題となる。

1. 薬物療法を行う際の留意点

せん妄の治療は3つの側面からなっている。せん妄を引き起こしている原因の同定と除去あるいは補正、症状を軽減するための環境調整を含めた心理社会的なアプローチ、せん妄の症状に対する薬物療法があり、これらを同時に進めていくことが肝要である[4]。せん妄を引き起こす直接原因としては薬物によるもの、代謝性脳症によるものが多く認められたと報告されている[5]。リエゾン精神医療は身体疾患を抱えた患者を対象としており、まず現在治療中の身体疾患、治療薬の影響を検討する必要がある。誘発因子として多く認められるのは入院による環境変化、痛みなどによる睡眠剥奪、治療に伴う強制的安静などが挙げられる。誘発因子への対応としては昼夜の区別をきちんとさせ、安心して療養できるような環境整備、家族や看護者による心理社会的なケアが重要である。がんの終末期や腎不全末期の患者などではせん妄の改善する見込みが乏しい場合もあり、時には積極的な薬物療法を行わない方がよい場合もある。また、鎮静作用をもつ薬物は、逆にせん妄や身体状況をさらに増悪させる場合や脳血管障害などで意識レベルの評価が不確実となる場合も経験される。したがって、薬物療法開始前に、せん妄改善の見込み、薬物療法のベネフィット／リスクについて身体科医と話し合っておく必要がある。

2. 薬物選択

まず患者の身体状態として薬剤の経口投与が可能かどうかを判断する。経口可能なときはすべての剤型から選択できるが、経口不可のときは注射剤を選んで経静脈投与する。経口可能だが嚥下困難な場合は液剤の使用も考慮する必要がある。痛みを伴う筋注は患者の被害感を増強させるのでできるだけ避ける。さらに、せん妄のタイプと重要度を判断する。すなわち、常に精神運動興奮が顕著な過活動型、夜間にのみ精神運動興奮が認められる混合型、明らかな精神運動興奮は存在しない低活動型の見極めとその程度を評価する[6]。これらのタイプと重症度の評価から各薬剤の副作用プロフィールを考慮して種類、用量を決定する(図26)[6][7]。

具体的には、過活動型で重度または経口不能の症例では、ハロペリドール[セレネース®注(5mg)]1～

図26 せん妄の診断と治療

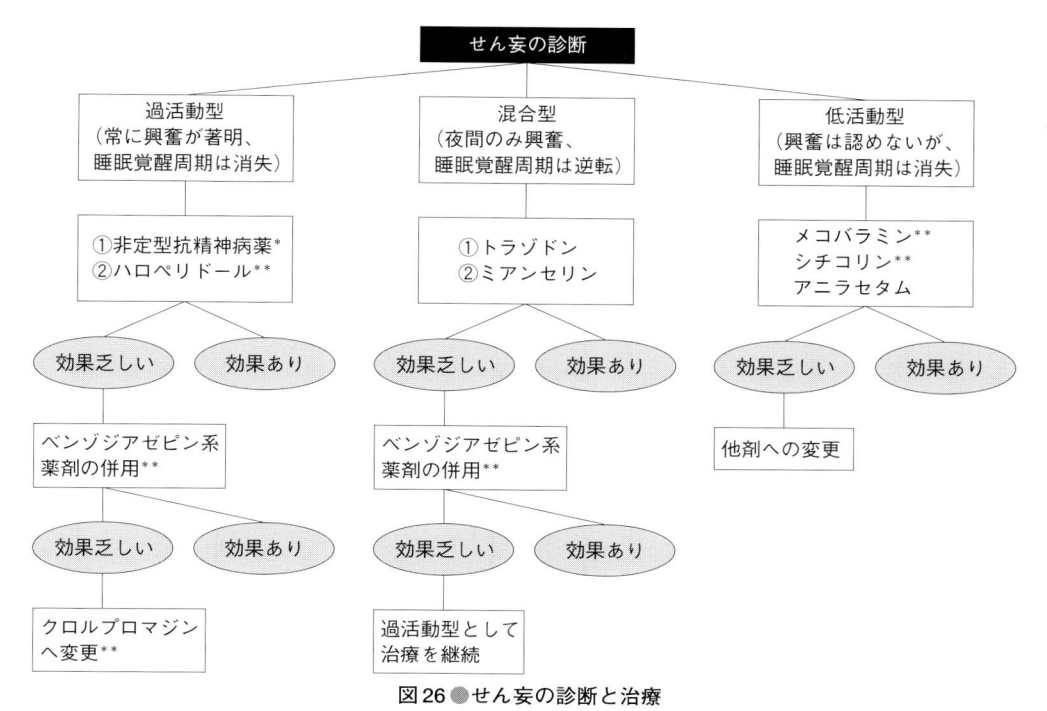

```
                        せん妄の診断
              ┌────────────┼────────────┐
         過活動型          混合型          低活動型
      (常に興奮が著明、  (夜間のみ興奮、   (興奮は認めないが、
       睡眠覚醒周期は消失) 睡眠覚醒周期は逆転) 睡眠覚醒周期は消失)
           │              │              │
      ①非定型抗精神病薬*  ①トラゾドン    メコバラミン**
      ②ハロペリドール**   ②ミアンセリン   シチコリン**
                                         アニラセタム
       ┌────┴────┐    ┌────┴────┐    ┌────┴────┐
    効果乏しい 効果あり  効果乏しい 効果あり  効果乏しい 効果あり
       │                 │                 │
   ベンゾジアゼピン系    ベンゾジアゼピン系   他剤への変更
   薬剤の併用**          薬剤の併用**
   ┌──┴──┐           ┌──┴──┐
 効果乏しい 効果あり    効果乏しい 効果あり
   │                    │
 クロルプロマジン      過活動型として
 へ変更**              治療を継続
```

*リスペリドン、オランザピン、クエチアピン、ペロスピロン。このうちリスペリドンは液剤もある。
注射剤が存在するため、経口投与が不可能な場合にはのついた薬剤を使用する。

(岡本泰昌、佐々木高伸：リエゾン精神医学で経験するせん妄の薬物療法．臨床精神薬理1：1277-1284, 1998，萬谷智之、岡本泰昌：せん妄．精神科；必須薬をさぐる、宮岡 等(編)，pp70-79，中外医学社、東京，2004を一部改変)

3A持続点滴]の経静脈投与が第一選択となる。せん妄が比較的軽度で経口投与が可能な症例では、副作用の少なさからリスペリドン(リスパダール®0.25～3mg)、クエチアピン(セロクエル®25～200mg)、オランザピン(ジプレキサ®2.5～10mg)などの非定型抗精神病薬を使用する。抗精神病薬のみでコントロールが困難で入眠困難が認められる場合には半減期の短いベンゾジアゼピン系薬剤の併用が奏功する場合が多い。経口投与可能な混合型のせん妄では、トラゾドン(デジレル®25～200mg)を第一選択として使用してみるべきである。低活動型のせん妄は、身体状況は重篤で薬物療法の明確な効果が期待できない場合も多く、時には薬物療法も行わない決断も必要である。薬物療法を行う際にも原疾患や身体状況を増悪させる可能性の少ない薬物を選択する必要がある。そのため鎮静化作用をもたない薬物の使用が検討される。睡眠覚醒周期の是正を目的にメコバラミン(メチコバール®500～1,500μg)、認知機能の強化を目的としてシチコリン[ニコリンH®(500mg)1～3A]、アニラセタム(アリセプト®3～5mg)が選択される。

それぞれの段階の効果判定には、鎮静作用をもつ薬物では2～3日程度、鎮静作用をもたない薬物では数週間程度が必要である。鎮静作用のある薬物は低用量から症状をみながら漸増し、十分な鎮静が得られる最小の用量を投与する。

4 うつ病

「歳をとると身体の病気が多くなるので気分が沈むのは当たりまえである」といった考えは一般人のみならず医療従事者の間でもかつては一般的なものであり、高齢者の抑うつはこれまで治療の対象とされてこなかった。ところが近年の研究によると、高齢者のうつ病も若年者と同じく抗うつ薬治療に対して反応することが報告されるようになり、高齢者のうつ病をきちんと診断することの重要性が認識されるようになってきた[8]。

1. 身体疾患とうつ病

身体疾患に罹患している患者のうつ病の有病率の高さについては数多くの報告がなされている。パーキンソン病患者では40％で抑うつ症状が認められ、そのうち1/3は大うつ病であったとCummingsは報告している[9]。心筋梗塞後の患者では約1/5に大うつ病が認められたと報告されている[10]。がん患者についてもがんの種類による違いはあるものの大うつ病の合併率は同様に高い[11]。脳血管障害とうつ病との関連も数多く報告され、うつ病の発症や臨床経過に脳血管障害の関与しているうつ病をvascular depression（脳血管性うつ病）と呼ぶことが提唱された後[12]、老年期うつ病における脳血管障害の重要性が一般にも広く認識されるようになった。このように身体疾患に罹患している患者では身体疾患をもたない対象と比べてうつ病の有病率は非常に高い。高齢者では複数の身体疾患に罹患している患者も数多く認められることから、うつ病の存在を見逃さないように注意を払う必要がある。

2. 臨床症状の特徴

老年期うつ病の臨床症状の特徴としては、まず症状の非定型さが挙げられる。すなわち、若年のうつ病患者に比べて抑うつ気分や精神運動抑制が目立たないわりに、身体的・心気的訴えが多く、罪業・貧困・被害妄想を訴えやすい、せん妄や仮性痴呆（仮性認知症）などを呈しやすいなどと指摘されている。リエゾンにおける老年期うつ病患者の身体的愁訴に関しては、身体疾患を実際に合併している場合も多いため、家族・治療者も含めた周囲の人間はこれらの訴えを仕方のないものとして捉えがちであるが、心気的訴えは不安や焦燥の現れである場合も多く、共感的な対応の欠如により自殺に結びつく場合もあるため注意が必要である。

3. 鑑別診断

血管性痴呆（血管性認知症；VaD）、アルツハイマー型老年痴呆（アルツハイマー型老年認知症；SDAT）の初期には高い割合で抑うつ症状を呈することに加えて老年期うつ病患者では思考や運動の抑制症状のために認知症と間違われやすい症状を呈する場合がある（仮性認知症）ため[13]、うつ病による仮性認知症と老年期認知症を鑑別し、うつ病を治療する機会を逃さないようにすることは重要である。うつ病患者と比較して老年期認知症患者では認知症症状が抑うつ症状に先行して出現し、抑うつ気分の訴えには深刻味が少なく動揺しやすいなどの特徴があるといわれている（表51）が[14]、上述したように老年期うつ病患者では脳血管障害などを伴っている場合も多く、認知機能障害や日常生活能力の障害が認められやすいため、その鑑別には特に注意を払う必要があると考えられる。但し、最近の大規模研究では[15]、うつ病の既往がVaDの有意な危険因子であることが示されており、うつ病と認知症との関連に関しては鑑別をしっかり行うという観点とともに、認知症への進展の可能性も考慮に入れた診療や、より長期間で大規模な追跡研究が必要と思われる。

表51 ● うつ病と老年期認知症の鑑別

	うつ病	老年期認知症
症状の経過	抑うつ症状→認知症症状	認知症症状→抑うつ症状
進行	急速	緩徐
抑うつ気分	持続的な訴え	訴えが弱く、動揺する
不安・焦燥	強い	弱い
精神運動抑制	強い	弱い
睡眠	しばしば不眠がみられる	傾眠傾向
意欲	単純な仕事も億劫がる	作業意欲はあるがまとまらない
能力低下の訴え	能力低下を強調し、深刻に悩む	能力低下を隠し、深刻味が薄い
返答	「わかりません」と答えることが多い	一生懸命考えるが、正答が少ないことが多い
社交性	回避傾向が強い	保たれていることが多い
注意力・集中力	比較的保たれている	著明に障害
見当識障害	少ない	しばしば出現

（文献14）を一部改変）

4. 薬物療法

これまでは高齢者のうつ病患者では薬物療法による副作用が出現しやすいため、若年者に対する処方量の1/2程度を使用すると記載されてきたが、高齢者のうつ病患者の中でも、器質的要因の大きさによって副作用の出現頻度が異なることが明らかとなってきている。さらに副作用の多くは血中の薬物濃度が増加するに従って出現頻度が増加するため、肝機能障害など薬物代謝・排泄に影響を及ぼすような疾患の有無にも注意を払う必要がある。われわれの検討においても潜在性脳梗塞(SCI)を合併する高齢うつ病患者ではSCIを伴わない患者と比べてせん妄や薬剤性パーキンソニズムなどの中枢神経系副作用が出現しやすいことを明らかにしている[16]。高齢者うつ病の診療においてはうつ病そのものの重症度や認められる症状の同定を行うとともに、それぞれの患者における器質的要因の関与の大きさを検討していくという2つの方向での評価が大切である。本邦における老年期うつ病の薬物治療アルゴリズム[17]では副作用プロフィールの違い(**表52**)[18)19)]からSSRIとSNRIが第一選択として推奨されている。高齢者のリエゾン精神医療におけるうつ病性障害の治療では脳血管障害や、肝機能障害の合併などリスクファクターを評価したうえで、リスクファクターのない患者では副作用の発現には十分に注意を払いながら若年患者と同様に、リスクファクターが多い患者の場合にはSSRI(パキシル®10〜30mg、デプロメール®50〜150mg)やSNRI(トレドミン®25〜100mg)など中枢神経系副作用が生じにくい薬剤を少量から漸増していく必要がある。

(山下英尚、山脇成人)

表52 ● 抗うつ薬の副作用プロフィール

Ⅰ. 三環系・四環系抗うつ薬
 ノルアドレナリン再取込み阻害
  振戦、頻脈、勃起障害、射精障害、血圧上昇
 セロトニン再取込み阻害
  消化器症状(悪心、嘔吐)
 ヒスタミンH₁受容体阻害
  鎮静、眠気、体重増加、低血圧
 ムスカリン受容体阻害
  口渇、かすみ眼、せん妄、便秘、イレウス、認知障害、尿閉
 アドレナリンα1受容体阻害
  起立性低血圧、反射性頻脈、降圧薬の作用増強、めまい
Ⅱ. SSRI
 消化器症状(悪心、嘔吐)、食欲低下、頭痛、神経過敏性機能障害、断薬症候群、セロトニン症候群、錐体外路症状
 薬物相互作用による副作用
 (パロキセチン)口渇、かすみ眼
Ⅲ. SNRI
 尿閉、動悸、血圧上昇、めまい、不安、異常発汗

(文献18)19)を一部改変)

●文献

1) Engel GL : The need for a new medical model ; a challenge for biomedicine. Science 196 : 129-136, 1977.
2) Catterson ML, Preskorn SH, Martin RL : Pharmacodynamic and pharmacokinetic considerations in geriatric psychopharmacology. Psychiatr Clin North Am 20 : 205-218, 1997.
3) The World Health Organization : ICD-10 精神および行動の障害；臨床記述と診断ガイドライン. 融 道男, 中根充文, 小見山実(訳), 医学書院, 東京, 1993.
4) Meagher DS : Delirium-optimising management. BMJ 322 : 144-149, 2001.
5) 一瀬邦弘, 横田則夫, 内山 真, ほか：せん妄；診断, 治療, これからのアプローチ. 老年精神医学雑誌 5 : 142-149, 1994.
6) 岡本泰昌, 佐々木高伸：リエゾン精神医学で経験するせん妄の薬物療法. 臨床精神薬理 1 : 1277-1284 ,1998.
7) 萬谷智之, 岡本泰昌：せん妄. 精神科；必須薬をさぐる, 宮岡 等(編), pp70-79, 中外医学社, 東京, 2004.
8) Wilson K, Mottram P, Sivanranthan A, et al : Antidepressant versus placebo for depressed elderly. Cochrance Database Syst Rev (2) : CD00561, 2001.
9) Cummings JL : Depression and Parkinson's disease ; a review. Am J Psychiarty 149 : 443-454, 1992.
10) Frasure-Smith N, Lesperance F, Talajic M : Depression following myocardial infarction ; Impact on 6-month survival. JAMA 270 : 1819-1825, 1993.
11) Plumb M, Holland J : Comparative studies of psychological function in patients with advanced cancer Ⅱ ; Interviewer-rated current and past psychological symptoms. Psychosom Med 43 : 243-254, 1981.
12) Alexopoulos GS, Meyers BS, Young RC, et al : 'Vascular depression' hypothesis. Arch-Gen-Psychiatry 54 : 915-922,1997.
13) Sultzer DL, Levin HS, Mahler ME, et al : A comparison of psychiatric symptoms in vascular dementia and Alzheimer's disease. Am J psychiatry 150 : 1806-1812, 1993.
14) 笠原恭輔, 糸賀 基, 妹尾晴夫, ほか：高齢者うつ病における脳血管性うつ状態の診断. 脳血管性うつ状態の病態と診療, 小林祥泰(編), pp83-90,メディカルレビュー社, 東京, 2001.

15) Hebert R, Lindsay J, Verreault R, et al : Vascular dementia ; incidence and risk factors in the Canadian study of health and aging. Stroke 31 : 1487-1493, 2000.
16) Fujikawa T, Yokota N, Muraoka M, et al : Response of patients with major depression and silent cerebral infarction to antidepressant drug therapy, with emphasis on central nervous system adverse reactions. Stroke 27 : 2040-2042, 1996.
17) 小澤寛樹, 山田真吾, 斎藤利和：老年期の気分障害. 気分障害の薬物治療アルゴリズム, 精神科薬物療法研究会（編）, pp101-110, じほう, 東京, 2003.
18) 柿原慎吾, 上田展久, 中村　純：SNRIの臨床的な位置づけ. 臨床精神薬理　5：1703-1707, 2002.
19) 塩入俊樹, 染矢俊幸：SSRIの臨床的な位置づけ；従来型に対する非定型として. 臨床精神薬理　5：1691-1701, 2002.

5. 高齢者のリハビリテーション

●●● はじめに

20世紀前半の英国の慢性病院（療養施設）では医学的治療を放棄された高齢者の収容が目立つようになった。そうした時代にMW Warrenは、対象者一人ひとりを多面的・総合的に評価し、高齢者の医療にチームアプローチを導入することで、治療の目標を設定し、多大な成果を示した。Warrenの記載した高齢者治療の原則は今日でも通用する内容を多く含む（表53）[1]。こうした活動により老年医学が体系化され、米国とは異なるリハビリテーション（以下：リハ）の展開がみられた。

英国老年医学会の標語として"adding life to years"が知られている。20世紀の医療技術の展開により、人の平均寿命は著明に延長した。生命科学が脚光を浴びる現代、救命はされたが病院や施設に依存する人々の数が増大し、保健医療の標的であるライフ（life）は生命だけでなく生活の意味へ拡大してきた。個人の活動を尊重し、社会参加を制約する要因および直接的に活動を妨げる要因として疾病をみる立場が生まれている。また、WHOによる健康の定義にもみられるように、疾病を生物学的異常と同一視するのではなく、精神的、社会的側面も重視されるべきである。リハ医学は病者を生活者としての人に転換させることを目的として、さまざまな職種を動員する。活動性を高めるためには身体機能の回復が第一に期待され、さまざまな機能訓練が施行される。活動的余命（active life expectancy）を延長させる介入である。

表53 ● 高齢者治療の原則

1. 可能な限り、個人的なニーズに関して完全に自立を保つよう励ます必要がある。例えば、自分で洗面・手洗いをし、食事をとり、歯を磨き、髪をくしけずり、衣服を着ることである。患者が1人でできることは一切してあげてはならない。
2. 医学的状態により自立を低下させ、動けなくなっているなら、PT、OT、STによる完全な治療体制を組むことで障害を克服する必要がある。
3. いつでも患者に治療を続けるよう励まし、あらゆる可能な手段により活動性を保ち、自分自身の完全回復と周囲への関心を向けさせる必要がある。
4. 高齢者は疲れやすく反復治療を必要とするので、運動は頻回に短時間で（15分が目安）行う必要がある。
5. 時間の許す限り運動は詳細に計画する必要があり、正確に行うことでのみ改善や疲労の真の評価計測が可能になる。
6. 実施上多大な注意を払うべきことは、床周り、衛生、温度、照明などが良好な状態にあるか、着衣や履物（靴）は快適で、適合しているか、補装具類は義足を含めて適切であるか、を詳細に確かめることである。とりわけ、杖の類は正しい長さでないと、歩行は困難で、危険でさえある。
7. 頭上の手すり、ベッド端のプーリー、肘つき椅子、車椅子、自走式の椅子など器具の類は患者の最大限の自立に役立つよう供給される必要がある。
8. ある障害が他の障害の回復を妨げて全般的な荒廃に至ることを避けるため、医学的症状はすべて治療される必要がある。

（文献1）による）

1 リハビリテーションの対象者

わが国の65歳以上高齢者人口は、2003年10月1日現在で2,431万人、また100歳以上の人口も2万人を超えるに至っている。1975年9月当時の100歳老

人（センチュナリアン、100歳以上の人）は548名だった。WHOによる2003年版世界保健報告では日本人の平均寿命は81.9歳、平均健康寿命は75歳と、いずれも加盟192ヵ国中トップだった。平均して晩年の6～7年間は疾病や外傷などにより、医療や介護に依存することになる。健康寿命（health life expectancy；HALE）と活動的余命とはニュアンスが異なるが、高齢者ほど活動制限や参加の制約を被りやすく、健康は損なわれやすい。

しかし、高齢者の大多数は活動性が維持されているので、皆が機能訓練の対象というわけではない。かつて、機能訓練の側面からリハの対象とされる高齢者は以下のように分類された[2]。

①明らかな障害患者（片麻痺、変形性関節症、骨折、切断、神経筋疾患など）
②明らかな肢体不自由はないが慢性疾患の患者（慢性の心疾患や肺疾患など）
③明らかな疾患はないが、体力の障害された高齢者

一方、英国の臨床老年医学で独特の活動を展開したB Isaacsは、高齢者医療の標的として不動・寝たきり（immobilization）、転倒転落と起立不安定（instability）、尿失禁（incontinence）、認知症を含む知的障害（intellectual impairment）を挙げた。これらは原因が多因子性で、慢性に経過して個人の自立と尊厳を剥奪し、ライフに関して直接死因ではなく生活の価値を消すことから重大である[3]。こうした動向から、従来の身体障害に加えて認知症を含む知的障害、あるいは高次脳機能障害を有する高齢者が主な対象と考えられる。

また、近年目立つ対象として悪性腫瘍患者の依頼件数増加がある。高齢者医療では終末期医療が重要な課題であるが、治療技術の進歩はがん患者の5年生存率を高め、遠隔転移、新たな合併疾患などにより、上記障害を有する対象が増加している。特に、全身体力消耗により退院が遷延し、自宅での生活への支援を必要とする例では、リハの技術が有用と考えられる。

2001～2003年の3年間に、東大病院で整形外科と精神科を除く入院患者についてリハ部に依頼された新患数は2,159名で、うち65歳以上は1,098名（50.9％）だった。65歳以上の対象者の関連する主診断を分類すると、脳卒中など脳疾患が32％を占め、次いで白血病など血液疾患を含む悪性腫瘍が18％を占めた。以下、骨関節疾患、神経筋疾患、循環器疾患、呼吸器疾患などの順であった。

2　リハビリテーション・チーム

1930年代の活動から、Warrenは寝たきりに陥った高齢者の治療はチームで取り組むことが必要であると述べた。そうしたチームに含まれるものとして、在宅ではGP（総合診療医）、ホームヘルパー、家族と友人を挙げ、病院では内科とその医師スタッフ、看護スタッフ、理学療法士（PT）、言語聴覚士（ST）、ソーシャルワーカー（SW、almoner）、栄養士などを挙げた[4]。しかし、コメディカルや介護・福祉のスタッフについては、職能分化や各専門職の需給バランスに関して今日の英国でも問題があり、わが国ではさらに複雑な事情がある。今日、必要とされるリハ・チームの職種は、常勤的スタッフとしてリハ科医、リハ看護師、臨床心理士、作業療法士（OT）、PT、ST、SW、カウンセラー、非常勤スタッフとして栄養士、薬剤師、足治療師、義肢装具士、リハ工学士が挙げられる。足治療師は、靴文化の普及により需要は既に存在するが、わが国には公的に存在しない職種である。医師に関しては老年科医はもとより、整形外科医、神経科医、泌尿器科医や歯科医との連携が必要と考えられる。

患者を病院など施設に依存させずに、それぞれの地域で生活することを目指すためには、その地域での生活を支援する体制が必要である。こうした在宅ケアの問題点としては、コメディカルの質量的不足、チーム構成員間でのコミュニケーション不足、そのためのカンファランス日程調整困難、職種ごとの境界領域設定、PTやOTなどセラピストの孤立などが列挙される。専門職種の不足と関連専門職での境界設定は、「皆の仕事は誰の仕事でもない」といった状況を生み出す。チーム医療の形態はおよそ3型に分類されるが、その中のtransdisciplinary team approachが推奨されることで、リハ療法士といった概念も生まれている。

3　リハビリテーションの目標

高齢者の医療では寿命の延長に加えて生活の質

(quality of life；QOL)的側面への介入が求められ、PT、OT、SWなど多職種を動員したチームアプローチによりQOLを高めることがリハの大きな目標である。

ADL(activities of daily living)という用語は、1940年代の米国で生まれ、リハや高齢者医療の領域で普及したものである。日常生活における活動を治療の対象として位置づける。ベッド上で食事介助を受けている高齢者には、ベッド上で起き上がり、座位を保持して、ナイフとフォーク、スプーン、あるいは箸を使用して自分で食事をとる動作を訓練する。病院でのリハでは専らセルフケアにかかわる動作が訓練の対象となる。一方、地域で在宅での高齢者の維持を目標とした取り組みでは、掃除、洗濯、調理といった家事活動、電話でのコミュニケーション、自動車の運転、銀行口座の処理など社会生活上の手段的活動の可否が生活支援のプランに欠かせないことが認識された。

活動状態の評価は、QOLの客観的成分としても重要であり、活動は人間の欲求に関するMaslow心理学の構造に対比して、階層性構造を有するものとして理解することができる。

生活や人生といったライフの質には、その個人の活動(activity)の質と量が大きくかかわるので、QOLの計測法では活動の計測が含まれることが多い[5]。高齢社会では生死を指標とする余命だけでなく、活動を指標とする活動的余命や健康の定義に照らした健康余命の延長が求められる。また、障害調整生活生命年数(disability adjusted life years；DALY)のように、障害により生活が損なわれる期間を推定して疾病の影響の指標とすることも提唱されている。こうした指標の算定法については議論の余地が少なくないが、高齢者のリハでは重視すべきものである。リハの目標は疾病や加齢により生じる活動制限を最小化し、社会参加を最大限にすることで、QOLを高めることにある。

4 リハビリテーションの流れ

1. 評価

高齢者の自立を妨げる要因は複合的に理解され、複数の領域からなる総合機能評価の有用性が確立さ

障害の移行要因

・身体医学的評価
・認知機能評価
・情動評価
・社会的支援評価
・経済評価
・環境評価
・QOLの評価

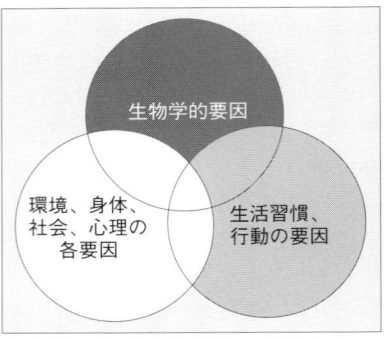

生物学的要因
環境、身体、社会、心理の各要因
生活習慣、行動の要因

図27● 高齢者の総合機能評価の領域
高齢者の自立を妨げる機能低下の領域は多面的な評価を必要とする。障害の移行要因は遺伝子など生物学的要因だけでなく、環境、身体ならびに社会心理的要因と、個人の生活習慣や行動様式なども関与する。ADLは代表的な各種評価において身体医学的、認知機能、社会的支援、QOLなどの評価にかかわりをもち、リハにおける最も基本的評価項目である。
(江藤文夫：要介護者の適切な評価とケアプラン．日老医誌 38：88-90, 2001による)

れてきた。それらの領域は機能の領域だけに留まらず、機能を低下させる領域は多数列挙される(図27)。生活活動を制限し、社会参加を制約する障害には、疾患に加えて麻痺や認知障害だけではなく、気分や意欲などの心理要因や、バリアフリーの標語に代表される環境要因、さらには家族を含めた文化的行動パターンなどが移行要因として作用する。これらの要因に関連した主要な領域について、それぞれ評価法が開発されてきた。

評価の目的は対象となる高齢者の生活自立度を高め、社会参加を促進し、QOLを高めるための介入計画を立案し、介入結果を判定する尺度とすることにある。最も大切なのは日常生活の活動に即した評価法、すなわちADLを評価することである。

介護保険制度など行政的な指標とは別に数多くのADL評価法が使用されてきた。基本的ADLに関しては、Barthel index(195頁参照)やKatz indexが推奨される[6]。また、認知機能を含めて米国で普及し、わが国でも使用されているものにFIM(functional independence measure)がある。高齢者の日常生活自立に必要な活動は身辺ケアに関するものだけではない。手段的活動はもとより、趣味的活動もQOLにかかわりがある。これら、広域の活動を組み合わせた評価法もある。その中で、高齢者を対象として開発

図28 ● ADLと高次脳機能

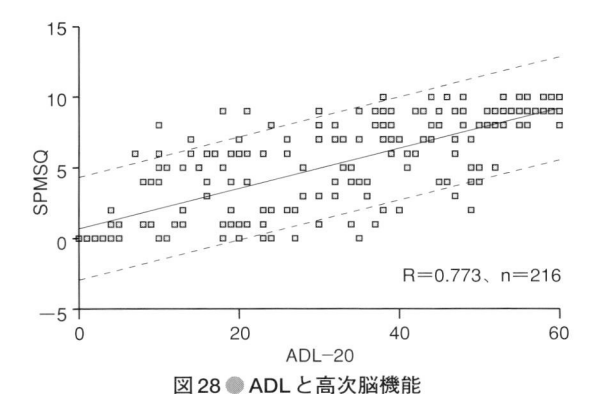

簡易精神質問紙法検査(SPMSQ)で正答数で採点した結果とADL-20の合計点との相関は極めて高い。長谷川式痴呆尺度(HDS-R)でも同様にADL-20と有意な相関が認められる。
(江藤文夫,田中正則,千島 亮,ほか:老年者のADL評価法に関する研究.日老医誌 29:841-848, 1992 による)

表54 ● 廃用症候群－安静や習慣的不活動の弊害

諸症状	主な原因
1. 骨格筋の萎縮、筋力低下	運動不足
2. 関節拘縮	関節運動の欠如
3. 代謝障害 オステオポローシス 尿路結石	体重負荷および筋収縮負荷の欠如 骨の脱灰、尿路感染
4. 循環障害 起立性低血圧 深部静脈血栓症 肺塞栓症 沈下性肺炎 褥瘡	臥床の継続 静脈血流のうっ滞 静脈血栓の剥離 胸郭拡張の欠如、体位不良 長時間の圧迫
5. 括約筋障害 尿失禁 便秘	トイレでの排尿機会の欠如 トイレでの排便機会の欠如
6. 精神障害 抑うつ気分 睡眠障害 仮性痴呆(認知症)	限定された生活空間、孤独 運動不足、抑うつ気分 社会性刺激の欠如、抑うつ気分

(文献10)による)

されたADL-20は、手段的ADLやコミュニケーションを含めた総合的ADL評価法であり、在宅高齢者を含めて汎用性が大である[7]。

また、ADLは機能や形態の障害に依存するので、その評価は認知機能とも相関する(図28)。簡易知能テストも施行不能な対象では基本的ADLを重要な治療介入の指標として位置づけることができる[8]。

なお、ADL評価法としては最も広く使用されるBarthel indexは、英国では5点刻みではなく1点刻みで得点表示されることが多く、その場合の合計点は20点となる(英国版Barthel index)。

2. 急性期

老年期の疾患管理では、入院して臥床安静を維持することで障害は拡大することが20世紀初頭から気づかれ、日中はベッドではなく椅子に腰かけて過ごすことが推奨されていた。高齢人口の増大が明らかとなり、リハが展開した20世紀半ばに廃用症候群(disuse syndromes)と誤用症候群(misuse syndromes)の概念が提唱され、同時期に老年医学の雑誌で青少年の腰痛症増加を論じる中で低運動性疾患(hypokinetic disease)という概念が提唱された[9]。急性期のリハの要点は早期離床により、これら二次的障害を予防することにある。すなわち安静臥床は、急性期治療の一般的治療法の1つであり、治療法は根拠に基づき選択されるべきである。臨床現場で指示される臥床安静の効果に関する研究では、治療効果は乏しく有害事象を有意に生じる場合の多いことが指摘されている。

安静臥床に伴う諸症状を廃用症候群と呼ぶ。廃用症候群(表54)の代表として骨格筋の萎縮と骨萎縮が挙げられる[10]。筋力は骨格筋を不動に固定すると進行性に低下する。初めの4～5週間で1週ごとに10～15%ずつ低下するといわれ、その後も徐々に低下する。筋力低下には筋持久力低下も伴う。不動は骨に対する通常の刺激を著しく減少させるので、骨吸収率が産生率を上回り、骨萎縮を生じさせる。約1週間の安静臥床により、窒素やカルシウム(Ca)のバランスは負となり、Caの排泄が増加する。不動により関節可動域も徐々に減少し、その結果生じる関節拘縮は筋活動範囲を縮小させ、骨に対する張力刺激も低下させることから廃用性萎縮を加速する。

早期離床は急性期からの厳密な医学的管理に基づき処方される。リハはわが国では機能訓練のイメージで論じられるが、障害を取り扱う医学であり、急性期には障害の予防が第一の目標である。意識障害があり、疾患の急性期治療を要する時期にも関節の可動域訓練や良肢位の保持、定時の体位変換は安全に施行できる。座位保持が自力では困難でもギャッ

3. 回復期

基本的ADLの自立は入院中の患者では第一の治療目標である。生活活動の中で移動手段としての歩行についてみると、筋力低下や骨折や関節障害が能力障害の重大な原因となることは容易に理解される。筋肉や骨、関節の運動をコントロールする脳を中枢とする神経系機能が損傷されていても歩行は困難となる。さらに、運動の効果器と出力制御系の機能障害だけでなく、酸素やグルコースによるエネルギーの供給系としての呼吸、循環、代謝機能が不全状態にあれば歩行は困難となる。

脳血管障害の多くは循環器疾患であり、高血圧、不整脈、虚血性心疾患を合併する例も多い。心疾患や呼吸器疾患そのものもリハの重要な対象疾患である。運動器の障害がなくとも心不全や呼吸不全があれば息切れや浮腫により活動が制約される。一方、過剰な運動負荷は障害を増悪させる。糖尿病では運動療法が治療手技の重要な柱であるが、高齢者の糖尿病では高頻度で虚血性心疾患の合併が認められる。

病院でのリハは看護師、PT、OT、ST、臨床心理士、医療ソーシャルワーカー（MSW）、義肢装具士など多職種によるチームアプローチが原則である。さらにこれら職種の技能は、退院後の高齢者の生活の場、すなわち地域においても提供されるよう各職種が配備される必要がある。そして、病弱の門をくぐった高齢者の社会生活における適正活動量の判断は疾患の厳密な管理に基づく必要がある。

4. 機能維持

疾患の影響だけでなく、日常生活での著しい不活動性は廃用症候群を伴って、高齢期における移動能力を障害する。歩行の不安定は転倒危険を高め、転倒頻度の増大は骨折危険を高め、骨折は臥床に伴う廃用症候群を導く。また、転倒不安は、日常生活を不活発にし、社会参加の機会を減少させる。こうした活動範囲の縮小は結果的に廃用症候群を加速する。すなわち、転倒を介した廃用症候群、さらには寝たきりへの悪循環を生じやすいことが高齢者の特殊性として理解される（図29）[5]。

筋力の維持には最大筋力の20〜30％の筋収縮を反復して行うことが必要であるが、通常は一般的な成人の日常生活としての活動量で十分である。骨萎縮の予防にはベッド上での筋力増強訓練や座位訓練より、1日3時間の立位保持（傾斜台）の方が有効である。しかし、病態によっては臥床を維持せざるを

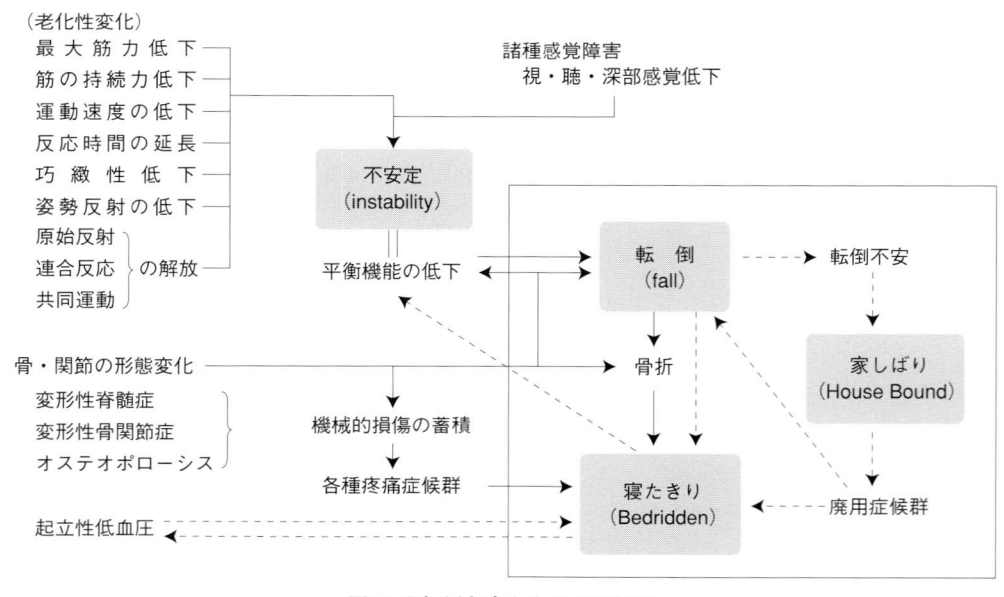

図29 ● 転倒と寝たきりの悪循環
（江藤文夫：歩行障害と転倒．内科 59：867-869, 1987による）

得ない場合もあり、臥位で可能な ADL の実行と四肢の運動(特に等尺性運動)を通して予防を図る。歩行が可能であれば1日8,000歩程度の歩行が予防に役立つ。骨粗鬆症の指標としての骨密度の改善には運動の効果はほとんど期待できないので目標は予防である。バランス訓練を含めた運動により転倒危険を減らすことは可能と考えられている[11]。また、転倒に伴う大腿骨頸部骨折の予防にはヒッププロテクターの着用も有効とされている[12]。

5. 介護予防

疾患の回復期から慢性期においては、日常生活での活動性を維持し拡大することが廃用症候群の予防と治療に該当する。高齢者では起立歩行の不安定性が潜在し、活動範囲は遠隔地への旅行から家の近所での散歩へ、庭と家屋内へ、室内へ、ベッド周囲へと縮小しがちである。起立歩行の不安定は歩行補助具を利用したり車椅子を使用したりすることで解消し得ることが多い。しかし、公共施設や街頭で階段や段差などのバリアが存在し、バスなど公共輸送機関も車椅子を受けつけないなら、社会参加の機会は縮小する。障害は肢体不自由だけはない。視覚や聴覚の障害も高齢者では増加する。廃用性萎縮や消極的に陥りやすい心理的要因や環境要因により自宅に閉じこもる状態を家しばり(house bound)と呼ぶ。家しばりは、廃用性障害をさらに拡大する最大の要因となる。都市の設計まで含めた建築の分野では、誰もが使用できて安全にアクセスできることを目標に掲げたユニバーサルデザインの発想が重視されている。

日常的な運動で最も単純な活動は散歩であるが、疾患を有する高齢者では医学的評価に基づく適切な指導を必要とする。糖尿病の治療では運動の重要性は周知のことかも知れないが、過剰な歩行や不適切な履物が下肢を損傷する危険要因であることも忘れてはならない。動脈硬化性閉塞症など末梢動脈疾患を合併する危険は加齢とともに増大する。末梢神経障害の合併も増大する。呼吸器や循環器疾患でも医学的管理に基づく生活指導は治療の一部である。疾患の重症度分類に日常生活での活動性を軸としたHugh-Jonesの分類やNYHA(New York Heart Association)の機能分類が考案されたのは1950年代のことである。

高齢者の医療を表現する言葉として「老人は社会的問題ではなく、社会的結果を伴う医学的問題、あるいは医学的結果を伴う社会的問題で入院する」がある[3]。高齢者が病院という収容施設を出て社会生活に統合され、維持される過程、すなわちリハでは社会資源の充実が急務であることが理解されよう。

●●●おわりに

寝たきりの原因疾患として脳卒中が強調されてきたが、わが国では依然として早期離床の実践は不十分であり、慢性期には機能訓練と医学的管理が分離されている。高齢者では肢体不自由を生じる疾患に限らず、罹病し臥床することを契機に歩行不安定は増大し、転倒・転落事故を経験することで日常生活は消極的となり活動空間が制約され、廃用症候群を介して寝たきりが固定されることになる。転倒・転落と寝たきりの悪循環を断つためには、日常生活を活発にするための社会資源の充実と高齢者の社会参加を円滑にする環境整備が必要であり、高齢者の身体的、精神的、社会的問題を総合的に評価して適切な医学的管理と生活指導を行うことが大切である。こうしたリハの取り組みを実現するために、多数の専門職種が分化発達してきた。チームの要としての医師には各職種の業務に関する基本的知識をもつことが期待される。

(江藤文夫)

●文献

1) Warren MW：Activities in advancing years. Br Med J 2：921-924, 1950.
2) Dacso MM：Clinical problems in geriatric rehabilitation. Geriatrics 8：179-185, 1953.
3) Isaacs B：The Challenge of Geriatric Medicine. pp1-7, Oxford Univ Press, Oxford, 1992.
4) Warren MW：Care of the chronic aged sick. Lancet 1：841, 1946.
5) 江藤文夫：歩行障害と転倒. 内科 59：867-869, 1987.
6) 江藤文夫：ADLの概念と構造. OTジャーナル37：444-451, 2003.
7) 江藤文夫, 田中正則, 千島 亮, ほか：高齢者のADL評価法に関する研究. 日老医誌 29：841-848, 1992.
8) Eto F：Activities of daily living and mental status in elderly patients with organic brain disorders. Carers, Professionals and Alzheimer's Disease, O'Neill D (ed), pp323-327, John Libbey & Company, London, 1991.
9) 江藤文夫：過度の安静による合併症の障害学. 医学のあゆみ 116：416-422, 1981.

10) Hirschberg GG, Lewis L, Thomas D (eds) : Rehabilitation. pp12-23, Lippincott, Philadelphia, 1964.
11) Province MA, Hadley EC, Hornbrook MC, et al : The effects of exercise on falls in elderly patients ; A preplanned meta-analysis of the FICSIT trials. JAMA 273 : 1341-1347, 1995.
12) Kannus P, Parkkari J, Niemi S, et al : Prevention of hip fracture in elderly people with use of a hip protector. N Engl J Med 343 : 1506-1513, 2000.

6. 認知症疾患のクリニカルパス

1 クリニカルパスとは

　クリニカルパス(臨界経路)とは、もともと宇宙開発などの分野で工程管理などに用いられていた計画手法の1つであった。それが作業工程の効率化、標準化など、製造工程を管理する手法として経営工学分野における評価改善システムとして利用されるようになっていった。1980年頃より米国において、医療費の支払い方式である診断群別定額払方式(diagnosis related groups/prospective payment system ; DRG/PPS)の導入とそれに伴う在院日数の短縮などへ対応するため、この概念が医療分野へ導入された。したがって、当初このクリニカルパスは、「DRGで決めている入院期間内で標準的な結果を得るために、患者に対して最もかかわる医師および看護師が行うべき手順と時間のリスト」といった定義がなされていた。その後、単に在院日数の短縮ということだけではなく、良好な経過をとり得ることができるようにするといったことについても目が向けられるようになった。そして、医療の質の向上、医療の標準化、効率化を目指す手法として検討が進められるとともに、その定義も「医療チームが共同で開発した患者の最良のマネージメントと信じた仮説」と変化してきた[1]。現在では「疾病あるいは診断群ごとに、検査、治療、処置、ケアなどの種々の行うべき介入の手順を同一の様式で科学的根拠に基づいて時系列に並べ、医師や看護師などにより構成された医療チームが医療内容を把握しやすくした患者の治療計画書」というべきものとの認識がなされていることが多いが、本来は以下で述べる評価のポイントからもわかるように、治療計画書以上の役割を担うことが可能なものである。このような変遷の中、名称もクリニカルパスなど(例えば、米国でZander氏は「CareMap®」という名称を商標登録しており、この名称が用いられたり、わが国ではケアパスなどの名称といったもの)が使用されるようになってきている。

2 クリニカルパスの導入背景とその意義

　上述したように、クリニカルパスはDRG/PPS導入により急速に広がっていった。DRGとは、医療資源の必要度などを考慮した患者特性分類(病名グループ)である。この分類において、同一の診断群に含まれる場合は、入院期間や治療内容にかかわらず、原則として診療報酬が定額となるというものである。したがって、このDRG/PPSの制度下においては、医療機関は経営の効率化を図るために、在院日数の短縮など医療資源投入の効率化について考慮することとなる。しかしながら、医療の質を保つことと、医療資源の投入効率化は一見相反することである。このように相反する事項について調整する手法として、また一般国民の間で医療の質に関する関心が高まり、医療の質の管理が求められるようになってきたが、その手法として、このクリニカルパスが注目されてきたのである。

　実際クリニカルパスの導入によって、医療資源の効率的利用(在院日数短縮、薬剤使用量の変化、DRG/PPS対策など)、医療の標準化、医療の質の改善(クリニカルインディケータを用いたアウトカム測定・評価、バリアンス分析など)、患者満足度の改善(効率的なケアの提供と治療の全体像の把握など)、業務満足度の改善(チーム医療の向上、業務改善など)などが図られることが明らかとなっている。

表55 ●厚生労働省で示されている診断群分類

MDC	コード	分類名
01	0010	脳腫瘍
01	0020	くも膜下出血、破裂脳動脈瘤
01	0030	未破裂脳動脈瘤
01	0040	非外傷性頭蓋内血腫（非外傷性硬膜下血腫以外）
01	0050	非外傷性硬膜下血腫
01	0060	脳梗塞
01	0070	脳血管障害（その他）
01	0080	脳脊髄の感染を伴う炎症
01	0083	結核性髄膜炎、髄膜脳炎
01	0086	プリオン病
01	0090	多発性硬化症
01	0100	脱髄性疾患（その他）
01	0110	免疫介在性・炎症性ニューロパチー
01	0111	遺伝性ニューロパチー
01	0120	特発性（単）ニューロパチー
01	0130	重症筋無力症、神経障害（その他）
01	0140	筋疾患（その他）
01	0150	脳血管疾患（その他）
01	0155	脊髄性筋萎縮症および関連症候群
01	0160	パーキンソン病
01	0170	基底核などの変性疾患
01	0180	不随意運動
01	0190	遺伝性運動失調症
01	0200	水頭症
01	0210	アルツハイマー病
01	0220	認知症疾患（アルツハイマーを除く）
01	0230	てんかん
01	0240	片頭痛、頭痛症候群（その他）
01	0250	アルコール依存症候群
01	0260	ウェルニッケ脳症
01	0270	中毒性脳症
01	0280	ジストニー、筋無力症
01	0290	自律神経系の障害
01	0300	睡眠障害
01	0310	脳の障害（その他）
01	0320	中枢神経系感染症
01	0370	その他の神経系疾患

＊神経疾患のみ抜粋

これらの点は、クリニカルパス導入によりもたらされる利点であるとともに、クリニカルパスを評価するポイントともなり得る。

わが国においても、1998年には国立病院や社会保険病院など10のモデル病院における急性期入院医療定額払いの試行、2003年度からは特定機能病院82施設においてDPC（diagnosis procedure combination）による入院包括評価が、さらに2004年度からは特定機能病院に加えて民間病院62施設においてもDPCが導入された（表55）。このような状況の中で、特に病院においては今後ますますクリニカルパスの重要性、必要性が高まることが予想される。

3　認知症疾患におけるクリニカルパス

わが国において、老年期認知症患者数は人口の高齢化に伴いその数が増加し、150万人にも達するとの推計もなされており、社会的にも大きな問題となっている。

欧米では、認知症疾患を含む精神神経疾患では、診断名が複雑であることや同一の診断名でも治療内容に大きな差異が存在する場合があるといったことなどにより、当初はDRG/PPS制度の導入はなされていなかった。しかし近年においては、他の領域の疾患と同様に精神神経疾患の領域においてもDRG/PPSの導入が試みられるようになった。

老年期認知症におけるクリニカルパスについて検討を進めていく場合、注意すべき点がいくつか存在している。それは、標準的な経過だけではなく、さまざまなバリアンスについて考慮しておく必要性が高いことである。例えば1つめの点は、認知症の周辺症状が認められる場合である。周辺症状には、徘徊、精神興奮、妄想、幻覚といった精神症状などが挙げられるが、これらの症状が1つあるいは複数伴っていることによって、一般内科病棟での入院が困難な事態を生じる可能性も高い。また、老年期認知症の患者のみにみられる症状ではないが、失禁、転倒、嚥下困難といった老年症候群を伴っている場合や、生活習慣病など1人で複数の病気を有している場合などもそれぞれの病態に対応するクリニカルパスの検討が必要である。これらの症状の存在が入院後に初めて明らかとなると、クリニカルパスの再検討が必要となり、結果として入院期間の延長などが生じてしまう。このほか、特に老年期認知症患者が内科的疾患や整形外科的疾患などで入院加療を行う場合、入院中に退院後のケアについてもクリニカルパスで併せて考えておかないと、その面での検討が不十分であるといった事態が生じて、入院が長期化してしまうなどの場面も想定される。したがって、医療ソーシャルワーカー（MSW）など院内の退院支援部門の職種との調整も必要となる。また、退院後の体制については、ケアマネジャーといった院外のケアにかかわる職種、介護関連施設、行政機関、さらには家族との調整といった、患者以外の要因も存在している。高齢者、とりわけ認知症症状を有する

場合はこの点もバリアンスとして留意しておく必要がある。

近年の研究により、わが国においてはこれらの点についても考慮した認知症疾患に対するクリニカルパスも報告されてきている[2]。

4 認知症疾患の外来・在宅におけるクリニカルパス

平成12年4月から開始された介護保険制度において、高齢者で長期ケアを必要とする要介護者を在宅や施設での介護を提供する新しいシステムが保険という枠組みでスタートした。また、医療を取り巻く環境の変化により入院期間などの短縮も認められ、これら医療環境の変化と介護保険制度の導入が相俟って、在宅ケアの重要性も以前にまして認識されるようになってきている。

米国では、DRG/PPSの導入により在院日数が短縮したため、入院と同様に在宅ケアの重要性も指摘されるようになった。このことと、入院医療と在宅ケアの継続性を保つといったことから、在宅におけるクリニカルパスも検討が進められている。実際にはケアの項目ごとに問題点、担当、目標などが記載されそれに沿ってサービスが提供されるようである。しかしながら、認知症疾患での検討はいまだ十分とはいえない。

近年、老年期認知症、とりわけアルツハイマー病（AD）に対しては、抗認知症薬による薬物治療が可能となった。またMCI（Mild Cognitive Impairment）といった病態に関する研究も進んできており、認知症の早期発見・早期治療の重要性が指摘されている。このような状況の中で、認知症を早期に診断し、各方面と連携をとりながら速やかに適切な在宅ケアへの移行を可能とするようなシステムづくりが必要である。そのためには、入院を経ず、外来においても利用可能な認知症診断のクリニカルパスが必要であると思われる。

外来におけるクリニカルパスを作成するためには、認知症の診断・評価、在宅への移行といったアウトカムを得るために、必要な事項をもれなく挙げておく必要がある。実際の外来初診から在宅ケア、治療、ケアまでの期間には、**表56**に示す事項が含まれている。在宅ケア、治療に至るまでの期間を考えた場合、その期間を短縮できる段階や質を向上

表56●認知症疾患における外来クリニカルパスを考慮するうえで必要な事項

- 一般内科学的診察・検査
- 認知症に関連した専門外来受診、神経心理学的検査、神経学的診察
- 頭部CTあるいはMRI検査
- 脳血流検査
- 画像や神経心理学的検査を参考に、必要があれば薬物治療開始
- 薬物療法の評価
- また、これらの受診と併行して必要に応じて介護保険における要介護認定の申請

せ得る点がいくつも存在していることがわかる。その点について以下に具体的に述べることとする。

❶認知症に関連した専門外来受診までの期間

一般内科学的な診察から認知症の専門外来までの期間が診断までの遅延因子となり得る。この点に関しては、認知症の専門外来開設日を増やす、あるいは担当者を増やすことで診断までの期間を短縮することが可能である。また、同一患者については同じ担当者が初診から治療までも担当することも、患者との信頼関係を考えた場合、必要かも知れない。

❷画像検査の実施について

画像検査については、院内における種々の画像診断用機器の稼働状況や混雑度により左右される。院内で新たな機器を増設することは困難であるため、担当診療科との連携を図り、曜日や時間帯を認知症の専門外来日と認知症患者の画像診断日とで調整することで、診断までの期間短縮や、患者や家族の負担軽減が図れる可能性がある。それに加えて、最近では画像診断専門のクリニックなども増えてきており、これらの医療機関と連携することにより、期間短縮や同一診断医による読影なども可能となる。

❸薬物療法開始

診察や画像検査などの一連の事項が終了した後、速やかに受診を行うことで早期に治療を開始することができる。その際には家族あるいは介護者との連絡を密にしておくことが必要である。

❹要介護認定までの期間

投薬治療が開始されるまでの間、同時進行の形で自治体などの窓口における要介護認定にかかわる諸

表57 ●認知症疾患における外来クリニカルパスの1例

	受診1回目	受診2回目	受診3回目	受診4回目	受診5回目
診察など	一般内科学的診察	神経学的診察 認知症評価 　（MMSE、ADAS） 介護保険相談	必要があれば適宜神経心理学的検査追加		薬物療法の判断 （精神症状が強い場合は精神神経科併診）
検査	血液・尿検査	家族性が疑われる場合は遺伝学的検査			
画像検査	胸部X線		頭部CTあるいはMRI （MRIの場合はMRAも）	SPECT	
生理学的検査	心電図	脳波			
その他	家族との面談				ケアマネジャー連絡 リハビリ依頼

注：一般検査などで異常が指摘された場合は、適宜検査を追加し、専門科を受診。
　　5回目以降の受診において、薬物療法の効果判定やケアの内容評価を行う。

手続きを開始しておくことで、その期間の短縮を図ることが可能である。また、ケアマネジャーなどの在宅ケアの担当者と介護サービスの内容について相談したり、あるいは施設サービスの利用が想定される場合は施設などの見学や提供サービスの確認を行うことも重要なことである。

これらの受診の流れ以外で、クリニカルパスに影響を与え得る事態としては、家族などの都合により受診機会が最短とならない場合、認知症患者自身が他の症状や疾患を有しておりその治療が優先された場合、地理的な関係で受診が困難となる場合、などが想定される。

これまで述べてきた点を考慮すれば、施設ごとの認知症外来におけるクリニカルパスの構築が可能である。**表57**には、認知症疾患の外来におけるクリニカルパスの1例を示す。

チーム医療といった観点からクリニカルパスが導入され、広がってきた経緯がある。米国ではこの点のみならず、病院が医療資源やサービスを提供する場合に、それらを報酬額の限度内に収めるあるいは効率化を図る際の、原価計算を行う有効な手法としても用いられている。わが国においてもDPCが導入されたことから、この分野での検討も今後必要となるだろう。また、病院間において共通の目標が設定されたことから、実際わが国でも医療の質と医療機能や患者満足度といった特別調査が行われることとなった。このような機会をとらえて、ベンチマーキングがなされ、クリニカルパスがブラッシュアップされることが考えられる。

（難波吉雄）

5　今後の展開

わが国では、これまで述べたように、医療の質や

●文献
1) Spath PL (ed)：Clinical paths；Tools for outcomes management. American Hospital Publishing, Chicago, 1994.
2) 遠藤英俊, ほか：痴呆性高齢者のクリニカルパス. 遠藤英俊（編）, 日総研, 名古屋, 2004.

7. 脳卒中に対する神経リハビリテーション

●●● はじめに

日本社会の高齢化は急速に進行しており、高齢障害者の主要原因としての脳卒中の医療・福祉分野に対するインパクトはますます高まっている。高齢障害者の自立を促進するために、リハビリテーション（リハ）による介入がなされるが、欧米の脳卒中ユニットを主体としたrandomized controlled trialの結果、多角的なリハアプローチは脳卒中患者の日常生活動作や歩行などのdisability（能力障害）を改善、在院日数を短縮し、自宅復帰率を高めることが示された[1]。一方、機能的脳画像や基礎的研究の進歩の結果、運動麻痺などのimpairment（機能障害）の回復に伴って、中枢神経系の機能的再構成が生じることがわかってきた。どのような中枢神経系の変化が機能回復に好影響を及ぼすかが明らかになれば、リハの具体的な方法論を脳科学の側面から検証することも可能である。本稿では機能的再構成の薬物による修飾の可能性についても論じる。

1 脳卒中急性期における機能回復

脳卒中の最もドラマチックな機能回復は、発症後の数週間に起こり、麻痺に関しては一次運動野とその下降路における浮腫の軽減、圧迫の減少、血流の再開などによって規定されるため、病変の部位と大きさや急性期治療（内科的：血栓溶解・神経保護など、外科的：血行再建・血腫除去など）の成否に依存する部分が大きい。脳卒中患者の1/4は発症後1ヵ月以内に麻痺が完全回復する。急性期以降の機能回復は徐々に起こり、回復曲線はなだらかになる[2]。

2 上肢機能回復の脳内メカニズム

近年、positron emission tomography（PET）やfunctional magnetic resonance imaging（fMRI）などを用いた脳機能画像研究から中枢神経系の機能的再構成が機能障害の回復に伴って生じることが明らかになった[3]。このような変化は発症後早期から生じると考えられるが、急性期の回復には上述のように病変の性状や急性期治療の成否の関与の方が大きい。主に麻痺から回復した手指の運動時の脳賦活パターンは健常人と異なり、①麻痺と同側の一次運動野にも賦活、②運動前野や補足運動野などの運動関連領野の賦活、③皮質病変の場合、病変周囲の賦活、がみられることが多い（図30）。

運動関連領野の機能回復における役割に関しては、少なくとも2つの考え方がある。1つは、一次運動野からの皮質脊髄路と並行して下降する運動前野や補足運動野からの下降路が、互いにどれか1つが損傷を受けた場合、代償するというものである[4]。このような運動関連領野は階層的により高次に位置し、正常な状態では運動の企画や開始に関連する領域であるが、麻痺により単純な運動が相対的に複雑さを増すため、これらの領域も関与するという説明も可能である。後者は麻痺が比較的軽度の場合に当てはまりやすい。例えば、経時的研究では機能回復に伴い麻痺手の運動時、運動野や運動前野の賦活が、病変半球で優位になる[5,6]。さらに機能が回復するにつれて一次運動野や運動関連領野の賦活はむしろ減少する。すなわち発症後初期には運動時の脳賦活は運動関連領野において増加し、機能が回復するにつれて次第にその賦活は減少して健常人の賦活パターンに近づく。運動関連領野の賦活はmaladaptiveでなく、麻痺手の運動遂行までの過程に関与していると考えられる。経頭蓋磁気刺激（transcranial magnetic stimulation；TMS）による病変半球や非病変半球の運動前野（背側）抑制が、視覚的に提示されたGO信号に対して麻痺手でキーを押すという単純な課題の反応時間を遅延させる[7,8]。

3 上肢に対するリハビリテーションと脳の機能的再構成

上肢機能障害に対する神経リハ介入として、環境、使用（use-dependent plasticity）、感覚運動刺激の3つの要素が考えられる。動物実験では、自発的に運

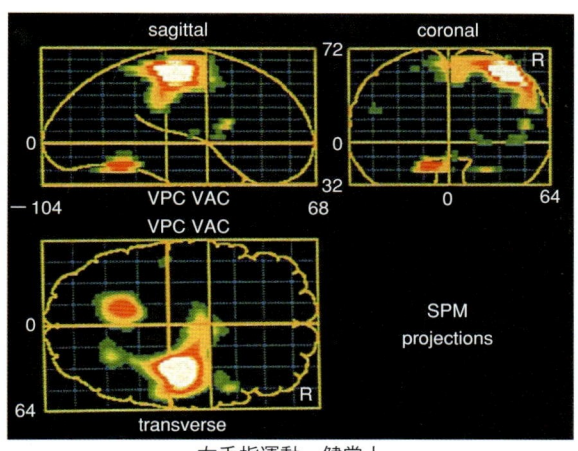

4. 高齢者の治療

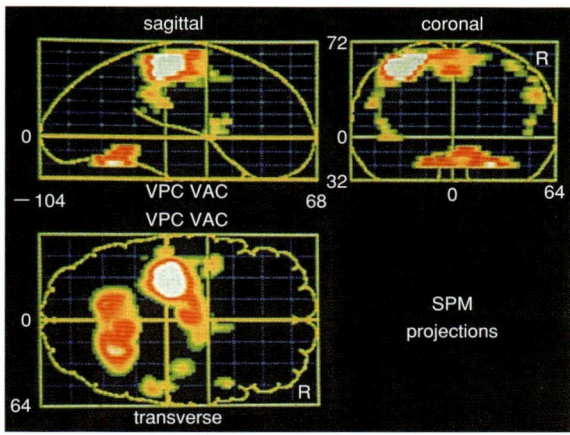

図30 ●上肢機能回復と中枢神経系の機能的再構成

健常人の左手の母指対立運動時(左図)には、右半球の一次感覚運動野と左小脳を中心に賦活がみられる。運動前野、補足運動野や頭頂葉の活動もみられる。右図は脳卒中から回復した患者が麻痺のあった右手で同様の運動を行ったときの脳賦活である。左一次感覚運動野に加えて右一次運動野も活動している。また小脳や運動前野の活動も両側にみられ、補足運動野の活動も増加している。

(Frackowiak RSJ：The cerebral basis of functional recovery. Human brain mapping, Frackowiak RSJ, Friston KJ, Dolan RJ(eds), pp275-299, Academic Press, San Diego, 1997 より改変)

動できる器具やおもちゃの整った広いケージで複数飼育するというリッチな環境(enriched environment)は、局所的脳虚血後の運動機能回復に対して促進的に働く[9]。前述の脳卒中ユニットは、多角的専門チームアプローチが行われる「リッチな環境」である[1]。

上肢、特に手の機能回復促進のためには使用頻度を増加させる必要がある。訓練の効果は介入量に応じてその介入したタスクに特異的にみられると考えられる[10]。Nudoらはリスザルで、訓練(小さなパレットからエサをとる)によるスキルの向上とともに、使用した手の反対側の一次運動野の手の領域の拡大することを皮質内微小刺激という手法で見い出した[11]。ところが大きなパレットからエサをとることを繰り返すような単純な運動の反復では、そのような変化は起こらない[12]。さらに一次運動野の部分的な実験的脳虚血後、5日後から麻痺手で小さなパレットからエサをとる訓練を行うと、麻痺手機能の改善とともに一次運動野内の手の領域が拡大することが示された[13]。ヒトではTMSを用いて、一次運動野からの出力の変化が検討されている。上肢に対する強制使用法(constraint-induced movement therapy；CIM訓練)は、健側上肢を三角巾などで拘束して麻痺側上肢を強制使用させるものである[14]。

CIMは発症後1年以上の慢性期でも麻痺手の機能が改善する可能性を示した点でも重要であるが、麻痺が重度の場合は適応できない。LiepertらはCIM訓練に伴う麻痺側上肢機能の改善とともに、TMSに対する反応領域が病変側半球で増加することを報告した[15]。このように実際の能力よりやや難易度の高い課題による訓練後がuse-dependent plasticityを引き起こすと考えられ、病変半球の一次運動野内のマッピングの変化が機能回復と関連している。

感覚運動刺激は、臨床的にはボバース法のセラピストによるハンドリングやロボット支援による上肢機能訓練がこれに相当する。麻痺側前腕でロボットアームを操作して、カーソル移動、絵消し、迷路、ピンポンなどの課題を行う。患側上肢の運動を麻痺が重度の場合はロボットが補助し、軽度の場合は運動に抵抗を加えることもできる。少なくとも介入の主体の肘・肩の麻痺の改善が得られた[16]。

4 運動の想像および想像による運動訓練

運動時と運動の想像(motor imagery)時の脳活動は類似している。健常人では補足運動野や小脳、運動前野、帯状回、頭頂連合野などの賦活が運動時に

も想像時にもみられる。一次運動野の関与に関しては議論があるが、初期のPET研究に比し、fMRIや脳磁図を用いた研究では賦活されるとするものが多い[17]。運動野の興奮性が運動想像時に高まることがTMSにより示されている[18]。運動想像により自律神経系の変化も起こり、労作性の運動の想像時には心拍数や呼吸数などが変化する。

　想像による運動訓練（mental practice）とはある技能の習得を意図して運動の想像を繰り返し行う訓練である。運動順序のタスクだけでなく描画などのスキル習得の課題でも改善が得られる[19]。但し実際に運動して学習するよりも改善度は一般に小さい。スポーツにおいてもmental practiceが技能を高めることが示唆されている。mental practiceにより一側手指のピアノ練習をすると実際に練習したときと同様に対側大脳半球の運動野マップが広がる[20]。足関節の背屈・底屈の運動順序学習においても、実際の訓練と想像による運動訓練で賦活される領域は類似している。学習の初期には背側運動前野、小脳半球、左頭頂葉下部が賦活され、1時間の訓練後には眼窩前頭皮質内側面、線条体、前部帯状回の吻側、頭頂葉に賦活がシフトした。このような賦活の変化は実際の運動においても想像においても同様にみられた[21]。さらに約1週間mental practiceを行うと眼窩前頭皮質内側面の活動が増加し、小脳の活動が低下した[22]。

　このようなことからmental practiceは神経リハの方法論としても注目されつつある[17]。但し健常人のデータがそのまま、脳卒中などの脳損傷患者に当てはまるとは限らない。例えば一側脳損傷患者では運動機能だけでなく運動の想像に関しても患側肢の方が健側に比べてより時間を要することが示唆されている。パーキンソン病などの基底核障害ではmetal practiceの効果が出にくいこともわかっている[23]。脳卒中患者に関する予備的（preliminary）な論文の結果は肯定的である[24]。

5　歩行機能回復の脳内メカニズム

　歩行に関連した脳活動は安静が必要なPETやfMRIで調べることに適さない。近赤外線光を用いたスペクトロスコピー（near-infrared spectroscopy；NIRS）による機能画像（fNIRS）を応用すると、皮質のヘモグロビン酸素化を指標として測定することが可能である[25]。NIRSで捉えることができる脳活動に関連した情報は、典型的には酸素化ヘモグロビンの増加と脱酸素化ヘモグロビンの減少である。健常人ではトレッドミル上の歩行時、内側一次感覚運動野と補足運動野を中心とした賦活が認められた（図31）。

　脳卒中による片麻痺患者の歩行時には一次感覚運動野の賦活が非対称（病変半球で少ない）で[26]、特に麻痺が重度の患者では、歩行時に病変半球の運動前野の賦活が増加していた（図31）。これらの所見は上肢麻痺の回復過程でみられるものと類似している。歩行機能改善に関する一次運動野以外の運動関連領野の役割は、発症後数ヵ月で麻痺が残存する内包病変例で、より錐体路損傷が強いと考えられるMRI上錐体路のワーラー変性を認める例は時間がかかるものの、認めない例と同程度に回復すること[27]や病変容積よりも内包損傷以外に加わった病変部位が機能予後に関連すること[28)29]からも支持される。また、中大脳動脈領域の広範な脳梗塞で運動前野に病変が及ぶと、移動に関する機能予後が不良であることから[30]、歩行機能回復におけるこの領域の役割は大きいと考えられる。

6　歩行に対するリハビリテーションと脳の機能的再構成

　リハ介入は、即時効果としても脳卒中患者の歩行時の脳賦活に影響を与える。片麻痺患者の歩行時に麻痺側下肢の振り出しを補助するためには、足部を持って機械的に助ける方法と骨盤部に促通手技（骨盤部の後傾や回旋を助けることにより麻痺下肢そのものの動きを出すテクニック）を用いる方法が考えられる。後者における骨盤～股関節からの感覚運動刺激は、麻痺足の筋活動を誘発するのに重要である[31]。トレッドミル上の骨盤への促通手技による介助歩行訓練時には機械的に補助する場合に比べて、賦活がより対称的になり運動前野の賦活も病変半球優位に増加した。さらにリハの長期効果を調べるために約2ヵ月の入院リハ前後で歩行時の脳賦活を比較すると、病変半球の運動前野で有意に賦活が増加していた（図31）。また一次感覚運動野の賦活の対称性の改善と歩行時の下肢振り出しの対称性の改善が相関していた[32]。このように脳卒中患者の歩行改善は、一次感覚運動野の対称的賦活と病変半球の運動前野賦活増加と関連すると考えられる[33]。また、歩行訓

4. 高齢者の治療

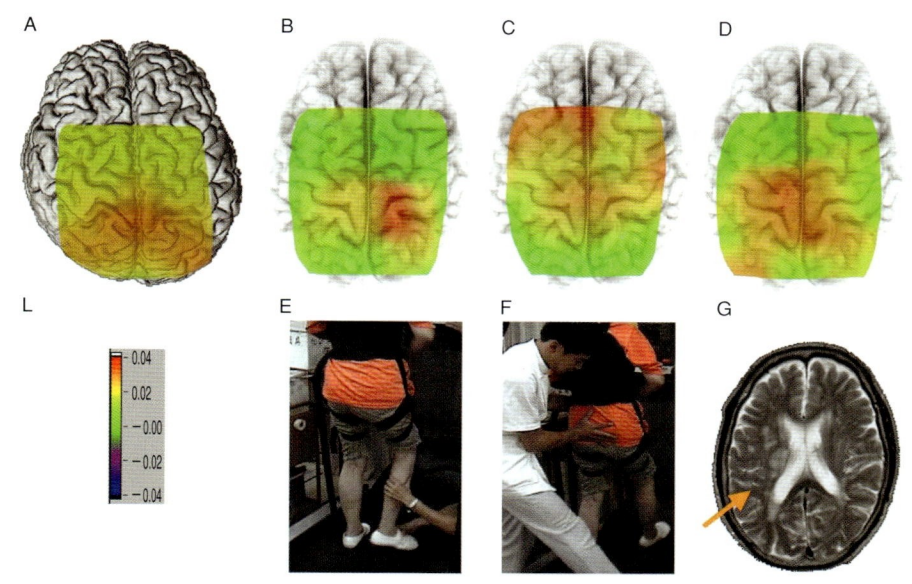

図31 ● 歩行機能回復と中枢神経系の機能的再構成およびリハ介入の影響

左放線冠の脳梗塞（G）により、右片麻痺を生じた53歳の右利き男性。発症後53日目の歩行訓練時に機械的に麻痺足の振り出しを補助して歩行する（E）と病変半球の内側一次感覚運動野付近の賦活が低下していた（B）。次に骨盤から股関節にかけてセラピストが操作することにより麻痺足の振り出しを助ける促通手技（F、本文も参照）下に歩行すると同部の活動がより対称的になり、補足運動野や運動前野の活動も増加した（C）。さらに自力歩行が可能になった発症後118日目での脳賦活パターンは53日目に促通手技でみられたものと類似しており、一次感覚運動野付近の活動は左右対称になった（D）。

A：健常人の歩行時は内側一次運動感覚野と補足運動野中心に対称的に賦活（酸素化ヘモグロビンの増加を指標としている）がみられる。

B〜G：脳卒中患者の歩行時の脳活動とリハの影響

(Miyai I, Tanabe HC, Sase I, et al：Cortical mapping of gait in humans ; a near-infrared spectroscopic topography study. Neuroimage 14：1186-1192, 2001, Miyai I, Yagura H, Oda I, et al：Premotor cortex is involved in restoration of gait in stroke. Ann Neurol 52：188-194, 2002, Miyai I, Yagura H, Hatakenaka M, et al：Longitudinal Optical Imaging Study for Locomotor Recovery After Stroke. Stroke 34：2866-2870, 2003 より改変)

練時に感覚運動刺激により賦活された脳活動パターンは機能回復に促進的に働く可能性が示唆された。また体重免荷下を行うトレッドミル上での強制歩行訓練は上肢に対するCIM訓練に対応するが、主に脊髄のcentral pattern generatorを賦活すると考えられる[34]。

7 老化と運動機能

老化による運動機能の変化として一般的にみられるのは運動速度と巧緻性の低下である。簡単な運動タスクでは成績と年齢にはlinearな関係があるが、高い巧緻性が必要なタスクでは関係はnon-linearで、60歳を契機に遂行時間が延長する[35]。脳賦活の観点からみると、ボタン押し課題や指のタッピングのような比較的単純な運動タスク遂行時、高齢者では若年者と共通して賦活される部位の活動の増加（対側感覚運動野、外側運動前野、補足運動野、同側小脳）に加えて若年者ではみられない部位の活動（同側運動感覚野、被殻、対側小脳など）が観察される[36]。このような所見はPET、fMRI、脳波などmodalityにかかわらず報告されており、高齢者では、同等な運動遂行を行う場合でも動員される神経ネットワークが増加すると考えることができる。安静状態での脳賦活の年齢による差異もこの結果に影響を及ぼすものの、高齢者の方が、同等な運動課題がまるでより難しいためと考えられる。また、上述した

ような脳卒中による麻痺肢の運動に関連した機能的再構成と共通する部分が多いことがわかる。

8 薬物による機能回復の促進

　脳卒中における血栓溶解や神経保護などの薬物治療のtime windowは発症後数時間から数週の範囲に限られて論じられることが多い。しかし機能回復に伴って中枢神経系の機能的再構成が生じることから、そのような再構成を促進する薬物の検討も必要である。最初にその点に注目したFeeneyらは感覚運動野損傷を受けたラットの麻痺の回復がアンフェタミンによって促進されることを見い出した[37]。この効果はハロペリドールによりブロックされる。ノルアドレナリンを損傷された大脳の反対側の小脳に注射すると同様の作用が得られることなどより、この作用が主にノルアドレナリン作動性神経伝達の増強により起こることがわかった。ところがアンフェタミンの投与後、ラットを拘束しておくとこの促進作用が失われる。すなわち、薬物とリハをcoupleする必要がある(symptom-relevant experience)ことを示唆する。このような基礎研究をもとにして、薬物(アンフェタミン、L-DOPAなど)の血中ないし脳内濃度がピークに達する時間に合わせて理学療法を行うというデザインでいくつかの臨床研究がなされている[38][39]。

　脳卒中後にうつ状態の合併が高頻度(30～40%)であること(poststroke depression)やそれを放置すると機能予後が悪化することが知られている[40]。そこで抗うつ薬の機能回復に対する効果も検討されている[41]。ターゲットとなる神経伝達はノルアドレナリン作動性(ノルトリプチリン、デジプラミンなど)、セロトニン作動性(フルオキセチン、トラゾドンなど)である。投与開始時期、投与期間、至適投与量など解決すべき問題が多いが、選択的セロトニン取込み阻害薬であるフルオキセチンが麻痺手運動時の病変半球一次運動野の賦活を増加させることが示されている[42]。今後、薬物とリハを併用したときの脳賦活の変化や現実的な機能予後の関係も次第に明らかにされるものと期待される。

（宮井一郎）

●文献

1) Miyai I, Reding M : Stroke Recovery and Rehabilitation. Cerebrovascular Disease ; Pathology, Diagnosis, and Management, Ginsberg MD, Bogousslavsky J (eds), pp2043-2056, Blackwell Scientific Publications, Malden, 1998.
2) Duncan PW, Lai SM, Keighley J : Defining post-stroke recovery ; implications for design and interpretation of drug trials. Neuropharmacology 39 : 835-841, 2000.
3) Frackowiak RSJ : The cerebral basis of functional recovery. Human brain mapping, Frackowiak RSJ, Friston KJ, Dolan RJ (eds), pp275-299, Academic Press, San Diego, 1997.
4) Fries W, Danek A, Scheidtmann K, et al : Motor recovery following capsular stroke ; Role of descending pathways from multiple motor areas. Brain 116 : 369-382, 1993.
5) Marshall RS, Perera GM, Lazar RM, et al : Evolution of cortical activation during recovery from corticospinal tract infarction. Stroke 31 : 656-661, 2000.
6) Miyai I, Suzuki T, Mikami A, et al : Patients with capsular infarct and Wallerian degeneration demonstrate persistent regional premotor cortex activation on functional MRI. J Stroke Cerebr Dis 10 : 210-216, 2001.
7) Johansen-Berg H, Rushworth MF, Bogdanovic MD, et al : The role of ipsilateral premotor cortex in hand movement after stroke. Proc Natl Acad Sci U S A 99 : 14518-14523, 2002.
8) Fridman EA, Hanakawa T, Chung M, et al : Reorganization of the human ipsilesional premotor cortex after stroke. Brain 127 : 747-758, 2004.
9) Johansson BB : Brain plasticity and stroke rehabilitation ; The Willis lecture. Stroke 31 : 223-230, 2000.
10) Kwakkel G, Wagenaar RC, Twisk JW, et al : Intensity of leg and arm training after primary middle-cerebral-artery stroke ; a randomised trial. Lancet 354 : 191-196, 1999.
11) Nudo RJ, Milliken GW, Jenkins WM, et al : Use-dependent alterations of movement representations in primary motor cortex of adult squirrel monkeys. J Neurosci 16 : 785-807, 1996.
12) Plautz EJ, Milliken GW, Nudo RJ : Effects of repetitive motor training on movement representations in adult squirrel monkeys ; role of use versus learning. Neurobiol Learn Mem 74 : 27-55, 2000.
13) Nudo RJ, Wise BM, SiFuentes F, et al : Neural substrates for the effects of rehabilitative training on motor recovery after ischemic infarct. Science 272 : 1791-1794, 1996.
14) Taub E, Miller NE, Novack TA, et al : Technique to improve chronic motor deficit after stroke. Arch Phys Med Rehabil 74 : 347-354, 1993.

15) Liepert J, Bauder H, Wolfgang HR, et al : Treatment-induced cortical reorganization after stroke in humans. Stroke 31 : 1210-1216, 2000.
16) Volpe BT, Krebs HI, Hogan N, et al : A novel approach to stroke rehabilitation ; robot-aided sensorimotor stimulation. Neurology 54 : 1938-1944, 2000.
17) Jackson PL, Lafleur MF, Malouin F, et al : Potential role of mental practice using motor imagery in neurologic rehabilitation. Arch Phys Med Rehabil 82 : 1133-1141, 2001.
18) Kasai T, Kawai S, Kawanishi M, et al : Evidence for facilitation of motor evoked potentials (MEPs) induced by motor imagery. Brain Res 744 : 147-150, 1997.
19) Yaguez L, Nagel D, Hoffman H, et al : A mental route to motor learning ; improving trajectorial kinematics through imagery training. Behav Brain Res 90 : 95-106, 1998.
20) Pascual-Leone A, Nguyet D, Cohen LG, et al : Modulation of muscle responses evoked by transcranial magnetic stimulation during the acquisition of new fine motor skills. J Neurophysiol 74 : 1037-1045, 1995.
21) Lafleur MF, Jackson PL, Malouin F, et al : Motor learning produces parallel dynamic functional changes during the execution and imagination of sequential foot movements. Neuroimage 16 : 142-157, 2002.
22) Jackson PL, Lafleur MF, Malouin F, et al : Functional cerebral reorganization following motor sequence learning through mental practice with motor imagery. Neuroimage 20 : 1171-1180, 2003.
23) Yaguez L, Canavan AG, Lange HW, et al : Motor learning by imagery is differentially affected in Parkinson's and Huntington's diseases. Behav Brain Res 102 : 115-127, 1999.
24) Malouin F, Belleville S, Richards CL, et al : Working memory and mental practice outcomes after stroke. Arch Phys Med Rehabil 85 : 177-183, 2004.
25) Miyai I, Tanabe HC, Sase I, et al : Cortical mapping of gait in humans ; a near-infrared spectroscopic topography study. Neuroimage 14 : 1186-1192, 2001.
26) Miyai I, Yagura H, Oda I, et al : Premotor cortex is involved in restoration of gait in stroke. Ann Neurol 52 : 188-194, 2002.
27) Miyai I, Suzuki T, Kii K, et al : Wallerian degeneration of the pyramidal tract does not affect stroke rehabilitation outcome. Neurology 51 : 1613-1616, 1998.
28) Miyai I, Blau AD, Reding MJ, et al : Patients with stroke confined to basal ganglia have diminished response to rehabilitation efforts. Neurology 48 : 95-101, 1997.
29) Miyai I, Suzuki T, Kang J, et al : Improved functional outcome in patients with hemorrhagic stroke in putamen and thalamus compared with those with stroke restricted to the putamen or thalamus. Stroke 31 : 1365-1369, 2000.
30) Miyai I, Suzuki T, Kang J, et al : Middle cerebral artery stroke that includes the premotor cortex reduces mobility outcome. Stroke 30 : 1380-1383, 1999.
31) Dietz V, Muller R, Colombo G : Locomotor activity in spinal man ; significance of afferent input from joint and load receptors. Brain 125 : 2626-2634, 2002.
32) Miyai I, Yagura H, Hatakenaka M, et al : Longitudinal Optical Imaging Study for Locomotor Recovery After Stroke. Stroke 34 : 2866-2870, 2003.
33) Miyai I : Cortical networks associated with locomotion in man and patients with hemiparetic stroke. Neurobehavioral determinants of interlimb coordination, Swinnen SP, Duysens J (eds), pp109-128, Kluwer Academic Publishers, MA, 2004.
34) Wickelgren I : Teaching the spinal cord to walk. Science 279 : 319-321, 1998.
35) Smith CD, Umberger GH, Manning EL, et al : Critical decline in fine motor hand movements in human aging. Neurology 53 : 1458-1461, 1999.
36) Ward NS, Frackowiak RS : Age-related changes in the neural correlates of motor performance. Brain 126 : 873-888, 2003.
37) Feeney DM, Gonzalez A, Law WA : Amphetamine, haloperidol, and experience interact to affect rate of recovery after motor cortex injury. Science 217 : 855-857, 1982.
38) Walker-Batson D, Smith P, Curtis S, et al : Amphetamine paired with physical therapy accelerates motor recovery after stroke ; Further evidence. Stroke 26 : 2254-2459, 1995.
39) Scheidtmann K, Fries W, Muller F, et al : Effect of levodopa in combination with physiotherapy on functional motor recovery after stroke ; a prospective, randomised, double-blind study. Lancet 358 : 787-790, 2001.
40) Parikh RM, Robinson RG, Lipsey JR, et al : The impact of poststroke depression on recovery in activities of daily living over a 2-year follow-up. Arch Neurol 47 : 785-789, 1990.
41) Miyai I, Reding MJ : Antidepressant effects on recovery. Restorative neurology ; Advances in pharmacotheray for recovery after stroke, Goldstein LB (ed), pp271-286, Futura Publishing Co, Armonk, 1998.
42) Pariente J, Loubinoux I, Carel C, et al : Fluoxetine modulates motor performance and cerebral activation of patients recovering from stroke. Ann Neurol 50 : 718-729, 2001.

8. 非薬物介入療法

●●●はじめに

　老年精神医学の対象は脳の器質的疾患である認知症疾患と、機能的疾患であるうつ病、妄想病と神経症などに大別される。後者に対する精神療法については別稿で述べられる。ここでは認知症疾患、特にアルツハイマー病(AD)に対する非薬物的介入として、生活指導と心理社会的治療法の現状について述べる。

　認知症疾患患者は知的機能があるレベル以下に低下すると家庭の中にひきこもりやすい。そのことが知的機能にさらに悪い影響を与え、社会的適応をさらに低下させる。それに伴い、不安が増大し、ともすればさまざまな精神症状と行動上の問題が引き起こされる。一方、家庭内の人間関係が豊かで、社会的つながりも保たれていると、認知症の進行が比較的緩徐で、精神的にも比較的安定した生活を続けることが多い。このことは日常臨床の場面で経験的に知られており、また介護保険制度が導入され、デイサービスが広く利用されるようになったため広く知られるようになった。

　認知症の臨床症状は、脳の器質的障害に基づく神経心理学的機能低下の直接的反映だけではない。その人の生活する家庭的・社会的環境、性格、それまでの生活の仕方、そのときの身体的健康状態などの要因と複雑に関連しながら症状が現れる。そこで、薬物療法や心理社会的治療法に入る前に、患者がどのような環境の中で、どのような生活を送るのが適当であるかを、介護者と、時にはケアマネジャーも交えて相談しながら計画を立てる必要がある。高齢社会においては、高齢者が単身で、あるいは高齢者夫婦のみで暮らしていることが多く、高齢の配偶者もまたなんらかの病気をもっていることが多い。子と孫がいても、大都市では、遠方に住居を構えていることが多く、また近くに住んでいてもほとんど没交渉という症例も少なくはない。家庭の中では誰をキーパーソンとし、他の家族にどのように協力をしてもらうか、社会とのつながりを絶たないために、介護保険制度を有効に利用し、デイサービスなどをどのように利用するかをまず検討する。そのうえで、日常生活の送り方を指導し、もし可能であれば、心理社会的治療法の場を紹介する。

1　認知症疾患の生活指導

　認知症疾患は、その原因により症状の現れ方や症状を生ずるメカニズムが異なるため、対応は異なる。ADは、著しい記憶障害に始まり、漸次理解力・思考力が低下し、数年ないし10年の経過で重症認知症に至り、全面介助を要するようになる。血管性痴呆(血管性認知症；VaD)の多くは脳梗塞を繰り返す過程で認知症が進行し、その間なんらかの神経症状を呈するとともに顕著な意欲減退を示す。このように疾患により、またその病状の段階により、治療の目標が異なってくる。そこで、ここでは、主にADの比較的初期を中心に、病状の進行を少しでも遅らせる、という観点からの生活指導について述べる。

　AD初期(健忘期)は数年間持続するが、その間に記銘障害は非常に重度となり、複雑な話、長い話はフォローできなくなる。そして、次第に理解力・判断力の低下が目立ってくる。また、それと同時に日常のまとまった仕事が困難になる。知的機能は言語性知能と動作性知能に大別される。前者は言語を通じて獲得した知識や、言語を通じての思考などからなる。後者は手と道具を使い、ある課題をできるだけ正確に、かつ迅速に処理する機能である。その行為面と言語面の知的低下は、日常生活機能では次のように現れる。第一は、道具を使用した複雑な作業を行い難くなることである。特に女性の場合には、まず料理全体の計画ができなくなる。次いで、料理の手際が遅くなり、手の込んだ料理はしなくなる。そのうちに、炊事そのものを避けるようになる。これは、みかけ上意欲が低下したようにみえるが、それだけでなく道具を使用した行為系列の障害という面からみる必要がある。第二は、会話の少なくなることである。1対1で話せば、短い文章を理解し、簡単な言葉での反応はあるが、一家団欒の場での言

葉数が少なくなる。家族は、「最近無口になった」と表現する。普通の会話では、一つひとつの単語の意味と短い文章の理解だけではなく、文脈を通じての理解が必要であるが、後者の機能が落ちてきているため、数人のグループの中での会話についていくことが難しくなったとみられる。

このような症状の進行を少しでも抑えるため、次のような生活指導をしている[1]。

①道具を使いながら、何かをつくり出すような作業を、日常生活の中の楽しみとして位置づけること。日常的に炊事を行っている場合はできるだけ続けるよう指導する。男性の場合、陶芸や園芸を勧める場合もある。

②会話の場をできるだけ多くもつこと。配偶者が心身ともに健康で、介護に熱心な場合は、それだけでも効果が大きいが、デイケアの場なども通じて多くの人と交わり、より多くの言語コミュニケーションをもつことが大切である。配偶者が亡くなると、しばしば症状が急速に進むのは、単に死別という心理的ショックではなく、会話する相手を失い、孤独な生活を強いられることが症状の進行を促進してしまうためであろう。

2 認知症疾患に対する心理社会的治療

ADは、初期（健忘期）から中期（混乱期）へは5～7年の経過で移行し、さらに数年を経て末期（認知症期）に至る。このように比較的緩徐に進行する疾患であるにもかかわらず、その進行を抑止する治療的手段はまだ得られていない。1999年から使用されているドネペジルは認知症症状を少し軽快するが、病気の進行そのものを遅くする効果をもたない。AD患者を長年追跡していると、配偶者が健常であり、日常生活上患者への働きかけが多ければ、初期から中期への移行が遅いようにみえる。また、社会的つながりが保たれていると、精神的に安定し、進行も遅くなるようにみえる。そのため、病気の進行を少しでも遅らせることを目的として、またそれに伴い感情面の安定を得るために、さまざまな非薬物的介入が試みられている。

認知症患者への働きかけや精神的ケアにはいろいろな心理社会的アプローチがある。米国精神医学会がまとめたADと老年期認知症の治療ガイドライン

表58 ● 心理社会的治療法（日本精神神経学会）

a. 行動に焦点を当てたアプローチ
　　行動療法など
b. 感情に焦点を当てたアプローチ
　　支持的精神療法、回想療法
　　確認療法、感覚統合療法など
c. 認識に焦点を当てたアプローチ
　　リアリティー・オリエンテーション
　　技術訓練など
d. 刺激に焦点を当てたアプローチ
　　活動療法、レクリエーション療法
　　芸術療法（音楽療法、美術療法）など

（文献2）による）

は、その心理社会的治療法を、①行動、②感情、③認識および、④刺激に焦点を当てたアプローチ、の4つのグループに分けている（表58）[2]。本稿では、その中で、従来からよく知られている回想法とリアリティー・オリエンテーションについてまず触れる。次いで、初期ADに対するリハビリテーション的意味をもつものとして、刺激に焦点を当てたアプローチ、特に芸術療法について述べる。

1．回想法

回想法は元来、高齢者を対象とした心理療法である。高齢者の回想を共感をもって受け止め、高齢者が自らの人生を再評価することを助け、心理的側面を支えようとするアプローチであった。その後、対象は健常な高齢者からうつ状態にある高齢者、認知症などの障害をもつ人、ターミナル期にある患者に至るまで広範囲にわたるようになった。アメリカでは1980年代の初めから認知症のケアとして広く知られるようになった。日本でも、介護施設を中心に、高齢者に対する心理的アプローチへの関心が高まり、グループ回想法が大きな普及をみせた。通常は、グループをつくって週1回以上集まって、参加者が過去の出来事を話し合うこととしている。その集まりには昔の物品、写真や音楽なども利用される。例えば、昔の教科書を見せ合いながら学校時代の想い出を語り合ったり、提灯などを使用しながら祭りの想い出を語り合うなど、さまざまなテーマが考えられている。

回想法の効果については、抑うつ感の改善、不安の軽減、人生満足度の向上、対人交流の促進などが報告されている。しかし、その効果が十分に検討されているわけではない。このような治療法に無作為

化比較対照試験は難しいので、報告はわずかであるが、その報告によると認知機能（MMSEによる）と日常生活活動にはコントロール群と有意の差はない。このアプローチの系統立った検討を行うためには、まず、回想法の内容をどのように設定したのか、その目的は何かを明らかにしておく必要があろう。設定としては、ケアプランの基礎データを得るためなのか、一般的な記憶あるいは生活史記憶について語り合うためか、介護者あるいは健常者も含めるのかなどが問題となろう。目的については、コミュニケーションを高めるためか、他の人たちとの楽しい活動をするためなのか、気分や満足度を改善するためかなどを明らかにしておくことである。第二は、その回想法の内容と目的に沿って、評価方法を適切なものにすることである。これまでの報告では、認知機能と行動上の改善は難しく、うつ気分への改善は期待できるようである[3]。

2. リアリティー・オリエンテーション

リアリティー・オリエンテーション（RO）[4]は、時間・場所見当識、現在自分のおかれている状況と人間関係を認識できない患者に対して、見当識の訓練を行い、現在への方向づけを行うことを目的とする。一般的には、少人数のメンバーが決められたプログラムに従って、自分の名前と年齢、家族の名前、現在いる場所と日時など、個人の情報および現在の基本的情報について、黒板、名札、時計、カレンダーなどを利用して訓練される。一般的な常識や判断力についての学習も行われることがあり、回想法を補助的に使用することもある。

ROの有効性については、認知機能と行動面の両者において、少なくとも短期的には有効とされている。ひきこもりが緩和し、言葉を発する回数が増えたという報告もあるが、日常行動や協調性では必ずしも報告は一貫せず、怒りや抑うつ気分を引き起こすこともあるので注意が必要である。時間見当識は、今日が何月何日であるかを正確に知っていることに意味があるのではなく、数十年に及ぶ時間体験ないしは人生体験の最も先端にある「今日」をその連続性の中で捉えることに意味があるのである。周囲の状況を把握するためにも、過去とのつながりを理解することなしには、意味が少ない。この方法は比較的重症の認知症患者に対するアプローチとして試み

られているため、表面的に見当識の改善が得られたとしても、本質的な見当識を回復することは期待し難い。そのため、この治療法は見当識に対する効果よりは、その人の認知・行動面に全体としてどのような効果があるかで評価される。そして、コントロール群との比較で認知機能と行動面への効果を統計的にみるだけでなく、個別的な症例での検討が必要であろう。個々の症例のケアの目標を定め、そのケアの目標に向かってこの方法をとることにより、患者は学習し得るのか、症状に変化があり得るのかを明らかにしていくこと、そして生活の質を含めたより広い観点からの効果を明らかにしていくことである[3]。

3. 学習療法

一般論としていえば、脳は使えば使うほど代償機能が働き、病気の進行にある程度は抗し得ると思えるが、これまでの研究は、脳の機能をより多く使えば、病気の発症と進行に影響を与えるということを明確に証明しているわけではない。しかし、それを示唆する研究が少しずつ行われている。例えば、カソリック教会の司祭、修道士、尼僧の協力でなされた余暇の知的活動とADの発症の相関を調べた研究は、知的活動値が高いほどAD発症が少ないことを示唆している[5]。

そこで、知的活動を系統的・継続的に行って、ADの症状を改善しようという試みが、学習療法として提唱されている。これは、音読と計算を中心とする教材を用いた学習を、学習者（認知症患者）と指導者がコミュニケーションをとりながら行うことにより、学習者の認知機能やコミュニケーション機能、身辺自立機能などの前頭前野機能の維持・改善を図るものである。この考えの基礎は、光トポグラフィーとfMRIを使用した脳イメージング研究で得られた知見をもとにしている。そして、認知症患者の社会生活にとって最も必要な能力は他者とのコミュニケーション能力と日常生活の自立であり、その能力を担う前頭前野を活性化すれば脳全体の機能増進につながるのではないかという[6]。

4. 音楽療法

高齢者、特に老人ホームで生活する人たちへのリ

ハビリテーション活動の中で、音楽は長い間効果的に用いられてきた。確かに音楽は施設の環境に暖かみを与え、人と人との交流を活発化し、入所者の孤独感が癒される可能性はある。しかし、音楽「療法」というからには、単なるレクリエーションに留まらない医学的な治療法としての科学的裏づけが必要である。

わが国では、欧米に相当遅れたが、1995年に全日本音楽療法連盟（全音連）が設立された。そして、1997年には全音連認定音楽療法士が誕生し、認知症疾患を対象とした音楽療法に積極的に取り組む研究グループが増えてきている。音楽療法には、聴取的方法と能動的方法があり、後者には歌唱によるもの、合奏によるもの、即興演奏によるものがある。合奏によるものでは、わが国の丹野修一による方法が最も完成度が高い。彼の方法は、参加者個々人に合わせた音楽を様式にこだわらず作曲・編曲して合奏を成立させるものである。武蔵病院においては主に統合失調症を対象にして実践されてきたが、最近 AD 初期を対象にしたプログラムも進められている。そこでは演奏者である患者の表現欲求が自由に演奏できるような技法が提供されている[1]。

音楽療法の評価については、歌唱や合奏に積極的に参加するのか、音楽を聴いて楽しむのか、専門的な音楽療法士が関与しているか、どのような方法で評価をしているか、などについて報告はさまざまである。それらの中で、認知症患者に対して行われた21の研究報告をまとめた総説によると、agitation に対する効果を指摘する報告が多い[7]。全体としてみると、焦燥、興奮、易刺激性が軽減し、情緒は全体として安定する。一方、活動性は向上し、周囲とのかかわり、協調性がある程度改善するという効果は期待できる。認知機能については、MMSE の改善を報告する論文もあるが、現段階ではその改善ははっきりしない。

認知症疾患患者に対する音楽療法の研究は緒についたばかりであり、まだわが国においてはその効果についての客観性のあるデータが積み重ねられているとは言い難い。認知機能の維持、情緒面の安定化などとともに、生活の質がどのように向上するかも把握しながら、レクリエーションではなく、治療法として計画的に遂行される必要があろう。

5. 美術療法（アートセラピー）

美術療法あるいは絵画療法は、精神科領域では長い歴史があり、認知症疾患以外の各種精神疾患に対して、診断と治療場面に利用されてきた。通常、心理療法を行う際の重要な補助として用いられ、そこに表現されていることの心理学的意味づけが重視されている。認知症疾患を対象とする場合は、制作された絵画、工作などにそれぞれの人の感性が表現されること、そして表現それ自体が目的となる。さらに、その活動を続けることにより、その人の生活の質を向上することが治療の目標の1つである。介護保険の下で、多くのデイサービスではプログラムの中にほぼ必ず音楽と絵画は含まれる。しかし、そこで行われている絵画は、しばしばいわゆる"お絵描き"である。そのため、比較的軽症の AD 患者はそのような絵画に自尊心を傷つけられ、拒否反応を示すことが少なくない。レクリエーションとしての意味はあっても、治療としての意味が少ない。

ここでは、芸術造形研究所が開発し、医師、神経心理学者と共同して、その治療としての意味を追求しながら実践している「臨床美術」について述べる[8]。これは、プロの芸術家が認知症患者への接し方も十分に研修した後、独特の理論と方法論を駆使して行っているものである。その方法論の基本は、感性を刺激し、感性豊かな作品をつくってもらうことである。その理論の1つは、アメリカのベティー・エドワーズによって開発された絵画教授法などに由来する[9]。多くの人は、例えば「手」を描こうとして「手」を見たときに、微妙な手の形に目が向くことなく、その人のもっている「手のシンボル」の形を観念的に描いてしまう。彼女はこれを言語中枢の左脳モードの特徴であるといい、彼女のいう右脳モードでものを見る方法を教えようとする。すなわち、図（図柄）と地（地面）の関係で説明すると、図（手に相当する）ではなく、地（手の背景のネガティブな形）に注意を向けさせるのである。この形に注意を向けるとただのジグソーパズルのような形に見え、シンボル化できない。そこで注意深く観察することになり、今まで気がつかなかった微妙な形が認知されることになる。絵を描くときの基本である対象をよく見て描くようになる。芸術造形研究所のグループは、このような考えをもとにしてさまざまな方法を編み出し、多くの方法でパステル画、陶芸、工作、オブ

ジェなどの創作活動を指導している。このグループのアートセラピーは武蔵病院で、その後吉岡リハビリテーションクリニックなどで、初期から中期のADを対象に試みられている。今まで絵を描く習慣のなかった患者と患者家族がこのグループの指導により、自分らが思ったより気持ちのこもった絵が描けることを発見し、活動を楽しんでいる。

　予備的な結果ではあるが、WAIS-Rで調べると動作性IQに少しだが改善がみられるようである。WAIS-Rで調べると、AD初期では一般に言語性IQは比較的保たれ、動作性IQから低下してゆく。臨床美術に参加しているAD患者は、2年以上の経過で評価すると、記憶はさらに進行し、言語性IQも漸次低下するが、動作性IQ、特に「絵画完成」と「符号問題」などは、比較的保たれる。また、他の非薬物介入と共通するところであるが、感情面の安定が目立つ。ほぼ同じメンバーが2年以上継続して参加しているため、和やかで活気のあるグループでの活動となり、とかくひきこもりやすい患者の社会性が保たれることもこの療法の重要な利点と思われる。

進行した患者に働きかけ、感情面の安定化を1つの目標としていた。しかし、この20年来、ひとり暮らしの高齢者、あるいは高齢者カップルが急速に増加し、AD初期から事例化しやすくなったため、地域に住むADの早期診断と早期対策が求められるようになった。AD初期には記憶障害は顕著であるが、全体的な知能はかなり保たれている。したがって、彼らは進行したADを対象にしたレクリエーション的活動を必ずしも好まない。初期ADに対する非薬物的介入には、健常高齢者が関心と興味を示すような内容をもつものを開発する必要がある。

　非薬物的介入の方法と目的は認知症疾患の種類によって異なるであろうし、同じADであっても、どのような段階にあるかによって、その目的は異なる。特に初期ADの場合は、進行を少しでも遅らせることが大きな目標である。しかし、同時に、すべての介入方法に共通することであるが、これを社会参加として捉え、グループワークの中で身体を使い、言葉を使い、他者との生き生きとした言語コミュニケーションをもてるようにすることも重要な目標である。

（宇野正威）

●●●おわりに

非薬物的介入は、これまで介護施設などで比較的

●文献

1) 宇野正威：非薬物的介入療法．老年期の克服をめざして，pp221-229, 長寿科学振興財団，愛知，2003.
2) 日本精神神経学会（監訳）：米国精神医学会治療ガイドライン「アルツハイマー病と老年期の痴呆」．医学書院，東京，1999.
3) Woods RT : Non-pharmacological techniques. Evidence-based dementia practice, N Qizilbash(ed), pp428-446, Blackwell Publishing, Oxford, 2002.
4) Holden UP, Woods RT : Realty orientation. 2nd ed, Churchill Livingstone, New York, 1988.
5) Wilson RS, Mendes de Leon CF, Barnes LL, et al : Participation in cognitively stimulating activities and risk of incident Alzheimer disease. JAMA 287 : 742-748, 2002.
6) 川島隆太：高次機能のブレインイメージング．医学書院，東京，2002.
7) Koger SM, Chapin BS, Brotons M : Is music therapy an effective intervention for dementia ? A meta-analytic review of literature. J Music Therapy 36 : 2-15, 1999.
8) 金子健二（編）：臨床美術；痴呆治療としてのアートセラピー．日本地域社会研究所，東京，2003.
9) エドワーズ　B：脳の右側で描け．第3版，エルテ出版，東京，2002.

5. 高齢者の介護

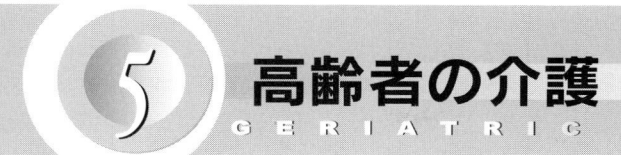

1. 精神看護

1 高齢者をどう捉えるか

　高齢化社会が進み、老年期の人はますます増えている。一人ひとりの老年期をどう捉えるか、どのように老年期の人とかかわっていくのか、援助する側の気持ち次第で看護の内容が変わってしまう。その高齢者自身がどのような時代を生き、どのような人生を送ってきたのかを理解し、長い老年期のどこにいるのかを考えなければならない。

　高齢者にとっての健康とは、疾病がまったくないということではない。その人らしく社会の中で生活し機能することである。しかしながら、社会の中で効果的に機能する能力が損なわれ、行動面の症状と徴候が同時に生じると、精神障害の起因となる。中年期から老年期への移行の時期は、役割、能力や物事に対する姿勢が移行する段階である。看護者は、高齢者のQOL（quality of life）を高めるために、高齢者自身の活動と利用可能な資源を活用できるように主に日常生活の援助を通してかかわっていく。看護者は高齢者を支援するにあたり、個人と環境をアセスメントし、ケア計画を立て、実施し、評価する。老年期というと障害や否定的な側面に注目して査定しがちであるが、高齢者の生活場面における判断力や理解力は低下せず、洞察力や経験に基づいた判断力は若者より優れていることも多い。専門職としては、高齢者がどのような状態であっても、ありのままを受け止め、尊重し、障害の側面よりももてる能力の側面に重点をおくことが重要である。さらに、高齢者が今までどういう人生、生活を送ってきたのかその人自身を理解しようと努め、その人がその人らしく生きられるように、その人のしたい生活を支えていこうという姿勢が重要である。

1. ライフサイクルとしての老年期

　老年期には、さまざまな喪失体験に遭遇する。自己像と心身の喪失、社会や家庭での立場や役割の喪失、配偶者・同胞・親しい人・孫との別離やさまざまな人間関係の喪失、精神的な資産の喪失を体験するといわれている。

　また、年々独居老人が増えてきており、集団や社会の中での孤立が問題となってきている。孤立は独居老人だけでなく、他の家族と同居しながら孤立しているということもある。精神的、身体的に自立している高齢者でも、ひとたび身体的な不調に陥ると、生活空間と人間関係が限られ、その中で生きるしかなくなる。高齢者はこういったもろい平衡状態にあることを意識しており、不安を抱えているという面がある。このように高齢になるに従い、社会的、身体的に喪失するものが多く、その寂しさや心細さは、家族がいても理解し得ない場合がある。気持ちのすれ違いだけでなく、高齢者虐待という問題があることもある。独居であれば寂しさや心細いという感情をもったまま吐き出す場もないことがある。こういった感情を抑圧することは生きる意欲を喪失させ、心身の健康まで悪影響を及ぼしかねない。看護者は高齢者の気持ちや感情に焦点を当てて、孤独感や喪失感を共有することで、気持ちを和らげ前向きな意欲を引き出していくことが必要である。

2. 老年期の精神面

　老年期の精神面としては、高齢者それぞれによっ

て個別性が大きいことが挙げられる。そのため、老年期の心性を踏まえたうえで、ステレオタイプに捉えないことが重要である。高齢者はこういうものと決めつけてかかると、個別性がみえにくくなる。結局はその人がどういう人なのかを理解しようとしてかかわることが重要である。

また、高齢者が家庭での生活が困難になると、どうしても医療施設や介護施設に入所するということが生じてくるが、その際に医療・施設の原理・原則を押しつけないことが重要である。家庭での日常と違い、施設での生活は常にある種の緊張感を伴い、施設内の制限された環境とともに、施設入所者との人間関係や、施設職員との人間関係も環境として大きくかかわってくる。環境の変化は、高齢者の精神面に影響し、うつ、せん妄などを起こしやすくなる。看護者は、少しでも高齢者の日々の生活の不満や不安を共有し、その苦痛を軽減し、良好な刺激としての環境因子になれるように自らの行動や言動をコントロールすることが必要である。また日頃から高齢者の日常生活上の様子と変化を詳細に記録しておき、認知症、うつ、せん妄などが起きた場合には、いつ発症したか、症状がどのようなものか、会話がかみ合うかなどの情報をもとに医師の判断を受けることが必要になる。

❶うつ状態

高齢者は一般的にも社会的な地位から退くことによる収入減少、対人関係の縮小や家庭内での役割の縮小、配偶者や親しい人との死別、病気の発症などから心理的な危機となり、うつに陥りやすい。うつ状態とは抑うつ気分という感情の障害のみでなく、思考や意欲、身体症状を含む広範な障害を呈することが多い。もの悲しく、気が滅入り、自信がなく、悲観的になるなどの感情障害は目立たず、身体症状や不安焦燥という精神症状のみが表立つこともある。思考の緩慢化や、着想の貧困化を生じ、記銘力や計算能力などに障害をきたすこともある。貧困妄想などが生じることもある。身体症状も伴いやすく、早朝覚醒や浅く中断しがちな睡眠などの睡眠障害が生じやすい。食欲不振、体重減少、性欲減退、便秘、肩こり、頭痛、足腰のだるさなどを訴え、些細な痛みを過大に捉え心気妄想を生じることもある。午前中に比べ午後は心身のだるさが軽くなる日内変動も認められる。また、死にたいという「希死念慮」「自殺企図」が生じることもある。

看護や介護は日常生活援助や診療の補助に時間をとられ、高齢者の心理的な側面には十分に時間をかけて介入しきれない面もあるが、まず、高齢者の焦りや不安、自信喪失などのつらさや苦しみに共感的理解を示すことが重要である。「頑張って」と励ますのではなく、「つらい気持ちを話してくれて悲観的になる気持ちは無理もないと思います。でも必ずよくなるので少しずつ一緒にしていきましょう」と高齢者の感情を受け止め、批判せず否定せずに、急がず温かい態度で見守り、食事、洗面、排泄、更衣などの日常生活行動を手助けしながら一緒に行い待つ姿勢が必要である。

希死念慮・自殺企図に対しては、高齢者ほど自殺既遂率が高く、うつの病初期や回復期に自殺をする危険が高い。ケアとしては死にたい気持ちが起こったときには行動に移す前に看護者やスタッフに必ず伝えてほしいと約束しておく。自殺のサインを見逃さず、自殺の手段になり得る危険物を取り除く。高齢者の行動を常に見守り、定期的な時間以外の巡回やトイレなど見逃されやすい場所を注意するなど安全な環境を整える。高齢者が「死にたい」と口にしたときには、表情や言動の様子を査定しながら話を聴きその感情を受容し、余裕をもてるように少しずつよくなっていくことや、よくなってきたことを振り返られるようにする。切迫感が強く過去に重篤な自殺未遂がある人が訴えたときは、今もその気持ちがあるのか実際に行動する計画があるのかなどを直接聴く。入院初期で把握が十分でないときも要注意である。思い詰めた度合いがどれくらいか、行動に移すエネルギーがどれくらいか査定し、危険な場合には医師の判断のもとに抑制や保護室の使用も必要となる。

❷せん妄

せん妄とは意識障害に加えて幻覚、妄想、強い不安が生じ、突然存在していない人や動物を見たり泥棒だと騒ぐなどの異常行動を起こすという運動性興奮が多くみられるものである。意識レベルの低下する夜間に生じることが多く、原因として肺炎や脳梗塞、発熱時などの疾患に関連して起こす場合や、抗パーキンソン薬、抗ヒスタミン薬、抗うつ薬など薬物が原因となったり、転居や入院などの心理的ストレスが原因となる場合がある。認知症の人がせん妄

を起こすこともあり、その場合急に症状が悪化する。ケアとしては、原因となっている病気の治療を行う。安心させ落ち着くような環境を提供する。夜間せん妄がある場合は昼間散歩するなど昼夜の生活リズムをつくるようにしていく。

❸ 認知症

中核症状として記憶障害に始まり、知能、感情、意欲のバランスが崩れ、記憶障害、知能障害、人格障害などがゆっくりと拡大していく。判断力、思考力、見当識、実行機能の障害が生じる。随伴症状として妄想、幻覚、抑うつ気分、夜間せん妄などを起こす。認知症の原因としては、アルツハイマー型と血管性の認知症が8～9割を占める。非アルツハイマー型として変性神経疾患によるものもある。ケアとしては認知症のある高齢者の心身が少しでも活性化するように刺激し、その人らしく尊厳をもって生活できるように生活上必要なケアを行う。また異常を訴えられないことが多いのでいつもと違う行動や反応などがないか観察を密にする。できるだけ高齢者が不安を高めず、間違いを起こさないで済むように日常生活行動リズムを把握して正しい行動を誘導する。1つずつ行動を確認して援助し、安全を確保する。コミュニケーション確保、睡眠の確保、水分摂取を促し脱水を予防する。食事や排泄への対応、入浴、更衣、身だしなみの援助、徘徊、異食、不潔行為、収集癖、性的行動、奇声、暴力などの問題行動への対応も必要である。せん妄、幻覚、妄想など精神症状への対応も一緒に現実を確認しながら大丈夫ですと保証し、恐怖感や落ち着くまでそばについているなどの援助を行う。

3．老年期の身体面

病態の変化がわずかで異常を発見しにくい。高齢者は生体の内部環境の恒常性を維持する機能（ホメオスタシス）が低下しており、疾患や治療による負荷で異常をきたしやすく脆弱である。病態としては、多臓器に疾患が認められ身体疾患を複数もっている場合が多い。症状は非定型的で疾患に特有の症状がみられず他の症状が表に現れたり無症状だったり、精神障害を伴うことがある。日常生活を独立して送ることを困難にするような疾患や機能障害が多い。ホメオスタシスの失調をきたしやすい。急性

5．高齢者の介護

疾患は回復しにくく合併症を起こしやすい。社会的要因や環境の変化により症状が変動しやすい。視力聴力が落ち、目で見て判断したことと手足の動きをうまく協調できない。反応が鈍くなるなどの運動機能の低下と骨粗鬆症などの骨組織の脆弱化や筋力の低下のため、転倒、骨折を起こしやすく寝たきりなどの障害につながりやすい。ケアとしては転倒、骨折事故を起こさないように環境を整備し、履き物は滑りにくく安全性の高いものを選び、衣服は動きやすいもの、また後方から声をかけて急に振り向かないようにする。段差をなくす。照明を適度にする。手すりをつける。過労を防止する。医師や理学療法士、作業療法士とも連携してケアを行う。

❶ 身体愁訴

身体の不調は高齢者にとってつらい現実である。高齢者は症状が非定型的であるため疾患の表れであることもある。心気的な訴えであると片づけずに、どこがどう痛むのか、どう不調なのかをよく聴き、どんなときに痛むのかその状況と症状を記録する。症状の裏に不安やストレスなどの気持ちの問題があることもあり、その場合は症状を通して高齢者の話をよく聴くことでカタルシス効果が期待できる。身体面の検査をするとともに、不調の中でもできることを日常生活援助を通して一緒に行っていく。ケアを通してタッチングなどの技法を取り入れて非言語的なコミュニケーションを行いながら、言葉で勇気づけたり言語化を促進することもできる。例えば便秘のときには一定の時間にトイレに促す。腹部のマッサージ、指圧や温罨法を行う。嚥下咀嚼しやすく食物繊維を含み排便機能を刺激する食事や水分摂取を促す。日中の運動を促すなどを行いながら、羞恥心や匂いを気にせずに済む排泄環境を整え、必要があれば緩下剤、摘便や浣腸を施行する。重大な便秘の場合でも医療的には早期発見・早期治療が原則であるが、無理に浣腸などの処置を強いると信頼感を損なうので、高齢者の気持ちを配慮しながら治療やケアの必要性の説明（インフォームド・コンセント）を十分に行っていくことが重要である。

❷ 不眠

睡眠は本人が主観的に満足感を得られなければ、訴えになりやすい。薬剤などの影響も受けやすい。睡眠の状況（入眠状況、中途覚醒の有無、睡眠の持

続時間、早朝覚醒の有無、熟眠感、朝の気分など）を観察によって把握しながら、身体疾患・症状の把握、服薬状況を把握する。ケアとしては、病室や寝具、明るさや音など睡眠環境を調整する。時には看護者の履き物の音が気になって眠れないということもある。ワゴンや医療処置の音、廊下での話し声、ドアの開閉音、巡視の際の足音、同室者のいびきなどが不快刺激となる。看護者はサンダルではなくサイズの適切な踵のある靴を着用する。耳栓やタイマーセットしたラジオなどを聞けるように配慮する。5〜15分程度看護師が穏やかに話し相手になる。入眠前にリラクゼーションをする。日中の活動性を高める。身体症状・苦痛を緩和するような対処療法を行う。不眠によって心身が疲労し日常生活に支障をきたす場合は、医師と相談のうえ、全身状態に配慮しながら睡眠薬を用いるが、十分な注意観察が必要である。

2 高齢者のアセスメント

看護者は高齢者をアセスメントし、ケア計画を立て、実施評価する。高齢者のアセスメントをするには高齢者自身と直接コミュニケーションをとり主観的な情報を得ることが必要である。看護者はアセスメントを行うと同時に、信頼感を得る必要がある。その人らしい、本来の姿を示してもらうには、信頼関係を築かなければならないからである。

1. 高齢者のコミュニケーション

高齢者は、失語症や認知症などの疾患や、聴覚の低下、反応時間の遅延、入れ歯が合わない、薬物による副作用などでコミュニケーションが十分に行えないこともある。そうでなくても看護者に対するとき、自分の生活習慣や行動様式が否定的に評価されると感じて、生活方法や病気に対していいわけをすることもあるだろう。また、立ち入った個人的な質問に怯えてうまく言葉にできないこともある。高齢者は質問に対する自分の答えが適切だったか確かめようとして看護者のあらゆる否定的な反応や態度を注意深く観察し、看護者が自分の健康状態についての情報を既に得ているのではないかと疑いをもつこともある。看護者は関心をもち、配慮を寄せ、ゆっくりと落ち着いて接し、信頼できる温かい理解者として接する心構えが必要である。高齢者の言葉、つまり語られる情報を聞くことは重要であるが、それ以上に重要なことは語っているときの口調、身振り、表情、態度、話しているときの様子など身体言語から言いたいことをよく聴くことである。また高齢者が自分のことを述べるときには、正確でないことがあるので、「どういうことですか、もう少し詳しく話して下さい」などと探索したり明確化し、質問をわかりやすく言い換えたり、言葉を繰り返して十分に時間をかけることも必要になる。看護者は一方的に聴くだけでなく、うなづき、相づち、話されたことの繰り返しを行い、聴いたということを明示することで初めてコミュニケーションが終結する。幻覚妄想をもつ高齢者に対しては、嘘を言っていると不快感や不信感をもったり、逆に言っていることをそのまま鵜呑みにするのではなく、高齢者にとっての真実や思いが今はそういう状況なのだと理解する。

成人と一緒の病棟では高齢者であるということによってより濃厚にケアを必要とする場合が多い。そのことで高齢者が特別に庇護される「○○おじいさん」という扱いを受けることもある。認知やコミュニケーションに障害があっても、子ども扱いしたりなれなれしく扱ったり過剰に介入したりすることや、なれなれしい呼び方や接し方は高齢者の自尊感情を傷つけたり、依存を高める。身体的な接触（タッチング）も好ましいと感じる人もいるが、なれなれしさを感じ好ましく思わない人もいる。

また施設にいる高齢者は看護者やスタッフに対し遠慮がちであるが、勇気を出して訴えても「さっきも聞きましたよ」とあしらわれると自尊心が傷つく。また、看護者の言ったことがよく飲み込めずそれを聞き返すことなく間違ったことをしてしまったときや、高齢者が入院初期で看護者が十分に把握していないときに、看護者から認知症患者のような扱われ方をされるとやはり自尊心が傷つく。看護者は常に自分自身の高齢者とのコミュニケーションの取り方を点検し、人格を尊重するようにかかわることが必要である。

コミュニケーションの促進には、静かな環境を提供する。患者の正面を向いてゆっくりはっきり話す。日常生活に関連したわかりやすい言葉ではっきり話す。短い文で話す。間違いをすぐに指摘しない。人前で話すことを強制しない。相手の話すペースに合

わせ、ゆっくり時間をかけ丁寧に応対しメッセージを聞く。大声で話さず、耳元で低めの声で話す。相手を無視しない。わからなかったら理解したふりをしない。相手の表情やその場の状況をよく観察し、勘を働かせて察する。相手のメッセージを確かめるために声に出して繰り返す。できるだけ肯定的な反応を返し、うまくいったという感情をもてるようにする。

2. 初期アセスメント

まずは日常生活をどのように送っているか、1日起きてから寝るまでの状況と睡眠状況、食事の内容と時間、居住地と生活環境、生活の中での変化や身体・健康の変化、運動、反応時間・反応能力の変化、排尿や便の変化、人生の意味や目的、性に対する感じ方、宗教に対する態度、余暇や娯楽などである。さらにその後、保健医療介護福祉機関を訪れる理由、身体的アセスメント［身体的機能、外観、行動、運動機能、日常生活動作（ADL）、呼吸、循環、栄養、排泄、可動性、睡眠パターンなど］、機能的アセスメント（個人生活様式、セルフケア、栄養、身体や娯楽活動、睡眠パターン、ストレスマネージメント、自己実現、対人関係、環境、保健医療システム、ADL）、精神状態のアセスメント（記憶力、認知能力、知的能力）、精神面、情緒面のアセスメント（認知面と適応能力、自己価値観、生理学的な変化、循環器・代謝機能・血液学的・神経学的な障害、睡眠障害、抑うつ）、ケア提供者のアセスメント、家族機能のアセスメントを行っていく。

3. 看護の方向性

主観的、客観的に得た情報を系統的、論理的な方法で分析する。個別性に富んだデータ収集は、看護診断（実際に起こっているあるいは起こる危険性のある健康問題やライフプロセスに対する個人や家族、地域の反応についての臨床判断）につながる。

看護者は高齢者が精神面の問題をもっていたとしてもケア提供者としては、「面接」として閉じられた空間と場所を確保しての援助よりも、高齢者の日常生活援助の場面でかかわる中で看護援助を行っていくことがほとんどである。つまり、より生活に密着した場面、改まった形でなく非公式の日常生活場面でのアプローチが多いということである。その分、現実的なアプローチを多くしなければならない場合が多いのである。看護者は高齢者と病的な話や、幻覚妄想の話、深い心理的な話をした後には、誰もが少しだけ現実感から離れて自分の中に閉じこもったり気持ちに浸ったり人によっては子ども返り（退行）をしてしまうことを理解しておかなければならない。日常生活を援助するにあたり、現実に生活をする場面で現実感から離れてしまうことはなるべく避けたい。そのため、もし心理的な側面についての深い話をするときには看護計画として、長時間になり過ぎないこと、夜間遅い時間には短く済ませ、次の日に時間をとること、深い話をした後には、必ず現実感のある軽い話をして、気持ちを現実に動けるところまでもっていき終結することが必要になる。またケアやアプローチの内容に関して高齢者本人の了解を得ることや、医師や他のスタッフとも連携して行っていく。看護者としては、できるだけ日常生活の援助をきっかけとしたアプローチを行い、その中での、高齢者自身の困りごとや、どう現状の生活を維持していくか、またどううまく生活していくか、に関して取りあげてケアを実施していく。

（國生拓子）

● 参考文献

1) 宮本眞巳（編）：精神看護学．中央法規出版，東京，2003．
2) ミルドレッド・O・ホグステル（編著），川野雅資（監訳）：高齢者精神看護の実際．医学書院，東京，1999．
3) 後閑容子：図でわかるエビデンスに基づく高齢者の看護ケア．中央法規出版，東京，2003．
4) リンダJ.カルペニート，新道幸恵（監訳），竹花富子（訳）：看護診断ハンドブック．第5版，医学書院，東京，2003．
5) せん妄，夜に異常行動，痴呆よりも急性；やさしい介護学；医療と介護．YOMIURI ON-LINE（読売新聞）
http://www.yomiuri.co.jp/iryou/kaigogaku/ka211301.htm

2. 身体看護・介護

●●● はじめに

　高齢者とは、あくまでも年齢による区分である。したがって一口に高齢者といっても個人差が大きくさまざまな身体的・精神的能力の人々が混在している。一方で生理的な加齢変化が中心で、いわゆるサクセスフル・エイジングを経験しつつある人もあれば、さまざまな疾患のために身体的・精神的機能の衰えが急速に進行している人もある。ここではなんらかの障害を有し、身体的な看護・介護を要する高齢者を介護し支援するための社会的な仕組みについて概説する。

1 要介護高齢者の増加

　図32は、1960年代から2001年に至るまでの日本人の死亡場所の推移である。1960年代には自宅死が約70％、病院・診療所での死が20％強を占めていたが、1975年頃にその割合が逆転し、2001年には病院死が80％近くを占め、自宅死は13.5％に過ぎなくなっている。一方、老人ホームでの死の比率は統計が独立してとられ始めた1995年の1.5％に比較すると、2001年には2.0％と微増しているが、高齢者に限ってみても、やはり最期を迎える場所は病院が圧倒的に多いのが現状である。これらは、日本人の疾病構造がいわゆる生活習慣病がその主流を占めるに至ったことと、治療法の進歩により昔は致死的であった脳血管障害や急性心筋梗塞などが、軽症化・慢性化しているためである。しかし、最期を病院などの医療施設で迎えることが一般化したためであるとはいえ、65歳以上の死亡者の1/3が死亡1年前に就床することや、寝たきり状態の高齢者の約半数（53％）が3年以上の寝たきり期間を経て亡くなるなどの統計にみられるように、長期にわたって要介護の状態にある高齢者の数は著増しており、図33のように、いわゆる団塊の世代がすべて75歳以上の後期高齢者となる2025年には520万人にもなると推計されている。

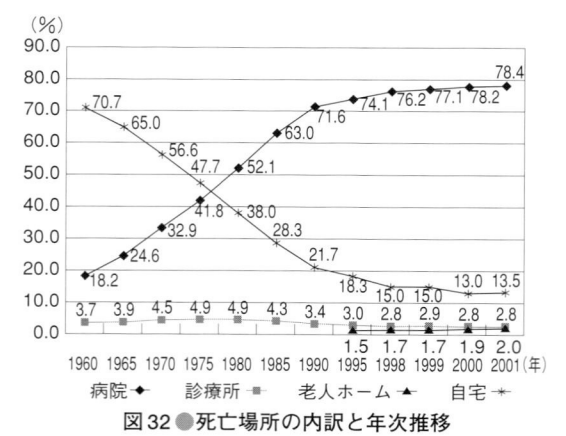

2 高齢者が要介護・看護状態に至る経過

　高齢者に看護や介護や支援が必要となる、すなわち、要介護の状態に陥る原因は、種々の原因によってもたらされる心身諸機能の低下が主たるものである。それらの原因とは、加齢変化や多くの場合複数の慢性疾患を基盤として発症する新たな疾患、慢性疾患の増悪であり、入退院の繰り返しから運動障害、認知障害などが生じることにより、要介護の状態になり、要介護度が上昇していくことが多い。

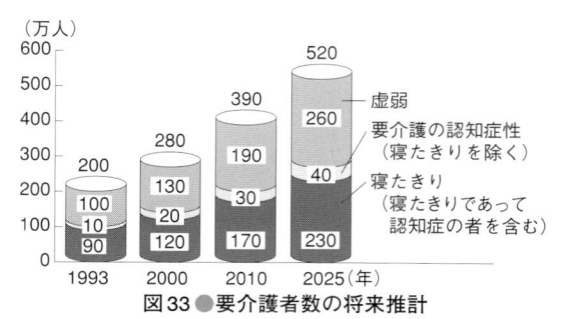

図32 ● 死亡場所の内訳と年次推移

＊1990年までは老人ホームでの死亡は自宅またはその他に含まれている。
（厚生労働省：人口動態統計．2001による）

図33 ● 要介護者数の将来推計

（厚生省大臣官房統計情報部：国民生活基礎調査，社会福祉施設等調査，患者調査，老人保健施設実態調査より推計）

図34は、介護保険の利用者において要介護状態に至る原因となった疾患の内訳を示している。男女ともに脳血管障害が最も高く、リウマチや骨折・転倒などの運動器疾患が次ぎ、認知症や高齢による衰弱も大きな位置を占めている。高齢者がこのような疾患に罹患して、さまざまな程度の障害を残した場合に、日常生活動作の低下から、要介護状態に至るわけである。しかし、要介護状態はこのほかにも、徐々に進行するものとして、いわゆる寝かせきり、閉じ込もりから、徐々に進行し最終的に廃用症候群に陥ることによっても生じてくるのが高齢者の特徴といえる。さらに、認知症性高齢者の頻度は加齢とともに上昇するので、身体的要介護状態とはまた異なる要素が加わる。

このため、高齢者では、要介護に至るまでの経過・状況を把握（アセスメント）し、認知症状態、寝たきり状態の悪化を予防するための支援体制を組み立てていくこと（ケアマネジメント）が重要である。このように、従来の医療はあくまでも急性疾患を対象として治癒（cure）を目指すものであったが、現代のように超高齢社会を目前にした時代においては、単に医療のみではなく、福祉・介護分野との連携により障害を抱えつつも生活できるように介護（care）をしていくことが中心課題となってきたのである。さらに、高齢者看護・介護においては、高齢者の生活に支障をきたしている部分を補い、その生活の質（QOL）を向上させていくための支援が必要となる。その中心的な役割を果たすことを期待して導入されたのが介護保険であり、さまざまなレベルの高齢者のニーズに対応した看護・介護サービスが提供される。

3　高齢者看護と介護－高齢者福祉と保健・医療制度との統合まで

高齢者福祉はその始まりは低所得者である高齢者に限定された救貧政策であった。しかし、昭和30年代に入り高度成長期を迎えると高齢者の増加や核家族化により、それまでの方針から所得額にかかわりなく社会的支援を必要とする高齢者を幅広く対象とする方向に転換が図られ、老人福祉法が1963（昭和38）年に制定された。これに伴い特別養護老人ホーム（現在の介護老人福祉施設）、養護老人ホーム、軽費老人ホームの3種の施設、訪問介護（ホームヘルパー）などが制度化され、これらは現在に至っている。この中で特別養護老人ホームは、「65歳以上の者であって、身体上または精神上著しい障害があるために常時の介護を必要とし、かつ、居宅においてこれを受けることが困難なもの」を対象としている点で、従来の養老施設にあった「経済的困窮」の条項が除外されていることが大きな特徴であった。

また、高度成長期には、高齢者の保健福祉の各種施策の一環として、1973（昭和48）年から、老人医療費の無料化が行われた。しかしこの制度は高齢者の窓口での負担を軽減した一方で、老人医療費の急激な増大をもたらした。このため、1982（昭和57）年に、老人保健法が制定され、各医療保険制度間の負担の公平を図る観点から、各制度が老人医療費を賄うための拠出金制度が導入され、さらに老人医療費については一部自己負担が導入された。また、老人保健法の下では、40歳以上の者を対象とする健康診査などの保健事業が制度化され、市町村において成人病対策の積極的な展開が図られることとなった。

また、高齢化が急速に進んだ1980年代には、い

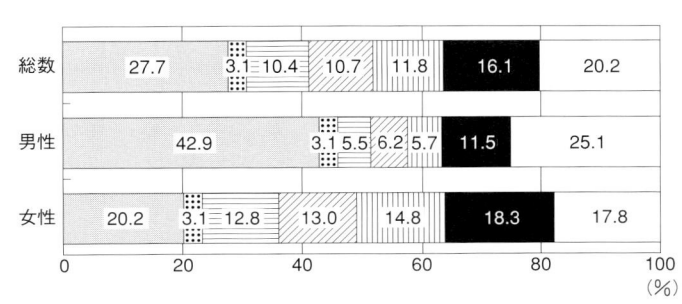

図34 ● 性別にみた要介護者の介護が必要となった主な原因
（厚生労働省：国民生活基礎調査．2001による）

わゆる社会的入院の蔓延を改善するため、1986(昭和61)年には、治療よりもむしろ看護・介護などを中心とした医療ケアと生活サービスを必要としている要介護の高齢者を対象とした老人保健施設(現在の介護老人保健施設)が、老人保健法の規定により医療施設として創設され、また1991(平成3)年には、老人訪問看護制度が創設され、在宅での看護・介護の拡大が図られた。

一方、老人福祉法の分野においては、1970年代後半に、介護の必要な高齢者を老人ホームなどの施設に入所させる短期入所生活介護(ショートステイ)事業や日帰り介護(デイサービス)事業が開始されたほか、介護を必要とする高齢者の家庭を訪問し、身の回りの世話を行う訪問介護員(ホームヘルパー)が増員された。

さらに、介護を必要とする高齢者の自立を支援し、住み慣れた家庭や地域で生活することができるような介護サービス体制を整備するため、1989(平成元)年に高齢者保健福祉推進10か年戦略(ゴールドプラン)が策定され、在宅福祉サービス・施設サービスの整備の目標を設定し、寝たきり予防の推進が図られることとなった。しかし、その後1990年から行われた都道府県と市町村を対象とした老人保健福祉計画を集計した結果、この目標を大幅に上方修正せざるを得なくなり、1994(平成6)年には、新・高齢者保健福祉推進10か年戦略(新ゴールドプラン)が策定され、高齢者介護サービス基盤の整備がさらに進められることとなった。また、新ゴールドプラン後に1999(平成11)年に策定された「今後5か年間の高齢者保健福祉施策の方向(ゴールドプラン21)」においては、基本的な目標として、①活力ある高齢者像の構築、②高齢者の尊厳の確保と自立支援、③支え合う地域社会の形成、④利用者から信頼される介護サービスの確立、が掲げられている。

このように保健医療と社会福祉はそれぞれ独立して個別に運営される傾向が強かった。しかし、本格的な高齢社会の進行とともに要介護高齢者の増加や、介護の重度化・長期化のみならず、核家族化の進行に伴う高齢者世帯の増加は介護者の高齢化をきたし、家族の介護力の低下や過酷な介護負担がかかるという結果をもたらした。そこで介護を社会が責任をもってはたしていくための仕組みとして、保健医療・福祉の双方のサービスを効果的に連携することの重要性が強く認識されるようになってきた。そ

表59●老人保健・医療・福祉・介護制度のあゆみ

1962	訪問介護(ホームヘルプサービス)事業の創設
1963	老人福祉法制定(特別養護老人ホームの制度化)
1969	ねたきり老人対策事業(訪問介護、訪問健康診査など)開始
1973	老人医療費無料化実施
1978	老人短期入所生活介護(ショートステイ)事業の創設
1979	日帰り介護(デイサービス)事業の創設
1982	老人保健法制定(老人医療費に一部自己負担導入、老人保健事業の規定)
1987	老人保健法改正(老人保健施設の導入)
	社会福祉士および介護福祉士法制定
1989	高齢者保健福祉推進10か年戦略(ゴールドプラン)の策定
1990	福祉八法改正(在宅サービスの推進、福祉サービスの市町村への一元化、地方老人保健福祉計画作成の義務づけ)
	ねたきり老人ゼロ作戦、在宅介護支援センターの創設
1991	老人保健法改正(老人訪問看護制度の創設)
1994	新・高齢者保健福祉推進10か年戦略(新ゴールドプラン)の策定
1995	社会保障制度審議会勧告(介護保険制度の導入提言)
	老人保健福祉審議会中間報告(新たな高齢者介護制度の基本的考え方)
1996	老人保健福祉審議会報告
1997	介護保険法成立
	痴呆対応型老人共同生活援助事業(痴呆性老人グループホーム)の創設
1999	今後5か年の高齢者保健福祉施策の方向(ゴールドプラン21)の策定
2000	介護保険法施行

こで、1995(平成7)年の社会保障制度審議会勧告により介護保険制度導入の提言が行われ、1997(平成9)年には、寝たきりや認知症などの要介護者の増加に対応して要介護者およびその家族を社会的に支援するシステムとして介護保険法が成立し、2000(平成12)年度から施行されることとなったのである(表59)。

4 高齢者の施設介護と在宅介護

高齢者を対象とする介護を利用する場からみると、「施設介護」と「在宅介護」とに分けられる。現在では、介護に関しては「介護保険法」がその中心となり、要介護者には、在宅および施設にわたる多様なサービスが、要支援者には、介護予防という観点から、在宅サービスが提供される。

1. 施設介護

介護保険における施設サービスを利用するには、要介護1以上と認定されていることが必要であり、要支援者は利用できない。

①介護老人福祉施設(特別養護老人ホーム)：常時介護が必要で在宅生活が困難な要介護者が対象である。入浴、排泄、食事などの介護、その他の日常生活上の世話、機能訓練、健康管理および療養上の世話を行うことを目的とする施設をいう。

②介護老人保健施設(老人保健施設)：病状が安定し、病院に入院治療の必要はないが、リハビリテーションや看護・介護を必要とする要介護者を対象とし、看護、医学的管理の下における介護および機能訓練、その他必要な医療ならびに日常生活上の世話を行うことを目的とする施設として、都道府県知事の許可を受けたものをいう。したがって理学療法士または作業療法士の配置が義務づけられている。

③介護療養型医療施設(療養病床など)：病状が安定期にあり、医学的管理下で長期間にわたる療養や介護が必要な要介護者が対象である。療養病床などをもつ病院・診療所の介護保険適用部分に入院する要介護者に対し、療養上の管理、看護、医学的管理下での介護などの世話、機能訓練などの必要な医療を行うことを目的とした施設をいう。

2. 在宅介護

介護保険では、自宅や通所、短期入所で種々のサービスを受けることができる。利用頻度の高いサービスのみを示す。

①訪問介護(ホームヘルプサービス)：訪問介護員(ホームヘルパー)が利用者宅を訪問して、食事・入浴の介助、身体の清拭、洗髪などの身体介助や、炊事、掃除、衣類の洗濯などの生活援助を行う。また、通院などのための乗車または降車の介助も受けられる。平成15年度の改定により、身体介護と家事援助が混在した複合型は廃止された。また、「家事援助」は「生活援助」に名称を改め、短時間のサービス提供や、自立支援、在宅生活支援の観点から提供されることになった。

②訪問看護：症状が安定期にある要介護者を、病院、診療所、訪問看護ステーションなどから看護師などが訪問し、病状の観察、清拭・洗髪、床ずれの予防と処置、医師の指示による診療の補助業務、リハビリテーション、食事(栄養)指導管理、排泄の介助・管理、ターミナルケア、カテーテルなどの管理、家族などへの介護支援・相談、などを行う。医療保険による訪問看護制度においては、訪問看護ステーションが医師の訪問看護指示書に従って医療サービスとして提供するが、介護保険ではケアプランに従ってサービスが提供され、その内容には種々の点で違いがある。

③通所介護(デイサービス)および通所リハビリテーション(デイケア)：デイサービスは介護老人福祉施設、老人福祉センターなどの通所介護施設(デイサービスセンター)に昼間に通い、日常生活動作訓練、機能訓練、送迎、入浴、食事などの介護サービスを受けるものである。デイケアは病院や介護老人保健施設などに昼間に通い、主治医の指示の下に必要な機能訓練やリハビリテーションが理学療法士や作業療法士によって行われ、そのほかに送迎、食事、入浴などのサービスを受けるものである。

④短期入所生活介護、短期入所療養介護(ショートステイ)：ショートステイは介護する家族の介護疲れや病気など、なんらかの理由で介護が困難になったとき要介護者を短所入所させ、入浴、排泄、食事の提供などの日常生活上の世話、機能訓練を受けるもので、家族の負担を軽減することを目的としたサービスである。介護老人福祉施設などでのショートステイが短期入所生活介護、介護老人保健施設や介護療養型医療施設などでのショートステイが短期入所療養介護である。

⑤痴呆対応型共同生活介護(グループホーム)：中等症の認知症性高齢者を対象に、小規模な共同生活の場において、食事、掃除、洗濯、入浴、排泄など、日常生活上の介護および機能訓練のサービスが提供される。

⑥特定施設入所者生活介護：在宅介護対応型軽費老人ホーム(ケアハウス)、有料老人ホームなどの特定施設の入居者は、在宅と同じ扱いとして、訪問看護、訪問介護などの居宅サービス介護保険の給付を受けることができる。

⑦福祉用具貸与、居宅介護福祉用具購入費など：特殊寝台(電動ベッド)、車椅子、褥瘡予防用具などの福祉用具のレンタル料金やレンタルに適さないポータブルトイレなどの入浴や排泄のための用具などを、1年間で10万円を限度に、1割の自己負担で

購入できる。

5 高齢者介護に携わる職種

　保健・医療・福祉分野には表60のような種々の資格を有するマンパワーが活躍している。高齢者介護には多くの職種がかかわるが、主として介護の分野で活躍するのは、社会福祉士、介護福祉士、介護支援専門員、訪問介護員、そして寮母・介護職員などである。他の職種は、介護の分野にもかかわっているが、主として保健・医療の分野で活動している。

　介護保険では、各種のケアを、要介護高齢者本人や家族の意向も入れて、経済的な側面も考慮し、その人に応じたプランを作成する（ケアマネジメント）作業をする専門職種が必要であり、この機能を「居宅介護支援」と呼び、介護支援専門員（ケアマネジャー）が担っている。この介護支援専門員は、医療・福祉・介護領域で一定の経験のある人が、試験を受けて資格を取得するものである。合格者は、看護職が最も多い。

　看護職に関していえば、自宅の場合には、訪問看護によって介護サービスを提供している。訪問看護は、地域の訪問看護ステーションや医療機関（診療所・病院）から実施されるが、主治医の訪問看護指示書を受けて実施される。このほか、看護職は介護老人福祉施設、介護老人保健施設、介護療養型医療施設など、介護保険下で活用できる施設で働いているが、介護老人福祉施設では医師が非常勤配置でもよいため、看護師は唯一の医療職として、施設で提供される医療に責任をもたざるを得ない状態におかれている。

　看護職が健康の側面から心身の機能に焦点を当てて、病からの回復や予防的観点からサービスを提供するのに対して、介護職は主に障害から生じた日常生活遂行上の支障に対して援助を行うことが主たる業務となっている。しかし介護職が行う身体介護の中には、看護職が行う「傷病者もしくは褥婦の日常生活の世話」に相当する項目も含まれる。例えば食事、排泄、洗面、洗髪、体位交換などの介護がこれにあたる。これらの介護項目は、その目的に応じて看護職が担ったり、介護職が担ったりする。身体介護では、看護職と介護職との連携が必要である。

　さらに高齢者介護を担う職種には、社会福祉士、介護福祉士、訪問介護員（ホームヘルパー）などがあり、前2者は国家資格である。社会福祉士とは、専門的知識および技術をもって、身体上もしくは精神上の障害があること、または環境上の理由により日常生活を営むのに支障がある者の福祉に関する相談に応じ、助言、指導その他の援助を行う者とされ、医療機関においては医療ソーシャルワーカーの職務を担っていることが多い。

　介護福祉士とは、専門的知識および技術をもって、身体上または精神上の障害があることにより日常生活を営むのに支障がある者につき、入浴、排泄、食事その他の介護を行い、ならびにその者およびその介護者に対して介護に関する指導を行うことを業とする者をいう。介護福祉士は施設においては介護職員や寮母（父）として、在宅ではホームヘルパーとして働いている。

　ホームヘルパーは、市区町村や民間で実施されているホームヘルパー養成研修課程の講習を受けることにより、コーディネーター業務を担う1級から非常勤レベルの3級として認定される。デイサービス、ショートステイとともに在宅介護福祉の三本柱の1つに位置づけられている。理学療法士、作業療法士なども、訪問リハビリテーションなどを通じて在宅介護に深くかかわっている。

表60 ● 保健・医療・福祉分野のマンパワーの現状
・資格職種

職　　種	人　　数
医師	26万2,687人
歯科医師	9万2,874人
薬剤師	22万9,744人
看護職員	123万3,496人
歯科衛生士	7万3,297人
理学療法士（PT）	3万7,068人
作業療法士（OT）	2万2,757人
社会福祉士	4万8,585人
介護福祉士	35万1,678人

・資格職種でないもの

職　　種	人　　数
介護支援専門員（ケアマネジャー）	6万7,436人
訪問介護員	26万3,781人
寮母・介護職員	31万4,675人

●●● おわりに

2003(平成15)年6月に、厚生労働省老健局長の私的研究会である「高齢者介護研究会」(座長：堀田力)が介護保険制度の3年間の検証を踏まえ、中長期的な介護保険制度の課題や高齢者介護の在り方について検討するため、「2015年の高齢者介護～高齢者の尊厳を支えるケアの確立に向けて」と題する報告書をとりまとめた。その報告書においては、高齢者がたとえ介護を要する状態になっても、その人らしい生活を自分の意思で送ることを可能とする「高齢者の尊厳を支えるケア」の実現を目指す必要があるとし、介護予防・リハビリテーションの充実はその重要な柱であり、今後精査・研究が必要であると指摘している。さらに、2015年までに残された時間は少なく、介護サービスの提供について、ハード面の整備、人材の育成など、早急に着手し、将来を見据えて計画的に取り組んでいくことが必要であるとも指摘している。そのためには介護分野でのさまざまな専門職の有機的な連携が必要であることはいうまでもない。

（三上　洋）

● 参考文献
1) 老人保健福祉法制研究会：高齢者の尊厳を支える介護．法研，東京，2003.
2) 厚生労働省ホームページ：2015年の高齢者介護～高齢者の尊厳を支えるケアの確立に向けて(http://www.mhlw.go.jp/topics/kaigo/kentou/15kourei/index.html)

3. 家族介護者の介護負担

●●● はじめに

アルツハイマー型痴呆(アルツハイマー型認知症；DAT)患者を含む、いわゆる要介護者を在宅で介護する者の介護負担が注目されるようになったのは1980年代末以降である。この背景としては、人口の急速な高齢化と、それに伴う要介護者の増加があげられる。厚生労働省の調査によれば、わが国においては、要介護者の半数以上が在宅で介護を受けており、家族介護者数も急速に増加していることは論を待たない。

これまでの研究により、こうした家族介護者の介護負担の増悪が、要介護者に対する虐待のリスクファクター(危険要因)であるだけでなく、介護者自身の心身の健康を損ねる可能性があることが明らかになっている。わが国においても、厚生労働省の調査によれば、要介護者を介護する家族介護者の3分の1が介護する相手に対して"憎しみ"の感情を抱いたことがあると回答している。また、米国のSchulzらが、4年間にわたる介護者の追跡調査を行ったところ、介護者が高齢の場合、介護負担がある者の死亡のリスクは、介護を行っていない高齢者の1.63倍であった。しかし、介護負担がない介護者に関しては、そのような高い死亡リスクはみられなかった[1]。さらに、介護者の介護負担増悪は要介護者の施設入所のリスクファクターであり、介護負担の軽減が施設入所を遅延させ得ることが明らかになっている[2]。このように、在宅介護を円滑に継続するために、介護負担の程度を客観的に把握し、その軽減策を講ずることは、極めて重要である。

本稿では、わが国における介護負担研究において、最も頻用されているZarit介護負担尺度日本語版(J-ZBI)、およびJ-ZBIの短縮版(J-ZBI_8)を紹介した上で、介護負担研究全般について概説する。

1 介護負担の定量的な評価：ZBIおよびJ-ZBI

家族介護者の抱える介護負担 という概念を定量的に評価する指標を世界に先駆けて開発したのは米国のペンシルバニア州立大学Zarit教授である。彼は、介護負担を「親族を介護した結果、家族介護者が情緒的、身体的健康、社会生活および経済状態に関して被った被害の程度」と定義し、その定義に基づきZarit介護負担尺度(Zarit Caregiver Burden

Interview；ZBI)を作成した[3]。ZBIは、介護によってもたらされる身体的負担、心理的負担、経済的困難などを総合して、介護負担として測定することが可能な尺度である。本尺度は、当初、29項目として作成されたが、後に22項目に改訂された[4]。この22項目からなるZBIは、欧米で最も頻用されている介護負担尺度の1つであり、各国の言語に翻訳されている。

この尺度は、22項目のさまざまな場面における介護の負担に関しての質問から構成され、それぞれの質問項目に対しては、5段階の評価がなされる。1～21の各質問は、さまざまな場面における介護の負担に関しての質問から構成されている。また、全22項目のうち、最終項目である項目22は、「介護の負担が全体としてどの位あるのか」を示す指標(a single global burden)であると定義されており[4]、全体として介護がどの位大変であるかを5段階の選択肢から、回答者に選択させるものである。なお、本尺度は、面接調査で用いることができるだけでなく、自記式質問票の形式でも用いることも可能である。

表61 ● Zarit 介護負担尺度日本語版(J-ZBI)および短縮版(J-ZBI_8)（荒井らによる訳）

各質問について、あなたの気持ちに最も当てはまると思う番号を○で囲んで下さい

	項目	思わない	たまに思う	時々思う	よく思う	いつも思う
	1. 介護を受けている方は、必要以上に世話を求めてくると思いますか	0	1	2	3	4
	2. 介護のために自分の時間が十分にとれないと思いますか	0	1	2	3	4
	3. 介護のほかに、家事や仕事などもこなしていかなければならず「ストレスだな」と思うことがありますか	0	1	2	3	4
◎	4. 介護を受けている方の行動に対し、困ってしまうと思うことがありますか	0	1	2	3	4
◎	5. 介護を受けている方のそばにいると腹が立つことがありますか	0	1	2	3	4
△	6. 介護があるので、家族や友人と付き合いづらくなっていると思いますか	0	1	2	3	4
	7. 介護を受けている方が将来どうなるのか不安になることがありますか	0	1	2	3	4
	8. 介護を受けている方は、あなたに頼っていると思いますか	0	1	2	3	4
◎	9. 介護を受けている方のそばにいると、気が休まらないと思いますか	0	1	2	3	4
	10. 介護のために、体調を崩したと思ったことがありますか	0	1	2	3	4
	11. 介護があるので、自分のプライバシーを保つことができないと思いますか	0	1	2	3	4
△	12. 介護があるので、自分の社会参加の機会が減ったと思うことがありますか	0	1	2	3	4
△	13. 介護を受けている方が家にいるので、友達を自宅によびたくてもよべないと思ったことがありますか	0	1	2	3	4
	14. 介護を受けている方は「あなただけが頼り」というふうにみえますか	0	1	2	3	4
	15. いまの暮らしを考えれば、介護にかける金銭的な余裕がないと思うことがありますか	0	1	2	3	4
	16. 介護にこれ以上の時間は割けないと思うことがありますか	0	1	2	3	4
	17. 介護が始まって以来、自分の思いどおりの生活ができなくなったと思うことがありますか	0	1	2	3	4
◎	18. 介護をだれかに任せてしまいたいと思うことがありますか	0	1	2	3	4
◎	19. 介護を受けている方に対して、どうしていいかわからないと思うことがありますか	0	1	2	3	4
	20. 自分は今以上にもっと頑張って介護するべきだと思うことがありますか	0	1	2	3	4
	21. 本当は自分はもっとうまく介護できるのになあと思うことがありますか	0	1	2	3	4

		全く負担ではない	多少負担だと思う	世間並みの負担だと思う	かなり負担だと思う	非常に大きな負担である
	22. 全体を通してみると、介護をするということは、どれくらい自分の負担になっていると思いますか	0	1	2	3	4

◎：J-ZBI_8 Personal strain　△：J-ZBI_8 Role strain

（文献5)-8)による）

筆者らは、国際的に比較が可能な介護負担尺度の日本語版を作成することが有用であると考え、Zarit教授の許可を得て、Zarit介護負担尺度日本語版（J-ZBI）を作成し、信頼性と妥当性を確認した[5]。表61に、全22項目の質問とその判定基準を示したが、原版と同じく満点は88点であり、介護負担が全くない場合は0点である。この介護負担尺度は、介護者の負担を客観的に把握する目的で、我が国の多くの大学、研究所等で用いられている。

2 Zarit介護負担尺度日本語版の短縮版（J-ZBI_8）

1．J-ZBI_8および2つの下位尺度についての信頼性・妥当性の確認

筆者らは、実際の介護の現場で、より簡便に介護負担を測定できるようJ-ZBI短縮版（J-ZBI_8）を作成した。短縮版作成にあたっては、在宅介護者に対し介護負担（J-ZBI）に関する調査を行い、J-ZBIの項目22を除いた21項目に対し因子分析を行い、短縮版の項目の選定を行った。その結果、Personal strain［介護を必要とする状況（または事態）に対する否定的な感情の程度］、Role strain［介護によって（介護者の）社会生活に支障を来たしている程度］、それぞれ5項目、3項目からなる、J-ZBI短縮版（J-ZBI_8）が作成された。表61の◎を付した5項目がPersonal strainに該当する項目であり、△を付した3項目がRole strainに該当する項目である。J-ZBI_8、下位尺度Personal strain、Role strainそれぞれにおいて、信頼性・妥当性が確認された[6,7]。従って、J-ZBIの短縮版であるJ-ZBI_8の信頼性、妥当性は原版と同様高いものであり、充分に実用に耐えうるものと確認された[6,7]。

2．J-ZBI_8の交差妥当性の確認

さらに、別地域において介護負担調査を行い、J-ZBI_8の交差妥当性（作成時と異なる対象における妥当性：尺度が他の地域でも使えるかどうか）を確認し、J-ZBI_8が全国どの地域でも用いることができることが明らかになった[8]。

J-ZBI_8は、わずか8項目の簡便な尺度であるが、因子構造が明確な2つの下位尺度を持ち、J-ZBIと極めて高い相関が認められた。本尺度により、簡便に在宅介護者の介護負担を把握することが可能となる。このようにJ-ZBI_8は、在宅介護、臨床の現場、諸調査において、介護負担を客観的に測定する上で極めて有用な尺度であり、幅広い利用が望まれる。

3 介護負担に関してこれまでに行われた研究

介護負担に関してこれまで行われた研究から得られた知見を以下に記す。なお、諸外国の介護負担研究では、「介護者が要介護者と同居しているか否か」についての報告・検討がなされていないものも存在する。これに対し、高齢者と子供との同居率が高いわが国では、同居の家族介護者を対象とした介護負担研究が大半を占めており、諸外国の研究結果との比較を行う際には、この点に留意することが必要である。

1．介護負担得点と他のアウトカム指標との関連

在宅生活から施設へ入所した要介護者の介護者（配偶者）は、在宅生活を続けていた要介護者の介護者に比して、介護負担が有意に高かったことが報告されている[9,10]。また、要介護高齢者に対して不適切な処遇（いわゆる虐待）を行ったことがある介護者は、介護負担が高いことが報告されている[8,11]。

2．介護負担に関する縦断研究

次に、介護負担の経時的変化に関してこれまでに行われた縦断研究（longitudinal studies）の知見を以下に記す。介護負担の経時的変化を検討するには以下の2つのアプローチが考えられる。1つめのアプローチは、追跡終了時（T2）での介護負担得点と追跡開始時（T1：ベースライン時）との得点を比較するものである。Haleyらによると、介護負担の経時的変化には、細分すると3つの型が考えられるという[12]。第一は、介護をしていくうちに、要介護者（介護される側）の心身の状態が悪化するため、介護者の介護負担が高くなるとする説である（Wear-and-tear model）。第二は、介護者が介護に慣れていくため、介護負担は軽くなるとする説である（Adaptation model)。第三は、個人(介護者)に備わっているコーピングの能力は一定しているため、介護負担は常に変わらないとする説である(Trait model)。これまでに行われた研究では、上記3つのそれぞれの説を支持するような報告がなされている。

これに対するアプローチとして、Aneshensel、Whitlatch らは介護負担得点の単純な算術的比較ではなく、ベースライン時(T1)での介護負担得点が高い者と低い者とに分類し、個々の介護者の介護負担得点がどのように変化したかを「質的に(qualitatively)」検討する必要があると提唱した[13)14)]。筆者らは、この概念を導入し、要介護高齢者の介護者を1年間追跡し、ベースライン時(T1)の介護負担得点(J-ZBI得点)が、ある一定の水準よりも、悪化した者について、Unsuccessful group とみなし、それ以外の者については、Successful group とみなした。この研究では、他の要因をすべて統計学的に補正した上で、介護者が配偶者でない場合には、そうでない場合に比較して Unsuccessful group に属するリスクが有意に高く、また認知症の高齢者を介護している者は、そうでない者に比較して Unsuccessful group に属するリスクが有意に高いということが明らかになった[10)]。

3. 要介護者側の要因と介護負担との関連

要介護者の日常生活動作能力(Activities of Daily Living ; ADL)の自立の程度と、介護負担との関連については、有意な関連を認めた研究と認めなかった研究とがあり、一致した見解はみられていない。また要介護者の認知症の重症度、認知機能と介護負担についても、関連を認めないとする報告が多いが、必ずしも一致した結果は得られていない。さらに、われわれの研究では、認知症の重症度が同じ場合、DAT患者を在宅で介護する者と血管性痴呆(血管性認知症;VaD)患者を在宅で介護する者の介護負担の程度には違いがみられないことが明らかになった[15)]。

これに対し、要介護者、特に認知症患者の行動異常(Behavioral and Psychological Symptoms of Dementia ; BPSD)については、ほぼすべての先行研究において、介護負担との関連が強く認められており、筆者らの行った研究でも同様の知見が得られた[16)17)]。

また、前頭側頭葉変性症(FTLD)患者は、人格変化や脱抑制などの行動変化を伴うことが多いため[18)]、こうした患者の家族介護者は、介護をしていく上で、特異的な問題を抱えていることが明らかになっている[19)]。

4. 介護者側の要因と介護負担との関連

一方、介護者に関する変数としては、介護者の性、年齢、続柄それぞれと介護負担との関連については一致した見解はみられていない。また、介護期間に関しては、これまでのところ、その期間の長さと介護負担との間に、明らかな関係は見出されていない。これに対し、介護量の指標として広く用いられている介護時間は、介護負担と有意に関連することが知られている。

ところで、要介護者(特に、DAT患者)を介護する者にとっては、実際に介護をする時間だけでなく、見守りに時間をとられることが多い。これを踏まえて、われわれは、介護者に対して、「患者から目を離せない時間(あるいは、その逆としての介護者が外出できる時間)」を尋ねるようにしている。その結果、介護者の外出時間と介護負担との間には有意な関連が認められた[17)]。

4　介護負担軽減に向けて

これらの結果から、介護負担軽減のためには、患者のBPSDを軽減し、介護者が介護に要する時間を減らし自由になれる時間を確保することが必要であると考えられる。前者のBPSDの軽減にあたっては、患者自身への介入策としての薬物療法(あるいは非薬物療法)が有効であるだけでなく、介護者への教育をはじめとした介護者に対する介入も有効であるといわれている[20)]。後者の、家族介護者が介護に要する時間を減らす手段としては、介護を代わってくれる者あるいは手伝ってくれる者がいること(informal instrumental support があること)が挙げられる[21)]。また、デイサービス、ショートステイをはじめとした居宅介護サービスを有効利用することで、介護時間を減らすこともできるであろう。

居宅介護サービス利用に関連して、われわれが介護保険制度導入後に行った研究からは、サービスの利便性が良い場合、家族介護者の負担は軽い傾向に

あることが明らかになった[17]。しかしながら、現行の介護保険制度のもとで提供されている居宅介護サービスは、数ヵ月前からの予約が必要なものが多いため、緊急時における患者および介護者のニーズに対応することは難しい。また、現行の居宅介護サービスは、介護上、最も負担となる認知症患者のBPSDに対応したものとは言い難い[22]。今後、認知症患者の家族介護者の負担を軽減していくためには、BPSDをはじめとした認知症患者の特性をふまえた居宅介護サービスを提供し、併せて在宅ケアの質[23]の向上を図っていくことが必要であろう。

（荒井由美子）

●文献

1) Schulz R, Beach SR : Caregiving as a risk factor for mortality. JAMA 282 (23) : 2215-2219, 1999.
2) Mittelman MS, Ferris SH, Shulman E, et al : A Family intervention to delay nursing home placement of patients with Alzheimer Disease ; A randomized controlled trial. JAMA 276 : 1725-1731, 1996.
3) Zarit SH, Reever KE, Bach-Peterson J : Relatives of the impaired elderly ; Correlates of feelings of burden. Gerontologist 20 : 649-655, 1980.
4) Zarit SH, Zarit JM : The Memory and Behaviour Problems Checklist 1987R and the Burden Interview. Pennsylvania State University Gerontology Center, University Park PA, 1990.
5) Arai Y, Kudo K, Hosokawa T, et al : Reliability and validity of the Japanese version of the Zarit Caregiver Burden Interview. Psychiatry Clin Neurosci 51 : 281-287, 1997.
6) 荒井由美子，田宮菜奈子，矢野栄二：Zarit介護負担尺度日本語版の短縮版（J-ZBI_8）の作成；その信頼性と妥当性に関する検討．日本老年医学会雑誌 40(5) : 497-503, 2003.
7) Kumamoto K, Arai Y : Validation of "Personal Strain" and "Role Strain" ; Subscales of the short version of the Japanese version of the Zarit Burden Interview (J-ZBI_8). Psychiatry Clin Neurosci 58 (6) : 606-610, 2004.
8) 熊本圭吾，荒井由美子，上田照子，ほか：日本語版Zarit介護負担尺度短縮版（J-ZBI_8）の交差妥当性の検討．日本老年医学会雑誌 41(2) : 204-210, 2004.
9) Zarit SH, Todd PA, Zarit JM : Subjective burden of husbands and wives as caregivers ; A longitudinal study. Gerontologist 26 : 260-266, 1986.
10) Arai Y, Zarit SH, Sugiura M, et al : Patterns of outcome of caregiving for the impaired elderly ; a longitudinal study in rural Japan. Aging Ment Health 6 (1) : 39-46, 2002.
11) Schiamberg L, Gans D : Elder abuse by adult children ; an applied ecological framework for understanding contextual risk factors and the intergenerational character of quality of life. Int J Aging Hum Dev 50 (4) : 329-359, 2000.
12) Haley WE, Pardo KM : Relationship of severity of dementia to caregiving stressors. Psychology and Aging 4 : 389-392, 1989.
13) Aneshensel CS : The natural history of depressive symptoms ; Implications for psychiatric epidemiology. Research in community and mental health, Greenley JR (ed), pp45-75, JAI Press, Greenwich CT, 1985.
14) Whitlatch CJ, Zarit SH, von Eye A : Efficacy of Interventions with caregivers ; A reanalysis. The Gerontologist 31 (1) : 9-14, 1991.
15) Arai Y, Zarit SH, Kumamoto K, et al : Are there inequities in the assessment of dementia under Japan's LTC insurance system ? Int J Geriatr Psychiatry 18 : 346-352, 2003.
16) Arai Y, Washio M : Burden felt by family caring for the elderly members needing care in southern Japan. Aging Ment Health 3 : 158-164, 1999.
17) Arai Y, Kumamoto K, Washio M, et al : Factors related to feelings of burden among caregivers looking after impaired elderly in Japan under the Long-Term Care Insurance system. Psychiatry Clin Neurosci 58 (4) : 396-402, 2004.
18) Tanabe H, Ikeda M, Komori K : Behavioural symptomatology and care of patients with frontotemporal lobe degeneration-based on aspects of the phylogenetic and ontogenetic processes. Dement Geriatr Cogn Disord 10 (Suppl 1) : 50-54, 1999.
19) Kumamoto K, Arai Y, Hashimoto N, et al : Problems family caregivers encounter in home care of patients with Frontotemporal Lobar Degeneration. Psychogeriatrics 4 (2) : 33-39, 2004.
20) Hébert R, Lévesque L, Vézina J, et al : Efficacy of a psychoeducative group program for caregivers of demented persons living at home ; a randomized controlled trial. J Gerontol B-Psychol 58B : S58-S67, 2003.
21) Miller B, Townsend A, Carpenter E, et al : Social support and caregiver distress ; A replication analysis. J Gerontol B-Psychol 56B : S249-S256, 2001.
22) Arai Y, Sugiura M, Miura H, et al : Undue concern for others' opinions deters caregivers of impaired elderly from using public services in rural Japan. Int J Geriatr Psychiatry 15 : 961-968, 2000.
23) 荒井由美子，熊本圭吾，杉浦ミドリ，ほか：在宅ケアの質評価法（Home Care Quality Assessment Index: HCQAI）の開発．日本老年医学会雑誌 42 (4) : 432-443, 2005.

4. ケアプラン

1 問題提起

　世界では、人々の地域生活支援の方法をケアマネジメントというが、施設入所者の施設生活を支援することをケアマネジメントと呼ぶことはない。但し、ケアマネジメントでも1つの過程として、ケアプランの作成があり、他方、施設においても入所者を支援するにあたってケアプランを作成し、実施している。本稿では、施設や在宅の両者を想定し、高齢者に対するケアプラン作成の目的や方法を明らかにする。その際に、特に認知症高齢者に焦点を当ててケアプラン作成方法について言及したい。

2 ケアプランとは

　ケアプランの内容は、正確には、「ケース目標の設定」と「ケアプラン作成」でもって構成される。このケアプランは、高齢者についてのアセスメントをもとに作成される。アセスメントとは、高齢者の身体機能面、精神心理面、社会環境面での状態を把握し、問題状況の全体像を理解することである。
　このケアプランの作成・実施こそが在宅や施設での高齢者支援の内容を最も特徴づけている部分であるといえる。それは、ケアプランを「構想する」過程であり、「計画性」という特徴を発揮するからである。また、このケアプランの作成こそが、ケア提供者間での共通の目標と役割分担を準備することになり、チームアプローチの推進を実行可能にさせる。

1. ケース目標の設定

　ケース目標は一般に「大目標」ともいわれ、高齢者がどのような地域生活や施設生活をしていくのかという大きな目標を設定することである。ケース目標では、高齢者側の目標とケアプランナー側の目標を一致させるということも狙いであり、具体的には、高齢者がどこで、どのような生活をしていくのかを明らかにすることである。
　特に重要な、「どのような生活をするのか」という内容をケアプランナーが高齢者と一致させていく際には、高齢者のもっている潜在的な能力を十分に発揮でき、かつ生活の質を向上させること、自立を促進すること、残存機能を生かすこと、心身機能の向上を目指すこと、社会への参加が促進されることを、基本的な視点として、高齢者と話し合うことが重要である。
　さらには、そうしたときに、当然のことであるが、高齢者とケアプランナーが対等な立場に立ち、あるいはケアプランナーが側面的な立場に立ち、高齢者本人や家族の希望を十分に踏まえたうえで、ケース目標の設定はなされなければならない。
　ここで決定されたケース目標の設定は、高齢者の生活支援において、当該高齢者にかかわるケア提供者が共通した援助目標として共有していく部分である。その意味で、ケース目標の設定はある高齢者に多数のケア提供者がかかわる際に、それぞれの提供者がチームで対応していく道しるべを提示していることになる。
　そのために、ケース目標の設定は、ケアプランナーが高齢者あるいはその家族と十分時間をとって、一緒に話し合う必要がある。同時に、ケース目標は、時には本人の身体機能面での変化や心理面での変化、さらには介護者や住環境などの環境面での変化によって変化していくことが想定される。そのため、一度決まったケース目標が、将来にわたっての永遠に固定した目標ではないということも理解しておかなければならない。そのため、高齢者のADLの大きな変化や、介護者といった社会環境面での大きな変化があれば、再度、十分な時間をとってケース目標について話し合いをする機会をもつことが重要である。

2. ケアプラン作成の基本原則

　このケアプラン作成の基本原則として、バーバ

ラ・シュナイダー（Barbara Schneider）は7点挙げているが、それらについて説明を加えることとする[1]。

①ケアプランは、前段階で実施された高齢者の包括的・機能的アセスメント結果に基づく。

そのため、当然のことであるが、アセスメント結果とケアプランの作成には連続性が求められる。しかしながら、アセスメント結果から高齢者の生活状況の全体像が把握できたとしても、そこから生活ニーズ（問題点）を抽出していくことは容易ではない。そのため、生活ニーズをアセスメントから抽出していく原理が明らかにされる必要があるが、アセスメントで明らかになった高齢者の身体機能状況、精神心理状況、社会環境状況の関連性の中で、生活ニーズは生じている。

②ケアプランには、高齢者ないしはその家族成員などの代理人がその過程に参加する。

ケアプランの作成には、高齢者なり家族が自らの困りごと（主訴）を明らかにするよう支援することが必要である。この結果、一方で利用者本位のケアプラン作成が可能であり、他方、ケアプランナーとの調整のもとで適切な生活ニーズを導き出すことができる。ケアプラン作成に高齢者や家族の参加が弱いと、作成されたケアプランに対する不満が残るだけでなく、実際にケアプランの遂行が中断されてしまうことにもなりかねない。

③ケアプランは、前もって決められたケース目標を達成することに向けられる。

前述した大目標ともいうべきケース目標とケアプランは表裏一体のものであり、一方が変更されれば他方も修正されることになる。そのため、これら両者の作成は、理論的にはケース目標設定後にケアプランが作成されることになるが、実際には一体的な側面が強いといえる。

④ケアプランは、永続的なものではなく、特定期間の計画である。

当然のことであるが、高齢者とケアプランナーとの間で決定した特定期間でのケアプランであり、フォローアップの結果、生活ニーズに変化があるかどうかなどによって、新たなケース目標の設定やケアプランの作成がなされることになる。また、高齢者や社会環境の急激な変化によって、高齢者と約束していたケアプラン継続期間内においてでさえも、ケアプランの変更が求められる場合がある。

⑤在宅のケアプランには、フォーマルなサービスとインフォーマルサポートの両方が含まれる。

ケアプラン作成にあたっては、それぞれの社会資源の有している特性を活かしていく必要がある。特に、フォーマルサービスとインフォーマルサポートではその特性に大きな違いがあり、前者は公平で標準的なものであるのに対して、後者は柔軟でミニマムを超えた支援が可能であるといった違いがある。そうした違いを活かしてケアプランを作成することにより、高齢者の生活の質が高まるといえる。

⑥在宅のケアプランは、高齢者ないしは家族の負担額を意識して作成される。

制度的には、個々のサービスに自己負担額が決められていたり、サービス総体として利用できる限度額が決められている。他方、高齢者やその家族は、経済状況や自らの価値観により、どの程度の経済的な自己負担をするのかの考え方も異なる。ケアプランナーはそうした高齢者本人や家族の自己負担程度の可能性を見極めてケアプランを作成し、最終的に支払える自己負担額について、本人や家族からの同意を得ることが不可欠である。

⑦ケアプランの内容は、定型化された計画用紙に文書化される。

作成されたケアプランは一定のフォーマットに基づいた計画書に文章化されている必要がある。これは作成されたケアプランに対して、高齢者やその代理人から同意を得るためには、口頭による合意よりも、文書によるケアプランの作成とそれへの利用者からの合意の方が望ましいからである。高齢者には自己負担額を伴うものであり、またケアプランが文書化されることによって、どのサービスがどのような問題に対処するために実施されるかがいつでも高齢者やその家族に明らかにされるためである。

3．ケアプランの作成過程

ケアプランの作成過程は、アセスメント過程を基礎にすることになる。そのため、アセスメントから

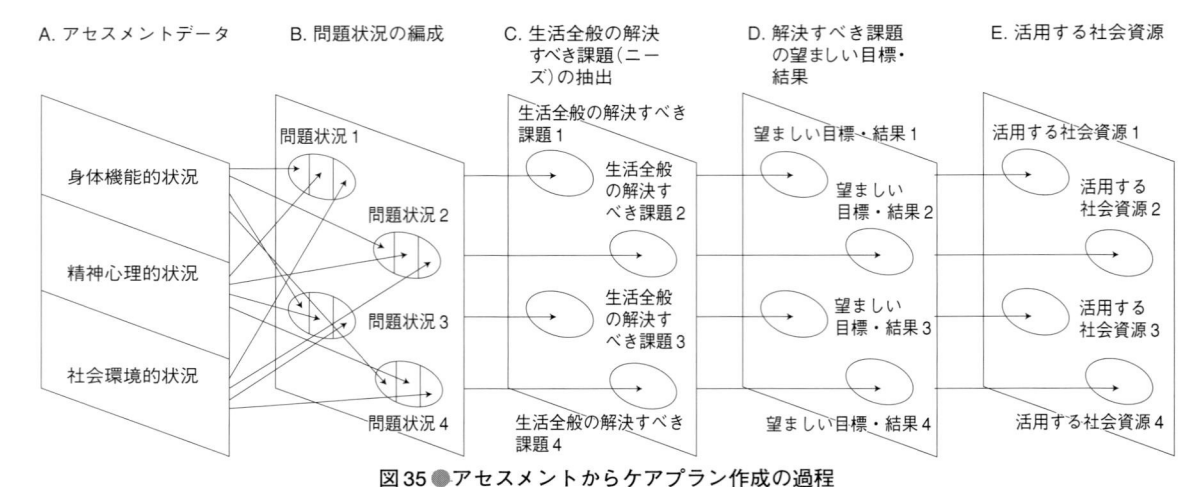

図35●アセスメントからケアプラン作成の過程
(白澤政和:高齢者ケアプランと自立・QOL. 綜合臨牀52(7):2068, 2003による)

生活ニーズをいかに引き出し、さらに、それがどのような社会資源と結びついていくかが、1つのプロセスとして明らかにされなければならない。

アセスメント過程は、問題状況を明らかにするために思考する過程であるとされているが、この思考過程を介してケアプラン作成に至るには、図35のように以下の5つの段階で展開していくことがわかる。

❶ アセスメントデータの収集

図35のAは、アセスメントデータの収集状況を表している。このアセスメントデータは、高齢者の身体機能的状況、精神心理的状況、社会環境的状況の3つに分類することができる。これらの3つに分類された状況は、現在の状況だけでなく、過去の状況や、時には将来に起こり得る状況も含まれる。これらは、フォーマット化されたアセスメント用紙から得られた情報が多くを占めるが、それだけではなく、他の専門家から得た情報に加えて、時にはケアマネジャーが感じたり気づいたりして得た情報も含まれている。

❷ 高齢者の問題状況の編成

アセスメントデータをもとに、高齢者の問題状況を構成するのがBである。この段階では、高齢者の身体機能的状況、精神心理的状況、社会環境的状況を要素として、1つずつの問題状況を編成していくよう変質していくことになる。こうした問題状況は、図にも示してあるように、1つではなく、いくつも生じることが一般である。

さらには、ある特定の身体機能的・精神心理的・社会環境的状況がさまざまな問題状況の要素となっている場合がある。例えば「パーキンソン病で、歩行が不安定である」といった身体機能的状況が、いくつかの問題状況の要素になっているといったことが生じてくる。また、社会環境的状況としての「高齢者でひとり暮らしである」ことが、さまざまな問題状況の要素となっていることがある。これは、ある身体機能的状況や社会環境的状況だけではなく、時には、ある精神心理的状況がさまざまな問題状況に強く影響を与えていることを意味している。こうしたケアプランナーの捉え方を、バーバラ・ホルト(Barbara J. Holt)は「クライエントとその環境との全体像を把握し、クライエントがより効果的に機能できるように適切に変化させること」がケアプランナーの技能であるとし、ケアプランナーは単に「木」ではなく、「森」をみることができなければならないとしている[2]。

❸ 「生活全般の解決すべき課題」の形成

Cは、問題状況からさまざまな困っている状態が提示されていることを示している。この困っている状態を「生活全般の解決すべき課題(ニーズ)」と呼ぶことになる。このBからCへの展開は、前項で示したとおりである。

❹ 問題解決に向けた方向づけ

さらに、このCがDに展開するのは、それらの問題状況から明らかにされた生活ニーズの解決の方

向づけや、望ましい目標・結果を明らかにすることである。一般には、Cの局面が生活ニーズの場面であるとされるが、それは狭義の生活ニーズの把握であり、時には広義にCとDの局面でもって生活ニーズの把握を考える必要がある。

❺ 社会資源の活用

加えて、CとDをもとに、どのような社会資源を活用するのかといったことがEとなる。

以上、5枚の図を使って、生活ニーズをもとにしたケアプランの作成過程を示してきた。以上が、専門家としてのケアプランナーがケアプランを作成していくプロセスであるといえる。但し、このプロセスは、専門家としてのケアプランナーのみで展開していくものでは決してない。この5つの段階を高齢者との協同作業として実施していくことにケアマネジメントの特徴がある。

4．ケアプラン作成の目的

高齢者に対するケアプラン作成の目的は、高齢者に質の高い生活をしてもらえるよう支援していくことにある。介護保険下でのケアプランナーの仕事は、高齢者の「生活」を支援するために、生活ニーズに合わせて適切なサービスを提供することにある。最近、医療においても、患者の困っている問題をしっかりと把握し、その問題解決のために有益で科学的な情報をできる限り集め、患者との話し合いで解決方法を決めていくエビデンス・ベイスド・メディシン（evidence-based medicine；EBM）の重要性が叫ばれているのと同様に、ケアプランナーのケアプラン作成においても、背景としての利用者の身体機能的・精神心理的・社会環境的状況を把握し、それらエビデンスをもとに生活ニーズを利用者と一緒に明らかにし、利用者の同意のもとで計画的に支援することである。

その背景となる事実をもとにニーズを導き出すことを、事例でもって説明してみる。例えば、Aさんに褥瘡があるという事実を捉えるときに、ケアマネジャーは褥瘡という身体機能的状況だけの事実を捉えるわけではない。身体機能的状況としての褥瘡と同時に、Aさんの精神心理的状況として、食べる意欲を失くして栄養がとれていない側面も捉える。さらには社会環境的状況でいえば、固いマットレスで寝ていたり、介護者が腰痛のため体位変換の介助ができないといった事実も捉えることになる。高齢者本人の仙骨部に褥瘡があるという身体機能的状況、意欲の低下といった精神心理的状況、介護者に腰痛があって世話ができないような人的社会環境、あるいは固いマットレスといった物的社会環境が相互に関連し合って、「褥瘡の治癒ができない」という生活ニーズを捉えることになる。

以上は、人と環境との関係のもとで生活ニーズを捉えていくことであるが、これが専門家が捉えるニーズであり、プロフェッショナルニーズとする。

他方、利用者本人が捉えるニーズである「私は、生活をしていくうえで、このようなことに困っている（してほしい）」と感じているニーズのことをフェルトニーズという。ケアプランナーは支援過程を介して、両者のニーズを調整しながら、結果として両者が合意する真のニーズを捉え、それらのニーズに対する解決方法を利用者と一緒に探し出していくことになる。

ケアプランナーが生活ニーズを捉えるためには、人と環境との関係での背景となる状況間での関連性を把握し、それらから高齢者が困っている生活ニーズが生じているかを理解していくことである。それが生活ニーズの基本的な捉え方であるが、その際に重要なポイントが2つある。1つめのポイントは、高齢者の生活を全体として捉えることである。本人の身体・心理的な状況と環境の状況を合わせた両者の関係をもとに、生活全体を捉える視点である。もう1つのポイントは、高齢者の生活を高齢者自身の主体的な立場から捉える視点である。

すなわち、例えば褥瘡に関するニーズを捉えるならば、褥瘡状態と、食べる意欲を失くしていること、そして固いマットレスで就寝していること、介護者に腰痛があって介護ができないことをつなぎ合わせていくことができなくてはならない。そのときに、ケアプランナーは、第一のポイントである生活全体を把握するためには、褥瘡が栄養、除圧、体位変換などと関連している知識を有していることが必要であり、そうした知識でもって生活の全体像を把握していくことになる。第二のポイントである利用者側の主体的な立場から捉えるということは、具体的にいえば、ケアプランナーは「私がAさんであれば」という立場に立つことによって、さまざまな背景となる事実が結びつき、生活ニーズが浮き彫りにして

いくことになる。このように、ケアプランナーは一方で総合的な視点、もう一方で主体的な視点をもとに、初めて生活ニーズを捉えることができる。

その結果として、この生活ニーズに対して訪問看護、訪問介護、エアーパット、栄養指導、友人といった社会資源が活用されることになる。ひいては、褥瘡が治癒され、質の高い生活が確保できることになる。

3 認知症高齢者に対するケアプラン

1. 認知症高齢者に対する生活ニーズの把握方法

しかしながら、認知症高齢者の場合には、上記のような利用者の感じているフェルトニーズと専門家が考えるプロフェッショナルニーズをすり合わせることが難しい。これは、利用者が意思表示を十分できないからである。これについては、認知症高齢者の場合だけが難しいわけではなく、一部の知的障害者や精神障害者に対するケアプラン作成においても同じことがいえ、このような利用者についての生活ニーズはどのように明らかにすればよいのかが大きな課題となる。

認知症高齢者の場合には、ケアプランナーと利用者の両者がニーズを出し合うことが弱く、専門家が捉えるプロフェッショナルニーズが優先され、それらが最終決定となる場合が多い。そのため、専門家に課せられる責任が極めて大きく、ケアプランナーには認知症高齢者の生活を全体として捉えること、および認知症高齢者自身の主体的な立場から捉えることに、研ぎ澄まされた感性や能力を有していることが求められる。結果的には、ケアプランナーは自ら作成したケアプランにある程度の自信をもてなければいけないが、認知症高齢者の主体的な立場から捉えるということは、ケアプランナーが利用者の精神心理面に入ることにより、感じたり気づいたりする事実間で意味づけをしていくこととなり、そこから生活ニーズやその解決法が浮かび上がってくることになる。そうした主体的な立場に立っての生活の全体把握が、ケアプランナーにとっては難しい課題である。そのため、認知症高齢者の事例を介して、利用者の主体的な立場から生活の全体性をいかに把握し、生活ニーズを捉えていくかを学んでいくことが重要となる。

2. ケアプラン事例

前述の褥瘡に関する事例では、褥瘡の治癒と栄養摂取の関係、またマットレスや体位変換の介護も褥瘡に圧力がかかることで関係があることがわかった。ところが、例えば徘徊といった行動障害は、ケアプランナーが利用者の主体的立場に立ち、精神心理面を理解する努力なしには、他の背景となる事実と関連づけて意味づけることが難しい。しかしながら、徘徊といった行動障害をどのように捉えるかを認知症高齢者の立場から意味づけしていくことにより、より適切なケアプランがつくれていくことを3つの徘徊に関する事例をもとに考えてみたい。

第一の事例は約50歳のピック病患者であるが、サラリーマンをしていた途中でピック病を患い、朝方に徘徊が非常に多いという状況にあった。この徘徊の意味をどのように捉えるのかであるが、以前は毎朝仕事に出かけて行ったことで、ケアマネジャー、ホームヘルパー、家族介護者が本人に寄り添い、感じたり、気になることとして、徘徊を過去の仕事とのかかわりがあるものとして捉えることとした。すなわち、仕事に出かけられなくて困っているという気持ちで徘徊していることをニーズとして捉え、対応した。具体的には、介護者である妻もヘルパーも徘徊にかかわり外出支援を行っているが、その際に「仕事に出かけたい」といった思いに寄り添って行うこととした。その結果、本人の徘徊の時間も少なくなり、穏やかな表情が多くみられるようになってきた。徘徊という問題行動により家族が困っているといった介護者側の立場からのニーズではなく、利用者自身のニーズとして捉えており、利用者本人の立場から解決を図っている。これは、ケアマネジャーが利用者本人の行動を把握し、介護者やホームヘルパーとの受容的な話し合いでもって、徘徊という行動障害にどのような利用者の感情が背景にあるかを理解することができ、認知症高齢者本人だけでなく介護者にとっても、質の高い生活に変えていくことができることを示した事例である。

第二の事例は、グループホームに入居している認知症高齢者であるが、それ以前はケアハウスに入所していた。グループホーム入居以降、夕食時間に徘

徊があり、落ち着かない状況がみられた。ケアワーカーは利用者の主体的な側面から考えてみると、ケアハウス入居時には三男の息子が夕方食事の介護に来ていたことがわかった。グループホーム入居後は、息子とのかかわりが弱くなってしまっており、ケアワーカーは「息子に会いたい」という思いがあるのではないかという観点から、食事の前に徘徊症状がみられた場合には、息子に前もって依頼しておき、息子と電話で話す時間をもてるようにするケアプランを作成し実施してみた。その結果、利用者は落ち着いて食事の時間がとれ、改善される方向に向かっていった。

　第三の事例は、特別養護老人ホーム入所中の認知症高齢者であるが、昼夜の逆転、徘徊、失禁があった。ケアワーカーが緊密で寄り添うようなかかわりのもとで、失禁することと徘徊や昼夜の逆転が関係していることを感じてきた。すなわち、失禁による気持ちの悪さから夜眠れないことで昼夜の逆転となり、同時に夜間に徘徊を引き起こすものと解釈した。そのため、定期的にトイレ誘導することの排泄介助でもって失禁を少なくするケアプランを作成し実施した。その結果、失禁がほとんどなくなることで、夜も熟睡できるようになり、徘徊の頻度も大幅に少なくなっていった。

　徘徊をもとにした事例を示してきたが、徘徊は介護者の心身に大きな負担であり、適切なケアプランが作成・実施されることで、徘徊が少なくなることが求められる。徘徊の原因としては、①記憶障害や見当識障害に基づく徘徊、②不安に基づく徘徊、③幻覚・妄想などの異常体験に基づく徘徊、④身体欲求や身体的不快感に基づく徘徊、⑤睡眠覚醒リズムの障害による徘徊、⑥まったく目的のない徘徊、の6つに分類されることもあるが[1]、認知症高齢者に寄り添うことにより、こうした原因を推察し、適切な支援方法を見い出していくことが求められる。さらには、徘徊の原因は上記で示したように、いまだ明確にできない側面も多く、個々の事例での原因と考えられるものを蓄積していくことによって、ケアプランがより作成しやすくなっていくと考えられる。

　徘徊といった行動障害ではなく、認知症高齢者のある行為を手がかりを得て、適切な対応ができるようになった事例を示してみる。この事例は、特別養護老人ホームに入所している認知症高齢者であるが、いつも表情がなく、ほとんどしゃべることもない。介助式の車椅子に乗っていたが、立ち上がろうとするしぐさや、車椅子を後ろに動かそうとする動作がみられるため、それをサインとしてケアワーカーは利用者に自由に移動したい意識があるものと感じ、自走式の車椅子に切り替え、さらに移動しやすいようソファーで座っている時間を多くとれるようにした。その結果、自分で動こうとすることが多くなり、さらに発語ができ、快活となってきただけではなく、トイレも誘導すればできるようになり、失禁がなくなってきた。これは、高齢者の行為を一種のサインとして受け止め、利用者の思いを意味づけていくことにより、ケアプランを作成し、実施していったことになる。

3. ケアプランナーに求められること

　ケアプラン作成にあたっては、利用者の主体的立場に立つことの重要性を主張してきたが、徘徊を例にした事例においては、問題の背景となる現実との関連づけをどのように利用者と一緒に意味づけしていくのかが課題であり、認知症高齢者に対するケアプランの場合には、ケアプランナーが、相手と同じ目線に立ち、いかに寄り添っていくのかという専門的態度が重要となる。これが認知症高齢者に対するケアプラン作成における難しさだといえる。そのため、ケアプランナーには利用者の思いを敏感に受け止める感受性が必要になる。身体的障害のみの高齢者の場合には、相対的にレスポンスしてくれやすく、ケアプランの作成も比較的容易であるが、認知症高齢者の場合は、言語面での意思表示でもってレスポンスしてくれない部分をどのように専門性で補っていくのかについて、ケアプランナーは利用者の対応をもとにして、気づいたり、感じたり、気になるといった感受性が必要となる。

　こうした気づいたこと、気になることは、認知症高齢者側の表情や行動からサインを得ていくことになる。その際に、ケアプランナーがそのサインを感じることができるためには、利用者についてのさまざまな情報を得ておくことも必要である。それは現在の身体機能的状態、精神心理的状態、社会環境的状態だけではなく、「どのような仕事をしていたのか」「どのような思いで生活を送ってきたのか」「どのような環境の中で生活をしてきたのか」といった過去の生活の経過も、そうしたサインを捉えるうえ

で必要であるといえる。

そのため、「気づき」「感じ取り」によって、アセスメントの資料は、単に現在の状況のみを記述したものだけではなく、現在までの生活の経過といったものも重要な資料といえる。すなわち、個々の認知症高齢者の過去の生活史の中から、利用者がもつ「文化」を理解しながら個別的な支援をしていくことが重要であるといえる。

一方、ケアプランナーに求められる高齢者の行動などを意味づけることは、個々のケアプランナーが自信をもって「そうに違いない」と言い切れない部分が強い。そのため、意味づけは、時には試行錯誤を繰り返されることになり、最終的には利用者の状態が変化することで、意味づけの正当性を評価することになる。

意味づけをしたケアプランでの自信のなさを補っていくべきかについて言及しておく。その第一は、できる限り本人からケアプランについての了解をとることである。時間帯によっては本人からの理解を得られる高齢者も多く、理解しやすい時間帯を狙って話し合いをすることの工夫もある。第二には、本人の身近な理解者と一緒にケアプランをつくることである。第三には、地域福祉権利擁護事業での生活支援員と一緒にケアプランをつくっていく。第四には、他職種の専門職とのケアカンファレンスの中で、相互のディスカッションによる複合的な視点で、的確なニーズや解決方法を得ていく。第五には、職場の上司とのスーパービジョンを受けてケアプランを作成し実施していく。

なお、介護保険制度についても思うところがあるが、介護保険制度で求める介護支援専門員は本来のケアマネジャーに求められている支援内容に比べると狭い範囲のものとなっている。認知症高齢者も含めた要援護者に対して、「介護」も含めた「生活」を支援することがケアマネジャーの仕事であり、高齢者の場合の生活問題では介護問題が大きな比重を占めるに過ぎないのである。そのため、「生活」を支援する専門職としてケアマネジャーなりケアプランナーを育成していかなければならない。さもなければ、認知症高齢者の在宅生活を支援するケアマネジャー、さらには施設のケアプランナーにはなれないといえる。

4. 認知症高齢者ケアプラン作成のポイント

認知症高齢者ケアプラン作成について、1つの事例を介して、そのポイントをまとめておく。

認知症のあるAさんは病院を退院し、施設に入所してきたが、病院にいたときから健側下肢でベッドを蹴るため、何回か転落の経験があった。そこで、施設のケアプラン作成にあたって、ある人は「健側下肢でベッドを蹴るため、転倒の危険がある」というニーズを捉えたとする。このことは、本人の身体機能的状態だけを捉えてニーズをつかんだことになる。ひいては、サービス内容としては転倒の予防ということが援助目標になり、ひどくいえば、「健側下肢を拘束する」「精神安定薬を服用させる」「柵をつける」といったサービス内容につながりかねない。

ところが、前述してきたように、ケアプラン作成にあたって、高齢者の人と環境との関係から生活ニーズを捉えるならば、こうした計画にはならないはずである。

例えば、Aさんは「健側でベッドを蹴る(本人の状況)が、ベッドが高く、夜間ケアワーカーが2回しか巡回できない(環境状況)ため、転倒の危険がある」というように捉えれば、柵の設置や身体拘束といった方法以外に、ロウ(低い)ベッドや畳の生活に替えたり、あるいは、ベッドの横にクッションを敷いたりすることによって解決を図るであろう。同時に、ケアワーカーの夜間の見守りの頻度を多くするといったことが検討される。また、夜勤ケアワーカーの近くにベッドを移すことも考えられる。

さらに、ケアプラン内容について検討すれば、健側でなぜ蹴るのかという高齢者の心理的状況の把握が必要である。これは前述した徘徊の場合と同じで、健側で蹴る理由は、さまざまなことが考えられる。例えば、職員がAさんに寄り添う中で、①お腹がすいているときに蹴るのではないか、②失禁した場合に蹴るのではないか、③寂しいから蹴るのではないか、ということを感じることができれば、多様な解決方法が考えられる。①であれば、できる限り食事がとれているかどうかを確認しながら支援をしていくプランとなり、②であれば、排泄のコントロールをして、就寝前などのトイレ誘導を含めたケアプランとなり、③であれば、就寝前にでき得る限り職

員が声かけをするといったプランとなる。この結果、健側でベッドを蹴るといったことの解決の糸口がみつかることになる。

一般にコミュニケーションには、言語的コミュニケーション（バーバル・コミュニケーション）と非言語的コミュニケーション（ノンバーバル・コミュニケーション）がある。認知症高齢者の場合には、後者の非言語的コミュニケーションがケアプランナーと利用者のコミュニケーションの中心となる。これは、本人の表情やしぐさを観察する中で、ケアプランナーがそれらに反応することにより、コミュニケーションを図っていくことである。

こうしたコミュニケーションでもって、ケアプランナーは利用者の思いに気づいたり、感じるといったことがなされることになる。一般に、アセスメントでは、利用者の発言や観察した事実そのものがアセスメントの資料として活用されがちであるが、前述したように本人の思いを感じたり、気づくことも、アセスメント資料の一部を構成している。

最初に述べた「エビデンス・ベイスド」つまり「事実に基づいた」という意味では、これら気づきといったことは具体的事実ではないとしても、「気づき」という事実として捉えることのできるエビデンスに含めることができる。

この事例から、第一に、職員には認知症高齢者に対する尊厳といった人権感覚を身につけてもらうことが不可欠である。第二には、利用者のニーズを人と環境との関係をもとに捉えることが重要である。第三に、認知症高齢者の主体的立場からニーズを捉えることが必要である。そうした観点に基づけば、身体拘束といった人権無視のケアがなくなるだけでなく、問題の基本的解決にも向かっていけるケアプランが作成され実施していける可能性があることが明らかになった。

●●●おわりに──認知症高齢者に対するケアプランを円滑に作成するために

以上論究してきたように、認知症高齢者に対するケアプランを円滑に作成するために、以下のことが必要である。

①アセスメントの資料としては、事実やコミュニケーションによって得られる事実だけではなく、ケアプランナーが気づいたり、感じたりした事実も重要である。

②アセスメントには現在の生活状況だけではなく、過去の生活状況についての理解も必要である。

③相手の行動や動作をもとにしたコミュニケーションでもって、気づいたり感じたことを事実としてケアプランを作成することが必要である。

④ケアプランナーが気づいたり、感じたことは、他の職員と的確なものであるかどうかを議論し合い、より多くの人たちが同意し得るものとしていく必要がある。

⑤作成したケアプランの評価については、本人の表情の変化や行動障害の頻度や程度から判断することができる。

（白澤政和）

●参考文献
1) 白澤政和：ケースマネージメントの理論と実際．中央法規出版，東京，1996．
2) 白澤政和：介護保険とケアマネジメント．中央法規出版，東京，2000．
3) Berbara J Holt：The Practice of Generalist Case Management. A Person Education Company, New York, 2000.
4) 小山恵子：高齢者ケアのガイドライン；徘徊．Gerontology New Horizon 14 (1)：48-50, 2002.
5) John Killick, Kate Allan：Communication and the care of people with dementia. Open University Press, London, 2001.
6) Algase DL, Beck C, Kolanwski A, et al：Need-driven dementia-compromised behavior；An alternative view of disruptive behavior. American Journal of Alzheimer's desease (6) 10：12-19, 1996.

5. ターミナルケア

●●● はじめに

超高齢化社会を迎えている日本において、老年期の精神医療を考えるとき、ターミナルケアはその重要な部分を占める。老年期のターミナルケアは一般のターミナルケアと基本的には同じであるが、老年期特有の問題が存在する。

ターミナルケアはがんを中心に進められてきたが、当然がん以外のターミナルケア、特に最近では特別養護老人ホームにおけるターミナルケアの重要性が叫ばれている。本稿では、がんのターミナルケアを中心に、高齢者のターミナルケア全般について述べたい。

1 高齢化社会と終末医療

高齢者は常に死と向かい合って生きている。最近高齢者のがんが増え、ホスピスでも85歳以上の患者を看取ることが珍しくなくなった。高齢化社会を迎えたわが国において、生と死を考えるとき、ホスピスの意義は重要である。現代の日本において高齢者問題、特に老年医療が抱える課題は多く、広範囲にわたる。ターミナルケアはその1つであるが、この中に老年医療のさまざまな問題が集約されているといえる。高齢者のターミナルケアは若い人のそれとは異なる特徴を有する。それは身体面のみではなく、精神面からも検討される必要がある。

現在、日本でホスピスケアといえば、がんを対象にするのが一般的である（公的な緩和ケア病棟入院料はがんとエイズを対象にしている）。がん以外のターミナルケアの問題も重要であるが、本稿ではがんのターミナルケアを中心に述べる。

高齢者のターミナルケアには高齢者特有の特徴が存在するが、その特徴が顕著に現れるのは80歳を過ぎてからである。高齢者のターミナルケアと壮年のターミナルケアとの間にはやはり差が存在する。1人の人間の命はその年齢にかかわらず尊いのであるが、臨床の実際的な面からは、高齢者のターミナルケアはそれなりの特徴を備えている。それを身体面、精神面から述べてみたい。

2 高齢者のターミナルケア

1. 身体面の特徴

高齢者のターミナルケアを考えるとき、高齢者の身体面の特徴を把握しておく必要がある。実際の臨床の場面で問題になりやすいことを中心に高齢者の末期患者の特徴をまとめる。

a. 薬剤の副作用が出やすい

高齢の患者では薬剤の副作用が出やすい。例えば通常の量の睡眠薬の投与でも、次の日の昼近くまで作用が残る場合がある。また、トランキライザーの投与でふらつきが出やすい。一般的にやや少量の薬剤投与を心がける必要がある。

b. 転倒、骨折

脚が弱っている高齢者が多く、病棟において転倒することが多い。頭部を打撲すると脳出血を起こすときがあり、また、骨折にも十分注意する必要がある。特に大腿骨の頸部骨折を起こしやすい。

c. 床ずれができやすい

体力の低下と痩せのため床ずれができやすい。こまめな体位変換が重要である。

d. 感染を起こしやすい

末期がん患者は高齢者でなくとも体力が落ち、免疫力も低下するので感染を起こしやすい。特に高齢者の末期患者はこの傾向が強い。

感染の中でも肺炎が多く、がんそのものよりも肺炎が命とりになることが多い。

e. 痛みは比較的少ない

一般的に高齢者ほどがんの痛みは少ない。特に80歳を過ぎた高齢者では痛みが少ない。

2. 精神面の特徴

a. 混乱が起こりやすい

高齢の患者のケアの中で特にこの混乱（confusion）

は発生頻度も高く、対応が難しい症状である。末期になると感染、発熱、肝機能障害、腎機能障害、電解質異常などが発現しやすく、これらはすべて混乱の原因となる。高齢の患者が混乱を起こした場合、まずこれらの原因を取り除く努力をする必要がある。

さらに高齢者を1人でおいておくことを避け、家人の付き添いを要請する。いつも誰かがそばにいるということだけで、混乱がずいぶんよくなることがある。さまざまな工夫をしてもなお混乱が続く場合はハロペリドール（セレネース®）などの投与を考える。

b. 昼夜の逆転

これも高齢の患者によくみられる症状である。高齢の患者が昼は眠り続け、夜中になかなか眠らない場合、本人のみならず、付き添っている家族も疲れる。

かなり大量の睡眠薬を投与してもこの昼夜逆転のリズムを正すことが難しい場合がある。昼の間、さまざまな刺激を与えて、起こしておく工夫が必要である。

c. 認知症

病気の初期にはほとんど認知症がみられず、年齢のわりにはしっかりしている高齢者でも、病状の悪化とともに認知症が進むことが多い。日や場所を間違えるようになり、やがて場所や人がわからなくなる。一般の認知症患者への対応と基本的には同一であるが、末期の認知症の場合は、残り時間が短いことも考え、認知症状を正すということよりも、徹底的に患者のペースを尊重し、話を合わせることが大切である。

d. 淋しさ

高齢者にとって淋しさは耐え難い。核家族化が進む中で、高齢者が入院してくると、家族の見舞いが少ない場合が多い。現在のもう1つの特徴は高齢者のひとり暮らしが多く、ひとり暮らしをしていた高齢者が入院すると、誰も見舞いに来ないというようなことも起こる。病院のスタッフが唯一高齢者の話し相手というような場合も多い。孤独な高齢者の場合、できるだけ頻回にベッドサイドを訪れ、高齢者を1人きりにしない努力がスタッフに要求される。

3. 社会面の特徴

a. 社会的孤独

精神面での淋しさの項でも取りあげたが、核家族化、個人主義化の流れの中で、高齢者が社会的に孤独な生活を送っている場合があり、このような高齢者がターミナルを迎えるときは特にケアをする者の積極的な介入が必要になる。

b. 困難な在宅ケア

高齢者が家庭で死を迎えたいと望むのは当然である。にもかかわらず現実には年々病院死が増え、1992年の統計によると病院死は全死の約80％を占める。

病院死が多くなった理由はさまざま考えられるが、核家族化による病人を支えるマンパワーの不足、戦後の著しい病院志向、最後まで治療を受けさせたいというcure志向、狭い家などがその主な理由であろう。自宅で死を迎えることが不可能であっても、せめてぎりぎりまで家族とともに過ごすことができるように、在宅ケアや訪問看護のシステムづくりが今後重要になるであろう。ケアを提供している側の印象としては、十分に家庭で看ることができると考えられるにもかかわらず、高齢者の家族が在宅での療養に反対する場合がある。自分たちの生活を優先させる傾向が強い。このためには社会教育、国民教育が必要になる。

c. 身辺整理

若い人、特に働き盛りの人が死を迎える場合は身辺整理が重要な問題になる場合が多い。しかし、高齢者の場合は、子どもたちが独立しており、自分の身辺整理の問題もあまりなく、この点では看取る者の気遣いが少なくて済む。

d. 経済的問題

老人医療の充実のため、日本においては高齢者の入院生活に関してはそれほど経済的問題は深刻でないように思える。十分退院できる状態になっているにもかかわらず家族が高齢者を引き取らない1つの理由として、病院に入院してもらっている方が安全でもあり、また、費用的にも入院している方が安くつく場合もある。

4. 宗教面の特徴

若い患者に比べて、高齢の患者の場合は死への恐

れや不安は少ない。「もう十分生きてきました。死ぬことは恐くはありません。ただ痛んだり苦しんだりすることは避けたいのです。その点どうぞよろしくお願いします」というような言葉をよく高齢者から聞く。

　日本人の宗教心は年齢によってかなりの違いがあるように思える。高齢者は比較的宗教心が強いように思える。日本の高齢者は、特定の宗教はもっていなくとも、なんとなく「あの世」の存在を信じており、死は悲しくつらいことではあるが、あの世への通過点であるとの死生観をもっているように思える。

5．ケア面での特徴

　高齢者のターミナルケアを考えるとき、患者が高齢者であるが故のケア面の特徴がある。

a. 病名の告知

　高齢者の場合は病名の告知が大きな問題になることはそう多くない。若い患者の場合のように身辺整理の必要もあまりないし、病名を知ったうえで何かを仕上げるという必要も少ない。高齢者の場合、自分の病気についての質問を医者にすることも少ない。患者が尋ねた場合、嘘を言わずに適切な表現をとって、悪性の疾患であることを伝えることはあるが、多くの場合患者は尋ねないので、こちら側から積極的に告げるということはしない。家族も高齢の患者に病名を告げることに対しては消極的である。

b. 死の受容

　高齢者は若い人よりも死を受け入れやすい。家族もケアを提供する者も高齢者の死は比較的受け入れやすい。働き盛りの人が死を迎える場合、本人も家族もスタッフも死を受け入れにくい。

　天寿を全うするという言葉があるが、高齢者の場合、十分に長生きしたという気持ちが本人にも周りの者にもあるので死は受容しやすい。

c. 積極的治療

　高齢者の場合は不自然な単なる時間的な延命はしない方がよい。一般病棟ではかなり末期になっても1日1,000～2,000mlの点滴が実施されるが、高齢者の場合、点滴の量は控えた方が苦痛は少ない。衰弱が進んでくれば1日500ml程度の輸液で十分である。飲水が可能であれば点滴を止め、いわゆる管から解放してあげて看取ることがよい場合が多い。

　がんが進行して全身衰弱が進むと貧血になるのは当然の経過である。回復可能な病気の場合は貧血があれば輸血するというのは当然のことであるが、ターミナルケア、特に高齢者のターミナルケアの場合は、輸血は慎重でなければならない。出血による貧血の場合、輸血が新たな出血を呼ぶ場合があるし、衰弱している患者の場合、輸血が心臓の負担になる場合があるからである。

　そのほか高齢の患者の場合、いつまでも高カロリー輸液を行うと苦痛が軽減されないこともある。いずれにしても高齢の患者の場合、全体的に積極的治療を控えめにする方が患者のためになる場合が多い。

d. 在宅での看取り

　前述のように現在の日本において家庭で死を迎えることは非常に困難になっている。特にがんは在宅死が最も少ない疾患である。しかし、統計的には高齢者ほど在宅死が多くなっている。これはがん死の場合にもあてはまる。

　末期がんの高齢者の場合、若い人よりも在宅死が多い。これにはさまざまな理由があると考えられるが、高齢者の場合痛みが少なく、病院ではなく自宅で看取りやすい、自宅での死を望む高齢者が多い、高齢者であるから自宅で看取ろうとする家族が多い、などがその理由として考えられる。

3　家族のケア

　ターミナルケアの3大要素は、①症状のコントロール、②コミュニケーション、③家族のケア、である。例えばホスピスにおける回診の時間の約半分は家族のケアに費やされる。それほど家族のケアはターミナルケアの中においては重要なのである。

　ターミナルケアにおいては、患者と家族を引き離さずに1つの単位としてケアしていくことが大切である。残り少ない命を生きている患者のケアが重要なのはもちろんであるが、患者を失おうとしている家族のケアにも十分気を配る必要がある。家族のケアのポイントは次の2点に絞られる。

　①家族が十分に悲しみを表現できるように援助する：家族が患者の死を予期して悲しむことを予期悲嘆と呼ぶ。十分な予期悲嘆をすることができた家族は患者の死後立ち直りが早い。逆に悲しみを十分表

出できなかった家族は患者の死後、悲しみを引きずり、なかなか普段の生活に戻れない。ケアの基本は、スタッフが家族に対して、家族が悲しみを表現してもよいのだと思えるような態度で接することである。次に大切なのは家族が十分泣けるような場所を提供することである。家族は患者の前では泣けないので、プライバシーが保てる静かな部屋が必要になる。

②患者の死を受容できるように援助する：家族が患者の死を受け入れることができるかどうかは多くの要素に支配される。例えば、患者の年齢、患者と家族のこれまでの関係、患者の苦痛の程度などによって家族の受容に差が出てくる。われわれスタッフができることは、家族が不安にならないように注意しながら、患者の病状について、残された時間が短いことを丁寧に、情を込めて説明をすることである。

年齢の如何を問わず肉親を失うことは悲しくつらいことではあるが、高齢の患者の場合は悲しみが深く、ケアが大変になることは少ない。死の受容に関しても同様のことがいえる。家族は患者が高齢者の場合は死を受け入れやすい。家族のケアに関してはそのほかに、看病疲れに対する理解を示すこと、できるだけ患者のケアに参加してもらう工夫をすることなどが挙げられる。

4 QOL

ここ数年、QOL(quality of life)という言葉が医療関係の雑誌のみならず、一般の新聞の記事の中にも、しばしばみられるようになった。QOLという言葉はさまざまに訳される。生命の質、命の質、人生の質、生存の質、人生の中身、生活の質、といった訳語がある。それぞれ原語と少しずつニュアンスが異なるので、QOLと原語で用いる場合も多い。いずれにしても、quality(質)という言葉は、quantity(量)という言葉に対比して用いられる。簡単にいえば、人間の命を考えるとき、単に命の長さ(quantity)だけを重要視するのではなくて、命の中身(quality)も大切にする必要があるのではないかという考え方である。これは、1970年代のアメリカにおける消費者運動の一環として出てきた考え方であるが、その背景にある基本的な考え方はもっと古くからあった。

例えば、古代ヘブライ文書には「大切なことは、あなたが生きている期間(years)ではなくて、その間にどう生きるかである」と記されている。またハワード・ラスクという医師は「今までは人間の寿命を延ばしていたが、これからはその期間に命を与えるのがわれわれの責務になる」と述べている。

最近では、WHO(世界保健機関)が、"Adds life to years(年に命を与える)" という言葉の下に、QOLのキャンペーンをしている。このQOLは現在の医療のさまざまな分野で重要視されるようになってきた。例えば、高血圧の治療に降圧薬を用いるが、たとえうまく血圧が下がっても、副作用のために不快な症状が出れば、患者のQOLは下がるわけである。抗がん薬の有効性に関しても、以前は腫瘍の大きさの変化だけで判定していたが、最近では副作用を含めて(例えば外来で治療できるか、入院が必要かなど)患者のQOLを考慮に入れた判定法が導入されるようになった。

しかし、QOLが最も重視されるのはターミナルケアやホスピスケアにおいてである。

1．QOLの3要素

QOLはさまざまな要素から成り立っているが、その主なものは次の3要素である。

①Happiness(幸福感)：日々の生活の中で、その人が幸せを感じていることが基本的に大切である。周りの者からみて、よい人生のようにみえても、本人が幸福感をもっていなければ、その人のQOLは高いとはいえない。

②Satisfaction(満足感)：自分の生活に満足感をもっているかどうかがQOLを決めるもう1つの重要な要素である。

③Harmony(調和)：その人が周りの環境とうまく調和を保っているかが重要である。特に家族、職場の人々、友人などとよい人間関係をもっているかどうかで、その人のQOLは大きく影響を受ける。

2．末期がん患者のQOL

前に述べたように、QOLが最も重要視されるのは末期患者の場合である。

死にゆく人々は、やり直しができない状況で、人生の総決算をしようとしているからである。

末期患者のQOLの構成要素についてまとめてみる。

a. 痛みや他の不快な症状のコントロール

末期がん患者が、1日中、痛みと闘うためにのみ時間を費やすとすれば、その人のQOLは著しく低いといわざるを得ない。患者が人間らしい日々を送ることができるためには、まず、痛みがうまくコントロールされることが必要である。

痛みがなくても、1日中続く吐き気や息苦しさ、全身のだるさなどがあるとQOLは下がる。症状のコントロール(symptom control)はQOLの構成要素の中で最重要視されるべきものである。

b. 身体的活動性

症状がうまくコントロールされても、自分の身の回りのことが自分でできなければ、QOLが高いとはいえない。すなわち、摂食、移動、排泄、衣服着脱、入浴などの日常生活活動作(activity of daily living; ADL)がどれほどできるかがQOLを決める。この点からいうと、ターミナルケアにおける理学療法士の働きは非常に重要である。

c. 精神的充実度

身体的、生理的な点で満足できても、精神的な面で安定、充実していなければ、QOLは高くない。不安、苛立ち、うつ気分、寂しさ、孤独感などがなく、気分がよく、周りに感謝できるような精神状態で日々を過ごせればQOLは高いといえる。

d. 社会的生活の充実

末期患者の社会的生活はかなり制限されている。それ故、周りの者が気をつけて、患者の社会的生活を守る必要がある。例えば、外泊や外出を積極的に勧めたり、患者と家族、患者とスタッフのコミュニケーションを十分とる工夫をしたりすることが大切である。

e. 宗教的満足度

末期の患者にとって、宗教が重要になる場合がある。牧師が自由に出入りできる環境を整えたり、静かに祈ることができる空間を提供することなどが必要になる。

3. SOLの重要さ

これまでQOLの重要さについて述べてきたが、QOLを考えるときには、必ずSOL(sanctity of life; 生命の神聖さ)を重要視するという考え方が裏打ちされている必要がある。これは、命の質を重視するあまり、命の神聖さを無視しないようにする必要があるという考え方である。

例えばいわゆる植物状態の場合、命の質という点からすると、人として生きている質は低いかも知れないが、生きている限り、命は神聖なものであり、それなりに尊ばれなくてはならないという考え方である。

●●● おわりに

人の命をどのように考えるかは最近注目されている生命倫理(バイオエシックス、bioethics)の問題である。命は個人に属するものであるから、命に関するさまざまな決断は自分でするべきである(自己決定)という考え方が支配的である。一方で、人の命を人間が操作するのは神の領域を冒すものだとする考えもある。いずれにしても、時代の流れとしては、自分の健康や命に関することを医者任せにしないで、できるだけ自分で決めていこうという傾向は次第に強くなっていくであろう。

このような時代にQOLやSOLの問題をどのように考えるかは、国民一人ひとりの課題になってきている。自分の健康や命のことを自分で決めることは極当然のように思える。しかし、これは日本人にとって案外難しいことなのである。日本人は個が確立しにくい国民性をもち、物事の判断を家族や所属する集団に任せる傾向がある。この傾向は特に老年者において著しい。

いわゆる「お任せ医療」にあまり疑問を抱かない老年者もある。自分の考えや意見をはっきりと述べないで、医療者と家族の判断に任せてしまうとき、QOLの重視という名の下にSOLが無視されたり、その逆が起こったりする。

どこでどのような治療やケアを受け、どこで死を迎えるかは、極めて個人的な決断である。QOLを評価するのは医師ではなく、患者自身であるという基本をいつも念頭においておくことが大切である。

高齢者のターミナルケアについて、若い人のターミナルケアとの対比においてまとめた。この両者は多くの共通点をもつが、高齢者なるが故に出てくる問題と、高齢者なるが故にあまり出てこない問題がある。高齢化が進む日本において高齢者のターミナルケアとQOLの問題は今後ますますその重要性が増すと考えられる。

(柏木哲夫)

●参考文献
1) 柏木哲夫：老年者胃癌のターミナルケア；ホスピス．Geriatric Medicine(老年医学) 21：1025-1029, 1983.
2) 柏木哲夫：死にゆく人々のケア．医学書院，東京，1978.
3) 柏木哲夫：死にゆく患者と家族への援助．医学書院，東京，1986.
4) 柏木哲夫：生と死を支える．朝日選書341，朝日新聞社，東京，1987.
5) 淀川キリスト教病院ホスピス(編)：緩和ケアマニュアル．第4版，最新医学社，大阪，2001.
6) 厚生省大臣官房統計情報部(編)：働き盛りのがん死；患者家族の声と統計．pp154-169, 南江堂，東京，1994.
7) 柏木哲夫：ターミナルケアとコミュニケーション．サンルート・看護研修センター，大阪，1992.
8) 柏木哲夫：ホスピスをめざして．医学書院，東京，1983.
9) 柏木哲夫：臨死患者の心理的援助．精神経誌 86：976-982, 1984.
10) 柏木哲夫：ターミナルケアと精神障害．精神医学 29：89-95, 1987.
11) 柏木哲夫：死を学ぶ．有斐閣，東京，1995.
12) 柏木哲夫：「老い」はちっともこわくない．日本経済新聞社，東京，1998.

6. 介護保険制度

●●●●はじめに

　高齢者医療とケアにおいて、医療と福祉は分離不可能なものであり、1人の高齢患者やその家族に対して医療と福祉が連携し、さらに統合の方向へ向かう必要がある。それは医師と介護支援専門員(ケアマネジャー)が強力にかつ適切に連携することで可能となる。また多くの職種がかかわることで、総合的によいサービスが提供される。本来高齢者医療において総合機能評価とチーム医療が重要とされている。しかし依然として福祉系のケアマネジャーは医師や医療職との連携が十分ではない。介護保険制度においてケアマネジメントを実践するうえでチームアプローチこそが高齢者を支える柱となる。それには意思統一を図るためにもケア担当者会議の充実が必要である。また一方、ケアマネジャーが高齢者医療に精通することも重要である。高齢者の心身の状況を理解せずして、いいケアマネジメントはできない。そのためのアセスメント、ケアプランの策定、サービスの提供、モニタリングのそれぞれの過程が重要である。本稿では高齢者に対する介護保険制度について、現状と課題についてまとめる。

1 ケアマネジメントとは

　ケアマネジメントとは、要介護者とその家族が社会生活を送るうえで困っている生活上での問題(ニーズ)と、地域に散在しているさまざまな社会資源(介護サービス)とを結びつける方法・機能である。本来ケアマネジメントの定義は在宅支援での活動である。ケアマネジメントで重要な役割を遂行するのがケアマネジャーであってアセスメント(課題分析)とケアプラン(サービス計画)策定を行う。これを実施するにあたりチームアプローチが重要であり、介護サービスの調整が必要である。

　介護保険制度により医療も福祉においてもその取り巻く環境、制度が大きく変化した。その中で「介護支援サービス」の役割は多大であり、介護保険制度の骨格をなすものといっても過言ではない。さらに今後はサービスの有機的な利用が可能となるようにケアマネジャーが個々の患者に対するケアプランが立案される。今後医療も変革するし、福祉と協力して高齢者の自立を支援し、QOLの向上を図る必要がある。

2 ケアマネジメントの必要性

　ケアマネジメントは、要介護高齢者の生活上での問題(ニーズ)と、地域に散在しているさまざまな社会資源(介護サービス)とを結びつける方法・機能であり、必要な医療、介護を有機的に結びつける役割を果たす。そのために介護者や要介護者にとり必要な活動である。しかしケアマネジメントの定義は福

祉の研究者の間でもそれぞれ微妙にニュアンスが異なっている。介護保険における「介護支援サービス」とは厚生労働省の定義であり、ケアマネジメントは在宅サービスの効率的提供とされているように、本来の定義と意味が異なることはいうまでもない。そうはいっても介護を必要とする高齢者・障害者・患者らが「地域での生活を継続する」、あるいは「生活の基盤を、病院や施設から地域社会へ移す」ことを目的にしており、在宅生活を支える1つの重要な手法であるといえる。同時にケアマネジメントは、地域で生活をする要介護者の「自己決定」を促進し、福祉サービスにおいてもサービス提供の形が措置から契約に転換したこと、ケアマネジメントがひいては「生活の質（QOL）」を高めることにつながっていることに留意すべきであろう。さらにいえばこのことは、要介護者が当たりまえのこととして地域社会で生活するという「ノーマライゼーション」の思想を実現することでもある。

　自宅で生活している要介護者は、従来は「家族」の献身的な努力によって、また文化的、地域的、さらに宗教上の理由でなんとか地域生活を支えられてきた。ところが、最近では少子高齢化が進み、家族介護が困難な場合もあり、さまざまな保健・医療・福祉などの専門職によるフォーマルサービス（formal service）や、インフォーマルサポート（informal support）と呼ばれている家族、近隣、友人、ボランティアなどの「チーム」または介護の社会化によって支えられるようになってきた。こうした中で、それぞれの専門職やインフォーマルサポートと呼ばれる人たちが、いかなる立場で自らの役割をはたしていくべきかを理解し活動するための方法論が求められるようになってきた。これらの人々の相互の役割分担を明確にして要介護者を在宅で支える方法として、ケアマネジメントが必要になってきたわけである。

　一方、利用者の立場からも、ケアマネジメントは有用である。要介護者やその家族は、現状ではサービス提供を求めてさまざまな窓口に赴かなければならない。もし1ヵ所ですべての生活問題の解決をしてくれるケアマネジメント機関があれば一度に問題を解決することもできるが、これまで窓口は縦割りになっており、それぞれのサービスに合わせていくつもの相談窓口に赴かなければサービスを利用することができなかった。また多くの要介護者や家族は、どの機関に行けばどのようなサービスを受けられるかについて十分な知識をもち合わせていない。その結果、「諦め」や「たらい回し」が頻繁に起こっていた。こうしたことを防ぐためにも、1ヵ所でさまざまなサービスやサポートが利用できるように、ケアプランを立て実行することによって、これらの問題の解決が図られることになる。ここにもケアマネジメントの必要性がある。つまりケアマネジャーの役割が大きいことはいうまでもない。

　また、社会資源の立場からケアマネジメントの必要性を説明することも可能である。個々の社会資源は直接サービスを提供するために存在しており、他の社会資源と「調整する」機能は持ち合わせていない。行政の窓口では制限がある。例えば、ホームヘルパーは介護・家事が基本的な業務であり、訪問看護師は要介護者にどのような看護業務を在宅で行うかに焦点を当てて仕事をしている。しかし、要介護者をチームで支える場合、誰かが社会資源を調整する必要がある。すなわち医師、ホームヘルパー、訪問看護師、デイサービス、家族、ボランティアのそれぞれの仕事を調整しなければならない。個々の社会資源がどの曜日のどの時間にどのような援助を行うかを決めたり、調整する機能が必要不可欠である。このように、直接サービス機関がもっていない「調整機能」を実施するところに、ケアマネジメントの有効性があるといえる。

　また要介護者本人や家族側のマネジメント能力が相対的に弱くなってきたことも、ケアマネジメントを「制度として」実施することを促進していると指摘できる。日本では自然発生的なケアマネジメントではなく、制度として位置づけられている。また同じサービスでもさまざまな機関がそれぞれ長所と短所をもって多元的に提供できる時代を迎えている。専門的な教育を受けていない本人や家族では、当然のことだが、社会資源を十分に把握し適切なサービスとつなぐことは非常に難しい。介護サービスが多様化し、情報が得にくい状況である。そのため、本人や家族に代わって、あるいは本人や家族と一緒に、専門職であるケアマネジャーが、サービスとの調整を行う必要性がある。

3 ケアマネジメントの具体的方法

　ケアマネジメントとチームアプローチは極めて密接な関係にある。両者の関係には2つの意味あいがある。第一は、ケアプラン「実施」にあたってのサービス提供者間でのチームアプローチである。これは、ケアマネジメントでのケアプランを実施するときに、直接サービス提供者などの社会資源が相互に協力し合って、要介護者を支えることである。このチームアプローチを上手に進めるには、個々のサービス提供者が要介護者についての全体状況を理解し、要介護者を支援する共通の目標をもち、他のサービス提供者がいかなる支援をしているかを認識しておくことが必要である。そのために、要介護者に関するアセスメント項目で必要な部分や、ケアプラン内容が個々のサービス提供者に伝えられていなければならない。具体的には、記入されたアセスメント用紙やケアプラン作成用紙をサービスを提供する機関に送付することになる。その場合、当然のことながら配布することに対する了解を要介護者からとっておく。

　第二は、ケアプラン作成時においてなされるチームアプローチについてである。これは、ケアマネジメントのケアプラン作成をチームで行う場合に問題になる。具体的には、医療、福祉サービスの専門家が本人や家族のアセスメントを行い、課題を分析したうえで、ケア担当者会議でサービス計画を立案する。チームアプローチを進めていくときの原則としては、チームメンバー間での相互の信頼関係が基本となる。ケア担当者会議は情報交換と意思統一の場である。さらにチームアプローチを維持・発展させるうえで留意すべき点をいくつか挙げることができる。それらを表62に示した。ケアマネジャーとなる専門職は、本来専門教育においてケアマネジメントの知識を理論的・実践的に学ぶ、あるいは現任研修の場で理論と実践を学ぶという形で養成される。

4 介護保険制度における居宅介護支援

1．介護保険制度と居宅介護支援サービスの位置づけ

　介護保険ではADLの低下した要介護者のほか、認知症性高齢者も対象としており、サービス提供を受ける場合や施設入所する場合には要介護認定を受ける必要がある。介護支援サービスを受け、ケアプランを立て、サービスを受けることができる。この一連の過程においていくつか重要なポイントがある。以下に介護保険制度の仕組みと課題を具体的に説明する。

　まず高齢者が加齢により寝たきりや認知症が出てきたりする。その時点で介護が必要となる、このことを要介護状態という。認定を受けるにはかかりつけ医の意見書をもらい、市町村の認定を受ける必要がある。

　その後、介護認定審査会が調査結果によって要介護度を判定するためにコンピュータのプログラムにより一次判定を行い、訪問調査とかかりつけ医の意見書を参考に最終的に二次判定を行う。この判定に従い、市町村が要介護認定の結果を通知する。かかりつけ医の意見書は認知症の診断、失行、失認の診断、予後、予測の判定など重要な内容を含んでおり、医療だけでなく福祉や保健の知識と経験が求められる。そこで市町村はいつもサービス量を把握していることが必要で、そうしたサービスを3年ごとに評価し、介護保険事業計画を立て対応する必要がある。

　ケアマネジャーには本来社会福祉士や看護師、保健師が適任であろうが、日本では資格試験を行い、実務研修を終えた人をケアマネジャー（介護支援専門員）としている。ケアマネジャーはアセスメントを行い、その結果をもとにケアプランを立案する。ケアマネジャーは他のチームや職種と緊密な連携をとる必要があり、調整役としての機能をもつ必要がある。また介護保険は基本理念として在宅ケアを重

表62 ● チームアプローチの内容

①他のメンバーの専門性や役割についての理解を深め、その役割を遂行する。
②要介護者の問題は多数の人々からの援助がなければ解決や緩和できないことを、チームメンバーが共通認識する。
③個々の援助において、チームメンバー間での共通した処遇目標（短期ゴールと長期ゴール）を確立しておく。
④個々の援助において、チームメンバー間での意思決定や評価を尊重する。
⑤個々の援助において、定期的にケアカンファレンスをもつ。
⑥サービス内容の再評価を行う。

表63●介護保険サービス

I．施設サービス

| 介護老人福祉施設 | 介護老人保健施設 | 介護療養型医療施設 |

II．在宅サービス

訪問サービス	通所サービス	その他のサービス
訪問介護 訪問看護 訪問入浴介護 訪問リハビリテーション 居宅療養管理指導	通所介護(デイサービス) 通所リハビリテーション(デイケア) 短期入所生活介護 短期入所療養介護(ショートステイ)	福祉用具貸与 福祉用具購入 住宅改修 認知症高齢者グループホーム 特定施設入所者生活介護

表64●ケアアセスメントの方式一覧

- MDS
- MDS-HC
- 居宅サービス計画ガイドライン
- 三団体ケアプラン策定研究会方式
- 日本介護福祉士会方式
- 日本社会福祉士会方式
- 日本看護協会振興財団方式
- センター方式認知症アセスメント

視しており、介護力が不足する場合にサービスを提供することで対応することになっているが、どうしても在宅が継続できないときは介護施設への入所が必要となるし、また在宅ケアを推進するうえで24時間サービスが供給できる体制を早期に整えることが重要である。さらに在宅での終末期を迎えるための十分なサービス体制を整備することが求められる。

2．介護保険制度における介護支援サービス

　介護保険で利用できるサービスの具体的内容を表63に示す。地域によりサービスの質や量は異なる。但しこれまでバラバラであったサービスを一貫性を保ちながら利用することができる。窓口は市町村の福祉課や訪問看護ステーションや在宅介護支援センターに問い合わせるとよい。必要なサービスを必要なときに必要なだけ提供される仕組みができていくであろう。医師をはじめ医療関係者はまだ社会資源についての知識は一般に十分ではない。しかし介護保険制度上はかかりつけ医とならざるを得ない。問題となるサービスは改善してゆく必要がある。そのために地域ごとに連携を深める必要があることはいうまでもない。認知症性高齢者の在宅では介護者の介護負担が増した場合に、まずデイサービス、ショートステイを利用することで在宅ケアを継続することができる場合が多い。医師はこれらの地域在宅サービスの利用を勧めるとよい結果が得られる可能性がある。

3．居宅介護支援サービス

　アセスメントとは高齢者をよりよく、幅広く包括的に理解するために使用するチェックリストのことである。アセスメントを試行するのは1時間程度かかる。高齢者の状態を詳しく調べる。これをもとに高齢者の問題点を明らかにすることができる。この問題点や高齢者の求めること(ニーズ)に対してケアプランを立てる。アセスメントはどの種類を選択してもよいが、表64にあるようなものが推奨されており、このアセスメントやケアプランについては時間の節約、効率性のためにもパソコンの利用が必要である。ニーズを把握するには要介護者本人か家族から直接問題を聴取する方法と、きっちりアセスメントをした後に、問題領域をピックアップする方法があり、後者はアセスメントの内容により課題が変化する可能性があるが、もれがないという点では有効である。

4．サービス計画(ケアプラン)について

　ケアプランは介護保険を施行するうえで最も重要な過程である。ケアマネジャーは要介護高齢者一人ひとりに対して必要なサービス内容、経費の内訳と総額、サービス日程やケアプランなどを立てる。優秀なケアマネジャーは利用者のことを考えたよい計画を立てることができる。なおケアプランはベストな正解というものはない。その個人に対する適切な計画を立てることが重要である。よいケアマネジャーのところには評判を聞いて利用者が増えるであろう。また立てた計画に対してケア担当者会議を開きサービスメニューの検討を行う。この会議には本人や家族も参加することができる。これにより合理的で有効なケアプランを立てることができる。また高齢者も介護者も意見を反映させることができる。つまり福祉サービスを受けるときには高齢者本

人か介護者が納得をして、同意したら署名をすることが大事である。また地域のサービスを提供してくれる人には要介護高齢者の身体情報などを知らせる必要があり、誰にでも知ってもらってよいのか、納得をしたら同意をする必要がある。もしほかの人に知られたくないときは拒否することができるが、サービスを提供する人には情報をもらさない守秘義務がある。

さらに現在では介護保険の基本姿勢のうち、「自立支援」の重要性が指摘されている。その人らしい暮らしをするためには、残存している能力を最大限に引き出し、ICFの概念を踏まえて、生活機能の向上を目指して生活環境を整え、日常生活を再建していくことが必要である。生きる意欲とできる限りの社会性をもって生活できるように支援することが求められる。利用者の状態に応じた自立を考えることが大切である。またサービスを提供する側が介護の専門家としての判断や価値観を利用者に押しつけてはならず、利用者自身の生活であることから自分で判断選択する自己決定が基本とされている。利用者が適切な判断ができるように、十分な情報や専門的な判断基準を提供し、支援することが必要である。

5. ケア担当者会議について

医療とサービスを有機的、効果的に連携させる必要がある。多くのケアプランとサービスにかかわる職種が一堂に会して意見を交換する。それぞれの専門職が専門的な立場から状況説明、ケアプランを検討する重要な会議である。しかし今後は時間的な問題、効率性、他職種間の連携など解決すべき課題は多い。こうした連携が高齢者長期介護には必要であろう。

6. 認知症のアセスメント(センター方式)

現在、痴呆性高齢者研究研修センターでは、認知症ケアの標準化のために認知症アセスメントを作成している。今後施設や在宅でよく利用されるものと思われる。アセスメントには時間がかかるが、いったん完成させると、パーソンセンタードケアといわれる、その人に合ったケアを提供するようなケアプランが立案できるようにアセスメントができている。研修を通じて今後のよりよい利用が期待され

表65 ● センター方式認知症アセスメントの内容
① 基本的な情報
② 生活環境
③ その人の生活史(生活習慣/好み、考えていること)
④ 家族背景・家族の思い
⑤ 疾患や身体的特徴・加齢現象の程度に関する情報
⑥ その人の生活パターン
⑦ その人の24時間の生活

る。

普通の暮らしを継続するため、認知症性高齢者のケアプランをつくる。そのアセスメントの視点は、①その人らしさの継続、②安心・快でいること、③今ある力の発揮、④安全・健康に過ごす、⑤お互いに支え合う、という5つの視点が骨格となっている。アセスメントは、その人を知るために観察という方法を用いて、多様な視点で情報を収集することである。その内容を表65に示した。センター方式での課題抽出とは、生活をよりよくするためのものであり、その人の可能性を伸ばすものであったり、本人の生活上の障害や困難を解決する問題である。認知症の人その人にツールを合わせ、本人本位のケアプランが作成・実践されていくことで、認知症の人とケア提供者にとって質の高い生活が保障されていくことが期待される。

7. 介護保険制度の現状と将来

2000(平成12)年4月に開始された介護保険の、2005(平成17)年の現状について記述する。軽度の要介護者の出現率に大きな都道府県格差があり、要支援者への予防給付が、要介護状態の改善につながっていないという事実がある。また特別養護老人ホームの入所申込者が急増しており、重度の要介護認定者の半数は施設サービスを利用している。在宅生活を希望する高齢者が在宅生活を続けられない状況にある。その一方、特定施設の利用が増加、居住型サービスへの関心が高まっている。また介護施設ではユニットケアの取り組みが進展、個人の生活、暮らし方を尊重した介護が広がりをみせている。ケアマネジメントについては、アセスメントなど、当然行われるべき業務が必ずしも行われていない場合がある。要介護高齢者のほぼ半数は認知症の影響が認められる者であるにもかかわらず、認知症性高齢者ケアはいまだ発展途上であり、ケアの標準化、方法

論の確立が必要である。また介護サービス事業者を選択するために必要な情報が十分に提供されていない。サービスの質に関する苦情が多い。従事者の質の向上、人材育成が課題となっている。劣悪な事業者を市場から排除する効果的手段が不十分である。

これらのことを踏まえて2005(平成17)年4月には介護保険の改革が計画されており、介護予防・地域包括支援センターの創設、被保険者の拡大、知的障害、身体障害、精神障害者への適応拡大も検討されている。

●●● おわりに

この介護保険にかかわるために必要なことはケアマネジメントを理解し、医療と福祉がさらに連携することである。これからの介護保険については、さらに改訂をしながら超高齢社会において医療と介護を支える重要なシステムとして展開していくことが期待される。

(遠藤英俊)

● 参考文献

1) 遠藤英俊:在宅介護の問題点.日本老年医学会雑誌 34(12):987-989, 1997.
2) 厚生省高齢者ケアサービス体制整備検討委員会(監修):介護支援専門員標準テキスト.第1巻,長寿社会開発センター,東京,1998.
3) 遠藤英俊:かかりつけ医の意見書と介護支援専門員の役割.総合ケア8(7):42-46, 1998.
4) 遠藤英俊:ケア担当者会議すすめかた.別冊総合ケア介護支援専門員(4):8-39, 2000.
5) 遠藤英俊:ケアマネジメントにおけるパソコンの活用.日経メディカル 11:36-38, 1997.
6) 遠藤英俊:介護保険の改訂への提言.老年精神医学雑誌12(5):492-495, 2001.

6 高齢者の生活支援

1. 身体的支援－介護と介護予防における「活動」向上の働きかけを中心に

●●●はじめに

高齢者の身体的支援について、現在は介護保険が大きな役割を担っている。

高齢者の介護の在り方については、平成15年6月に出された厚生労働省老健局長の私的研究会である「高齢者介護研究会」(座長：堀田力氏)の報告書「2015年の高齢者介護－高齢者の尊厳を支えるケアの確立に向けて」[1]において基本線が打ち出されている。

またその理念を支える具体的な技術・プログラム・システムについては、同じく老健局長の私的研究会である「高齢者リハビリテーション研究会」(座長：上田敏氏)が平成17年1月に出した報告書「高齢者リハビリテーションのあるべき方向」において新しい方向が打ち出されている[2]。

本稿では両者を踏まえて、介護(広義、介護保険サービスとしてのリハビリテーションを含む)と介護予防における、「活動」向上に向けた働きかけを中心に述べる。

1 ICFにおける「生活機能」

論を進めるうえで、「高齢者リハビリテーション研究会」報告書の理論的枠組みであるICFの生活機能モデルが重要なので、それについて簡単に触れておきたい。

1.「生きることの全体像」についての「共通言語」

WHO(世界保健機関)は2001年に、人が「生きる」ことのプラス面を重視して、"「生きることの全体像」を示す「共通言語」" としてICF (International Classification of Functioning, Disability and Health; 国際生活機能分類)を発表し、その中で、「心身機能」

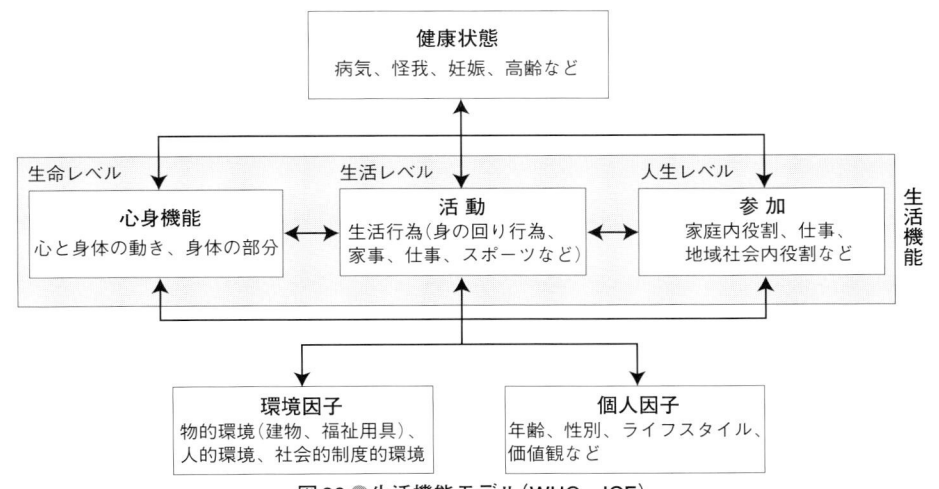

図36 ●生活機能モデル(WHO、ICF)

「活動」「参加」の要素をすべて含む「生活機能」という包括用語を示した(図36)[3]。

この生活機能の3つのレベル同士の間には相互的な影響がある。さらにそれらに「健康状態」(病気、外傷だけでなく、妊娠、高齢などを含む)、また「背景因子」を構成する2種類の因子である「環境因子」(物的環境だけでなく、人的環境、社会的制度的環境を含む)および個人因子(年齢、性別、ライフスタイル、価値観など)がさまざまな影響を与えるという「相互作用モデル」である。

このモデルが示すものが「生きることの全体像」であり、この基本的な枠組みを共通のものの考え方として、専門家間、そして専門家と当事者(利用者、患者、など)が共有することが「共通言語」の意義である。

2.「包括モデル」

ICFの前身であるICIDH(国際障害分類、1980)は「心身機能」の障害が「能力障害」(ICFでいう「活動制限」)と「社会的不利」(同「参加制約」)を一義的に決定するかのように解釈されやすく、狭い「医学モデル」であると批判された。これに対してICFの「生活機能モデル」は、逆の極端である「社会モデル」にも走らず、3つのレベルのすべてを重視し、さまざまな相互の影響の関係を重視する「包括モデル」ということができる。

以下の議論はこの包括モデルに立って進める。

2 生活不活発病と生活機能低下の悪循環

1. 生活不活発病とは

本論に入る前に、前提として生活不活発病(廃用症候群)と「生活機能低下の悪循環」について、本書の他項目との重複をできる限り避けつつ、簡単に述べておきたい。

「生活不活発病」とは従来「廃用症候群」と呼ばれてきたものであるが、「廃用」という表現は難しく、当事者に不快感を与える恐れがあるだけでなく、用語の適切さについて種々の問題があるため、最近は原因が「生活の不活発さ」であることを端的に示すものとしてこのように呼ばれることが多い。これは生活が不活発になり、「心身機能」を使わないこと(廃用)で、「心身機能」がすべてにわたって低下することをいう。これは高齢者に起こりやすく、またいろいろな病気の際に起こってくることも多い。

表66に生活不活発病の主な症状を示した。

ここで大事なのは、表の「Ⅰ. 身体の一部に起こるもの」のうち特にわかりやすいもの(1〜2)は比較的知られているが、「Ⅱ. 全身に影響するもの」や「Ⅲ. 精神や神経に影響するもの」はほとんど知られていないことである。

福祉や医療の分野の人の中には、「廃用症候群のことはよく知っていて、ちゃんと対応している」といわれる人が少なくないが、現実には上に挙げたようなごく一部のものしかみていないことが多いのは残念である。

実際にはこれら以外のものが重要である。特にⅡの「1. 心肺機能低下」はフィットネス、すなわち耐久力を中心とした総合的体力が低下することであり、「3. 疲れやすさ」もそれが主な原因である。

またⅢの1〜3などのように周囲への関心や知的活動が低下したり、あるいは「うつ」傾向が起こることで一見「認知症」のようにみえることさえ起こる。

2. 生活機能低下の悪循環

生活不活発病の大きな特徴は、いったん起こるとあたかも雪だるまが坂を転げ落ちながらどんどん大きくなるように「悪循環」を起こして悪くなっていくことである。

表66 ● 生活不活発病の主な症状(心身機能)

Ⅰ. 身体の一部に起こるもの	Ⅱ. 全身に影響するもの	Ⅲ. 精神や神経に影響するもの
1. 拘縮(関節が固まる)	1. 心肺機能低下	1. 周囲への無関心
2. 廃用性筋萎縮(筋肉がやせる)	2. 起立性低血圧(立ちくらみの強いもの)	2. 知的活動低下
3. 褥瘡(床ずれ)	3. 疲れやすさ	3. うつ傾向→仮性痴呆(認知症)
4. 廃用性骨萎縮(骨がもろく、折れやすくなる)	4. 消化器機能低下(便秘、食欲不振)	4. 自律神経不安定
5. 静脈血栓症	5. 尿量の増加(脱水)	5. 姿勢・運動調節機能低下

生活不活発病は、単に「心身機能」が低下するだけではなく、生活行為すなわち「活動」や、家庭生活や社会生活への「参加」にも大きく影響する。また逆に「活動」「参加」の変化を契機として起こってくることも多い。このように相互に関連し合ってさらに状態が悪化するという悪循環に陥るのが大きな特徴である。

これを「生活機能低下の悪循環」と呼ぶ[4)5)]。

これは図37のように「活動」制限を中心とする左右の環からなり、この2つの環が関連し合って進行する。

悪循環は中央の「不活発な生活」(「活動制限」)から始まる。これは「活動」の「質」の低下もしくは「量」の減少した(あるいは両方とも起こった)状態である。

❶「活動の質」

「活動の質」とは次のようなことを意味する。「活動」(生活行為)の核ともいえる移動を例にとると、車椅子移動よりは、たとえ介護を受けてでも歩いて移動する方が質は高い。それが歩行自立、すなわち杖などを使って1人で歩ければ一層高くなる。

また移動していった先で例えば洗面・歯磨きなどの「活動」をする場合、車椅子などに腰かけてするよりは、立ってする方が質が高い。

このように「活動の質」とは自立度に加えて、普遍性(環境の制約を受けることが少なく、行える場が広い)や実用性の高さなどを含んだものである。ここで実用性とは、例えば杖がなくでも歩けないことはないがゆっくりとしか歩けないのに比べ、杖を使えばずっと安定して早く歩けるような違いもいう。

❷「活動の量」

次に「活動の量」とは、一つひとつの生活行為(「活動」)の量のことである。例えば1日朝から晩までに何回、どのくらいの距離のトイレに歩いていっているのかということが「量」である。質と量とは大いに関係があり、質が高いほど量も増えるのが普通である。

一つひとつの生活行為についてこのように「質」×「量」があり、それをすべての生活行為について総計したものが「生活の活発さ」である。「活発」というと量的なことだけを考えがちだが、実は質的な面が重要なのである。

❸悪循環の2つの環

生活機能低下の悪循環はこのような「生活の活発さ」が低下したことから起こるが、そのきっかけ(契機)はさまざまである。

どのようなきっかけにせよ「活動」の制限が起こると、左右どちらの環についても悪循環が起こり、進行する。

右の環で示す「活動-参加の悪循環」では、
①「活動制限」が「参加」を困難にし、「参加制約」を起こす(または悪化させる)。
②「参加制約」によりさらに生活は不活発になり、「活動制限」を一層悪化させる。

一方、左の環の「活動-心身機能の悪循環」では、
③「活動制限」が「生活不活発病」を起こす。

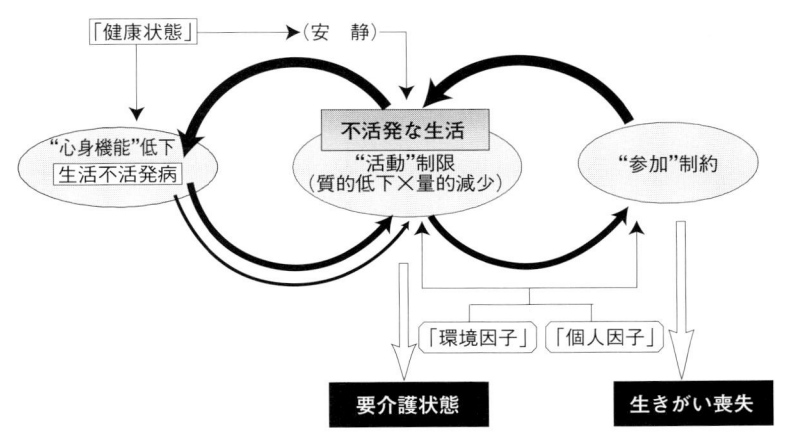

図37 ● 生活不活発病と生活機能低下の悪循環

④それが「活動」の質的低下と量的減少を起こす。

このようにして左右の悪循環が互いに促進しながら悪化していく。

このような「活動」の制限はやがては要介護状態をつくり、また「参加」の制約は「生きがい」（人生の目標）の喪失に至る。

3. 悪循環発生契機の3タイプ

「生活の不活発さ」の起こり方ときっかけ（契機）はさまざまであるが、大きく次の3つのタイプに分けることができる。
①「活動」の量的減少契機型
②「活動」の質的低下契機型
③「参加」の制約契機型

❶「活動」の量的減少契機型

まず「活動」の「量」の減少から始まる場合である。これは「質」の低下はない、つまり種々の生活行為をしようと思えばできるのに、あまり行わなくなった状態である。

これはさらに次の3つのタイプに分けられる。
①不必要な安静

それ自体は運動機能の障害を起こさないような病気や外傷、あるいは手術などの場合に「病気なら安静」という「通念」に従って不必要な安静をとり過ぎることである。
②病気での「疲れやすさ」

慢性疾患などで現実に「疲れやすさ」の症状があり、それによる「活動」の量的減少である。その場合も「疲れたのに無理をすると病気を悪くする」という心理的抑制が加わって、必要以上に活動量を低下させていることも少なくない。
③目や耳の不自由やその他の理由からの「消極化」

高齢による視覚・聴覚の低下のために、人と話をしなくなり、外出や社会的活動が減少するなど、「活動」の量的減少が起こる場合である。「もう歳だから」といった自己抑制が生活不活発病を起こしている場合もこれに含まれる。

❷「活動」の質的低下契機型

これは脳卒中、骨折などの急激に運動を困難にする疾患、あるいは変形性関節症による痛みなどによって、「活動」の質的低下が直接引き起こされ、それが生活不活発病を引き起こす場合である。これは理解されやすいものであるため、詳しく述べる必要はないと考えられる。

むしろ問題なのは、従来生活不活発病は脳卒中・骨折などの突然生じた疾患や外傷によって、歩行やその他ADL（日常生活活動行為）が急激に制限されたことによって（のみ）起こると考えられやすく、ほかの場合が十分理解されていなかったことである。

❸「参加」の制約契機型

一般には「ひとり暮らしになる」「リタイヤする」「転居」といったことが契機となって、外出や社会生活への参加が激減し、生活が不活発化することが少なくない。地震・台風・津波、その他の大規模災害の場合にも避難所生活、仮設住宅入居などの環境条件の大変化に伴う「参加」の激減によって、生活不活発病が同時多発的に発生することがみられている。

4. 高齢者の生活支援における「生活不活発病」と「生活機能低下の悪循環」の意義

今後の高齢者生活支援は、利用者・患者を生活機能モデルで包括的に捉え、「生活不活発病」と「生活機能低下の悪循環」の危険を十分考慮し、絶えず予防、すなわち生活機能増進（一次予防）と、生活機能低下の早期発見・早期改善（二次予防）を中心に進めなければならない。

重要なのは、従来、高齢そのものによる「心身機能」低下と考えられ、「歳だから仕方がない」と諦められてきたことが、実は生活不活発病によるもの、あるいはそれが大きく関与したものであり、改善可能なものであるという認識である。

介護は不自由な行為があればすぐにそれを手助けしてしまいがちである。しかし必要以上の介護は「生活の不活発さ」を助長し、「生活機能低下の悪循環」を一層進行させる恐れが大きい。例えば「高齢者リハビリテーション研究会」報告書が指摘するように、「訓練のときは歩けるのに、実用歩行訓練が不十分なまま、実生活では車椅子を使わせたり、歩行ができるのに車椅子介助で移動させるなど不適切かつ尊厳に欠けるような車椅子の使用がなされる場

合がある」ことが問題であり、これは安易な「車椅子偏重」による[4][5][6]、「つくられた歩行不能」であり[4]、広く認識される必要がある。

一方で介護のやり方によっては、むしろ生活行為の自立度を向上させることができる。すなわち「よくする介護」が可能なのであり、今後はその観点が重要である。具体的には後述するように「している活動」に対し活動向上訓練の一環として働きかけることである。

また介護予防においても、生活習慣病などの原因疾患の予防に加えて、「生活不活発病」と「生活機能低下の悪循環」の予防に本格的に取り組むことが最も効果的であり、現在の大きな課題である。

3 介護予防－「水際作戦」が重要

高齢者の生活支援に関する新しい観点として、要介護状態にならない、また要介護状態となっても進行させないという介護予防が健康で活力ある高齢社会のために、ますます重視されるようになっている。介護予防の重要なターゲットは生活不活発病であり、それは予防でき、いったん起こっても回復させることは可能だということが大事である。

介護予防においては「水際作戦」が重要である。「生活機能」は、「2-2.生活機能低下の悪循環」で示したようなさまざまなエピソードをきっかけに階段状に低下していくことが多い（図38）。「水際作戦」とはそのエピソードを早くみつけて素早く手を打って、生活機能の低下を食い止め、再び向上させていくことである。つまり「生活機能低下の早期発見、早期改善」である。

図3に示すように、これには行政（地域支援事業や新予防給付など）だけでなく、医療の協力、そして住民自身の自助そして共助（コミュニティの活性化など）が重要である。

この場合の「水際作戦」としての介護予防は即座（1〜2週、遅くとも4週以内）に効果を上げるものでなくてはならず、次に述べる活動自立訓練が中心である。筋力トレーニングなどはその効果を持続させるための「サポートプログラム」であり、それも集団的に特別な機能を用いて行う必要はなく、自宅での「自己訓練」で十分に効果を発揮できるものである[4][5]。

4 介護と介護予防の基本技術としての活動自立訓練

活動自立訓練は、「高齢者リハビリテーション研究会」報告書が随所で「生活の場における活動向上訓練」を強調しているように、介護予防、介護そしてリハビリテーションの基本である。

1. 活動自立訓練とは

活動自立訓練とは「活動」レベル（生活行為）に直接働きかけてそれを向上させるものであり、それによって「心身機能」の改善がなくとも（時にはそれ

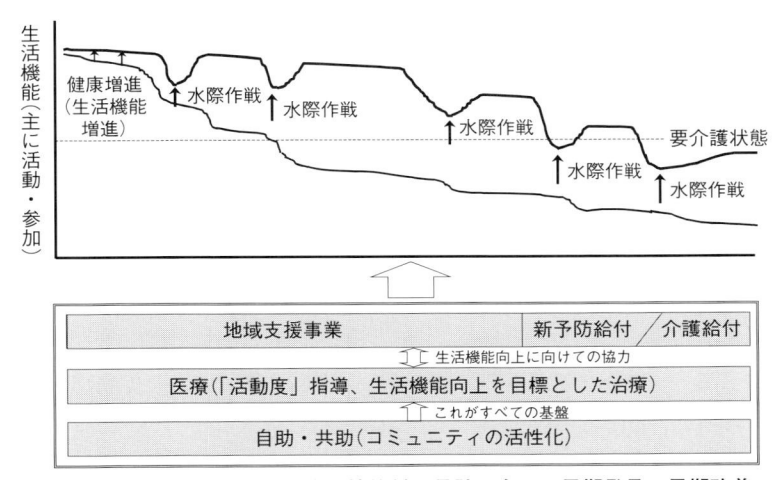

図38 ●「水際作戦」による生活機能低下予防・向上－早期発見・早期改善

図39●活動自立訓練

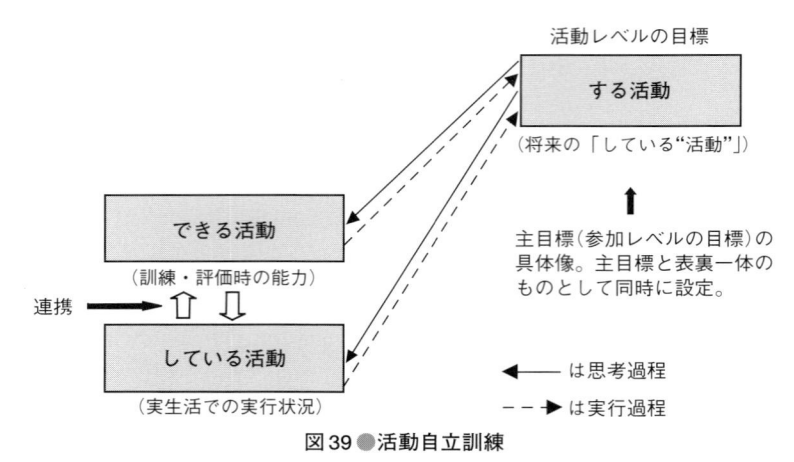

思考過程の矢印は、まず活動レベルの目標として「する活動」を設定し、その実現に向けていかに「できる"活動"」と「している"活動"」とを向上させていくかを計画するという意味。
実行過程の矢印は、この目標に向けて活動自立訓練を行っていくという意味。

が悪化していくときでさえ)、活動を大きく向上させることができる。
　すなわち従来の「基礎となる『心身機能』の改善が第一で、それがなければ『活動』の向上はなり得ない」とする「通念」、そして「だから、できないことは助けてあげるほかはない」という介護の「通念」は誤りである。
　活動自立訓練は、「目指す人生(参加)」の具体像である、さまざまな「活動」(生活行為)を可能にしていくものである。目指す人生は一人ひとり違うのであるから、活動自立訓練の対象とする「活動」も、それを可能にするための進め方(プログラム)も本質的に個別的なものである。

2.「できる活動」「している活動」「する活動」

　ICFでは「活動」を「能力」と「実行状況」の2つの面から捉えることが大事である。これは「できる活動」「している活動」と言い換えることができる。
　「できる活動」とは自宅・病棟・居室棟などの実際の生活の場での訓練または評価時に発揮される能力である。
　「している活動」は自宅・病棟などの実生活で毎日行っている活動の状況である。
　この2者には差があるのが普通である。
　「する活動」とは「目指す人生」の具体像として、活動レベルの目標として設定するものであり、将来の「している活動」である。

3. 活動自立訓練のポイント

　活動自立訓練のポイントは次の3点である(図39)。
　①「できる"活動"」(ICF:能力)への働きかけ
　②「している"活動"」(ICF:実行状況)への働きかけ
　③病院・施設の物的環境の設備(車椅子用設備優先環境からの脱却・一般社会とのギャップの解消)
　この3点は相互に関連し合うものであり、それらが連携してこそ最大限の効果を生むことができる。
　以下これを具体的に述べていく。

4. 心身機能レベルの「模擬動作」と、「できる活動」・「している活動」とを明確に区別

　「活動」はADL、家事行為など、すべての生活行為を含むものである。この中で中心的な位置を占め、他の「活動」にも大きく影響するのが歩行であるが、これを例にとって「活動」の概念の正しい理解について考えたい。
　歩行をICFモデルで整理すると、「心身機能」レベル、「活動」レベルのうちの「能力」(「できる活動」)と「実行状況」(「している活動」)の3つに分け、これらを明確に区別することが重要である。

「活動」としての歩行を「実用歩行」と呼び、これは現実の生活において実用的な目的をもって行われる歩行である。その大きな特徴は歩いていった先で、あるいは歩きながら種々の生活行為（「目的行為」）を行うことと一体となった歩行である。

「心身機能」レベルの歩行とはこれと違って、平行棒内歩行、理学療法室での歩行、あるいはたとえ居室棟・病棟で行っても具体的な目的行為と一体のものでない、単に歩行自体の訓練として行ったものである。これを「模擬動作」としての歩行と呼ぶ。

「活動」としての歩行（「実用歩行」）にも、実生活の場における訓練や評価時に発揮される「できる活動」（ICFの「能力」）と、実生活での「している活動」（同「実行状況」）の2面がある。

5. 向上させるべきは実生活での「している活動」

向上させるべきは当然ながら「している活動」である。そのための基本的な視点は次のようである。

❶ 歩行と目的行為は一連のもの

活動自立訓練を行う際には歩行と目的行為を別々に捉えるのではなく、一連のものと位置づけることが必要である。

上に述べたように、実用歩行は、普通なんらかの目的をもって行われる。なんらかの活動を、歩行していった先で、もしくは歩行しながら行うのである。その場合、歩行そのものよりも、目的行為となる「活動」（洗面、炊事など）を立位姿勢で自立して行うことの方が難しいことが多い。また座位で行う「活動」の場合でも、適切な座位がとれるようにアプローチする歩行が難しいことが多い（狭いトイレの中での便座へのアプローチなど）。そのため、歩行自体をそのような姿勢へのアプローチとして捉えることが不可欠である。

❷「活動」の行い方や指導法は多種多様

ここで重要なことは、1つの「活動」項目をとっても、その「質」すなわち具体的な行い方（姿勢、手順、用いる歩行補助具・装具・用具、利用する設備、など）は、非常に多種多様であり、また具体的な指導法も多数存在することである。

活動自立訓練では、それらの中から何を選択し、どのような順序で進めていくかを、「している活動」と「できる活動」の両者について、一人ひとりの患者ごとに個別に選択していくことが重要である。

このような細部に注意した、評価や目標・プログラム設定をすることで初めて、活動自立訓練は効果的になる。

6.「する活動」とは「活動の目標」であり、将来の「している活動」

活動自立訓練は、「活動」レベルの目標である「する活動」に向けて行われる。「参加」の具体像が「活動」であり、目標においても"どのような人生を創るのか"という「参加」レベルの目標（「主目標」）の具体像として、「する活動」が設定される。これは「活動」レベルの多数の行為（ADLなど）について、将来の「している活動」として設定するものである。

そしてこの「する活動」に向けて、「している活動」と「できる活動」とを、相互に関連づけて向上させていくのが活動自立訓練である（図39）。

7. 活動自立訓練の実際

❶ PT・OT・STなどによる生活の場での「できる活動」向上の働きかけ

「できる活動」向上に向けて、理学療法士（PT）・作業療法士（OT）・言語聴覚士（ST）などは、実生活で実際に実行する場所（例：入院中であれば病棟トイレ、洗面台など）で活動自立訓練を行って、「できる活動」を十分に伸ばす。

従来は、理学療法も作業療法も言語聴覚療法も設備の整った訓練室で行うべきもので、居室棟・病棟での訓練は、脳卒中の急性期や全身状態不良の場合などに「やむを得ず」行うものだ、という考え方（いわば「訓練室至上主義」）が強かった。また自宅へ訪問して行う訪問リハビリテーションなども、通所・通院できないので「やむを得ず」行うものと考えられていた。

しかし生活の場（居宅・居室棟・病棟など）こそ、本来最もふさわしい評価・訓練の場と考えるべきなのである。

特に介護予防の「水際作戦」としての活動自立訓

練は、居宅の生活の現場において行われることを基本とするものである。

❷「している活動」－看護・介護は「よくする介護」

PT・OT・STが「できる活動」向上に向けて働きかけをしていても、実は、利用者・患者は、実生活としてそれ以外の時間帯で多くの「活動」を実行している。それをどのようなやり方で実行するのかという「している活動」への働きかけが、活動自立訓練の効果を大きく左右する。すなわち看護職・介護職が毎日の生活で行う介護は、「している活動」への働きかけそのものであり、活動自立訓練の高度に専門的な技術として認識されるべきものである。そしてこれは「よくする介護」の重要な技術でもある。

❸装具・歩行補助具の積極的活用

活動向上で重要なのが、装具・歩行補助具の積極的活用である。装具や歩行補助具の使用は最後の手段ではない。また心身機能レベルである訓練室歩行の状態から、必要性や種類を判断するのではない。実生活での活動（「している活動」）を早期に自立させるためにこそ、積極的に活用すべきである。その際、歩行だけでなく、立位姿勢での「活動」向上の手段としての活用の視点も重要である。

●●●おわりに

以上、介護と介護予防における高齢者の身体的支援のあり方について述べた。詳しくは文献4)-7)を御参照頂ければ幸いである。

（大川弥生）

●文献

1) 高齢者介護研究会：2015年の高齢者介護；高齢者の尊厳を支えるケアの確立に向けて．法研，東京，2003．
2) 高齢者リハビリテーション研究会：これからの高齢者リハビリテーションのあるべき方向．社会保険研究所，東京，2004．
3) 障害者福祉研究会：ICF．国際生活機能分類；国際障害分類改定版．中央法規出版，東京，2002．
4) 大川弥生：新しいリハビリテーション；人間「復権」への挑戦．講談社，東京，2004．
5) 大川弥生：介護保険サービスとリハビリテーション；ICFに立った自立支援の理念と技法．中央法規出版，東京，2004．
6) 大川弥生：目標指向的介護の理論と実際；本当のリハビリテーションとともに築く介護．中央法規出版，東京，2000．
7) 鶴見和子，上田　敏，大川弥生：回生を生きる；本当のリハビリテーションに出会って．三輪書店，東京，1998．

2. 高齢者の心理的支援

1 高齢者のストレス：ライフイベント

日々の生活を送る上で遭遇する心理的ストレスとなるような刺激（ストレッサー）には、様々なものがある。その中で、暮らしや人生に変化や影響をもたらすような出来事や状況は、ライフイベント（life events）と呼ばれている。

ライフイベントの研究は、1930年代にMeyerが、生活や環境の変化や家族成員の変化などと、健康や病気の過程との関連に注目したことに始まる[1]。Meyerによって挙げられたライフイベントは、後に、様々な疾患の発生に重要な役割を持つことが示された。これらの研究を受け、HolmesとRaheは、5,000名を超える患者の事例から、仕事や家庭などにおける生活上の変化（life change events）を抽出し、42項目の経験目録（Schedule of Recent Experiences：SRE）とし、このSREに1項目を加えた社会的再適応評定尺度（Social Readjustment Rating Scale：SRRS）を作成した[2]。SRRSの43項目には、それらの出来事が生じた場合、元の生活様式に戻るための調整に必要な量を表す得点が設定されている。この得点は、LCU得点（Life Change Units Score）と呼ばれ、「結婚」を便宜的に50点とし、他の42の出来事

を相対的に評定したものである。この研究以降、ライフイベントが心身に与える影響について、多くの研究が積み重ねられており、様々な目的に沿ったライフイベント測定尺度も、多数作成されている。

高齢者におけるライフイベントの特徴として、それまで従事してきた社会的活動からの引退、収入の減少、配偶者や友人の死亡など、重大かつ否定的な価値を持つライフイベントに遭遇する割合が高いことが挙げられている[3]。また、加齢に伴う身体機能の低下による、様々な疾患の罹患率の高さや、転倒による骨折などの危険が高いことも挙げられる。下仲らは、地域在住の50～74歳の男女3,000名以上を対象に調査を行い、年齢が高いほど、自分自身の大きな病気や怪我、配偶者との死別、親しい友人との死別といった「悪い」ライフイベントを1年間に体験する割合が高かったことを明らかにしている[4]。否定的なライフイベントは、健康に悪影響を及ぼすことが指摘されており[5]、高齢者におけるうつ病の発症には、若年者と比較してライフイベントが関与する割合が高いとも言われている[6]。

2 高齢者における心理的支援：ソーシャルサポート

ライフイベントなどのストレス状況に遭遇した場合、人は、自分の持てる資源（resources）を活用し、その状況に適応するよう対処する。心理的ストレスモデルにおける資源とは、ストレスに対処する際に、その個人が利用可能な、支えや助けとなる存在のことである。この資源には、身体的資源や心理的資源など個人内部の資源と、個人の外部にある社会的資源（social resources）がある[7]。個人の外部、すなわち自分以外の人々から得られる援助を、社会的援助（ソーシャルサポート：social support）と呼んでいる[8]。ソーシャルサポートという用語の他にも、人と人との結びつきや、そこから得られる援助や利益を指す用語や概念として、social network、social ties、social integration、コンボイ（convoy）など、様々な言葉が用いられている。野口は、先行研究を概観し、社会学的な視点から、ソーシャルネットワークは、人と人との関係の規模や接触頻度を含めた構造的な側面、ソーシャルサポートは、人と人との関係のうち、援助という機能に限定した側面に着目した概念、とまとめている[9]。本稿では、基本的に、

この野口の定義に則り、ソーシャルサポート、ソーシャルネットワークという語を用いる。

ソーシャルサポートそのものの分類もしくは種類についても、様々な提案がなされている[10]。用いられることの多い分類としては、①情緒的サポート（emotional support）と手段的サポート（instrumental support）、②予期（サポートが受けられそうか）と実績（実際に受けた援助）と評価（受けた援助をどう思うか、満足など）、③個人にとって望ましい援助（positive support）と望ましくない援助や相互作用（negative support）、④サポートの受領と提供、⑤サポートを提供（時に受領）する主体（配偶者、子ども、友人など）、といったものが挙げられる。

ソーシャルサポートの測定方法として、いくつかの尺度が開発されてはいるものの、現在までのところ、広く合意の得られた標準的な尺度として確立するに至ったものはない[11]。ソーシャルネットワークに関する指標としては、配偶者、同居家族、親族、友人などの存在とその人数、そして接触頻度が用いられることが多い。

ソーシャルサポートやソーシャルネットワークは、概念的には多少の異同があるものの、高齢者の心身の健康に有益な効果があるという知見が、数多く蓄積されてきている。以下、ソーシャルサポートやソーシャルネットワークが、高齢者の私的な心理社会的支援として、どのような効果が認められているか概観する。

3 ソーシャルサポートの効果

1. 抑うつ

高齢者の心理的あるいは精神的な健康において、抑うつ状態やうつ病は、重要な問題である。抑うつは、それ自体、高齢者の幸福な生活の妨げとなるものであるが、全般的な死亡率の増加や[12]、自殺との関連も指摘されている[13]。わが国において、自殺は、高齢者の主要な死亡原因の1つであり、高齢者の自殺率は、欧米諸国との比較においても高い[14]。高齢者の自殺と、ソーシャルネットワークとの関連として、高齢男性が配偶者を亡くすこと[15]、家族や友人がいないことなどが[16]、自殺の確率を高めると報告されている。

高齢者において、ソーシャルサポートやソーシャルネットワークが、抑うつを低減させ、精神的な健康に対して肯定的な効果を有することが示されている[17)18)]。ソーシャルサポートの中でも、特に情緒的サポートは、その効果が強いと言われている[19)]。情緒的サポートは、信頼や親密さ、共感や理解などを含む、情緒的・感情的なソーシャルサポートであるとされている。

増地らは、高齢者の抑うつとソーシャルサポートとの関連を研究した内外の文献を概観し、高齢者の抑うつとソーシャルサポートとの関連について概括している[20)]。その知見をまとめ直すと、①一人暮らし、ならびに配偶者と死別している場合、抑うつが高い、②ソーシャルネットワークが大きいほど抑うつは低いが、メンバーとの接触頻度との関連性は一貫していない、③情緒的サポートは、予期(期待)が高いほど抑うつが低いものの、実際の受領が多いほど抑うつが高い、④サポートの提供ならびに社会活動への参加は、抑うつの低さと関連する、という4点になる。

2. 高齢者の主観的幸福感ならびにQOL

主観的幸福感(subjective well-being)は、高齢者の幸福感や生活満足度、モラール(morale)などを包括する概念であり、「幸福な老い(successful aging)」の指標であるとされている[21)]。また、「幸福な老い」に関連する指標として、高齢者のQOL(Quality of Life)が用いられることもある。いずれも、高齢者の生活において、主として主観的・心理的な豊かさや幸福を重視する指標である。

高齢者の主観的幸福感と、家族によるサポートとの間に、正の関連が認められるという報告は、数多くなされている。日本の研究においても、子供などの同居家族が、主観的幸福感に肯定的に関連するという傾向が認められている[22)]。海外の研究では、友人との社会的接触やソーシャルサポートも、主観的幸福感を高めることが示されているが[23)24)]、日本においては、友人などとの社会関係が、主観的幸福感に及ぼす影響について、一致した見解が得られていない[25)26)]。

また、ソーシャルサポートの受領や提供については、一方的にサポートを受領するだけでなく互酬的であることや[27)]、サポートの提供が主であることが[28)]、

高齢者の主観的幸福感と肯定的に関連するという議論もなされている。

3. 生命予後もしくは死亡率と身体的健康

ソーシャルサポートやソーシャルネットワークといった個人の社会的な繋がりや関わりの状況は、その後の死亡率と関連するということも明らかとなっている。BerkmanらのAlameda County Studyは、6,928名の成人(30〜69歳)を9年間追跡し、社会的な繋がりが少ない者は多い者に比して、健康状態などを統制しても有意に死亡率が高いことを明らかにした[29)]。ソーシャルサポートやソーシャルネットワークが乏しいことが、その後の死亡率の高さと関連しているという結果は、これまでに数多く報告されている[30)]。

わが国においても、杉澤らが60歳以上の高齢者2,200名を3年間追跡し、社会的な関わりの量が生命予後と関連することを示すなど[31)]、ソーシャルサポートやソーシャルネットワークと生命予後との関連が明らかとなっている[32)33)]。なお、欧米の調査では、配偶者の存在は、高齢者の生存率や健康に肯定的な影響を与えるとされているが、日本など東アジアにおいては明確に示されていない[34)35)]。

ソーシャルサポートやソーシャルネットワークと、疾患との関連について、ソーシャルサポートは、循環器系、内分泌系、免疫系に有益な効果があること[36)]、社会的に高く統合されている高齢者は死亡率が低く、心身の疾患が少なく、特に疾患の発症後の回復が良好であること[37)]、などが明らかになっている。

4. 認知症あるいは認知機能

近年では、ソーシャルサポートやソーシャルネットワークが、認知症の発症や認知機能の低下と関連することが明らかになりつつある。Fratiglioniらは、認知障害のない75歳以上の在宅健常高齢者1,203名を対象とし、3年間の追跡調査を行った。その結果、176名が認知症を発症し、結婚および家族との同居、子供との付き合いの頻度と満足、友人との付き合いの頻度と満足が、認知症発症のリスクファクターであったと報告している[38)]。情緒的サポートを多く得られていたことと、7年半後の追跡調査時における良好な認知機能との間に、諸要因を統制した上でも

有意な関連が認められたという報告もある[39]。同様の結果は、他にも報告されている[40]。

4 ソーシャルサポートを維持、増進する要因

　ソーシャルサポートは、高齢者の心理的支援のみならず、身体的な健康や生命予後、認知機能にも、好ましい影響を与えることが明らかとなっている。本稿を終えるにあたり、高齢者におけるソーシャルサポートに関連する要因についての知見を紹介し、その維持や増進について触れる。

　高齢者においては、ソーシャルネットワークの大きさが年齢と共に小さくなり、構成メンバーとの接触頻度も年齢とともに減少すると言われているが[41]、日本における横断研究では、高齢であるほどソーシャルサポートが少ないか否か、明確な結論は得られていない[42,43]。ソーシャルネットワークの最外郭となる社会活動の維持については、老人クラブ会員は、老人クラブのみならず、他の活動をも活発に行っているという報告もあり[44]、まず社会参加の維持、促進が重要であると考えられる。地域社会の活動への参加は、友人などのソーシャルネットワークの維持と構築の可能性をも増すとされている[45]。すなわち、ソーシャルサポートを通じた高齢者の心理的支援のためにも、高齢者の社会参加を促進することは重要であると考えられる。

　ソーシャルネットワークの大きさやソーシャルサポートの多さと関連する高齢者自身の要因として、日常生活活動（基本的ADLや手段的ADL）の能力（自立度）が、多くの研究で挙げられている[30,42,46]。Asakawaらは、老研式社会生活能力指標により機能的に高いとされた65歳以上の高齢者692名を2年間追跡した結果、機能的な低下を認められた85名は、親族や友人との接触が有意に減少したと報告している[47]。また、高齢者においては、日常生活活動の障害は、抑うつ症状と関連することが知られている[18,48]。

　わが国では、市町村などの地方自治体が、高齢者の活動能力の維持向上のための健康づくりや介護予防の事業を行っており、高齢者が、これらの事業へ参加することは、地域社会の活動への参加の1つの契機になるとも考えられる。従って、これらの事業の推進は、高齢者におけるソーシャルネットワークやソーシャルサポートの維持や増進となり、高齢者の心理的支援となると期待される。

（熊本圭吾、荒井由美子）

● 文献

1) 植村勝彦：ストレッサーの社会心理学的測定．生活ストレスとは何か，石原邦雄，山本和郎，坂本 弘（編），pp128-152，垣内出版，東京，1985．
2) Holmes TH, Rahe RH：The social readjustment rating scale. J Psychosom Res 11：213-218, 1967.
3) Stones MJ, Kozma A：Life events and the elderly；a study of incidence, structure, stability and impact. Canadian Journal on Aging 3：193-198, 1994.
4) 下仲順子，中里克治，河合千恵子，ほか：中高年期におけるライフイベントとその影響に関する心理学的研究．老年社会科学 17(1)：40-56, 1995.
5) Weinberger M, Darnell JC, Martz BL, et al：The effects of positive and negative life changes on the self-reported health status of elderly adults. J Gerontol 41：114-119, 1986.
6) 大森健一：老年期における抑うつ気分・抑うつ状態．精神科治療学 18(6)：661-666, 2003.
7) Roberts BL, Dunkle R, Haug M：Physical, psychological, and social resources as moderators of the relationship of stress to mental health of the very old. J Gerontol B Psychol Sci Soc Sci 49：S35-S43, 1994.
8) 山本和郎：心理的ストレスに対する対処行動と心理社会的資源．生活ストレスとは何か，石原邦雄，山本和郎，坂本 弘（編），pp128-152, 垣内出版，東京，1985．
9) 野口裕二：高齢者のソーシャルサポート；その概念と測定．社会老年学 34：37-48, 1991.
10) Leavy RL：Social support and psychological disorder；a review. Journal of Community Psychology 11：3-21, 1983.
11) Dean K, Holst E, Kreiner S, et al：Measurement issues in research on social support and health. J Epidemiol Community Health 48：201-206, 1994.
12) Kaplan GA, Reynolds P：Depression and cancer mortality and morbidity；prospective evidence from the Alamedacounty study. J Behav Med 11：1-13, 1988.
13) Draper B：Suicidal behaviour in the elderly. Int J Geriatr Psychiatry 9：655-661, 1994.
14) 厚生統計協会（編）：国民衛生の動向 2003年．厚生の指標（臨時増刊）50：46-54, 2003.
15) Li G：The interaction effect of bereavement and sex on the risk of suicide in the elderly；an historical cohort study. Soc Sci Med 40：825-828, 1995.
16) Turvey CL, Conwell Y, Jones MP, et al：Risk factors for late-life suicide；a prospective, community-based study. Am J

Geriatr Psychiatry 10 : 398-406, 2002.
17) Phifer JF, Murrell SA : Etiologic factors in the onset of depressive symptoms in older adults. Journal of Abnormal Psychology 95 : 282-291, 1986.
18) Harris T, Cook DG, Victor C, et al : Predictors of depressive symptoms in older people ; a survey of two general practice populations. Age Ageing 32 : 510-518, 2003.
19) Oxman TE, Berkman LF, Kasl S, et al : Social support and depressive symptoms in the elderly. Am J Epidemiol 135 : 356-368, 1992.
20) 増地あゆみ，岸　玲子：高齢者の抑うつとその関連要因についての文献的考察；ソーシャルサポート・ネットワークとの関連を中心に．日本公衛誌 48 : 435-448, 2001.
21) Larson R : Thirty years of reseach on the subjective well-being of older Americans. J Gerontol 33 : 109-125, 1978.
22) 藤田利治，大塚俊男，谷口幸一：老人の主観的幸福感とその関連要因．社会老年学 29 : 75-85, 1989.
23) Larson R, Mannell R, Zuzanek J : Daily well-being of older adults with friends and family. Psychol Aging 1 : 117-126, 1986.
24) Siu OL, Phillips DR : A study of family support, friendship, and psychological well-being among older women in Hong Kong. Int J Aging Hum Dev 55 : 299-319, 2002.
25) 古谷野亘，岡村清子，安藤孝敏，ほか：都市中高年の主観的幸福感と社会関係に関連する要因．老年社会科学 16 : 115-124, 1995.
26) 柳澤理子，馬場雄司，伊藤千代子，ほか：家族および家族外からのソーシャル・サポートと高齢者の心理的QOLとの関連．日本公衛誌 49 : 766-773, 2002.
27) Ingersoll-Dayton B, Antonucci TC : Reciprocal and nonreciprocal social support ; contrasting sides of intimate relationships. J Gerontol 43 : S65-S73, 1988.
28) 金　恵京，甲斐一郎，久田　満，ほか：農村在宅高齢者におけるソーシャルサポート授受と主観的幸福感．老年社会科学 22 : 395-404, 2000.
29) Berkman LF, Syme SL : Social networks, host resistance, and mortality ; a nine year follow-up study of Alameda County residents. Am J Epidemiol 109 : 186-204, 1979.
30) Blazer DG : Social support and mortality in an elderly community population. Am J Epidemiol 115 : 684-694, 1982.
31) 杉澤秀博：高齢者における社会的統合と生命予後との関係．日本公衛誌 41 : 131-139, 1994.
32) 安梅勅江，島田千穂：高齢者の社会関連性評価と生命予後；社会関連性指標と5年後の死亡率の関係．日本公衛誌 41 : 131-139, 1994.
33) 岡戸順一，星　旦二：社会的ネットワークが高齢者の生命予後に及ぼす影響．厚生の指標 49 : 19-23, 2002.
34) Sugisawa H, Liang J, Liu X : Social networks, social support and mortality among older people in Japan. J Gerontol B Psychol Sci Soc Sci 49 : S3-S13, 1994.
35) Zimmer Z, Natividad J, Lin H, et al : A cross-national examination of determinants of self-assessed health. J Health Soc Behav 41 : 465-481, 2000.
36) Uchino BN, Cacioppo JT, Kiecolt-Glaser JK : The relationship between social support and physiological processes ; a review with emphasis on underlying mechanisms and implications for health. Psychol Bull 119 : 488-531, 1996.
37) Seeman TE : Health promoting effects of friends and family on health outcomes in older adults. American Journal of Health Promotion 14 : 362-370, 2000.
38) Fratiglioni L, Wang HX, Ericsson K, et al : Influence of social network on occurrence of dementia ; a community-based longitudinal study. Lancet 355 (9212) : 1315-1319, 2000.
39) Seeman TE, Lusignolo TM, Albert M, et al : Social relationships, social support, and patterns of cognitive aging in healthy, high-functioning older adults ; MacArthur studies of successful aging. Health Psychol 20 : 243-255, 2001.
40) Zunzunegui MV, Alvarado BE, Del Ser T, et al : Social networks, social integration, and social engagement determine cognitive decline in community-dwelling Spanish older adults. J Gerontol B Psychol Sci Soc Sci 58 : S93-S100, 2003.
41) Morgan DL : Age differences in social network participation. J Gerontol B Psychol Sci Soc Sci 43 : S129-S137, 1988.
42) Koyano W, Hashimoto M, Fukawa T, et al : The social support system of the Japanese elderly. J Cross Cult Gerontol 9 : 323-333, 1994.
43) 杉澤秀博，柴田　博：前期および後期高齢者における身体的・心理的・社会的資源と精神健康との関連．日本公衛誌 47 : 589-601, 2000.
44) 高橋美保子，柴崎智美，永井正規：老人クラブ会員の社会活動レベルの現状．日本公衛誌 50 : 970-979, 2003.
45) Lin N, Ye X, Ensel WM : Social support and depressed mood ; a structural analysis. J Health Soc Behav 40 : 344-359, 1999.
46) Mendes de Leon CF, Gold DT, Glass TA, et al : Disability as a function of social networks and support in elderly African Americans and whites ; the Duke EPESE 1986-1992. J Gerontol B Psychol Sci Soc Sci 56 : S179-S190, 2001.
47) Asakawa T, Koyano W, Ando T, et al : Effects of functional decline on quality of life among the Japanese elderly. Int J Aging Hum Dev 50 : 319-328, 2000.
48) Ormel J, Rijsdijk FV, Sullivan M, et al : Temporal and reciprocal relationship between IADL/ADL disability and depressive symptoms in late life. J Gerontol B Psychol Sci Soc Sci 57 : 338-347, 2002.

3. 美容と高齢者

●●●はじめに

　近年、高齢者・障害者の健康、生きがい、精神的・心理的に、あるいは高齢社会を迎え、商業・企業的もくろみもあり、"美容"を役立てようとする考え方が注目されてきた。特に高齢者の"おしゃれ・身だしなみ"の1つの方法に"美容"を取り入れる試みが、特別養護老人ホームをはじめとした福祉施設などで実施されてきている。その結果、美容技術を高齢者・障害者の健康づくりに役立てるために医学的、心理学的な領域からのintervention(介入)による臨床研究の必要性が高まってきている。

　"美容"という言葉は一般的には美容師、美容院、パーマ、メイクアップ・化粧などを意味すると解釈されている。これは狭義の意味で、広義に捉えると本来は"睡眠・食事・便通や洗顔・入浴・運動により常に健康な肌を保つ、また容姿を美しく整えること"であって、"美容"即女性とする反応はおかしく、本来は男女の区別使用はない。単に通常のパーマ、メイクアップ・化粧、ネイルなどに限定された使用は美容関連(業界)に留めておきたい。

1　美容の歴史

　"美容"という語句は日本では仮名草子[注1]・竹斎「形は嬋娟びようにして、軽漾激し影脣を動かせば」、浮世草子[注2]・好色万金丹「天下の美容色道もここを摸せば」というように"美容"が出てくる。また中国の楚辞[注3]九章の中に惜往日「雖レ有ニ西施之美容一、讒妬入以自代」と使われている。このように古辞書・古典文にみられるように昔から"美容"という語句はあった。因みに楚辞の中の"美容"は美貌、綺麗の意味で、中国の伝説上の女性西施は大変な美貌の持ち主であったため、みんなから妬まれ、嫉妬され悪口をいわれ、自らは心を美しくすることで耐えた。それに対して楚辞の主作者屈原は皇帝に認められず失意のうちに自殺したという。

　現在の"美容"に近い美容は江戸時代に化粧(けわい)の同義語として使われていた。しかし当時は化粧(けわい)の方が多く使われていた。美容＝化粧とすると化粧の歴史は古く、古今東西にその国、地域に独特・特有の化粧方法の文化がある。

　化粧をすることは世界の歴史のいつの時代にも、男女を問わず関心事の1つであった。人類は絶えず、肉体の衰えをどのようにカバーするか、特に顔というものをその人のあらゆる個性の代表として捉え、かつ老衰のバロメーターとしてきた。化粧はそれらの解決方法としてあったことも事実である。化粧の役割は少なくとも4つの要素に分類することができるとされている[1]。

a. 宗教的要素

　化粧の起源は宗教上の儀式を行う際に、顔や身体に顔料を塗りつけたり、書き込みをしたことにあった説は疑う余地はない。特に赤と黒の化粧はインド、アフリカ、メキシコ、エジプトなどの古代遺跡に多くの実例がある。その目的は神への信仰・尊厳・あるいは恐怖からの解放にあったのであろう。日本でも縄文時代前期の鳥浜貝塚(福井県)から赤色漆塗りの木櫛が出土しており、広義の化粧が行われていた。「魏志倭人伝」には「男子は大小と無く、皆鯨面文身す、朱丹を以って其の身体に塗る、中国の粉を用いるが如きなり、女王を去る四千里、また裸国、黒歯国有り」などとあり、弥生時代に呪術や部族の識別、階層の表示などと関連した原始的な化粧が行われていた[2]。現在でも未開社会は原始的な装身行為として古代の化粧と同じような儀式が宗教要素として続いている。現代社会でも宗教上にかかわる化粧はどの国においても、いくらでもみることができる。

b. 社会的要素

　化粧(品)などに関係する企業、商品、さらにマス

注1) 中世末期から近世元祿頃にかけて、その当時行われた仮名書きの物語、小説、実用書、啓蒙書などをいう。
注2) 仮名草子に含まれる、井原西鶴の「好色一代男」(天和3・1683年)に始まり、福隅軒蛙井の「当世風俗・諸芸独自慢」(天明3・1783年)に至る100年間、上方を中心に刊行された江戸時代の風俗小説をいう。
注3) 中国の書。屈原(BC339-278)とその門下生らにより文学的に高められ、集大成された歌唱集などと推定される。

メディア上の取り扱いがある。現代社会が顔やその他の身体を美化するために使っている時間、金額、技術からも社会的要素は強い。

　キリスト教のヨーロッパでも日本でも香料や化粧品（美顔料）を使うことを不道徳とする時代があった。女性の社会進出が活発的な現在、女性の顔は社会的な価値をもってきている。顔を美しくすることに関心を払うことによって、自分が存在し、個の自立をもつ生き方を主張できる。その先により豊かな社会人としての成功を期待することができる。これは女性自身のためであるが、社会に対しても貢献価値がある。観念的な美の追求の化粧でなく女性の社会的解放を導く手段の1つとして化粧を捉えることに、一般社会に抵抗感はなくなっている。

　　c．心理学的要素

　近年、高齢者・障害者を対象とした化粧が社会的に注目はされてきている。化粧をすることで、特に高齢者の心理・精神面に好影響を与え、医療、保健、介護等々の代替・補完療法の1つになり得るとする考え方に基づいたものであろう。化粧心理学、美容心理学、あるいは感情心理学（会）などの各学問分野で化粧による効用が報告されてはいる。しかし、医学、精神・心理学での実際の臨床的資料、報告、情報は極めて少ない[3]。最近、しばしば新聞、書物・雑誌上に、特に高齢者の介護の話題の中に化粧療法、化粧介護、福祉美容という言葉が出てくる。化粧は社会的、経済的、文化的、芸術的、福祉社会等々からもその必要性は疑う余地はないが、学問的裏づけ以前に効果の可能性を過大評価し、必要以上に前向きに捉えることは控えたい。

　　d．美学的要素

　古代エジプトのミイラや棺、ツタンカーメンのマスク、中国（唐）の西安の永泰公主墓の壁画・侍女図（図40）、敦煌莫高窟天人・壁画、日本では古墳時代の埴輪、高松塚古墳の壁画「飛鳥美人」（図41）、さらに正倉院の唐代宮廷の「鳥毛立女屏風」絵（図42）。このように古代エジプト、ギリシャ・ローマ、古代中国、日本に優れた絵画、彫刻の美術・芸術作品がある。作品の中の眉、目、唇、頬の顔面部に赤色、白色、黒色などの顔料を塗った化粧をしている。これらの作品はほんの一部で、芸術的評価の高い遺品は多くの国々に文化遺産として残っている。しかし美学的価値・評価は化粧にあるのではない、作品自身に与えられた価値である。特に現在の化粧が先人の芸術・美術品を想起せざるものではない。カラー印刷・写真、染料などの技術が進歩した今日、化粧そのものに直接美学上の必要素を求めることは困難がある。

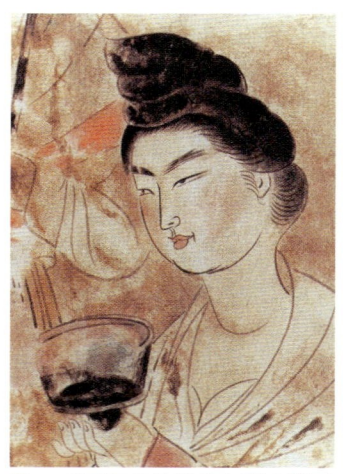

図40●西安の永泰公主墓の壁画（唐代・侍女図）
（久下　司：国文学上より見たる詳説；日本化粧文化史の研究．口絵，ビューティビジネス，東京，1993より転載）

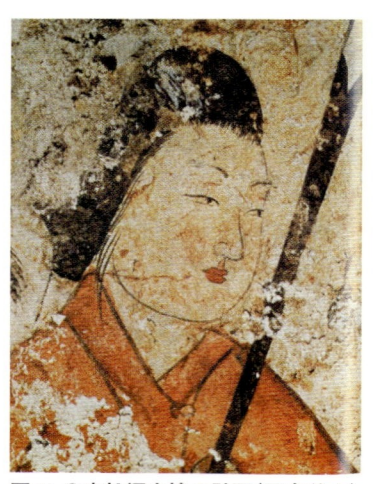

図41●高松塚古墳の壁画（飛鳥美人）
（図説日本文化の歴史 2.飛鳥・白鳳．p17，小学館，東京，1979より転載）

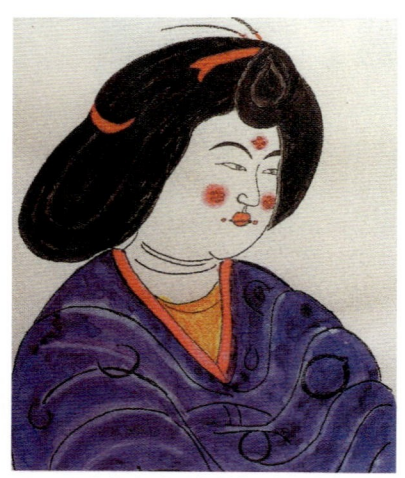

図42●唐代宮廷の化粧（正倉院鳥毛立女屏風絵）
（久下　司：国文学上より見たる詳説；日本化粧文化史の研究．口絵，ビューティビジネス，東京，1993より転載）

2 現代の美容

"美容"という言葉を化粧と同義に最近はしばしば用いることがあるが、化粧は美容の一方法である。明治末期に西洋からの帰国女性が洋髪、洋服、化粧品・美顔術などを持ち込み紹介し、これらを包括する用語として"美容"が化粧に代わって多く使われるようになった。一般化されたのは1922年に資生堂が始めた美髪科、特装科とともに美容科を設けてからとされている。また「よそおい」も化粧と同義にも用いられていたようである。美容(顔)技術を営業にした美容院(東京)を開いたのは1905年遠藤波津子が最初とされている。大正時代に入り、美容業者が西洋式のパーマネントウエーブなどの洋髪を扱い、一般に"美容"という言葉が定着した[4]。

1945年の日本の敗戦後、理美容師法(1947年)が公布され、1957年、単独の美容師法が制定された。その後、幾多の改正が行われ、2001年6月の改正で現在に至っている。

美容師法では"美容"とは、「パーマネントウエーブ、結髪、化粧等の方法により、容姿を美しくすることである」と規定されている[5]。美顔術以外の和服の着付け技術、マニュキア、ペディキュアなどは入るが、エステティックは美容師法の"美容"からは除かれている。

3 福祉施設での高齢者と美容

1990年代の後半頃より高齢者・障害者を対象にした美容介護、化粧介護、訪問美容と称して、しばしば"化粧"が福祉・介護の話題に持ち込まれるようになってきた。特に高齢者の精神的・心理的な面に好効果を与えるとして期待されたものであったのであろう。

しかし、多くは特定の職域(例えば美容師)を広げることが先行し、美容・化粧の医学的な役割、特に高齢者・障害者を考慮した学術研究、臨床的介入は行われなかった。その結果、必要性が曖昧で医療、保健、看護、介護、健康などの現場や福祉介護施設などに受け入れられるには、ほど遠い現状環境が続いている。唯一、高齢者の"美容"を本格的に扱った、日本美容福祉学会が2001年に"「福祉」と「おしゃれ」21世紀－介護の視点から"を主テーマに、第1回学術集会(学会)を開催した[6][7]。その後、第3回を開き、学会誌(1～3巻)を発行したが[6][8][9]、設立時の主旨から離れ、美容師の職域拡大、私的学会になりつつある中で、現在、休会状態にある(2005年4月現在)。

1. 高齢者の"おしゃれ、身だしなみ"と美容

塩原、斎藤らは2000年7月から2001年1月にかけて「福祉・介護等における整容の役割を考えて」と題した、介護施設に携わる者介護者＝施設従事者、施設利用者(要介護者)および一般者を対象にした3者の"美容"を含む"おしゃれ、身だしなみ"に関する全国レベルの意識調査を行っている[6][8][9]。

調査地域は北海道から沖縄県、全国27都道府県(図43)の61市町村、102福祉施設(高齢者、障害者)、51団体である。

回収数は施設従事者(介護者)2,926名、施設利用者(要介護者)2,131名、一般者1,471名、合計6,528名である(図44)。

それによると、「要介護者の衣類で、"おしゃれ、身だしなみ"が必要だと思われるのはなんですか？」の設問に対して、施設従事者、一般者の両者は"室内着"と回答し、施設利用者は"外出着"を最も多く選んでいる。施設内に閉じ込めておく介護者(施設従事者、一般者)側、反対に外出したいとする要介護者(施設利用者)側、両者間の意識の違いを如実に表している[10]。介護に携わる関係者には大変注目されるべき結果であった(図45)。

2. 高齢者と化粧

今日、高齢者が化粧することはなんの問題・抵抗感もない。敢えて高齢者・障害者に"美容"や化粧をした方がよいとする社会の問題扱いは、北欧、イギリス、フランスなどのヨーロッパ諸国の高齢者が普通に化粧をしている現状からは奇異と映る。

しかし、塩原、斎藤らの報告によると施設利用者(要介護者)の女性は3割強(35.3％)が化粧に関心がないという。これは施設従事者、一般者の回答とは大きな違いがみられる(図46)。さらに「施設利用

第2部●疾患総論

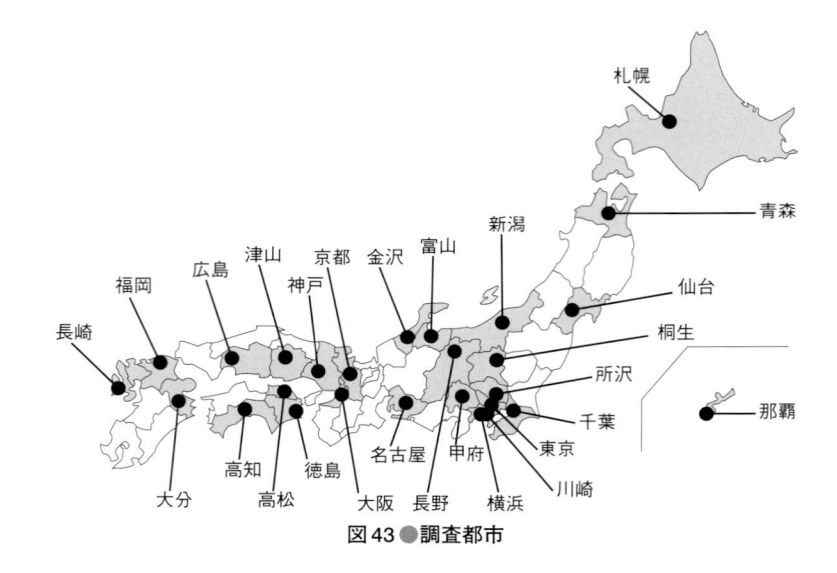

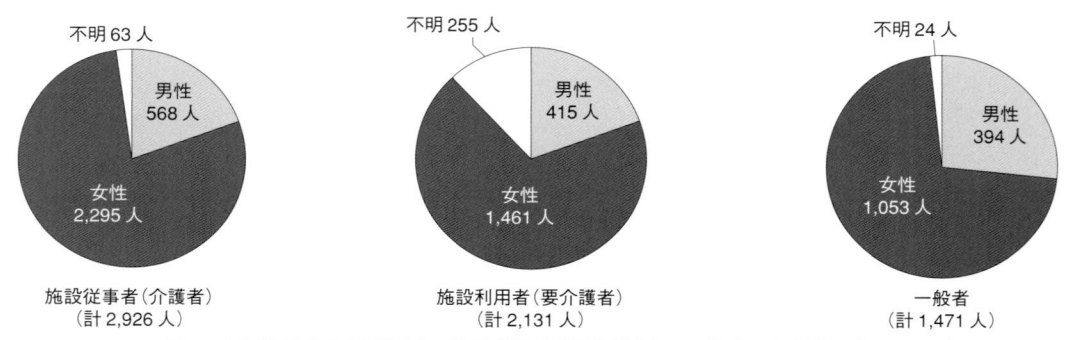

図43●調査都市

図44●施設従事者（介護者）、施設利用者（要介護者）、一般者回収数（合計6,528人）

施設従事者（介護者）
（計2,926人）
不明63人
男性 568人
女性 2,295人

施設利用者（要介護者）
（計2,131人）
不明255人
男性 415人
女性 1,461人

一般者
（計1,471人）
不明24人
男性 394人
女性 1,053人

下着類
- 22.7
- 25.1
- 40.8

寝間着・パジャマなど
- 18.8
- 6.9
- 40.9

室内着（普段着）
- 72.4
- 27.1
- 53.9

外出着
- 19.9
- 50.6
- 16.7

おしゃれ着（パーティー、祝い事など）
- 9.7
- 6.4
- 4.9

エプロン・前かけなど
- 5.7
- 3.2
- 7.7

その他
- 0.6
- 5.2
- 0.6

■ 高齢者施設従事者（介護者）N＝1,977
□ 高齢者施設利用者（要介護者）N＝1,268
□ 一般者 N＝1,023

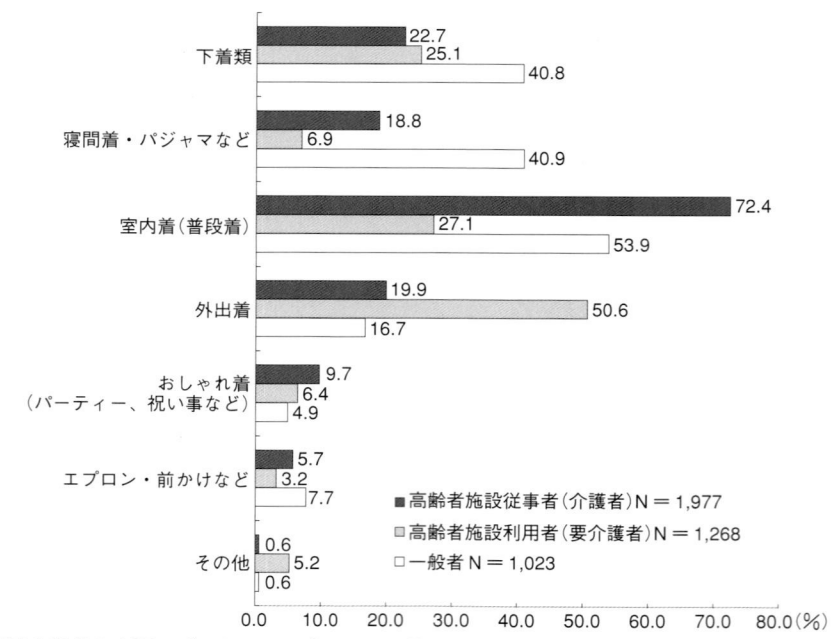

図45●要介護者の衣類で"おしゃれ、身だしなみ"が必要と思われるのはなんですか？（回答者：女性）

6. 高齢者の生活支援

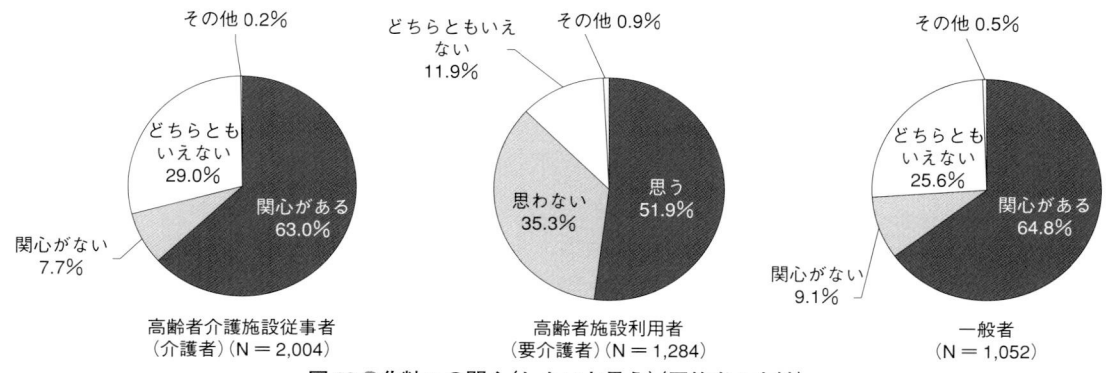

図46 ●化粧への関心(したいと思う)(回答者：女性)

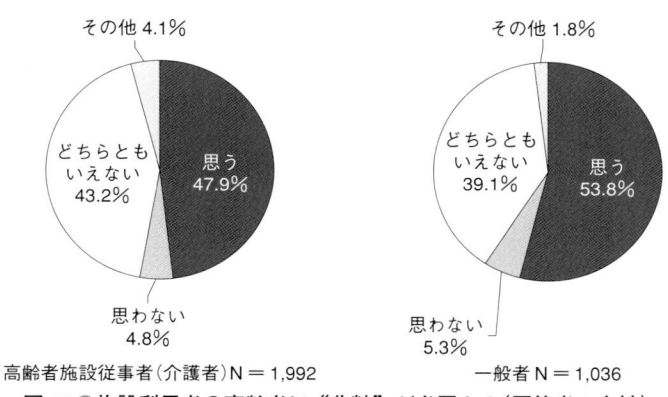

- 高齢者介護施設従事者(介護者)(N＝2,004): その他 0.2%、どちらともいえない 29.0%、関心がない 7.7%、関心がある 63.0%
- 高齢者施設利用者(要介護者)(N＝1,284): その他 0.9%、どちらともいえない 11.9%、思わない 35.3%、思う 51.9%
- 一般者(N＝1,052): その他 0.5%、どちらともいえない 25.6%、関心がない 9.1%、関心がある 64.8%

図47 ●施設利用者の高齢者に"化粧"が必要か？(回答者：女性)

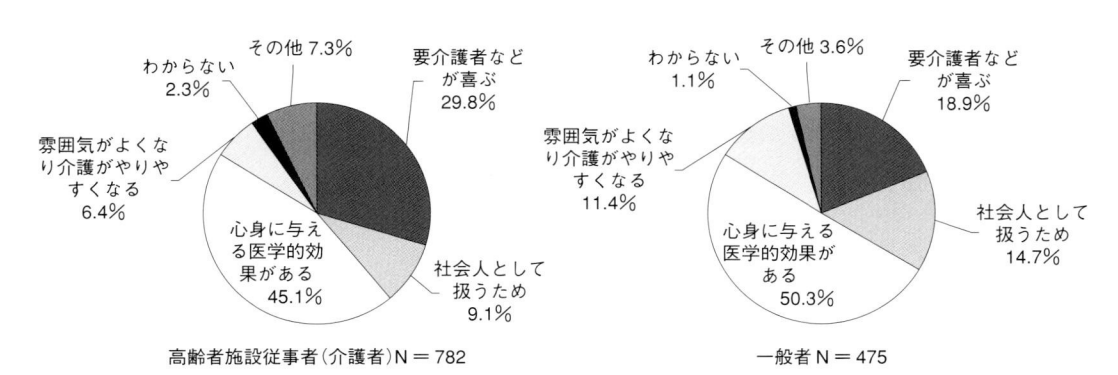

- 高齢者施設従事者(介護者)N＝1,992: その他 4.1%、どちらともいえない 43.2%、思わない 4.8%、思う 47.9%
- 一般者 N＝1,036: その他 1.8%、どちらともいえない 39.1%、思わない 5.3%、思う 53.8%

図48 ●施設利用者の高齢者に"化粧"が必要な理由(回答者：女性)

- 高齢者施設従事者(介護者)N＝782: その他 7.3%、わからない 2.3%、雰囲気がよくなり介護がやりやすくなる 6.4%、心身に与える医学的効果がある 45.1%、社会人として扱うため 9.1%、要介護者などが喜ぶ 29.8%
- 一般者 N＝475: その他 3.6%、わからない 1.1%、雰囲気がよくなり介護がやりやすくなる 11.4%、心身に与える医学的効果がある 50.3%、社会人として扱うため 14.7%、要介護者などが喜ぶ 18.9%

者の高齢者に"化粧"が必要性か？」では施設従事者、一般者各女性は50％前後が"思う"、"どちらともいえない"は40％としている[11]（図47）。必要の理由は"心身に与える医学的効果がある"と各々45.1％、50.3％と回答している（図48）。医学的根拠が乏しい現状で筆者らはこれらの数値は傾聴に値しないと考える。しかも、"化粧"をしたときの気分は"若返った"と介護者（施設利用者34.1％）、"前向きになる"とする介護者（施設従事者42.6％）、一般者（45.7％）と両者間に大きな違いがみられる（図49）。

第2部●疾患総論

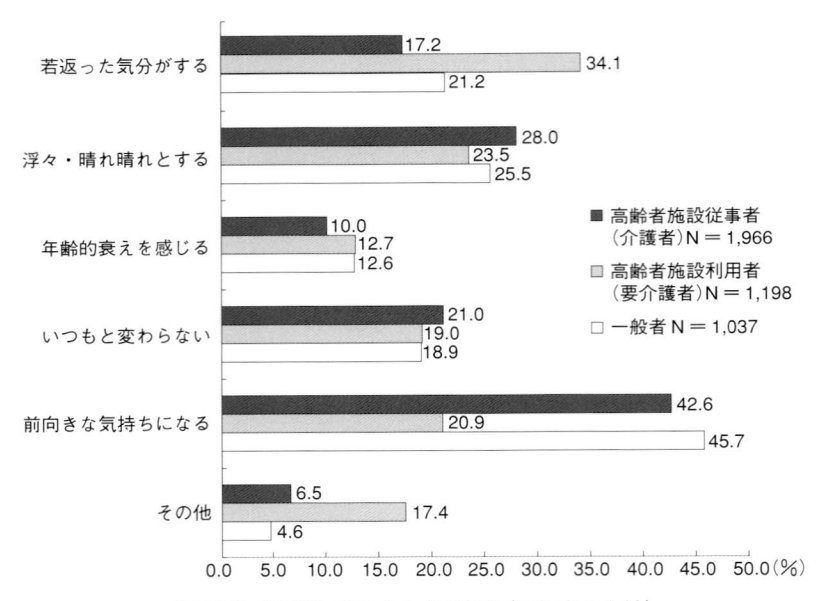

図49 ●"化粧"をしたときの気分(回答者：女性)

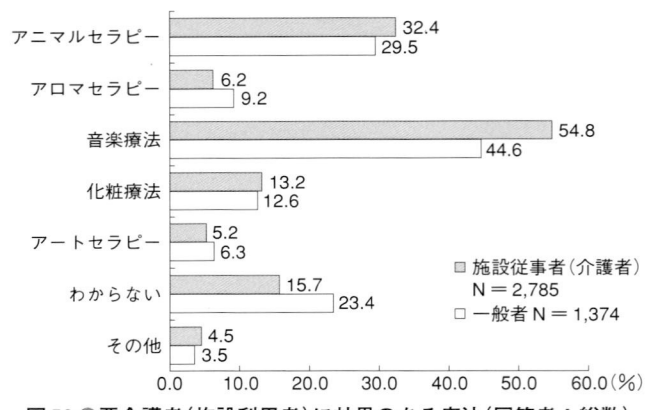

	高齢者施設従事者(介護者)N=1,966	高齢者施設利用者(要介護者)N=1,198	一般者 N=1,037
若返った気分がする	17.2	34.1	21.2
浮々・晴れ晴れとする	28.0	23.5	25.5
年齢的衰えを感じる	10.0	12.7	12.6
いつもと変わらない	21.0	19.0	18.9
前向きな気持ちになる	42.6	20.9	45.7
その他	6.5	17.4	4.6

図50 ●要介護者(施設利用者)に効果のある療法(回答者：総数)

	施設従事者(介護者)N=2,785	一般者 N=1,374
アニマルセラピー	32.4	29.5
アロマセラピー	6.2	9.2
音楽療法	54.8	44.6
化粧療法	13.2	12.6
アートセラピー	5.2	6.3
わからない	15.7	23.4
その他	4.5	3.5

　要介護者(施設利用者)に効果のある療法は、介護者(施設従事者)と一般者は"音楽療法"が多く、化粧療法は12〜13％と極めて低い回答をしている[11](図50)。
　高齢者に"美容"の必要性は否定しないが、医学的効果などを期待するには時期尚早と解釈された。高齢者(施設利用者)は"おしゃれ、身だしなみ"をする際、特に気にするのは"髪の手入れ"(76.8％)と回答している(図51)。高齢者を無視した"美容"あるいは"化粧"の必要性を外部者が過剰主張をすると本来の姿を見失う恐れになる。そのためにも今後の医学的研究・検証が必要である。

4　Self Art Care(SAC)と高齢者の"美容"

　塩原、山路らは2002年にSelf Art Care(SAC)の概念を唱え、老人施設［特別養護老人ホーム：いちごの里(静岡県伊豆長岡)］でのその活動を実施している[9)12)13]。その主旨は自らのもつ技・術・考えを自己の責任で看護・介護に役立て健康を維持・増進することにある。美術、音楽、陶芸、ダンス、アロマ、

304

6. 高齢者の生活支援

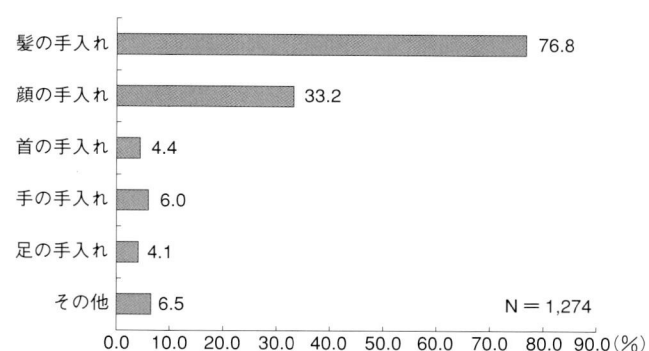

項目	%
髪の手入れ	76.8
顔の手入れ	33.2
首の手入れ	4.4
手の手入れ	6.0
足の手入れ	4.1
その他	6.5

N = 1,274

図51 ● "おしゃれ、身だしなみ"をする際、特に気にするのは？
（回答者：高齢者施設利用者（要介護者）・女性）

ガーデニング、スピーチ、アニマルセラピー、スポーツなど多くの技・術がある。その1つに"美容"が入り評価されるかである。重要なことは高齢者や障害者が自らArtを行動・実施、つまりPositive Action（積極的な行動）をすることにある。そのやり方・方法を考える・援助する・世話をすることもSACの概念にあたる。経験・継続したArtは高齢者・施設などでその人に最大の評価が与えられる、そのためには特に若いときからSACの理念の理解・行動が求められると主張している。

高齢者や障害者に対して単に化粧やメイクアップをすることのみが"美容"ではない。化粧やメイクアップは高齢者や障害者に話しかけたり、話を聞いたり、スキンシップをするコミュニケーション方法の重要な手段であって高齢者や障害者サービスの最終目的ではない。

5 高齢者と美容技術活用の現状

訪問美容、化粧介護、美容介護などと称し、あるいはボランティアで美容の技術を用いた高齢者（介護施設）向けのサービス活動は各地域の会社・企業、学校、団体などで行われるようになった。しかしお年寄りの要望、老年精神療法に応えたものは少なく、現状はむしろ押しつけた"美容"に終始している。

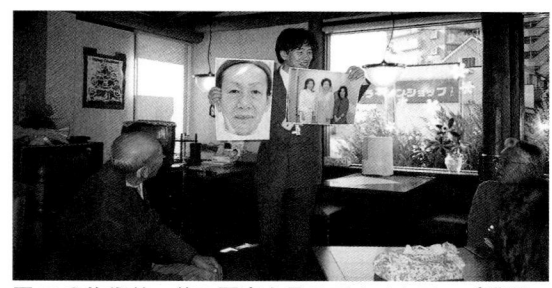

図52 ● 施術前・後の写真を見せてメイクアップ講習への参加を促す平尾先生

SACの概念を取り入れた"美容"を医学的見地から高齢者に用いた実践活動を始めている施設がある〔特別養護老人ホーム：いちごの里、ゆうゆうケアデイサービスセンターみなみ風（埼玉県北本市）〕。

「みなみ風」では月に1回の美容講習会に高齢者が参加し、施設創設者の平尾良雄医師の助言（トーク）とネイル、ヘアメイクの化粧を心のケアとして実施している[13]（図52）。

「いちごの里」は音楽、アロマ、ガーデニング、カラーのArt Careの1つに美容（化粧）を取り入れ、高齢者の化粧の基本、①しわをカバーする、②乾燥肌を潤す、③シミのカバー、④下品なイメージを与えないカラー、をモットーに臨床既往資料を参考に施設利用者と相談しながら化粧を実施している（図53～56）[注4]。化粧をした女性は"ハニカミ""恥ら

注4）写真はSAC研究会の及川麻衣子氏の提供。及川氏は山野美容芸術短期大学美容福祉学科講師、専門は高齢者・障害者のメイクアップ、ネイルなどである。マキューズ（maquilleuse 仏）はメイクアップアーティストとほぼ同意であるが、メイクアップアーティストとは一般的に若者、一般人が対象のイメージが強く、高齢者・障害者のメイクアップ、ネイルをする人をマキューズと称してみた。
（協力施設：特別老人ホームいちごの里、ゆうゆうケアデイサービスセンターみなみ風）

第2部●疾患総論

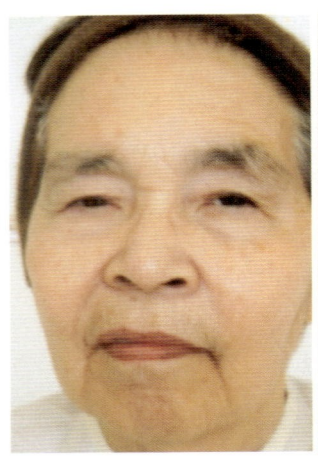

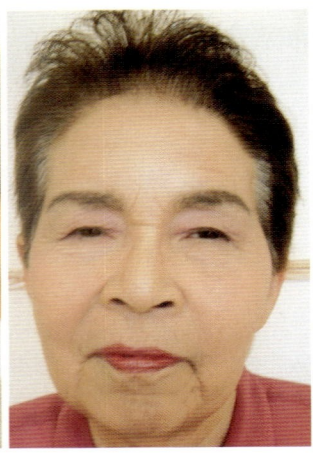

H.K(74歳):くも膜下出血後遺症
障害老人の日常生活自立度　A1
痴呆老人の日常生活自立度　Ⅱb

図53●メイクアップ施術前(左)・後(右)の比較
眉を整えてポイントメイクの色を洋服の色に合わせることにより、トータルコーディネートもできてより個性の生かされたおしゃれが楽しめる。
(マキューズ，及川麻衣子氏より御提供)

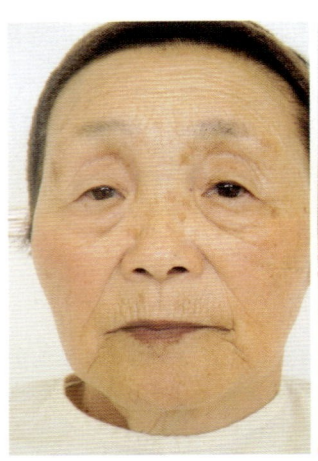

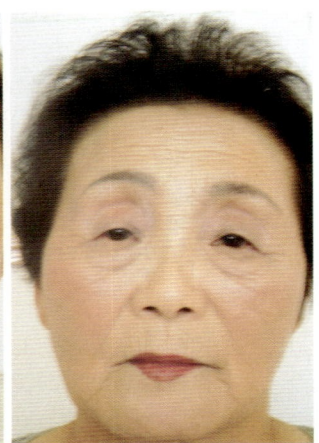

K.T(84歳):多発性脳梗塞、狭心症、腰椎圧迫骨折
障害老人の日常生活自立度　A2
痴呆老人の日常生活自立度　Ⅰ

図54●シミに対するメイクアップ施術前(左)・後(右)の比較
眉をきれいに整えコンシーラーでシミをカバーし、ファンデーションやポイントメイクに明るい色を使うことで顔のイメージが明るくなる。
(マキューズ，及川麻衣子氏より御提供)

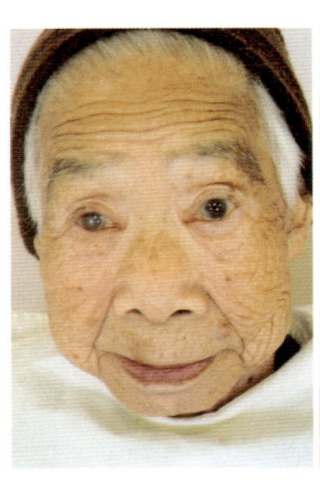

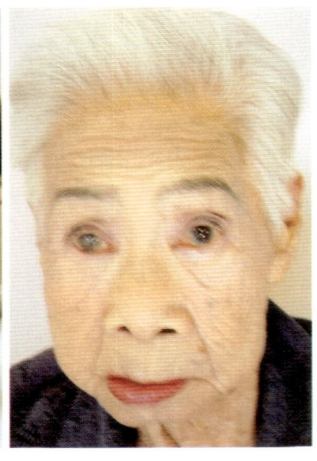

H.K(91歳):認知症
障害老人の日常生活自立度　B2
痴呆老人の日常生活自立度　Ⅱb

図55●メイクアップによる顔色の比較[施術前(左)・後(右)]
コントロールカラーを使用し、コンシーラーでシミをカバーすることで顔が明るくなり、とても健康的で若々しい表情にみえる。
(マキューズ，及川麻衣子氏より御提供)

い"の仕草をみせよく笑う。長期継続的な効果評価を期待している。

●●●おわりに ── 代替・補完療法と"美容"

最近、代替・補完療法という言葉がよく用いられるようになってきた[14]。一般的には現代西洋医学以外の医学をいうが、西洋医学の力の及ばない領域を、伝統医療、伝承・民間・民族医療(例：中医学)などで、患者のQOL(quality of life)を高めたり、ADL (activity of daily living)を向上させる可能性があるものをいう。例えばインドの"ヨガ"、アーユルヴェーダ、チベット医学あるいは東洋医学、漢方が挙げられる。身近なものにはハーブ療法、アニマルセラピー、アロマセラピー、絵画療法、音楽療法、園芸療法、鍼灸、カーラ療法、ダンスセラピー、ユーモアセラピー、指圧療法などがある。しかし"美容"は代替・補完療法として今は認知されていない。その理由としては、①エビデンスに基づいた研究が少ない、②自ら(高齢者)のPositive Action(積極的な行動)を必要としない行為である、が挙げら

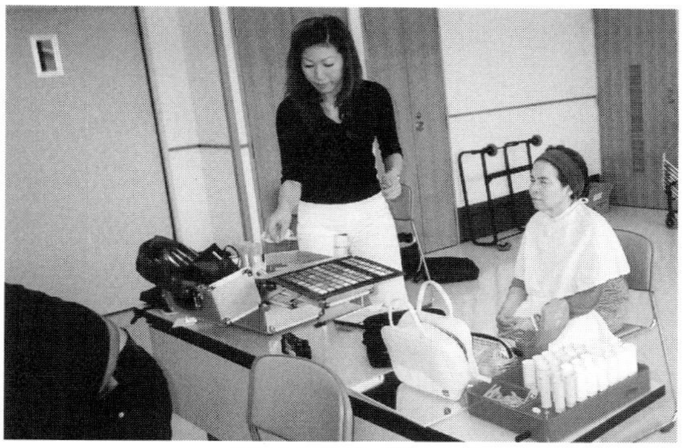

図56●化粧の様子
(マキューズ、及川麻衣子氏より御提供)

れる。

高齢者のための"美容技術"を導入するためには美容界関係者中心でなく医学・精神学・心理学、芸術を含めた各専門家の協力と研究が必要である。韓国では医学(部)の領域に美容学科があり"美容"と医学の研究を既に実施している。

(塩原正一、山路義生)

●文献
1) ジャック・パンセ、イボヴォンヌ・デランドル(著)，青山典子(訳)：美容の歴史．白水社，東京，1961．
2) 化粧文化シリーズ化粧史文献資料年表：ポーラ文化研究所，東京，1990．
3) 浜　治世，ほか：化粧心理学．pp346-358，フレグランスジャーナル社，東京，1999．
4) 下中　弘：大百科辞典．平凡社，東京，1998．
5) 荘村多加志：生活衛生関係営業法令通知集．中央法規出版，東京，2003．
6) 塩原正一，ほか：介護施設における「おしゃれと身だしなみ」への関心；全国調査より．日本美容福祉学会誌　1：9-11，2001．
7) 塩原正一，斎藤春枝：介護施設等における「おしゃれと身だしなみ」への関心；「全国にわたる調査」を実施して(1)．月刊総合ケア　11(9)：73-75，2001．
8) 塩原正一，ほか：「おしゃれと身だしなみ」に関する全国調査；介護施設従事・利用者および一般者の意識の比較．日本美容福祉学会誌　2：10-13，2002．
9) 塩原正一，ほか：おしゃれと身だしなみ全国調査・セルフアートケア(SAC)の概念；地域別比較の評価．日本美容福祉学会誌　3：10-14，2003．
10) 杉浦ゆり：介護施設等における「おしゃれと身だしなみ」への関心；「全国にわたる調査」を実施して(2)．月刊総合ケア　11(10)：73-75，2001．
11) 木村康一：介護施設等における「おしゃれと身だしなみ」への関心；「全国にわたる調査」を実施して(3)．月刊総合ケア　11(11)：76-79，2001．
12) 塩原正一：Self Art Care(SAC)の概念と美容福祉；福祉・介護施設等における整容の役割を考えて．月刊総合ケア　13(8)：49-55，2003．
13) 塩原正一，ほか：単身高齢女性の健康・生きがい増進のためのソーシャルサポートネットワーク形成に関する研究．日本赤十字社内在宅ケア研究会，生活習慣病委員会，pp29-39，pp41-51，東京，2004．
14) 今西二郎：医療従事者のための補完・代替医療．金芳堂，京都，2003．

4. ユニバーサルデザイン

1 バリアフリーからユニバーサルデザインへ

1. お風呂にもバリア

　安全、快適であるべき家庭の中だが、高齢者、障害者にとっては危険な箇所も少なくない。厚生労働省の人口動態統計をみると、死因別にみた死亡率というページが出てくる。現在、多くの要因は悪性新生物、心疾患、脳血管疾患といった病気である。この中に病気ではない不慮の事故死がある。1980年代までは人口対比でみた不慮の事故死の比率は低下してきていた。しかし1990年代半ばを過ぎて再び増加してきている。不慮の事故で一番多いのは交通事故だ。

　次に2001年の交通事故以外の不慮の事故死亡者をみよう。総数約2万7,000人。このうち家庭内の事故死亡者が約1万1,000人もいる(表67)。要因としては転倒・転落、不慮の溺死および溺水、気道閉塞を生じた食物の誤嚥といったところだ。年齢別には圧倒的に高齢者が多い。約75％を65歳以上の高齢者が占める。特に不慮の溺死および溺水では高齢者の比率が86％に達している。足元が覚つかなくなると、読みかけて広げたままの新聞紙でも滑って転ぶ要因となる。不慮の溺死および溺水といっても大半は浴槽内での溺死あるいは浴槽への転落事故で

ある。食物の誤嚥も歯が丈夫な人は免れるかも知れない。若くて元気なときには、「泥酔して階段を転げ落ちることはあるかも知れない。2階への階段の勾配には気をつけておこう」この辺まで考えるのが精々だ。「お風呂で溺れる。餅が喉につかえる」などは想像だにしない。しかし歳をとると若いときには考えもしないことが起きるのが現実だ(表67)。

　このような高齢者や障害者にとって危険な箇所を取り除くことがバリアフリーの考え方である。もともと1974年の国連障害者生活環境専門会議の「バリアフリーデザイン」報告書に建築用語として登場したのがはじめである。その後物理的な障害のみならず、心理的あるいは社会的な障害をも除去するというように考え方は拡がっていった。

2. ユニバーサルデザインの登場

　しかし、既に存在している障害を取り除くバリアフリーという考え方は、後手に回った考え方ともいえる。例えば住宅でも高齢になってから「わが家は段差が多くて住みにくい。廊下も風呂場もトイレも改修しなくては」となると結構な費用が嵩んでしまう。それならば建築当初から高齢になってからでも生活しやすい住宅を建てよう、こうした考え方がユニバーサルデザインだ。住宅建設のイニシャル・コストは多少高くつくかも知れない。しかし

表67 ●家庭内における主な不慮の事故死(年齢別)　　　　　　　　　　　　　　(単位：人)

	全年齢	うち65～79歳	うち80歳以上
総数	11,268	4,047	4,378
転倒・転落	2,265	810	816
(スリップなどの同一平面上)	1,076	374	535
(階段など)	429	175	125
不慮の溺死および溺水	3,274	1,395	1,409
(浴槽内)	3,001	1,238	1,298
その他の不慮の窒息	3,529	1,204	1,639
(胃内容物の誤嚥)	576	169	229
(気道閉塞を生じた食物の誤嚥)	2,407	886	1,206
煙、火、および火災への曝露	1,199	367	294

(厚生労働省：人口動態統計．2001より作成)

30年ないし40年間、その住宅に住むことを考えてみよう。事後の改修費用や住宅のメンテナンス費用を含めた居住期間を通した費用総額、すなわちライフサイクル・コストを考えるとユニバーサルデザインの住宅の方が費用を安く抑えられる。高齢者や障害者にやさしい住宅というのは、突き詰めると健常者にも快適な住宅となる。

特定の人だけを対象にするのではなく、できるだけ多くの人が利用可能なように設計するというユニバーサルデザインの考え方は、米国ノースカロライナ大学のロンメイス教授らによって提唱されたものである。1990年の全米障害者福祉法の設立を背景に米国では急速に広まっていった。

3. ユニバーサルデザインの基本原則

ロンメイス教授らの定めたユニバーサルデザインの基本原則とは次のようなものである。

①公平に使えるデザイン：特定のグループに使いにくいものであってはならない
②柔軟に対応のできるデザイン：できる限り多くの個人の好みや能力に対応できる
③簡単で直感的に使えるデザイン：利用者の経験、知識、言語能力に関係なく利用できる
④操作や取り扱いがわかりやすいデザイン：環境条件や利用者の知覚能力に左右されずに取り扱いがわかる
⑤誤った操作をしても問題のない、また誤動作を起こさないデザイン：危険性や事故のリスクが極小化されている
⑥身体的に負担の少ないデザイン：身体的な負担がなく効率的に快適に使用できる
⑦使用しやすいスペースとサイズが確保されたデザイン：利用者の体型や運動能力にかかわらず、利用に際し適切なサイズやスペースが確保されている

一つひとつ留意して考えていかねばならないことばかりだ。このほかロンメイス教授らは、設計に際しては工学性だけでなく、経済性、文化性、環境、性別といったさまざまな点を考慮しなければならないと主張している。

中でも「経済性」はバリアフリーの考え方ではあまり考慮されなかった点である。バリアフリーは対象が高齢者、障害者に限定されがちであった。これに対しユニバーサルデザインは「誰にでもやさしい」を基本とする。実際は全員に適応というのはなかなか難しい。例えば駅の構内などでよくみかけるようになった点字状の誘導ブロック。眼の不自由な人には便利な誘導装置だ。点字をたどれば改札口へ向かうことが容易になる。しかし脚が弱ってきた高齢者にはつまづきやすく、障害になることがある。全員は難しくても、以前よりは多くの人に、できるだけ多くの人にやさしいデザインを目指すべきだ。100人中90人でも快適に利用できれば及第点を超えているといってよいであろう。

企業のマーケティングの視点からもユニバーサルデザインは重要性を増してくる。人口の3人に1人が高齢者という時代を迎える。従来のように健常者しか使えない製品をつくるということははじめから2/3のサイズの市場を相手に採算を考えることになる。あるいは高齢者専用の商品を考えるということは1/3の市場を相手に事業性を考えねばならないのだ。それならば最初の開発は苦労をしても多くの人が使えるユニバーサルデザインで考えた方がよい。経済性の視点が弱かったバリアフリーよりもユニバーサルデザインの方が経済性が大きい。いかに使いやすい製品でも扱いやすいシステムでも経済性がなければ広く普及させるのは難しい。

2　建築から始まったユニバーサルデザイン

1. 心のこもった建物づくり

日本でもユニバーサルデザインの考え方は建築分野から普及してきた。1994年9月に施行された「高齢者、身体障害者等が円滑に利用できる特定建築物の建築の促進に関する法律」という法律がある。通称はハートビル法。「心のこもった建物をつくろう。病院やショッピングセンターといった大勢の人が集まる公共の建物はユニバーサルデザインの建物にしよう」というのが法の趣旨だ。

対象となる「特定建築物」は当初は規模が2,000m²以上で、病院やデパートなどの不特定多数の人が利用する建物であったが、2003年4月の改正で、不特定でなくても多数の人が利用する建物にも範囲が拡がった。例えば学校、事務所、共同住宅な

第2部 ● 疾患総論

ども対象となった。またこの改正で「特定建築物」の中でも主として高齢者、身体障害者などが円滑に利用できるようにすることが特に必要な「特定建築物」に関しては、利用円滑化基準に適合させることが努力規定ではなく義務とされた。医療機関や高齢者あるいは障害者向けの施設はこの特定建築物に含まれる。ユニバーサルデザインが義務とされる建物が明示されたわけだ。

利用円滑化基準は、一般基準と利用円滑化経路に分かれる。一般基準では「廊下の表面は滑りにくい仕上げであるか」「階段に手すりを設けているか」「車椅子使用者用の便房を設けているか」「車椅子使用者用駐車施設を設けているか」といった基準が示されている。

一方、いくら建物の中の設備がよくて利用しやすくなっていても、建物の中に入って目的の場所にたどり着けなければ意味がない。このための基準が利用円滑化経路である。「出入り口に関しては、幅は80cm以上であるか」「戸は車椅子使用者が通過しやすく、前後に水平部分を設けているか」「廊下などの幅は120cm以上であるか」「昇降機のかごは必要階に停止するか」といったような具体的基準となっている。

利用円滑化基準をさらに上回る望ましいレベルとして利用円滑化誘導基準がある。この基準に適合すると認定建築物として支援措置が受けられる。租税特別法による割増償却が可能という税制上の恩典と、日本政策投資銀行などの公的金融機関からの低利融資という金融上の支援措置である。さらに障害者に配慮したエレベーターなどには国庫補助が受けられる。

2. 浸透させたいハートビル法

ハートビル法に基づく認定件数は2004年3月現在累積で2,639件である（図57）。用途別には約半分の1,290件が百貨店、スーパーなどの物販店である。流通業ではアクセスが悪ければ顧客動向にも影響しよう。次いで老人福祉センターなどが268件、病院または診療所が226件。用途別のシェアからみると2、3番目となるが、医療施設あるいは福祉施設の全体数からみるとまだまだといった状態。全国の病院数の3％にも満たない。万が一にも病院に行って滑って転んだというような事態はなくしたいものだ。

日経新聞の実態調査でも様子はうかがえる。2002年2月に47都道府県と12政令指定都市を対象に建物のバリアフリー化調査を行っている。この調査によると2000年度に床面積2,000m²以上の特定建築物は全国で約3,000件建築されたが、努力規定だったこともあり、ハートビル法の利用円滑化基準を満たしているのは約2/3にしか過ぎない。基準を満たせない理由としては「建設コストが高くなる」が74.1％で一番高い。次いで「事業主の理解が得られない」「土地の形状」「敷地面積」「容積率の制限」「利用者に高齢者や障害者が少ない」となっている。

地域によって整備状況も大きく異なるようだ。条例による必要な制限の附加あるいは独自の補助制度

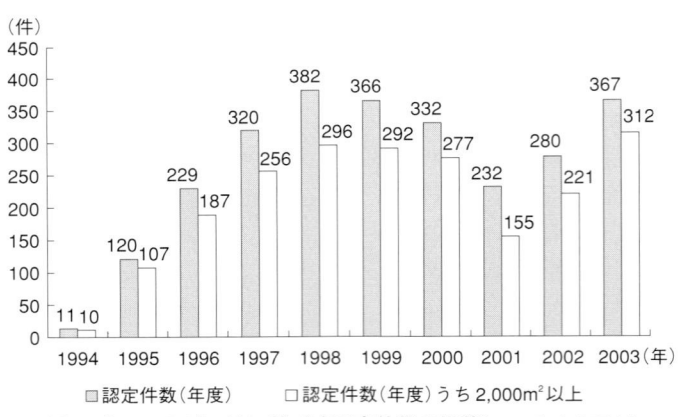

図57 ● ハートビル法に基づく認定件数の推移（2003年度末現在）
（国土交通省ホームページより作成）

の影響もあるだろう。自治体の取り組み姿勢が重要だ。東京都はユニバーサルデザインの推進に熱心だ。2003年8月にまとめた『「21世紀福祉のまちづくりビジョン」のあり方について』という報告書で福祉のまちづくりの当面の重点課題の1つとして小規模建築物および既存建築物のバリアフリー化の推進が挙げられている。既に東京都では福祉の街づくり条例でハートビル法の対象外である道路、公園などの都市施設も整備対象としている。しかしまだ小規模建築物や既存建築物の多くが対象外である。一方、高齢者、障害者が身近な地域で生活を楽しむにはレストランやコンビニエンスストアなどの小規模建築物、既存建築物のバリアフリー化が必要である。したがって小規模建築物などのガイドラインを作成しバリアフリー化を進めようというものだ。将来は生活のしやすいユニバーサルデザインの浸透している町へ、バリアの多い町から人口が流入するということも出てくるかも知れない。

3. 住み慣れた土地で暮らし続けるために

ユニバーサルデザインに基づく住宅建設の考え方は旧建設省住宅局が1995年6月に出した「長寿社会対応住宅設計指針」に表されている。今後の住宅は仮に歳をとって身体機能が低下したり、障害が生じたりしても住み続けることができるようにする。言い換えると、可能な限り住み慣れた場所で生活できるようにしようというものだ。対象は公営住宅だけでなく、一般の住宅にも適用される指針である。設計指針は「部屋の配置」「段差」「手すり」「通路・出入口の幅員」といった形に分かれている。部屋の配置では玄関、トイレ、浴室、居間、食堂と高齢者の寝室はできる限り同一階に配置するものとされている。段差に関しては、玄関、浴室などを除き住戸内の床は段差のない構造にするのが原則だ。手すりは、階段、浴室は設置、玄関、浴室などは少なくとも設置できるようにする、とされている。階段の手すりは端部を20cm以上水平に伸ばし、高齢者の移動のための手すりは床仕上面から75cmが標準。さらに通路・出入口の幅員は、車椅子の利用に配慮して有効幅員78cm以上とされる。この設計指針に基づいて建てた住宅はライフサイクル・コストを考えれば経済的にもメリットがある。

医療でも残りの平均寿命を考えたら、どういう治療が適切か考えることがあろう。「期間を考慮した快適性、経済性」が重要だ。

3 製品のユニバーサルデザイン―普及活動に努める共用品推進機構

1. 猫の耳型の切り込みが高めるサービスの質

2000年には年間25億7,400万個の取り扱い高となるほどに普及した宅配便。国民1人あたり年間20回は利用している計算になる。これは赤ちゃんからお年寄りまで入れた計算なので実際の感覚としては各家庭では毎週宅配便のお世話になっているという感じであろう。この宅配便の不便なところは留守のときにも届けられるという点だ。時間指定サービス、電話してからの配達などいろいろ改善はされてきてはいるが、それでも不在のときがある。このときポストに投げ入れられるのが不在連絡票である。

でもポストの中にはいろいろなものが入っている。健常者はすぐみつけて電話するだろうが、目の不自由な人には単なるダイレクトメールや他のチラシなどとの区別がつかない。「不在連絡票に気がつかなかった。放っておいたら電話で宅配便の会社に怒られた」という友人の発言がきっかけとなりヤマト運輸の社員が動いた。社内の改善制度で提案するなどしたがなかなか採用されなかった。何度も却下された。しかし根気強く意見具申を繰り返し、最後には幹部のこんな発言を得ることができたという。「そうか障害者は値段を下げるのではなくサービスの質を高めてほしいんだね」こうして1997年に開発されたのがユニバーサルデザイン化された不在連絡票だ。寸法は縦152mm×横93mm。側部に猫の耳型の切り込みが入っている。視覚障害者も触ってわかる。

2. 共用品推進機構のスタート

こうしたユニバーサルデザインの製品あるいはサービスの普及活動をしているのが財団法人共用品推進機構である。1999年に発足した同機構は1991年にできた任意団体E＆Cプロジェクトが発展的に改組されたものだ。E＆Cプロジェクトの活動内容は障害者、高齢者などの日常生活の不便さの調査、

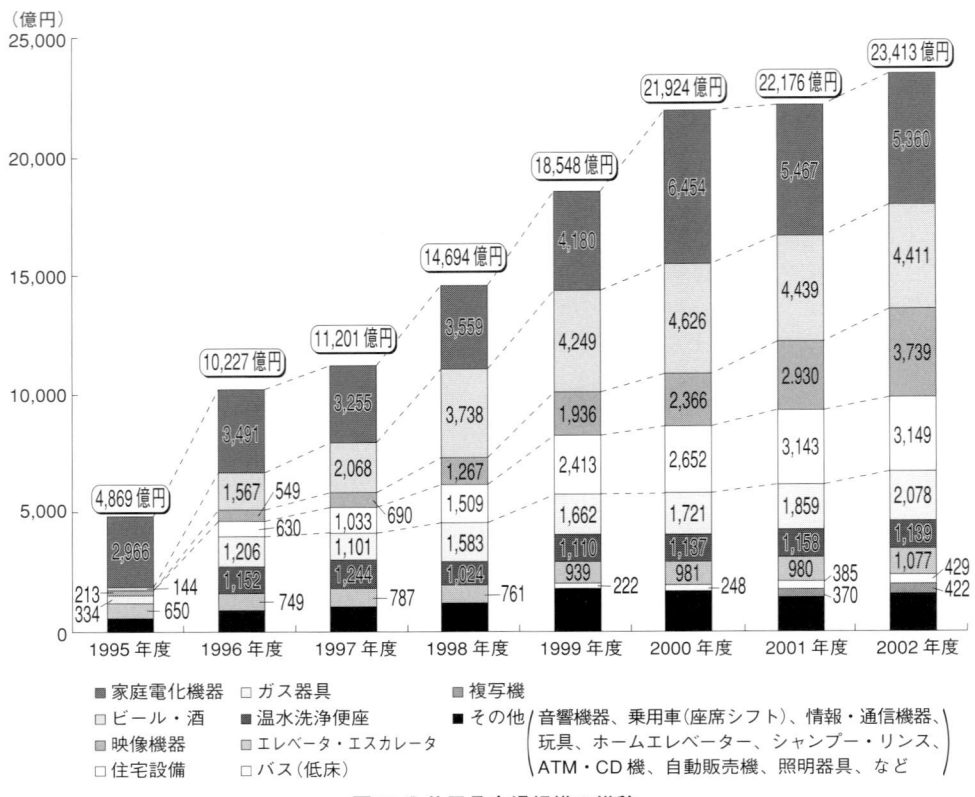

図58 ● 共用品市場規模の推移
(共用品推進機構ホームページより作成)

これをもとにした製品の配慮点の基準化の検討、すなわちガイドラインづくりと展示会の開催、書籍出版などの普及・啓蒙であった。この活動実績を踏まえて、さらに共用品、共用サービス、言い換えるとユニバーサルデザインの製品、サービスを開発するため共用品推進機構が設立された。

同機構の調査によると共用品の市場規模は年々拡大を続け、2002年度には2兆3,400億円になったと推計されている(図58)。製品の種別には一番多いのが家電製品。業界団体として1995年から共用品リストを発表するといった活動の積み重ねの成果であろう。次に多いのがビール・酒のアルコール飲料。1996年に缶ビールや缶チューハイに点字がつけられるようになった。視覚障害者でも非アルコール飲料と区別ができる。さらに住宅設備、映像機器、ガス器具、温水洗浄便座等々となっており、製品の幅も拡がってきた。金額はそれほど大きくないもののこの市場を牽引してきたのは1989年から発売された

「共遊品」と称される盲導犬マーク、うさぎマークの玩具と、1991年から発売されたリンスと区別するためにギザギザ付きの容器に入ったシャンプーである。医薬品でこうした配慮のあるものはまだあまり見当たらないが、共立薬品工業の販売している救急絆創膏は箱に点字で「バンソーコー」と表示されている。

3. 共用品推進機構が牽引したISOのガイドライン

ISOの71番目のガイドラインは、規格作成における高齢者、障害者のニーズへの配慮ガイドラインである。国際的にも建築物と比べると製品、サービスに対する障害者、高齢者の配慮は遅れている。製品やサービス開発の前提としてどんな不便さがあるのか明らかにしようというのが、このガイドラインの趣旨だ。国際標準作成というのは必ずしも日本の

表68 ガイド71

		心身の機能											
		9.2 感覚					9.3 身体					9.4 認知		9.5 アレルギー
		9.2.1 視覚	9.2.2 聴覚	9.2.3 触覚	9.2.4 味覚と臭覚	9.2.5 平衡感覚	9.3.1 器用さ	9.3.2 操作	9.3.3 移動	9.3.4 筋力	9.3.5 発声	9.4.2/3 知的能力と記憶	9.4.4 言葉と読み書き	接触/食物/呼吸器系
8.2	代替形式	○	○	○	○		○						○	
8.3	位置とレイアウト	○	○	○		○		○	○				○	
8.4	照明とぎらつき	○		○										
8.5	色とコントラスト	○										○		
8.6	文字の大きさと形	○												
8.7	わかりやすい言葉	○	○									○	○	
8.8	図記号と絵記号	○										○	○	
8.9	音量と周波数		○											
8.10	抑えた速度		○									○	○	
8.11	識別しやすい形	○		○								○		
8.12	扱いやすさ	○				○	○	○		○		○		○
8.13	賞味期限表示（参考）				○							○		
8.14	成分表示	○			○							○		○
8.15	温度の警告	○		○										
8.16	アクセスルート													

（共用品推進機構ホームページより作成）

得意分野ではないが、このガイドライン作成を主導してきたのが共用品推進機構である。前進のE＆Cプロジェクトの働きかけによってISOの消費者政策委員会に共用品の標準化のための高齢者、障害者ワーキンググループが設置。第1回会合が1998年に東京で開かれた。その後検討が重ねられ2001年11月にガイド71が完成、公布された。

ガイドには各国での規格作成の際に考慮すべきことが書かれているが、配慮すべき事項が情報・表示など、包装、素材、取り付け、操作・扱いやすさといった項目ごとにマトリックスで表示されている。大変わかりやすく、また検討の際にチェック・ポイントのもれが出にくい。またISOとしては初めて点字版が発行されている。

4. 医療機関などでも役に立つ高齢者、障害者のニーズへの配慮ガイドライン

医療機関や福祉施設のように、身体の具合の悪い人を相手にするところで使用する製品あるいはサービスを選択する際にもこのガイドは参考になるところが大きい。多少長くなるが項目の1つを紹介しよう。例えば情報、表示、注意表示、警告における考慮ポイントをみよう。「よくデザインされた製品やサービスは、説明情報がなくても、その形状や状態から、使い方がわかるようになっており…」とした説明の後、次のようなチェック・ポイントのマトリックスが示されている。横軸には代替形式、位置とレイアウト、照明とぎらつき、色とコントラスト、文字の大きさと形、わかりやすい速度、図記号と絵記号、音量と周波数、抑えた速度、識別しやすい形、扱いやすさ、賞味期限表示、成分表示、温度の警告、アクセスルート。そして縦軸には心身の機能が大きく4つに分けられている。感覚、身体、認知、アレルギーである。さらに感覚は視覚、聴覚、触覚、味覚・臭覚、平衡感覚。身体は器用さ、操作、移動、筋力、発声に、認知は知的能力と記憶、言葉と読み書き、アレルギーは接触、食物、呼吸器系となっている（表68）。

一度、身の回りで使われている製品、サービスをこのマトリックスに照らし合わせてチェックしてみるのもよいかも知れない。

4 交通のユニバーサルデザイン―期待されるユニバーサルデザイン・タクシー

1. 交通バリアフリー法の施行

2000年12月に施行されたのが「高齢者、障害者等の公共交通機関を利用した移動の円滑化の促進に関する法律」通称交通バリアフリー法である。この法律の趣旨は高齢者、身体障害者などの公共交通機関を利用した移動の利便性、安全性を促進するために、まず第一に鉄道駅などの旅客施設および車両について、公共交通事業者によるバリアフリー化を推進する、第二に鉄道駅などの旅客施設を中心とした一定の地区において、市町村が作成する基本構想に基づき、旅客施設、周辺の道路、駅前広場などのバリアフリー化を重点的、一体的に推進するというものである。最近各所の駅でエレベーターやエスカレーターの設置工事に出合う人も多いであろう。公共交通事業者は旅客施設の新設や大改良あるいは車両の新規導入の際には移動円滑化基準に適合させることが義務づけられている。内容は高低差5m以上の駅ではエレベーターまたはエスカレーターの設置などによる段差の解消、視覚障害者誘導ブロックの整備、身体障害者対応型便所の設置などからなるものだ。

目標は2010年までに1日あたりの利用者が5,000人以上の駅では移動円滑化基準を達成することだ。国土交通省の発表によると2004年3月現在、全国に利用者が5,000人以上の鉄道の駅は2,735。そのうち44％の1,200駅が既に段差を解消して、移動円滑化基準第4条に適合している。また鉄道車両は2010年までに総車両数5万1,000両のうち約3割の約1万5,000両を移動円滑化された車両とするのが目標である。このほかバス、旅客船、航空機に関しても同様な目標が定められている。バス車両に関しては総車両約6万台を10年から15年で低床化された車両に代替する。このうちノンステップバスについては向こう3年から5年で標準化を図り、2010年までに総車両の20〜25％をノンステップバスにする目標だ（表69）。

市町村が定める基本構想の重点整備地区は駅などからの徒歩圏内にあって相当数の高齢者、身体障害者などが利用する施設をその区域内に含むことが必要とされている。そしてこのような施設は官公庁、病院、福祉施設、商業施設など多岐にわたる。2004年1月現在、147市町村で156基本構想が策定されている。

2. 高齢者、障害者の生命線となる交通手段

交通バリアフリー法の施行は大きな一歩である。しかしこれだけですべてが解決されるわけではない。この法律は鉄道の駅が中心となったバリアフリーの推進である。基本構想をまとめようとしても駅のない市町村は単独では構想が描けない。また交通機関も鉄道のほかにバス、船舶、航空機は対象となるがタクシーは含まれていない。幹線はカバーされるかも知れないが、枝葉の部分はカバーされていない。高齢者や障害者にとってドア・ツー・ドアのサービスは欠くべからざるものだ。さらに基本構想はとりあえず利用者5,000人以上の駅を中心としたものだ。地方でこの基準に達しないところは対象から外れている。まだまだ考えなければならない点は多い。

表69●交通バリアフリー法のバリアフリー化の目標（車両など）

車両などの種類	車両などの総数	バリアフリー化される車両などの数
鉄軌道車両	約5万1,000	約1万5,000（約30％）
乗合バス車両	約6万0,000	原則として、10〜15年で低床化された車両に代替 うちノンステップバスは 約1万2,000〜1万5,000（20〜25％）
旅客船	約1,000	約550（約50％）
航空機	約420	約180（約40％）

2010年までに、以上のバリアフリー化を達成する。
（国土交通省ホームページより作成）

3. 着実に拡がるユニバーサルデザイン・タクシー

これまでに障害者、高齢者のための交通サービスがいくつか開発されてきた。しかし十分というには程遠い。今後期待されるのは、1998年2月に東京で運行を開始したユニバーサルデザイン・タクシー（表70）である。介護タクシーは高齢者などの自由度を高めたが、やはり車椅子のままでないと移動できないなど、介護タクシーでは対応できない顧客もいる。またケアドライバーと呼ばれる運転手にかかる肉体的な負担も軽くはない。

ユニバーサルデザイン・タクシーは車椅子に乗ったまま利用できるワンボックス車のタクシーで、料金は一般のタクシーと同じだ。特徴を整理すると次のようになる。

①車椅子のまま乗車できるタクシー：後部座席1列をたたむと、空いたスペースに、車の後部から車椅子に乗ったまま電動リフトあるいはスロープで乗り込むことができる。

②ワンボックス車なのでスペースが広く、立ったまま自由に移動ができる。また大きな荷物も一緒に持ち込めるため、病院の入退院時などにも便利。

③車椅子の利用がないときにはグループでの移動、あるいは楽器などかさばった荷物と一緒に移動するときに便利。

このほかカーナビゲーションを搭載し、顧客の自宅、常時利用する病院などを登録しておけば指令室

表70 ●ユニバーサルデザインタクシーの例

車種	小型車（日産/セレナ）	特定大型車（トヨタ/ハイエース）
料金	初乗り　560円…料金は普通タクシーと同じ！ 時間制運賃　1,780円（30分）	初乗り　670円 時間制運賃　2,650円（30分）
定員	乗客定員4名 車椅子乗車時は、車椅子を含む3名	乗客定員9名 車椅子乗車時は、車椅子を含む7名
特徴	【通常時】／【車椅子利用時】（スロープ付）（ステップ） 8人乗りを、5人乗りに改造してあるので、車内は広々。対面にもなる革張りシートで、接客などにもぴったり。 ■2002年2月「くまもとUD最優秀賞」受賞。	ハイエース車両／9人まで乗車可能／らくらく電動リフト／ビデオ付きです 電動リフト付きで、電動車椅子も、らくらく乗車。 また、9人乗りなので、学校やグループでの移動もお得。 ビデオ付きだから長距離の移動も退屈しない。

（肥後タクシーホームページより作成）

4. ユニバーサルデザイン・タクシーで変わるタクシー会社

従来タクシー会社というと顧客の来るのを待っているという姿勢になりがちであった。しかしユニバーサルデザイン・タクシーを導入した企業は変わってくる。はじめは奇妙な形のタクシーが出てきたな、という認識の顧客もこんな使い方もあると、新しい需要をつくり出す。タクシー会社もこれまでとは違って医療機関をはじめとして各方面と直接につきあいが始まる。視野も広がる。じっと待っているだけの会社ではいられない。全国で約150台が運行。まだ台数は多いとはいえないが、北海道から九州までユニバーサルデザイン・タクシーは拡がってきた。この中で代表的な企業を挙げてみよう。

例えば静岡市の千代田タクシー。エアポート直行便というサービスができた。静岡から羽田空港へ電車で行くことを考えるとかなり大変だ。静岡駅まで出てきて新幹線で東京へ。在来線へ乗り換えて浜松町でモノレールへ乗り換え。ようやく空港へ、ということになる。この間大きなスーツケースでも抱えていたら労苦はなおさらだ。それならばグループでユニバーサルデザイン・タクシーを利用すれば空港に直行でき、料金もそれほど割高にはならない。また土地柄、伊豆半島へのグループ旅行のニーズもある。自分たちのペースでゆったりと観光を楽しみたいという熟年層には好評だ。

また阪神大震災で、最も被害の大きかった神戸市長田地区。ここを営業基盤とするのが近畿タクシーである。商店街復興の一環としてのショップ・モビリティの行事でユニバーサルデザイン・タクシーは活躍する。商店街の中は電動カートで動けても商店街まで来る手段がこれまでなかった人がいる。さらに「星空の車いすタクシー」と銘打った高齢者などの夜間外出支援。65歳以上の高齢者を対象とした徘徊先の検索。福祉施設から受託したデイサービスへの送迎。長田区のユニバーサルデザイン研究会の立ちあげ等々、今や長田の町興しには欠かせぬ存在となっている。

(布施泰男)

●参考文献
1) 布施泰男:やさしい医療経済学.アポロニア：2003.8-2004.4.
2) 布施泰男:医療・福祉関連産業,サービス産業経営論,税務経理協会,東京,2002.
3) 布施泰男:ユニバーサルデザイン交通による地域活性化.季刊輸送展望(春季号)：2002.

5. 成年後見制度

1 旧制度の問題点

1. わが国高齢化の特徴

社会の高齢化は、先進諸国の必然的趨勢であり、わが国もまたこの例外ではない。ところで、わが国の高齢化には、特に3つの特徴がある。1つめは、高齢化の劇的な速度である。65歳以上の高齢者が全人口に占める割合は1990年の12％から2000年には17％に達し、2006年には世界初の20％、さらに2025年には27％にまで至るといわれている。高齢者人口が7％から14％に達するのに、フランスで114年、スウェーデンで82年、ドイツで42年かかったのに対して、わが国ではわずか24年に過ぎない。これは驚異的な速度であるといえるだろう。2つめは、要介護高齢者の増加である。寝たきり、認知症性、虚弱高齢者の合計で、2000年には280万人、2010年には390万人、2025年には520万人になるものと見込まれている。3つめは、核家族化、介護者の高齢化、女性の社会進出などを背景とした、家族の介護力の低下である。推計上、世帯主が65

歳以上の高齢世帯は1990年の約658万世帯から2010年には1,479万世帯になり、総世帯に占める割合も、1990年の16％から2010年には30％に達し、「夫婦のみ世帯」が213万世帯から530万世帯に、「高齢者1人世帯」が162万世帯から463万世帯に増加し、家族による介護を期待し得ないひとり暮らし高齢者が大幅に増加するのである。

2. 禁治産宣告制度の問題点

ところが、わが国の旧来の成年後見制度（民法典上の禁治産宣告制度および準禁治産宣告制度）は種々の欠陥を抱えていたために、こうした急激な高齢化に対する法的セーフティーガードとしては、ほとんど無力といってよい状態であった。

まず、現行の後見類型に相当する、「禁治産宣告」制度についていえば、以下のような問題点が指摘されていた。1つめは、禁治産宣告の要件である「心神喪失ノ常況」（民法旧7条）の機能不全性である。この判定は医師や裁判官といった専門家にとっても困難であり、定義も簡易に過ぎ、法律要件として十分に機能していなかった。2つめは、戸籍による公示の問題である。禁治産制度に対する一般人の差別的感情のために、戸籍による公示が禁治産者のみならず、その近親者に対してまで、悪影響を与えることがあり、これが制度の利用の障害ともなっていた。3つめは、制度の運用実態＝現実的機能の問題である。禁治産宣告に基づく後見人選任が、制度本来の目的である禁治産者の保護のためではなく、後見人自身の財産的利益を目的に濫用されるケース（相続紛争の前倒し的紛争など）が少なくなかったのである。4つめは、費用に関する問題である。禁治産制度を利用するためには、高額の鑑定費用に加えて、相当の時間的コストがかかった。このコスト・パフォーマンスの悪さは、制度普及の大きな足かせとなっていたといえる。5つめは、名称の差別性である。禁治産という用語自体がある種のスティグマとなっていた。6つめは、欠格事由の問題である。禁治産宣告の副次的な効果として、法令上、150以上の資格制限が存在していたため、禁治産者は制度の利用によって過度の社会的制約に甘んじなければならなかったのである。最後に、7つめは、制度の形態と、利用者の能力の実態あるいはそのニーズとのズレの問題である。特に、認知症の場合、能力の減退は漸次的なものであり、オール・オア・ナッシングで行為能力を一律かつ完全に剥奪してしまう禁治産宣告制度では、当事者のニーズに合った段階的、個別的な対応は不可能であったといえる。

3. 準禁治産宣告制度の問題点

現行の保佐類型に相当する「準禁治産宣告」制度については、特に実効性の観点から、禁治産以上に多くの問題を抱えていたといえる。例えば、保護者である保佐人の権限が同意権に限定されており、取消権が認められていなかったため、準禁治産者にとって不利益となる重要財産の取引行為に対する、実際的な抑止力を期待することは困難であった。このほか、戸籍による公示の問題、制度の硬直性、用語の差別性、費用の問題などについても、既に禁治産について挙げたのと同様の問題が存在していたといえる。

2 高齢者保護の基本理念－ノーマライゼーション、自己決定権の尊重、社会参加の促進

成年後見制度の改革に際しては、単に法技術的な修正を行うばかりではなく、理念をもった制度設計が必要である。この際、既に改革に着手して、成果を上げている諸外国から新たな考え方を学ぶことが重要ではあるまいか。まず、その第一は、ノーマライゼーションの理念である。これは、障害者や高齢者を特別のグループとして隔離するのではなくて、可能な限り社会の一員としての生活を送らせようと主張するものである。具体的には、こうした対象者を施設内に閉じ込めてしまうのではなく、地域社会に連れ戻し、一般の人々とともに、普通の生活を送れるような環境・条件を作出することをその目的としている。第二は、自己決定権の尊重である。元来、私法関係の構築にあたっては、いわゆる私的自治の原則に基づいて、当事者本人の意思決定が最重要のファクターとして承認されている。他方、かつての禁治産制度の下では、禁治産者は、行為能力の全面的制限の結果として、この自己決定権の行使の機会から完全に隔離されてしまっていた。しかし、判断能力が低下した者といえども、その能力の程度は多様である。法律行為の内容によっては、なお独力で

対処することが十分に可能なこともあるはずである。したがって、すべての人に対して、その残された能力の限りにおいて、自己決定への機会を保障するような制度設計が求められるべきである（残存能力の尊重）。そして、仮に当人が完全に能力を喪失した場合であっても、この者の推測的意思に最適な意思決定の代行の機会を保障してやることが必要なのである。最後に、第三は、社会参加の促進である。これは、先のノーマライゼーションの理念と同質の考え方であるが、障害者や高齢者に、可能な限り、社会的行事への参加の機会を保障してやるということである。こうした社会への積極的参加は、当人の能力の改善につながるケースもあり、重要な政策的課題であるということができるであろう。

3 わが国成年後見法の制定

1. 背景

既述のように、わが国の旧来の成年後見制度は多くの重大な欠陥を抱えていたために、長きにわたり利用されない制度として、社会に定着しないまま放置されてきていた。他方、急速な高齢化を前に、認知症などで判断能力の低下した人々を支援するための成年後見制度の整備充実は緊急の政策課題となっていた。そこで、わが国でも、先の欧米成年後見法をモデルとして、「自己決定の尊重」「本人の残存能力の活用」「ノーマライゼーション」などの基本理念を積極的に制度設計に取り入れた成年後見制度の全面改革が行われることとなった。すなわち、『「自己決定の尊重」の理念と「本人の保護」の理念との調和を旨として、各人の多様な判断能力及び保護の必要性の程度に応じた柔軟かつ弾力的な措置を可能とする利用しやすい制度を設計するために』[注1]、2000年4月、民法改正による法定後見制度の改革と「任意後見契約に関する法律（平成11年法律第150号）」の新規立法を通じて、わが国に新しい成年後見制度[注2]が誕生することとなったわけである。

2. 新成年後見制度の概要

❶ 法定後見制度

2000年の民法改正によって、わが国の法定後見制度は、①後見（従来の禁治産に相当）、②保佐（従来の準禁治産に相当）、③補助（新設制度）の3類型に区分されることとなった。なお、立法者は、改正の指針として、『①軽度の痴呆、知的障害、精神障害等の状態にある者を対象とし、保護の内容（代理権又は同意権・取消権）及び対象行為の範囲の選択を当事者の申立てにゆだねる新しい保護類型として「補助」類型を新設するとともに、現行の二類型の内容を弾力化して名称を改め、②現行の準禁治産類型に相当する「保佐」類型に関しては、新たに、保佐人に代理権及び取消権を付与した上で、保佐人の代理権の設定及び範囲の選択を当事者の申立てにゆだね、③現行の禁治産類型に相当する「後見」類型に関しても、新たに、日常生活に必要な範囲の行為については、専ら本人の判断にゆだねて取消権の対象から除外すること』[注3]を挙げていた。以下では、この点も含めて、新法定後見制度3類型の特徴について概観していく。

まず、新「後見」制度については、以下の諸点が注目される。第一は、要件の変更である。禁治産で採用されていた「心神喪失」（民法旧7条）の用語は排され、「精神上ノ障害ニ因リ事理ヲ弁識スル能力ヲ欠ク常況ニ在ル者」（民法7条）という新たな定義が導入された。第二は、本人の自己決定権尊重の観点から、食料品、衣料品などの日用必需品の購入などの「日常生活ニ関スル行為」（民法9条）について、取消権が制限されたことである。第三は、身上監護重視の観点から、成年後見人に対して、新たに「身上配慮義務」および「本人の意思の尊重義務」が課された点である（民法858条）[注4]。第四は、同じく身上配慮の観点から、居住不動産に関して成年後見人の代理権に一定の制約（家庭裁判所の許可）が導入された点である（民法859条の3）。第五は、配偶者法定後見人制度（民法旧840条）が廃止された点である。

注1）法務省民事局参事官室：成年後見制度の改正に関する要綱試案．p1, 1998.
注2）成年後見制度については、小林昭彦，原 司：平成11年民法一部改正法等の解説．財団法人法曹会，東京，2002，新井 誠（編）：成年後見．有斐閣，東京，2000 が有益である．
注3）法務省民事局参事官室：成年後見制度の改正に関する要綱試案．p1, 1998.
注4）上山　泰：成年後見と身上配慮．筒井書房，東京，pp54-78, 2000.

高齢社会を前提とした場合、被後見人の配偶者も高齢であることが多いと予測され、必ずしも後見人としての最適格者とは言い難いからである。第六は、複数成年後見人の許容である。従来、後見人の数は1人に限定されていた（民法旧843条）が、民法改正後は、成年後見に限定して複数後見人の選任を肯定することとした（民法842条、859条の2）。また、これと関連して、新法が法人成年後見人の選任可能性を、間接的な表現ながら法文上明らかとしたことも注目に値する（民法843条4項）。最後に、第七は、「後見登記等に関する法律案」により、戸籍に代わり、新たに「後見登記制度」が導入された点である。

次に、新「保佐」制度の特徴をいくつか挙げておく。第一は、準禁治産で採用されていた「心神耗弱」（民法旧11条）の用語が排され、「精神上ノ障害ニ因リ事理ヲ弁識スル能力ガ著シク不十分ナル者」（民法7条）という新たな定義が導入された点である。また、「浪費者」類型が独立の要件から外された点も重要である。第二は、保佐人の同意権範囲に関する修正である。保佐人の同意権の対象となる行為については、基本的には旧12条が継受された形となっているが、2ヵ所について微修正が行われている。1つは、第3号の「動産」が「財産」に変更されたこと、もう1つは、第6号に「遺産ノ分割」が加えられたことである。第三は、この保佐人の同意権行使の問題に関連して、被保佐人の自己決定尊重の観点から、「家庭裁判所による保佐人の同意に代わる許可制度」が導入された点である（民法12条3項）。これにより、保佐人が適正に同意権を行使しないために被保佐人の自己決定が不当に制約されてしまうという危険を回避することが可能となった。第四は、本人保護の実効性の観点から、保佐人に同意権と同様の範囲で取消権が付与された点である（民法120条）。第五は、保佐人に対して、「特定の法律行為について」代理権を付与することが認められた点である（民法876条の4）。但し、自己決定尊重の観点から、「本人自身の請求」または「本人の同意」が代理権付与の要件とされており、付与範囲についても申立ての範囲内に限定されている。

最後に、「補助」制度に関して概説する。補助は、「精神上ノ障害ニ因リ事理ヲ弁識スル能力ガ不十分ナル者」（民法14条）を対象としている。保護内容は、①補助人への代理権のみの付与、②補助人への同意権・取消権のみの付与、③補助人への代理権および同意権・取消権の付与、という三通りの方式の中から、当事者がその申立てによって選択することが可能である。①が選択された場合には、被補助者は行為能力上の制限は受けないこととなる。したがって、成年後見制度の発動と行為能力の制限の連結は、補助に関する限り切断される可能性があることになる。なお、同意権・取消権の対象は、当事者の申立ての範囲内の「特定ノ法律行為」であり、かつ、民法12条1項所定の行為の一部に限定されるものとされている（民法16条1項）。また、代理権の対象は、保佐の場合と同様に、「特定の法律行為」に限定されている（民法876条の9）。補助は、3類型の中でも、最も干渉の少ない、本人の意思の尊重の理念に沿った制度であり、かつ、効果の点からしても最も弾力性のある柔軟な制度として設計されている。したがって、実際の運用にあたっては、可能な限り、この補助制度を中心に位置づけ、保佐・後見は補充的に発動することが望ましいものと思われる。

❷ 任意後見

先の民法上の法定後見改正と歩調を合わせ、「私的自治の尊重の観点から、任意の契約に対して本人保護のための必要最小限の公的な関与を法制化することにより、自己決定の尊重の理念に即した本人保護のスキームのオプションを増や」[注5]すことを目的として、任意後見契約に基づく任意後見制度が新たに導入された。この導入は、以下の理由から、任意後見契約法という特別法の立法を通じて行われている。すなわち、①任意後見制度は、任意代理の委任契約に公的機関の監督を付すという点で、理念的に、民法の私的自治の原理とは異なる原理を導入する制度であるということができること、②任意代理の委任契約の特殊類型を創設し、法定後見監督人に準じた監督機関の仕組みを規定するとともに、一定の範囲で法定後見の開始決定を排除する効果を付与するものであるから、民法の能力、代理、委任、後見などの各編・章にまたがる多数の規定を設ける必要があるため、民法中の特定の箇所にまとめて規定する

注5）法務省民事局参事官室：成年後見制度の改正に関する要綱試案補足説明．p50, 1998．

のは困難であること、③民法の各編・章に散りばめて規定を設けるよりも、時間的な手続きの流れに沿って包括的に規定する方が、制度の構造・内容が法制的に明確となり、利用者である国民にとってもわかりやすいこと、などが挙げられている[注6]。

任意後見契約法に基づく任意後見制度の骨格は、①任意後見当事者(彼らは任意後見契約を通じて付与される停止条件付代理権の本人-代理人の関係にもある)による「任意後見契約」と、②当該「任意後見契約」に基づく任意後見人の権限濫用防止を制度的に保障するために制度化された、家庭裁判所の選任する「任意後見監督人」による監督制度、の2点から構成されている。

ここに「任意後見契約」とは、「委任者が、受任者に対し、精神上の障害により事理を弁識する能力が不十分な状況における自己の生活、療養監護及び財産の管理に関する事務の全部又は一部を委託し、その委託に係わる事務について代理権を付与する委任契約」であり、一定の要件(任意後見契約法4条1項所定の要件)に従って、「任意後見監督人が選任された時からその効力を生ずる旨の定めのある」契約であり(任意後見契約法2条)、締結にあたり公正証書の作成が要求される要式契約である(任意後見契約法3条)。このように、任意後見契約にあっては、代理権監督機関である「任意後見監督人」の家庭裁判所による選任が、任意後見人のもつ代理権の効力発生の停止条件となっている(＝停止条件付持続的代理権授与)ため、既に判断能力を喪失した本人自らが任意後見人を十分にコントロールできないとしても、任意後見監督人の監督権能を通じて、本人の福祉に反するような権限濫用行為を防止することができるわけである。任意後見があくまで自己決定および私的自治に依拠した制度であることから、公的監督のシステムについても、直接は私人たる任意後見監督人の手に委ねられており、国家機関である家庭裁判所は、任意後見監督人に対する選任・解任権(任意後見契約法4条)および任意後見人の家庭裁判所への報告義務(任意後見契約法7条2号)などを通じて、あくまで間接的に関与するに留まる点も重要である。

任意後見契約の法的性質が委任契約であることから、任意後見人の受任事務(職務)内容は、原則的に法律行為に限定されることになる。但し、法定後見と同様、任意後見の対象たる法律行為の中には、財産管理事項のみならず、身上監護事項(医療契約、住居に関する契約、施設入所契約、介護契約、教育・リハビリに関する契約など)が相当広範に含まれることになると解されている。さらに、立法者の身上監護重視の姿勢の帰結として、法定成年後見人と同様に、任意後見人に対しても、「身上配慮義務」および「本人の意思の尊重義務」が課せられることとなった(任意後見契約法6条)。

4 わが国成年後見法の運用状況と課題

新しい成年後見制度は、全体としては、特に旧制度時代と比較して、その成果は着実に上がっており、その制度の趣旨や理念が広く社会にも受容されつつあることが示されており、評価に値するであろう。

他方、①補助、申立て件数が伸び悩んでいること、②市町村長の申立てを促す積極的な対応が必要であること、③身上監護・介護保険契約の締結を動機とする申立て件数をさらに増加させる必要があること、④親族以外の第三者が成年後見人などに選任される件数を飛躍的に増加させる必要があること、などが課題である[注7]。

(新井　誠)

注6)法務省民事局参事官室:成年後見制度の改正に関する要綱試案補足説明. p59, 1998.
注7)新井　誠:成年後見法施行後3年間の実態から学ぶもの. 自由と正義54(11):60-65, 2003.

6. 高齢者の犯罪

●●●● はじめに

　高齢者は重大な犯罪を起こす率が低く、そのため、従来、犯罪学的関心を呼ぶことは少なかった[1]。高齢者の犯罪率の低さは、加齢とともに社会への関心が希薄になり家や自分自身といった限定された事柄にしか興味を示さなくなること、体力が減退することから説明されてきた[2]。しかし、現代の高齢化社会は、平均寿命の伸長に伴い高齢者人口が増大したというだけでなく、高齢者の健康・活力の維持・増進を実現し、職業的・社会的活動への参加を促進している[3]。社会における高齢者の在り方そのものが大きく変化しつつあるといえるのであり、このような中で高齢者による犯罪にも変化が生じつつあるようにみえる。そこで、本稿ではまず高齢者の犯罪の動向を統計資料から概観する。

　また、老年期の精神障害には身体-心理-社会的な要因が相互に絡むことが強調されるが[4]、犯罪の発生もまたこのような多次元的、複合的な特徴をもつ。高齢者の犯罪にかかわる精神医学的要因、心理的要因、社会的要因のそれぞれを簡単に整理し、最後に犯罪種別にみた特徴についても触れたい。

1　全体的傾向

　表71に、平成3〜12年の各年次の検挙人員数を示す[5]。総検挙人員数はこの10年間に大きな増減がないのに比べて、その中に占める60歳以上の高齢者は2.3倍の増加をみせている。罪種別にみると、最も増加が著しいのは強盗であり、その他、暴行、傷害のような暴力犯罪の増加も目立つ結果となっている。

　人口比からみても、近年、成人全体での犯罪発生率が漸減している中、高齢者の犯罪は減じ方が少なく、窃盗、強盗では顕著な増加傾向がみられることが指摘されている[6]。

　高齢者の犯罪発生は、景気、社会情勢などに大きく影響を受けるといわれる。かつてShimizuは、日本の経済成長期（1967〜69年）の犯罪に関するデータを戦後混乱期（1950〜52年）のデータと比較して、犯罪全体が減少しており、その中でも特に高齢者の犯罪率が成人全体に比較して著しく減少したことを指摘し、この結果は、貧困や住環境の不備が高齢者において特に犯罪の決定的・影響的要因になるという仮説を支持するものであると論じた[7]。近年の強盗、窃盗の増加にも経済不況の影響があると考えられる。

表71 ● 60歳以上罪種別検挙人員数

	総検挙人員数	60歳以上　検挙人員数										
		総数	殺人	強盗	強姦	暴行	傷害	脅迫	恐喝	窃盗	詐欺	横領	賭博
平成3年	296,158	12,651	100	17	13	119	331	18	33	8,859	471	61	165
平成4年	284,908	13,895	92	28	5	129	395	28	49	9,218	578	52	282
平成5年	297,725	16,892	115	38	10	166	439	30	53	11,180	661	82	448
平成6年	307,965	19,505	115	54	11	160	463	43	72	12,683	741	82	329
平成7年	293,252	20,341	134	44	5	193	481	35	66	13,335	708	56	297
平成8年	295,584	21,503	140	50	8	211	505	37	72	14,623	689	75	309
平成9年	313,573	22,131	162	77	10	242	576	60	83	15,381	746	90	202
平成10年	324,263	23,406	185	91	22	259	601	81	107	16,254	811	75	178
平成11年	315,355	27,001	189	100	14	277	675	63	88	18,384	783	86	128
平成12年	309,649	29,163	202	122	31	524	1,098	106	116	20,022	860	98	98

（文献5）より作成）

2 高齢者の犯罪にかかわる各種要因

1. 精神医学的要因

❶ 認知症

　認知症患者では焦燥、易怒性、猜疑心の亢進や抑制力の低下によりしばしば衝動的な暴力が認められる。例えば、Deutschは通院中のアルツハイマー型痴呆（アルツハイマー型認知症；DAT）患者の1/3が身体的暴力を行っていたことを記している[8]。しかし、一方、その暴力が犯罪に結びつくことは少ないとされる[9]。YorstonもDATの30～50％にイライラや攻撃性の高まりがみられるが、その暴力問題の多くは軽微であり事例化しないことが多いとしている[1]。また、Pick病では盗み、暴力、性的逸脱などの反社会的行動が重要な臨床的特徴として挙げられるが、やはり犯罪として扱われることは少ない。

❷ 妄想症

　妄想がしばしば重大な犯罪に結びつくことは犯罪精神医学的によく知られた事実であるが、これは高齢者においても同様に当てはまる。Rosnerらは高齢者の重大犯罪における妄想様観念の重要性を強調した[10]。老年期にみられる、接触欠損パラノイド（Janzarik）、遅発性パラフレニー（Roth）のような妄想を主徴とする精神病性障害は、器質的要因と心理的環境的要因が複雑に影響し合って出現することが多く、しばしば妄想内容は現実生活上の葛藤を反映するが、このような妄想に基づく犯罪も現実の葛藤に関連することがある。

❸ 急性錯乱状態

　動脈硬化による脳虚血がある高齢者は特になりやすい。一過性の妄想の出現があり、攻撃的行動や行動障害の発作の基礎になり得るものとされる[11]。

❹ アルコール・薬物関連障害

　海外、特に米国の研究では高齢者犯罪におけるアルコール関与の重要性が強調されてきた。Rosnerらは、ニューヨークの司法精神科クリニックで精神鑑定を受けた高齢犯罪者は一般高齢者に比べてアルコール症の率が約20倍高いこと、特に暴力犯罪者の中に飲酒者が極めて多いことを見い出している[12]。一方、薬物依存や薬物関連犯罪は稀であるとする意見が多いが[10,12,13]、最近のFazel & Grannの調査では精神鑑定が行われた60歳以上の者のうち、15％に物質依存・乱用がみられたという[14]。わが国でも高齢者の覚せい剤取締法違反は漸増傾向にあるといい、軽視できない問題である[15]。

❺ 気分障害

　うつ病は壮年期から老年期にかけて発病することが多いが、犯罪精神医学の面からは重大犯罪との関連性は低いというのが定説である。高齢犯罪者についての調査研究でもうつ病の犯罪は他の障害に比べて極めて低いことが示されている[12]。

　但し、うつ病の高齢者では、しばしば攻撃的行動が、うつ病を生じた背景状況や無価値感、自殺念慮に対して行われることがある。また、殺人の動機は敵意によるというよりも愛他的なものであり、愛する者の苦難を分かち合いたいという願望を反映するとされる[1]。

　また、高齢の万引き犯では、うつ状態にあることが珍しくない[1]。

2. 心理的要因

❶ 喪失

　配偶者との死別・離別が重要な問題である。英国の調査では、65歳以上の受刑者では、2/3に結婚歴がありながら犯行時に配偶者と一緒に暮らしていた者はいなかったという[13]。米国での調査でも精神鑑定を受けた62歳以上の犯罪者の80％以上に結婚歴があり、70％以上が単身生活者であるという結果が示された[12]。Taylorらは、高齢者の犯罪の大きな要因として、孤立と社会的混乱の増大を挙げている[13]。

　社会や家庭における役割の喪失も高齢者の心理状態に大きな影響を与える。一家の稼ぎ手としての立場を失い権威を喪失することで、家族に対する妄想反応を生じ、身体的暴力に及ぶことがある[16]。また、収入を失うことはしばしば家族や社会福祉への強い経済的依存をもたらし、それが満たされない失望から家族や福祉職員に攻撃が向かうことがあるとされる[17]。わが国の高齢者の家庭内ではたす役割に関す

る調査によれば、「特に役割はなし」という回答が、平成7年には4.7％であったのが、平成12年には21.7％に急増した[18]。このような役割の喪失がもたらす高齢者の精神健康度の低下をどのように予防するかは火急の問題であろう。

退職や健康、性的能力の減退により男性性を喪失したように感じ、損なわれた自尊心を代償するために、老年期に入って突発的に性犯罪を行うことがある[19]。

3．社会的要因

❶ 介護者による犯罪

現在の介護福祉政策は「在宅重視」の方向をより一層促進し、そのために地域の在宅サービス基盤の整備を進めることが求められている[18]。しかし、現実にはこれらのサービスの提供は要介護者の在宅生活にはいまだ不十分であり、介護が家族員にもたらす負担は大きいといわざるを得ず、介護者が疲労から精神的変調をきたし犯罪に至った事例も報告されている[20]。平成13年に行われた要介護者と介護者との続柄に関する調査によれば介護者の25.9％が「同居の配偶者」であるといい[18]、介護者自身の高齢化がうかがわれる。筆者の鑑定経験でも、抑うつと被害念慮を主症状とする老年期精神障害の男性が介護している妻の将来を悲観して殺害した事例があった。介護危機による犯罪は、高齢者の犯罪のタイプとして今後注意すべきものの1つといえよう。

❷ 住環境の変化

かつては高齢者による殺人では同居家族が被害者になることが多かったが、施設が高齢者の居住空間として重要な位置を占めるようになるとともに、施設入所者間の殺人・傷害などがみられるようになっている。また、佐藤は、長期入院していた触法歴のある統合失調症患者が老人施設への入所を契機として十分な精神科治療を受けられなくなり、妄想の再燃から同じ施設の入所者を殺害した事例を紹介して、病院から施設への患者の安易な転送の在り方に警鐘を鳴らしている[21]。

❸ 家族

Rosnerらは重大犯罪を犯した高齢者の家族に精神障害者がいる場合が多いことを指摘し、家族間の情緒的不安定により家族内の高齢者への支援能力が損なわれている可能性に言及している[10]。また、現代の家族は、その規模・形態および機能の変化により高齢者に対する扶養義務や保護能力を著しく低下させており、そのような脆弱化した家族や地域社会の病理性の露呈とみられるような高齢者犯罪も認められる[15]。

3 犯罪種別

1．殺人

海外の研究では、高齢者による殺人は少ないとされるが[17]、近年、Fazel & Grannはスウェーデンでの調査から、高齢者では若年者に比して殺人の率が高いことを示唆している[14]。また、Shimizuによれば、日本の高齢者犯罪の特徴は、欧米に比して殺人が比較的多いことであるという[7]。日本の高齢者による殺人は、素行不良や心身障害の子を殺害して自殺を図ったもの、老齢・病苦による心中事件の生き残りなど、加害者とはいえ、多分に被害者的立場におかれたものが多いといい[15]、海外では怒りの表現としての暴力が多いとされていることと対照的である[17]。

被害者は近親者であることが多く、見知らぬ相手を殺害することは稀である[17]。Knightは、周囲から親密とみられていた高齢者夫婦の間に予兆なく激烈な暴力による残忍な殺害が起きること、犯行後にしばしば加害者が自殺することを示し、"Darby and Joan syndrome"という新語を当てた[22]。これは長い結婚生活における抑圧が加齢に伴う抑制低下により暴発したものと説明されている。

2．暴力犯罪

かつて、高齢者の暴力犯罪は稀なものとされ、犯罪学的に重要とはみなされていなかった。例えばTaylorらは、対人暴力は加齢とともに減少する傾向が明らかであると記載した[13]。しかし近年では、加齢と暴力傾向の関係はより積極的に認められるようになってきている。Rosnerらはニューヨークの司法精神科クリニックで精神鑑定を受けた高齢犯罪者について、62〜69歳と70歳以上の両群で暴力犯罪

の割合がほぼ同じであることを示し、高齢になると危険性は減るという通念は誤りだと主張している[10)12)]。わが国でも高齢者の暴力犯罪が増加していることは、既に統計資料をもとに示したとおりである。

Richmanは、高齢者の暴力について以下の6つの要因を挙げている[23)]。①元来の粗暴な性格、暴力の経歴、アルコール問題の存在、②精神的・身体的障害の存在により、自己評価と他人からの評価との間に大きなズレが生じる。これにより自我が脆弱化し衝動性のコントロールや判断力を損なう、③家族や地域からの刺激が怒りの引き金になることがある、④暴力行為は心理的意味と社会的意味の両方をもつ、⑤暴力に先立って危機的状況が存在する、⑥社会的援助の要請がある。

3. 性犯罪

欧米の研究では、性犯罪は高齢者の犯罪タイプとして重要な位置を占めるとされてきた。

Fattah & Saccoによれば、高齢者の性犯罪の大多数では、相手を征服するための身体的暴力を用いることが少ないため、暗数は極めて高い[17)]。被害者側の恐怖もまた性犯罪で暗数が多いことの要因の1つであるが、これは家庭内の小さな子どもに対する近親相姦的性犯罪では、特に当てはまる。

高齢者の性犯罪では、子どもへの痴漢・性的いたずらが主であるということが広く一致して認められている。子どもを対象とするのは、性的嗜好よりも、都合のよさ、接触しやすさ、などを理由とする。性的に成熟した対象からの拒絶が予想されるであろう高齢者にとって、子どもたちは、その信じやすさ、従順さ、年長者への尊敬、愛情の欲求、喜びの追及、などの理由により、狙いやすい理想的な性的標的となる。しかし一方、性的に早熟な少女(あるいは少年)が性的興味を満たすために、無用心な高齢者を相手に、誘惑されたというよりむしろ主導する場合もあり得る[17)]。

従来、脳器質障害と性犯罪との間に関連があるとする見解が広く受け入れられていたが[16)24)25)]、最近ではFazelらが、高齢犯罪者のプロフィール調査から、性犯罪受刑者では性犯罪以外の受刑者に比べて、シゾイド、強迫、回避性の性格特徴が多くみられることを指摘し、高齢者の性犯罪には精神疾患や脳器質障害の影響より性格特徴の関与が強いと主張している[26)]。但し、Fazelらの結果は、対象が受刑者であることを反映している可能性がある。

かつてShimizuは日本の高齢者には性犯罪が比較的少ないことを指摘し、その説明として、①日本はある種の性的逸脱行動に比較的寛容である、②日本の高齢者は大家族の中で保護され世話をされている、③欧米文化でみられる人前での身体的接触はしばしば子どもへの猥褻行為の刺激になり得るが、この習慣は日本ではみられない、という3つの要因を挙げた[7)]。しかし、これらの社会文化的要因が変化した現在でも、統計資料上は、高齢者の性犯罪の比率は低く(但し、山上は統計上の暗数があることに注意を促している[6)])、他の説明が必要かも知れない。

4. 財産犯

日本では、窃盗はどの年齢層でも最も検挙人員数の多い刑法犯罪(交通業過を除く)であるが、60歳以上の検挙者では特に窃盗の占める比率が高く、横領、詐欺がこれに続く[15)]。また、全体に犯罪発生率が漸減している中、高齢者の窃盗、強盗の発生率は顕著に増加している[6)]。この背景には、高齢者の経済的困窮、社会的・心理的疎外や体力の衰えの進み方が遅くなったことなどが指摘されている[6)15)]。

●●●おわりに

高齢化社会を迎え、高齢者の生活スタイルがそれぞれの健康的、経済的、社会的条件に応じて多様化している中、高齢者という言葉でひとくくりに論じることは困難であるが、ひとまず本稿では以下のようにまとめておきたい。

最近の動向として、高齢者による犯罪の発生件数は顕著に増加し、発生率も減じてはいるものの一般成人に比べてその減り方は鈍い。また犯罪の内容の点からいうと、従来、高齢者の犯罪について指摘されてきた特徴が必ずしも当てはまらなくなり、これまで比較的注意されることのなかった暴力傾向や薬物乱用、薬物使用事犯などの若年の犯罪にみられるような特徴を示す事件が増えていることが特筆される。一方で、家族形態の変化による支援能力の低下や不況に伴う経済的困窮を背景とする、現代社会における高齢者の弱者としての側面を反映した犯罪も増えている。

なお、近年、高齢者の犯罪被害、高齢者虐待が大きな社会的問題として注目を集めているが、本稿では、紙幅の都合上、触れることができなかった。この問題については、多くの成書、文献が発表されているのでそれらを参考にされたい。

(小畠秀吾)

●文献

1) Yorston G：Aged and dangerous；Old-age forensic psychiatry. Br J Psychiatry 174：193-195, 1999.
2) 吉益脩夫：犯罪学概論．有斐閣，東京，1958.
3) 内閣府：高齢社会白書 平成16年度版．ぎょうせい，東京，2004.
4) 日本老年精神医学会(編)：老年精神医学講座；総論．ワールドプランニング，東京，2004.
5) 警察庁：平成12年の犯罪．2001.
6) 山上 皓：高齢者の犯罪の特徴と問題点．老年精神医学雑誌 14(4)：407-412, 2003.
7) Shimizu M：A Study on the Crimes of the Aged in Japan. Act Crim Japon 39(5-6)：202-213, 1973.
8) Deutsch LH, Bylsma FW, et al：Psychosis and physical aggression in probable Alzheimer's Disease. Am J Psychi 148：1159-1163, 1991.
9) Dinniss S：Violent crime in an elderly demented patient. Int J Geriatr Psychiatry 14(10)：889-891, 1999.
10) Rosner R, Wiederlight M, Schneider M：Geriatric felons examined at a forensic psychiatry clinic. Journal of Forensic Sciences 30：730-740, 1985.
11) Pitt B：Psychogeriatrics；An Introduction to the Psychiatry of Old Age. Churchill Livingston, New York, 1982 [木戸又三(訳)：老年精神医学入門．みすず書房，東京，2002].
12) Rosner R, Wiederlight M, Harmon R, et al：Geriatric offenders examined at a forensic psychiatry clinic. Journal of Forensic Science 36：1722-1731, 1991.
13) Taylor P, Parrott J：Elderly Offenders；A Study of Age-related Factors Among Custodially Remanded Prisoners. Br J Psychi 152：340-346, 1988.
14) Fazel S, Grann M：Older criminals；a descriptive study of psychiatrically examined offenders in Sweden. Int J Geriatr Psychiatry 17：907-913, 2002.
15) 佐藤典子：高齢犯罪者をめぐる諸問題；公的資料から見た高齢犯罪者の実態．犯罪社会学研究 18：4-23, 1993.
16) Bergman S, Amir M：Crime and Delinquency among the Aged in Israel. Geriatrics 28：149-157, 1973.
17) Fattah EA, Sacco VF：Crime and Victimization of the Elderly. Springer-Verlag, New York, 1989.
18) 三浦文夫(編)：図説高齢者白書 2003年度版．全国社会福祉協議会，東京，2003.
19) Fazel S, Jacoby R：The Elderly Criminal. Int J Geriatr Psychiatry 15：201-202, 2000.
20) 青島多津子，佐藤親次，森田展彰，ほか：介護危機；介護者の精神的破綻による犯罪．日本社会精神医学会雑誌 7：105-112, 1998.
21) 佐藤親次：老人施設での精神障害者への対応；老人施設は安全か．老年精神医学雑誌 10(8)：892-893, 1999.
22) Knight B：Geriatric homicide-or the Darby and Joan syndrome. Geriatric Medicine 13：297-300, 1983.
23) Richman J：Homicidal and Assaultive Behavior in the Elderly. The Human Side of Homicide, Dants BL, et al (eds), Columbia University Press, New York, 1982 (文献17より引用).
24) Farragher B, O'Connor A：Forensic Psychiatry and Elderly People-a retrospective review. Med Sci Law 35(3)：269-273, 1995.
25) Hucker SJ, Ben-Aron MH：Elderly Sex Offenders. Erotic Preference, Gender Identity, and Aggression in Men；New Research Studies. Laurence Erlbaum Associates. Langevin R, et al (eds), 1985 (文献17より引用).
26) Fazel S, Hope T, O'Donnell I：Psychiatric, demographic and personality characteristics of elderly sex offenders. Psychological Medicine 32(2)：219-226, 2002.

7. 高齢者の虐待

●●● はじめに

　高齢者に対する虐待が社会的な関心の対象となったのは、ごく近年のことである。初期の研究は1970年代のアメリカで始まり、1980年代になって、イギリス、カナダなどに拡大していった。1984年には、イギリスにおいてEastmanらによる「高齢者虐待 Old Age Abuse-A new perspective」が刊行され、高齢者虐待を考えるうえでの理論的枠組みが整理された。

　その後、各国での研究が進むにつれて、高齢者虐待は一部の国にではなく、多くの国々に共通して存在することが明らかになってきた。それとともに、この問題は、高齢者の保健・医療・福祉にかかわる重要な論点として認識されるようになってきている。1989年にはアメリカで高齢者虐待の専門学術誌であるJournal of Elder Abuse & Neglectが刊行され、各国の研究者や実践家に、共通の議論の場を提供するようになった。

　日本で最初の全国調査が行われたのは、欧米よりやや遅れた1994年である。その後も何度かの調査が行われ、それらの結果から、日本においても多くの事例が存在することが明らかになった。直近の全国調査は、2003年に厚生労働省の委託により、医療経済研究機構が行った「家庭内における高齢者虐待に関する調査(以下：2003年全国調査)」であり[1]、介護保険施行後の日本の現状を詳しく描き出している。調査票が送付された全国1万6,802ヵ所の保健・医療・福祉諸機関のうち、有効回答が得られた6,698ヵ所(回収率39.9％)から、4,877の事例が報告された。

1 虐待の定義と分類

　高齢者の虐待は、高齢者がおかれている場により、「施設内虐待」と「家庭内虐待」に分けられる。いずれの虐待であっても、その解決に向けての努力が重要な課題であることは疑問の余地はないが、紙幅の制限もあり、ここでは「家庭内虐待」に限定して述べていく。

　虐待の定義については、従来多くの議論が重ねられてきたが、現在のところ普遍的に用いられる定義は存在しない。一般的には、虐待行為を内容に応じて類型化し、各行為について具体例を列挙するという方法で説明がなされている。

　家族内の虐待については、児童虐待が早くから注目され、研究も行われてきた。児童虐待においては主に、「介護拒否・放任」「身体的虐待」「情緒・心理的虐待」「性的虐待」の4類型が用いられている。高齢者の場合も、児童虐待の4類型をほぼ踏襲しているが、さらに、「金銭的・物質的虐待」を加えた5類型が用いられることが多い。

　「介護拒否・放任」は、衣食住や清潔さについて、健康状態を損なうような放置がなされていることを意味している。高齢者の場合、妥当な理由がないにもかかわらず、必要なサービスを受けさせないなどの行為も、ここに分類される。

　「身体的虐待」とは、叩く、つねる、火傷を負わせるなどの身体的暴力を指す。高齢者の場合、ベッドに拘束する、一室に拘禁するなどの行為も、身体的虐待として扱われる。

　「情緒・心理的暴力」は、暴言、脅迫など、不安や怯えを引き起こし、情緒・心理的に苦痛を与えるような行為をいう。高齢者からの訴えを無視したり、あるいは幼児のように扱うという行為もここに含まれる。

　「性的虐待」は、本人の合意を伴わないままに、性的接触を強要することをいう。介護にあたって高齢者の性的な羞恥心に配慮しないことなども、「性的虐待」の一部とみなされる。

　「金銭的・物質的虐待」は、本人の了解なしに、年金収入を使ったり資産を売却すること、あるいは高齢者が自身の収入を使ったり資産を処分することに理由なく制限を加えることをいう。

　以上の5分類に加えて近年では、「自己放任(セルフネグレクト)」も考慮すべき概念として注目されている。「自己放任」は、例えばひとり暮らしの高齢者が非常に劣悪な環境の中で生活を続けながら、

環境の変更を拒むような場合を指す。前述の家族による虐待とは状況が異なるが、実際のサービスにあたっては、少なからず見受けられる事例であり、この問題にも十分な注意が払われる必要があろう。

2 虐待の要因

　高齢者とは弱い存在であり、家族とは本来、その高齢者を守る立場にあるはずである。その家族自身が虐待をしてしまうのは、どのような理由からであろうか。その要因を解明することは、高齢者虐待の存在が指摘され出した当初からの課題であった。

　虐待事例にみられる特徴を明らかにし、危険因子の指標化を図る試みは、早期からなされている。例えば1988年にKosbergは、虐待を引き起こすと考えられる指標を「高齢者」「介護者」「家族システム」の3側面に分けて説明した（表72）[2]。高齢者虐待は、介護者の過重な負担と関連して論じられることが多い。しかし、この指標をみる限り、虐待が起きた時点の介護状況のみでなく、従来から引き続いてきた家族関係が影響を与えている面も無視できない。この指標は、高齢者虐待の要因は、いずれかの1つで説明できるものではなく、複合的な要因が相互依存的に関連した結果であるということを示している。

　一方、O'malleyらは、マサチューセッツ州でみられた22の虐待事例を詳細に検討したうえで、3つのサブカテゴリーに分類した[3]。カテゴリー1（4事例）は、高齢者自身のケアニーズも高いうえに、介護者の介護負担も大きいグループであった。カテゴリー2（9事例）は、カテゴリー1と比較するとケアニーズがやや低かったにもかかわらず、家族が十分なケアの負担を負っていない状況が認められた。カテゴリー3（9事例）は、ケアニーズは高くないか、あるいはほとんどケアの必要がないにもかかわらず、家族により危機にさらされている高齢者であった。

　カテゴリー1の家族虐待者には、アルコールあるいは薬物依存症患者は含まれなかった。一方、カテゴリー2の家族虐待者9名のうち4名はアルコール依存症であり、さらにカテゴリー3の家族虐待者9名のうち3名はアルコール依存症、ほかの3名は薬物依存症であるという結果が示された。これらの検討からO'malleyらは、虐待のサブカテゴリーを明

表72 ● Kosbergによるアビューズの指標

A. 高齢者自身の特徴
　①女性　②高齢　③要介護　④問題飲酒
　⑤世代間の葛藤　⑥内向的　⑦過剰な忠誠心
　⑧過去のアビューズ　⑨禁欲的　⑩孤立　⑪身体虚弱
　⑫挑発的な態度

B. 介護者の特徴
　①問題飲酒　②薬物嗜癖　③老人性認知症・混乱状態
　④精神病　⑤介護経験の未熟　⑥経済的な問題
　⑦子ども時代のアビューズ　⑧ストレス
　⑨家庭外の関係希薄　⑩他人を責める傾向
　⑪思いやりがない　⑫理解の不足　⑬非現実的な期待
　⑭経済的依存　⑮極度に批判的

C. 家族システムの特徴
　①サポートの欠如　②介護者の意欲減退　③過密
　④孤立　⑤夫婦葛藤　⑥経済的な抑圧　⑦家族間の葛藤
　⑧施設入所を希望している　⑨役割分担における不調和

（文献2）による）

らかにしていくことにより、援助者により明確なガイドラインを提供する可能性があることを示唆した。

　スウェーデンでは、Savemanらが、高齢者にかかわる保健・医療・福祉系の各従事者に対する調査を行うに際して、先行研究の結果から3つの典型的状況を特定した[4]。典型的状況とは「配偶者間暴力の事例（The spause abuse case）」「依存的なアダルトチャイルドの事例（The dependent adult child case）」「介護をしている親族の事例（The caregiving relative case）」をいう。3番目の「介護をしている親族の事例」は、高齢者側の要求が高い、あるいは介護者の能力不足などの理由で十分な介護ができないことが、虐待の引き金になっていると思われる事例である。他の2事例は、家族の中に長期に存在してきた配偶者間、あるいは親子間の葛藤が、虐待に関連していると思われる事例である。

　これらの先行研究が示しているように、すべての虐待の背景を同一に見做すのではなく、サブカテゴリーに分けて考えることの重要性は、日本の高齢者虐待においても、同様に指摘される。しかし、高齢者虐待は、それぞれの国の家族制度の在り方とも深くかかわるものであり、サブカテゴリー化においては、その国において得られたデータを使用する必要がある。

　この点について、興味深い結果を示しているのが、2003年全国調査において示された「虐待者の続柄」と「虐待発生の原因」の関連性である（表73）[5]。

表73 ● 虐待者の続柄別虐待発生の原因　　　　　　　　　　　　　　　　　　　　（回答率上位5位）

	1位	2位	3位	4位	5位
夫	虐待者の介護疲れ（55.2）	虐待者の性格や人格（48.4）	高齢者本人の身体的自立度の低さ（43.4）	高齢者本人の認知症による言動の混乱（40.5）	高齢者本人の排泄介助の困難さ（29.7）
妻	虐待者の介護疲れ（51.9）	虐待者の性格や人格／高齢者本人と虐待者の人間関係（ともに44.9）	高齢者本人の身体的自立度の低さ（43.2）	高齢者本人の性格や人格（38.4）	
娘	虐待者の性格や人格（52.0）	虐待者の介護疲れ（48.0）	高齢者本人と虐待者の人間関係（45.9）	高齢者本人の性格や人格（42.2）	高齢者本人の認知症による言動の混乱（38.7）
息子	虐待者の性格や人格（50.1）	高齢者本人と虐待者の人間関係（42.9）	高齢者本人の認知症による言動の混乱（36.8）	高齢者本人の性格や人格（35.0）	虐待者の介護疲れ（28.3）
息子の配偶者（嫁）	高齢者本人と虐待者の人間関係（67.8）	高齢者本人の性格や人格（50.9）	虐待者の性格や人格（48.6）	配偶者や家族・親族の無関心（36.8）	高齢者本人の認知症による言動の混乱（31.7）

（文献5）による）

　ここでは、援助者の側からみた虐待の原因を、虐待者の続柄別に、上位5位まで示している。虐待者が「夫」あるいは「妻」の場合には、「虐待者の介護疲れ」が原因の第1位に挙げられているのに対し、「娘」「息子」の場合には「虐待者の性格や人格」が1位となっている。他方で、虐待者が「息子の配偶者（嫁）」の場合には、「高齢者本人と虐待者の人間関係」が1位である。「虐待者の介護疲れ」は、「娘」の場合は2位、「息子」の場合は5位となっており、「息子の配偶者（嫁）」の場合は上位5位に入っていない。

　このことは、日本においても、「介護疲れ」によるものと「家族関係」の困難さからくるものなど、2つあるいはそれ以上のサブカテゴリー化を検討し得る可能性を示唆しているといえる。O'malleyらの指摘にあるように、サブカテゴリー化は、援助者がアセスメントを行い、適切な援助方針を決定していくうえでも、重要な意味をもつと考えられる。

3　高齢者虐待への対応

❶ ガイドラインの作成と研修

　虐待の要因の究明と併行して、サービスの在り方も早くから論じられてきた。虐待が長期に遷延することは、高齢者本人にとっても、加害者にとっても好ましい状況ではなく、早期発見と早期の対応が必要とされる。早期発見を可能にするためには、高齢者に接する機会をもつすべての援助者に対して、虐待についての一定の知識をあらかじめ提供しておくことが望まれる。これらの知識の中には、虐待行為の諸類型と内容、発見の手がかりなどが含まれ、提供する方法として、ガイドラインの配布や研修の実施などが考えられる。

　さらに重要なのは、虐待に気づいた場合に、次にとるべき行動について、日頃から共通の理解が得られていることであろう。虐待を発見するのは、ホームヘルパーやデイサービス職員であることが多い。その場合に、発見した事実を誰に伝え、伝えられたメンバーはさらにどのように行動するべきなのかが明確になっていないと、援助者は疑惑や不安を抱えたまま悩み続けることになる。

❷ 援助の困難さ

　虐待事例にかかわることは、多くの援助者にとって困難な課題となっている。2003年全国調査においても、「事例への対応はどの程度、困難だと感じたか」という問いに対して、回答者の45.0％が「極めて対応に苦慮した」、43.0％が「多少の困難さは感じた」と答えている[6]。

　虐待がある、あるいは疑われる事例においては、虐待者と援助者の間に十分なコミュニケーションが成立していないことが多い。コミュニケーションが希薄であると、家族関係や家庭生活についての情報も限られ、全体的な状況を理解する手がかりを得ら

れない。そのためにアセスメントや援助方針の決定がなされず、関係形成はさらに困難になる、という悪循環の中で、時間が経過していくことになりがちである。

❸ 地域チームによる共同アセスメント

こうした状況を、特定の機関あるいは特定の職種のみで変えることは容易ではない。その地域で高齢者にかかわるメンバーがチームを形成し、情報を交換しながら、共同アセスメントを行い、役割を分担することで、援助の可能性は高まってくる。

高齢者に限らず、対人サービスの対応困難ケースにおいて、地域のチームが協同してかかわることにより、援助効果がより高まることは従来から指摘されている。1人の援助者から得られる情報は断片的で限られるが、複数の援助者の情報を総合することにより、全体像は把握しやすくなる。また、異なる専門性を背景にしているメンバーのさまざまな見解を重ねることで、より妥当なアセスメントが可能になる。さらに援助開始にあたっても、職種間で役割分担をするなど、きめ細かい方針を立てることが可能になる。ここで立てられたアセスメントと援助方針をチームメンバーが共有することが、援助の出発点になる。

❹ 担当窓口の設置

複数の機関や職種がかかわる場合には、特定の部署や担当者が中心となり、情報を収集し、必要に応じてカンファレンスを設定することが有効である。前述したように、高齢者の虐待事例は、複数の要因が相互依存的に絡まっていることが多く、アセスメントや援助方針の決定には、十分な知識と技術が必要となる。高齢者にかかわるすべての援助者に、この知識と技術の保持を求めることは現実的ではない。また、カンファレンスの構成メンバーも、問題事例の内容に応じて異なってくる。そのためには、とりわけ豊富な知識と技術をもった特定のメンバー

が担当者となり、必要に応じて助言したり、構成メンバーを選定してカンファレンスを設定するといった対応がなされることが望ましい。

❺ 横須賀市の例

日本の自治体において、高齢者虐待に対する施策の実施や体制の整備は、まだまだ十分になされていない。2003年全国調査において回答を寄せた2,589の自治体の中で、「専門チームを設置している」と答えたのは71自治体であり、全体の2.7％に過ぎなかった。

そうした中で、横須賀市（人口約43万、高齢化率17.4％）における取り組みが、先進例として注目されている。横須賀市では、介護保険の開始により相談事例が増えたことを契機にして、2001年より「高齢者虐待防止ネットワーク事業」を事業化、2004年には「高齢者虐待防止センター」を設置した。窓口は中央保健福祉センターが担当し、専任保健師2名が相談にあたっている。主な事業の内容は、①相談、②ネットワークミーティングの開催、③研修の実施、とされている。

この例にみられるように、担当窓口の設置にあたっては、必ずしも新たな担当組織をつくる必要はない。従来の組織を活用し、豊富な知識と技術をもった専門職員を配置することで、より充実した対応が可能になる。

●●● おわりに

高齢者虐待に対する日本国内の関心は決して高くないが、その中でも横須賀市の例のような先行的モデルが既に始まっている。高齢者虐待に適切に対応することは、言い換えれば、処遇困難事例に対する地域チームの力量を高めることにもつながってくる。虐待に対する体制の整備は、日本の高齢者保健・医療・福祉サービスそれ自体の充実と深くかかわっているといっても過言ではなかろう。

（伊藤淑子）

●文献

1) 医療経済研究機構：家庭内における高齢者虐待に関する調査．(財)医療経済研究・社会保険福祉協会，東京，2004.
2) Kosberg JI：Preventing Elder Abuse；Identification of High Risk Factors Prior to Placement Dicisions. The Gerontrogist 28 (1)：48-51, 1988.
3) O'malley TA, et al：Categories of Family-Mediated Abuse and Neglects of Elderly Persons. Journal of the American Geriatrics Society 32 (5)：362-369, 1984.
4) Saveman B, Hallberg IR：Interventions in Hypothetical Elder Abuse Situations Suggested by Swedish Formal Cares. Journal of Elder Abuse & Neglect 8 (4)：1997.

5) 医療経済研究機構：家庭内における高齢者虐待に関する調査．p107,(財)医療経済研究・社会保険福祉協会，東京，2004.
6) 医療経済研究機構：家庭内における高齢者虐待に関する調査．p125,(財)医療経済研究・社会保険福祉協会，東京，2004.

8. 高齢者の意思能力

1 自己決定と意思能力

　自己決定とは、自分のことを自分で決めることである。近代社会では、個人は、他人に危害を加えない限り、国家などの公的権力によって私的生活に干渉されない権利を有する。しかし、個人の自己決定が尊重される前提として、その人にある程度の精神機能が保たれている必要がある。例えば幻覚・妄想に支配されて行動する人が表明する意思を無条件にその人の意思として尊重するとすれば、周囲に混乱が生じるだけでなく、本人自身の生存さえ脅かされる可能性もある。したがって、このような場合には、無条件に自己決定を尊重するわけにはいかない。一方で、認知症や統合失調症のような精神機能に重大な影響を与えるような精神障害に罹患しているからといって、常にパターナリスティックな介入が正当化されるわけではない。適切な自己決定を行う前提として必要とされる判断能力、精神能力が意思能力である。意思能力のある者の行動・選択は、他人に危害を与えない限り本人の自己決定として尊重されなければならないし、意思能力がない者の行動・選択は、自己決定として無条件に尊重されるわけではない。そして、通常、成人については、意思能力がないと判断されない限り、意思能力があると推定される(意思能力推定の原則)。

　認知症やうつ病の罹患率は加齢に伴い急激に増加することが知られており、また、加齢に伴う身体機能の低下、認知機能の低下は、高齢者の精神機能にも影響を与える。意思能力に問題が生じるのは、何も高齢者の場合に限られるわけではないが、高齢者の場合には、精神障害のリスクや加齢による認知機能の低下などの問題もあり、意思能力の問題は、より重要な課題といえる。

2 法的概念としての意思能力、事理弁識能力、行為能力

　法的には、意思能力とは、「法律関係を発生させる意思を形成し、それを行為の形で外部に発表して結果を判断、予測できる知的能力」であり、意思能力の有無は「画一的、形式的にではなく、個々の法律行為について具体的に判断される」とされる[1]。この定義をみてもわかるように、財産行為を行うために必要とされる意思能力と婚姻・離婚・養子縁組みなどの身分行為を行うために必要とされる意思能力は異なる。また、同じ財産行為であっても、年金程度の収入の管理と不動産や多額の預貯金のような高額の財産管理とでは必要とされる意思能力は異なったものとなる。

　民法では、意思能力のない者(意思無能力者)のなした法律行為は無効とされる。しかし、意思無能力を理由として法律行為の無効を主張するためには当該行為時に意思無能力であったことを、意思無能力を主張する側が証明する必要があるが、その証明は困難な場合が多い。また意思無能力が証明された場合には事情を知らない(善意の)取引相手にとっては不測の損害が生じることになる。そこで、意思能力の完全でない者による法律行為は常に取り消し得るものと規定すること、すなわち本人が単独で法律行為を行う能力(行為能力)をあらかじめ制限しておくことによって、意思無能力の証明の困難さを回避し、また取引の安全を図る制度として民法には成年後見制度が設けられている。行為能力とは、「法律行為を単独で行うことができる法律上の資格」とされる[1]。成年後見制度などの対象者は行為能力が制限される

ため、制限能力者制度と呼ばれることもある。

また、後見開始などの審判に伴って行われる鑑定・診断では、「事理を弁識する能力」(事理弁識能力)が問題とされる。ここでいう「事理」とは、「法律行為の利害得失(利益・不利益)という趣旨」であり、「事理弁識能力」とは、知的能力、日常的な事柄を理解する能力(狭義の事理弁識能力)、社会適応能力の3つの概念をすべて統合した広義の判断能力とされる。事理弁識能力は、意思能力と同義であると説明されることも多いが、立法者によれば、「後見開始等の審判で問題とされる、『事理を弁識する能力』は、いわゆる判断能力という意味であり、意思能力とは同義ではない」[2]。法律行為を行った結果(法律行為に基づく権利義務の変動)を理解するに足る精神能力を指す意思能力は、有効な意思の存否を決するために、その有無のみが問題とされ、その程度は問題とされない。意思能力を有しながらも、取引の実際にあって、十分に自己の利害得失を認識して経済合理性に則った意思決定をするに足る能力が、法律行為における判断能力(事理弁識能力)である」としている。

3 能力判定の方法

諸外国の能力判定についてレビューした、イギリス法律委員会によれば、能力判定には結果(outcome)判定法、状態(status)判定法、機能(functional)判定法の3つのアプローチがあるという[3-5]。

結果判定法では、能力は本人の意思決定の結果によって判定される。つまり、本人の意思決定の結果が一般人の常識・規範に適合しているかどうかによって、能力の有無は決定される。したがって、実際の能力判定では、能力評価を行う人の価値観からみて本人の意思決定の結果が正しいか否かによって能力は評価されることになる。

状態判定法とは、本人の身体的、精神的状態(例えば年齢、疾病など)が、ある一定の状態に当てはまるか否かに応じて能力を判定する方法である。例えば、わが国では20歳未満の未成年者は原則として制限能力者とされているが、これは、年齢を基準とした状態判定法の代表例である。また、統合失調症と診断された人あるいは認知症と診断された人はすべて制限能力者と判定するというのも状態判定法である。

機能判定法とは、特定の意思決定をする際の本人の個人的な能力と意思決定に至る本人の主観的な思考過程に焦点を当てた能力判定の方法である。機能判定法では、自己の意思決定の一般的な内容と起こり得る結果を理解し、その意思決定を他者に伝達できるか否かによって能力は判定されることになる。機能判定法では、意思能力は法律行為一般に必要とされる能力としてではなく、「当該法律行為の具体的、個別的内容に即して、しかも被判定者の残存能力に応じて」変化する能力であることが前提である[3]。機能判定法による能力判定の特徴は、あくまでも特定の意思決定に関する本人の理解の程度であり、精神障害の有無やその程度などは判定の直接の対象とはならない。治療同意を例にとれば、その人が精神障害に罹患しているかどうかや、あるいはその人の精神障害が統合失調症か認知症かということは、精神障害の治療への同意に関する意思能力判定では当然評価の対象となる。しかし、がんの手術への同意に関する意思能力判定では、精神障害の有無や種類は評価の対象とはされない。がんの手術への同意に関する意思能力判定で評価の対象とされるのは、あくまでもがんという疾患やその手術についての理解や認識のみである。この点に、機能判定法がノーマライゼーション、自己決定権の尊重、残存能力の活用といった新しい理念に最も適していると評価される理由があるともいえる。

ところで、機能判定法の原則に忠実に意思能力判定を行うとすれば、すべての人が行う、あらゆる法律行為に関して、意思能力の判定が必要とされることになり、また、個々の意思決定を行うたびに、意思能力の判定が必要とされることになる。例えば、医療行為に関する同意を例にとれば、診療行為を受けることに関する同意、採血、画像診断、心理検査などの検査に関する同意、入院が必要な場合には入院に関する同意、さらに入院後に行われる個々の医療行為に関しても個別に意思能力の有無を検討する必要が生じる。これは極端にいえば、採血や注射をするたびに患者の意思能力の有無を確認する必要が生じることを意味しており、現実の臨床にはそぐわない。そのため、例えば、認知症の診療に関する同意能力があれば、認知症の診療に通常随伴する医療行為に関しては、同意能力があると推定するというように、ある程度、包括的な法律行為を想定した意

思能力判定が必要とされる。

精神症状や精神障害の診断と意思能力の有無に直接の関係はないことは種々の研究によって明らかにされている[6-8]。しかし、すべての人について厳密な意思能力判定を行うというのは、現実的ではない。意思能力推定の原則を考えれば、ある程度、意思能力に疑義が生じるような臨床状態をあらかじめ想定し、その臨床状態に該当する人について、能力判定を行うという方法をとるのが現実的である[5]。つまり、純粋な機能判定法を貫徹するのではなく、状態判定法と機能判定法を併用したアプローチをとるのが現実的といえる。

4 意思能力判定の構造

意思能力をめぐる用語や概念は、わが国に限らず、しばしば互換性のあるものとして混同して用いられている現状にある。しかし、意思能力判定の構造を明らかにするためには、法律学的概念と精神医学・心理学的概念とを明確に区分した用語・概念の定義が必要である。同じ治療同意に関する意思能力であったとしても、インフルエンザの予防接種を受けるために必要とされる意思能力とがんの手術を受けるために必要とされる意思能力とでは当然異なるはずである。あるいは財産行為にしても、お金を出してある物を得るという行為そのものは同じであっても、缶ジュースを自動販売機で買うために必要とされる意思能力と不動産の売買を行うために必要とされる意思能力とでは、当然異なるはずである。それでは、こうした意思能力の相違は精神医学・心理学の立場からはどのように考えるべきであろうか。この点については、意思能力判定を、①機能的能力（functional ability）、②キャパシティ（capacity）、③コンピタンス（competence）、の3つのレベルに分けて考えることが有益と考えられる（**表74**）[9]。

1. 機能的能力の判定

ある意思決定を行うときには、関連する種々の情報を収集し、得られた情報を理解し、論理的に操作し、さらに意思決定の結果を予測して、最終的にある意思決定の結果を表明するに至ると考えられる。例えば、自動販売機で缶ジュースを購入する場合でも、自動販売機の前に行って缶ジュースの種類や値段を見比べ、そのときの自分の希望や持っているお金などを考慮し、最終的に1つの缶ジュースを購入することを決定し、お金を投入してボタンを押すのである。このように、缶ジュースを購入するという単純な意思決定でさえも、関連する種々の情報を収集し、比較検討し、選択するという心理的過程を経て行われるものである。機能的能力とは、こうした意思決定に至る心理過程の各段階において必要とされる精神機能を指している。

意思決定に関する機能的能力の中核をなすのは、AppelbaumとGrissoが医療行為に対する同意に関する研究や判例の分析をもとに提示した[6)10)]、①意思決定に関連する情報を理解する［理解（understanding）］、②得られた情報を論理的に操作する［論理的思考（reasoning）］、③意思決定の行われる状況や意思決定の結果を認識している［認識（appreciation）］、④意思決定の結果（選択）を他者に伝達する［選択の表明（expressing a choice）］、の4つの能力であると考えられている[5)10)11)]。

❶ 理解（understanding）

意思決定に関連する情報の性質と目的を一般的な意味で理解していること。意思決定に関連する情報をわかりやすい一般的な言葉で言い換えること、可能な選択肢を提示することによって確認される。

❷ 論理的思考（reasoning）

意思決定に関するさまざまな選択肢の利益とリスクを比較すること。意思決定の結果そのものではなく、意思決定のプロセスに焦点を当てた評価が必要である。意思決定の結果は、内的に首尾一貫したものであり、その人が元来もつ信条とも整合性のとれたものである必要がある。

❸ 認識（appreciation）

意思決定の行われる状況や意思決定の結果を認識

表74 ● 意思能力判定の構造

機能的能力（functional ability）	認知機能	⇒次元的（連続量）
キャパシティ（capacity）	臨床的状態	⇒範疇的（あり・なし）
コンピタンス（competence）	法的身分	⇒範疇的（あり・なし）

（文献9）をもとに作成）

していること。理解と似た概念であるが、理解とは、その意思決定に関連する情報をわかっていることであるのに対して、認識とは、ただ情報をわかっているだけではなく、その情報を、その意思決定を行うときのわが身の状況に置き換えてわかっているということである。

❹ 選択の表明（expressing a choice）

ある意思決定の結果を他者に伝達することができること。この基準では、意思決定の結果を単純に他者に伝達できるということだけでなく、意思決定の結果が一定である必要がある[この部分を情報の保持（retain）として独立した要素として取りあげる考え方もある][5]。二律背反した考えをもっている場合、決めたことを理由もなしにころころ変えるような場合には、選択の表明ができないと考えられる。

ある意思決定を行うためにどのような機能的能力が必要とされるかは、その意思決定の内容や予測される結果（利益や危険性）によって異なる。缶ジュースを買う場合と不動産を購入する場合とを考えてみればわかるように、これは意思決定の各過程において処理する必要のある情報の質や量の相違によるものである。つまり、処理すべき情報の質・量の相違によって、その意思決定に必要とされる機能的能力は異なったものとなるのである。

機能的能力とは、知能のように、精神医学や心理学で通常行われる認知機能評価によって判定可能な能力であり、連続量として測定される次元的（dimensional）現象である。言い換えれば、機能的能力とは、精神医学的・心理学的に客観的に評価することが可能な認知機能としての意思能力である。

2. 機能的能力評価のための評価尺度

近年、それぞれの領域における機能的能力を評価するための評価尺度が作成されている。主なものは、以下のとおりである。

医療行為に関する同意に要する認知機能（機能的能力）に関する評価尺度としては、MacArthur Competence Assessment Tool-Treatment（MacCAT-T）[6]、Hopkins Competency Assessment Test（HCAT）[12]、Capacity to Consent to Treatment Instrument（CCTI）[13]、などがある。わが国では北村らが、Structured Interview for Competency Incompetency Assessment Testing and Ranking Inventory（SICIATRI）を開発している[7]。

このうち、研究目的でも使用されることの多い評価尺度は、AppelbaumとGrissoによるMacArthur Competence Assessment Tool-Treatment（MacCAT-T）である。この評価尺度では、治療同意に関する機能的能力は、①選択の表明（expressing a choice）、②理解（understanding）、③認識（appreciation）、④論理的思考（reasoning）、の4つの下位概念（ability）から構成される構成概念として捉えられており、疾患・治療に関する情報開示の後に、患者の疾患・治療に関する理解・認識・論理的思考を評価するための質問が行われる。

財産管理能力については、アメリカのMarsonらのグループは[14)15)]、コミュニティで自立した生活を送る高齢者に必要とされる財産管理能力を評価するための評価尺度としてFinancial Capacity Instrument（FCI）を作成している。表75に示したようにFCIは9つの活動領域、18の下位課題から構成されている。また、わが国では、松田らのグループ[16]がFCIを参考に独自に、金銭管理能力を評価する尺度（Financial Competency Assessment Tool；FCAT）を作成している。FCATは、①基本的金銭スキル、②金銭概念、③金融機関の利用、④物品購入、⑤金銭的判断、⑥収支の把握、の6領域から構成されている。

こうした評価尺度は、従来の知能検査や認知機能検査と比較して、治療同意や財産管理に要する機能的能力をより直接的に評価でき、また、評価手続きの斉一性が担保されるために評価者による判定のぶれが少なくなるという利点がある。しかし、これらの評価尺度は、現段階では、知能検査におけるWAIS-Rなどのような標準化は行われていない。また、capacity、competencyという名称が与えられてはいるが、これらの評価尺度はあくまでも機能的能力（functional ability）の評価尺度である[17]。

3. キャパシティの判定

キャパシティとは、医師によって判定される臨床状態（clinical status）であり、その人がある意思決定に関して、その人のおかれている状況の下で、意義のある意思決定を行えるかどうかに関する評価を指す。つまりキャパシティは、次元的現象である機能

表75 ● Revised Financial Capacity Instrument(FCI)の概要

活動領域	課題	課題の具体的内容
①基本的金銭スキル	貨幣の名前 貨幣の相互関係 貨幣の計算	コイン・紙幣の名称を同定できる コイン・貨幣の相対的価値を示せる 複数のコイン・紙幣の合計金額を数えられる
②財産管理に関する概念的知識	財産管理に関する概念の定義 財産管理に関するその応用	種々の財産管理に関する概念を定義できる 財産管理に関する概念を応用し計算できる
③現金による取引	食料雑貨品1点の購入 食料雑貨品3点の購入 自動販売機の使用 チップ	食料雑貨品1点を購入するシミュレーションとおつりの確認 食料雑貨品3点を購入するシミュレーションとおつりの確認 自動販売機で使用する小銭を把握し、おつりを確認する チップの習慣を理解し、請求額に見合うチップを計算する
④小切手帳の管理	小切手帳の理解 小切手帳の使用	小切手帳の使用方法を説明できる 小切手帳を使用して支払うシミュレーション
⑤銀行口座計算書の管理	銀行口座計算書の理解 銀行口座計算書の使用	銀行口座計算書について説明できる 銀行口座計算書の個々の取引を同定できる
⑥財産に関する判断	郵便による詐欺商法を見破る 電話による詐欺商法を見破る	詐欺商法の勧誘手紙のリスクを認識し、説明できる 詐欺商法の勧誘電話のリスクを認識し、説明できる
⑦請求書の支払い	請求書の理解 請求書に優先順位をつける 請求書を郵送する準備	請求書の意味と目的を説明できる 延滞した公共料金請求書を同定できる 請求書や小切手を郵送するシミュレーション
⑧自分の財産状況に関する知識		流動資産の所有権や不動産の所有状況を述べられる
⑨投資に関する意思決定		オプションを理解し、収益を確定し、意思決定する
全般的財産管理能力		各領域・課題の合計得点

(文献14)による)

的能力とは異なり、「あり」か「なし」かの二分法で判定される範疇的(categorical)現象である。

一般に、機能的能力のように連続量として測定される次元的現象を、キャパシティのような範疇的現象へと変換するためには、連続量のどこかに閾値(区分点)を設定し、その閾値を基準として能力「あり」・「なし」と分類する必要がある。こうした次元的現象を範疇的現象へと変換する作業は、医学でもしばしば行われている。医学では、次元的現象(例えば血圧値)を範疇的現象(例えば高血圧症として治療の対象とするかどうかの判断)へと変換するための閾値の設定は、多数の人を対象とした研究を行い、治療が必要な人と不要な人とを鑑別するためには連続量のどこを閾値とするのが最も合理的であるかを検討して決定される。意思能力の判定についても、一般人の平均的な機能的能力を基準にして能力の有無を判定するための閾値を設定することも不可能ではないかも知れない。しかし、こうした方法で意思能力を判定するとすれば、認知症や知的障害の人のほとんどは能力なしと判定される可能性が高い。確かに、機能的能力の4つの下位概念(理解、論理的思考、認識、選択の表明)のそれぞれが平均以上であることは、その人がキャパシティを有して

いることを示す所見といえよう。しかし、機能的能力が平均以下であることは、その人がキャパシティを欠く可能性を示唆する所見ではあるが、そのことだけでキャパシティがないと判定することはできない。キャパシティの判定は、その人の背景要因を検討したうえで、本人の自己決定権の尊重(自律性)と本人の最善の利益(保護)という2つの要素のバランスを考慮して決定されなければならないのである[6]。つまり、機能的能力からキャパシティへの変換にあたって必要とされる閾値は、一般人の平均的な機能的能力を基準にして設定されるものではなく、その人の背景要因を考慮したうえで個別に設定されるべきものである。意思能力判定においては、こうした個別の臨床的評価こそが「Gold Standard」である[11]。

治療同意に関する機能的能力(認知機能)の評価が仮に同じであったとしても、提案されている治療が、がんの手術である場合と風邪薬の服用である場合とでは、当然キャパシティの有無の判定結果は異なったものとなるであろう。それは、前者が時には生命への危険をも伴うリスクの高い治療であるのに対して、後者のリスクは極めて低いと考えられるからである。また、がんの治療のように治療法にいくつかの選択肢がある場合には、患者の意思決定の結果

（治療法の選択）が、医師が患者の最善の利益を考慮して推奨した治療法と一致している場合とそうでない場合とでは、やはり意思能力判定の結果は異なったものとなるであろう。それは、患者が利益の可能性が低く、リスクが高い治療法を選択した場合には、患者の最善の利益（医師の推奨する治療法）より患者の自己決定（患者の選択した治療法）が尊重されるためには、患者により高い判断能力が要求されると考えられるからである。つまり、キャパシティの判定では、患者の意思決定の結果が、患者の最善の利益、すなわち、通常の理性的な人が行う意思決定の結果と一致しているかどうかも評価の対象となってくるのである。これに対して、機能的能力の判定では、意思決定のプロセスにおいて必要とされる認知機能のみが評価の対象であり、意思決定の結果は評価の対象とはされないのである。

このように、キャパシティの判定は、一般に意思決定の種々の背景要因を検討し、本人の自己決定の尊重（自律性）と本人の最善の利益（保護）という2つの要素のバランスを考慮して決定される。但し、ノーマライゼーションや自己決定の尊重に重要な価値がおかれている現代の社会では、より自律性を重視した判定が必要とされており、自律性と保護のバランスをとる「判断能力の秤」は、最初から自律性を重視するように支点が設定されている[6]。そして、自律性という要素には当然、本人の趣味・嗜好・信条などといった本人の価値観が、そして、保護という要素には、社会一般の価値観、より正確にいえば評価者自身が社会一般の価値観と信じる価値観が程度の差はあれ反映される。その意味でいえばキャパシティの判定には価値判断的な要素が含まれる。しかし、それはあくまでも法律的な意味での規範的な判断とは異なる次元のものである。

4. コンピタンスの判定

コンピタンスとは、法律関係者、特に裁判官によって判定される法的身分（legal status）であり、その人がある法律行為を単独で行うために必要とされる能力を備えているかどうかについての評価を指す。コンピタンスはキャパシティと同様に「あり」か「なし」かの二分法で判定される範疇的現象である。コンピタンスの判定は、通常、医師によるキャパシティの判定結果に基づいて行われることにな

る。しかし、キャパシティの判定においては、その人個人の背景要因のみが考慮されるのに対して、コンピタンスの判定では、法律の規定や判例などをも考慮した規範的、かつより普遍的な判定が必要とされる。

5 高齢者医療の現場における意思能力判定

医療行為に対する同意は日常臨床でも問題になることが多いが、高齢者医療に関しては、その対象者の特性を考えれば、ほかの医療現場以上に、意思能力の判定は、法的にも倫理的にも重要な課題である。

機能判定法と状態判定法を併用したアプローチをとるとすれば、精神障害、とりわけ重篤な認知機能の障害を伴うことが知られている精神障害に罹患している人に関しては、意思能力に問題がある可能性を考慮した対応が必要である。認知症の場合でいえば、軽度の認知症の場合には、意思能力が保たれている可能性が高く、中等度以上の認知症の場合では、意思能力に問題がある可能性が高い。うつ病の場合でも、重症のうつ病で、妄想などが存在する場合には、意思能力に問題が生じている可能性が高い。また、精神障害のない高齢者の場合であっても、加齢による認知障害が存在している可能性はあり、注意が必要である。

日常の臨床場面を考えると、どのような疾患に罹患しているのか、どのような医療行為を行うのか、なぜそのような医療行為を行う必要があるのか、その医療行為にはどのような効果と副作用が予測されるのかについて、わかりやすい言葉で説明を行い、その理解の程度を確認するための質問を行うことが有用である。本人の回答が何にでも「はい、はい」と答えてしまうようであれば、質問の仕方を工夫し、「いいえ」と答えるのが適切な質問を行い、「いいえ」と答えられるかどうかを確認してみるのも一法である。

また、MMSE（Mini-Mental State Examination）のような簡易な認知機能評価テストの得点と、例えばMacCAT-Tのような課題特異的な意思能力（機能的能力）評価尺度の得点との間には、ある程度の相関があることが明らかにされている[8,18]。一般に認知症のスクリーニング検査として使用される種々の知能検査には、記憶、見当識、抽象思考、視空間認知、

構成、判断などの機能を反映する項目を有しており、それらの得点も、ある程度は意思能力を反映していると考えられる[19]。MMSEや改訂長谷川式簡易知能評価スケール（HDS-R）の得点だけで、意思能力の有無を判定できないのは当然である。しかし、これらの得点がいわゆる正常域以上であることは、その人が少なくともそれほど複雑ではない法律行為に関しては意思能力を有している可能性を示唆する所見であり、こうした検査の得点が正常域以下であることは、その人の意思能力に問題がある可能性が高いことを示唆する所見と考えられる。こうしたMMSEやHDS-Rの可能性と限界とをわきまえたうえで、その得点をスクリーニングのための指標として利用することも可能である[18]。

斎藤は、意思能力に疑義のある患者の医療行為に関しては、まず医療上の必要性・妥当性を十分に検討し、医師としてその治療を行うべきであるか否かを判断することが肝心であり、その後、本人・家族の同意を求め、妥当な結論が得られるような努力をし、そのプロセス、判断の根拠を診療録に記載することの重要性を説いている[20]。高齢者の診療を行う場合には、早期に神経心理学的なアセスメントをきちんと行っておくことが、医療に関する判断を行う場合の重要な根拠になり、後で係争が起こった場合でも、意思能力の有無をめぐる不毛な水かけ論を未然に防ぐ効果もあるとしている。

6 意思能力がないと判定された場合

意思能力がないと判定された場合には、代行決定を行うことになる。しかし、わが国の現状では、代行決定に関する法的枠組みは十全とは言い難い。例えば、医療行為については、わが国では、しばしば、家族による代行決定が行われることが多いが、これに関しても特段の法的根拠があるわけではない。

財産行為に関しては、成年後見など開始の審判を申立て、成年後見人などが選任されれば、その権限の範囲内で成年後見人などに財産行為の代行をしてもらうことができる。しかし、家庭裁判所によって選任される法定後見人は、医療行為に関しては、財産行為の延長と考えられる診療契約を締結する権限はあっても、医的侵襲に関する同意権（インフォームド・コンセントの代行）はないとされている。実際、現行の成年後見制度の鑑定にしても手引きなどで事理弁識能力を「自己の財産を管理する能力」と言い換えているように、事実上財産管理に関する能力の判定を行っているだけであって、成年後見人などの同意をもって本人の同意に代えるわけにはいかない。

本人が医療行為を拒否した場合はもとより、本人が医療行為を拒否しない場合であっても、本人の意思能力に疑義がある場合には、医療行為に関する説明を家族や後見人などの第三者に対しても行い、その同意を得ておくことが望ましい。こうした家族や後見人などの同意の存在は、法的に医的侵襲を正当化する同意とはいえないまでも、その医療行為が医師の専断によって行われたものではないことを証明するためにはある程度有効と考えられる。

なお、精神障害者の精神科治療に関しては、原則として、精神保健福祉法の規定に基づいて行われることになり、入院に関しては保護者による代行決定が行われる（医療保護入院）。しかし、入院後の治療に関しては、ロボトミー手術をめぐる訴訟が示すように、医療行為の必要性や妥当性に疑義のあるような医療行為に関しては、たとえ保護者が同意していたとしても、それだけでは正当化されない場合もある。

〔五十嵐禎人〕

● 文献

1) 法律用語辞典第2版．有斐閣，東京，2000.
2) 小林昭彦，原 司：平成11年民法一部改正等の解説．法曹会，2002.
3) 新井 誠：高齢社会の成年後見法（改訂版）．有斐閣，東京，1999.
4) The Law Commission : Mentally Incapacitated Adults and Decision-Making ; An Overview. Consultation Paper No119, HMSO, London, 1991.
5) Wong JG, Clare IC, Gunn MJ, et al : Capacity to make health care decisions ; its importance in clinical practice. Psychol Med 29(2) : 437-446, 1999.
6) Grisso T, Appelbaum PS : Assessing Competence to Consent to Treatment ; A Guide for Physicians and Other Health Professionals. Oxford University Press, New York, 1998〔北村總子，北村俊則（訳）：治療に同意する能力を測定する；医療・看護・介護・福祉のためのガイドライン．日本評論社，東京，2000〕．

7) 北村總子，北村俊則：精神科医療における患者の自己決定権と治療同意判断能力．学芸社，東京，2000.
8) Raymont V, Bingley W, Buchanan A, et al：Prevalence of mental incapacity in medical inpatients and associated risk factors ; cross-sectional study. Lancet 364 (9443) : 1421-1427, 2004.
9) 五十嵐禎人：成年後見制度と意思能力判定の構造．老年精神医学雑誌 14：1228-1239, 2003.
10) Appelbaum PS, Grisso T：Assessing patients' capacities to consent to treatment. N Engl J Med 319 (25) : 1635-1638, 1988.
11) Fazel S：Competence. Psychiatry in the Elderly, 3rd ed, Jacoby R, Oppenheimer C (eds), pp941-950, Oxford University Press, Oxford, New York, 2002.
12) Janofsky JS, McCarthy RJ, Folstein MF：The Hopkins Competency Assessment Test ; a brief method for evaluating patients' capacity to give informed consent. Hosp Community Psychiatry 43 (2) : 132-136, 1992.
13) Marson DC, Ingram KK, Cody HA, et al：Assessing the competency of patients with Alzheimer's disease under different legal standards ; A prototype instrument. Arch Neurol 52 (10) : 949-954, 1995.
14) Griffith HR, Belue K, Sicola A, et al：Impaired financial abilities in mild cognitive impairment ; a direct assessment approach. Neurology 60 : 449-457, 2003.
15) Marson DC, Sawrie SM, Snyder S, et al：Assessing financial capacity in patients with Alzheimer disease ; A conceptual model and prototype instrument. Arch Neurol 57 : 877-884, 2000.
16) 熊沢佳子，松田　修，櫻庭幸恵，ほか：アルツハイマー病患者の金銭管理能力と認知機能の関連；Financial Competency Assessment Tool (FCAT) による検討．老年精神医学雑誌 15 (10) : 1177-1185, 2004.
17) Kim SY, Karlawish JH, Caine ED：Current state of research on decision-making competence of cognitively impaired elderly persons. Am J Geriatr Psychiatry 10 (2) : 151-165, 2002.
18) Kim SY, Caine ED：Utility and limits of the mini mental state examination in evaluating consent capacity in Alzheimer's disease. Psychiatr Serv 53 (10) : 1322-1324, 2002.
19) 西村　健：痴呆性高齢者の意思能力．臨床精神医学 29 (6) : 593-596, 2000.
20) 斎藤正彦：第13章高齢者精神医学における法と倫理．老年精神医学講座，日本老年精神医学会（編），pp189-204, ワールドプランニング，東京，2004.

9. 高齢者の離婚

はじめに

日本には協議離婚、調停離婚、審判離婚、裁判離婚がある。審判離婚は極めて少ない。大まかにいえば、離婚の90％は協議離婚、1％弱が裁判離婚、残りが調停離婚である。

本稿では、離婚全体の趨勢にも触れるが、調停離婚、裁判離婚を中心に据えて報告する。その中で、精神科医の関心に従って、老年期に頻度が高いとされる妄想状態、うつ状態、認知症が離婚とどのように関連するのかを述べたい。

1　高齢者にみる離婚の趨勢

表76に示すように、老年期の離婚が全体に占める割合は低い。区分人口1,000人あたりの件数でみれば、老年期の離婚がいかに少ないかがわかる。

人口動態統計からは1975年以降40歳以上の離婚が増加傾向にあることが指摘されている[1,2]。しかし、表77でわかるように、これは中年期に当てはまることで、老年期では区分人口1,000人あたりの件数でみれば1990年まで横ばいであった。そして、1990年以降わずかながら増加傾向を示している。

今日の離婚増加の要因としては、離婚についての破綻主義を社会が是認するようになった流れも指摘できる。しかし、それにもまして重要な要因として、女子労働の発展、とりわけ有配偶女子労働者の増加が挙げられている[3]。「女が自分で生活の資を得る手段をもたぬ限り、離婚は女にとって抽象的な可能性であるに過ぎない」からである[4]。

表77で、老年期では区分人口1,000人あたりの数字が人口動態統計と司法統計で近いものになっている。他方、中年期では人口動態統計の数字の方が大きくなっている。これは、老年期の離婚全体の数と

第2部 ●疾患総論

表76 ●同居を止めたときの年齢別にみた年次別離婚件数百分率(夫・妻)　　　(各届出年に同居を止めたもの)

	年次	総数	～19歳	20～24	25～29	30～34	35～39	40～44	45～49	50～54	55～59	60～64	65歳～
夫	1975	74,227	0.2	9.5 (1.55)	28.6 (3.94)	24.0 (3.87)	15.2 (2.70)	10.4 (1.87)	5.9 (1.20)	2.8 (0.80)	1.5 (0.53)	0.9 (0.35)	1.1 (0.20)
	1980	89,361	0.2	5.3	19.4	27.9	19.2	12.0	8.2	4.2	1.8	0.9	1.0
	1985	110,085	0.3	5.7	14.2	20.8	22.3	15.5	10.1	6.1	2.9	1.0	1.1
	1990	104,522	0.3	7.1	16.8	18.5	17.6	16.8	10.8	6.1	3.4	1.5	1.1
	1995	137,209	0.3	8.1	18.3	18.9	14.4	13.2	12.5	7.3	3.8	1.8	1.3
	2000	194,122	0.4	6.6 (3.01)	18.2 (7.21)	20.1 (8.94)	15.3 (7.35)	11.4 (5.72)	10.2 (4.46)	9.0 (3.36)	4.7 (2.15)	2.3 (1.19)	1.8 (0.39)
妻	1975	74,227	1.2	20.1 (3.33)	32.1 (4.46)	19.2 (3.10)	12.1 (2.14)	7.5 (1.36)	4.1 (0.83)	2.1 (0.49)	0.9 (0.26)	0.4 (0.13)	0.3 (0.04)
	1980	89,361	0.9	11.8	25.8	25.5	16.0	9.5	5.7	2.8	1.2	0.5	0.3
	1985	110,085	1.2	11.2	19.5	20.4	20.3	13.2	7.4	3.9	1.8	0.7	0.4
	1990	104,522	1.3	13.0	22.7	17.7	15.5	14.1	8.2	4.1	2.0	0.9	0.5
	1995	137,209	1.0	14.0	23.2	18.7	12.7	11.3	10.0	5.1	2.3	1.1	0.7
	2000	194,122	0.9	10.2 (4.90)	24.2 (9.93)	20.9 (9.58)	14.1 (6.92)	9.8 (4.99)	8.1 (3.57)	6.3 (2.36)	2.9 (1.29)	1.4 (0.71)	1.0 (0.16)

( )内は、区分人口1,000人あたりの件数を示す。　　　　　　　　　　　　　　　　　　　　(「人口動態統計」より作成)

表77 ●中年期・老年期が占める百分率の年次変化(夫・妻)

	夫				妻			
	中年期(40～64)		老年期(65～)		中年期(40～64)		老年期(65～)	
年次	人口動態統計	司法統計	人口動態統計	司法統計	人口動態統計	司法統計	人口動態統計	司法統計
1975	21.5(1.11)	34.1(0.70)	1.1(0.20)	1.6(0.17)	15.0(0.70)	25.4(0.85)	0.3(0.04)	0.6(0.05)
1980	27.1(1.50)	37.2(1.07)	1.0(0.21)	1.6(0.16)	19.7(1.00)	28.0(0.74)	0.3(0.05)	0.6(0.05)
1985	35.6(2.16)	43.6(1.09)	1.1(0.23)	1.8(0.17)	27.0(1.54)	34.0(0.81)	0.4(0.06)	0.8(0.05)
1990	38.6(1.94)	48.3(1.02)	1.1(0.20)	2.3(0.17)	29.3(1.44)	38.9(0.81)	0.5(0.06)	1.3(0.07)
1995	38.6(2.45)	46.9(1.12)	1.3(0.24)	2.7(0.19)	29.8(1.85)	38.5(0.90)	0.7(0.09)	1.6(0.08)
2000	37.6(3.39)	45.3(1.24)	1.8(0.39)	3.6(0.23)	28.5(2.55)	37.3(1.01)	1.0(0.16)	2.2(0.10)

人口動態統計は、離婚全体の件数の百分率を示す。司法統計は、全家庭裁判所に申し立てられた婚姻関係事件数の百分率を示す。
( )内は、区分人口1,000人あたりの件数を示す。

家裁への申立件数が近いことを意味する。老年期では協議離婚で解決することが困難で、家裁に申し立てられやすいことを反映している。

老年期の離婚は、離婚の多い中年期を既に経過した、いわば選択された夫婦に関してのことになる。このことが老年期の離婚が少ない理由の1つになっているだろう。とはいえ、他方で、心理的離婚の状態にあっても、離婚による解決が困難な経済的事情も理由の1つになっているだろう。

2　家庭裁判所医務室での経験から(調停離婚)

高齢者の「夫婦関係調整」事件では離婚成立の率が比較的低くなっている[1)2)]。このことは、調停を行っても問題は未解決のまま終局するものが多いことを意味している。離婚給付で老後を支える扶養の問題が大きな争点となり、離婚後の生活の見通しが立ちにくい。老後の生活保障が覚つかない日本の現状にあって、老年期の離婚にはブレーキがかかっているといえよう。

筆者が調停に関与した老年期の当事者29例についてまとめたのが表78である。この表から読み取れる特徴を以下に箇条書きにしてみる。

①離婚成立が1件のみと極めて少ない。司法統計によれば、東京家裁では約1/3が離婚成立で終局しているのに比べて、極めて特徴的な所見である。これらの事例の調停は、病気による解決困難と離婚給付での解決困難によって特徴づけられる。筆者による事例呈示は、このことを具体的に示している[5)6)]。

②妄想状態が事件に深く関連している事例が21例を数える。このうち18例は非統合失調症性の妄想状態で、老年期の離婚問題との関連が強いことがわかる。

表78 ●医務室が関与した老年期の「夫婦関係調整」事件

事例番号	性別	年齢(歳)	申立人・相手方	診断	申立て主旨	申立て時同居・別居	終局結果
1	男	74	申	妄想状態（嫉妬妄想）	円満	別居	C（取下）
2	男	73	申	妄想状態（嫉妬妄想）、脳梗塞後遺症	離婚	別居	C（不成立）
3	男	70	申	嫉妬妄想	離婚	別居	C（不成立）
4	男	83	申	嫉妬妄想	離婚	別居	C（不成立）
5	男	67	申	嫉妬妄想	離婚	別居	C（不成立）
6	男	68	申	統合失調症（妄想状態）	円満	同居	C（取下）
7	男	65	申	遷延性うつ病	離婚	別居	C（取下）
8	男	65	申	性格十脳梗塞後遺症	円満	別居	C（不成立）
9	男	81	申	境界領域の知能	離婚	別居	C（不成立）
10	男	70	相	妄想状態（嫉妬妄想）	離婚	別居	C（取下）
11	男	69	相	妄想状態	離婚	別居	C（不成立）
12	男	68	相	嫉妬妄想	離婚	別居	C（不成立）
13	男	66	相	統合失調症（嫉妬妄想）	離婚	別居	C（不成立）
14	男	65	相	アルコール症（嫉妬妄想）	離婚	同居	C（不成立）
15	男	65	相	アルコール症	離婚	別居	C（不成立）
16	女	68	申	妄想状態（嫉妬妄想）	離婚	別居	C（不成立）
17	女	69	申	妄想状態	離婚	別居	B（円満）
18	女	77	申	妄想状態	離婚	別居	C（取下）
19	女	70	申	妄想状態（嫉妬妄想）	離婚	同居	C（不成立）
20	女	75	申	嫉妬妄想	円満	別居	B（別居）
21	女	78	申	嫉妬妄想	円満	同居	C（取下）
22	女	75	申	嫉妬妄想	円満	同居	C（不成立）
23	女	68	申	嫉妬妄想	円満	同居	C（不成立）
24	女	72	申	統合失調症（欠陥状態）	離婚	同居	C（不成立）
25	女	67	申	統合失調症（欠陥状態）	離婚	別居	C（不成立）
26	女	65	申	アルコール症	離婚	別居	A（離婚）
27	女	68	相	嫉妬妄想	離婚	別居	C（不成立）
28	女	67	相	統合失調症（嫉妬妄想）	離婚	同居	C（不成立）
29	女	72	相	心因反応	円満	同居	

非統合失調症性の妄想状態を「妄想状態」と表記した。「妄想状態（嫉妬妄想）」は嫉妬妄想以外の妄想もみられたことを示している。嫉妬妄想だけの場合は「嫉妬妄想」と表記した。
終局結果のABCは、A：調停離婚、B：婚姻継続で調停成立、C：不成立・取下・なさず、の分類を示す。

③嫉妬妄想が17例を数える点は「夫婦関係調整」事件の特徴を反映している。図59、60に嫉妬妄想が争点の中心になっていた事例の年齢分布を示した。Lagacheの分布に比べて高齢の方にずれた分布となっている。家裁で事例化するまでの時間経過が大きな要因になっているだろうと推定される。Lagacheが指摘した女性における二峰性の特徴ははっきりしないが、50代の女性に多いことは明らかである。

性差について、Pauleikhoffは男46例、女11例[7]、Lagacheは男29例、女21例[8]、を報告している。嫉妬妄想は女性よりも男性に多いとする説が有力である。ところが、筆者の事例では男31例、女44例と女性に多くなっている。大阪家裁堺支部の宮崎の報告も男10例、女12例となっている[9]。わが国では女性に多いとする倉持の指摘もある[10]。しかし、この主張の根拠は説得性に乏しいと筆者は考え、自験例での性差をわが国の特徴とは考えない。これは家裁という場に規定された所見である。家裁では女性が多くなる理由として、妄想状態の人は申立人になりやすいこと[11]、女性は申立人になりやすいことを挙げておく。「夫婦関係調整」事件全体の申立人の男女比は3：7程度となっている。

中年期の事例が75例中48例（64.0％）を占める。しかし、老年期にも嫉妬妄想の事例は17例（22.7％）と多く、老年期の「夫婦関係調整」事件に占める割合は高いものとなっている。

④統合失調症は5例を数えるに過ぎない。医務室技官が関与する「夫婦関係調整」事件のすべての事例の半数以上は統合失調症で占められているのに比べて、老年期では統合失調症の事例が少ない。

⑤男性病者における申立人と相手方の比は3：2、

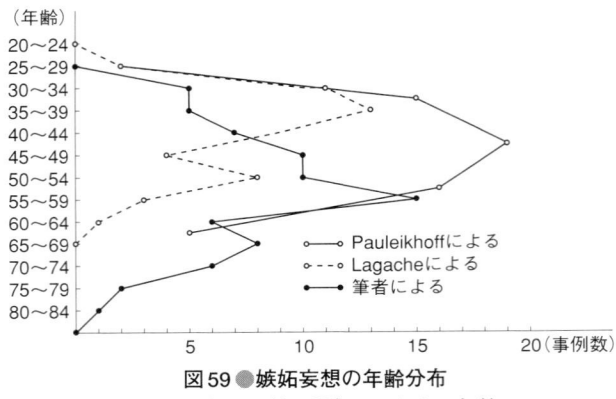

図59 ● 嫉妬妄想の年齢分布
筆者が最初に調停で関与したときの年齢。
（Lagacheの図は宮本忠雄：嫉妬妄想の臨床と精神病理. 臨床精神医学 6：527-535, 1977による、Pauleikhoffの図はPauleikhoff B：Der Eifersuchtswahn. Fortschr Neurol Psychiat 35：516-539, 1967による）

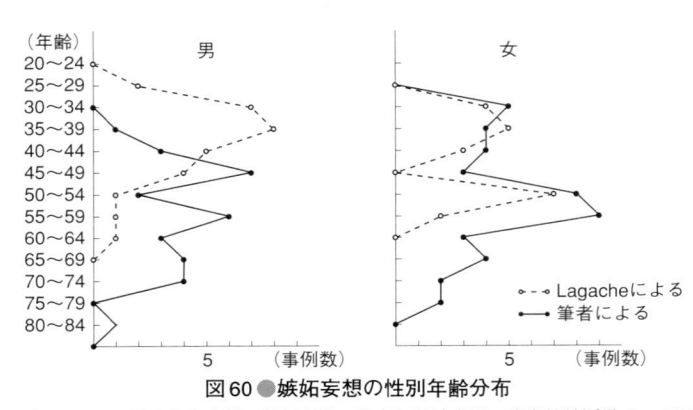

図60 ● 嫉妬妄想の性別年齢分布
（Lagacheの図は宮本忠雄：嫉妬妄想の臨床と精神病理. 臨床精神医学 6：527-535, 1977による）

女性病者においては11：3となっている。これは、③の性差のところで挙げたのと同じ理由で説明できる。

⑥申立て時に既に別居している夫婦は20例を数える。特に男性病者の場合は2例を除いてすべて別居している。これは妄想に基づく暴力から妻が逃げ出さざるを得ない事情が多いことを反映しているだろう。このような場合、妻の経済事情には厳しいものがある[6]。

⑦うつ病の事例は1例みられた。老年期に限らず、うつ病では離婚になりにくいことが指摘されている[12]。しかし、病相の頻発化、遷延化がある場合、うつ病でも家裁の事例になることがある。この場合、遷延化の原因が配偶者の態度にあるとして、病者が申立人となることが多い。「攻撃と依存」をめぐる問題がうつ病の夫婦では重要と思われる[13]。

⑧認知症の事例はみられない。筆者は夫がアルツハイマー病の初期にある夫婦の調停を1例報告したことがあるが[6]、これは中年期のもので、老年期の調停で認知症を理由とした事例をみたことがない。おそらく、老年期の認知症では介護が問題となり、離婚は問題とならないのではないか。

3 判例にみる離婚（裁判離婚）

ここでは、第一に、認知症における離婚問題を考えるために、アルツハイマー病における離婚認容の判例（長野地裁平成2年9月17日判決）を取りあげる。この判例は当時マスコミでも大きく取りあげられ

た。次に、この判例に関連して、脳器質性障害での離婚についての判例を2つ取りあげる。但し、これらの判例はいずれも中年期の夫婦を扱ったものである。第二に、精神障害とは関連のない老年期の離婚の判例に言及する。

1．脳器質性障害における離婚

❶アルツハイマー病における離婚認容の判例(判例時報1366号111頁)

a．事件の概要

1971年に結婚。10年くらい後に、就寝中に失禁したり、自宅がわからなくなったりし、1983年に入院検査の結果、アルツハイマー病とパーキンソン病に罹患していると診断された。その後症状はひどくなり、通常の会話もできない状態となり、1983年暮れに自宅で転倒し足を骨折して入院後は、寝たきりの状態となり、おむつを当てるようになった。

1985年に夫の父が死亡したこと、夫は長男で実家に母だけとなってしまったこと、夫1人では妻の看護ができなくなったことなどから、夫は妻を伴って実家に戻った。

1986年10月、近所の民生委員が夫らの様子を見兼ねて尽力してくれた結果、65歳未満であったが特例として、特別養護老人ホームへの入所を認められた。入所後、夫は再婚を考えるようになった。

1989年、妻は禁治産宣告を受け、夫が後見人となった。精神鑑定の結果は、アルツハイマー病に罹患しており、認知症の程度は重度で、回復の見込みはないというものであった。このような事情のもとに、夫が民法770条1項4・5号[注1]により離婚を請求した。

b．判決の要旨

アルツハイマー病により、長期間にわたり夫婦間の協力義務をまったくはたせないでいることなどによって、本件夫婦の婚姻関係は破綻していること、アルツハイマー病が、民法770条1項4号の精神病に該当するかどうかは疑問があるが、本件では妻が24時間完全介護施設である特別養護老人ホームに入所していること、夫が離婚後も妻の後見人となり、若干の経済的援助や面会をすることを考えていることなども考慮したうえで、同条1項5号に基づく離婚請求を認容するのが相当である。

この判例は、判決時病気の妻は59歳、夫42歳で双方とも中年期にあり、夫が若いという特殊性がある。「4号の精神病に該当するかどうかは疑問がある」としているが、離婚後の療養についての言及もあり、実質的には精神病を理由とする離婚に準じての判決といえる[5]。

「判例時報」で調べてみると、長野地裁の判例以後にアルツハイマー病に関する判例は取りあげられていない。また、裁判離婚の場合、家裁で禁治産宣告（後見開始）を行い、後見監督人ないし後見人を被告として裁判がなされる。しかし、福岡家裁で1984～1986年の3年間に取り扱われた老年期の禁治産宣告事件について調査した寺嶋は、「申立ての動機」が「離婚訴訟のため」とされているものがなかったと報告している[14]。また、金澤は、自験鑑定例104例の報告の中で老年期認知症33例での鑑定で「申立ての動機」に「離婚」はなかったとしている[15]。さらに、坂本も「離婚訴訟のための禁治産宣告の申立ては、昭和48年以降私が関与した事例ではみられない」[16]と述べている。これらのことから、認知症の高齢者をめぐっての離婚訴訟は、極めて少ないのだろうと判断される。

❷脳腫瘍により禁治産宣告を受けた妻の後見監督人を被告とする離婚訴訟(横浜地裁横須賀支部平成5年12月21日判決)（判例時報1501号129頁）

a．事件の概要

判決時妻46歳、夫51歳。

1976年に結婚。妻・花子は1980年末頃から頭痛、立ちくらみ、転びやすさを認め、1981年検査の結果脳腫瘍と診断された。1984年脳腫瘍摘出手術を受け、1988年まで通院治療をしたが、この間、脳腫瘍の再発をみた。1991年5月頃から意識的な反応を何も示さなくなり、身体障害者療養施設に入所した。現在脳腫瘍による失外套症候群と診断されている。1993年2月禁治産宣告の審判を受けた。1993年5月、夫

注1) 民法770条［離婚理由］
　1]4．配偶者が強度の精神病にかかり、回復の見込みがないとき。
　　5．その他婚姻を継続し難い重大な事由があるとき。

は妻の実母である後見監督人を被告として離婚を請求した。

b．判決の要旨

花子が植物的な状態となってから約4年を経過したことなど、婚姻関係の実体を取り戻す見込みはなく、花子の離婚後の生活、療養看護については後見監督人である被告との間で合意に至っている。

婚姻関係は破綻したものというべく、その原因は民法770条1項5号（同条4号の趣旨をも斟酌して）に該当すると解されるから、離婚請求を認容する。

❸ 脊髄小脳変性症で離婚を認容した原判決を取り消した判例（名古屋高裁平成3年5月30日判決）
（判例時報1398号75頁）

この判例は、脳器質性障害における離婚問題では民法770条1項4号の趣旨も斟酌することを示しているとともに、認知症の有無が離婚請求を認容するか却下するかを決める要因の1つとして大きいことを示している。

a．事件の概要

1972年に結婚。1987年2月頃妻は脊髄小脳変性症と診断された。同年3月以来入院生活。現在、身体の平衡が保てず、歩行や階段の昇降に困難を覚え、言語障害も認められる。1990年の一審では、婚姻を継続し難い重大な事由があるとして離婚請求が認容された。

b．判決の要旨

控訴人は家事をこなす能力に欠けており、周囲の者の理解ある援助がなければ、日常生活さえ支障をきたす状態にあるが、一方、知能障害は認められないから、夫婦間あるいは親子間における精神的交流は可能である。

本症が、民法770条1項4号に定める、強度の精神病にも比肩し得る程度の疾患であるということもできない。

2．老年期の離婚の判例

老年期の離婚を扱った判例では、扶養的財産分与の問題が扱われている。慰謝料と財産分与を分けて考えた場合、後者は清算的財産分与と扶養的財産分与に分けられる。清算的財産分与は夫婦共有財産の分配であり、扶養的財産分与は離婚後の生活を援助する意味での財産分与である。

❶ 東京高裁昭和63年6月7日判決（判例時報1281号96頁）

いわゆる有責の夫と長期間別居している妻との離婚事件である。75歳の妻が相続権を失うことについても考慮の対象とし、扶養的要素を重視して財産分与額を算定した判決がなされた。

❷ 横浜地裁平成9年1月22日判決（判例時報1618号109頁）、東京高裁平成10年3月18日判決（判例時報1690号66頁）

同一夫婦に関しての一審と控訴審である。1993年から別居している。

一審では、別居時に残存した夫婦共有財産の清算的財産分与（これは妻が管理していたので、約半額を夫に支払うことになる）に加えて、「将来X（夫）に退職金が支給されたとき、その1/2を支払え」と判示した。さらに、扶養的財産分与として当時69歳の妻の死亡時まで月額15万円の支払いを命じた。

これに対して控訴審では、夫の将来の退職金を含めた清算的財産分与は認められたが、妻の存命中の扶養料などの扶養的財産分与は理由がないとされた。

●●● おわりに

老年期の離婚は少ない。離婚問題が生じたとしても、老後の生活保障と絡んで解決が困難となる。しかし、離婚増加の趨勢の中で、1990年以降老年期の離婚もわずかながら増加傾向を示している。

家裁医務室が関与した「夫婦関係調整」事件では、非統合失調症性の妄想状態の事例が圧倒的に多い。うつ状態の事例は少ない。筆者は老年期の認知症を扱った事例を経験していないし、報告例も知らない。判例でもみつからなかった。そこで、参考のために中年期での判例を紹介した。老年期の離婚の判例では扶養的財産分与の問題が扱われていた。

（山﨑信之）

●文献

1) 岩崎敏之：中高年の夫婦関係調整事件．第24回全国家庭裁判所医務室技官会議の記録，pp19-32，全国家庭裁判所医務室技官会議事務局，東京，1989．

2) 高柳慎一，山本眞名子，村田邦雄，ほか：中高年夫婦の紛争事件に関する研究．家庭裁判月報 42(7)：75-171, 1990.
3) 江守五夫：家族崩壊現象の歴史的・社会的要因；主として女子労働との関連において．離婚の法社会学；欧米と日本，利谷信義，ほか（編），pp31-57, 東京大学出版会，東京，1988.
4) ボーヴォワール（著），生島遼一（訳）：第二の性；女はどう生きるか．p133, 新潮社，東京，1959.
5) 山﨑信之：老人と離婚．臨床精神医学 22：695-701, 1993.
6) 山﨑信之：老年期の離婚；家裁医務室での経験から．老年精神医学雑誌 14：436-442, 2003.
7) Pauleikhoff B：Der Eifersuchtswahn. Fortschr Neurol Psychiat 35：516-539, 1967.
8) 宮本忠雄：嫉妬妄想の臨床と精神病理．臨床精神医学 6：527-535, 1977.
9) 宮崎 浄：嫉妬妄想（パラノイア）．第15回全国家庭裁判所医務室技官会議の記録，pp13-18, 全国家庭裁判所医務室技官会議事務局，東京，1980.
10) 倉持 弘：女性の幻覚と妄想．pp74-92, 金剛出版，東京，1984.
11) 山﨑信之，野村二朗，池村嘉浩，ほか：夫婦関係調整事件にみる精神障害者とその配偶者．社会精神医学 7(2)：119-129, 1984.
12) 山﨑信之：中年期の精神障害と夫婦の危機；家裁医務室での経験から．心と社会 66：23-34, 1991.
13) 広瀬徹也：うつ病患者をもつ家族の方々へ．心と社会 62：21-29, 1990.
14) 寺嶋正吾：「禁治産宣告」問題と痴呆老人．第23回全国家庭裁判所医務室技官会議の記録，pp28-32, 全国家庭裁判所医務室技官会議事務局，東京，1988.
15) 金澤 彰：意思無能力者制度における心神の状況の鑑定の実状．日社精医誌 4：25-30, 1995.
16) 坂本昭三：民事上の精神鑑定；禁治産・準禁治産宣告の場合について．精神経誌 82：718-722, 1980.

10. 高齢者への在宅環境整備

1 在宅環境整備への医療・福祉分野からのアプローチ

　介護保険制度によるサービスの中で、住宅改修や福祉用具といった在宅環境整備は急速に伸びており、特に福祉用具貸与は3番目に利用率の高い在宅サービスとなっている。しかし、自立の促進や介護負担の軽減に向け適切な提供がなされているかといった質が、今日問われている[1]。本稿では、医療・福祉分野から在宅環境整備に取り組む際の視点や役割を踏まえて述べていきたい。
　在宅環境整備の実施に向けて必要なプロセスは、①ニーズの発見→②在宅環境・在宅生活のアセスメント→③環境整備への動機づけ→④在宅環境整備のプランニングと施工→⑤改善後のモニタリングとアセスメント、の5つのステップである。この中で、プランニング技術と施工は建築など環境分野が得意とするが、それ以外の動機づけ、アセスメント、モニタリングは身近にいる医療や福祉分野の専門家こそが担うことのできる役割である。特にわが国では、日常生活上の不便に対して環境改善により生活を変えようと発想する高齢者や家族が少ない中で、隠されている在宅環境整備へのリアルニーズを発見して、環境整備を前提とした在宅生活の可能性を、医療・福祉の専門家が提案することが重要である[2]。
　在宅環境整備というと工事を伴う大がかりなものを発想しがちであるが、①住み方の工夫や小物での対応、②家具や福祉用具の活用、③住宅の改修、といったレベルがある。特に、住宅内事故を予防するための室内の整理整頓や認知症の方が馴染みのものを身近に置く暮らし方など、住み方の工夫は在宅環境整備の基礎であり、福祉用具の活用とともに、医療・福祉分野の専門家の関与が重要である。
　高齢者への在宅環境整備に関する研究や実践の蓄積は、1970年代より建築分野において、杖や車椅子など移動障害を対象に行われ、在宅環境整備の有効性が広く認識されるようになってきた。それに比較すると、認知症高齢者の在宅環境整備に関する研究は緒についたところである。本稿では、近年の研究に基づき、認知症高齢者にも在宅環境整備が重要で

2 住宅内事故と住まいの安全確保

在宅環境整備の第一歩は、高齢者の住宅内事故を予防して、安全を確保することである。

1. 高齢者の住宅内事故

高齢者の住宅内事故に関する大規模な資料は、厚生労働省の人口動態調査による家庭内における不慮の事故死である。平成12年の数値は8,378名であり、交通事故死を上回る数値となっている。発生頻度からみると、入浴中の溺死、食物などによる窒息死、転倒・転落による死亡、火災などによる死亡の順である。近年、特に入浴死の増加が顕著であり、浴室内外の急激な室温変化や入浴方法に注意することにより、入浴事故は大きく減少すると考えられる。

死に至らないまでも住宅内で事故を体験した高齢者は極めて多数に達する。表79は日本介護福祉士会など職能団体を通じて、在宅サービスを提供している受け持ちケースの中から、調査時点の1年間に住宅内事故を体験した401名（平均年齢78.7歳）に関する調査結果である[3]。事故の種類をみると、住宅内事故件数の79.3％が転倒事故であり、それに転落事故、火傷が続く。傷害の内容は、打撲（45.7％）と骨折（20.9％）で住宅内事故の2/3を占める。事故の発生場所は、住宅内全体におよび特に寝室（27.9％）と居間（20.7％）が危険な場所となっている。対象者がなんらかの在宅サービスを受ける虚弱な高齢者のため、階段事故は少なく、また浴室事故も見守りなどがされているため少なくなっている。

この調査では、事故発生場所への危険指摘について興味深い結果が示された。高齢者および調査にあたった在宅サービス提供者ともに、危険箇所として浴室やトイレ、外部のアプローチなどを上位に挙げ、事故が多い寝室や居間はあまり危険と感じていないことが示された。また、事故を体験すると事故発生場所の危険性に改めて気づくことも示された。

2. 住まいの安全チェックリスト

表80は、前述した全国調査により指摘された住宅内の危険性に基づき作成した住まいの安全チェックリスト[4]である。チェック項目は、部屋の整理整頓など住み方の工夫を中心に構成されている。

主な場所の安全チェック項目について簡単にみてみたい。

①アプローチ・ポーチ：都市部ではアプローチに面する道路の交通の多さが、地方では未舗装や坂・段差が事故につながり、地域差がみられた。

②玄関について：上がり框が高い場合には転倒や転落の危険、さらに狭い玄関に多くの物が置かれ危険を増長していることが指摘される。

③廊下：廊下幅の狭さ、段差、暗さに加えて、廊下にいろいろな物を置き整理整頓されていないことによる危険が指摘される。

表79 ● 高齢者の住宅内事故の実態　　　　（数値%）

事故の種類		傷害の内容		発生場所	
転倒	79.3	打撲	45.7	寝室	27.9
転落	8.5	骨折	20.9	居間	20.7
火傷	5.0	擦り傷	11.4	廊下	8.2
切り傷	1.7	切り傷	8.5	ポーチ	8.2
異物誤飲	1.2	火傷	4.5	玄関ホール	8.0
火災	0.8	捻挫	4.0	アプローチ	6.2
溺れる	0.5	窒息	0.7	浴室	6.0
車との接触	0.3	爪を剥ぐ	0.5	トイレ	5.2
その他	2.7	その他	3.8	台所	4.5
				食堂	2.7
				階段	1.7
				洗面所	0.7
合計	100.0	合計	100.0	合計	100.0

住宅内事故を経験した要援護高齢者401名への全国調査による。　　　（文献3）による）

表80 ● 住まいの安全チェックリスト

アプローチ
- □ 門の前は車の往来が激しい道路になっている
- □ 玄関から出るとすぐ道路になっている
- □ 雨・雪・霜など足もとで滑りやすい
- □ 急な段差や坂道、砂利道などがある
- □ 路面・敷石・飛び石に凹凸や段差がある
- □ 段差があることがわかりにくい
- □ 手すりのない階段を並べている
- □ 通路に不要なものを並べている
- □ 道路との境目に溝がある、溝の蓋がぐらついている

玄関
- □ 暗いため足もとや周囲が見えにくい
- □ 物がたくさん置かれ、通りにくい
- □ 床が滑りやすい
- □ 上がり框の段差がわかりにくく、見落としやすい
- □ 上がり框を付ける広さや壁の強度がない
- □ 扉が内開きである
- □ 扉が重い
- □ 扉下側に開いた履物（靴下、スリッパなど）を使っている
- □ 扉に割れやすいガラスなどの危険な材質が使われている

トイレ・洗面所
- □ 便器・ポータブルトイレが不安定である、ぐらついて不安定
- □ 洗面台に寄りかかったときに、ぐらついて不安定になる
- □ ペーパーホルダー・水洗レバーなどが使いにくい位置にある
- □ 蛇口などの器具が使いにくい
- □ 物入れが高いところにある
- □ 扉が内開きである
- □ 転倒したときに外部に連絡する手段がない
- □ 高齢者の寝室から遠い場所にある、もしくは同一階にない

浴室・脱衣所
- □ 暗いため足もとや周囲が見えにくい
- □ 居室に比べて寒い、浴室と脱衣室の温度差が大きい
- □ 荷物などで散らかっている
- □ 浴室や浴槽の床が滑りやすい
- □ 浴槽のまたぎ越しが高過ぎる、また浴槽が深過ぎる
- □ 出入り口の段差が大きい
- □ 手すりを付ける広さや壁の強度がない
- □ 扉に割れやすいガラスなどの危険な材質が使われている
- □ 浴室内のマット、スノコなどがずれやすい
- □ 換気設備がない
- □ 蛇口が使いにくい
- □ 水温が調整しにくい
- □ 掃除用ゴム靴が滑りやすい
- □ 物入れ・流し台の出入りの際に、不安定な姿勢となる
- □ 扉が緊急時に外から開けられない
- □ 長湯の習慣がある
- □ 気分が悪くなったときに外部に知らせるベルなどがない

廊下
- □ 暗いため足もとや周囲が見えにくい
- □ 荷物などで散らかり、通りにくい
- □ 床面などが滑りやすい
- □ 敷物などでつまずいたり、滑りやすい
- □ 手すりを付ける広さや壁の強度がない
- □ 廊下に開いた履物（靴下、スリッパなど）を使っている
- □ 扉に割れやすいガラスなどの危険な材質が使われている

階段
- □ 蹴込み板がせり出している
- □ 段鼻と蹴込み板より出ている
- □ 床面と階段の最上段の区別がしにくい
- □ 滑りやすい履物（靴下、スリッパなど）を使うことが多い
- □ 両手に物を持った状態で昇降することが多い
- □ 暗いため足もとや周囲が見えにくい
- □ 荷物などで散らかり、通りにくい
- □ 踏み面などが滑りやすい
- □ 敷物などでつまずいたり、滑りやすい
- □ 手すりを付ける広さや壁の強度がある
- □ 勾配が急である（踏み面の幅、蹴上げの高さ）

寝室・居間
- □ 手すりを付ける広さや壁の強度がない
- □ 居室内や居室間に段差がある
- □ 床のコード類に足をとられやすい
- □ 敷物などで滑ったり、つまずいたり、足をとられやすい
- □ 布団に布団回カバーがある
- □ すき間風がある
- □ 踏み台に上って物や収納棚を使うことがある
- □ 寄りかかったり、掴まったりすると、ぐらつき不安定な家具がある
- □ 床座からの立ち上がりが不安定
- □ ベッドからの転落の危険性がある、またはベッドの高さが高過ぎる
- □ 寝タバコの習慣がある

台所
- □ 気分が悪くなったときに連絡する設備が見にくい
- □ 暗いため手もとや周囲が見えにくい
- □ 寒い
- □ 荷物や食料などで散らかっている
- □ 床が滑りやすい
- □ 床のコード類が濡れやすい場所にある
- □ コード類に足をとられやすい
- □ 収納・流し・ガス台の位置が高（低）過ぎる
- □ 寄りかかったり、掴まったりすると、ぐらつき不安定なテーブルや椅子がある
- □ 戸棚やテーブルなどを置くスペースがない
- □ 熱くなった鍋などを置く火の傍らに置いている
- □ 燃えやすいものを火の傍らに置いている
- □ 家電製品の安全性や使い方に問題がある
- □ 水栓器具が使いにくい
- □ 包丁が切れない
- □ 調理用コンロに火をかけっぱなしにする恐れがある

設備など
- □ 換気・排気
- □ 火災報知器・ガス漏れ警報器などの設備がない
- □ コンセントがたこ足配線になっている
- □ コード類にアンペア数が不足しやすい
- □ 電気設備のアンペア数が不足している
- □ 暖房器具に触れる暖房器具に使い方に問題がある
- □ 暖房器具の安全性が十分でない
- □ 直接肌に触れる暖房器具（電気あんかなど）を長時間使うことが多い
- □ 各種設備に古いものや家電・連絡先の連絡方法を使っている
- □ 高齢者が電気や家電・暖房器具の使い方を理解できない
- □ 非常時の連絡方法・連絡先の連絡先が整備されていない

（文献4）による）

④トイレ：トイレに頻繁に行く高齢者にとって、寝室から遠く、途中に段差があり、夜間寒いトイレの問題や、狭くて介護がしにくいなどの危険が指摘される。

⑤浴室・脱衣所：室温の差が大きいこと、浴槽の高さや深さ、床の滑りやすさ、手すりがないこと、狭さによる不便や危険が指摘される。

⑥最も事故の発生が多い寝室・居間：足を引っかけやすいカーペット、コード、床に散らかった物など床面が整理されていないために事故の起こる危険が大きい。また、現在必要ない物が部屋を埋め尽くし、移動を妨げる例も多くみられる。寝室では、ベッドからの転落や布団から起き上がるときにバランスを崩して危険、との指摘がある。

⑦設備：暖房器具の安全性や使い方に問題が多い。また電気あんかや電気カーペットによる低温火傷の危険性も指摘される。

以上のように、高齢者は物を大切にするあまり物に埋まって生活している例も多く、身の回りの整理整頓がなされていないために事故につながることが多い。住み方の工夫で未然に防げる事故も多く、在宅サービスを提供する医療・福祉の専門家が住まいの安全チェックを高齢者や家族と取り組むことが大切である。

3 介護保険による在宅環境整備

国や自治体による従来からの住宅改修や福祉用具に関するサービスもあるが、今日では介護保険による制度の利用が基本である。

1. 介護保険による福祉用具・住宅改修

介護保険による住宅改修の範囲は、①手すりの取り付け、②段差解消、③滑り防止などの床材の変更、④引き戸などへの扉の取り替え、⑤洋式便器への便器の取り替え、⑥その他、上記の住宅改修に付帯して必要となる改修である（表81）。金額は20万円が限度であり、1割の自己負担である。原則1回の利用であるが、引っ越しをしたり、要介護度が3度上昇した場合には再度の利用が可能である。

福祉用具の給付方法は、貸与と購入費の支給があるが、対象者の心身の状況、介護の必要度の変化に対応するために原則貸与としている。例外として購入費を支給するものは、他人が使用したものを再利

表81●介護保険における住宅改修の種類

1. 手すりの取り付け
2. 床段差の解消
3. 滑り防止および移動の円滑化のための床材変更
4. 引き戸などへの扉の取り替え
5. 洋式便器などへの便器の取り替え
6. その他上記の住宅改修に付帯して必要となる住宅改修

表82●介護保険における福祉用具の種類

・福祉用具貸与の種目	・福祉用具購入の種目
1. 車椅子	1. 腰掛け便座
2. 車椅子付属品	2. 特殊尿器
3. 特殊寝台	3. 入浴補助用具（椅子、手すり、入浴台、すのこ）
4. 特殊寝台付属品	4. 簡易浴槽
5. 褥瘡予防用具	5. 移動用リフトの吊り具部分
6. 体位変換器	
7. 手すり（工事を伴わないもの）	
8. スロープ（工事を伴わないもの）	
9. 歩行器	
10. 歩行補助杖	
11. 痴呆（認知症）老人徘徊感知器	
12. 移動用リフト（吊り具部分は除く）	

用するには心理的抵抗が伴うものや吊り下げ式リフトの吊り具など、個人に合わせて調整するため、再利用が困難なものが対象である。

表82に示すように、貸与の対象となる福祉用具は、車椅子、特殊寝台、褥瘡予防用具、体位変換器、手すり、スロープ、歩行器、歩行補助杖、痴呆（認知症）性老人徘徊感知器、移動用リフトなどの12種目である。購入の対象となるのは、腰掛け便座、特殊尿器、入浴補助用具、簡易浴槽、移動用リフトの吊り具部分の5種目である。平成15年の見直しにより、貸与種目の読み込みが拡大され、大輪歩行器、段差解消器、立ち上がり用の椅子、浴槽内の昇降機、スライディングボード、スライディングマットが可能となった。

貸与の場合には、他の在宅サービスと併せて現物給付され、利用者は1割の負担を行う。購入費支給の場合には、利用者が福祉用具販売事業者に費用を支払った後に、費用の9割が償還払いされる。

2. 要介護度と在宅環境整備の内容

介護保険によるサービスの利用状況は、住宅改修では手すりの設置が多数を占め、福祉用具の貸与では車椅子と特殊寝台の利用で8割強に達するなど、身体機能に対応した利用傾向とはなっていない。

表83はなんらかの在宅サービスを利用し、かつ住宅改修を行った高齢者への全国調査（対象者273名）[5]に基づき、要介護程度による在宅整備内容の目安を整理した[6]。表83には、介護保険以外に行われた環境整備も含まれている。対象者は、3群に大別できる。

①要支援と要介護度1を中心としたⅠ群は、伝い歩きや杖使用など歩行は不安定であるが、自立度は比較的高い。この群では、シャワーチェアなどの福祉用具の活用と手すりの設置など小規模な改修が中心である。

②要介護度2と要介護度3を中心としたⅡ群は、歩行障害や立ち上がり困難など下肢機能の低下が進行している。このⅡ群では、シャワーチェアなどの福祉用具の活用、手すり設置や三角材による段差改修といった小規模な改造が行われ、さらに玄関にスロープ設置といった若干の大規模な改修が必要となっている。

③要介護度4および要介護度5は、車椅子や介護による生活となる。このⅢ群では、シャワーチェアなどの福祉用具、手すり設置といった小規模な改修、さらに床上げによる段差解消や床板張り、面積拡大といった大規模な改修が必要となる。

介護保険で対応できるのはⅠ群やⅡ群の一部に限定されるが、できる範囲から介護保険制度を活用した在宅環境整備を進めることが有効である。介護保険以外にも各自治体の制度などを活用すると、住宅改修の範囲はかなり広がる。

4 認知症高齢者への在宅環境整備

ここでは、呆け老人をかかえる家族の会を通じて実施した全国調査（有効回答723名、平均年齢79.8歳）に基づき[7,8]、住まいの工夫の実施状況や有効性、それらを踏まえた在宅環境整備の方向性について述べていく。

1. 認知症高齢者における在宅環境整備の状況

調査対象者の特徴は、要介護度4と5が44.8％を占め重度者の割合が高く、介護保険サービスの利用が91.3％と高く、福祉用具や住宅改修はそれぞれ32.2％、18.5％の利用率である。

表84に示す20項目の在宅環境整備項目について、1～12位の項目は6割以上の高い実施状況であり、これらは多様な症状を示す認知症高齢者に共通性の高い項目といえる。この12項目の中には、「家族の顔が見えるところに居寝室を移す」「トイレがわかりやすいように廊下に点灯する」「貴重品や書類の破損を防ぐために保管場所を工夫する」といった、いわゆるバリアフリーより認知症症状に配慮した項目も含まれる。

最近（この1ヵ月くらいの間）の認知症高齢者の症状からみて、実施した環境整備がどの程度効果があるかについて聞いたところ、17項目に関して8～9割を超える高い効果が示されている（表84）。認知症高齢者にとっても、移動障害のある高齢者と同様に適切な在宅環境整備は、高齢者の生活や介護の質向上に有効であるといえよう。

表83 ● 介護度別にみた住宅改修

介護程度	Ⅰ群 要支援　要介護度1	Ⅱ群 要介護度2　要介護度3	Ⅲ群 要介護度4　要介護度5
改修の程度	福祉用具＋小改修	福祉用具＋小改修＋若干の大改修	福祉用具＋小改修＋大改修
状態像	伝い歩きや杖歩行など歩行は不安定だが自立程度は高い	歩行障害、立ち上がりなど困難、外出に車椅子使用	車椅子や介護で生活
利用するサービス	ホームヘルプ デイサービス	ホームヘルプ デイサービス 訪問看護	ホームヘルプ デイサービス 訪問看護 訪問リハビリ
在宅環境整備の内容　福祉用具	シャワーチェア 滑り止めマット	シャワーチェア 滑り止めマット	シャワーチェア 滑り止めマット
小改修	各室に手すり 洋式便器 すのこ・三角材で段差解消	各室に手すり 洋式便器 すのこ・三角材で段差解消	各室に手すり 洋式便器
大改修		玄関にスロープ 床上げで段差解消 床板張り	玄関にスロープ 床上げで段差解消 床板張り 建具変更 面積拡大

注：在宅環境整備を行った要介護高齢者273名への調査結果に基づく。

表84 ● 在宅環境整備の実施状況と効果　　　　　　　　　　　（数値：％）

在宅環境整備の項目	実施群 実施率	実施群 効果あり
1．トイレ利用や介助を容易にするために洋式トイレにする	91.4	93.4
2．階段からの転倒を防止するため居室・寝室を1階にする	82.0	96.4
3．トイレを居室・寝室から行きやすいところに設ける	81.6	89.5
4．家族の顔が見えるところに居室・寝室をおく	77.6	92.1
5．転倒防止のために部屋の整理や敷物を取り除く	76.1	96.4
6．トイレがわかりやすいように廊下やトイレに点灯する	73.4	86.9
7．貴重品や書類の破損などを防ぐため保管場所を工夫する	65.3	96.8
8．洗面や化粧がしやすいように歯ブラシなどの位置を工夫	65.1	69.2
9．楽に動けるように椅子やベッドとする	64.9	95.6
10．落ち着けるように居室などに昔の写真や家具を配する	62.8	73.8
11．危険防止のため薬品や危険物は専用の戸棚にしまう	61.4	95.0
12．転倒防止のため手すり設置や滑りにくい床材にする	60.2	95.6
13．転倒防止のため室内の段差をなくす	42.7	96.7
14．自分で洋服を選べるように戸棚の整理やラベルをつける	37.9	52.5
15．家族の生活を守るため認知症の人が入れない部屋を設ける	36.5	90.2
16．失禁に対しハンドシャワーや汚物処理の場所を設ける	31.5	94.4
17．失禁に対し床、壁などを掃除しやすい材質とする	30.7	93.7
18．危険防止のため火気を電気や電磁器とする	30.7	95.1
19．徘徊に対し玄関や門に警報機や感知器を設置する	15.1	82.6
20．危険防止のためスイッチやコンセントにカバーをする	13.6	91.8

*1：「効果あり」は実施した人に対する割合（大変効果ある、効果ある、ある程度効果あるの合計）。
*2：調査対象は呆け老人をかかえる家族の会に属する在宅で介護中の723名。
（文献7）による）

表85 ● 認知症高齢者への在宅環境整備の方向性

		トイレ・浴室・居寝室・玄関に関する具体的な内容
1.	日常生活の自立支援	・トイレの洋式化、洗浄装置、手すり設置、段差解消、寝室の近くに変更 ・浴室に手すり設置、浴槽をまたぎやすく、段差を解消、床の滑り止めなど ・居室内外の段差の解消、椅子の使用などにより移動や立ち上がりを楽に ・玄関の段差の解消、手すりの設置などにより昇降を楽に
2.	介護の負担軽減	・トイレの面積拡張、段差解消、洋式化、手すり設置、居室に近く位置変更など ・床や壁の材料の変更、汚物用シンクの設置などでトイレの掃除がしやすく ・浴室を広く、シャワーチェアの使用、手すりの設置などにより入浴介護が楽に ・ベッドの導入、ポータブルトイレの使用、床座から椅子座に変更、面積を拡張などにより寝室内の介護が楽に ・段差の解消、スロープ設置、手すり設置などで車椅子や杖での移動介助が楽に
3.	安全性の確保	・トイレの段差解消、手すり設置などで転倒を防止、鍵を外から開けられるようにする ・安全に浴槽の温度設定の可能な水栓や機器を取り入れる ・洗い場や浴槽に滑り止め、段差の解消により浴室での転倒を防ぐ ・安全な暖房器具の使用、家具の角を丸くし転倒時の怪我の防止などを寝室で行う ・玄関の段差をなくし、転倒、転落の防止をする
4.	快適な環境の確保	・浴室や脱衣室の温度差を小さくして、快適に ・寒冷地なので寝室の室温を一定に保つ ・居室や住宅全体の壁の色を明るくし、照明器具も明るく ・動き回るのに十分な広さの居室を用意したり、住宅の中を自由に動けるように
5.	わかりやすさの確保	・トイレに貼り紙をしたり、トイレやその道筋に点灯することで位置の認識がしやすく ・戸棚などにわかりやすい表示をする ・中の見えるプラスチックのケースの使用、本人が使いやすく置き方の工夫を行う
6.	馴染みの環境づくり	・居室に使い慣れた家具などを配置する、または使い慣れたものの配置を変えない ・馴染みの生活様式を尊重して、旧式の電気機器などを使用する ・写真やアルバムを見える場所におく
7.	家庭生活の保全	・貴重品などを手の届かないところに保管する ・認知症の方が常に目に入る状況では疲れるので、介護家族が休める部屋を確保
8.	失禁への対応	・トイレ周辺での失禁に対して、シートを引いたり、掃除しやすい床材とする ・トイレや浴室内に棚などを設けて、失禁時に必要なものを手近に収納する ・トイレと浴室を近接して、失禁後に対応が容易にする ・居室や寝室の床を掃除が楽で、臭いが付きにくいものに変更 ・寝室内や近くにトイレを設置して、トイレ誘導を楽に ・寝室での失禁の臭い対策として、換気扇を設置する
9.	徘徊への対応	・さまざまな鍵の工夫で、屋外への徘徊を防止し、危険を回避する ・玄関の扉にさまざまな徘徊への感知装置を付け、急な飛び出しへの対応を図る ・居室の外から鍵をかけられるようにして、家族介護者がやむを得ない用事をできるようにする
10.	環境の変化による混乱の回避	・徘徊や失禁に対して、トイレをわかりやすく改善したが、繰り返し他の場所で排泄 ・使いやすくトイレを改造したがトイレの場所がわからなくなり、介助が必要になる ・新しい浴室にしたが、給湯のやり方が覚えられず、常に介助が必要になる

在宅で介護を行う家族介護者による有効な住まいの工夫に関する自由記述の分析に基づき作成。
（文献8)9)による）

2. 認知症高齢者への在宅環境整備の方向性

在宅環境整備に関する20項目、家族介護者による豊富な住まいの工夫例をもとに、認知症高齢者への在宅環境整備の方向性を表85に整理している[9]。

❶ 日常生活の自立への環境整備

認知症の人の日常生活動作の自立を支え、さらに維持していくための環境整備である。今回の調査では排泄や入浴動作の自立支援が中心であるが、調理や掃除など家事への参加を促す環境整備は、家庭内での役割の継続にもつながり、認知症高齢者の生活の質向上に意味が大きい。

❷ 介護の負担軽減への環境整備

移動や排泄などの日常生活動作の直接介護、認知症特有の見守り介護、失禁などへの掃除の負担軽減へ向けた環境整備が大切である。

❸ 安全性の確保

認知症高齢者の安全を侵すものを最小として、安心して介護ができる環境の提供である。転倒や転落の防止、暖房や浴室などにおける火気の安全確保、見守りしやすい空間の提供などが挙げられる。

❹ 快適な環境の確保

認知症高齢者の適応や感性に望ましい適度な刺激の提供、およびストレスにならないように不快な刺激の調整が必要である。具体的には、音、光(照明)、温度、家具、色彩、材質などの認知症高齢者が直接触れる室内環境を快適に保つことは、落ち着いた生活へとつながる。

❺ わかりやすさの確保

認知障害をもつ高齢者にとって、空間・時間・そこで行われている行為への理解を助ける環境整備である。具体的には、文字や絵による表示、トイレなど強調したい場所に照明を当てるなどの工夫がある。

❻ 馴染みの環境づくり

個々の認知症高齢者の慣れ親しんだ環境とライフスタイルを維持するような環境整備である。使い慣れた家具や写真を身近に取り入れた住まいの工夫が考えられる。

❼ 家庭生活の保全

在宅介護を継続するためには、認知症高齢者のニーズに対応しているとともに、家族にとっても暮らしやすく、介護者の体力や能力を維持できる配慮が必要である。具体的には、貴重品や書類などを保管する場所の工夫や介護者が休める部屋を用意するなどである。

❽ 失禁への対応

この全国調査では、対象者の3/4が排泄になんらかの障害をもっている。日常生活の自立支援にもあるように、使いやすい排泄空間を提供することで、排泄の自立を高め、失禁の改善が期待できる。失禁への直接的な対応は、トイレ、廊下、浴室、居寝室など住宅全体で掃除のしやすさや臭いへの対応が必要である。しかし、環境面での適切な解決方法はまだなく、失禁は家庭生活で困難な問題となっている。

❾ 徘徊への対応

この全国調査では1/3の方に徘徊がみられ、迷子や事故の危険を有している。少ない人数で介護にあたる在宅では、必要な用事で介護者が外出することもあるので、徘徊への対策は重要である。現在在宅では、外出を制限したり徘徊を察知するために、鍵や徘徊感知装置の多様な工夫が行われている。

❿ 環境の変化による混乱の回避

介護者により注意深く行われた住まいの工夫は有効であるが、認知症がかなり進行した後の環境整備は混乱を引き起こす懸念もある。認知症の進行に伴い問題と解決方法も変化するので、有効であった住まいの工夫も見直していくことが必要である。

5 在宅環境整備がもたらす効果

デンマークでは住宅のアセスメントを行い、介護しやすい環境条件を整備したうえで在宅サービスを提供することを条件としている。環境整備への投資は、高齢者の自立の促進、介護負担の軽減、介護予防に大きな影響を及ぼし、トータルな経費の軽減効果ももたらす。

図61は、表83と同様の在宅環境整備を行った高齢者について、在宅環境の改善効果の評価をサービス提供者の視点から行ったものである[10]。日常生活動作の維持や安全性が保たれ、生活範囲の拡大やサービス量の変化に至るまで、環境改善の効果が広く波及している。ほぼ同様の評価が高齢者自身によっても示されている。

6. 高齢者の生活支援

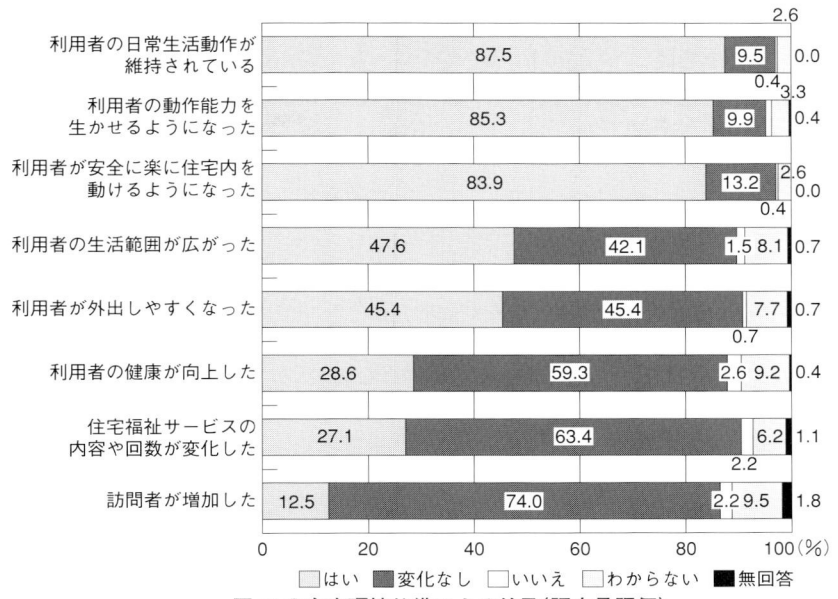

図61 ●在宅環境整備による効果（調査員評価）
注：在宅環境整備を行った273名の要介護高齢者。
（田村静子：住宅改造の多面的効果．高齢者が自立できる住まいづくり，児玉桂子，鈴木晃，田村静子（編），pp93-100, 彰国社，東京，2003，高齢者世帯の質と住環境整備に関する調査研究委員：高齢者世帯の生活の質とライフステージに合わせた住環境整備に関する調査研究報告書Ⅱ．（財長寿社会開発センター，東京，2001による）

●●●おわりに

以上のように、在宅環境整備の効果は大変広範なものであり、できるだけ早い時期に在宅環境整備を行うことが、高齢者の生活や介護の質向上に有効である。

（児玉桂子）

●文献

1) 渡邊慎一：福祉用具と住宅改修制度のねらいと課題を探る．シルバーサービス振興会報 163：3-33, 2003.
2) 鈴木　晃：高齢者の自立支援と住環境整備．高齢者が自立できる住まいづくり，児玉桂子，鈴木　晃，田村静子（編），pp8-15, 彰国社，東京，2003.
3) （財）長寿社会開発センター：高齢者の安全確保に関する調査報告書．1998.
4) 児玉桂子：高齢者の住宅内事故と安全確保．高齢者が自立できる住まいづくり，児玉桂子，鈴木　晃，田村静子（編），pp50-58, 彰国社，東京，2003.
5) （財）長寿社会開発センター：高齢者世帯の生活の質とライフステージに合わせた住環境整備に関する調査研究報告書Ⅱ．2001.
6) 児玉桂子：高齢者の介護度からみた住宅改造．高齢者が自立できる住まいづくり，児玉桂子，鈴木　晃，田村静子（編），pp67-74, 彰国社，東京，2003.
7) 児玉桂子，後藤　隆，大島千帆，ほか：痴呆性高齢者の状態像に対応した在宅環境整備法に関する研究(1)．厚生科学研究費補助金21世紀型医療開拓推進研究事業平成13年度研究報告書「痴呆性高齢者にふさわしい生活環境に関する研究」，児玉桂子主任研究者，pp6-18, 2002.
8) 児玉桂子：痴呆性高齢者への在宅環境支援．高齢者が自立できる住まいづくり，児玉桂子，鈴木　晃，田村静子（編），pp75-82, 彰国社，東京，2003.
9) 大島千帆，児玉桂子，後藤　隆：痴呆性高齢者の在宅環境整備に関する研究；家族介護者の自由記述に基づく住居配慮の次元．日本痴呆ケア学会誌 3(1)：30-40, 2004.
10) 田村静子：住宅改造の多面的効果．高齢者が自立できる住まいづくり，児玉桂子，鈴木　晃，田村静子（編），pp93-100, 彰国社，東京，2003.

11. 高齢者生活の家族による支援

●●●はじめに

2000年4月施行の介護保険制度によって、日本の町中に介護が顕在化し、地域の風景は一変した。デイサービスの送迎車が道路を行き交い、介護保険事業者の看板が駅周辺に立ち並ぶ。措置時代にあった外部サービスへの抵抗――「お上の世話になりたくない」は、ほとんど消失したといってよい。

2005年6月介護保険法附則第2条により制度の「全般に関して検討」された改正案が国会で成立した。介護予防、新予防給付、施設における居住費の徴収など大小さまざまな改正が加えられたが、私が不思議に思うほど、今回の論議では「家族」の存在が希薄である。1995年から本格的論議が始まった介護保険法は、1997年12月ようやく成立したものの、成立前後から施行直前まで、実施が危ぶまれ難航した法律であった。対立軸は数多く存在したが、すべての対立を超えて最も基底をなした対立軸は、日本の家族介護をこの社会の本質にかかわる伝統的「美風」[注1]とする伝統派と、家族の構造的変化をもたらした高齢社会には、その変化に対応した新たな介護システムが必要とする現実対応派である。対立のキーワードは「家族」であった。そして在宅介護イコール家族介護という前提は双方にあった。家族介護こそ最良の介護とする伝統派は、そもそも介護保険制度という社会システムに批判的であり、どうしても創設するならば、介護家族に対して「現金給付」を主張した。介護家族に関する現金給付問題は最後までもつれ込み、私が所属した厚生省(当時)の審議会答申は、両論併記とならざるを得なかった。結局、現金給付はごく限定的なものとなり、現在の現物サービスを中心とする介護保険がスタートした。私は、現金給付に批判的であったが、その理由について詳述する紙数はない。しかし、もし現金給付が認められたとしたら、介護保険は現在とは違った性質の制度となり、今あるような国民総利用効果は現れなかったと思う。現金給付を基本的に否定した介護保険のスタートは、まさに「正解」であった。

それにしても、あれほど激論が交わされ、大勢を二分した「現金給付」論、その基礎である「家族介護最善論」はこの5年間にどこへ行ったのだろう。今回の介護保険制度改正の基本的方向を示した[注2]『2015年の高齢者介護－高齢者の尊厳を支えるケアの確立に向けて』においても、現金給付に関する言及はゼロである。家族介護に関するコメントもなきに等しい。痴呆[注3]性高齢者ケアを新しいケアモデルの基本として確立を求めた項で「家族の負担の軽減」を指摘している程度である。

高齢者を介護する家族は消えたのだろうか。いや、2004年9月末現在に要介護(支援)認定を受けた402万人のうち、サービス利用者は316万人。うち介護施設などに入居する者は全体で76万人、24％に過ぎない。特に認知症高齢者の約半数(49％)は在宅で介護されている。確かに介護保険利用者アンケート調査[注4]によると、現行制度に対する評価の第1位は「家族の介護負担が軽くなった」(39％、複数回答)であるが、それは過重な負担が一定の軽減をみた程度であろう。一方でほとんど24時間、家族の見守りケアを必要とする認知症高齢者も少なくない。

1 急激な高齢者家族の変化

論議の変容をもたらした理由について、私は以下のように考える。最大の理由は、今後10年あまり

注1) 1999年11月、介護保険制度施行半年を切って自自公連立与党から保険料徴収半年延期、家族への現金給付復活など制度の根幹にかかわる改変が求められた。「美風」は当時の自民党政調会長・亀井静香氏の発言。

注2)『2015年の高齢者介護』は2003年3月厚生労働省老健局長の私的研究会(堀田力座長)として発足した「高齢者介護研究会」が6月に提出した報告書。「尊厳」が全体のキーワードとなっている。

注3) 厚生労働省は「痴呆」に代わる名称を検討する委員会を設け、2004年11月「認知症」が提案され、徐々に改めていくとされ、改正介護保険法では「認知症」に改められている。本稿では『2015年の高齢者介護』など2004年11月以前の文書、資料の引用では記述どおり「痴呆」「痴呆症」を使用しているが、ほかは「認知症」としている。

注4) 2000年7～12月、全国77保険者、2,038人による利用者アンケート。厚生労働省が市町村など保険者を通して実施したもの。

(2015年まで)の日本の高齢化は「最後の急な上り坂」といわれるほど急激であり、家族の形態も認識もこれまで以上に変化が激しいと予測されていることだ。人口の高齢化は2015年を超えてもなお進んでいくが、65歳以上人口実数の増加をみると2002年から2015年までは38.7％増、これに対して2015～2025年は6.0％程度の増加である。特に75歳以上人口の増加数（伸び率）は、それぞれ56.7％、28.8％となる。この数値は10年後に日本の介護の状況、そして要介護者と家族の関係を大きく変えていくに違いない。

『2015年の高齢者介護』は、その間の家族関係と高齢者像に関してはかなり詳細な分析を加えている。すなわちこの10年間には引退した雇用者、すなわち被用者年金をもつ高齢者が増える。2005年から2015年にかけて世帯主が65歳以上の世帯すなわち高齢世帯数は28.7％増加し1,658万7千世帯となる。また高齢世帯の家族類型は、2005年に単独世帯と夫婦のみ世帯合計で53.2％と既に過半数であるが、2015年には64.5％に達する。特に単独世帯の増加は著しく、現在の300万台から570万世帯に達すると見込まれる。現状の家族介護者の79.3％は女性で、続柄は、①嫁、②妻、③娘、の順である。しかし1996年度と2002年度における「高齢者の健康に関する意識調査」によれば、自宅ないし親族の家で介護を望む人々の「介護を頼む相手」では「子供」が71.4％から52.8％へ、「子供の配偶者」が38.2％から25.3％へ激減、代わって「ホームヘルパー」が12.5％から19.1％に伸びている[1]。家族の実態の変化からも、高齢者の意識のうえからも、家族頼みの介護が崩壊しつつあることを示している。

2　介護－その内容と意味の多様化

介護は今もこれからも家族によって一定の部分が担われていくだろう。しかし家族としての支援のあり方は、かつてのように、高齢者は「寝たきり」、介護者は「嫁に一極集中」のようにワンパターンでなく多様化していく。70歳で要介護になる例と90歳でなる例とでは、支える家族の状況がまるで違う。また介護期間が長期化する中で、家族側の状況もまた時々刻々変化していく。このような家族の多様性に対応した、きめ細かな家族支援策が求められる時代である。

まず、介護家族の多様化について、身近な例の中から、①文字どおり人生100年を超えた家族の介護状況（二女から取材）、②責任者の長男（74歳）が先に死亡した例（長女から取材）、③長期間の難病を介護する夫婦間老老介護（妻から取材）、④遠距離介護（長女から取材）、の4例を簡単にリポートしたい。このほか今後増加が見込まれるのは男性介護者である。現在男性介護者は少数派であり、年齢構成のうえで、女性と著しく異なり、65歳以上の介護者が女性は33.9％に対し、男性は52.8％と高齢者が過半数を占める。これは男性の場合、配偶者という続柄が圧倒的多数を占めるからであるが、今後は変化していくであろう。

団塊の世代以降、独身者の比率が高まることからみても「息子」による介護が増加するであろうし、男性介護者へのサポート体制を特に考慮する必要がある。

❶105歳の実母、95歳の姑、80代の姉

A子さん（1933年生まれ）の例は、105歳で近所の病院へ3年間入院中の実母と近くのアパートに住む要介護1の80代の姉。3DKの公団アパートに95歳、要介護3で認知症が出てきた姑と結婚以来40年間同居。70代の夫は自由業で今も一定の収入はあるが、近く腫瘍の疑いで入院予定、A子さんは途方に暮れている。結婚した娘は肺癌の舅を抱え、独身の息子はあまり顔をみせない。夫は「家族は一緒にいるべき」という持論の実践者で、毎朝7時40分の姑起床まで隣のベッドに添い寝する。妻からみても「介護記録をまめに取り、ゴミ出しもする夫」だが、平均年齢83歳の親子3人家族。遠方に住む夫の妹が経済的にも精神的にも何一つサポートせず「長男なんだから親が死ぬまでみて当たりまえ」という態度なのが腹立たしい。週2回のヘルパー派遣を受けているが、A子さんの時間はいつも小間切れだ。105歳の実母は大変な働き者で85歳までは短歌を詠むなど多芸な女性だった。独身で働き通した要介護1の姉が毎日、母の病院通いを生きがいにしている。A子さんは、母の見舞いは姉に任せ、毎晩姉のもとへ夕食を運んでいる。

A子さんの家族は、高齢者だらけの逆ピラミッド型。経済的負担も大きい。実母は4人部屋だが1日4,000円の差額ベッド代を含め月間の入院費用は21

万8,202円(2004年5月分、以下同じ)。長姉が商売で貯めた預金から支払っているが、A子さんも何かと出費がある。姑はデイサービス3日半で1ヵ月の利用料1万3,708円、ヘルパーに入浴介助と車椅子の散歩を頼み3,000円。公団家賃9万8,000円、年金夫婦合計30万円の家計にとって介護費用の負担は決して軽くはない。おむつは全部紙おむつの使い捨てだ。

入院中の実母は、眼が少し動く程度でほとんどコミュニケーションがない。食事は経管栄養。母を心から敬愛するA子さんだが「姉自身の老後資金も必要だし、母がこうして生きることに悩みが大きい。でも、この母が亡くなったら、姉が生きる張り合いを失うだろうし」。1ヵ月に一度、団地の集会所で開かれる中高年の集い「土曜サロン」に出るのが最大の楽しみだという。

❷ 90代の母に先立った74歳の長男

B子さんの母(1905年生まれ)は一昨年98歳で亡くなった。積極的で多芸で、編みもので一定の収入をあげ、手芸コンクールに入賞したこともある。共働き教師のB子さん一家と同居、孫育てと家事の切り盛りをこなす「立派な年寄り」だった。B子さんも母に頼り切っていた。「献立ができない」と言い出したのが90代に入った頃。心臓に異常が出たB子さん(1927年生まれ)が定年に2年残して退職、「半病人が2人いる状況」の中で、母の状態は確実に悪化していった。B子さんの母が介護保険を利用できたのは、最後の2年間に過ぎない。

B子さん一家の最大の悲劇は、地続きに住む弟(長男)が73歳で死亡したこと。母自身の死の1年前だった。その3年前にはB子さんが路上で心臓発作を起こし、一時呼吸停止、救急車で運ばれ、40日間入院、母は杖をついて見舞いに来てくれた。その後B子さんの弟が多臓器不全で絶望的な病状で長期入院、「一度見舞いに行きたい」という母を「もうじき退院」となだめていた。ある日、母は電信柱を伝うようにして隣接の弟宅へ行き「本当のことを知らせてよ」と迫り、事実を告げた嫁と抱き合って泣いた。葬儀の日は毅然として、喪主である嫁に引き続いて「長い間お世話になりました」と堂々と挨拶した。90歳以上の高齢者は、子に先立たれるという老老逆縁の確率が高くなる。現在のB子さん世代は、きょうだいが多い世代であり、何よりもB子さ

んが同居家族だったこともあって、病身ながら長女のB子さんが中心になり、残る3人の妹と、成人した孫たちが協力し合って母を見送ることができた。それでも母自身の年金や貯蓄が思いがけず少なく、入院費用や葬儀費用を誰が支払うべきかには相当の気を遣った。責任ある親族が近隣に固まって住み、孫世代もいとこ同士として親しんで育ったこともよい結果を生んだ。「身近な世話は同居の長女、経済や葬祭は隣居の長男」という「万全の分担体制」が逆縁によって崩れた典型的な例である。世話をするB子さん自身70代半ばになって、九死に一生を得た病弱な身、80歳になる夫もまた70歳の実弟の死でショックを受け長期間歩く力を失った。「隣家の長男の嫁」には当時102歳の実父がいた。というわけで揃って要介護1のB子さん夫婦がほぼ10年間にわたる母の介護を支えた例である。

❸ 難病多病の夫を老老介護する妻

C子さん(68歳)はパーキンソン病で要介護5の夫(74歳)を1993年の発病以来介護歴12年。当初の進行は遅く、介護保険スタート直後は要介護2。1999年に長期戦を見通して1,500万円かけて住宅を改造、著述業のC子さんはその経過を1冊の本にまとめている[2]。マスコミ勤務の夫が定年退職、これから一緒に海外旅行をして華のリタイア人生を――と思う間もなく発病した。一般の老衰と違って、難病は病態の変化に応じた薬剤の管理、通院が必須である。

現状で、C子さんの夫はまずパーキンソン病の治療薬を1日5回、年とともに薬効は衰えてきたが、効けば家の中ぐらい歩行ができる。病院は難病指定の国立萩山脳神経センター、タクシー・JR・タクシーと乗り継ぐ。誤嚥性気管支炎や、入院中の感染症など内科疾病のため近所のかかりつけ医。白内障手術で眼科医。薬の副作用などから骨粗鬆症で骨折、整形外科医。そして3年前には前立腺癌が発見されたが手術を避けてホルモン療法で泌尿器科医。介護保険は、デイサービス、ホームヘルパー、ショートステイと目一杯利用し、不足分は自己負担している。ショートステイは「いちばん助かる」が空きが少なく、ここまで医療を必要とする人を受け入れたがらない。

C子さん自身、眼に手術の必要ありといわれているし、この3ヵ月ほどは膵臓癌の疑いがある、ということで検査に追われる日々だった。幸い癌はシロとなったが、2人の子は1人は遠隔地、1人は共働き。

精神的支えと時折の手助けにはなるが、介護の主戦力としては、期待できない。夫婦間介護は長びく間に介護側もともと高齢者になっていく。C子さんも介護中に65歳を超えた。C子さんは言う、「専門職の力は必要だが、家族だからわかることもあるのです。誤嚥性気管支炎を起こす夫に、痰の吸引をしたらと言い出したのは私。器具の貸し出しを受けて使用し、ずっと楽になりました」。

❹札幌から大阪へ、遠距離を通う長女、60歳

　Dさんは札幌在住の団体管理職、60歳。今年定年のつもりが1年留任を職場から要請されている。母（80歳）要介護2、父（83歳）要支援。10年前母が大腸癌の手術以来急速に心身が衰えたため、郊外から大阪市内で自営業を営む妹（55歳）一家の至近距離マンションに移転した。妹一家は、夫、子、夫の両親、その母と、居住環境と人手に恵まれているものの、いわば4世代家族で、夫の祖母（95歳）の世話は専ら孫嫁にあたる妹の役割だ。もう1人妹（59歳）がいるが遠隔地で、離婚した息子の子2人を養育中で旅行もままならない。

　長女であるDさんは、両親に札幌への移住を提案したが、両親はそれまでの生活環境に近い二女との近居を選んだ。Dさんは両親、妹へ送金を続けたが、ある日、父（元公務員）からお金はいらない、妹から、自分にまで小遣いを送らなくていい、その費用で両親に会いに来てほしい、と言われ「頭をガツーンと殴られた」ように感じた。

　以来、Dさんは頻繁に大阪に通っている。2004年の実績は4月から年末までの9ヵ月で15回28日。航空運賃は、いつも「思い立って」「ちょっと具合が悪いと連絡があった」ので出かけるから、通常の往復割引しか使えない。往復64,000円。今年度は年末まで航空運賃だけで約100万円の支出であった。日本航空で介護帰省割引制度があると知って今度手続きをとることにした。定年退職の夫は「後で後悔しないように行けるときに行ってこい」。職場は休日を使うのでほとんど影響なし。但し職場で家族の事情をよく話題にして情報を提供しておく。

　母は糖尿病、心臓病、白内障で入・退院を繰り返し、以前と打って変わって無気力になった。その母

と父を元気づけたいのが遠距離を通う第一の理由。同じくらい大きな理由が、妹の穏やかな安心した顔を見ること。「遠距離」の意味をDさんは言う。

　「両親と妹の嬉しそうな顔を見ると、私も一緒に親を見守っているんだという自覚が湧いてきます。妹にあなた1人に頑張れと言わない、これからが大変だけど力を合わせていこうと伝えるために通っています」。

　「先の見えない介護は1人で背負えば心がささくれ立ってきます。遠く離れているからこそ、言葉より行動と思っています」。

　Dさんの「遠距離」体験は、恵まれた例には違いないが、家族の意味と介護の内容の問い直しについていくつかの問題を提起している。

　1996年に発足した離れて暮らす親のケアを考える会「パオッコ」[注5]は会員230人。遠距離介護という言葉はこの頃から一般化してきた。主宰者の太田瑳恵子さんは、「重度の身体介護しか画にならないので遠距離介護の情報は少ないが、高齢者にとって①安心して暮らせる環境づくり、②情報収集、③周囲との人間関係づくり、が遠距離ケアの意味」だという。おむつを替える、食事介助をする、というのが介護だとしたら、離れて住む家族は、同居家族やヘルパーに遠く及ばない。しかし、高齢者の安心は、食事、入浴、排泄といういわゆる三大介護だけで得られるものではないだろう。この先、真の終末に至る決して短いとはいえない歳月。その間、虎の子の資産をどう安全に保持するか、どう使うか、心身の衰退に伴って施設などへの移転するときの手続き、方針決定に関して当事者の側に立った助言、本人が不利な状況、理不尽な目に合わされないよう守っていくこと――高齢者にとっての安心は、以上のような内容を含むのではないか。さらには過去の思い出を共有する家族でなければできないコミュニケーションも。Dさんの場合は、父母はもちろん直接介護者である妹と介護を通してより緊密な人間関係を築き、遠距離を行くことでおそらく妹の家族との間にも理解が深まり、それが両親の安心へと環流しているであろう好事例である。介護は周囲の家族をバラバラにすることが多いが、一定の条件と認識の共有によって、家族を緊密にすることが可能だし、少

注5) 太田差恵子：遠距離介護デビュー応援ブック．北斗出版，東京，2003、ほかに『遠距離介護の上手なやり方』（かんき出版，東京，2000）など．

なくとも家族間のダメージを減少することはできる。

●●● おわりに——3つの提案

　以上のような最近の家族介護の実例を考察することを通して、本稿の最後に私はこの問題に関して3つの提案をしたいと思う。家族介護は、今後人口構造・家族構造の変化によってますます社会的な外部サービスに委ねざるを得ない。政策担当者がそこに責任を自覚したので、家族の有り様が介護保険法改正の論点にならないのだとしたら、全体の方向性は正しいだろう。にもかかわらず、介護は現実に多くの家族に担われている。そして人口・家族構造の変化は、家族介護の環境を老老介護だらけにするとともに、多病者の増加、あるいは老老逆縁の増加などますます苛酷なものにするだろう。かつ男性介護者の参加など多様化を進めていくだろう。

　第一の提案は、介護保険を含めて介護福祉政策は、こうした多様な家族介護者への適切な対策を忘れてはならないことである。

　介護保険スタート当時、短期入所（ショートステイ）の運用をめぐって若干の混乱があり、一部の識者からショートステイは家族のためで高齢者のためでない（からよくない）という批判があった。介護保険は何よりも利用者本位高齢者本位が原則である。確かにこれまで高齢者自身の声、特に要介護者の意見を集める手法が確立されなかった面はある。しかし現にそこに家族があって、その家族が大きな介護を担っているとき、社会制度はその家族に配慮し、その負担軽減を図ることは当然のことではないか。レスパイトケア（家族の息抜き休暇）はイギリスでは立法化されているというが、ショートステイが日本型のレスパイトケアである面を一概に否定してはならないと思う。それ以前に高齢者の心に沿った内容のケアにするため心を砕くのはもちろんのことであるが。

　介護家族に対する新たなレスパイトケア法、旅行のための休暇制度、日常的な相談事業の確立をはじめ、介護家族の属性に応じた当事者グループの立ち上げ支援など、特に地域福祉政策の中で取り入れるべき対策は数多くある。高齢者に対して「見捨てていませんよ」というメッセージを送り続けるのは家族の責任である。その家族に「見捨てていませんよ」というメッセージを送るのは、政策の責任である。

　第二の提案は、介護の再定義である。1994年末、介護保険のたたき台を作成した「高齢者介護・自立システム研究会」[注6]は、長期間の介護に対応して、従来の「お世話」から「自立支援」を基本原則とすべきことを打ち出した。この研究会に私も一メンバーとして参画していたが、介護の新しい定義を示した文章に、今も当時の新鮮な意気込みがよみがえってくる。

　「従来の高齢者介護は、どちらかといえば『お世話』の面に留まりがちだった。今後は重度の障害を有する高齢者であっても、例えば車椅子で外出し、好きな買い物ができ、友人に会い、地域社会の一員としてさまざまな活動に参加するなど、自分の生活を楽しむことができるような自立した生活の実現を積極的に支援することが、介護の基本理念としておかれるべきである」。

　介護保険はその理念を実現する社会システムとして構築された[注7]。それまで家族の中に封じ込められた介護へのニーズを、高齢者と家族双方から社会に解放した。施行5年、日本の介護をめぐる環境は実態上からも意識面からも冒頭に述べた変容を遂げている。5年間の現場のエビデンスにより、介護モデルは、食事・排泄・入浴の身体的介護中心から、見守りが必須の認知症モデルへの転換が求められている。

　家族の中に封じ込められ、社会の一種の暗部だった介護は外の社会に、市場という場に引き出された。その結果は、介護という言葉の定義にもやがて変更を求めるであろうさまざまな発見をもたらした。

　『2015年の高齢者介護』の中には、意識的使い分けではないと思うが、「介護」と「ケア」の2語が共存している。日本語か英語かの違いであるが「ケア」はもともと身体的介護だけでなく気配りや見守りなどの意味を含んでいる。日本の従来の介護環境は、家族、特に息子の嫁に介護負担が一極集中、睡眠がとれない、自分自身の医療に受診できないなど、外の社会であったら労働基準法違反はおろか人権にかかわる「介護地獄」とさえいわれる状況にあった。施設へ高齢者が入居した場合、家族との接触が欧米

注6) 1994年厚生省（当時）に設置された「高齢者介護・自立システム研究会」（大森彌会長）は、介護保険のたたき台となる報告書「新たな高齢者介護システムの構築を目指して」を同年12月発表。以来1997年12月の介護保険法成立に向けて激しい論議が交わされた。

注7) 介護保険制度は、増大する一方の老人医療費の肩代わり財源として政府が考案したことは言うまでもない。しかし家族の介護負担を軽減し社会化する、という国民のニーズに叶った理念がなかったら、ここまで発展はしなかったと思われる。

諸国に比べてはるかに低いことは、いくつかの国際比較調査でも明らかにされている。その理由として推察できるのは、①に「親を施設に放り込んだ」という措置時代のスティグマ、②にあまりに過重な（それは時に介護者の身体の骨格の変形をもたらすような苛酷さである）介護負担によって、精神的な気配りの余裕を失って「ほとほといやになって」[注8]しまい、その後の関係継続の意欲も愛情も消失した、という場合である。後者にはもちろん介護開始以前・以後の親族関係の葛藤も背景にあるだろう。介護保険はこのような親子関係にどんな影響を与えただろうか。もし、介護負担の軽減や施設利用の普遍化によって、家族の面会頻度が高まる傾向があれば喜ばしいことだ。

「衣食足りて礼節を知る」という言葉があるが、私は介護の現状を「制度整備されて家族の意味を知る」段階と認識している。今までは肉体的圧力、「家族・嫁が看るべき」という社会的文化的圧力に押しひしがれてみえなかった、家族でなければできないケアが徐々に姿を現したのではないだろうか。介護保険普及啓発の段階で「介護はプロに、愛は家族に」という言葉がいわれた。では、愛とは何か。この場合は、過重な身体的介護が一定の社会サービスに肩替わりされた後、家族のすべき、家族でなければできないケアとは何かを問うことになる。心の中の秘めたる愛、などということはこの際問題にならない。ケアは本人と周辺に具体的に表現されて届き、安心を築く基盤にならなかったら意味がないからである。

1990年代後半にスウェーデンのグループホームを訪れたとき、責任者が「ご家族のおかげで私たちは介護ができます」と繰り返すのを聞いた。2DKの個室は思い思いの個性的な飾りつけがされていて、「ご家族がお年寄りの過ごしてきたように設定して下さったのです」。半ば意識不明で車椅子にいる女性は鮮やかな赤紫のドレスに盛装していた。「あの方はこのところご機嫌が悪かったので、ご家族から聞いたいちばんお気に入りのドレスを着せたら、今日は落ち着いておられます」。「私たちは専門家ですが、その方の人生に対する知識はご家族に及ぶものではありません」と担当者は強調した。

その人の生活の内部細部にわたって、最も長期間、歴史的経緯を含めて認識し、共有している人は、まずは家族に違いなかろう。私は今回の取材において、介護疲れのまっ只中にありながら、介護者が要介護者である母や姑の人生を語るとき、実に細部にわたって記憶し、熱意を込めて語ることを知った。親の人生を語ることは、今につながる自分の人生を語ることでもある。高齢者はすべて、愛憎取り混ぜて家族にかけがえのない人生の足跡を残し、おそらくこれからもかけがえのない人生の延長線上に生涯を閉じたいと願っているに違いない。ケアマネジャーはじめ介護の専門職は遠く住む家族とのコミュニケーションを視野に入れてほしい。

高齢者にとって家族は人生の共有者であり、継承者であり、代弁者である。仮に日常的に周囲で介護できなくても、症状の変化に対応した方針決定を当事者の側に立って行う役割がある。そうした責任者がいることは、現実に毎日の生活や医療を支えるプロにとって、どれだけ安心できるかわからない。こうした「安心」は高齢者だけでなく身近な介護のプロにとっても必要な環境である。私自身1996年から1999年にわたって重度の脳硬塞で倒れ、気管切開、経管栄養、意思表示は片手の親指の上下、という状態のつれあいの3年2ヵ月の入院を見守った。はっきりいって、爪は切ってあげたが、おむつ1つ替えたことはない。しかし私は、倒れた彼の代弁者・責任者として家族の役割を十分ではないがそれなりにはたしたと思っている。それは人生のフィナーレの伴走者として、向う岸にたどり着くまで本人の意思を体して見届ける、こちらも意思の力による営みだったと思っている。愛などという言葉は気恥かしくてとても使えない。家族という人間関係を継続し伴走しようという意思である。

以上総合して、介護という語の内容を、人生のフィナーレの安心と見届け、として再定義することを提案する。

第三に、家族の意義を強調した小論の結論として矛盾するようだが、私は決して伝統的な家族主義者でもなければ、家族性善説に立つ者でもない。家族は親密な関係なるが故に、そしてプライバシーが守られる閉鎖性故に、時には弱肉強食が支配する犯罪や暴力の温床となることは国連文書[注9]でも指摘さ

注8) 筆者がこれまでの取材中、特に嫁の立場の介護者からよく聞く言葉。介護を終わって「思い出したくない」とも。
注9) 例えば国連の第4回世界女性会議(北京会議)行動綱領第Ⅳ章「D. 女性に対する暴力」117項。「そこ(家庭内)ではしばしば暴力が容認される」。

れるとおりである。近々高齢者虐待防止法が立法化される見込み(2005年7月現在)だが、この社会には高齢者を被害者とする悪徳業者、正義の仮面を被った悪徳専門家がいるように、愛の衣裳を着けた悪徳家族も決して少なくないのである。家族の中での利害関係でみても、家族と介護家族は必ずしも利害が一致するとは限らない。

現在あまり活用されていない成年後見制度や地域福祉権利事業などを見直し、高齢者が自分の健康と環境を守り、資産を維持し、尊厳を犯されず、幸福を追求して生涯を全うできるよう、公正な見守り役・実行役を社会システムとして創設・強化する必要がある。家族があってもそうしたシステムは必要な場合があるだろう。何よりもいかに家族を強調しようと、家族がいない、あるいは共倒れ状況の家族しかいない、巨大な高齢者の集団が今、生じつつあるからである。

(樋口恵子)

● 文献
1) 内閣府(総合企画調整担当):高齢者の健康に関する意識調査結果. 2003, 5.
2) 高見沢たか子:「終の住みか」のつくり方. 晶文社, 東京, 2004.

12. 高齢者のヘルパー活用

●●● はじめに

日本の高齢化率は、既に19％を超えて2,500万人に達している。2015年には、26％、3,300万人になると推計されている[1]。

これらの高齢者の中で、ケア(介護)を必要としている人は、正確には不詳であるが、要介護(要支援)の認定を受けた高齢者は、300万人以上で、そのうち200万人以上が在宅であることを考えると、「訪問介護」の重要性を再認識する必要がある[2]。

「ケア」の概念を、保健、医療、福祉、社会教育などの分野を含めて広く解釈すると、①健康保持増進のためのケア、これには、治療、看護、教育、健診などが含まれる。②生活支援としてのケア、これには、家事、日常生活の援助、心身の障害への援助、生活基盤の安定のための施策などが含まれる。また、介護保険制度などのシステム、行政サービスも深く関連している[3]。

2000年4月より介護保険制度が実施され、その基本理念として「利用者本位」「自立支援」「普遍主義」「総合的サービスの提供」「地域主義」が謳われている。「ヘルパー」は、この理念を支える役割の一部を負っていると考えられる[2,4]。

さて、ヘルパーによるサービスは、上述の中では、生活支援としてのケアに位置づけられ、介護保険制度の中では「居宅介護サービス」の一翼を担っている。この中にもさまざまなサービスがあるが、「訪問系サービス」に属し、さらに「訪問介護」に該当する[2,4](図62)。

1 ホームヘルプサービスの目的

寝たきりの高齢者、介護を要する認知症高齢者、疾病などにより身体が虚弱な高齢者など、身体上または精神上に障害があって日常生活を営むのに支障がある高齢者の家庭に対して、ホームヘルパーを派遣して高齢者の日常生活の世話を行い、高齢者が健全で安らかな生活を営むことができるように援助することを目的とするのが、訪問介護(ホームヘルプサービス)である。

したがって、高齢者や障害者などを取り巻く家族や地域全般を対象としてニーズを把握して、高齢者や障害者の自立を促進し、家族介護者などの負担の軽減を図るように援助するサービスである[5]。

内閣府の調査によると、在宅介護(自分または子どもの家)の場合、介護を頼む相手としては、①配偶者、②子ども、③ヘルパー、④訪問看護師、⑤その他の家族・親族、⑥兄弟・姉妹、などとなっており、これでも、ヘルパーへの期待は、かなり高いことがうかがえる(図63)。

6. 高齢者の生活支援

サービス提供機関

在宅サービス
◇訪問介護（ホームヘルプ）
◇訪問入浴
◇訪問看護
◇訪問リハビリテーション
◇通所リハビリテーション（デイケア）
◇居宅療養管理指導
（医師・歯科医師による訪問診療など）
◇通所介護（デイサービス）
◇短期入所生活介護
（ショートステイ）
◇短期入所療養介護（ショートステイ）
◇痴呆対応型共同生活介護
（痴呆性老人のグループホーム）
◇有料老人ホーム等における介護
◇福祉用具の貸与・購入費の支給
◇住宅改修費の支給
（手すり、段差の解消など）

介護保険施設
◇介護老人福祉施設
（特別養護老人ホーム）
◇介護老人保健施設（老人保健施設）
◇介護療養型医療施設
・療養病床
・老人性痴呆疾患療養病棟
・介護力強化病院（施行後3年間）

被保険者

第1号被保険者（65歳以上）2,400万人（平成14年度）

第2号被保険者（40～64歳）4,300万人（平成14年度）

○要介護認定
・市町村で実施
要介護の審査判定は広域的実施や都道府県への委託も可能

○介護サービス計画の作成
・介護サービスの計画的利用の支援

サービス利用 →
利用者の一部負担

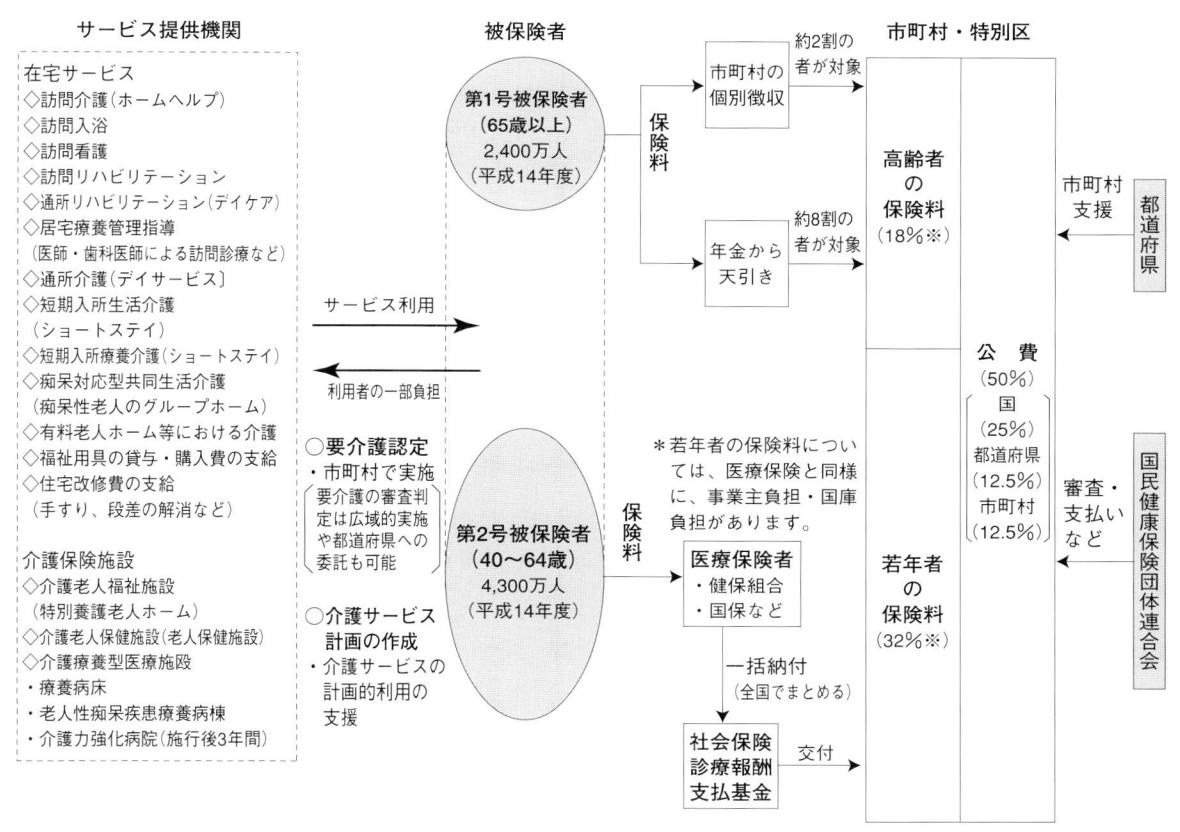

保険料 → 市町村の個別徴収（約2割の者が対象）／年金から天引き（約8割の者が対象）

医療保険者
・健保組合
・国保など
一括納付（全国でまとめる）
社会保険診療報酬支払基金 → 交付

＊若年者の保険料については、医療保険と同様に、事業主負担・国庫負担があります。

市町村・特別区

高齢者の保険料（18％※）

公費（50％）
国（25％）
都道府県（12.5％）
市町村（12.5％）

若年者の保険料（32％※）

都道府県 → 市町村支援
国民健康保険団体連合会 → 審査・支払いなど

※平成12～14年度は高齢者17％、若年者33％

---

1. 制度のねらい
 ①老後の最大の不安要因である介護を国民皆で支える仕組みを創設
 ②社会保険方式により給付と負担の関係を明確にし、国民の理解を得られやすい仕組みを創設
 ③従来の縦割りの制度を再編成し、利用者の選択により、多様な主体から保健医療サービス・福祉サービスを総合的に受けられる仕組みを創設
 ④介護を医療保険から切り離し、社会保障構造改革の皮切りとなる制度を創設
2. 保険者
 保険者は市町村および特別区とし、国、都道府県、医療保険者、年金保険者が重層的に支え合う制度となっている。
3. 被保険者

	第1号被保険者	第2号被保険者
対象者	65歳以上の者	40歳以上65歳未満の医療保険加入者
受給権者	・要介護者 ・要支援者	左のうち、初老期認知症、脳血管障害などの老化に起因する疾病によるもの
保険料負担	市町村が徴収	医療保険者が医療保険料として徴収し、納付金として一括して納付
賦課・徴収方法	・所得段階別定額保険料（低所得者の負担軽減） ・老齢退職年金給付18万円以上は年金天引、それ以外は普通徴収	・健保：標準報酬および標準賞与＊介護保険料率（事業主負担あり） ・国保：所得割、均等割などに按分（国庫負担あり）

図62●介護保険制度

（厚生労働省(監修)：平成15年度版厚生労働白書．p481, ぎょうせい, 東京, 2003による）

第2部 疾患総論

図63 ●介護を頼む相手

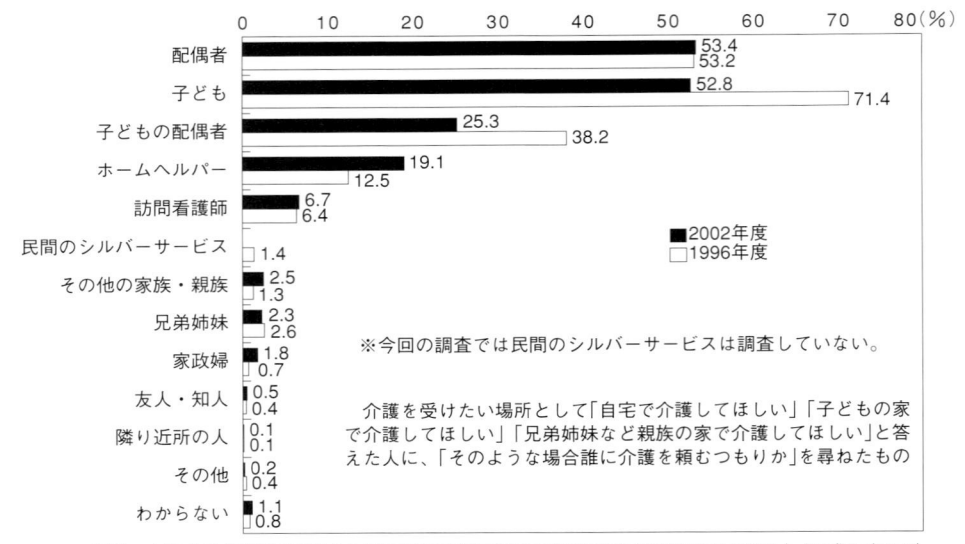

資料：内閣府政策統括官（総合企画調整担当）「高齢者の健康に関する意識調査結果」（平成15年5月）

（高齢者介護研究会：2015年の高齢者介護；高齢者の尊厳を支えるケアの確立に向けて．厚生労働省，2003による）

2 ホームヘルプサービスの業務内容

基本的には、3つの業務区分がされている[6]。
①身体の介護に関すること：食事介助、排泄介助、衣服着脱の介助、入浴介助、身体の清拭・洗髪の介助、通院などの身体の介助
②家事に関すること：調理、衣類の洗濯・補修、住居などの掃除、整理整頓、生活必需品の買い物、関係機関などとの連絡、その他必要な家事
③相談・助言に関すること：生活・身上・介護に関する相談と助言、住宅改良に関する相談と助言、その他必要な相談と助言

3 ホームヘルプサービスの実際

ホームヘルプサービスは、介護保険制度において、社会資源の1つで、介護給付の対象となっている。
介護給付を受けようとする本人または家族介護者などは、市町村に申請すると、調査が行われ、調査の結果やかかりつけ医の意見書などをもとにして、保険者である市町村は、「要支援」ないし「要介護」の認定を行い、認定された者に対して必要なサービスを提供することとなる（図64）。

表86 ●特定疾病

初老期の認知症［アルツハイマー病、血管性痴呆（認知症）など］、脳血管疾患（脳出血、脳梗塞など）、筋萎縮性側索硬化症、パーキンソン病、脊髄小脳変性症、シャイ・ドレーガー症候群、糖尿病性腎症、糖尿病性網膜症、糖尿病性神経障害、閉塞性動脈硬化症、慢性閉塞性肺疾患（肺気腫、慢性気管支炎、気管支喘息）、両側の膝関節または股関節に著しい変形を伴う変形性関節症、関節リウマチ、後縦靱帯骨化症、脊柱管狭窄症、骨粗鬆症による骨折、早老症（ウェルナー症候群）

（文献5）による）

ホームヘルプサービスの派遣対象者は、要支援ないし要介護と認定された65歳以上の被保険者で、要介護度に応じたサービス利用限度額内で、ケアプランに沿ったサービスが提供される。40歳以上の被保険者においては、その保険事項が身体上または精神上の障害が、「特定疾患」であることが条件となる（表86）。

利用料金は、世帯の所得に応じて、無料から1時間あたり1,250円までで、申し込みは市町村の福祉担当窓口となっている。但し、介護給付の対象外となった場合でも、自己負担であれば、サービスは受けることはできる。すなわち、公的サービス以外に、民間の有料サービスの利用も可能である（表87）[7]。

6. 高齢者の生活支援

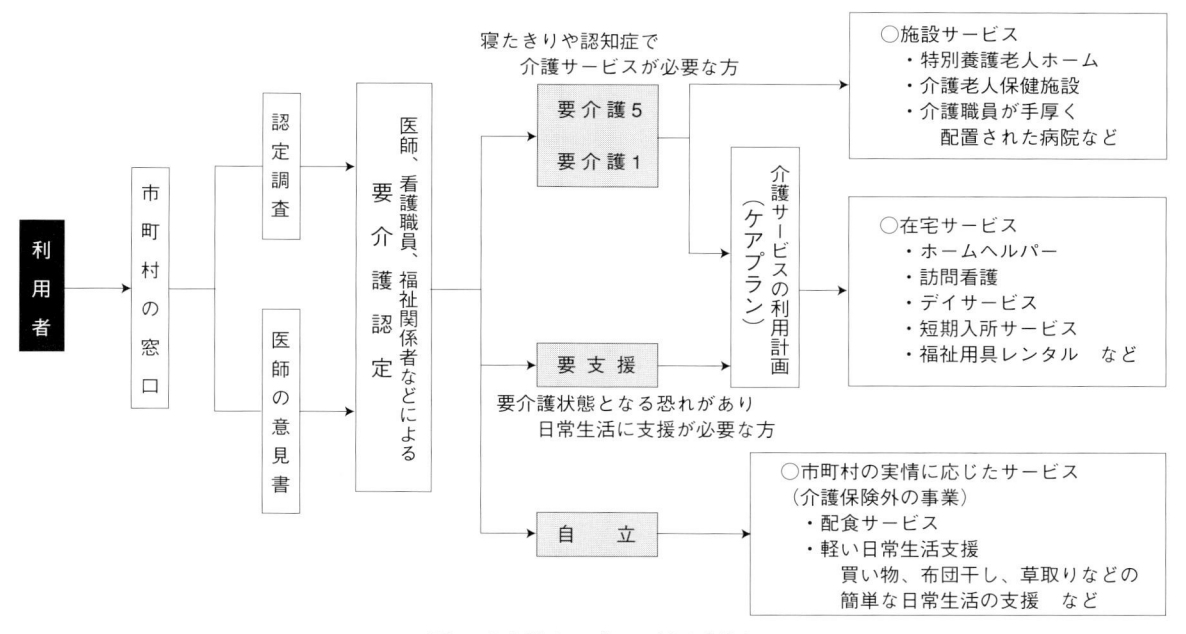

図64 ●介護サービスの利用手続き
（高齢者介護研究会：2015年の高齢者介護；高齢者の尊厳を支えるケアの確立に向けて．厚生労働省，2003による）

4　ヘルパーの養成

　元来、ヘルパーは心身ともに健康で、高齢者ケアに対して理解と熱意があり、専門的な知識を有する必要がある。

　ヘルパーの養成と資質の向上のため、採用時研修と継続研修が規定されている。養成研修は四段階となっており、研修内容は全国共通のカリキュラムになっている[8]。

　採用時研修は研修時間などによって、3級、2級、1級と区分されている。

　3級課程は入門研修であり、勤務時間の少ない非常勤ヘルパー、社協などの協力会員、登録ヘルパー、などが対象である。研修時間は50時間。

　2級課程は、ホームヘルプサービス事業従事者の基本研修といわれるもので、3級課程修了後、さらに130時間の研修と6ヵ月の実務経験が必要である。

　1級課程は、主任ヘルパーなどの基幹的ヘルパーを養成する課程で、2級課程修了後、さらに230時間の研修と1年以上の実務経験が必要である。

　継続研修は、1級課程の修了者の資質の維持・向上に必要な研修である（1996年度から開始された）。

　介護保険制度の理念が「利用者本位」「自立支援」であり、高齢の利用者が自分で選択し、自分で決定することになっている。ホームヘルプサービスも高齢者から選ばれなければサービス提供はできない。

　ヘルパーは、常に自己研鑽することによって、「選ばれるヘルパー」を目指さなければならない。

　脱稿後、厚生労働省の新しい方針が提示された。これによると将来は「介護福祉士」に一元化される予定である（図65）。

5　ヘルパーの資質の向上－求められる専門性

　ケアプランに沿ってサービスを展開し、再評価するのであるが、計画・実行にあたっては、利用者のニーズを総合的に把握してサービス利用計画を作成し、それを利用者に説明し、理解を得ることが重要である。さらに、サービスは公的サービスに限定せず、その地域で利用できる社会資源を含み、常に利用者の状態を把握し、変化に応じたサービスの調整が必要である。

　業務の実施にあたっての留意点としては、①被介護者の自由・プライバシー・プライドに配慮する、②できるだけ「自己決定権」を尊重する、③「専門

361

表87 ● サービスの種類と申し込み先

		公的サービス		各団体のサービス		民間サービス	
		内容	申し込み先	内容	申し込み先	内容	申し込み先
日常の介護		ホームヘルプサービス デイサービス ボランティアの派遣による入浴サービス	市区町村の福祉担当窓口 社会福祉協議会	ホームヘルプサービス 給食サービス	各地の生協など	ホームヘルプサービス 在宅入浴サービス 給食サービス 緊急通報サービス 移送サービス	民間の各サービス会社 民間グループ
医療ケア		老人訪問看護 リハビリ指導 訪問看護指導	訪問看護ステーション 保健所			在宅介護サービス 訪問看護サービス リハビリテーションサービス	各サービス会社
施設サービス		デイサービス ショートステイ ミドルステイ ナイトケア	市区町村の福祉担当窓口	デイサービス ショートステイ	各地の生協、ボランティア団体	ショートステイ ミドルステイ デイサービス	各有料老人ホーム
機器のレンタル		日常生活用具給付等事業	市区町村の福祉担当窓口、福祉事務所など			福祉機器、介護用品のレンタル	各サービス会社
経済的なサービス		老人医療費助成制度 高額療養費の払い戻し 医療費控除 老人福祉手当ての支給 高齢者住宅整備資金の貸し付け 生活福祉資金の貸し付け 介護クーポン	市区町村の福祉担当窓口 各健康保険組合、市区町村の国民健康保険課 地域の税務署 市区町村の福祉担当窓口 市区町村の福祉担当窓口 社会福祉協議会 実施している各会社の福利厚生担当窓口	高齢者同居割増し制度	年金福祉事業団	介護保険	各生命保険会社、損害保険会社、郵便局など
相談		在宅ケアに関する相談事全般	市区町村の福祉担当窓口、在宅介護支援センター、高齢者総合相談センター、社会福祉協議会	認知症の相談 シルバーサービスについての情報提供	呆け老人をかかえる家族の会 社団法人シルバーサービス振興会	老人病院の紹介、情報提供 有料老人ホーム	老人病院情報センターなど 社団法人有料老人ホーム協会

(文献7)による)

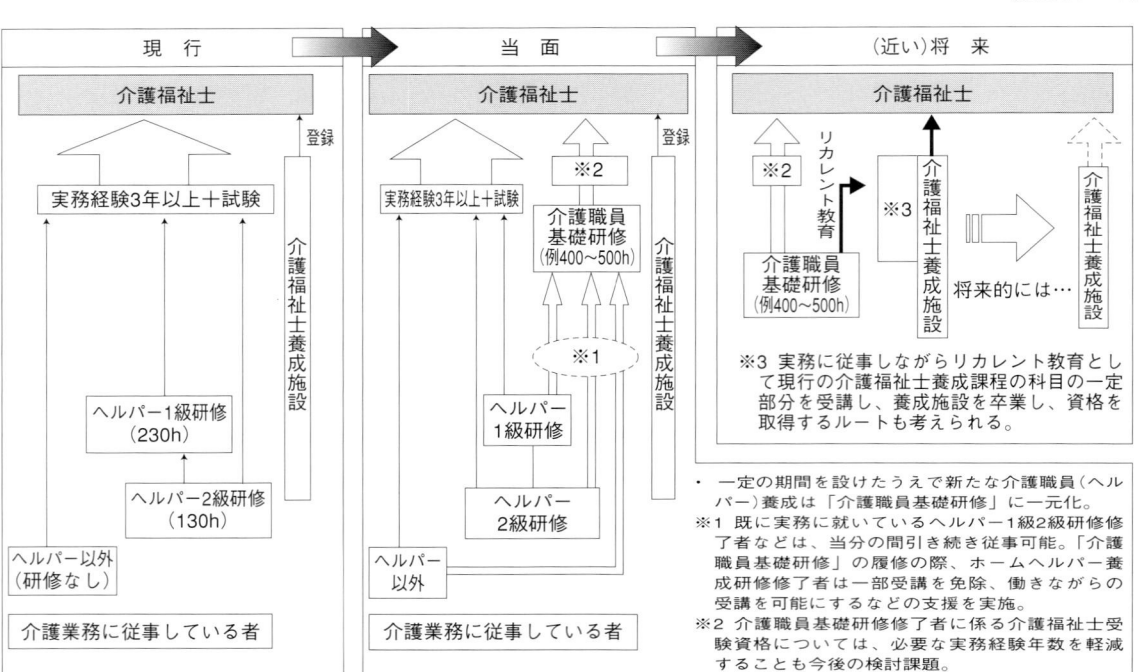

図65 ● 介護福祉士取得に向けての現任者支援・養成(イメージ図)

(厚生労働省老健局:全国介護保険担当課長会議資料. p98, 2004 による)

※3 実務に従事しながらリカレント教育として現行の介護福祉士養成課程の科目の一定部分を受講し、養成施設を卒業し、資格を取得するルートも考えられる。

- 一定の期間を設けたうえで新たな介護職員(ヘルパー)養成は「介護職員基礎研修」に一元化。
※1 既に実務に就いているヘルパー1級2級研修修了者などは、当分の間引き続き従事可能。「介護職員基礎研修」の履修の際、ホームヘルパー養成研修修了者は一部受講を免除、働きながらの受講を可能にするなどの支援を実施。
※2 介護職員基礎研修修了者に係る介護福祉士受験資格については、必要な実務経験年数を軽減することも今後の検討課題。

性」に裏打ちされた介護を行う。

では、「専門性」とは、介護の基本技法（安全・安楽・予防を念頭におきながら、自立を図る）の原則を理解したうえで、介護技術（食事、排泄、入浴など）を体得することである[8]。

介護技術の基本としては、①利用者の状態を観察し、理解し、課題を把握する、②適用できる技法を利用者、家族などとともに考え、ケアプランを立てる、③その介助方法を利用者、家族などに説明し、承諾を得る、④家族などの協力も得ながら実施する、⑤介助した後の利用者の状態を観察し、記録し、評価する、⑥評価の結果から再度、計画を見直す、⑦いずれにしても利用者のペースに合わせた方法がよい、以上7点である[8]。

そして何よりも大切なことは、「実践から学びつつ、常によりよい介護方法を探究する」ことであり、また同時に「最新の介護に関連した知識を身につけ、それを現場で応用していく」ことである。すなわち、常に「自己研鑽」が求められるわけであり、それが「専門性」を高めることになる。

6 ヘルパーの抱える悩み・課題

❶ 就業実態[9]

東京都町田市のヘルパー1,264人を対象とした調査では、50歳以上が61.3％、平均年齢は51.3歳、登録制勤務が81.4％、平均月収が5.5万円、就業理由は、生き甲斐、社会参加を目的とする人が多く、経験年数は平均4.1年、取得資格では3級のみ：14.5％、2級：73.6％、1級：3.1％、介護福祉士：6.7％となっている。

ヘルパーの大部分は、雇用が不安定な「登録型」ヘルパーであり、収入も低い。仕事のあるときのみの継続的・短期的雇用であり、賃金の支払い対象は、訪問時間に限定され、移動時間・待機時間は含まれないことが多い。

また、十分な経験や専門性をもつヘルパーの割合は低く、サービスの質の向上については改善されるべき問題である。

❷ ヘルパーの現場の声[10]-[13]

・「身体介護」と「生活援助」との時間調整の難しさ
・ケアマネジャーと担当者との検討会議が双方多忙のため、開きにくい
・直行直帰なので相談もできず、ストレスが溜る
・「お手伝いさん」代わりに使われる、家族の部屋の掃除や料理・洗濯を要望される
・利用者と家族・親族との板挟みになる。特に主張の強い介護者が複数いると混乱する
・金品の紛失・破損の苦情。上司にも疑われるケースもある
・利用者と話をする時間がない
・他のヘルパーと比較される
・医療行為は禁じられているが、吸引や褥瘡の手当て、外用湿布、点眼、爪切り、などは家族の代行行為として認められないのか
・「自立支援」と抵触するような要求もある
・いわゆる「セクハラ」もある

❸ 利用者の声[11]

・時間を売りにきたという印象
・時間の変更を一方的に告げられた
・介護というサービスを提供するのではなく、時間を提供して対価を得ようとするヘルパーが多い
・ローテーションで来る場合、自分の希望が伝わりにくい

7 今後の目標・課題

❶ ホームヘルプサービスの援助目標[5]

1. 利用者の生活習慣や価値観を尊重して援助する。
2. 残存機能を活かして、自立を目指して支援する。
3. 利用者のWell-Beingを第一に考えて対応する。
4. 専門的視点から、利用者に適した健康の保持・増進を図る。
5. 医師・看護師などの他の専門職との連携を密にして、生命の安全を保障するとともに、効率的なサービスを提供する。

上記の目標を達成するように、全力を尽くすことが必要である。

❷ ヘルパーの一般的課題[8]

1. チームで仕事をするので、仲間づくりが重要。
2. 変化の激しい時代に対応していく力をつける。

特に、主任ヘルパーの場合は、利用者のニーズに合わせて、種々の雇用形態のヘルパーとサービス内容や回数を調整するコーディネーターとしての役割は重要である。

3. 専門性の充実が重要である。

特に主任ヘルパーは、介護技術、家事援助技術は当然として、保健、医療、福祉、住環境などを総合的に展望し、ケアプランを立てたり、評価したりする能力が求められる。

4. 他の分野の専門職と連携することも重要である。

上記の専門性とも関連するが、医師、看護師、保健師、理学療法士、作業療法士、ソーシャル・ワーカー、臨床心理士、音楽療法士、行政職員、諸施設の職員等々、との連携が高齢者を地域で支えるためには是非とも必要である。

❸ その他

利用者の意思(自己決定権・自己選択権)を最大限尊重しながらも、「在宅の限界」を判断する時期があるが、この際ヘルパーの情報は重要である。判断は、本人、家族のほか、上記の医師、看護師、保健師、ケアマネジャー、ヘルパーなどの関係者が合議で決定することが望ましい。

8 外国の事情

1. スウェーデン[14)-16)]

まず、福祉大国のスウェーデンであるが、既に1960年代から高齢者の経済的自立、サービスやケアの保障が、公共の責任として位置づけられた。1980年までに在宅ケアおよび施設ケアが拡大され、例えばホームヘルパーは、1963年1.9万人から1970年8万人となった。すべての人が、自らの住み慣れた環境で生活を営むことを保障するというノーマライゼーションの原則が確認された。そして、自立、自律、尊厳への敬意、プライバシー、信頼、正義、などの尊重が重視されている。

在宅サービスとしては、ホームヘルプサービス、配食サービス、安全アラーム・システム、デイケア・サービス、住宅改造サービス、送迎サービス、デイセンター、入浴サービス、理容サービス、訪問看護・在宅医療サービス、夜間・深夜パトロール、補助器具貸付サービス、などがある。

このうち、ホームヘルプサービスについてのみ触れたい。

公的ホームヘルプサービス制度は1952年に発足し、現在は24時間体制となっており、2人1組で巡回する夜間・深夜パトロールも普通である。ホームヘルプサービスの援助内容は、本人のニーズによって異なっている。

65歳以上の高齢者の11％がこのサービスを受けている(65～79歳：5％、80歳以上：27％、90歳以上：40％)。比較的低いのは、施設ケアを受けている人たちも多いためである。

1990年代から、ホームヘルプサービスの利用率が低下したのは、在宅医療または訪問看護サービスを受ける率が高まったためである。エーデル改革により在宅医療が拡大され、ホームヘルパーにも、介護知識に加えて、専門的医療知識を要求するようになった。そこで、準看護師の資格をもつホームヘルパーを雇用するのが一般的になった。

サービス料金は所得クラスによって異なるが、低所得の母子家庭や年金生活者には、住宅手当が給付されている。一定額以上は負担しなくてよく、安心して24時間のホームヘルプサービスや長期通院治療などが受けられる。

2. イギリス[17)-21)]

イギリスでは、19世紀後半から既に慈善ホームなどがあった。1908年に老齢年金法が制定され、1946年に「国民保健サービス法」(NHS)が制定された。これにより、家庭医への登録、ヘルスビジター(健康管理、栄養知識、暖房などの居住環境の改善などの助言)、訪問看護、歯科治療、入院医療、デイホスピタル、配食サービス、ホームヘルプ、などのサービスが受けられるようになった。

ホームヘルプは、1920年代には、乳幼児のいる家庭へのサービスとして開始され、その後高齢者へも実施され、1957年には高齢者の利用が過半数を占めるようになった。1970年以降ホームヘルプが在宅支援の中核的サービスとなった。はじめは家事援助が中心であったが、次第にアルコール依存や精神障害者の世帯を支援するようになり、最近は、虚弱や認知症の高齢者への対応が必要となり、身辺介護や家庭管理サービスを含むホームケアとなっている。

3. アメリカ[22)-27)]

アメリカでは、個人の尊重(自由主義、個人主義)とコミュニティライフの重視があり、貧困、障害などによる生活困窮の原因を個人の責任として捉えて、公的、制度的保護については消極的である。一方では、コミュニティの治安、協同作業、近隣との交際、相互支援などのライフ・スタイルは、ボランティアには積極的である。

「アメリカ高齢者法」では、アクセス・サービス、在宅サービス、地域サービス、介護者サービスが規定されている。アメリカの特徴は、①アクセスが重視される、②高齢者が地域で自立した生活を送ることができるように在宅サービス、地域サービスが重視される、③高齢者の「人権」を守るためのサービスが重視される。またケアに対するオンブズマン・サービス、高齢者虐待防止サービス、法律相談、の3つがある。

在宅サービスでは、配食サービス、家事援助サービス、介護サービス、訪問看護サービス、リハビリテーション、家屋修繕サービス、高齢者センター、デイケア、カウンセリング、保健予防サービス、など、また、介護者に対するサービスとして、休息サービス、デイケア、カウンセリング、教育、などがある。

4. ドイツ[28)-30)]

ドイツでは、介護保険制度として日本より早く1994年に介護保険法が制定された。自己決定と自己責任の原則、在宅介護優先の原則、予防・リハビリ優先の原則、などの原則があり、介護サービスは民営が優先されている。

また、介護サービスの質の保証のため、審査・勧告・助言を行っている。専門資格と相応の経験者5～6人の審査チームを構成し、2～3日かけて、施設などを訪問し、施設長、職員、入所者から詳しい情報を得て審査する。

具体的な在宅サービス(ミュンヘンの例)としては、ソーシャル・ステーション(これは、相談、看護、介護、家事援助の包括的サービスを提供するもので、日本の在宅介護支援センターに相当する)、訪問看護ステーション、家事援助・家族支援ステーション(ヘルパー中心)、農村ヘルパー・ステーション、住民参加型「隣人」援助サービス、食事サービス、高齢者お世話センター(高齢者に対する相談と世話サービス、住居設備をもち、自立生活ができる)、高齢者デイサービス・センターがある。

(柴山漠人、浜島純子)

●文献

1) 厚生労働省(監修):平成15年度版厚生労働白書.ぎょうせい,東京,2003.
2) 高齢者介護研究会:2015年の高齢者介護;高齢者の尊厳を支えるケアの確立に向けて.厚生労働省,2003.
3) 松浦尊麿:包括的地域ケアの実践.金芳堂,京都,2002.
4) 大国美智子:高齢者に対する主な施策.高齢者介護実践ガイド,和田 攻,武富由雄(編),pp652-663,文光堂,東京,2000.
5) 横尾英子;ホームヘルプサービス;訪問介護.高齢者介護実践ガイド,和田 攻,武富由雄(編),pp664-665,文光堂,東京,2000.
6) 厚生労働省:告示第50号(介護保険法関連).官報平成15年2月24日(号外35号).
7) 天本 宏,野村 歓,山崎摩耶(監修):おとしよりの在宅ケア.NHK出版,東京,1995.
8) 伊東 寛,筒井静代:在宅サービスにかかわるヘルパーのあり方,およびその教育と今後の方向.老年精神医学雑誌 8:721-725,1997.
9) 石橋智昭,佐久間志保子,滝波順子,ほか:ホームヘルパーの就業実態.厚生の指標 51:7-11,2004.
10) 介護ヘルパー現場の声.中日新聞2004年5月13日朝刊.
11) 質を競い合う介護へ(「ヘルパーの悩み」に反響).中日新聞2004年5月27日朝刊.
12) 特集「訪問介護の可能性」.ケアマネージャー2004年3月号,pp10-29,2004.
13) 高見貞子:ホームヘルパーの立場からの一言.記録集「これからの介護システム;連携促進と情報化」,愛知県医師会,pp39-42,2003.
14) 訓覇法子:高齢者.世界の社会福祉;スウェーデン・フィンランド,仲村優一,一番ヶ瀬康子(編),pp60-96,旬報社,東京,1998.
15) Hellstrom Y, Hallberg IR : Perspectives of elderly people receiving home help on health, care and quality of life. Health and Social Care in the Community 9:61-71, 2001.
16) Magnusson L, Hanson EJ : Ethical issues arising from a research, technology and development project to support frail older

17) 田端光美：高齢者福祉．世界の社会福祉；イギリス，仲村優一，一番ヶ瀬康子（編），pp67-93，旬報社，東京，1999.
18) Gilleard C：Community care services for the elderly mentally infirm. Caregiving in Dementia, Jones G, Miesen BML (eds), pp293-313, Routledge, London, 1992.
19) Brown M, Godber C, Wilkinson D：Services for dementia；A British view. Dementia, 2nd ed, O'Brien J, Ames D, Burns A (eds), pp291-297, Arnold, London, 2000.
20) Hope T, Keene J, Gedling K, et al：Predictors of institutionalization for people with dementia living at home with a carer. Int J Geriatr Psychiatry 13：682-690, 1998.
21) Toeg D, Mercer L, Iliffe S, et al：Proactive, targeted benefits advice for older people in general practice；a feasibility study. Health and Social Care in the Community 11：124-128, 2003.
22) 窪田暁子：社会福祉の思想と理念．世界の社会福祉；アメリカ・カナダ，仲村優一，一番ヶ瀬康子（編），pp69-79，旬報社，東京，2003.
23) 和気康太：高齢者の福祉(1)．世界の社会福祉；アメリカ・カナダ，仲村優一，一番ヶ瀬康子（編），pp158-170，旬報社，東京，2000.
24) 和気純子：高齢者の福祉(2)．世界の社会福祉；アメリカ・カナダ，仲村優一，一番ヶ瀬康子（編），pp171-182，旬報社，東京，2000.
25) 橋本宏子：社会福祉にかかわる権利保障制度・裁判．世界の社会福祉；アメリカ・カナダ，仲村優一，一番ヶ瀬康子（編），pp210-223，旬報社，東京，2000.
26) Zarit SH, Gaugler JE, Jarrot SE：Useful services for families；Research findings and directions. Int J Geriatr Psychiatry 14：165-181, 1999.
27) Mukofsky RL, Phillips RS, McCarthy EP, et al：Length of stay in home care before and after the 1997 balanced budget act. JAMA 289；2841-2848, 2003.
28) 本澤巳代子：介護保険制度．世界の社会福祉；ドイツ・オランダ，仲村優一，一番ヶ瀬康子（編），pp102-116，旬報社，東京，2000.
29) 岡崎仁史：高齢者福祉．世界の社会福祉；ドイツ・オランダ，仲村優一，一番ヶ瀬康子（編），pp143-158，旬報社，東京，2000.
30) Weyerer S, Schauffle M：Services for dementia；A German view. Dementia, 2nd ed, O'Brien J, Ames D, Burns A (eds), pp303-305, Arnold, London, 2000.

13. 高齢者のデイサービス

1 制度としてのデイサービス（歴史と現状）

　在宅ケアを含む在宅福祉サービスの重要性は、わが国の急速な高齢化が認識されるようになった1970年代後半より指摘されるようになってきた。1989年には「高齢者保健福祉10か年戦略（ゴールドプラン）」が策定され、在宅サービスの基盤づくりが進められるようになり、その後デイサービス事業は、訪問介護事業、短期入所事業と並んで、在宅支援の3つの柱として位置づけられるようになった。またデイサービスは、介護保険法施行前には、利用者の状況によってA型（重介護型）、B型（現行型）、C型（軽介護型）、D型（小規模型）、E型（痴呆性高齢者専用型）に分けられていた。デイサービスセンターは、老人福祉法においては「老人デイサービス事業」と呼ばれ、介護保険法においては「通所介護事業」と呼ばれており、医療施設で行われる「デイケア」とともに、現在高齢者の在宅ケアサービスの要として重要な役割を担っている。

　ここで、デイケアとデイサービスの違いについて触れておく。高齢者を支える通所型のサービスの代表的なものとしては、老人保健施設などの医療施設で行われる「デイケア」と、特別養護老人ホームなどの福祉施設によって行われる「デイサービス」があるが、介護保険制度上は、医療施設で行われるも

のを「通所リハビリテーション(デイケア)」と呼び、福祉施設で行われるものを「通所介護(デイビス)」と呼んでいる。デイケアは、リハビリテーションという名に示されているように、介護老人保健施設や病院、診療所などの医療施設で行う通所サービスで、心身の機能の維持回復を図り、日常生活の自立を支援するために行われる理学療法や、作業療法などのリハビリテーションサービスであり、医学的管理のもとに行われる通所サービスである。

一方デイサービスは、入浴や食事、一般介護など生活全般に関するサービスであり、生活などに関する相談や助言、健康状態の確認、機能訓練などを受けるサービスである。デイサービスにもデイケア同様機能訓練が期待されているが、デイケアと違ってそれは医学的管理下で行われるのではなく、日常生活を営むのに必要な機能の減退を防止する、いわゆる生活リハビリという形で行われる。

デイサービスは、在宅で生活する高齢者が、心身の機能を維持しながら少しでも健康な生活が送れるよう支援する在宅サービスである。しかし要介護認定を受けている高齢者の約半数に認知症の影響がみられ、「特別養護老人ホーム」「老人保健施設」「療養型医療施設」に入院・入所している方々の8割以上の人に認知症の影響がみられるという現状にあって、これからの高齢者介護は「認知症ケアモデル」を標準モデルと考えていく必要があるといわれている[1]。したがってデイサービスも認知症ケアを中心に考えたアプローチが必要になってくるだろう。本稿では、認知症介護を中心としたデイサービスについて、デイケアと共通した部分も踏まえながら、その意義と目的、課題について述べていきたい。

2 デイサービスの目的

認知症の発症や進行は、脳の器質的変化による一次要因と、身体的・心理的・社会的要因などの二次要因によって起こるものと考えられている。認知症の状態像は、この2つの要因が影響し合ってつくり出されるものであるため、二次要因を改善することによって認知症の状態像にも変化が現れてくる。デイサービスなどで行われるグループで行うアクティビティの主目的は、この二次要因をいかに改善していくかにある[2]。特に認知症介護を困難にする要因

表88 ● 認知症高齢者に対するデイサービスの目的

1. 認知症高齢者のもつ行動障害や周辺症状の予防・軽減
2. 認知症高齢者の精神的な安定を図り、社会適応を図る
3. 認知症高齢者の精神機能の活性化と残存機能の維持
4. 対人交流を促進し、感情表出と意欲向上を図る

(文献2) より改変)

は、もの忘れなどの中核症状よりもむしろ、妄想や徘徊などの行動障害であるといわれる。行動障害の起こる原因はさまざまであるが、認知症高齢者の不安感や被害感などの情緒的ストレスが、行動障害の原因になることがある[3]。そのため、認知症高齢者の精神的安定を図り、情緒的ストレスを軽減することによって行動障害の改善がみられることも少なくない。また病気の進行に伴って不適切な行動が増え、それを周囲の人々に注意されたり、叱責されたりすることが増えてくると、認知症高齢者はこれらのことが原因で抑うつ的になったり、自発性が低下して本来もっている能力も発揮できなくなることがある。デイサービスなどの場面では認知症高齢者の残存機能に注目し、自発性を失わせないようなかかわりに努めることが大切である。

またデイサービスに参加することによって、認知症高齢者の生活の質の向上を図るという観点に立った場合、社会性の促進も重要な目的となる。高齢者の生活圏は若い人に比べるとかなり狭いが、認知症高齢者にとってはさらに狭められたものになる。デイサービスは意図的につくられた小さな社会ではあるが、認知症高齢者が家庭に閉じこもることなく、広く多くの人々と交流をもつということは、重要な意味をもつものである(表88)。

3 認知症高齢者に対するデイサービス実施上の留意点

認知症高齢者を対象としたデイサービスを考えていく場合には、認知症という特性をよく知ったうえで、留意しなければならない点がいくつかある[4]。

❶ 少人数のグループ編成

大きなグループは馴染みの関係性ができにくいばかりではなく、細かい観察ができにくかったり、個別対応が難しかったりする。デイサービスの場面でいくつかのグループをつくることはかまわないが、1つずつのグループは7～8名くらいの小集団にし

た方がグループとしてのまとまりがよい。

❷ スタッフの固定

　認知症高齢者は、新しい場面や人になかなか馴染みにくいが、馴染みのある環境や、馴染みのある人に囲まれた生活は、本来の力が発揮しやすい環境となる。そのためデイサービスの場面でもなるべく同じ顔ぶれで過ごすことが理想的である。できればメンバーやスタッフ全員がいつも同じ顔ぶれであることが望ましいが、実際的に難しい状況であれば、せめてスタッフだけでも固定する方がよい。

❸ プログラムの固定化

　認知症高齢者は、新しいことが覚えにくいため、デイサービス場面で毎回異なるプログラムが展開されたりすると、毎回が新しい出来事となり、なかなか馴染みにくくなる。そのため、メンバーを固定するのと同様に、デイサービスで行われるプログラムも固定することが望ましい。

❹ 短時間のプログラム

　認知症高齢者は、集中力が低下してくるため、長時間1つのことに集中することが難しくなってくる。したがって一つひとつのプログラムの長さは30〜40分とし、1時間を超えるようなものは避けた方がよい。

❺ プログラムの明示

　認知症高齢者は理解力も低下してくるため、状況判断が難しくなってくる。したがって現在参加しているプログラムの内容も、時々確認しながら進めていくことが望ましい。

❻ 能力に応じた内容

　一人ひとりの利用者の状態を観察し、その人ができること、あるいは多少の援助があればできる内容を考える。認知機能は低下していても、自尊心は残されているため、あまり幼稚なものでは困るが、内容が高度過ぎて手が出せないものでも不適切である。個人の能力に合った内容を考え、できたことに対してはよい評価を与えるようにする。但し、あまりわざとらしく誉めたりするのも感心できるものではない。

表89 ● 認知症高齢者のグループ療法の留意点

1. グループの編成を少人数に固定する
2. スタッフと利用者を固定する
3. プログラムを固定化する
4. プログラムの内容は短時間で区切る
5. プログラムを明示する
6. 認知症高齢者の能力に合わせた内容を考える
7. 訓練的なかかわりを避ける
8. 禁止事項をなるべくつくらない

(文献4)より改変)

❼ 訓練的な内容の回避

　刺激を与えるという目的で訓練的な内容のプログラムを組むことは避ける方がよい。特に本人が嫌がるようなものであれば余計である。回復できない機能に目を向けるのではなく、残された機能を活用できるようなプログラムを組むことが大切である。

❽ 禁止事項の排除

　認知症高齢者は、日常生活の中でさまざまな不適切な行動を起こしやすく、周囲からいろいろなことを禁止されることが多い。そのため、自発性が低下して抑うつ的になっていたり、逆にストレスが蓄積して攻撃的になっていたりする。そのため、禁止事項はなるべく最小限とし、危険でない限りは周囲のスタッフがサポートして開放的な雰囲気づくりをすることが大切である (表89)。

4　デイサービスプログラムの実際

1. 言語的要素をもったプログラム

　言語的な要素をもったプログラムにはさまざまなものがある。よく知られたものとしては回想法やリアリティオリエンテーション(RO)があるが、一般にデイサービスのプログラムの中で行われる自己紹介や、あるテーマに沿った話し合いなど基本的なプログラムもこれにあたる。しかし一般の高齢者であれば、自分の住んでいるところや、自分の家族の話をするというような一見簡単なような内容でも、認知症高齢者にとっては難しい面がある。集団の中で自分が注目されているのに適切に答えられないということはストレスになるし、他者から批判的にみられる原因にもなりかねない。認知症高齢者は、状況

理解は困難でもその場の雰囲気は敏感に察知したりするものである。認知症高齢者にストレスを与えないためにも、また認知症高齢者を他の人たちからの批判的な目から守るためにも、スタッフは保護的かつ支持的にかかわることが大切である。

2．身体的要素をもったプログラム

身体的要素をもったプログラムとしては、体操やダンス、身体活動を要するゲームやレクリエーションなどがある。老健施設のデイケアなどでは、理学療法士や作業療法士が中心となって積極的なリハビリテーションプログラムを組んでいるところも多いが、福祉施設で行っているデイサービスでは、さまざまなレクリエーションやアクティビティプログラムの中にリハビリテーション的要素をもたせていることが多い。またそれぞれのプログラムは認知症高齢者の体力に合ったもので、多くの人が参加できるものが望ましい。しかし高齢者は動作が緩慢になり、若い人を対象とした体操や運動、ゲームなどには適応しにくいため、運動を単純化したり、速度を遅くするなどの工夫が必要になってくる。一般にデイサービスにおける身体的要素をもったプログラムは、身体機能や自発性の低下に伴うADLの障害に対して効果的である。

5　デイサービスにおける介護者支援

認知症高齢者が在宅で介護を受けている場合、その介護者の身体的・精神的負担は計り知れないほど大きなものがある。特に「認知症」という病気の特殊性からくるさまざまな問題が、介護者にとって非常に大きなストレスになる場合が多い。

本間は、認知症介護にみられる特有の問題点として、認知症高齢者は認知機能障害があるという点と、介護者に対するねぎらいが期待できないという点を挙げている[5]。認知症のない一般の高齢者に対するケアの場合は、介護者の言うことが理解できるし、こちらの言うこともわかってもらえるが、認知機能障害がある高齢者の場合には、同じことを何度も言わなければならないことや、介護者がいろいろな説明を行ったとしてもなかなか理解してもらえないという問題がある。また認知症介護は、その大変さがなかなか周囲から理解してもらうことができず、さらに認知症高齢者自身からのねぎらいの言葉が期待できないという特有の問題もあり、アルツハイマー病の介護者の半数以上にうつ状態が認められているという事実を考えても、事態は深刻である[6]。

認知症の介護者に対するケアの大きな目的は、介護者の介護ストレスの軽減と、介護上の不安感や負担感を軽減させることにある。認知症高齢者の在宅ケアが円滑に行われるためには、広い意味での認知症高齢者の適応力と、介護者の介護力のバランスが保たれていることが必要となる。認知症高齢者の適応力が弱い場合には、大きな介護力が必要になってくるし、介護力が弱い場合には、認知症高齢者の適応力が相当あっても在宅介護が困難になる場合もある。そのため、認知症の在宅ケアを考えていく場合には、認知症高齢者の適応力を高める援助と、介護者の介護力を高めていく援助が必要であり、どちらか一方の援助だけでは、このバランスを保たせることは困難である[7]。さらに、認知症高齢者を抱える家族に対する支援は、介護専門職が家族に対して一方的な情報提供や助言をするものではなく、家族が自立し、自ら問題を解決していく力を発揮できる能力を高める方向に導くことが大切である[8]。

6　デイサービスの今後の課題

これまで行われてきたデイサービス事業は、特別養護老人ホームに併設された形のものが多く、規模としてもかなり大きなものであった。また車による送迎を行うことによってかなり広範囲の利用者を1ヵ所のデイサービスセンターに集め、プログラム化されたサービスを提供してきたといえるだろう。しかし介護保険の見直しに伴って、通所サービスを含むさまざまなサービス体系を見直す動きが出てきている。その1つは、デイケアとデイサービスの見直しである。これまでは、福祉施設で行うデイサービス（通所介護）と医療施設で行うデイケア（通所リハビリテーション）を分けて考えていたが、今後は、通所系サービスとして一元化を図るとともに、「リハビリテーション中心型」「認知症対応型」「日常生活活動中心型」など機能別に類型化して見直しを行うこととしている。またもう1点は、今後の国の高齢者支援に関する施策として、地域に密着した小規

模多機能施設を展開しようとしている点である。小規模多機能とは、例えば「通い」や「泊まり」「訪問」「居住」などの機能をもつ小規模で多機能の施設を小学校区や中学校区の生活圏域の中で展開することを目指すものである。具体的には、小規模な通所系サービスが「通い」の機能と併せて「泊まり」の機能をもつ、あるいは、認知症グループホームが、「居住」の機能と併せて「通い」の機能をもつなどがイメージされている。つまりこれまでの大規模なデイサービスだけではなく、グループホームや、宅老所などが小規模なデイサービス機能をもち、住み慣れた地域で近所に通う感覚でデイサービスを利用できるようになることが望まれているわけである。またデイサービス利用者が、デイサービス機能をもっている事業所を利用して短期入所を利用したり、グループホームなどでは、将来的にそこに入居できるような連携をもつことが今後の在り方として考えられている。以上のようにこれからのデイサービスは大きく様変わりしようとしている。しかし制度やシステム、建物がこれまでのデイサービスと変わっただけではあまり意味がない。大切なのは、その環境の中でいかに適切なケアが行われるかという点にある。今後はアクティビティ中心のサービスから、より生活支援中心のサービスに変化していくことが予想される。したがって今後はスタッフ自身の意識改革と認知症介護の技術の向上が大きな課題といえるだろう。

（加藤伸司）

● 文献

1) 老人保健福祉法制研究会（編）：高齢者の尊厳を支える介護．pp12-93, 法研, 東京, 2003.
2) 加藤伸司：老年期痴呆とデイケア．老年精神医学雑誌2：723-727, 1991.
3) 加藤伸司：老年期痴呆．介護福祉士選書第7巻；老人心理学, 長嶋紀一, ほか（編）, pp111-137, 建帛社, 東京, 1991.
4) 加藤伸司：痴呆患者に対するグループ療法．カレントテラピー10：131-135, 1992.
5) 本間 昭：痴呆性高齢者の在宅ケア．日本痴呆ケア学会誌1：45-49, 2002.
6) Schulz R, O'rien AT, Bookwala J, et al：Psychiatric and physical morbidity effects of dementia caregiving；Prevalence, correlates, and causes. Gerontologist 35：771-791, 1995,
7) 加藤伸司：痴呆ケアの全人的アプローチ．心身医学34：65-69, 1994.
8) 今井幸充：地域における痴呆ケアモデル．老年精神医学雑誌15：911-920, 2004.

14. グループホーム

1 グループホームの歴史的背景

　認知症高齢者は、記憶を中心とした認知機能の障害が原因で、もの忘れや見当識障害、判断力の障害などが起こる。そのため日常生活全般に支障をきたす「生活障害」が起こってくる。したがって認知症高齢者のケアの基本は、日常生活全般の支援、つまり生活を支援するという観点に立つ必要がある。しかしこれまで特別養護老人ホームに代表される大規模な施設では、「食事」「入浴」「排泄」ケア、いわゆる三大介護を中心としたプログラム化されたケアを提供してきたという現実がある。これらのケアは個々人に対する生活支援というよりは、利用者集団を職員集団がケアする「作業」のようなケアであったといっても過言ではないだろう。このような高齢者ケアの現状において、少人数の認知症高齢者が、住み慣れた地域で家庭的な生活を送ることができる生活環境という発想が注目されるようになってきた。それがグループホームである。

　グループホームは、元来障害者などが集まって生活する福祉施設として知られてきたが、1970年代から80年代にかけてスウェーデンやデンマークなどの福祉先進国によって認知症高齢者の症状緩和に対する有効性が研究されるようになり、わが国にも紹介されるようになった。わが国では1992年に初のグループホームが実験的に行われ始め、1994年に当時の厚生省のモデル事業となり、2000年の介護保険

制度の施行に併せて「痴呆対応型共同生活介護」として制度化された。その後グループホームの数は急速に増え続け、2004年末現在で6,000ヵ所となり、国の当初の整備目標をはるかに上回る数となった。

実際のグループホームにおける認知症ケアは、その規模や建築構造、集団としての凝集性やグループ内における人間関係などが相互に作用し合って効果を生むものと考えられ、単一の要因による効果とは考えにくいものがある。ここでは、グループホームの特徴と有効性、その問題点と今後の課題について述べていく。

2 グループホームの特徴

認知症高齢者のグループホームは、これまでの既存の施設と違って、少人数の対象者を小さな介護単位でケアを提供するものであり、表90に示すようないくつかの優れた特徴がある[1]。

まず介護する側からみた優れた点としては、少人数であるために個人個人を観察しやすく、個別対応しやすいという点がある。これまでの大規模施設では、大勢のスタッフが大勢の利用者を観察してきたことになり、一見観察者が多い分きめ細かい観察がしやすいと思われがちだが、観察者もみるべき相手が多いという問題があり、思ったよりきめ細かい観察はできない。何より集団の特徴として大勢の人がケアにあたった場合の方が、「誰かがみているだろう」「誰かがやるだろう」というような責任の拡散が起こりやすいともいわれている。これに対してグループホームなどの小規模ケアでは、その物理的な規模も人的な規模も小さいため、一度にみるべき対象者が少ないという利点があり、きめ細かな個別的な対応が可能になるという利点がある。さらにケア単位が小さいという利点を生かして個人に合わせた環境を提供しやすいという点でも優れている。

一方グループホームを利用する利用者側からみた利点は多い。まず住環境からみた利点としては、個室を確保できるという点でプライバシーが保護されやすいという点が挙げられる。これまでの4人部屋中心の施設ケアに比べると、プライバシーの確保という点では格段の改善といえるだろう。またグループホームは、基本的には「家」であり、建物構造的にも小規模であるために物理的な環境に馴染みやすい

表90 ● グループホームの長所

＜介護者からみた長所＞
① 小規模であるため、利用者の細かい観察がしやすい
② 少人数であるため、個別対応しやすい
③ 個人に合わせた住み心地のいい環境を提供しやすい

＜利用者側からみた長所＞
① 個人のプライバシーが保護されやすい
② 限られたスペースであるため、物理的環境に馴染みやすい
③ 少人数であることにより、人的環境に馴染みやすい
④ スタッフが少人数で固定していることにより、スタッフと利用者の間に違和感がない
⑤ プライベート、パブリックなどのさまざまな空間を自己選択できる

（文献1）による）

いという点がある。しかもグループホーム内のプライベートな空間や、パブリックな空間を自分で自由に選択できるという利点もある。さらに人的環境面での利点としては、少人数で固定化された利用者と介護者が小さな空間で生活することになるため、馴染みの関係性が成立しやすく、スタッフと利用者の間の違和感が少ない点などが挙げられる。

3 生活環境としてのグループホーム

グループホームは、立地条件や、外観、居室の配置などによってさまざまなタイプに分類することができる。また新築、民家改築、施設併設、独立タイプなどいくつかの組み合わせがグループホームの環境の特徴を形成している。狩野は、建築学の立場から、グループホームにおける空間を「パブリックスペース」「セミパブリックスペース」「プライベートスペース」に分類し、認知症高齢者の生活の場の在り方を検証するために、グループホーム入居者に対して観察シートを作成し、10分ごとに入居者の居場所と行動を観察している。その結果、パブリックスペースにおける居場所は特に定められていないにもかかわらず、自然発生的に入居者の居場所が定まっていくことや、セミパブリックスペースの利用頻度が意外に高いこと、プライベートスペースは他者から干渉されずに静かに休みたいときの居場所になっていることなどを明らかにしている[2]。また足立は、小規模ケアの有効性に関して、同一施設においてユニットケア実施前と実施後を比較した研究を行っている。その結果、小規模ケアではパブリック

スペースの滞在時間が増え、会話時間が増えることや、入居者同士、入居者とスタッフ間でほとんどの人にかかわりの時間の増加が認められること、自室におけるかかわりよりもデイ空間や廊下などのパブリックスペースにおける会話を用いたかかわりが増えていくことなどを明らかにしている[3]。これらの結果から、グループホームという生活環境を認知症高齢者自身が自由に選択し、使用していることがうかがわれ、グループホームが認知症高齢者の生活環境として優れたものであることが証明されている。

4 グループホームにおける人間関係

グループホームは、これまでの大規模施設と比べて、建物構造としての規模が小さいだけではなく、人的環境も小規模で固定されたものとなっている。阿部は、グループホームにおける小集団ケアに関して、グループホーム成員間の機能的な相互関係が成員個々に対して影響を及ぼすという見地から、グループホームケアの場面を詳細に観察し、その行動や表情を分析して小集団ケアの有効性を検討している。

観察はグループホームにおけるパブリックスペースである「リビング」を中心に行われた。その結果、グループホーム入居者のリビングにおける情緒反応として最も多いのは「関心」であり、次いで「満足」「喜び」の順であったことを報告している。またグループホームのリビングにおける定位置はほぼ決まっているが、その場所が他の入居者に占領されているときに移動する二次的な居場所を確保していることが明らかになった。グループホーム内の移動に関しては、パブリックスペースである「リビング」からプライベートスペースである「居室」に移動するときに多く観察される情緒反応は、「不安」であり、逆に「居室」から「リビング」に戻ってくるときに観察される情緒反応は、「満足」「関心」であるという結果が得られている。これらのことから阿部は、グループホーム内の移動は認知症高齢者が自分自身の感情をコントロールする手段として用いている可能性を示唆している。また直接的な対人関与がなくても、スタッフが前を横切ったり、隣の人が落ち着かない状況では「不安」が喚起されることや、スタッフの不適切なかかわりが認知症高齢者の不快感情を喚起させることなどを明らかにしている。さらに、関係性のできていない利用者との交流は認知症高齢者の不快感情を引き起こすこと、認知症高齢者に対するかかわりの技術が優れているスタッフの場合は対人交流が非常に有効な手段となるが、対人的スキルの低いスタッフや不適切なかかわりは、認知症高齢者にとって却って害になるということを明らかにしており、グループホームにおける人的環境の重要性を指摘している[4]。

5 グループホームの有効性

グループホームケアなどの小規模ケアの有効性についてまとめたのが表91である[1]。まず環境面での有効性として考えられるのは、建物構造がケアに有効に作用するという点である。これは足立らの研究でも明らかにされている点であり、使い慣れたものに囲まれた家庭的な雰囲気が認知症高齢者にとって重要であることが指摘されている。また小規模単位のケアユニットでは、居室に閉じこもるのではなく、パブリックスペースにおける滞在時間とかかわりの時間が増えることも明らかにされている[3]。さらに認知症高齢者の居場所を決めるのは認知症高齢者自身であり、さまざまな居場所を移動することで認知症高齢者自身が感情をコントロールしている可能性も指摘されている[4]。このように認知症高齢者にとっては環境が非常に重要な意味をもってくるが、認知症高齢者に対するケアにおいては、ただ単にケア環境を小規模にすればよいという問題ではなく、小規模にした場合の細かい環境面での配慮を行うことが重要であることは明らかである。

次に対人関係面では、利用者とスタッフが少人数で固定されているため、利用者同士、あるいは利用者とスタッフの交流が促進されるという利点がある。また馴染みの関係が成立しやすく、利用者同士の関係性も安定し、スタッフの密なかかわりが認知症高齢者の感情を安定させるという効果も生まれる。さらにスタッフと入居者の人間関係がケアに影響するだけではなく、利用者同士のサポート体制も自然発生的にできあがる場合があることなども注目すべき点であろう[5]。

表91● グループホームなどの小規模ケアの有効性

＜環境面での有効性＞
①立地条件や建物構造がケアに有効に作用する
②パブリックスペースにおける滞在時間とかかわりの時間が増える
③居場所を移動することで認知症高齢者自身が感情をコントロールする

＜対人関係面での有効性＞
①入居者同士の交流が促進される
②入居者同士の関係性が安定する
③入居者同士のサポート体制が自然発生的にできあがる
④スタッフの密接なかかわりが認知症高齢者の感情を安定させる

（文献1）による）

表92● ユニットケアなどの小規模ケアの問題点と課題

＜利用者側の問題点＞
①環境に馴染めない場合にその環境から逃れにくい
②悪化した人間関係から逃れにくい
③他者からの悪影響を受けやすい
④集団不適応を起こした場合に再適応が困難になりやすい

＜スタッフ側の問題点＞
①密室性が高く、閉鎖的空間になる可能性がある
②少人数の入居者を少人数でケアすることにより、リスクが発生しやすい
③少人数のスタッフであるため、事故が発生した場合に対処が難しい
④1人のスタッフに責任が集中する場合がある
⑤専門職としての人材の確保が難しい
⑥スタッフの長期間の外部研修が難しい
⑦スタッフが固定されるため、外部との情報交換を行いにくい

＜今後の課題＞
①外部評価などの実施による問題点の把握
②リスクマネジメントの確立とスタッフトレーニングの徹底
③OFF-JTとOJTなどの継続した研修の必要性

＊ OFF-JT（off-the-job training）とは、職場外教育のことであり、研修会などで職場を離れて知識や技能、態度などについて教育、指導を受ける教育法のことを指す。
（文献1）による）

6 グループホームの問題点と課題

　グループホームは、制度としては居宅サービスに位置づけられているが、生活環境としては非常に小規模な施設ケアに近い形である。これまでに生活環境や人的環境としての利点を多く挙げてきたが、空間が小さいということと、質の高いケアというものは別次元のものであり、ハード面だけからグループホームのよさを考えるのは危険である。表92に示すように、グループホームにはその規模の小ささという点に潜むいくつかの問題点がある[1]。その1つは、規模が小さいために何かが起こっても逃げ場所がないという問題である。小集団ケアは、集団が個人によい影響を与え、個人も集団によい影響を与えていくという構造がうまく働くことによってその効果が現れてくる。しかし逆に個人の混乱が集団に悪影響を与えたり、集団の力が個人に圧力を加えるような状況になったとき、非常に好ましくない結果を生むことになる。またグループホームという小さな空間が、入居者にとって不快な環境になることも考えられ、そのような場合には小規模であるが故に逃げ場がなくなってしまうこともある[6]。大規模な施設であれば、個人を集団から離して問題を回避できる場合もあるが、グループホームのような小規模な構造では、スケールの大きさを生かした対処ができにくいという問題が出てくる。

　第二の問題は、密室性という問題であろう。大規模施設では、スタッフや利用者、外部からの訪問者など多くの人が施設全体を見渡すことができるが、グループホームでは、そこで行われているケアを見守る「目」が限られてくる。つまりグループホームでは、その中で具体的にどのようなケアが提供されているのかが外部から見えにくいため、不適切なケアが行われていたり、極端な話として放置や虐待が行われていたとしても、それを外部から判断することが難しく、利用者自身が外部に訴えることも難しいという問題が出てくる。今後は、グループホームの外部評価を含む情報開示やさまざまな外部からのチェック体制などを導入していくことが必要である。

　第三の問題は、実際にケアを行うスタッフも少人数であるという点である。少人数をケアするということはそれだけきめの細かい観察や対応が可能にはなるが、グループホームでは、スタッフの人数も限られており、大規模施設にはみられないリスクも発生する可能性がある。例えば、1人の利用者にスタッフがかかりきりになった場合には、他の利用者に目が行き届かなくなる事態が発生することになり、事故が発生した場合に対処が難しいという問題が生まれる。また多くのスタッフが利用者にかかわる大規模な施設ケアと異なり、リスクが発生した場合には1人のスタッフに責任が集中するということになるだろう。これらの課題を解決するためには、

グループホームにおけるリスクマネージメントの確立と、スタッフトレーニングの徹底が重要となってくる。またグループホームで行われるケアの質を高めるためには、さまざまな状況に対処できる専門的な技能をもったスタッフを確保することが必要となるが、実際には多くの知識と経験をもち、対人援助能力の優れている専門職を確保することは経営的な面も含めて難しい問題といえるだろう。したがって現行のスタッフのケアの質を高めていくことの方が現実的となる。認知症ケアの質を高めることを目的とした代表的な研修としては、都道府県や政令指定都市が行っている認知症介護実務者研修があり、グループホーム管理者はその研修の基礎課程を受講することが義務づけられているが、実際にケアに携わる多くのスタッフが一度に研修を受講することは困難である。また他のグループホームスタッフとの交流機会が少ない現状では、自分たちが行っているケアが有効なのかどうかを確認することさえ難しいといえるだろう。したがって現実的なトレーニングスタイルとしては、職場でケアを行いながらトレーニングを行うOJT（on-the-job training）が有効となってくる。OJTとは、職場で上司が部下に、あるいは先輩が後輩に仕事を通して知識や技能、態度などを教育、指導する教育法であり、トレーニングを受けるスタッフの技能の向上だけではなく、OJTを行うスタッフの資質の向上が図られるという2つの利点がある。このようにグループホームは認知症高齢者の日常生活の援助の場としては非常に有効な環境であるが、そこで効果的なケアを展開していくためには、スタッフの質を維持していくことが重要であり、そのことがグループホーム全体のケアの質を維持することにつながるといえるのである。

〔加藤伸司〕

● 文献

1) 加藤伸司：グループホームの現状と問題点．老年期痴呆の克服を目指して，柳澤信夫（監修），pp211-216, p274, pp278-279, 医学書院，東京，2005.
2) 狩野 徹：岩手県における痴呆性高齢者グループホームの概要；痴呆性高齢者グループホームの生活の場に関する研究．痴呆性高齢者のグループホーム及びケアユニット等における有効・効率的なケアのあり方に関する研究，厚生科学研究研究費補助金21世紀型医療開拓推進研究事業，平成13年度総括報告書，pp24-29, 2002.
3) 足立 啓：既存特養における痴呆ユニットケアへの環境移行が入居者に与える影響に関する研究．痴呆性高齢者のグループホーム及びケアユニット等における有効・効率的なケアのあり方に関する研究，厚生科学研究研究費補助金21世紀型医療開拓推進研究事業，平成13年度総括報告書，pp41-47, 2002.
4) 阿部哲也，阿部芳久：グループホーム，ケアユニット等における人間関係形成に関する分析．痴呆性高齢者のグループホーム及びケアユニット等における有効・効率的なケアのあり方に関する研究，厚生科学研究研究費補助金21世紀型医療開拓推進研究事業，平成13年度総括報告書，pp1-10, 2002.
5) 加藤伸司，長嶋紀一：痴呆性高齢者のグループホーム及びケアユニット等における有効・効率的なケアのあり方に関する研究．厚生科学研究研究費補助金21世紀型医療開拓推進研究事業，平成13年度総括報告書，pp41-47, 2002.
6) 宮島 渡：集団から個別ケアへ移行する際の落し穴．痴呆介護 4：76-79, 2003.

15. 老人保健施設

1 老人保健施設の誕生とその背景[1]

老人保健施設（老健）は制度発足当時には「中間施設」といわれた。「中間施設」という言葉は法律に定められた正式の用語ではなく、老健制度が創設される際に、新しい施設に対して理念上用いられてきた言葉である。1970年代頃より心身に障害をもつ高齢者が増え続ける中、国は新たな対策を講じる必要に迫られた。1984年、高齢社会に対応するべく新しい施設の構築を目指して、厚生省（当時）内に中間施設に関するプロジェクトチームが設置された。

その当時、「中間」とは医療と福祉、施設と家庭の中間を意味していた。その背景として、重介護高齢者に対するアプローチの方法が当時の福祉と医療ではあまりにもかけ離れ過ぎて、そのままのシステムでは両者の統合が不可能であると考えられたこと、さらに、寝たきりや認知症による重介護高齢者の発生をいかにして防ぐか、そして、家庭での生活をいかにして維持することを可能にするかといったテーマに取り組まざるを得なかったことが挙げられる。

1985年には社会保障制度審議会が病院と特別養護老人ホームとの中間施設整備を提言し、それを受けて厚生省は中間施設に関する懇談会を設置した。同懇談会の中間報告を経て、1986年に老人保健法の改正が行われ、「老人保健施設」が誕生した。

そして、7施設によるモデル事業の後、1988年から老人保健施設制度が本格実施に移されたのである。

従来の福祉および医療とはまったく異なった発想から誕生した老健は「自立支援」と「家庭復帰」を基本理念に据え、リハビリテーションとケアマネジメント機能をもつ高齢者介護施設として位置づけられた。人員基準として医師や看護・介護職に加え、理学療法士や作業療法士といったリハビリ専門職および支援相談員(ケースワーカー)が必置とされた。

制度開始後間もなくして、デイケアの実施が開設の条件に加えられ、ショートステイと併せて老健の在宅介護支援機能に期待が寄せられた。

1989年には高齢者保健福祉10か年戦略(ゴールドプラン)が策定され、1999年度までに老健を28万床整備する目標が発表された。老健は順調に増加し、その後の5年間における高齢者保健福祉施策(ゴールドプラン21)においては2004年度までの整備目標として29万7,000床が掲げられた。全国老人保健施設協会(全老健)の調べによると、2004年11月末時点で、3,165施設が開設しており、正会員施設(2,999施設。協会加入率94.8％)における定員数の合計は27万床を超えた[2]。

老健は2000年の介護保険制度の開始により、介護老人保健施設と名称を改めたが、他の介護保険施設(介護老人福祉施設、介護療養型医療施設)と異なり、介護保険法に基づいて設置される唯一の施設で

表93● 介護保険施設

	介護老人保健施設	介護老人福祉施設	介護療養型医療施設
設置根拠	介護保険法に基づく開設許可	老人福祉法に基づき認可された特別養護老人ホームを指定	医療法に基づき許可された病院または診療所の療養型病床群などを指定
医療	施設療養上、必要な医療の提供は介護保険で給付	すべて医療保険で給付	施設療養上、必要な医療の提供は介護保険で給付
利用対象者	病状安定期にあり、入院治療をする必要はないが、リハビリテーションや看護・介護を必要とする要介護者	常時介護が必要で在宅生活が困難な要介護者	カテーテルを装着しているなどの常時医療管理が必要で病状が安定期にある要介護者
設備などの指定基準	療養室(1人あたり8㎡以上) 診察室 機能訓練室(1人あたり1㎡以上) 談話室 食堂(1人あたり2㎡以上) 浴室 など	居室(1人あたり10.65㎡以上) 医務室 食堂および機能訓練室(3㎡以上、支障がなければ同一の場所で可) 浴室 など	病室(1人あたり6.4㎡以上) 機能訓練室 談話室 浴室 食堂 など
人員基準 (入所定員100人あたり)	医師(常勤)1人 OTまたはPT1人 介護支援専門員1人 看護・介護職員 入所者の数3またはその端数を増すごとに1以上(看護職員数は看護/介護職員の総数の2/7程度) その他 支援相談員 など	医師(非常勤可)1人 看護職員3人 介護職員31人 介護支援専門員1人 その他 生活指導員 など	医師3人 看護職員17人 介護職員17人 介護支援専門員1人

介護・看護職員の配置は、各施設とも3:1(但し、経過措置として平成16年度末までの5年間に限り、介護老人福祉施設で4.1:1以上、介護老人保健施設で3.6:1以上で差し支えないこととする)
(社団法人全国老人保健施設協会ホームページによる)

ある(表93)。このことは、ケアの社会化と在宅ケアを推進する介護保険制度と先に述べた老人保健施設の基本理念が一致した結果である。別の言い方をすれば、老人保健施設制度が高齢者ケアに対して、一定の成果を収めたから介護保険制度の導入が可能になったという見方もできる。なお、介護保険制度施行に伴って、介護支援専門員(ケアマネジャー)を100:1の割合で新たに配置することが他の介護保険施設と同様に、義務づけられた。

2 老健が提供するサービス

老健が提供するサービスは施設サービスと居宅サービスの2つに分けられる。前者は従来どおりの入所サービス、後者は短期入所療養介護(ショートステイ)と通所リハビリテーション(デイケア)が基本である。

1. 介護保険施設サービス

現在、介護度1以上の要介護認定者は入所サービスを利用することができる。入所に際しては、介護保険制度以前から行われていた多職種からなる入所判定委員会で入所の適否が検討され、入所者にはアセスメントに基づき、利用者ならびに家族の意向を尊重した個別の施設サービス計画(ケアプラン)が策定されるのが原則である。さらに、施設サービス計画は最低3ヵ月ごとに、ケアカンファレンスを開いて、サービス計画の見直しとともに、施設入所サービスの継続の可否が検討される。

老健制度創設以来、3ヵ月ごとの入所継続に関する検討が義務づけられたことから、「老健は3ヵ月しか入所できない」といった誤解や、介護保険制度開始時には、1996年に導入された報酬上での逓減制(6ヵ月以上)が廃止されたこともあって、「老健は逓減制がなくなったので、いつまでもいることができる」という誤った風評が立った。

皮肉なことに、入所者の平均在所日数が介護保険制度の開始前後で120日から180日へ、60日間延長したのである。その後、平均在所日数は230日前後で推移している[3]。後述するように入所期間の長期化の問題は、認知症高齢者の増加と介護度の重度化を背景にしていることもあるが、在宅復帰を目指し

てきた老健にとって、運営上の大きな課題となっている。

2. 居宅サービス

老健は居宅サービスとして、短期入所療養介護と通所リハビリテーションサービスを提供している。短期入所療養介護については介護保険制度開始時に、いろいろな制約があって利用しづらい面もあったが、その後規制が緩和され、最近では認知症の高齢者にも在宅介護者の負担軽減の意味合いで定期的かつ計画的に利用されている。通所リハビリテーションとともに在宅介護支援の大きな武器となっている。

老健を運営する法人の多くは、この2つの事業以外に、在宅復帰、在宅介護支援を目的として、居宅介護支援事業や訪問リハビリテーションを積極的に展開している。さらに、在宅介護支援センターや訪問看護ステーションを併設しているところも多くある。全老健の調査[4]によると、入所前にこれらを利用している人たちには入所期間の短縮傾向が認められるとのことで、在所期間の短縮を意図する老健にとっては参考になる知見であると考えられる。

3. 介護報酬上、加算される事業

ここでは、リハビリ関連加算と痴呆専門棟加算について触れておきたい。まず、「リハビリ機能強化加算」については、基本的なリハビリ専門職の配置に加えて、入所者50人に対して1人以上の割合でリハビリ専門職(理学療法士、作業療法士、言語聴覚士)を加配し、なおかつ、入所者全員に対して、個別のリハビリ計画を作成して、計画に基づいて個別リハビリを実施する体制を整えた老健に対し1日単位で入所者全員について加算が認められている。

また、通所リハビリテーションにおいて、医師をはじめ多職種がチームで、生活機能に改善の見込まれる利用者に対して、個別のリハビリ計画書を作成し、リハビリ専門職が1人につき個別に20分以上の訓練を行った場合に対象利用者に対して「個別リハビリ加算」が算定できる仕組みもある。

これらは、いずれも老健がこれまでケアの一環として取り組んできたリハビリが評価されたものであり、在宅復帰に向けた今後の成果が問われている。

6. 高齢者の生活支援

一方では、残念なことに、「個別リハビリ加算」の対象者はあくまでも、身体上の機能障害が中心であり、いわゆる「動ける認知症」利用者には適用されない。認知症の個別リハビリの確立が急がれる所以である。

次に「痴呆専門棟加算」について簡単に触れておく。対象利用者は「痴呆性老人の日常生活自立度判定基準(痴呆自立度)」で、ランクⅢ、ⅣまたはMに該当し、医師が痴呆専門棟における分離処遇が適当であると認めた認知症高齢者で、ハード要件としては、1人あたり2㎡以上のデイルームと、家族などに対して、認知症に関する知識や介護技術などを提供するための部屋(30㎡以上)および定員の1割以上に相当する個室を設置していることが挙げられる。将来的には、ユニットケアや10人以内の小集団リハビリ、専門職の加配など、ソフト面での評価を期待したい。

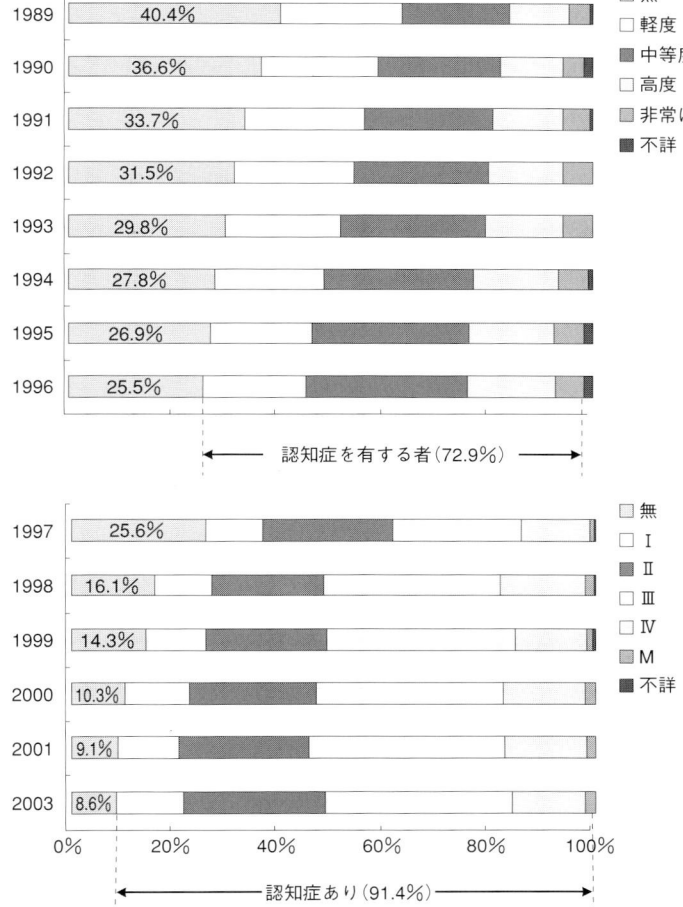

3 老健の現状と課題

1. 認知症高齢者の急増

厚生労働省の調査によると老健の入所者に占める認知症高齢者の割合は年々増加している。老健制度が始まって間もなくの1989年では「認知症あり」の入所利用者は全入所者の59％に過ぎなかったが、1998年には80％台に突入し、2001年には90％を超えた(図66)。この年には他の介護保険施設でも、その割合は軒並み90％を超えてしまった。

国の2002年の調査によると、要支援を含む要介護認定者の約半数が痴呆自立度のランクⅡ以上であり、そのうちの約半数が居宅で生活していると推定されている。そして、認知症高齢者ケアはもはや特

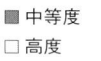

図66●認知症の程度別にみた老健入所者の構成割合の年次推移

1989～1996年は認知症の程度を「老人知能の臨床的判断基準(柄澤式)」で、1997年以降は「痴呆性老人の日常生活自立度判定基準」を用いて示した。厚生労働省の「老人保健施設調査」「介護サービス施設・事業所調査」で公表された数値を用いて作成した。グラフ内の数値は認知症の「ない」者の割合を示している。

表94 ●介護保険施設における平均介護度の年次推移

	平成12年	平成13年	平成14年	平成15年
介護老人保健施設	2.99	3.10	3.12	3.17
介護老人福祉施設	3.35	3.49	3.53	3.63
介護療養型医療施設	3.88	4.01	4.02	4.16

(厚生労働省：平成15年介護サービス施設・事業所調査の概況による)

表95 ●介護保険施設利用者の特徴

	介護老人保健施設	介護老人福祉施設	介護療養型医療施設
平均在所(院)日数	230日	1,429日	360日
家庭への退所(院)	39.2%	2.7%	17.9%
家庭からの入所(院)	45.7%	30.0%	18.3%
医療機関からの入所(院)	43.5%	30.0%	71.8%

2003年9月の1ヵ月間にそれぞれの施設を退所(院)した人たちの平均在所(院)日数、入退所(院)経路の調査結果。入退所(院)については、それぞれの施設を退所(院)した者全体に対する割合で示した。
(厚生労働省：平成15年介護サービス・事業所調査の概要を資料として作成)

別なケアではなく、要介護高齢者に対する普遍的なケアとして今後早急にその技法を確立し、普及させることが差し迫った課題となった。

2. 介護度、在所日数および入退所経路からみた老健の特性

　老健入所者の平均介護度は「平成15年介護サービス施設・事業所調査の概況(厚生労働省)」によると3.17で、介護保険が始まった2000年の2.99からみると上昇しつつあるものの、他の介護保険施設と比べると、軽度である(表94)。これは、在宅復帰、在宅介護支援を運営理念とする老健の実態を表しているとも考えられるが、介護度が4や5では、在宅復帰は難しいということの裏返しかも知れない。

　また、2003年9月の1ヵ月間に退所(院)したものについてのデータでは、老健の平均在所日数は230日と介護保険施設の中では最も短く、在宅復帰施設としての面目を辛うじて保っている。

　さらに、入退所経路については家庭からの入所と家庭への退所割合が多いことが老健の特徴として示されている。このことは、老健が医療機関から家庭への中継施設となるという制度創設時の理念に十分応えられず、家庭から家庭への在宅介護支援施設となりつつあることを示している(表95)。

3. 老健における認知症ケアの課題

　老健の95％が加入している全老健の活動を通して、老健における認知症ケアへの取り組み状況を概観するとともに今後の課題について触れておきたい。

　老健は制度化されて20年に満たない。全老健が社団法人の組織として結成されたのは1989年のことである。結成と同時に研修に重点をおいた事業が開始された。現在では、会員職員を対象とする全老健主催の研修会は年間10種類以上、延べ回数20回以上、そして延べ日数は50日以上を数える。そのうちの少なくとも半数には認知症ケアに関するプログラムが入っている。

　会員を対象にした、認知症に関する調査研究事業も1999年以降ほとんど毎年実施されてきた。その中でも、2001年度に行われた「痴呆による問題行動(痴呆の周辺症状)への対応方策」では会員施設で実践している対応方法が報告された[5]。それによれば、対応方策は、①受容と冷静な分析、②問題行動を起こすエネルギーを肯定的に捉える、③安全なケア環境の設定、の3つに収斂されるというものである。当然といえば当然かも知れないが、ケア現場から発信された貴重な情報である。

　老健の今後の課題としては、①入所期間を短縮できるか、②認知症の周辺症状にどこまで対応できるか、③認知症の身体合併症へどこまで対応できるか、

6. 高齢者の生活支援

表96 ● 介護老人保健施設の理念と役割

介護老人保健施設は、利用者の尊厳を守り、安全に配慮しながら、生活機能の維持・向上を目指し総合的に援助します。また、家族や地域の人々・機関と協力し、安心して自立した在宅生活が続けられるよう支援します。

① 包括的ケアサービス施設
　利用者の意思を尊重し、望ましい在宅または施設生活が過ごせるようチームで支援します。そのため、利用者に応じた目標と支援計画を立て、必要な医療、看護や介護、リハビリテーションを提供します。

② リハビリテーション施設
　体力や基本動作能力の獲得、活動や参加の促進、家庭環境の調整など生活機能向上を目的に、集中的な維持期リハビリテーションを行います。

③ 在宅復帰施設
　脳卒中、廃用症候群、認知症などによる個々の状態像に応じて、多職種からなるチームケアを行い、早期の在宅復帰に努めます。

④ 在宅生活支援施設
　自立した在宅生活が継続できるよう、介護予防に努め、入所や通所・訪問リハビリテーションなどのサービスを提供するとともに、他サービス機関と連携して総合的に支援し、家族の介護負担の軽減に努めます。

⑤ 地域に根ざした施設
　家族や地域住民と交流し情報提供を行い、さまざまなケアの相談に対応します。
　市町村自治体や各種事業者、保健・医療・福祉機関などと連携し、地域と一体となったケアを積極的に担います。また、評価・情報公開を積極的に行い、サービスの向上に努めます。

(文献7)による)

④老健はターミナルケアに対応するのかどうか、⑤介護予防の一環として、認知症の早期発見と早期リハビリテーションにどう取り組むか、の5つを挙げたい。

現在、全老健では、認知症に対する短期集中的リハビリの可能性を探るための試行が始まっている。老健職員のチームケア力に期待したい。

老健は認知症に関するケア技術はある程度、備わってきているが、うつ状態、せん妄状態などへの知識、対応技術が未成熟との指摘もある[6]。今後は職員に対して、高齢者心理一般に関する研修をもっと行う必要があると考えている。

4　2015年に向かって

2005年の介護保険制度の見直しに向けて、現在急ピッチで改正法案の作成が行われている。これに先立って2003年には「2015年の高齢者介護―高齢者の尊厳を支えるケアの確立について」と題する高齢者介護研究会の報告書が出され、2004年には高齢者リハビリテーション研究会の中間報告「高齢者リハビリテーションのあるべき方向」が発表された。詳しくは他稿で述べられると思うが、介護保険制度の中核的施設としての老健に寄せられる期待は大きい。認知症ケアとともに、老健にはリハビリテーション施設としての役割が今以上に求められることになろう。

そこで、今後の方向性を先取りした形で、全老健が先頃発表した「老健の理念と役割」を紹介して結びとしたい(表96)[7]。

(平井基陽)

●文献

1) 平井基陽：公的介護保険と老人保健施設．公的介護保険への経営戦略，白澤政和，中西　茂(編)，pp141-158，中央法規出版，東京，1998．
2) 社団法人全国老人保健施設協会：協会だより．老健 15：74，2005．
3) 厚生省および厚生労働省：老人保健施設調査および，介護サービス施設・事業所調査．1991-2004．
4) 全国老人保健施設協会：痴呆高齢者の在宅支援のあり方に関する調査研究事業報告．2002．
5) 平井基陽：「介護老人保健施設における痴呆性高齢者の問題行動の対応方策のあり方に関する調査研究」報告書の概要．老健 13(12)：30-38，2003．
6) 三宅貴夫：老人福祉施設における心理的ケアの実態と問題点；老人保健施設の場合．老年精神医学雑誌 13：1405-1411，2002．
7) 漆原　彰：新しい理念のもと介護保険の第2ステージへ．老健 15(10)：18-21，2005．

16. 高齢者病院

●●● はじめに

　高齢者においては老化という身体状況を前提にさまざまな疾患が重畳しやすく治療が困難になる場合がしばしばみられる。特に精神疾患の合併した高齢者に対しては、患者のおかれた状況や直面するさまざまな問題に配慮しながら治療にあたることが他の世代の患者と比べてより重要である。

　高齢者が対象であるため、精神科病棟において身体合併症が生じることや、また一般病棟において精神症状が出現することは決して稀ではない。どちらの状況においても精神科医と一般科医師の協力が重要である。高齢者病院におけるリエゾン精神医学（カウンターリエゾンを含む）を中心とした精神医療について述べる。

1 高齢者医療の特徴

　高齢者には身体面の老化とともに精神的老化も出現してくる[1]。その特徴としては、特に想起の部分の障害である記憶力の低下、感情の不安定性、意欲の低下、特に尖鋭化のためにこれまで長所として働いた性格傾向がむしろ短所となってしまうことが挙げられる。さらに加齢とともに周囲の環境も変化してくる。定年や再就職の困難といった経済面での問題や、家庭内での立場の逆転などがある。また極めて流動的な現代社会においては従来の経験からの適応では困難な状況が多いことも指摘できる。このような背景の中で不安が生じやすくなったうえに、入院加療という要素が加わる。入院すると自宅における変化が乏しい環境での生活から突如新しい場所での生活が始まることになる。それは食事や排泄する場所の変化であり、自宅における家族と一緒の生活から看護師や医師や同室者といった馴染みのない人との生活への変化である。新しい環境への適応能力が低下した高齢者にとってはこの当たりまえと思われることでも1つの大きなストレスとなっている。

　次に治療のための行動制限が加わる。つまりどんな疾患であれ入院直後の治療の原則は安静である。重篤でICU管理を要する場合は複数の点滴のラインや心電図モニターなどの検査機器が24時間装着され過酷な状況での安静が強いられる。さらに精神症状を惹起し得る治療薬剤の影響も加わることになる。

　このように高齢者に精神症状が発現するメカニズムは多数の因子の影響よりなっている。基本的にはこれら多岐にわたる要因をすべて検討する必要があるが、実際の臨床場面においては困難な場合も多い。このような多因子の解析に関して、せん妄を中心に一瀬らが行った原因を3つの因子に分けての検討は有用である[2]。すなわち第一の因子として脳血管障害、代謝性障害、中枢神経感染症などのように急性に意識障害を起こし得る直接原因、第二に心理社会的ストレス、睡眠奪取、感覚遮断または感覚過剰などのせん妄を増悪、促進する誘発因子、第三に認知症疾患や脳血管障害慢性期などの慢性の中枢神経の脆弱因子である準備因子を挙げている。

　そして高齢者の精神症状の把握に関して重要な点は、同じ精神症状でも病因論的にはいくつかの病態が考えられることである。例えば認知症疾患では知的機能障害だけではなく抑うつや被害妄想などの精神症状を呈することがある。またうつ病や神経症などで不安が強い場合や身体疾患や薬剤などにより軽度の意識障害がある場合には、認知症様症状をはじめさまざまな精神症状を呈しやすい。このような検討が重要であるのは、適切な治療がなされているか否かで予後が異なるからである。つまり高齢者がある時期より認知症に陥ったようにみえる場合でも、他の疾患により二次的に認知症様症状を呈している可能性があり、この場合には現疾患の治療により症状は回復可能である（図67）[1]。

2 精神科外来および精神科病棟における医療の特徴

　高齢者は複数の慢性疾患に罹患している頻度が高く、複数の病院や診療所に通院していることが稀ではない。外来を初診した時点で、まず現在服用中の

6. 高齢者の生活支援

	知的機能障害または類似症状	せん妄または類似症状	抑うつまたは類似症状	妄想または類似症状
高齢者 ＋ 老年期認知症 血管性痴呆（認知症） アルツハイマー型痴呆（認知症） →	＋	⊕	⊕	⊕
＋ 精神疾患 うつ病、神経症 統合失調症 → 不安、困惑 焦燥、緊張 →	⊕	⊕	⊕	⊕
＋ 他の身体疾患 頭蓋内病変 全身臓器疾患 薬物 → 軽度意識障害 見当識障害 集中困難	⊕	⊕	⊕	⊕

⊕ treatableまたはreversible

図67 ● 精神症状を呈する病態

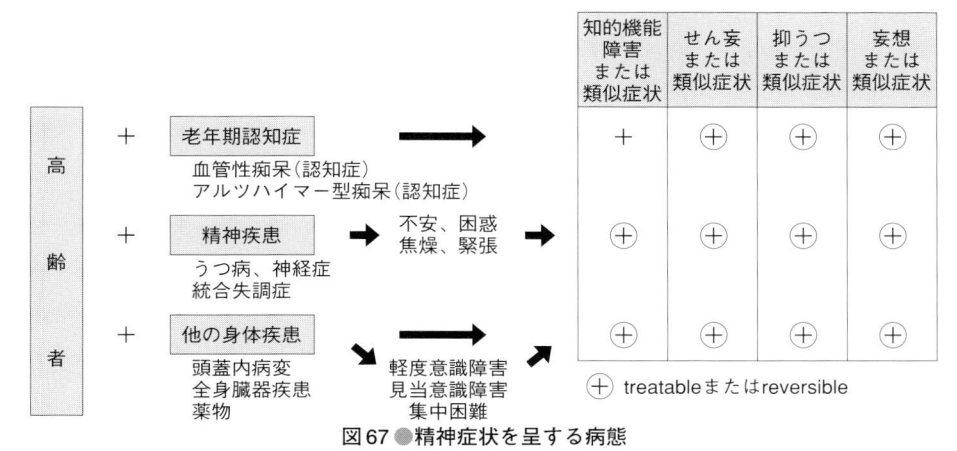

（新井平伊：精神医学からみた高齢者医療における問題点．順天堂医学37：9-14, 1991による）

薬剤の確認が必須である。患者および同伴する家族が把握していない場合は、通院中の他の医療機関に処方内容を照会する必要がある。治療者間での情報交換を怠ると、併用禁忌の薬剤の投与や同じ効果の薬剤を重複して投与する危険がある。紹介状や報告書のやりとりはもとより、いわゆる薬の手帳を定期的にチェックすることが望ましい。

次に一般の精神科外来と同様に問診により精神症状の経過や現症を把握するわけだが、その際に常に意識障害と認知症が存在しないかを検討することが重要である。高齢者の診察において脳器質性の障害は常に念頭におく必要がある。診察において明らかな身体所見がなかった場合も、初診時においては必ず血液生化学的検査や尿検査を行う必要がある。また可能な施設であれば頭部CTや脳波検査も行うべきである。問診時には心因性や内因性と診断した症例から、脳腫瘍や硬膜下血腫が認められることもあるからである。

強い自殺念慮や妄想に基づく他害行為などの緊急を要する場合以外は、諸検査により身体状況を把握し、また脳器質障害を除外した後に治療を開始することが望ましい。

治療に関しては薬物療法が中心となるが、少量から開始し漸増漸減が基本である。高齢者においては薬物の副作用が出現しやすく、また服薬方法を詳細に説明しても理解困難なためコンプライアンスが不良となる可能性も想定する必要がある。そのため血中濃度の測定が可能な薬剤を投与している場合は定期的にチェックすることが重要である。

若年の精神疾患と同様に精神療法が重要なことはいうまでもないが、高齢者の場合はさらに生活環境への配慮も必要である。閉居がちな生活を止めることや睡眠覚醒リズムを整えることにより症状が改善する場合があり、また同居している家族の接し方によりストレスが軽減されるといったことも稀ではない。

次に入院治療に関してだが、まず最初に入院治療自体が環境の変化というストレスになる点に留意する必要がある。前述のように入院すると自宅における変化が乏しい環境での生活から突如病院という特殊な場所での生活が始まることになる。新しい環境への適応能力が低下した高齢者にとってはこの当たりまえと思われることでも1つのストレスとなっている。

また入院後に生じ得る合併症への配慮も必要である。転倒による骨折、向精神薬の副作用の嚥下障害による誤嚥性肺炎、長期臥床による褥瘡の頻度が高い。歩行が不安定な患者においてはヒッププロテクターやヘッドギアの装着を行ったり、食事中の観察で嚥下不良な患者においては経鼻胃管や中心静脈栄養による栄養管理を行ったり、また皮膚の観察により発赤が生じている場合は頻回の体位変換を行うといった予防が重要である。しかし十分に注意をしていても完全に予防することは困難であり、入院時の家族に対する入院治療におけるリスクの説明も必要である。また精神科病棟で対応困難な重篤な合併症が生じた場合は、一般科病棟への転棟が可能なシステムの構築が必要である。

入院中治療者は患者の治療のみに専念しやすいが、家族との関係も重要である。核家族化の進んでいる本邦において精神障害をもつ高齢者の介護は家族にとって負担が大きく、入院により患者が家族からいったん離れると容易に新たな患者不在の家庭内力動が形成されやすい。そのような状況を未然に防ぐためにも、頻回の面会や症状改善後の早期の試験外泊が重要である。

3 一般病棟におけるCLS

以下に高齢者のコンサルテーションリエゾンサービス(以下：CLS)の臨床場面において重要と思われる原則を述べる(表97)[3]。

第一の原則は、いうまでもなく「他科の入院患者は担当科の疾患の治療のために入院しているのであり、当初から精神科的問題を主として入院しているのではない」ことを常に念頭におくことである。つまりわれわれは併診として治療しているのであり、最終判断は担当科医師が決定するということである。このことに関する西山[4]の意見を以下に引用する。

「当該科担当医は入院時より患者との治療契約を結んでいるのであるから、この治療契約を逸脱しない範囲でコンサルテーションが活動する分には、由々しい問題は生じないであろうと思われるのである。医師はあくまで医師であるから、彼が内科や外科に所属していても、単に内科医や外科医であるわけではない。精神科医の部分も含まれている。コンサルタントは内科や外科などの医師の精神科医の部分を補強するのである。主治医はいうまでもなく身体科の医師であるから、コンサルテーションの要請はもちろんのこと、得られた専門的助言を採用するかしないかの決定も、身体科医師の責任である」。

精神科コンサルテーションの限界がよく示されているが、担当科の医師と患者およびその家族や病棟スタッフの意見が食い違い、その調整役を行い、担当科の医師に強く方針の変更を迫る状況も稀に生じている。

第二に、患者の入院している病棟の環境に合わせた治療を行うことである。精神科の病棟と一般病棟では治療環境が非常に異なることを意識して治療を行う必要がある。ベッド上安静の状態の患者にとっては、歩いてトイレに行こうとするだけで不穏として対応されることがある。さらに安静を要しない状態の患者でも病棟内で徘徊した場合は大きな問題となり、特にICUのようなほかに人工呼吸器が装着された患者がいる環境では、病棟の安全上も早急な対応が必要となる。精神科医が「ストレス軽減のためにも行動制限をするべきではない」と言うのはたやすいが、その患者自身の治療上またはほかの患者の安全のために、行動制限を要する状況は精神科閉鎖病棟より多くなりがちである。また転倒による骨折などが生じると病院の管理責任能力が問われる現状では、むしろ医療スタッフの方が制限解除に消極的である感がある。さらに向精神薬による薬物療法も迅速な鎮静を目的とした高用量を投与せざるを得ない状況が多い。

第三に医師以外の病棟スタッフとのコミュニケーションを頻回に行うことである。これは精神科病棟でもいえることであるが、患者とともにいる時間が長いのは看護師であり、特に夜間せん妄などの夜間の症状が重要な疾患の状態把握には、看護師からの情報が重要である。一般病棟に入院中の患者に関しては、特に担当科の医師が精神症状への関心が薄いこともあり、情報を得るために重要な手段といえよう。可能であれば病棟内にも薬剤師が常駐し、食事の際には栄養士や言語療法士が頻回に観察する状況が望ましい。

第四として、早期に精神科関与に関する治療契約を行うことである。患者本人と治療契約が結べる場合は特に大きな問題は生じない。しかし認知症やせん妄による不穏状態で、担当科の医師より依頼を受ける状況が稀ではない。その場での対応を要する状態でも、家族が不在であるため精神科関与の同意を得ることはできない。そのような場合はあくまでも

表97● 高齢者のCLSにおける原則
1. 担当科の疾患の治療のために入院していることを常に念頭におくこと
2. 患者の入院している病棟の環境に合わせた治療を行う
3. 医師以外の病棟スタッフとのコミュニケーションを頻回に行う
4. できる限り早期に精神科関与に関する治療契約を行う
5. 使用する薬剤はできるだけ担当科が使い慣れている薬物を選択する
6. 血管確保されている場合にはできるだけ静脈内投与可能な薬剤を選択する

担当科へ治療のアドバイスを行い、担当科医師により精神症状の治療が行われる形式をとらざるを得ない。依然として精神科医療に対する偏見は（軽減しつつあると考えてはいるが）存在しており、患者本人もしくは家族の同意を得ない状態での直接的な対応は、その後に問題を生じる可能性がある。治療契約後も、家族との面談は病歴の聴取や入院前の状態との比較などの患者の状態把握やまたその後の治療環境の設定の相談などに有用であり、頻回に行うことが望ましい。

　第五に、使用する薬剤はできるだけ担当科が使い慣れている薬物を選択することである。総合病院においては種々の治療過程の中で各科から何種類も投薬されることがしばしばみられる。特に腎機能や肝機能の障害が併発した場合や薬疹と思われる皮膚症状が出現した際には、身体治療が優先される以上、担当科医師とすれば使い慣れていない薬物から削除しようとするのは当然である。また脳神経内科など錐体外路徴候を惹起する薬物に敏感になっている場合は、錐体外路徴候を生じにくいserotonin-dopamine antagonist（SDA）や低力価であるフェノチアジン系薬物をまず選択した方が了解されやすい。従来はせん妄の治療においてはハロペリドールを主に使用していたが、最近は副作用軽減の目的でリスペリドンやペロスピロンなどのSDAの投与も行っている。しかし一般科医にとって既にハロペリドールが馴染みの薬剤となり安心して投与可能であるという場合はある。

　第六として、血管確保されている場合にはできるだけ静脈内投与可能な薬剤を選択することである。通常精神科の病棟において血管確保されている状況が少ないために、不穏時の指示に非経口投与法として筋肉内注射が選択されている場合が多い。しかし血管確保されている患者にさらに筋肉内注射を行うことは、さらなる苦痛を与えることになる。また不穏時の対応に慣れていない一般病棟においては、安易に不穏時指示として筋肉内注射の指示を出しても「患者が拒否する、興奮している患者に痛がる注射はできない」と結局行われずに問題の解決とならない場合が往々にしてある。このように薬剤の選択の重要性はもとより、投与経路に関する配慮も重要である[5]。

4　一般病棟入院中の高齢者のCLSにおける問題点とその対策

　第一に精神症状に関する病歴の把握が困難であることが挙げられる。せん妄により患者との疎通困難な状況で治療がスタートする場合が多く、また患者が入院前に独居であった場合は家族からの情報も極めて少ないものとなる。このような場合は、家族以外の患者を知る人（例えば訪問していた看護師や近所の知人など）より情報を入手する努力を続ける必要がある。

　第二に一般科の入院期間が短縮されたことからくる精神科関与期間の短さである。医療経済の面から平均在院日数を短縮することが要請されており、その短期間に精神科医は診断と治療と今後の見通しを立てる必要に迫られる。経過より明らかな場合は問題ないが、認知症とせん妄の鑑別で病歴も不確かな場合は判断に苦慮する場合がある。特に今後の介護環境という患者にとって大きな問題に影響するために、この結果は深刻である。この点に関しては、いったん療養型病床をもつ病院への転院などを検討する場合もあるが、抜本的な解決とはならず今後の課題である。

　第三に一般科の医師やスタッフの精神科医療に関する知識が不十分である点である。病棟管理に困難な状況になると精神科病棟への転棟の要請が安易に行われるにもかかわらず、精神保健福祉法の知識は乏しく、医療保護入院における保護者の同意の必要性なども知らないことが多い。また前項の原則の中でも触れたが、向精神薬に対する拒否反応も強い。特に抗精神病薬に対して顕著で、錐体外路系の副作用をもつ危険な薬剤と感じていることが多い。逆に睡眠薬や抗不安薬に関しては安易に投与されている印象がある。また精神科の外来から身体合併症の治療のために一般病棟への入院を依頼しても、抵抗はいまだ大きく今後の啓蒙活動が必要なことはいうまでもない。

　第四に男性スタッフの人数の問題である。男性の高齢者は戦前の封建的教育のためか不穏となると女性の指示に従わなくなる場合がある。そのような場合は男性スタッフが対応することが望ましいが、一般病棟においては人数が少なく対応に苦慮する場面がみられる。

5　精神科病棟入院患者の合併症へのCLSにおける問題点

　一般科の医師にとって最も心理的な壁になっているのはやはり病棟の構造であろう。閉鎖病棟であるため通常鍵を持っておらず、インターホンで病棟内のスタッフに連絡して解錠してもらうという煩雑さも抵抗感を生んでいる。最近みられる暗証番号で解錠される自動ドアという構造となっているところでは鍵は不要である。しかしそれでも一般科の医師にとっての心理的障壁になっている。病棟の構造を除くと、一般科の医師の協力の度合はやはり一般病棟における精神科のCLSの評価に規定されており、この点からもCLSの重要性が示唆される。

●●●おわりに

　以上概略ではあるが、リエゾン精神医学を中心に高齢者病院における精神科医療の重要と思われる点を述べた。高齢者であることは、合併症の問題や社会的におかれている状況からも治療や対応が困難なものになりやすい。今後、身体疾患と精神疾患を併せ持つ高齢者がより適切な環境でより的確な治療を受けることができるように、さらなる努力が必要である。

（木村通宏、井関栄三）

●文献

1) 新井平伊：精神医学からみた高齢者医療における問題点．順天堂医学 37：9-14, 1991.
2) 一瀬邦弘, 田中邦明, 長田憲一, ほか：高齢者せん妄治療の実際．老年精神医学雑誌 3：1201-1210, 1992.
3) 木村通宏, 江渡江, 新井平伊：高齢者医療；痴呆性疾患の合併症治療の現場から．精神科治療学 17：1383-1387, 2002.
4) 西山詮：リエゾン精神医学の展開と諸問題．リエゾン精神医学の実際，西山詮（編），pp95-116, 新興医学出版社, 東京, 1986.
5) 江渡江, 辻昌宏, 石塚卓也, ほか：一般病棟における老年精神障害の対処の実際；コンサルテーション・リエゾンサービスを通じて．精神科治療学 13：723-727, 1998.

17.　家族会－「呆け老人をかかえる家族の会」を中心に

●●●はじめに

　認知症高齢者の多くは家族の介護を受けながら在宅で生活している。健康保険組合連合会が1999年に社団法人呆け老人をかかえる家族の会（以下：家族の会）[注1]を対象に行った調査によると認知症高齢者のおおよそ2/3が在宅で生活している[1]。

　家族の多くは、認知症高齢者を介護しながらともに生活することは初めての経験であり、変わってしまった認知症高齢者の日々の姿を情けなく思い、その言動を理解できなくて困惑し、時に叱りつけたり不適切な対応をしてしまうことが少なくない。また認知症高齢者がいることで家庭生活が混乱し、家族は将来の生活に不安を募らせ、疲れ果てる。認知症高齢者が在宅ではなく、特別養護老人ホームなど施設で生活している場合も家族は無縁ではない。

　こうした介護家族らによる家族会は、家族の会が1995年に行った調査によると、主に認知症高齢者にかかわる家族会は当時全国に466団体ありその実数は1,000を超えると推測され、さらに介護保険導入後の施設数の急増により相当数の家族会があると思われるがその実数は不明である。また同調査によると、保健所、市区町村、社会福祉協議会が家族会の

注1) 社団法人呆け老人をかかえる家族の会
　　所在地：〒602-8143 京都市上京区堀川丸太町京都社会福祉会館内
　　TEL：075-811-8195　FAX：075-811-8188　メール：office@alzheimer.or.jp
　　ホームページ：http://www.alzheimer.or.jp

主な運営主体で、介護家族自身による家族会は少なかった[2]。こうした家族会は、日々の介護の悩みや苦しみを語り合い、介護の工夫を考える「集い」が主な活動であり、それ以外の活動は少なかった。

1980年に結成された家族の会は、介護家族の悲哀や苦悩を重視しながら介護家族と認知症高齢者の立場に立ってこの20年余の間に活動を拡大してきた。本稿ではこの家族の会の活動を紹介しながら認知症高齢者の家族会について述べる。

また家族の会が加盟する国際アルツハイマー病協会の活動についても簡単に紹介する。

1 家族の会の歴史

1977年京都新聞社の主催による「高齢者なんでも相談」が京都市内で開催された。その中に早川一光（元堀川病院院長）が提案した「ぼけ相談」のコーナーがあった。認知症高齢者の介護に悩んでいる家族らに対して月2回の相談に応じていた。これに筆者の三宅が加わった。相談は1回きりのことが多く継続的なものではなかった。このことから三宅らは介護家族らに会合を呼びかけた。この定期の会合の中から「家族の会」が1980年90人あまりで発足した。家族の会はマスコミなどで取りあげられおのずと全国団体になった。地元での家族の集いを呼びかけた結果、千葉、東京、神奈川、愛知、大阪、広島、福岡などに家族の会の支部が結成された。家族の会は、家族の集い、会報の発行、電話相談を活動の柱としながら、啓発、調査、要望、国際交流など活動の範囲を広げていった。1992年に国際アルツハイマー病協会（Alzheimer's Disease International；ADI）[注2]に加盟し、1994年に社団法人化し、2000年に「朝日社会福祉賞」を受賞し、2004年10月には国際アルツハイマー病協会の第20回国際会議を京都で開催した。家族の会は、会員約8,000人で41都道府県に支部を有し（2005年4月現在）、わが国の認知症に関する全国的な唯一の当事者団体として活動を継続している[3]。

2 家族の会の活動

1. 家族の集い

「家族の集い」は家族の会の基本的活動の1つである。認知症高齢者と生活をともにし介護した者でなければわからない悩みや苦しみを同じ状況にある介護家族同士が語り合うことは有意義である。苦悩を共有することで介護の負担は軽減するかも知れない。自分が不適切な介護をして自責の念にかられていた家族は他の介護家族の助言に納得し自らを責めることをしなくなるかも知れない。失禁や徘徊などいわゆる「問題行動」への介護の工夫を他の介護家族から聞くことができるかも知れない。介護保険の上手な利用方法の情報を得ることもできるだろう。多くの支部では家族の集いを毎月公開で開催し、介護家族なら誰でも出席できるようにしている。医療や介護の専門職を講師に学習することもある。こうして集いが介護家族にとってリフレッシュの場であり、情報を得る場になっている。

家族の集いでは医療や介護の専門職を呼んで学習会を行うことも少なくない。

年に1回であるが、家族の集いの1つとして「リフレッシュ事業」と称した介護家族、認知症高齢者、ボランティアらによる日帰りあるいは一泊旅行を行い介護家族の心身の休養を図っている。

家族の集いが特定の場所で開催されていることから参加者が限られるなどに対する工夫も必要である。また家族の集いは、「グループカウンセリング」的性格をもっており、出席した介護状況の異なる家族からどのように話を聞き、どのように応え、どのように支えるかなど、集いを進める支部世話人らは経験と技術にばらつきがあり、集いのもち方の研修が必要なこともある。

注2) Alzheimer's Disease International
　　所在地：64 Great Suffolk Street, London SE1 0BL UK
　　TEL：+44 20 79810880　FAX：+44 20 79282357　メール：info@alz.co.uk
　　ホームページ：http://www.alz.co.uk

2. 電話相談

集いを開催しても参加できる介護家族は限られているため、日々の介護の苦労や工夫を語り合う方法として電話相談を行っている。介護家族は家に居ながらにして語り合え、家族の会会員以外の人も匿名でも相談できる利点がある。当初は家族の会の本部や支部の世話人らが自宅の電話を開放して相談に応じていたが、東京都支部のように公的な支援を得ながら電話相談を行っている支部も増えている。さらに本部では全国を対象としてフリーダイヤルの電話相談（土、日、祝日を除く毎日10：00〜15：00、電話：0120-294456）も行っている。

家族の会が行う電話相談の特徴は、介護経験者が相談を受けることにある。介護経験のある相談員は相談者である介護家族の思いを理解し共感しやすい。他方、自らの介護経験に基づいてのみ相談に応じることの危険性もある。家族の会では、相談内容を相互に点検し合い、研修を重ねてより質の高い相談に努めている。欧米のアルツハイマー病協会で取り組まれているような24時間体制の電話相談が望まれる。

3. 会報の発行

家族の集いと電話相談に加え会報の発行を行っている。家族の会では、発足以来、毎月家族の会会報（会報の名称は「ぽーれぽーれ」。スワヒリ語で「ゆっくり、やさしく、穏やか」を意味する）を発行し、すべての会員に届けている。会員以外にも、行政、関係団体、マスコミなどにも送っている。

会報の編集理念は、介護家族の精神的な支援、情報提供、認知症に関する啓発および家族の会を知らせることである。会報から介護家族は他の家族の介護体験を読むことで慰められ、介護の工夫を知り、認知症の医学情報や介護保険や成年後見制度などの情報を得ることができる。本部の会報とは別にすべての支部で「支部だより」を発行し、より地元に密着した情報を提供している。

4. 啓発活動

一般の人たちに認知症や介護家族への理解を広めることは重要である。このため家族の会では、家族の集いの学習会を公開にしたり、一般の人たちを対象にした講演会を開催している。特に1995年からは家族の会が加盟している国際アルツハイマー病協会の全世界規模の啓発活動である9月21日の「世界アルツハイマーデー（World Alzheimer's Day）」を中心にした街頭啓発活動、記念講演会などを全国的に毎年展開してきた。介護経験のある家族が街頭に出て認知症に関する啓発活動をすることは画期的なことである。

また1996年には家族の会の公式ホームページを開設し、認知症に関する内容の充実した情報提供を行ってきた。その後、「おばあちゃん、どうしたの？」というタイトルのわが国で初めての認知症の理解を深める子ども向けホームページも開設した。両者を合わせて1日500件以上のアクセスがある。

5. 「ぼけの人と家族への援助をすすめる全国研究集会」

認知症高齢者の介護は家族だけで続けられるものではない。社会的な援助は不可欠である。家族の会が発足して間もない時期に全国各地でいろいろな形で援助を行っていた数少ない病院、福祉施設、団体などに呼びかけ、一堂に会して実践報告をする「ぼけの人と家族への援助をすすめる全国研究集会」を1995年に京都で開催し、その後毎年全国各地で開催している。

認知症については老年精神医学会、日本痴呆ケア学会などの学会や全国老人福祉施設協議会など施設関係の全国大会などでテーマとして取りあげられるようになった。しかし家族の会の全国研究集会は、介護家族や認知症高齢者の視点から保健、医療、介護などの分野の壁を取り払って、専門職も介護家族もボランティアも参加し、発表し、意見を述べることができる他に例をみないユニークな全国的な研究集会である。

このうち1994年滋賀県で開催した第10回の全国研究集会では、北海道支部釧路地区の家族会が「徘徊老人早期発見ネットワーク」の実践報告をした。この発表が、徘徊で時に死に至ることもある認知症高齢者を地域で早期発見し保護する全国各地でのシステム構築のきっかけとなった。

6．調査活動

　家族の会は、ほぼ毎年主に会員を対象にした調査活動を行ってきた。1980年家族の会が発足して間もない時期にわが国で初めての全国的な認知症高齢者の在宅介護の実態を調べた。介護者の多くはいわゆる嫁が最も多く、娘、妻がこれに続くこと、介護者のほとんどが女性であること、介護者の苦労は「介護を助けてくれる人がいない」「排尿排便の世話」「同じことを何度も聞かれる」など特定の人に介護が強いられていること、さらに「施設の充実」「医療の向上」「社会的理解の深める対策」などを要望していることを明らかにした。この在宅の介護実態については現在まで4回行われ時系列的な比較も行っている。

　調査のテーマは、若年期痴呆(若年期認知症)、徘徊、家族会、身体拘束、介護保険、成年後見制度、住居環境、認知症の人の思いなどである。

　このうち1998年に行った医療機関や福祉施設での身体拘束に関する調査では、過去5年の間に約70％の認知症高齢者がなんらかの身体拘束を経験していること、約50％の家族が身体拘束をやむを得ないと思っていること、その理由の多くが「身体の安全のため」「治療を進めるため」「職員が少ないため」であることを明らかにした[4]。

　また2002年に行った「痴呆の人の思いを知る」調査もわが国では初めてであり、介護家族の目や経験を通したものとはいえ、「何もわからない認知症高齢者」ではなく、「いろいろな思いを抱き心は生きている認知症高齢者」の姿を浮き彫りにした[5]。

7．デイサービスなどの支援活動

　家族の会の発足当時、認知症高齢者と介護家族への社会的支援は皆無に近かった。そうした中で、京都、群馬、千葉などの支部では、自分たちができるより具体的な支援活動としてデイサービスあるいは託老所(または宅老所)を始めた。このうち千葉県支部の「稲毛ホワイエ」は、後の認知症高齢者を対称としたE型デイサービスセンターのモデルにもなった。

　介護保険の導入後、福岡県支部ではデイサービス、宮崎県支部ではグループホームなどにより具体的な支援活動を展開している。

8．要望活動

　1982年、家族の会は初めて当時の厚生省に要望書を提出した。そのときのスローガンは「寝たきり老人なみの福祉を」であった。より具体的には介護相談、短期入所、長期入所の導入、医療の充実、社会的啓蒙などを求めた。この要望は、その後の厚生省の「痴呆性老人対策推進本部」の設置、保健所での老人精神保健相談の開設、老人性痴呆疾患センターの導入、老人福祉施設の短期入所や長期入所の利用などへ結びついたと考えている。

　その後も要望活動は毎年のように行われ、若年期認知症の人と家族への支援、認知症高齢者と介護家族にふさわしい介護保険の拡充、介護保険施設での身体拘束の禁止の徹底などを要望してきた。要望がすぐに国の政策に反映されるわけではないが、家族の会が厚生労働省など行政に認知症高齢者とその家族の立場に立った要望を伝える役割は重要である。

9．国や自治体の委員会へ参加

　1990年代に入り、家族の会の理事や支部の世話人らが国や都道府県の各種委員会の委員として参加することが増えてきた。厚生省の若年期痴呆対策委員会、厚生労働省の身体拘束ゼロ作戦推進会議、法務省の成年後見制度導入を検討する委員会などに家族の会は委員を参加させた。都道府県でも利用者あるいは一般市民の立場として、地域保健医療福祉計画の委員会や介護保険の各種委員会に支部の世話人らが委員として参加している。ここでも常に認知症高齢者や介護家族の立場からの意見を述べている。

10．若年期認知症への取り組み

　若年期認知症が家族の会の課題となったのは1990年以降である。その実態を把握するため1992年に調査を行った。その結果、若年期認知症に特異的な問題として、発病による退職などに伴う所得の減少、子どもらへの精神的な影響、就職・結婚での社会的な偏見と差別、社会的サービスの年齢制限があることなどを明らかにした。この調査結果をもとに「家族の会」は厚生省へ要望した。これらが契機になって介護保険の特定疾患に「初老期における認知症」が加わったと理解している。また家族の会は、

不十分ではあるが若年期認知症の集いや仲間づくりを通して若年期認知症の人と介護家族への支援を進めている。

11. 国際交流

各国のアルツハイマー病協会などと称する全国規模の民間団体からなる国際的NGOである「国際アルツハイマー病協会」の国際会議に、家族の会は1990年初めて代表を送り、1992年に加盟申請し承認された。その後、毎年同協会の総会と国際会議に代表団を派遣し、家族の会の活動、若年期認知症、認知症と性、阪神淡路大震災時の活動、徘徊認知症高齢者の早期発見システム、介護保険、身体拘束などについて報告をした。2004年10月に京都で第20回国際会議を「高齢化社会における痴呆ケア」をメインテーマに開催した。

3 国際アルツハイマー病協会

1. 歴史

アルツハイマー病など認知症にかかわる全国的な当事者団体が結成されたのは1978年カナダにおいてである。1980年前後にイギリス、アメリカそして日本でも結成された。その後、フランス、オランダ、アイルランド、イタリア、ドイツなどヨーロッパを中心に次々と全国団体が生まれた。こうした中でアメリカのアルツハイマー病協会の呼びかけで1994年にワシントンDCに各国のアルツハイマー病協会の代表が集まり、国際アルツハイマー病協会(ADI)が結成された。1995年にベルギーで認知症に関する初めての国際会議が開催され、その後毎年開催されている。1990年代に入ると中南米の国々にアルツハイマー病協会が結成され、いわゆる途上国も加わりADIは新しい活動を展開する。またADIは世界保健機関(WHO)に国際的NGOと公認された。2005年4月現在、ADIの加盟団体は70の国と地域に及び、このうちヨーロッパ、中南米、アジア太平洋地域ごとにグループ分けされ、それぞれの地域で地域的な国際会議開催などの活動を進めている。

2. 活動

ADIの主な目的は、認知症の人と介護者の視点に立って各国のアルツハイマー病協会の強化、協会のない国での結成の支援、認知症に関係する国際的団体との連携、認知症の啓発、研究の推進である。
この目的に沿って、以下の活動を行っている。

a. 国際会議
1985年から毎年開催されているADIの国際会議は、研究者も医療専門職も介護専門職も介護家族も参加し、発表し、意見を述べることができるユニークな国際会議である。2年ごとに開催されている「アルツハイマー病と関連疾患の国際学会(The International Conference on Alzheimer's Disease and Related Disorders)」は基礎的臨床的なテーマが中心であるが、このADIの国際会議は認知症に関するあらゆる分野(予防、診断、治療、介護、住居環境、研修、人権、啓発、社会政策など)で、その時々の世界各地の多分野にわたる研究成果や実践活動を報告し合い議論する唯一の場である。2000年代に入ってから認知症の人自身が参加し発言することが多くなっている。

b. アルツハイマー大学
  (The Alzheimer University)
ADIは、特にいわゆる途上国でのアルツハイマー病協会の設立や運営についての研修会を事務局のあるロンドンで開催している。協会の組織や運営、資金獲得、啓発活動、政策へ反映させる方法などを学習する機会となっている。

c. 世界アルツハイマーデー
  (World Alzheimer's Day)
1994年のイギリス・エジンバラでの第10回国際会議でWHOと共同で9月21日を「世界アルツハイマーデー」と宣言した。宣言では、認知症は世界共通の課題であり、認知症の人と介護家族の生活の質を高めるために、研究を推進し、認知症の正しい理解を広げることを謳っている。この9月21日を中心に66の国と地域でさまざまな形で認知症の啓蒙活動を地球規模で展開している。近年はその1つの方法として、アメリカで始まったメモリーウォーク(Memory Walk)に取り組む協会が増えている。市街地を歩きながら認知症の理解を呼びかけ、併せて協会の活動の資金集めをする。

d. 調査研究

ADIは特に研究の助成をしているわけではないが、ユニークな調査研究グループである10/66 Dementia Research Group(10/66の意味は、世界の認知症の人の66％は途上国に住んでいるが、世界の認知症研究の10％しか途上国で使われていない)を支援している。認知症の有病率は欧米では疫学調査で解明されているが、いわゆる途上国ではその調査は皆無であった。イギリスのM. プリンス医師を中心に、途上国に合った疫学調査の方法や研修を地元の医師や大学や研究所およびアルツハイマー病協会の協力を得ながら進めてきた。さらに介護状況についても調査を行っている。こうした調査結果が各国のアルツハイマー病協会の活動にも活かされるなど研究と協会の活動が連携している。

e. 情報提供

ADIでは、機関誌、情報リーフレット、ホームページを通して全世界にアルツハイマー病など認知症に関する情報、協会の活動の進め方などの情報を提供をしている。

●●●●おわりに

家族の会は、この25年認知症高齢者とその介護家族のためにさまざまな活動を発展、継続してきた。地域で認知症高齢者と介護家族を支え、社会に訴え、国と自治体に要望し、さらに国際的交流を展開してきた。しかし、急増する認知症高齢者の数からして少ない会員数、弱い組織、慢性的な資金不足などの課題を抱えながらも、「ぼけでも安心して暮らせる社会」の構築を目指してその一翼を担っていくであろう。

（三宅貴夫）

●文献

1) 健康保険組合連合会：痴呆性（ぼけ）老人を抱える家族全国実態調査報告．健康保険組合連合会，東京，2000.
2) 社団法人呆け老人をかかえる家族の会：ぼけ老人の家族の会に関する全国実態調査報告書．社団法人呆け老人をかかえる家族の会，京都，1996.
3) 社団法人呆け老人をかかえる家族の会：ぼけても安心して暮らせる社会を；呆け老人をかかえる家族の会20周年誌．社団法人呆け老人をかかえる家族の会，京都，2000.
4) 社団法人呆け老人をかかえる家族の会：20年間の調査報告；総集編．社団法人呆け老人をかかえる家族の会，京都，2001.
5) 社団法人呆け老人をかかえる家族の会：痴呆の人の思い，家族の思い．中央法規出版，東京，2004.

第3部 高齢者に多い身体疾患
GERIATRIC PSYCHIATRY

I 老年症候群

1 老年症候群とは何か

1. 歴史的経緯

老年症候群(geriatric syndrome)は1980年代に現れた比較的新しい概念で、原因不明の意識消失発作、無痛性狭心症、せん妄など高齢者に独特な、あるいは高齢者で異なった症状表現の症候が次々に報告された(表1)。

本邦では1982年の老年者における特異な病態[1]が最初の記述で、1992年、老年症候群[2]、老年者臨床上の問題点[3]、老年者に特有な病態[4]、老年者疾患の特徴と疫学[5]、老年者に特有な症候[6]など、「老年症候群」という名前は必ずしも定着してはいなかった。

2002年に「老年症候群」という名称は、老年医学テキスト改訂版で、初めて専門医の教科書にその正式な名前が掲載された[7]。

2. 定義

高齢者に多くみられ、原因はさまざまであるが治療と同時に介護・ケアが重要である一連の症状、所見を指す。欧米では、この重要性からgeriatric giantと呼ばれ、老年医学の教育の初日に行われており、Merck Manual of Geriatricsでも第1章のProblem Oriented Aproachに述べられており、高齢者に接するうえでの最初の重要な手がかりと位置づけるのが適当であろう。

例えば転倒・骨折は骨粗鬆症が基盤にあることが多いが、脳血管障害、糖尿病による下肢血管障害、起立性低血圧などによる歩行不安定やめまいなどによって起きる。いったん骨折した後は、寝たきりになり介護負担が発生することがある。

ここで原因はともかく、転倒を予防すること、転んでも骨折を起こさないこと、骨折後に早期にリハビリをし機能を回復すること、機能が低下しても褥瘡などの合併症を防ぐことなどが、転倒・骨折といった老年症候群からみた高齢者の医療介護の視点となる。

2 老年症候群の分類

1. 内訳

1982年に高齢者の原因不明の意識消失発作が記述されて以来、このような老年症候群は教科書的には50以上になる(表2)。

老年症候群の一部は、ケアプラン(MDS-RAPs)における問題領域と重複している(表3)。

老年症候群を多数もつことは、ケアプランで問題領域を多く抱えるといえる。

入院入所高齢者において、老年症候群の数は加齢によって、指数関数的に増加し、85歳では平均8個以上の老年症候群をもつ(図1)。

高齢者の医療と介護は複数の視点から同時にアプローチすること(総合的機能評価)が必要なことが示される。

表1 ● 初期の文献にみられる老年症候群

1983	The drop attack, a common geriatric syndrome (J Am Geriatric Soc)	
1986	Silent Angina ; a geriatric syndrome? (Can Med Assoc J)	
1991	Delirium ; important geriatric syndrome (Int Psychogeriatr)	
1992	Urinary incontinence is a geriatric syndrome... (J Fla Med Assoc)	
1995	The geriatric syndrome of late ; life depression (Psychiatr Serv)	
1995	Emesis ; another geriatric syndrome (J Am Geriatric Soc)	

表2●高齢者主要症候の評価方法

意識障害	Japan Coma Scale	認知症	改訂長谷川式
せん妄	DSM IV	不眠	頻度、1回睡眠、薬剤依存度
うつ症状	GDS Scale	めまい	頻度持続時間、合併症状
言語 聴覚視力障害	症状、理学所見	骨関節変形	変形制関節症変形度分類
骨粗鬆症	厚生省判定基準	骨折	腰椎圧迫骨折基準、ほかは有無
尿失禁	頻度、失禁量、便失禁の合併有無	夜間頻尿	回数
誤嚥	咽頭口腔の理学所見、水飲みテスト	便秘、下痢	頻度、薬剤依存度
脱水	症状、理学所見	発熱	頻度、慢性感染症の存在の有無
低体温	体温	浮腫	局在、程度
肥満、るいそう	Broca桂変法、BMI、Cr-Height Index	低栄養	Mini Nutritional Assessment
褥瘡	Sheaの分類、色分類	喘鳴、喀痰咳嗽	症状、理学所見
呼吸困難（呼吸器）	Hugh Jones	呼吸困難（循環器）	NYHA基準
手足のしびれ	頻度、強さ、局在	間歇性跛行	出現距離、API
動脈硬化	眼底、PWV、％FMD	不整脈	理学所見、心電図分類
痛み（頭胸腹腰関節）	頻度、強さ、薬剤依存度	出血傾向、吐下血	症状、理学所見
ADL	BADL、IADL		

表3●Resident Assessment Protocols（RAPs）と老年症候群の比較

RAPs（問題領域）	老年症候群
1. せん妄	○
2. 認知症	○
3. 視覚障害	○
4. コミュニケーション障害	○
5. ADL障害	○
6. 尿失禁	○
7. 人間関係	×
8. うつ	○
9. 問題行動	○
10. 活動活性化	×
11. 転倒	○
12・13. 栄養、経管栄養	○
14. 脱水	○
15. 口腔ケア、誤嚥	○
16. 褥瘡	○
17. 向精神薬	○
18. 身体抑制	×

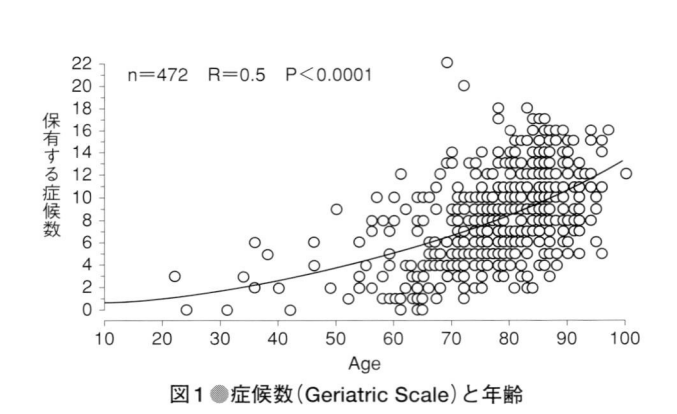

図1●症候数（Geriatric Scale）と年齢
n=472 R=0.5 P<0.0001

表4●廃用症候群

- 筋萎縮
- 拘縮
- 骨量減少
- 心拍出量低下
- 低血圧
- 肺活量減少
- 沈下性肺炎
- 便秘
- 失禁
- 褥瘡
- 抑うつ

2. 分類

老年症候群は大きく3つに分類される。

①主に急性疾患に付随する症候で、若い人と同じくらいの頻度で起きるが、対処方法は高齢者では若い人と違って工夫が必要な症候群。

②主に慢性疾患に付随する症候で、65歳の前期高齢者から徐々に増加する症候群。

③75歳以上の後期高齢者に急増する症候で、日常生活活動度（ADL）の低下と密接な関連をもち、介護が重要な一連の症候群。

この中で最も頻度の高いのが③のADL低下であり、廃用症候群（表4）と多くの共通点がある。

1. 老年症候群

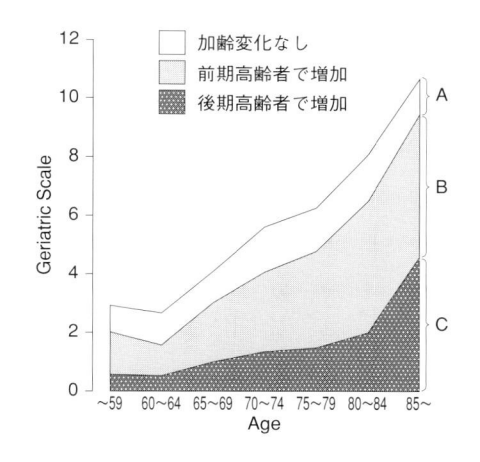

図2 ● 3つの老年症候群
A：めまい、息切れ、腹部腫瘤、胸腹水、頭痛、意識障害、不眠、転倒、骨折、腹痛、黄疸、リンパ節腫脹、下痢、低体温、肥満、睡眠時呼吸障害、喀血、吐下血
B：認知症、脱水、麻痺、骨関節変形、視力低下、発熱、関節痛、腰痛、喀痰、咳嗽、喘鳴、食欲不振、浮腫、やせ、しびれ、言語障害、悪心嘔吐、便秘、呼吸困難、体重減少
C：ADL低下、骨粗鬆症、椎体骨折、嚥下困難、尿失禁、頻尿、せん妄、うつ、褥瘡、難聴、貧血、低栄養、出血傾向、胸痛、不整脈

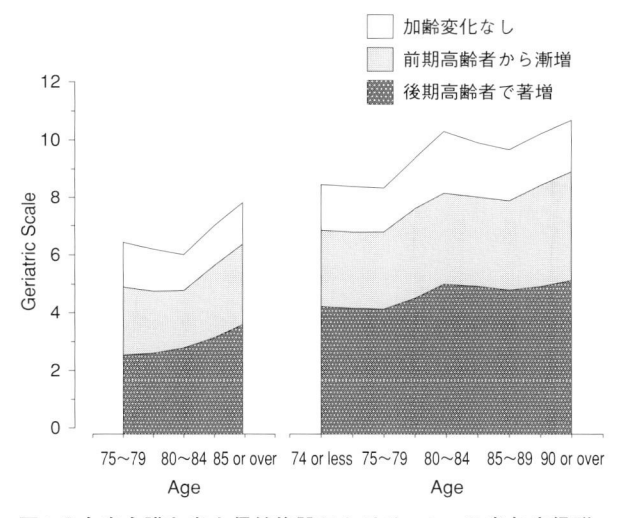

図3 ● 在宅介護と老人保健施設における、3つの老年症候群の加齢変化
東大老年病科と比べ、後期高齢者に著増する老年症候群の頻度が高いこと、在宅介護では、老年症候群の数は老人保健施設より絶対数が少ないことが特記される。

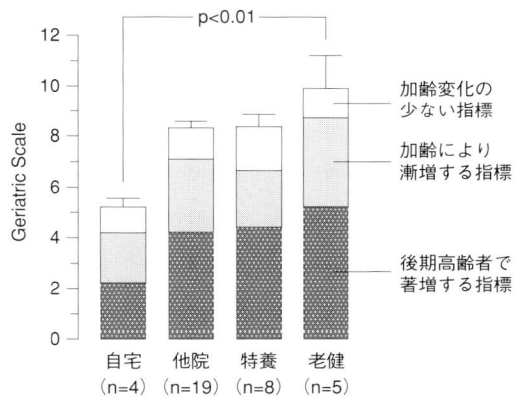

図4 ● 1年後の予後・転施設先別でみた Geriatric Scale
療養型病床群の1年後の予後を老年症候群からみたもの。自宅復帰できたグループは、老年症候群の絶対数が少なく、かつ後期高齢者に多い、ADL阻害要因となる症候が、転院転所症例の半分以下である。

3. 意義

この3つの老年症候群の分類と加齢変化（図2）は高齢者の複合的疾患構造を説明し、医療と介護が不可分であることの実証である。

3 慢性期ケアにおける意味

在宅介護と老人保健施設における、3つの老年症候群の加齢変化では、急性期病院と比べ、後期高齢者に著増する老年症候群の頻度が高いことが特記される（図3）。

療養型病床群の1年後の予後を老年症候群からみると、自宅復帰できたグループは、老年症候群の絶対数が少なく、かつ後期高齢者に多い、ADL阻害要因となる症候が転院転所症例の半分以下であり、後期高齢者に多い老年症候群は急性期病院においても、療養型病床群においても、老年症候群の絶対数の増加は自宅復帰阻害要因である（図4）。

4 老年症候群と日常生活機能

　基本的日常生活機能(Barthel Index、195頁)の低下した症例では、老年症候群の数が比例して増加し、寝たきりに近い症例では、自立群の約2倍の老年症候群を保有する(図5)。

　老年症候群が増加し、その結果、日常生活機能が失われていくのか、逆に日常生活機能が失われていく過程で老年症候群が増加していくのかは不明であり、寝たきりになる三大病変、脳血管障害、認知症、大腿骨頸部骨折では、多くの老年症候群をもつことから、後者が主と考えられるが、解明にはprospectiveな研究が求められている。

（鳥羽研二）

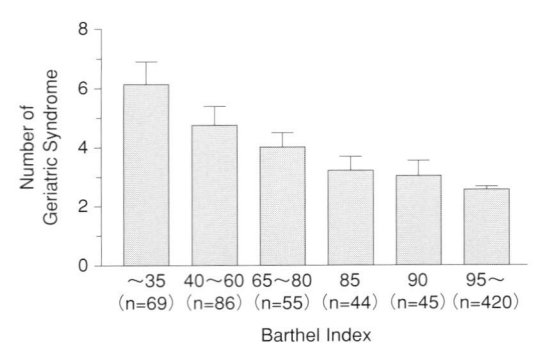

図5●基本的日常生活活動度と老年症候群

●参考文献
1) 原澤道美，亀山正邦(編)：臨床医のための老年科診療指針．医学書院，東京，1982．
2) 折茂　肇，ほか(編)：新老年学．東京大学出版会，東京，1992．
3) 小澤利男(編)：エッセンシャル老年病学．医歯薬出版，東京，1995．
4) 鳥羽研二，ほか(編)：老年病研修マニュアル．メジカルビュー社，東京，1995．
5) 蔵本　築(監修)：ベッドサイド老年病学．南江堂，東京，1994．
6) 日本老年医学会(編)：老年医学テキスト．メジカルビュー社，東京，1997．
7) 日本老年医学会(編)：老年医学テキスト．改訂版，メジカルビュー社，東京，2002．
8) 折茂　肇，ほか：老年症候群．Gerontology New Horizen 11：10-92, 1999．
9) 折茂　肇，ほか：老年症候群．Geriatric Medicine 36：827-892, 1998．
10) 鳥羽研二，大内尉義：後期高齢者；老年病症候の特徴と検査の重要性．綜合臨牀 47(1)：41-45, 1998．
11) 鳥羽研二：シンポジウム介護保険と高齢者医療；施設介護の問題点．日本老年医学会雑誌 34(12)：981-986, 1997．
12) 日本老年医学会(編)：老年医学テキスト；老年者に特有な症候．pp33-55, メジカルビュー社，東京，1997．
13) 折茂　肇(編)：老年病研修マニュアル；老年者に特有な徴候・病態．pp23-73, メジカルビュー社，東京，1994．
14) Abrams WB, et al(eds)：The Merck Manual of Geriatrics；A problem oriented aproach. pp5-169, Merck & Co Inc, White Station USA, 1995.

2 廃用症候群

1 要介護高齢者の原因疾患の変遷

約15年前、寝たきり高齢者や要介護高齢者の数が増加してくるとともに病院に長期入院する患者が増加したり、家族の負担を増やしたりすることから、これに対して喫緊の対策をとる必要性が生じた。その結果、1990年から高齢者保健福祉推進10か年戦略(ゴールドプラン)が立てられ、その中の「寝たきり老人ゼロ作戦」では脳卒中と骨折の予防が柱の1つとなった。それは要介護状態に陥らせるのは脳卒中であり、高齢者の骨折も原因疾患として浮上してきたために2疾患の予防を通して寝たきり高齢者を減らそうとしたのである。

ところが、人口の高齢化が進み、要介護高齢者の原因疾患についての分析が詳しくなってくると図6に示すように原因疾患の割合に変化がみられるようになった。平成16年には女性の平均寿命が85歳を超えたため、90歳以上になってから要介護状態に陥る女性の数も多くなると思われるが、その原因疾患としての脳卒中はわずか11％を占めるに過ぎない[1]。脳卒中の4倍も多いのが衰弱であり、脳卒中対衰弱の比率は75～79歳の要介護高齢者の原因疾患の比率に比べると逆転していることがわかる。要介護高齢者の原因疾患として転倒・骨折は加齢とともに着実に増え、認知症は80歳代後半をピークとして90歳代では減少している。このことから、要介護高齢者の原因疾患については90歳以上になると衰弱、転倒・骨折といった身体の衰えにかかわる病気が60％近くにも達するといった原因疾患の変遷がみられるのである。

2 閉じこもりが寝たきり状態の原因

寝たきり状態を改善する目的で東京都は寝たきりに至る経過を調査した。その結果、東京都内の12基礎的自治体の13地域で寝たきりに至るまでが明らかになった1,178人についての経過は図7に示すパターンのいずれかに分類できた[2]。このうち、aのパターンは自立していた日常生活、Jの状態から病気などをきっかけにして、B、Cといった室内移動、またはベッド上臥床のみ可能といった状態に陥ってしまうもので、これは399人、33.5％にみら

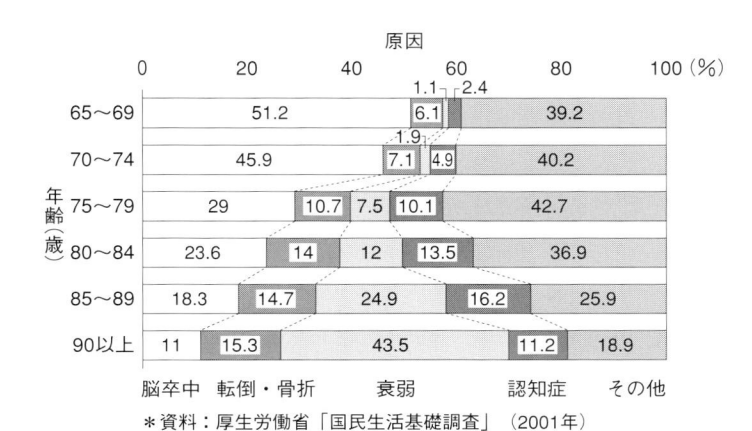

年齢(歳)	脳卒中	転倒・骨折	衰弱	認知症	その他
65〜69	51.2	1.1	6.1	2.4	39.2
70〜74	45.9	1.9	7.1	4.9	40.2
75〜79	29	10.7	7.5	10.1	42.7
80〜84	23.6	14	12	13.5	36.9
85〜89	18.3	14.7	24.9	16.2	25.9
90以上	11	15.3	43.5	11.2	18.9

＊資料：厚生労働省「国民生活基礎調査」(2001年)

図6●国民の介護が必要となった主な原因(年齢別)

(高齢者リハビリテーション研究会：高齢者リハビリテーションのあるべき方向. pp5-9, 厚生労働省, 2004による)

第3部●高齢者に多い身体疾患

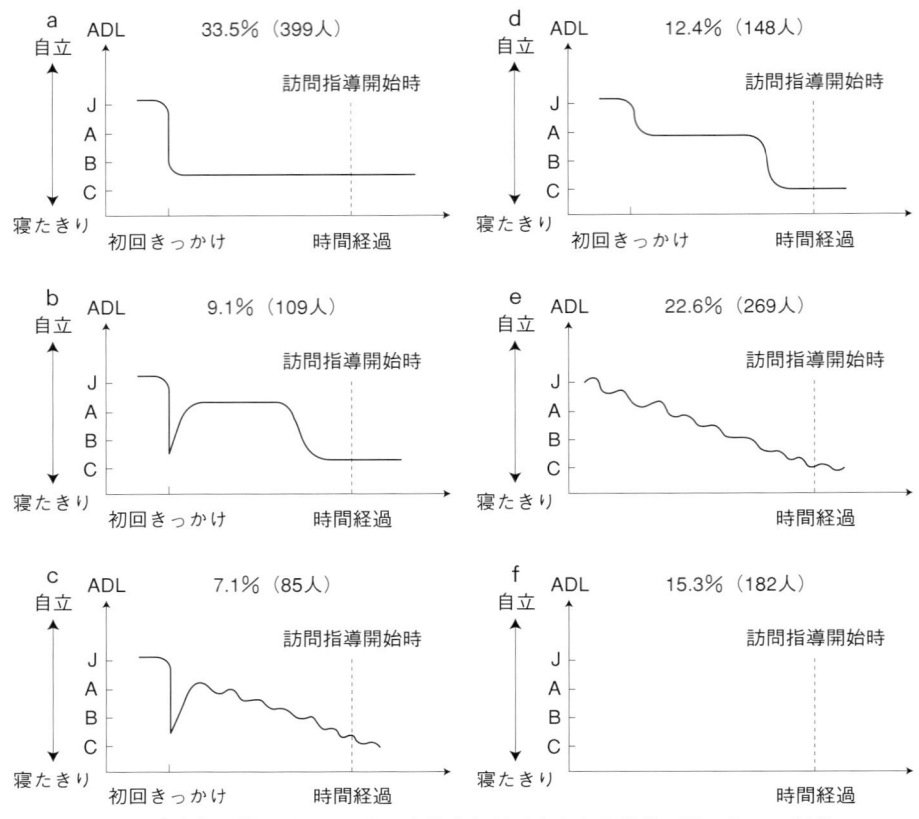

a	33.5%（399人）	d	12.4%（148人）
b	9.1%（109人）	e	22.6%（269人）
c	7.1%（85人）	f	15.3%（182人）

図7● 東京都が調べた1,373人の高齢者などが寝たきり状態に至るまでの経過

a：例；広範囲の脳卒中発作後など、寝たきりから回復（ランクA以上まで回復）できなかった場合
b：例；脳卒中などのきっかけで、一度寝たきりになり、その後ランクA以上まで回復したが、再発作などのきっかけで再度寝たきり（ランクB以下）になった場合
c：例；脳卒中などのきっかけで、一度寝たきりになり、やがてランクA以上まで回復したが、その後明確なきっかけがないのにもかかわらず、寝たきりになった場合
d：例；脳卒中などのきっかけで、一度ランクAまで落ちたが、その後再発作などのきっかけで寝たきりになった場合
e：例；老衰や難病など明確なきっかけが1つもなく、一進一退で徐々に寝たきりになった場合
f：a～eのいずれにも該当しない場合
＊寝たきりに至る経過が分類できたのは1,178人
＊ランクJ：生活自立
　ランクA：準寝たきり（外出困難、閉じこもり状態）
　ランクB、C：寝たきり（室内移動、ベッド上臥床のみ可能）

（東京都衛生局：平成8年度高齢者等が寝たきり状態になる要因調査報告書．p25, 1997による）

れた。その他、b、c、d、eの4つのパターンは病気などをきっかけにして一度はB、Cのレベルにまで低下しても再びAという外出困難、閉じ込もり状態を経て最終的にB、Cのレベルに至っている。結局、閉じこもり状態を経て寝たきり状態に陥っている人は全体の50％を超えている。きっかけは病気であっても、寝たきりの直接的な原因は閉じ込もりであることから、これら1,178人にかかわった保健師やヘルパーの約60％は寝たきりは防げたのでは、

と考えている。その防ぐ方法としては介護や本人の努力よりもリハビリテーションに多くの期待を寄せているのである。疾病の三次予防としてのリハビリテーションの重要性が認識されているが、リハビリテーション医療の普及していなかった20～30年前の専門リハビリテーションへの期待よりも昨今では閉じ込もり予防などの衰弱へのリハビリテーションが重要視されてきている。

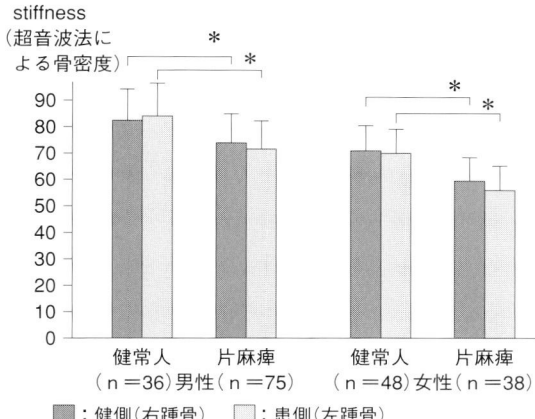

図8 ● 男・女別脳血管障害による片麻痺症例と年齢を一致させた健常人との踵骨stiffness値の比較
(林　泰史, 吉田耕志郎, 関根修一, ほか：リハビリテーション領域における骨粗鬆症；移動能力障害と骨量減少との関係. Osteoporosis Jpn 2：468-471, 1994による)

表5 ● 廃用症候群をきたしやすい臓器とその症状

臓器	機能の変化	症状・疾患
1. 骨	骨萎縮	骨粗鬆症
2. 関節	可動閾減少	関節拘縮
3. 筋肉	筋萎縮	筋力・耐久性低下
4. 皮膚	萎縮	褥瘡
5. 心臓	機能低下	起立性低血圧、頻脈
6. 肺	機能低下	息切れ、排痰障害
7. 消化器	消化機能低下	食思不振
	蠕動運動低下	便秘
8. 膀胱	排尿機能低下	排尿障害・膀胱炎
9. 静脈	血栓形成	下肢静脈血栓症・肺塞栓
10. 脳・神経	機能低下	精神活動性低下・うつ傾向

その他、歯科領域では歯周疾患も廃用により生じる。
(文献5)による)

3　身体を使わないことによる衰弱 ―廃用症候群

　身体を使わないと機能低下や疾病をきたし、それが患者の身体状況での大きな病態を占めるに至る。その病態は身体を使わせなかった原疾患の身体への影響を凌駕してしまうほどなのが廃用症候群である。そして廃用症候群は身体を使わないといった単一の状況が身体各部位に多発性の症状・疾病を同時進行させてしまうといった特徴を有している。
　脳卒中患者のリハビリテーション医療にかかわっていると向上させた身体機能を再び低下させないためには脳卒中の再発とともに転倒骨折に留意しなければならないことがわかる。脳卒中患者では大腿骨頸部骨折を生じやすいが、それは図8に示すように麻痺側のみでなく、健側にも骨萎縮が認められるためである[3]。図8は脳卒中患者113人(男性75人、女性38人)と年齢を同一にした健常人84人(男性36人、女性48人)について両側踵骨の骨密度を超音波法で測定したものである。片麻痺患者では荷重が十分にかからない患側の骨密度が低下していることは理解できるが、患側の代償をして負荷のかかる健側についても同年代の健常人に比べて有意な骨量減少をみた。患者健側の骨量減少は麻痺の程度が重篤なほど、または日常活動性が低いほど顕著であったことか

ら、脳卒中患者では骨に廃用性萎縮をきたしていることになる。そこで、筆者・鈴木らはラットの尾を吊り上げて両下肢に廃用症候群を生じさせたところ(低カルシウム食、卵巣剔出という閉経後女性に似た条件を加えたが)大腿骨、殊に大腿骨近位部に血流低下を伴う骨萎縮をきたすことを見い出し、これが脳卒中患者に生じやすい大腿骨頸部骨折の原因と考えた[4]。

4　廃用症候群をきたしやすい臓器とその症状

　身体を使わないことによる症状は骨萎縮だけでなく関節の可動域減少、筋肉の萎縮など全身さまざまな臓器に及ぶ[5]。それらをまとめて表5に示すが、骨格系では骨粗鬆症、関節拘縮、筋力・筋耐久性低下が挙げられる。その他、使わない皮膚は萎縮をきたして薄くなるため褥瘡を形成しやすくなる。また、心血管系も機能低下をきたし、起立性低血圧や頻脈となり、呼吸器系では息切れ、排痰障害を生じ、消化器系では消化機能低下・蠕動運動低下により食思不振や便秘の原因となる。泌尿器系では排尿障害、膀胱炎をきたし、静脈では血栓を形成し、それが下肢であれば下肢静脈血栓症に、血栓が肺に流れていけば肺塞栓となる。これはエコノミー症候群ともいわれる長時間の旅行により生じる廃用症候群と同一であり、2004年4月からは手術患者・入院患者の静脈血栓症や肺塞栓を予防するようにとガイドラインが定められ、診療報酬も定められたほど新しいテー

マである.今後は体動の少ない要介護高齢者を扱う介護保険サービスの中で静脈血栓症予防は大きなテーマとなりそうである.最後に脳・神経についても廃用症候群として精神活動性が低下したり,うつ傾向になることを本稿のまとめとして述べたい.

(林　泰史)

●文献

1) 高齢者リハビリテーション研究会:高齢者リハビリテーションのあるべき方向.厚生労働省,2004.
2) 東京都衛生局:平成8年度高齢者等が寝たきり状態になる要因調査報告書.1997.
3) 林　泰史,吉田耕志郎,関根修一,ほか:リハビリテーション領域における骨粗鬆症;移動能力障害と骨量減少との関係.Osteoporosis Jpn 2：468-471,1994.
4) 鈴木はる江,佐藤昭夫,林　泰史,ほか:運動低下による骨萎縮と大腿骨局所血流量の変化;放射性マイクロスフェア法による測定.自律神経　31：705-709,1994.
5) 林　泰史:大腿骨頸部骨折と廃用症候群;寝たきりとの関連.The Bone 17：257-261,2003.

3 めまい・失神

●●● はじめに

めまいは、自己と周囲の空間に対する位置感覚の不一致により異常な感覚を生じ不快感を伴う症状であり、高齢者で多く認められる主訴の1つである。しかし患者が「めまい」として訴える状態はさまざまで、狭義のめまいである回転性めまい(vertigo)のほか、回転感を伴わないふらつき・浮動感(dizziness)、立ちくらみ・眼前暗黒感(presyncope、black out)、平衡感覚障害などが含まれる。さらに抑うつ状態など精神的な要因でめまい感を訴えることも少なくない。脳循環不全を生じるような病態では急性一過性に意識を消失し再び回復する失神をきたすことがある。めまい・失神をきたす疾患・病態はさまざまである(表6, 7)。本稿では高齢者にみられるめまい・失神の特徴について述べる。

1 高齢者のめまい

めまいを生じる病態・疾患は多岐に及び、耳鼻科、神経内科、脳神経外科、内科などの各領域にわたる。若年者に比べると中枢性めまいの頻度が増加する。高齢者は複数の基礎疾患を有することが多く、めまいの原因が重複し複雑化することもある。また、種々の検査を実施してもその原因を明らかにできない、あるいは異常を認めてもめまい症状との関連を証明することが難しいことも少なくないなど、その臨床的特徴は多様である[1]。

視覚をはじめとする特殊感覚と、体性感覚などの感覚系の間でミスマッチが生じてもめまいをきたし得る。例えば、白内障などによる視力障害、糖尿病による末梢神経障害(特に感覚性ニューロパチー)、前庭機能障害、変形性頸椎症、腰椎症など、さまざまな感覚障害をきたす病態がめまいの誘因となり得ると考えられている。高齢者においては、この多源性感覚障害によるめまいは重要である[2]。

2 生命の危険を伴う重大なめまい

頻度は高くはないが、中枢性のめまいが重篤な中枢神経系疾患の症候として出現することがある。特に脳血管障害に注意が必要であり、急性発症のめまいに対して頭部CTやMRIなどの画像検査は必須である。

小脳・脳幹の出血・梗塞は、めまいだけでなく頭痛、嘔吐、意識障害、歩行障害、種々の脳神経障害などを伴い初期から重症あるいは徐々に重症化していく場合が多い。広範な小脳病変の場合は脳室ドレナージや開頭減圧など脳外科的緊急処置を要することもあるので、速やかな診断が重要である。

表6 ● 高齢者のめまいの原因

1. 耳鼻科領域
   メニエール病、良性発作性頭位めまい、前庭神経炎、内耳炎・中耳炎、聴神経腫瘍
2. 中枢・末梢神経領域
   脳血管障害、起立性低血圧、椎骨脳底動脈循環不全症、脳腫瘍、慢性硬膜下血腫、脊髄小脳変性症、多発性硬化症、変形性頸椎症、末梢神経障害
3. 内科疾患領域
   不整脈など心疾患、糖尿病、甲状腺機能低下症、貧血、多血症、異常蛋白血症
4. その他
   薬剤性(降圧薬、利尿薬、睡眠薬、抗不安薬など)、抑うつ状態、不安障害、視力障害

表7 ● 高齢者の失神の原因

1. 反射
   血管迷走神経反射、咳、排尿・排便
2. 低血圧
   起立性低血圧、食後性低血圧、薬剤性、循環血漿量低下
3. 心血管性
   不整脈、弁膜症、急性心筋梗塞、心筋症、肺塞栓症、大動脈解離、鎖骨下動脈盗血症候群
4. 代謝性
   低血糖、副腎皮質機能不全、尿崩症、低酸素、過換気
5. 痙攣
6. ヒステリーなど心因性

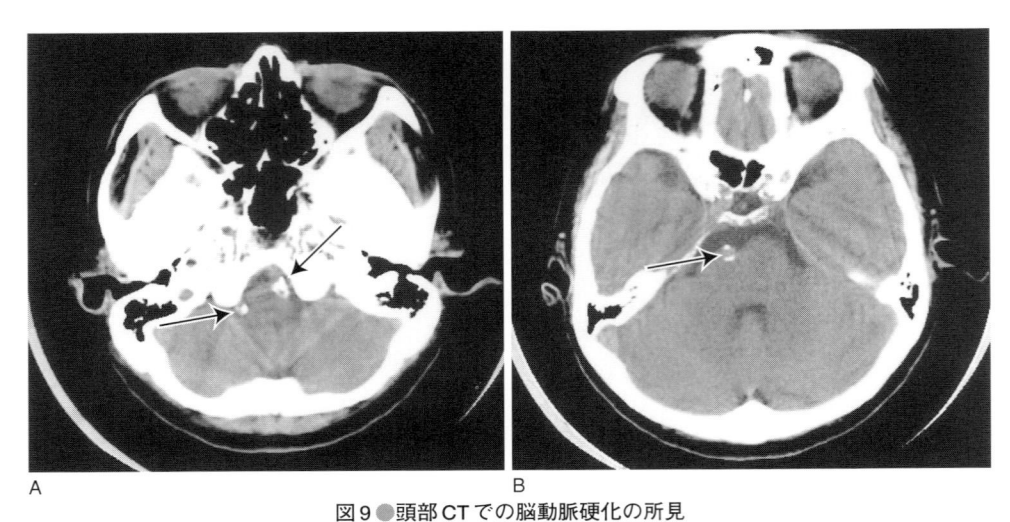

第3部●高齢者に多い身体疾患

図9●頭部CTでの脳動脈硬化の所見
ふらつきを伴い、数日後に後大脳動脈領域の脳梗塞を発症した69歳、女性。両側椎骨動脈(A:矢印)、脳底動脈(B:矢印)の一部が石灰化と考えられる高吸収を呈し、強い動脈硬化を示唆する所見である。

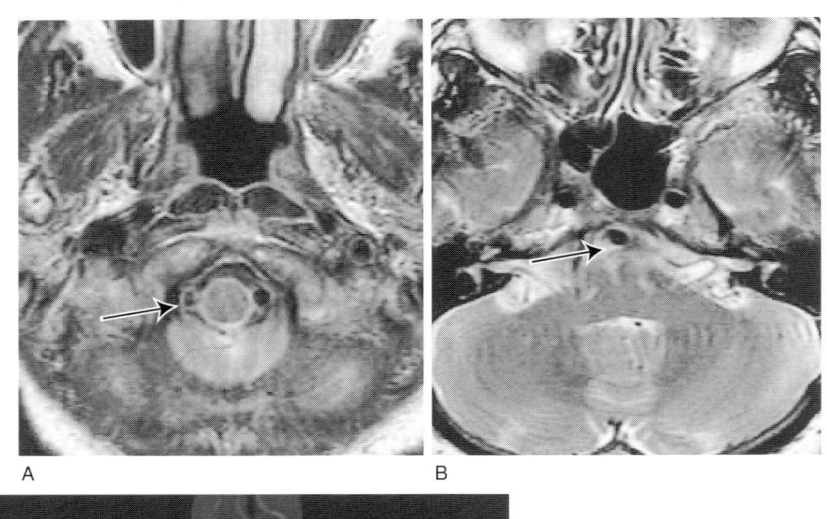

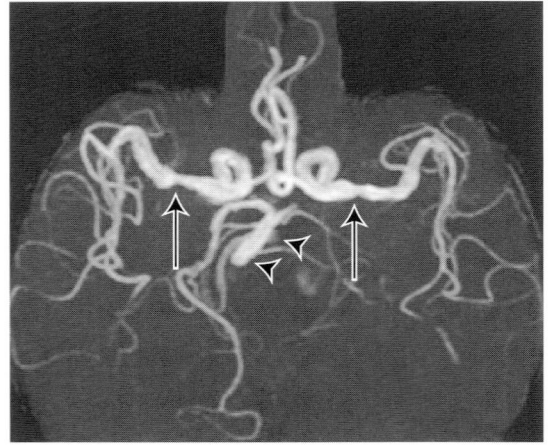

図10●頭部MRIでの脳動脈硬化の所見
図9と同一患者。MRI T2強調像で右椎骨動脈・脳底動脈にflow voidの異常(血管内腔の信号亢進)を認め(A、B:矢印)、動脈硬化による血流の障害が示唆される。MRアンギオグラフィーでは脳底動脈の強い蛇行を認め(C:矢頭)、両側中大脳動脈にも動脈硬化の所見(血管影の狭小化)を認める(C:矢印)。また、左後大脳動脈は描出されていない。

椎骨・脳底動脈系の動脈硬化により、同領域の一過性虚血発作(TIA)症状としてめまいが出現することがある。やはりめまい単独ではなく、複視、同名半盲、構音障害、顔面の感覚障害、運動失調などの神経症候を伴うものがほとんどである。脳血管の動脈硬化の評価については、頭部CTで血管の石灰化所見(図9)、頭部MRIでflow voidの変化などからある程度把握でき(図10)、可能であればMRアンギオグラフィーも施行し動脈の蛇行・狭窄・閉塞などの所見を確認する。TIAと診断できれば抗血小板薬や脳循環改善薬などを投与する。

3 起立性低血圧とめまい・失神

血圧低下により脳血流が減少すると、程度が軽ければ浮動感・立ちくらみが生じ、重度であれば失神に至ることもある。表8のように起立性低血圧の原因もさまざまで、神経疾患の自律神経症状として、あるいは循環器疾患・内科疾患・全身状態の変化などにより出現する。基礎疾患に対する薬物治療の影響で血圧低下をきたすことも少なくない。降圧薬や抗不安薬・睡眠薬などは使用頻度が高く、多種類を使用することも少なくないので、注意が必要である。

表8●高齢者の起立性低血圧の原因

1. 神経疾患
　パーキンソン病、多系統萎縮症、レビー小体型痴呆(レビー小体型認知症)、末梢神経障害(糖尿病性など)
2. 薬物性
　降圧薬、血管拡張薬、抗精神病薬、抗うつ薬、抗パーキンソン病薬、抗コリン薬、アルコール
3. 循環器疾患
　大動脈弁狭窄症、僧帽弁逸脱症、肥大型心筋症、静脈瘤
4. 内分泌疾患
　副腎皮質機能不全、尿崩症
5. その他
　脱水、貧血、低栄養、長期臥床

また前立腺肥大症による頻尿に対して用いられるα_1受容体遮断薬や、下腿浮腫の改善目的で処方される利尿薬なども血圧低下を引き起こすことがある。特に後期高齢者では減量して投与するなど注意が必要である。

●●●おわりに

めまいは、軽微な症状であっても日常生活動作(ADL)の支障となり、生活の質(QOL)を低下させ得るので、適切な診断と治療が重要である。特に高齢者においては、その複雑な病態を念頭におき、診療に臨むべきである。

(織田雅也、宇髙不可思)

●文献
1) Sloane PD, Baloh RW：Persistent dizziness in geriatric patients. J Am Geriatr Soc 37：1031-1038, 1989.
2) 亀山正邦：めまいと失神の多様性. 日本内科学会雑誌　84：503-504, 1995.

4 浮腫・脱水

1 浮腫

1. 定義

細胞外水分は血管内の血漿と血管外の間質液とからなる。この間質液が異常に増加した状態が浮腫（edema）である。胸水や腹水はその特殊型である。

2. 発症の機序

局所性と全身性の要因がある。

❶ 局所性の要因

①血液が毛細血管を流れる間に水分の授受が起こる。毛細血管から水分を漏出させる力（毛細血管圧＋組織の間質液膠質浸透圧）が、組織の水分を毛細血管に吸引する力（血漿膠質浸透圧＋組織圧）よりも大きくなると浮腫が起こる。

②過剰になった間質液を除去するリンパ管が閉塞しても浮腫が起こる。

③静脈には弁があり、血液は一方向にしか流れない。そのために筋肉の収縮に伴い静脈血は心臓に向かって流れる。脳卒中による麻痺、寝たきりやパーキンソン病による無動ではこの機序が働かない。また静脈炎や手術で静脈・リンパ管が傷害されても同じで、循環障害のために浮腫を起こす。

❷ 全身性の要因

a. 腎とホルモン

水分と電解質を排泄し、体内量を調節するのは腎とホルモンの働きである。腎は糸球体で血漿を濾過し、その濾液を尿細管で再吸収して尿をつくる。これが水分と電解質を排泄する主要な経路である。ホルモンとしては腎のレニンにより調節されて副腎皮質でつくられるアルドステロンと、脳下垂体後葉から分泌される抗利尿ホルモンが重要である。

b. アルブミン

血漿膠質浸透圧の主体となるアルブミン濃度が2.5g/dl以下になると浮腫を起こす。

c. 毛細血管の透過性

免疫反応・病原体・薬物などにより毛細血管が傷害を受けたり拡張して、透過性が亢進し、浮腫を起こす。

3. 診断

皮膚を圧迫してできる圧痕が持続する浮腫を前脛骨部、足背、腰背部、眼瞼などに認める。尿量の減少や体重増加も参考になる。胸水・腹水は胸腹部の単純X線・CT・超音波検査で確認できる。肺水腫のように急性で緊急の対応が必要なものもある。

表9の如く基礎疾患は多い。浮腫が局所性か全身性か、血清アルブミン値が2.5g/dl以下か、蛋白尿の有無と量、重力の影響の有無、圧痕をつくるかなどを調べて鑑別診断を進める。腎機能、コレステロール、CRP、BNP、動脈血ガス分析、心駆出率、甲状腺機能、下肢静脈ドップラエコーなどが鑑別に役立つ。

高齢者では基礎疾患が単一でなく複数のことが多いので、それらを明らかにして治療を行う（表9）。

表9 ● 高齢者にみられる浮腫の分類と基礎疾患

全身性浮腫	心臓性	心筋梗塞、高血圧などによる心不全
	肝臓性	肝硬変、肝癌、門脈圧亢進
	腎臓性	a. 急性腎炎 b. ネフローゼ（一次性、二次性） c. 慢性腎不全
	低栄養性	食事性、悪性腫瘍、蛋白喪失性胃腸症
	内分泌性	甲状腺機能低下症
	薬剤性	カルシウム拮抗薬、女性ホルモンなど
	その他	慢性閉塞性肺疾患、パーキンソン病
局所性浮腫	静脈性	深部静脈血栓など静脈還流障害
	リンパ性	リンパ節切除、放射線照射、悪性腫瘍
	神経性	脳卒中による片麻痺など
	炎症性	アレルギー性皮膚炎、関節炎、膠原病
特殊な浮腫		胸水、腹水、肺水腫、脳浮腫

4. 治療

浮腫の治療は体内のナトリウム(Na)と水分を減少させることである。食塩の摂取を6g以下、できれば0に制限し、利尿をつけることが第一である。利尿薬としてはまずループ利尿薬(ラシックス®20〜80mg内服、重症では10アンプルを上限に静注)、次いでカリウム(K)保持性利尿薬(アルダクトンA®25〜100mg内服)を投与する。どうしても利尿がつかなければ血液透析を考える。それと同時に臓器にかかる負荷を軽減させる。心不全ではジギタリスで心拍数を減少させる。

腎疾患ではアンジオテンシン変換酵素阻害薬(ゼストリル®10mg内服など)やアンジオテンシン受容体遮断薬(ブロプレス®4mg内服など)で血圧を下げ腎糸球体の負荷を軽減する。

このような基礎疾患に対する治療は浮腫の治療に必要なだけでなく、長期予後を改善する。利尿がつくと血圧低下や電解質の異常が起こるので、尿量・血圧・心拍数・電解質・動脈血酸素飽和度などを検査しながら対応する。胸水や腹水の治療には時間をかける。

薬物が浮腫の悪化要因になっていることがある。非ステロイド性抗炎症薬(NSAIDs)、ステロイド、向精神薬などに注意する。

高齢者は栄養状態が悪く浮腫を長引かせることが多いので、栄養の改善にも努める。

2 脱水

1. 定義

体液が減少した状態を脱水(dehydration)という。

2. 発症の機序

純粋に水分のみが欠乏した水欠乏性高張性脱水、反対に純粋な食塩欠乏性低張性脱水もあるが、実際の臨床では水欠乏を主体にした混合性脱水が多い。

高齢者は腎のNa保持能が低下しているうえに、口渇感が弱くて水分を摂取しようとしないなどの特徴がある。またひとり暮らしのためまともに食事を摂らない高齢者が多い。感冒や疲労で体調が悪く、2、3日飲まず食わずにいると脱水に陥る。嘔吐や下痢ではもっと短期間で脱水になる。高齢者の脱水には介護の有無が大きい。利尿薬が一因のこともある。

3. 診断

水欠乏性高張性脱水・混合性脱水では口渇、皮膚や口腔粘膜の乾燥、乏尿をみる。高齢者では意識障害、発熱、頻脈を伴うことが多い(表10)。

尿量や体重の減少もあり、これが重症度の判定に役立つ。診断に役立つ検査値は尿酸値が7mg/dl以

表10 ● 病型別・重症度別にみた脱水の症状

	水欠乏性脱水	混合性脱水	食塩欠乏性脱水
軽度	口渇 尿量減少	口渇 尿量減少 食思不振	食思不振 全身倦怠
中等度	口渇(++) 尿量減少(++) 舌乾燥(+) 身体活動低下	口渇(+〜++) 尿量減少(+〜++) 舌乾燥(+) 脱力感 めまい	脱力感 めまい 血圧低下 悪心、嘔吐 皮膚turgor低下
高度	口渇(+++) 尿量減少(+++) 舌乾燥(+++) 意識障害 身体活動低下著明	口渇(++) 尿量減少(++) 舌乾燥(++) 意識障害 血圧低下 皮膚turgor低下 末梢循環不全	意識障害 血圧低下 皮膚turgor低下 末梢循環不全

(文献1)による)

表11 ●脱水の重症度分類

	水欠乏性脱水	食塩欠乏性脱水
軽度	1～2lの水欠乏 （2～4％の体重減少）	20g（340mEq）以下の食塩欠乏
中等症	2～4lの水欠乏 （4～8％の体重減少）	20～40g（340～680mEq）の食塩欠乏
重症	4l以上の水欠乏 （8％以上の体重減少）	40g（680mEq）以上の食塩欠乏

（文献1）による）

上、BUN/Cr比25以上である。血清Naやヘマトクリット値は上昇するが、比較できる前値が必要である。

4．治療

1. 治療の基本は水分と電解質を補給してホメオスターシスを回復させることである。
2. 血清Na・Kなどの電解質や血糖・BUN値から浸透圧を算出する。また、病歴・体重減少・尿量なども参考にして水分と食塩の欠乏量（脱水の重症度）を推定して治療方針を立てる（表11）。
3. 欠乏を補給するだけでなく、治療中の維持のための輸液も必要である。1日量は維持量＋欠乏量の1/4～1/3が目安となる。
4. 著しい脱水で循環不全があれば、細胞外液補充液（ラクテック®など）で開始する。高Na血症の水欠乏性脱水では水分補充液（5％グルコース液）か細胞内液補充液（ソリタT3®など）で開始する。低Na血症の食塩欠乏性脱水では細胞外液補充液（生理的食塩水など）で開始する。
5. 血圧、脈拍数、体温などのバイタルサイン、血清と尿電解質、ヘマトクリット、腎機能、尿量などを確かめつつ治療を進める。
6. 輸液を急ぐ場合は中心静脈圧をみながら輸液する。しかし通常は治療に少し時間をかける。1日の輸液量は3,000mlまでとし、血清の浸透圧やNa値の正常化には3日以上をかける。急ぐと橋中心髄鞘崩壊を起こすことがある。

5．高浸透圧性昏睡

高齢者に特有な重症脱水症である。軽い耐糖能異常があると500mg/dl以上の著しい高血糖になる。十分な輸液を行えば高血糖は小量のインスリンで正常化する。5,000ml以上の高度の脱水があり、総量ではNaもKも不足している。高血糖がある場合は生理食塩水、2/3生食水を用い、3日以上かけて電解質の正常化を図る。

（村井淳志）

●文献
1) 井藤英喜：高齢者ケアマニュアル．福地義之助，ほか（編），p94，照林社，東京，1997.

5 食思不振・便秘・下痢・栄養障害

●●●はじめに

　加齢による消化管の構造と機能の変化は、肝、腎などの実質臓器と比べて、少ないと考えられている。しかし、小腸筋層間神経叢の神経細胞の密度と、平滑筋の厚さを若年者と高齢者で比較した成績では、高齢者においてニューロンの密度が34％低下していたが、小腸平滑筋の厚さには変化がなかった。また、腸管壁の破裂に対する強さも、加齢とともに低下していた。これらの結果から、加齢による消化管の構造と機能の変化は、高齢者における消化器症状の出現に影響を及ぼしていると考えられる。すなわち、高齢者の消化器症状としての胃のもたれや便秘などは、消化管構造の変化や機能の低下の関与が一因と考えられる。

1 食思不振

　食欲は視床下部の腹内側核にある満腹中枢と、その外側にある外側視床下野の摂食中枢によってコントロールされており、グルコース、遊離脂肪酸、インスリン、さらに迷走神経や大脳皮質とも密接な関連をもっている。したがって、食欲不振は消化器疾患に特有なものではなく、すべての疾患にみられ、心理的、環境的要因によっても出現する。

　問診に際しては、食思不振とともにみられる他の症状(腹痛、発熱、全身倦怠感など)や、ストレス、生活環境の変化、精神疾患、特にデプレッション、さらに薬剤の服用を聴く。診察所見では、表情、るいそう、貧血、甲状腺腫、浮腫に注意し、腹部所見の有無を把握する。これらの所見を総合し、頻度の高い順に消化器疾患からそれ以外の全身疾患、精神疾患を考慮して診断を進める。なお、高齢者ではほとんどの人が疾患をもち、その治療を受けていることが多いので、薬剤の副作用の可能性も常に念頭においておく。

　治療としては、原疾患の治療とともに、対症的に消化酵素薬、消化管運動賦活薬を与薬する。また、心理的配慮やストレス除去に対する対策を立てる。

2 便秘

　便秘は腸内容物の排泄が遅延して生ずるものであり、高齢者では、腸管の弛緩による(弛緩性)ものや直腸の反射機能の減退(直腸性)による機能性便秘が多い。弛緩性便秘は、大腸の緊張低下や運動の減弱により、腸内容物が停滞し、水分の吸収が増し、便が硬くなり、大腸内での移行が円滑に行われず、排泄までに時間がかかる。その他、胃結腸反射の減弱による大蠕動の低下や、摂取量の低下、また消化のよい低残渣食を摂ることも関与している。さらに高齢者や寝たきりになると、体力や腹筋力が減弱し、排便が困難になること、また肺気腫や心不全などでは、排便時に十分な腹圧が加えられないことにより、便秘となる。一方、高齢者では消化器系に器質的疾患を有することが多く、最近では大腸癌が増加しており、悪性腫瘍による狭窄症状の1つとして現れていることがあるので、注意を要する。その他の消化器疾患に加え、甲状腺機能低下症、糖尿病などの代謝性疾患、うつ病などの精神疾患などによっても生ずる。また、高齢者では他の疾患を合併していることが多く、治療薬により便秘をきたすことがある。特に抗潰瘍薬、抗うつ薬、抗パーキンソン病薬、降圧薬などの服用に注意を払う。

　診察に際しては、腹部の所見が大切であるが、器質的疾患との鑑別が重要である。したがって、便秘の患者においては、診察時には必ず直腸指診を行って、肛門周囲疾患や腫瘍の有無、さらに便潜血反応を加えることである。潜血反応(化学的)が陽性であれば、直ちに免疫学的便潜血反応も行い、陽性ならば専門医に紹介して全大腸内視鏡検査を受けるように勧める(図11)。

　治療は対症療法として、原疾患の診断を行うとと

図11 ●便秘の取り扱い

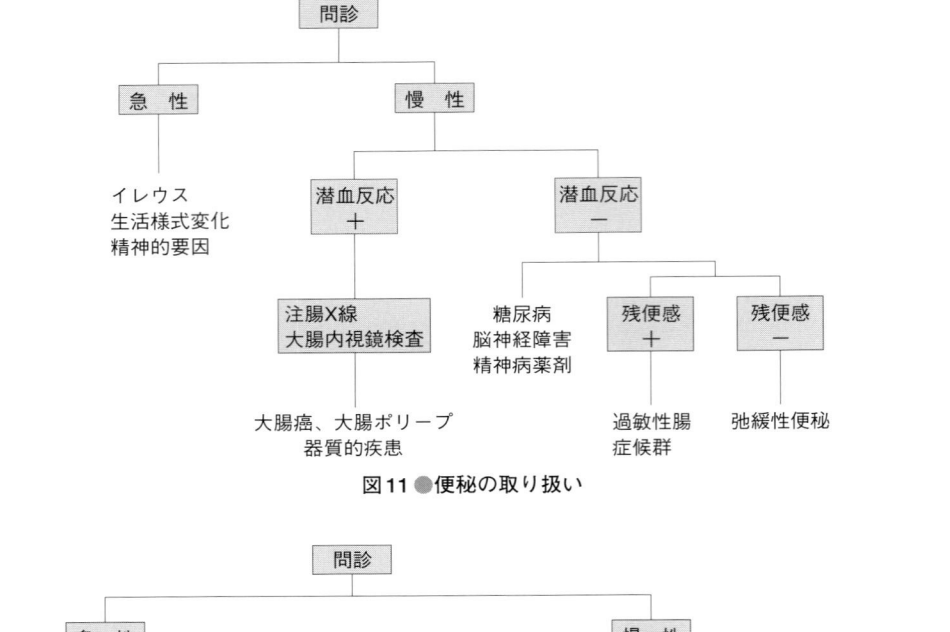

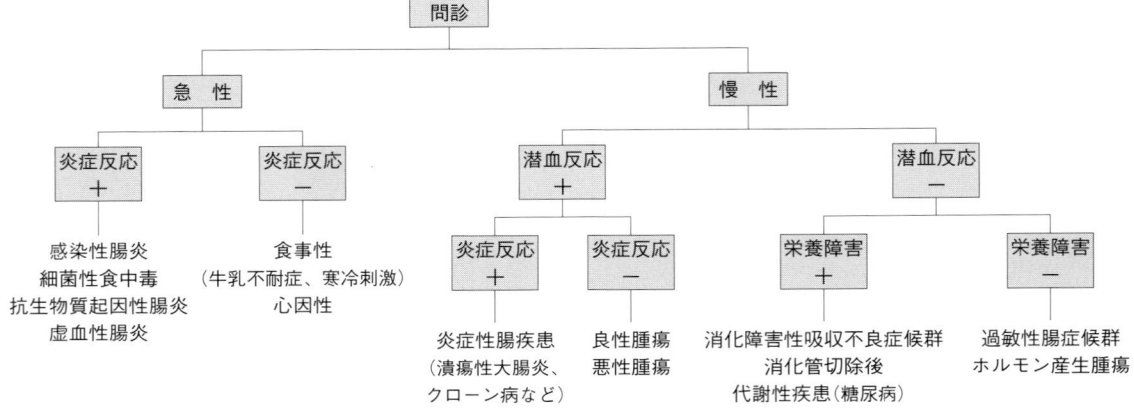

図12 ●下痢の取り扱い

もに、緩下薬を与薬するか、食生活（繊維を多く含むもの）の改善や日常の運動を勧める。

3 下痢

　下痢は、水分に富んだ便が排泄される状態であり、1日の排便回数はしばしば多くなるが、1日に1回のときでも下痢である。下痢の機序は水分の腸管からの吸収障害、腸蠕動運動の亢進、腸管内への水分の分泌亢進がそれぞれ互いに関与し生ずる。
　下痢は、臨床上急性下痢と2週間以上続く慢性下痢に分けられる。急性下痢は、主にカンピロバクターやサルモネラ、腸炎ビブリオ、各種病原性大腸菌、エルシニア、毒素産生ブドウ球菌、さらにロタウイルスなどの感染性腸炎や食中毒の症状として現れる。
　一方、慢性下痢は、大腸の慢性炎症や悪性腫瘍などの器質性疾患のほかに、過敏性腸症候群などの機能性疾患によるものが多い。その他、消化管術後や、肝胆膵疾患、糖尿病、神経性疾患など、全身性疾患によるものがある。問診に際しては、便の性状、特に粘液、膿、血液の混在の有無、急性か慢性か、下痢に伴う悪心、嘔吐、腹痛、食欲不振、発熱、るいそう、さらに高齢者では抗生剤や抗がん薬などの薬を服用している場合が多いので詳しく聴取する。
　診察に際しては、皮膚の緊張度や乾燥、舌の乾燥度、血圧、脈拍、体重減少など脱水症状の有無と程

度を把握する。検査では、便潜血反応、検鏡は必須で糞便の細菌培養、DNA診断、その他腸粘膜生検病理診断で器質的疾患の鑑別を行う(図12)。

高齢者では細胞内液が少なく、下痢や絶食により容易に脱水症状や循環不全に陥りやすいので、十分な対応が必要である。

高齢者で下痢が続いた場合には、却って水の摂取を控えることがしばしばみられ、脱水症状を増悪、あるいは脱水をきたしやすい。そこでまず、経静脈的に水分と電解質の補正を行うために維持液を中心とした輸液を行う。全身管理を行いながら、原疾患の診断を進める。

対症療法として、止痢薬を用いるが、腸運動抑制薬、収斂薬、吸着薬、殺菌薬、乳酸製剤など適宜組み合わせ処方する。高齢の男性では前立腺肥大が多く、また高齢者で緑内障の人では副交感神経遮断薬は禁忌である。また、アヘンアルカロイドは強力な止痢作用を示すので、高齢者では禁忌である。一般には塩酸ロペラミドや収斂薬、吸着薬などがよく用いられる。なお、原疾患に対する治療を行うことが基本である。感染性腸炎では、抗生剤を用いる。

4 栄養障害

消化吸収機能は、消化器系諸臓器の機能を総合的に表すものであり、生命を維持するうえで重要である。消化吸収機能には予備能が十分にあり、加齢により障害は受けにくいと考えられてきた。消化吸収の律速段階となる消化、不撹拌水層、輸送担体、腸上皮細胞内代謝などの研究から、栄養素の消化吸収は加齢により影響を受けることが明らかとなった。

表12● 栄養評価の指標

Ⅰ．身体計測
　体重、身長、%標準体重
　上腕三頭筋部皮脂厚（TSF）
　上腕周囲（AC）

Ⅱ．血液生化学検査
　アルブミン（Alb）、トランスフェリン（TF）
　レチノール結合蛋白（RBP）、プレアルブミン（PA）
　アミノ酸パターン、各種ビタミン、微量元素
　総リンパ球数、皮膚遅延型過敏反応
　免疫グロブリン
　間接カロリーメトリー

しかし、生理的な加齢による消化吸収機能の低下は臨床的にはほとんど考慮に入れる必要はない。むしろ、加齢による栄養障害は、入れ歯などによる咀嚼力の低下、嚥下障害、四肢運動障害などによる日常生活動作能力の低下、基礎疾患や認知症、うつ病などの精神疾患による摂取量や食欲低下に起因するものである。

栄養評価は食事量の調査や、表12に示す身体計測や血液生化学検査によって客観的に行う。評価に基づいて高齢者の生活状況や病態を考慮に入れ、食事形態、投与量、投与経路を決める。投与経路や投与する栄養剤の組成により生体は影響を受けるので、機能する小腸が存在する限り経腸法を第一選択とする。また、長期にわたる場合には経腸栄養剤の組成をよく吟味し、ビタミンや微量元素が過不足にならないようにする。栄養障害は高齢者においては免疫能の低下につながり、致命的な感染症を引き起こす可能性があるので、可能な限り早期に対応する。

(馬場忠雄)

●参考文献
1) 馬場忠雄：便秘, 食欲不振, 下痢. 老年医学, 荻原俊男(編), pp71-74, 朝倉書店, 東京, 2003.
2) 馬場忠雄, 坂本健一郎：下部消化管疾患. 新老年学, 第2版, 折茂 肇, ほか(編), pp742-752, 東京大学出版会 東京, 1999.
3) 馬場忠雄：高齢者における消化器疾患. 日本老年医学会雑誌 39：501-503, 2002.
4) 馬場忠雄, 福田方子：加齢に伴う変化；消化吸収機能. 老年消化器病 10：97-104, 1998.

6 摂食・嚥下障害と誤嚥

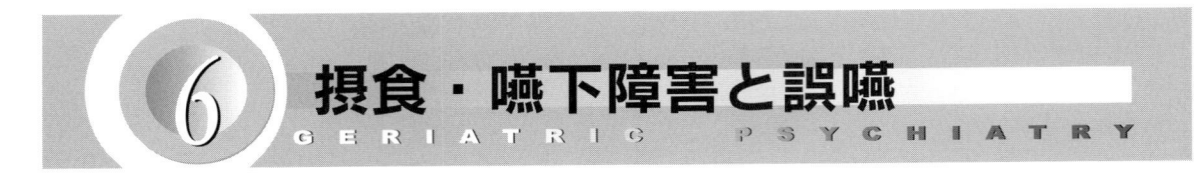

●●●はじめに

　摂食・嚥下障害は高齢者で問題となる大きな障害の1つである。ヒトの摂食・嚥下機能は、その他のさまざまな機能と同様に加齢により変化すると考えられる（表13）。しかし、その嚥下機能の加齢による生理的な変化については、個体差が大きいこと、脳血管障害や神経変性疾患、慢性呼吸不全などの疾患やそれに対する投薬、全身的な機能低下、そして、口腔・咽頭・喉頭の感覚低下、唾液分泌量の低下、咳反射の低下、嚥下諸器官の廃用、齲蝕や歯周病による歯牙の喪失などの修飾因子などが複雑に影響を及ぼすことから十分に解明されているとは言い難い[1]。高齢者のQOLを高めるためにも、摂食・嚥下障害を適切に評価・診断することは大切である。

1 摂食・嚥下障害の評価

　摂食・嚥下障害の主訴は、特に神経系にその原因がある場合、わかりにくいので注意が必要である。食事に対する直接的な反応である「むせ」や「詰まるような感じ」のほか、脱水・低栄養、肺炎・窒息などに注意が必要である。また、食欲がない、体重の減少、易疲労、就寝中の咳き込みなど直接的でないもの、あるいは主訴がない場合もしばしばみられる。

　摂食・嚥下障害の重症度の評価には、摂食・嚥下障害の臨床的重症度分類が有用である。これは誤嚥を主軸としてその重症度を7段階に分けるものである[2]（表14）。

　身体の評価は、口腔・喉頭・咽頭の機能的評価のほかに意識状態、呼吸状態、判断力、四肢や頸部を含む体幹の評価が必要である。

　また、実際の食事場面を観察することにより、栄養摂取方法・食事環境・摂食姿勢を評価する。

　簡便なスクリーニングテストとしてRSST（the Repetitive Saliva Swallowing Test）がある。これは30秒間に空嚥下が何回可能かをみるテストである。高齢者では30秒間に3回未満の場合、嚥下障害が疑われる[3]（図13）。

　機能的テストとしては嚥下造影（videofluorography；VF）やビデオ内視鏡検査（videoendoscopy；VE）が代表的である（図14）。誤嚥の有無などの病態の評価のほか、訓練や摂食方法の効果などの治療指向的評価を可能とする。

　VFでは、バリウムなどの造影剤を水や食物に混

表13● 加齢による摂食・嚥下器官の変化

口腔	歯牙欠損 舌運動低下 唾液分泌低下 口腔内感覚低下 口唇閉鎖不全
喉頭・咽頭	舌骨・喉頭の挙上不全 喉頭下垂 喉頭閉鎖不全 頸椎の骨棘 咽頭収縮筋機能不全
食道	蠕動運動低下 逆流性食道炎 食道裂孔ヘルニア 憩室

表14● 摂食・嚥下障害の臨床的病態重症度に関する分類

分類			
誤嚥なし	7	正常範囲	臨床的に問題なし
	6	軽度問題	主観的問題を含めなんらかの軽度の問題がある
	5	口腔問題	誤嚥はないが主として口腔期障害により摂食に問題がある
誤嚥あり	4	機会誤嚥	時々誤嚥する、もしくは咽頭残留が著明で臨床上誤嚥が疑われる
	3	水分誤嚥	水分は誤嚥するが、工夫した食物は誤嚥しない
	2	食物誤嚥	あらゆるものを誤嚥し、嚥下できないが呼吸状態は安定している
	1	唾液誤嚥	唾液を含めすべてを誤嚥し、呼吸状態が不良で医学的な安定が保てない

ぜて被検者に嚥下させ、側面あるいは正面などから透視し、ビデオに録画してスローモーションで嚥下動態を観察することで、食塊通過や嚥下関連諸器官の嚥下動態を評価する。誤嚥も確認することができるため、不顕性誤嚥(silent aspiration)の検出に優れている。また、検査中に誤嚥防止法やさまざまな食物形態を用いることにより、患者にとって最も有効な手段を検討することが可能である。また、患者やその家族への説明にも有用である。

VEは鼻腔より喉頭ファイバーを挿入し、嚥下動態を実像として観察することが可能な検査である。その利点としては放射線による被曝がなく複数回の評価が可能、被験物に造影剤を加える必要がないため実際の食事場面での評価が可能、咽頭・喉頭の直視的な観察可能などが挙げられ、VFでは十分に評価することのできない咽頭腔や喉頭腔内の軟部組織の運動の評価に適している。一方、嚥下反射が起これば内視鏡先端に咽頭壁や軟口蓋、舌根部が近接することにより視野が消失(white out)するため、その間の観察が不可能になるといった欠点がある。また、解剖学的な死角も存在するために、観察目的によって内視鏡先端位置を変える必要がある。

その他の検査として、嚥下圧検査や超音波検査、筋電図検査などがあり、それぞれ病態についての詳細な情報を得ることができる。

2 誤嚥と摂食・嚥下障害

嚥下と呼吸は咽頭・喉頭という同一器官を使用する運動であるため密接に関係している。誤嚥は一般的には"気道内に異物を吸い込むこと"と定義されるが、この現象は健常人でもしばしば観察される。但し、通常はごく少量の誤嚥で、咳反射による異物

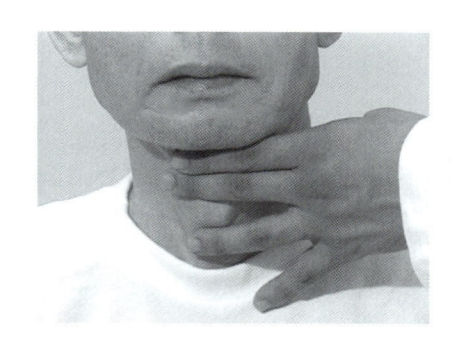

図13●反復唾液嚥下テスト(RSST)
被検者の喉頭隆起を挟むように手指を当て、唾液を空嚥下するように指示する。
喉頭挙上を触診にて確認する。30秒間に何回嚥下できたかを計測する。
高齢者では、30秒間に3回未満の場合、摂食・嚥下障害を疑う。

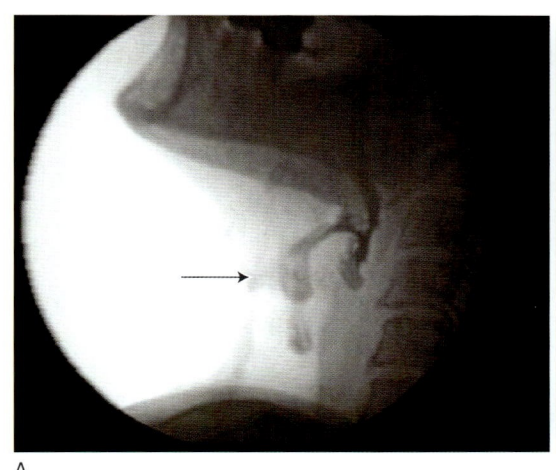

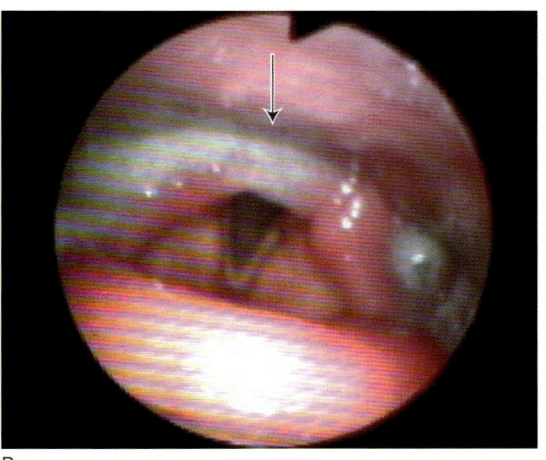

図14●嚥下造影(videofluorography；VF)とビデオ内視鏡検査(videoendoscopy；VE)
A：VF、食道入口部開大不全のため食塊が食道へ通過せず、溢れた食塊を誤嚥している(67歳、男性、延髄梗塞例)。
B：VE、食塊が梨状窩に残留し、披裂間切痕部から喉頭内侵入している(63歳、女性、延髄梗塞例)。

除去作用により肺炎にまで至ることはない。しかし、脳血管障害などにより摂食・嚥下障害や誤嚥時の防御反応である咳反射の低下などが引き起こされれば、誤嚥による肺炎のリスクは増大する。また、誤嚥により気道が物理的に閉塞されれば窒息や無気肺の原因となる。高齢者の肺炎では呼吸器症状が明確でない場合がある。胸部X線写真(正・側)のほかに、CT撮影を行うことでより確実な診断が可能となる。誤嚥性肺炎は重症化しやすく致命率も高いため、誤嚥が発症原因と考えられる症例では入院加療を行う方が安全である。抗菌療法は起炎菌が同定されるまでは広範囲スペクトラムを使用し、喀痰培養の結果が出ればそれに合った抗菌薬を使用する。耐性菌の問題から抗菌剤の使用は可及的短期にすることが大切である。また、鎮咳薬の使用は咳反射を抑制することにより、異物の排出や喀痰の妨げになることがあるので慎重に行う必要がある。

3 摂食・嚥下障害の対応

摂食・嚥下障害の対応の目標は、患者の摂食・嚥下能力を最大限に引き出し、その中で医学的に安定した摂食法を確立することである。対応と各訓練法は摂食・嚥下障害の原因を考慮して選択する必要がある[4](表15)。

1. 訓練

摂食・嚥下障害に対する訓練は大きく間接訓練と直接訓練に分けられる。ここで重要なことは「嚥下は嚥下運動によって最もよく訓練される」という原則である。

間接訓練とは食物を用いない方法であり、可動域訓練や呼吸訓練、筋力訓練などが含まれる。訓練の基礎であり、安全性は高いため、どのような環境においても行うことができる。しかし、患者の理解は得られにくく、動機づけされにくい。一方、直接訓練は、食物を用いた訓練であり、誤嚥の危険性は伴うものの、患者の意欲は得られやすく、実際的な訓練である。体位、食物形態、代償的嚥下手技を考慮した段階的摂食訓練が中心となる。訓練法の代表的なものとしては、thermal stimulation、pushing exercise、supraglottic swallow、Shaker exercise などがある。

2. 栄養管理

摂食・嚥下障害を発症すると、経口からの水分や栄養の摂取が困難となるために脱水・低栄養状態に陥りやすく、その結果として脳血管障害の発症や再発を招きやすい。このことから、長期的な管理が必要である場合には積極的に胃瘻を検討する。近年で

表15●症状に応じた対応と訓練

I. 症状や障害によらない訓練と対応 　口腔ケア 　呼吸・排痰訓練 　食物形態	V. 咽頭期 　空嚥下・複数回嚥下 　chin down、chin tuck 　頸部回旋 　thermal stimulation
II. 先行期 　食事環境調整 　口唇・頬の運動 　体幹角度の調整 　食事のペース	濃いめの味つけ、温度感のある食物 　一口量の調整 　pushing exercise 　Mendelsohn's maneuver 　supraglottic swallow 　super supraglottic swallow
III. 準備期 　咀嚼訓練 　口唇・頬・舌の運動 　歯科的治療	Shaker exercise 　食道入口部バルーン拡張法
IV. 口腔期 　頬・舌の運動 　体幹角度の調整 　thermal stimulation 　濃いめの味つけ、温度感のある食物	VI. 食道期 　体幹角度の調整 　食後の座位保持

は低侵襲な経皮内視鏡的胃瘻造設術(percutaneus endoscopy gastrostomy；PEG)により胃瘻を造設することが多い。胃瘻は栄養摂取の最終手段ではなく、医学的安定を図るための初期段階と考え、造設後にこそ積極的なリハビリテーションを計画することが大切である。また、従来の経鼻経管栄養法に加え、間欠的経管栄養法(intermittent catheterization；IC)が用いられるようになってきた。これは食事時のみ口腔よりカテーテルを挿入して、その先端を食道内に留置して注入を行う方法である。この方法では食道内に注入を行うことにより、食道蠕動が誘発され胃やそれ以降の消化管の活動性を増すことができる。その結果として、胃食道逆流の予防や、下痢の減少、注入時間の短縮が期待できる。導入前にはVFにてZenkerの憩室、頸椎の骨棘の有無、カテーテル先端位置とその長さ、注入速度と食道の蠕動運動などを確認しておく必要がある。

3. 外科的治療

摂食・嚥下障害に対する手術療法の目的は、誤嚥のリスクを減らし、摂食・嚥下障害の治療をスムーズに行えるようにすることである。誤嚥のために段階的摂食訓練が思うように実施できない場合、誤嚥の危険により経口摂取が阻害されている場合などにおいて、誤嚥量を減少させ直接訓練を可能にさせるという観点からも有効な手段である。しかし、高齢者の場合、全身状態が不良であったり、手術に対して精神的抵抗を示したり、術後の介護環境の問題など、術前における十分な評価と検討が必要である。摂食・嚥下障害や誤嚥に対する術式を**表16**に掲げる[5]。

表16 ● 摂食・嚥下障害、誤嚥に対する手術術式

Ⅰ. 輪状咽頭筋切断術
Ⅱ. 喉頭挙上術
 　i) 舌骨吊り上げ術
 　ii) 甲状軟骨舌骨固定術
Ⅲ. 舌骨下筋群切断術
Ⅳ. 甲状軟骨側板切除術および咽頭縫縮術
Ⅴ. 気道と食道の分離術
 　i) 喉頭摘出術
 　ii) 声門閉鎖術
 　iii) 喉頭気管分離術
Ⅵ. 声帯麻痺に対する手術
 　i) 声帯内注入術
 　ii) 甲状軟骨形成術
 　iii) 披裂軟骨内転術

4. 歯科的治療

高齢者は、歯牙欠損があり義歯を使用している場合が多い。義歯の不適合があれば、口腔期に障害を及ぼす。また、歯周疾患や齲歯の存在も同様に口腔期に影響することから歯科治療の重要性は高い。

摂食・嚥下障害例には口腔ケアが不可欠である。舌運動が低下すれば舌苔や口蓋の痂皮状付着物が生じる。これらは細菌の巣窟であり、その可及的除去は誤嚥性肺炎のリスクを減少させる。また、唾液の減少あるいは口呼吸による口腔乾燥も舌苔や痂皮形成の原因となるので注意する。舌運動機能を助ける舌接触補助床や軟口蓋のバルブ機能を補助する軟口蓋挙上装置・スピーチエイドといった補綴装置を作製する場合がある。

〈藤井　航、才藤栄一〉

●文献

1) 鈴木美保，皿井正子，才藤栄一：摂食・嚥下機能の老化．JNNスペシャルNo.52，摂食・嚥下リハビリテーションマニュアル，才藤栄一，ほか(編)，pp24-26，医学書院，東京，1997．
2) 馬場　尊，才藤栄一：摂食・嚥下障害の診断と評価．日獨医報 46：17-25，2001．
3) 小口和代，ほか：嚥下障害スクリーニングテスト「反復唾液のみテスト(the Repetitive Saliva Swallowing Test：RSST)の検討」(1)正常値の検討，(2)妥当性の検討．リハ医学 37：375-388，2000．
4) 藤井　航，馬場　尊，才藤栄一：廃用と関係する嚥下能力低下．Geriat Med 40：223-227，2002．
5) 梅崎俊郎：咽頭期嚥下障害に対する手術；2)輪状咽頭筋切断術．耳鼻咽喉科診療プラクティス7，嚥下障害を治す，湯本英二(編)，pp94-99，文光堂，東京，2002．

7 失禁・排尿障害・泌尿器科疾患

●●● はじめに

　高齢者にとって、失禁・排尿障害・泌尿器科疾患は頻度の多いものであり、適切な対応が必要である。日本排尿機能学会から報告された排尿症状の疫学調査によると[1]、頻尿（1日8回以上）かつ週1回以上起こる尿意切迫感を有するものは男女を問わず、加齢とともに増加し、70歳代で23％、80歳代以上で35％となることが明らかとされた。高齢者の日常臨床に際して、下部尿路症状、特に頻尿、尿意切迫感などの蓄尿症状はQOLを著しく損ねることから、蓄尿症状から規定される症候群としての過活動膀胱に対する正確な理解が必須である。以下、下部尿路症状、過活動膀胱の定義、診断と治療について述べる。

1 下部尿路症状

　国際禁制学会が2002年に改訂した用語標準化報告における下部尿路症状の項を表17にまとめて示す[2]。従来の蓄尿症状と排尿症状に、新たに排尿後症状を加えた3種類の症状に大きく区分されている。蓄尿症状は昼間頻尿、夜間頻尿、尿意切迫感、尿失禁があり、さらに、尿失禁は腹圧性尿失禁、切迫性尿失禁、混合性尿失禁、遺尿、夜間遺尿、持続性尿失禁、その他の尿失禁に分けられる。膀胱知覚に関しては、①正常、②増強、③低下、④消失、⑤非特異、の5種類に区分される。膀胱の知覚能は膀胱内圧検査により評価される。尿意は膀胱壁の緊張による求心性刺激が大脳皮質に伝えられて感じる。膀胱内圧検査時に評価する尿意は、①初発膀胱伸展感、②初発尿意、③最大尿意、の3種類に区分できる。初発膀胱伸展感は膀胱が充満されていることについての初めての感じのことであり、初発尿意は検査による膀胱伸展に対して、初めて排尿をしたくなる感じのことであり、膀胱容量が150～250ml、内圧が15～20cmH$_2$O程度である。最大尿意はこれ以上は尿意を我慢できない感じであり、膀胱容量は400～500ml程度である。尿意があるのにトイレが近くにないなどの理由で排尿ができない状況では、上位中枢からの下行性投射が膀胱壁の収縮を抑制し、緊張を緩め、尿道括約筋の収縮を起こし、排尿が起こらないようにしている。なお、膀胱壁が急激に伸展されたり、膀胱炎などで膀胱壁の知覚が敏感になっているとき、寒冷時の反射促進のあるとき、あるいは精神的興奮時には膀胱容量が100ml以下でも尿意をもよおす。

　排尿症状は尿勢低下、尿線断裂、尿線中断、排尿開始遅延、腹圧排尿、排尿終末時尿滴下に分けられる。排尿後症状は残尿感と排尿終了後尿滴下とに分けられる。下部尿路症状は下部尿路機能障害に特有な症状ではなく、尿路感染症、膀胱腫瘍などの疾患でも生じることに留意が必要である。

表17 ● 下部尿路症状

蓄尿症状	膀胱知覚
昼間頻尿、夜間頻尿	正常
尿意切迫感	増強
尿失禁	低下
腹圧性尿失禁	消失
切迫性尿失禁	非特異
混合性尿失禁	
遺尿	
夜間遺尿	
持続性尿失禁	
その他の尿失禁	
排尿症状	
尿勢低下	
尿線断裂	
尿線中断	
排尿開始遅延	
腹圧排尿	
排尿終末時尿滴下	
排尿後症状	
残尿感	
排尿終了後尿滴下	

2　過活動膀胱の定義

　下部尿路症状の中で蓄尿症状を重視して、尿意切迫感と頻尿があれば切迫性尿失禁の有無にかかわらず、過活動膀胱と診断することが提案された[2]。過活動膀胱の症状を図15に示す。膀胱炎、尿道炎、前立腺炎、膀胱結石症、膀胱癌などが存在する場合には過活動膀胱とすることは不適切である。なお、尿意切迫感の重症度区分、頻尿とみなす排尿回数などについては今後の検討が必要である。

　過活動膀胱は症状のみでの診断であり、膀胱内圧測定を行うと不随意性膀胱収縮の存在が確認できる排尿筋過活動がどの程度の頻度で見い出されるかについての検討は重要な課題である。22～73歳の女性4,500名を対象として、症状のみで過活動膀胱と診断することの問題点を指摘した成績が報告されている[3]。すなわち、排尿症状質問票と排尿日記に基づいて、過活動膀胱と診断されたのは4,500名中843名（18.7％）であった。過活動膀胱の843名中膀胱内圧測定の結果では、457名（54.2％）が不随意性膀胱収縮を確認できた排尿筋過活動であった。残りの386名（45.8％）は不随意性膀胱収縮を認めなかった。68名（8.1％）で100m*l* 以上の残尿があった。なお、4,500名中、1,641名（36.5％）では不随意性膀胱収縮が確認され、排尿筋過活動であった。この排尿筋過活動の1,641名中、過活動膀胱と診断されたのは457名（27.8％）に過ぎなかった。1,641名中、1,184名（72.2％）では過活動膀胱の症状はなかった。症状のみで過活動膀胱と診断すると、不随意性膀胱収縮のある排尿筋過活動の症例を高率に見逃すことが明らかにされている。

3　過活動膀胱の診断と治療

　尿意切迫感、頻尿、切迫性尿失禁を訴える患者の診察に際しては、まず、病歴の聴取、症状の評価、身体的検査、検尿、尿流測定、残尿測定を行う。病歴では脳血管障害、パーキンソン病、多発性硬化症、婦人科的手術や骨盤内手術の既往、糖尿病、前立腺疾患などに留意する。症状の評価には排尿日記、尿失禁がある患者には国際尿失禁スコア（表18）[4]、本

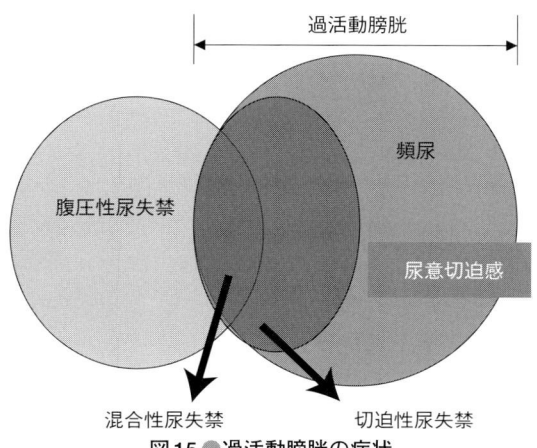

図15●過活動膀胱の症状
（ICS用語標準化報告，2002）

表18●国際尿失禁スコア

最近数ヵ月で

1. どれくらいの頻度で尿が漏れますか？
　（1つの□をチェック）

なし	□＝0
おおよそ1週間に1回、あるいはそれ以下	□＝1
1週間に2～3回	□＝2
おおよそ1日に1回	□＝3
1日に数回	□＝4
常に	□＝5

2. あなたはどれくらいの量の尿漏れがあると思いますか？
　（当てものを使う使わないにかかわらず、通常はどれくらいの尿漏れがありますか？）

なし	□＝0
少量	□＝2
中等量	□＝4
多量	□＝6

3. 全体として、あなたの毎日の生活は尿漏れのためにどれくらい損なわれていますか？
　0（まったくない）から10（非常に）までの間の数字を選んで○をつけて下さい。

　0　1　2　3　4　5　6　7　8　9　10
まったくない　　　　　　　　　　　　　　非常に

　　　　　　　　合計点数　　　　　　点

4. どんなときに尿が漏れますか？
　（あなたに当てはまるものすべてをチェックして下さい）

なし・尿漏れはない	□
トイレにたどりつく前に漏れる	□
咳やくしゃみをしたときに漏れる	□
眠っている間に漏れる	□
身体を動かしているときや運動しているときに漏れる	□
排尿を終えて服を着たときに漏れる	□
理由がわからずに漏れる	□
常に漏れている	□

（文献4）による）

表19 ●尿失禁症状質問表

	7回以下	8〜9回	10回	11〜14回	15回以上
朝起きたときから寝るときまでに、何回くらい尿をしましたか	0	1	2	3	4

	0回	1回	2回	3回	4回以上
寝てから朝起きるまでに、普通何回尿をするために起きましたか	0	1	2	3	4

	なし	1日1回より少ない	1日1回くらい	1日2〜4回	1日5回以上
急に尿がしたくなり、我慢するのが難しいことがありましたか	0	1	2	3	4
何回くらい、尿が漏れましたか	0	1	2	3	4
何回くらい、パッドを換えましたか	0	1	2	3	4

	なし	たまに	時々	しばしば	いつも
急に尿がしたくなり、我慢し切れずに尿が漏れましたか	0	1	2	3	4
咳をしたときや歩いたときに、尿が漏れましたか	0	1	2	3	4
気づかないうちに、尿が漏れていましたか	0	1	2	3	4

(文献5)による)

間らが作成した尿失禁症状質問表(**表19**)[5]の利用が有用である。検尿では尿路感染症の存在が疑われる場合には尿沈渣、尿細菌培養を実施する。過活動膀胱の診断は、尿意切迫感と頻尿の存在を確認することで行われ、膀胱内圧測定による不随意性膀胱収縮の有無の確認は不要である。

治療内容は下部尿路リハビリテーション(生活指導、膀胱訓練、骨盤底筋体操)、薬物療法、下部尿路リハビリテーションと薬物療法の併用が一般的である。なお、治療を開始する時点で、多量の残尿(100m*l*以上)が認められる患者は泌尿器科医、婦人科医への紹介が必要となる。薬物療法は抗ムスカリン薬が主に用いられているが、本邦における市販薬としてはオキシブチニン、プロピベリン、フラボキサートなどがある。期待される効果は膀胱容量の増加と不随意性膀胱収縮の抑制とが挙げられる。抗ムスカリン薬の問題点は口渇、便秘、排出障害、中枢神経症状などである。抗ムスカリン薬の投与を開始し、1〜2ヵ月を経過しても治療効果が不十分な場合には、泌尿器科医、婦人科医などの専門医による診察が必要となる。膀胱内圧測定による不随意性膀胱収縮の有無の確認は専門医により施行されることとなる。

●●● おわりに

本邦では、今後の見通しとして諸外国を大幅に上回る速さで一層の高齢化が進むことが予測され、全人口に占める65歳以上の割合が2005年(平成17年)には19.6％に、さらに2025年(平成37年)には27.4％にまで増大すると推計されている。過活動膀胱が高齢者に多いことは周知の事実であり、日常臨床の場において、尿意切迫感、頻尿、切迫性尿失禁の症状の有無について適切な評価を行うことが重要である。

(西澤　理)

●文献

1) 本間之夫, 柿崎秀宏, 後藤百万, ほか:排尿に関する疫学的研究. 日排尿会 14:266-277, 2003.
2) Abrams P, Cardozo L, Fall M, et al:The standardization of terminology of lower urinary tract function;Report from the standardization sub-committee of the international continence society. Neurouro & Urodyn 21:167-178, 2002.
3) Digesu GA, Khullar V, Cardozo L, et al:Overactive bladder symptoms;Do we need urodynamics ? Neurouro & Urodyn 22:105-108, 2003.
4) 後藤百万, Donovan J, Corcos J, ほか:尿失禁の症状・QOL質問表;スコア化ICIQ-SF (International Consultation on Incontinence-Questionnaire;Short Form). 日排尿会 12:227-231, 2001.
5) 本間之夫, 安藤高志, 吉田正貴, ほか:尿失禁症状質問表の作成(第2報);質問表の妥当性の検討. 日排尿会 14:248-255, 2003.

8 パーキンソン症候群

●●●● はじめに

　ヒトは高齢になると、緩慢な動作、歩行・姿勢保持障害、振戦などのパーキンソニズム（パーキンソン症候群）と呼ばれる運動障害をきたすことがある。このうち、特発性パーキンソン症候群（または一次性パーキンソニズム）に分類されるパーキンソン病は、脳血管障害、認知症とともに高齢者の三大神経疾患の1つである。人口の高齢化と薬物治療の進歩に伴って、この疾患の患者の頻度は10万人あたり約50〜100へと過去20年間で倍増している。

　本症は四肢の安静時振戦、緩慢な動作、前屈小股歩行、姿勢保持障害が特徴であり、数ヵ月から数年の単位で緩徐に進行し治療を行わないと発症後約10年で臥床状態となる。この患者脳では黒質緻密部に細胞体をもち、線条体（被殻・尾状核）に軸索を投射するドパミン神経細胞に変性・脱落が生じ、線条体のドパミン神経終末で神経伝達物質ドパミンが欠乏する。発症原因として多因子遺伝と、外来性（または内因性）毒素などの関与が想定されている。治療は、体外からドパミンを補充するL-DOPA療法が約35年前に開発され画期的な効果が得られている。しかし、L-DOPA治療は、黒質ドパミン神経細胞死の進行を抑え得ない。さらに、治療開始後数年経過すると異常不随意運動（dyskinesia）を伴う薬効の短縮（wearing-off）、中断（on and off）に起因する運動変動（motor fluctuations）を生じ、パーキンソン病の薬物治療の限界となっている。この欠点を克服するために、ドパミン受容体アゴニスト、MAO-B阻害薬、COMT阻害薬などの新規の治療薬の開発と抗コリン薬、アマンタジンなどの多剤併用療法により、かつては発症10年で臥床状態に陥っていた患者も20年程度は独立生活が可能となってきている。

　薬物治療では対処困難な振戦や運動変動に対しては、視床、淡蒼球、視床下核への脳定位術（破壊、高頻度刺激）の併用、胎児や神経幹細胞由来のドパミン神経細胞移植、神経栄養因子や関連する遺伝子の脳内導入などの実験的治療が開始されている。しかし、パーキンソン病とよく似た症状を呈するパーキンソン症候群に対しては、薬物の副作用によるものを除けば、治療法は未開発のままに残されている。

　本稿はパーキンソン病の病態とこれと類似するパーキンソン症候群との鑑別診断を記載する。

1　パーキンソン症候群の定義と分類

　パーキンソン病の四大症候（安静時振戦、無動、筋固縮、姿勢反射障害）の、2つ以上を有する場合をパーキンソン症候群（パーキンソニズム）と定義する。

　表20にわれわれ神経内科医が日常臨床で、遭遇するパーキンソン症候群の分類を提示した。

1. 一次性パーキンソニズム

❶パーキンソン病

　米国の教科書では、パーキンソン症状を呈する患者の80％は一次性（特発性）パーキンソニズム、すなわちパーキンソン病であると記載されている。筆者の日本での経験ではこれよりも少ない印象がある。これは、血管障害性の患者が多いことによるのかも知れない。いずれにしても、治療法がある程度確立しているパーキンソン病の頻度が多いのは、臨床医として歓迎すべきことである。

　パーキンソン病の主症候は、①安静時振戦、②無動、③筋固縮、④姿勢反射障害、の4つである。振戦は最も目立つ症候ではあるが、これを欠く患者も1〜2割あり必ずしも必須徴候ではない。一方、筋固縮と無動・寡動は発病後の時期を問わず必須徴候である。通常一側の筋固縮や動作緩慢で始まり、小股歩行、前傾姿勢、安静時振戦などが加わり数ヵ月

表20 ● パーキンソン症候群の分類
1. 一次性(特発性)パーキンソニズム
   ① パーキンソン病
   ② 若年性パーキンソニズム

2. 二次性パーキンソニズム
   ① 薬剤性パーキンソニズム
      ドパミン受容体遮断作用を有する向精神薬、制吐薬、抗潰瘍薬、Caアンタゴニストなど
   ② 血管性パーキンソニズム
      ラクナ梗塞、ビンスワンガー病など
   ③ 脳変性疾患
      多系統萎縮症、進行性核上性麻痺、びまん性レビー小体病、大脳皮質基底核変性症
   ④ 正常圧水頭症
   ⑤ 中毒性パーキンソニズム
      一酸化炭素中毒、マンガン中毒など
   ⑥ 脳腫瘍
   ⑦ 頭部外傷後遺
   ⑧ 脳炎後パーキンソニズム

から数年の経過で緩徐に進行し、脳CTや脳MRI画像で脳血管障害などの二次性症候ではないことが明らかであればほぼ診断は確実である。確診が得られないときはL-DOPAを投与し、劇的な改善が得られればパーキンソン病として問題はない。

治療は、パーキンソン病と診断され日常生活上で支障が生じた時点で、薬物治療が開始されることになる。通常治療開始後の数年は完治したかと思えるほどに改善するが、7～8年経過すると無動と姿勢反射障害は再び増悪することが多い。これは本症が進行性であり根治療法が未開発であることによる。

❷ 若年性パーキンソニズム

欧米では20歳未満の患者でハンチントン病、ウィルソン病によるものを指すが、日本では40歳未満の多くは遺伝性パーキンソニズムを指すことが多く、特にパーキン遺伝子異常を有する常染色体劣性遺伝の患者の報告が多い。

2. 二次性パーキンソニズム

❶ 薬剤性パーキンソニズム

ドパミン受容体遮断作用あるいは、ドパミンの枯渇を生ずる薬剤によるものが多い。神経症候学的には、パーキンソン病と差違はないが、亜急性の進行をきたし両側性の症状が週の単位で出現する特徴がある。鑑別は、患者の常用薬を調べ、該当する薬物

の中止によって全快すれば確実である。疑いのある該当薬を中止しても完全には回復せず、パーキンソニズムが残ることが少なからずある。この場合は、潜在化されていたパーキンソン病の病状が、薬で顕在化したと解釈するべきであろう。

❷ 血管性パーキンソニズム

1929年Critchley[1]によって、動脈硬化性パーキンソニズムとして報告されたのが最初である。かつては、二次性パーキンソニズムでは最も頻度が高いとされていたが、最近は血圧の管理が改善したためか、薬物性より少ない傾向がある。鑑別は、発症初期から歩行は上半身を伸ばして、左右の足幅を拡げた小刻み歩行となる。また、姿勢反射障害、すくみ足、仮性球麻痺症状など体軸を中心とした障害が強いこと、仮面様顔貌が少ないこと、上肢の機能は比較的よく保たれていることである。脳CTや脳MRIによって基底核の多発性の梗塞病巣があれば確実である。L-DOPAの効果はほとんどなく、アマンタジンやL-DOPSが有効なことがある。

❸ 脳変性疾患

パーキンソニズムが症候の一部をなすもので、パーキンソン病に比べて有効な治療法がなく、10年以内に死亡したり臥床状態となることが多く、大脳基底核系の難病である。パーキンソニズムのほか、高度の進行性自律神経障害、痴呆、錐体路および小脳症状などを伴うのが特徴である。

a. 多系統萎縮症

線条体黒質変性症(SND)、孤発性オリーブ・橋・小脳萎縮症(OPCA)、Shy-Drager症候群(SDS)は、多系統萎縮症(MSA)として分類されている。病因は不明であるが、1989年、PappらはMSAのoligodendrogliaの細胞質内に共通して嗜銀性封入体(glial cytoplasmic inclusion；GCI)を発見した[2]。現在では、SND、OPCA、SDSは同一疾患で臨床的な症状の差異と解釈されている。特に1964年Adamsらによって報告されたSNDは[3]、L-DOPAが無効なこと以外は早期パーキンソン病との鑑別は極めて困難である。病理学的にも、前述のGCIの存在に加えて、黒質のみならず、被殻に高度の小型神経細胞脱落、グリオーシスがみられ、黒質は緻密部、網状部の変性が高度である。レビー小体、アルツハイマー神経原線維変化(NFT)は認められない。患者によっては、

生前小脳症状を示していなくても小脳皮質、橋核、下オリーブ核、自律神経核（胸髄側柱、迷走神経背側核）に神経変性を伴うことも少なくない。GCIはパーキンソン病にはみられず、MSAに特異的所見とされてきたが、最近進行性核上性麻痺、大脳皮質基底核変性症でも認めたとの報告もある。臨床的特徴として、発症1～2年の早期では、典型的な4～6Hzの安静時振戦を欠く。抗コリン薬、アマンタジン、L-DOPAが部分的に有効なこともあるが、パーキンソン病に比べると明らかに劣る。また、進行が速く、起立性低血圧、排尿障害（尿閉など）などの自律神経障害に加えて、不眠、高度のいびき、睡眠時無呼吸、構音障害が高頻度に出現する。脳MRI画像で、被殻の背外側にT2で低吸収を認める。この部位は病理学的な神経変性部位に一致しており、主に三価鉄が沈着している。また、被殻外縁に線上の高信号域を認めることがあり、これらは線条体の萎縮を反映するものと考えられている。これらの変化はパーキンソン病では認められず鑑別点となる。

b. 進行性核上性麻痺（PSP）

1964年にSteel、Richardson、Olszewskiらが報告した一疾患単位である[4]。PSPはパーキンソン症状を示す疾患の3～7％を占めるとされている。発症年齢は50～60歳代が多く、男女差はなく、家族性もなくパーキンソン病に類似した背景をもつことが多い。ごく初期ではパーキンソン病との鑑別は困難であるが、比較的早くから易転倒、頸部、躯幹に筋固縮と無動をきたすのに対して、四肢の筋固縮と無動は軽いこと、核上性眼球運動障害のため下方視優位な垂直性眼球運動障害、忘れっぽさ、思考の緩慢、うつ状態や頑固さといった人格変化、獲得された知識の活用能力の低下など、皮質下認知症に分類される知的機能障害が特徴である。病因は不明である。病理は、肉眼的に中脳および橋被蓋の萎縮と黒質、青斑核の脱色素を認め、割面では、淡蒼球内節・外節、ルイ体の萎縮が存在する。ミクロ所見では前記の各部位および赤核、上丘、中脳中心灰白質、橋核、歯状核、下オリーブ核などに神経細胞脱落、グリオーシスが明らかである。小脳歯状核ではグルモース変性が必発する。さらにこれらの部位およびpre-central gyrusを中心にかなり広範囲にNFTが出現する。特徴的な臨床症状が揃っていれば診断は容易である。血管障害性パーキンソニズムや淡蒼球・黒質・ルイ体萎縮症（PNLA）との鑑別はかなり困難で、筆者らのPNLAと剖検確認した3例中、2例が血管性、1例はPSPと生前診断されていた。

c. びまん性レビー小体病（DLBD）

若年発症患者では、L-DOPAによく反応しジスキネジアや薬効の変動が強いため当初はパーキンソン病との鑑別が困難なことがある。高年発症では認知症が先行し、これにパーキンソニズムが後で出現することが多い。起立性低血圧や排尿障害などの自律神経障害の合併が多く、ドパミン受容体遮断薬に対する過感受性があり、パーキンソニズムと精神症状が併存することも多く、悪性症候群に陥りやすいので注意が肝要である。

d. 大脳皮質基底核変性症
（corticobasal degeneration）

1968年、Rebeizが報告した疾患で、左手の失行症、他人の手徴候などの右大脳半球症状に加えて、無動、筋固縮、姿勢反射障害、小刻み歩行、振戦などのパーキンソニズムのほか、高度のジストニア症状や認知症を伴うことがある[5]。病理学的に前頭葉、頭頂葉に高度の脳萎縮を認め、皮質の神経細胞中に胞体の膨化した細胞を認める。パーキンソニズムに加えて、特徴的な上肢の失行と抗パーキンソン病薬が無効な場合、本症を考慮する。

（久野貞子）

●文献

1) Critchley M : Arteriosclerotic parkinsonism. Brain 52 : 23-83, 1929.
2) Papp MI, Kahn JE, Lantos PL : Glial cytoplasmic inclusions in the CNS of patients with multiple system atophy (striatonigral degeneration, olivopontocerebellar atrophy and Shy-Drager syndrome). J Neurol Sci 94 : 79-100, 1989.
3) Adams RD, Van Bogaert L, Vander Eecken H : Strial-nigral degeneration. J Neuropathol Expental Neurol 23 : 584-608, 1964.
4) Steel JC, Richardson JC, Olszweski J : Progressive supranuclear palsy. Arch Neurol 10 : 333-359, 1964.
5) Rebeiz JJ, Kolodny EH, Richardson EP Jr : Corticodentatonigral degeneration with neural achromasia. Arch Neurol 18 : 20-33, 1968.

9 転倒・歩行障害

●●●●はじめに

　高齢者においては立位能力・歩行能力が低下し、転倒の危険性が高くなっている。65歳以上の高齢者の約1/3が1年間に1回あるいはそれ以上、転倒経験があることが報告されている[1]。しかしながら転倒が直接骨折につながることは少ないものの、高齢者では転倒の3～5％に骨折を起こすと報告されている[2]。また骨折の中でも大腿骨頸部骨折は、受傷すると日常生活動作（ADL）に著しく障害をきたしやすく[3]、約1/2は歩行能力が低下し、約20％は寝たきり状態に陥るとされている。大腿骨頸部骨折の90％は転倒に起因するともいわれるが、高齢者の転倒には筋力低下、歩行障害、視力障害、認知症、生活様式など多くの要因が関与している。したがって、高齢者における転倒・骨折の予防対策には、骨粗鬆症に対する治療によって骨量・骨質を改善するだけではなく、転倒防止のための環境整備および家屋改造や、転倒予防の運動療法、薬剤の調整を行ったり、そしてヒッププロテクターを導入することが必要である。これらの対策により、歩行に対する自信を回復させ、ADL能力を向上させ、生活範囲を拡大させることが可能となり、高齢者のquality of life（QOL）向上に貢献すると考えられる。

1 転倒の実態

　転倒の定義としては、Gibsonの「転倒とは、本人の意思からではなく、地面またはより低い面に身体が倒れる」を用いることが多い[4]。
　転倒の発生率に関する報告では、わが国では男女ともに14.1～36.3％であり、女性の方が、男性より若干高い傾向にあると考えられる[5]（表21）[6)-21)]。一方、欧米では、転倒発生率は約20～40％との報告が多

表21 ●地域在宅高齢者における転倒率

報告者	報告年	対象者数（年齢）	転倒率（％）
安村誠司, ほか[6]	1991	685（65歳以上）	19.9
鈴木みずえ, ほか[7]	1993	994（60歳以上）	18
Yasumura, et al[8]	1994	807（65歳以上）	17.6
新野直明, ほか[9]	1995	1,207（65歳以上）	19.8
加納克己, ほか[10]	1997	534（65歳以上）	21.1
崎原盛造, ほか[11]	1997	837（65歳以上）	10.9
芳賀　博[12]	1997	877（65歳以上）	17.9
坂田　悟, ほか[13]	1997	413（平均年齢71.3歳）	36.3
Tromp AM, et al[14]	1998	1,469（65歳以上）	32
新野直明[15]	1999	725（65歳以上）	14.1
Shwartz AV, et al[16]	1999	152（59歳以上）	41
Luukinen H, et al[17]	2000	980（平均年齢76.1歳）	32.8（indoors）

（文献6）-17）による）

表22 ●病院高齢者における転倒発生率

報告者	報告年	対象者数	転倒率（％）
Valhov D, et al[18]	1990	リハ病院入院患者567	12.5
浜田博文, ほか[19]	1991	老人病院入院患者172	18.0
古賀良平, ほか[20]	1993	リハ病院入院患者192	36.5
Dromerick A, et al[2]	1994	リハ施行の脳卒中入院患者100	25.0
Mayo NE, et al[21]	1994	リハ病院入院患者876	16.7
Nyberg L, et al[22]	1995	老人リハ病棟入院患者161	38.5
久保　晃, ほか[23]	1999	老人病院入院患者130	31.6

（文献2)18)-23)による）

く、また、男女差についてはわが国と同様に女性の方が高くなっていて、欧米での報告で転倒率が高い傾向がみられる。老人病院またはリハビリテーション病院での入院患者の転倒率は、12.5〜38.5％とかなり幅があるものの、在宅高齢者より転倒率は高い傾向がみられる（表22）[2)18)-23)]。施設もしくは病院での調査は、調査期間が一定でないため、すべて比較することはできないものの、転倒のリスクは高いと考えられる。

2 転倒の危険因子

転倒の危険因子には、個人の身体機能に伴う内的要因と周囲の環境に伴う外的要因に分けられる（表23）[24)-28)]。転倒の危険因子における内的要因の中でも、個々の身体特性では、上下肢の筋力低下、歩行速度の低下、ADL能力の障害、認知症などが転倒と強い関連を示している[24)]。股関節、膝関節の疼痛もしくは関節可動域制限は、転倒と中等度に関連性がみられる[24)]。また転倒は、歩行障害と非常に関連性が高い。高齢者の歩行パターンの特徴は、歩行速度の低下、歩長の短縮、両脚支持期の増大、遊脚期での足の挙上の低下、歩幅の増大、腕の振りの減少、不安定な方向転換、などにまとめられる[29)]。高齢者において歩行障害をきたす疾患は数多くあるものの、神経疾患としては、脳血管障害、パーキンソン病および症候群、運動器疾患としては、脊椎疾患と変形性関節症などの骨関節疾患、および筋疾患がある。また、循環器疾患と呼吸器疾患でも歩行障害をきたし、白内障などの視力障害も歩行障害をきたす。高齢者においてよくみられる歩行障害として、一つひとつの障害は著明でなくても全体として歩行障害をきたすことがある[30)]。そのうえ、高齢者の歩行障害には、意欲の低下がしばしばみられ、それに伴い身体活動が狭められ、歩行障害が徐々に進行していく。そして対策を立てなければ、歩行能力は低下し、抑うつや意欲低下を加速させ、生活範囲の制限をきたす可能性がある。

表23●転倒の危険因子
- I．内的要因
  - 年齢
  - 女性
  - 転倒の既往
  - 虚弱（健康状態の悪化）
  - 認知症
  - 抑うつや不安
  - パーキンソン病
  - 脳血管障害
  - 変形性関節症
  - 失禁
  - 起立性低血圧
  - 視力障害（白内障、近視）
  - 二点識別覚・深部知覚の低下
  - 鎮静薬、睡眠薬、抗不安薬、抗うつ薬
  - 平衡機能失調（ふらつき）
  - 下肢筋力低下
  - 反応時間の遅延
  - 低身体活動性
  - ADL・移動能力の障害
  - バランス能力の低下
  - アルコール飲用
- II．外的要因
  - 1〜2cmほどの室内段差（敷居）
  - 滑りやすい床
  - 履物（スリッパ）
  - つまずきやすい敷物（カーペットの端、ほころび）
  - 電気器具コード類
  - 照明不良
  - 戸口の踏み段
  - 生活環境変化

3 転倒の予防対策

転倒を予防するには、転倒の危険因子を1つでも減らし、危険な生活環境を改善する必要がある。身体的要因のうち、高齢であること、女性であることなどの改善できない要因は別として、改善できる要因に対する対処を考えるべきである。転倒の危険因子の中でも、個々の身体特性では、上下肢の筋力低下、歩行速度の低下、ADL能力の障害などが転倒と強い関連を示していることからも、高齢者では、筋力強化などの運動療法を全身状態が許す限り施行すること、そして日常生活での活動性を活発にする必要がある。また転倒予防には、自宅にも積極的に杖、歩行器などの歩行補助具と福祉機器の導入が必要である。不必要な睡眠薬や鎮静薬の減量、中止などの薬剤の調整も必要である。

1．転倒の予防としての運動療法

転倒予防としての運動療法は、筋力強化などが主体となる。転倒予防として、運動療法を施行し、転倒予防に有効であったという報告は多い。Hauerら

は、転倒による外傷もしくは骨折の既往がある高齢女性に対して、筋力強化、機能動作訓練、バランス訓練を施行した結果、筋力の増加と動作能力が向上し、転倒に伴う行動や心理的な制限が軽減されると報告している[31]。また、別の研究では80歳以上の高齢女性に在宅において筋力強化およびバランス訓練を実施したところ、転倒予防に有効であったことが報告されている[32]。さらに、地域在住の65歳以上の高齢者で、医学的評価および作業療法的評価を施行した群の12ヵ月間の転倒回数は対照群に比較して減少していることも認められている[33]。在宅で80歳以上の高齢者に理学療法士による個別の運動指導をすることにより、転倒率や転倒外傷を有意に減少させたとの報告がある[34]。われわれは、過去に転倒経験のある高齢者に対し、ストレッチング訓練、下肢筋力強化、歩き方の練習、バランス訓練、片足立ちなどを行った結果、大腿四頭筋力は有意に向上し、10m歩行時間と反応時間は有意に短縮した。転倒予防を目的とした運動療法により、歩行機能の改善を認めた[23]。

運動能力の低下を防止し、身体活動性の維持もしくは向上を図るには、基本的に、①関節・筋を伸展する運動、②やや強い力を発揮する筋持久力運動、③バランス低下を防ぐ動的平衡能力運動、④心肺機能を保つ有酸素運動、が必要といわれている[35]。高齢者でも運動を定期的に継続し身体活動を維持する必要があり、具体的な運動としては、柔軟体操、歩行、ジョギング、エアロビクス、水泳、テニス、バレーボール、バスケットボール、ゲートボールなどがある。高齢者では、運動量の多い激しい筋肉トレーニングが必要なわけではなく、各自が自分に合った運動をして身体活動性を維持すればよい。

2. 転倒予防としての環境整備[36)37)]

住宅における転倒を予防する配慮としては、寝室を中心とした基本的な部屋の配置、不要な段差の解消と適切な手すりの設置、適切な歩行補助具または福祉機器の導入、浴室、便所、階段の改造もしくは配慮が必要である。

寝室を中心とした部屋の配置とし、食堂、居間、玄関、便所、浴室など、必要な生活空間を同じ階に設けて、できる限り便所を近くに設置することが非常に重要である。便所の改造としては、洋式便器に変更する。便座からの立ちしゃがみには、健側の壁に縦手すりを設置、必要に応じてL字手すりを設置する。床面は、濡れても滑りにくく、かつ掃除しやすい材質にする。2～3cm程度の段差であれば、くさびなどを使い段差を解消する方がつまずきなどの事故を防ぐのに有効である。玄関の上がり框など高低差のあるところのように身体の重心が上下移動する箇所あるいは便所など立ち上がり動作が行われる箇所には縦型の手すりなど設置し、安全を確保することが必要である。また居室の整理整頓は重要である。例えば、引っかかってもすぐ抜けるコードとコンセントにする。絨毯の厚さも厚過ぎないものにし、絨毯の端のめくれにも注意する。家の中では、スリッパや靴下のままでは歩かない、フットライトなどの照明の設置、通路にコード類を置かない、手すりを設置、正しいベッドの高さにする、不安定なテーブル、椅子を取り除くなどの環境整備も必要である。

3. 歩行補助具、福祉機器の導入

転倒予防には、自宅にも積極的に歩行補助具と福祉機器の導入が必要である。杖(T字型杖、多脚型杖)、歩行器、車椅子、シルバーカー、電動三輪車などを積極的に導入し、屋内および屋外と適宜使い分けることも必要である。起居・就寝動作を容易にする福祉機器としては、ベッドおよび移動バーが挙げられる。

（長屋政博、中澤　信）

●文献

1) Campbell AJ, et al：Risk factors for falls in a community-based prospective study of people 70 years and older. J Geront 44：M112-117, 1989.
2) Dromerick A, et al：Medical and neurological complications during inpatient stroke rehabilitation. Stroke 25：358-361, 1994.
3) Melton LJ III, et al：Osteoporosis；etiology, diagnosis, and management. pp111-131, Raven Press, New York, 1988.
4) Gibson MJ：Falls in later life. Improving the health of older people；A world views, Kane, et al (eds), pp296-315, Oxford Univ Press, New York, 1990.

5) 長屋政博,荒川幸子：転倒予防教室の効果．愛知県理学療法士会誌 15(1)：1-8, 2003.
6) 安村誠司,芳賀 博,永井晴美,ほか：地域の在宅高齢者における転倒発生率と転倒状況．日本公衛誌 38：735-742, 1991.
7) 鈴木みずえ,ほか：高齢者の転倒に関する調査研究；主として生活環境・生活習慣との関連について．保健の科学 35：287-290, 1993.
8) Yasumura S, Haga H, Nagai H, et al：Rate or falls and the correlates among elderly people living in an urban community in Japan. Age Ageing 23：323-337, 1994.
9) 新野直明,ほか：農村部在宅高齢者を対象とした転倒調査；季節別にみた転倒者の割合と転倒発生状況．日公衛誌 42：975-981, 1995.
10) 加納克己,ほか：中部地区の高齢者における転倒・骨折の実態．文部省科研費基盤研究A「地域の高齢者における転倒・骨折に関する総合的研究報告書」, pp34-50, 1997.
11) 崎原盛造,ほか：沖縄都市部における高齢者の転倒・骨折の実態．文部省科研費基盤研究A「地域の高齢者における転倒・骨折に関する総合的研究報告書」, pp51-70, 1997.
12) 芳賀 博：北海道の高齢者における転倒・骨折の実態．文部省科研費基盤研究A「地域の高齢者における転倒・骨折に関する総合的研究報告書」, pp71-85, 1997.
13) 坂田 悟,串田一博,山崎 薫,ほか：骨折の危険因子とその対策；高齢者の骨折,転倒とその危険因子．Osteoporosis Japan 5(2)：79-82, 1997.
14) Tromp AM, Smit JH, Deeg DJH, et al：Predictors for falls and fractures in the longitudinal aging study Amsterdam. J Bone Miner Res 13：1932-1939, 1998.
15) 新野直明：浜松市の転倒・骨折予防活動．地域保健 30：110-115, 1999.
16) Shwartz AV, Villa ML, Prill M, et al：Falls in older mexican-american woman. J Am Geriatric Soc 47：1371-1378, 1999.
17) Luukinen H, Herala M, Koski K, et al：Fracture risk associated with a fall according to type of fall among the elderly. Osteoporos Int 11：635-636, 2000.
18) Vlahov D, et al：Epidemiology of falls among patients in a rehabilitation hospital. Arch Phys Med Rehabil 71：8-12, 1990.
19) 浜田博文,ほか：老人病院のリハビリテーションセンターにおける患者の転倒・骨折とその予防対策について．総合リハ 19：993-995, 1991.
20) 古賀良平,ほか：リハビリテーション病院における転倒事故の実態について．総合リハ 21：607-610, 1993.
21) Mayo NE, et al：A randomized trial of identification bracelets to prevent falls among patients in a rehabilitation hospital. Arch Phys Med Rehabil 75：1302-1308, 1994.
22) Nyberg L, et al：Patients falls in stroke rehabilitation；A challenge to rehabilitation strategies. Stroke 26：833-842, 1995.
23) 久保 晃,丸山仁司,高橋隆太郎：老人専門病院における転倒実態；調査法による差異．日老医誌 36：408-411, 1999.
24) 奥泉宏康,黒柳律雄,武藤芳照,ほか：転倒と骨折．Geriatric Medicine 38(11)：1614-1619, 2000.
25) Tideiksaar R：Falling In Old Age；Its prevention and treatment. Springer, New York, 1989.
26) 新野直明：運動障害(1)転倒．Geriatric Medicine 36(6)：849-853, 1998.
27) 鈴木隆雄：転倒．看護のための最新医学講座；老人の医療, 井藤英喜(編), pp161-165, 中山書店, 東京, 2001.
28) 長屋政博：転倒のメカニズムとその対策．骨粗鬆症の予防と治療, pp119-128, 財団法人長寿科学振興財団, 愛知, 2001.
29) 真野行生,中根理江：高齢者の歩行障害と転倒の要因．臨床リハ 7：243-248, 1998.
30) 長屋政博：歩行障害のリハビリテーション．Geriatric Medicine 37(6)：869-875, 1999.
31) Hauer K, Rost B, et al：Exercise training for rehabilitation and secondary prevention of falls in geriatric patients with a history of injurious falls. J Am Geriat Soc 49：10-20, 2001.
32) Campbell AJ, Robertson MC, Gardner MM, et al：Falls prevention over 2 years；a randomized controlled trial in women 80 years and older. Age Ageing 28：513-518, 1999.
33) Close J, Ellis M, Hopper R, et al：Prevention of falls in the elderly trial(PROFET)；a randomized controlled trial. Lancet 353：93-97, 1999.
34) Robertson MC, Devlin N, Gardner MM, et al：Effectiveness and economic evaluation of a nurse delivered home exercise programme to prevent falls；(1) Randomized controlled trial. BMJ 322：697-701, 2001.
35) 望月彬也：老人の体力維持のための運動療法．PTジャーナル 25：194-198, 1991.
36) 野村 歡：高齢者・障害者の住まいの改造と工夫．保健同人社, 東京, 1991.
37) 長屋政博：介護のための家屋改造．寝たきりの予防と治療, pp258-262, 財団法人長寿科学振興財団, 愛知, 2001.

10 骨粗鬆症・骨折

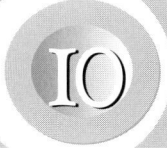

●●●はじめに

　高齢化社会を迎えるにあたり寝たきり人口の増加は大きな問題であるが，1995年東京都の調査によると骨折，関節炎などの運動器障害による寝たきりが全体の21.3％を占める。1985年の11.7％と比較して倍増している。しかも高齢になるほど骨折で寝たきりになる割合が増加する。高齢者骨折は骨粗鬆症が原因で骨強度が低下して発生する。

1　骨の一生

　一生における骨量の推移をみると概ね20～30歳代でピークを迎え(ピークボーンマス)その後は徐々に低下する。女性では閉経後10～15年で女性ホルモンの低下により急速に骨量が減少する(図16)。

2　成人の骨代謝

　成長が終わった成人の骨は骨リモデリングという代謝を行っている。すなわち微小な組織単位(骨単位)ごとに骨吸収に引き続き骨形成が起こり古い骨組織を新しく置き換える。骨量の増減は骨吸収と骨形成のバランスと骨代謝回転の速さで決まる(図17)。

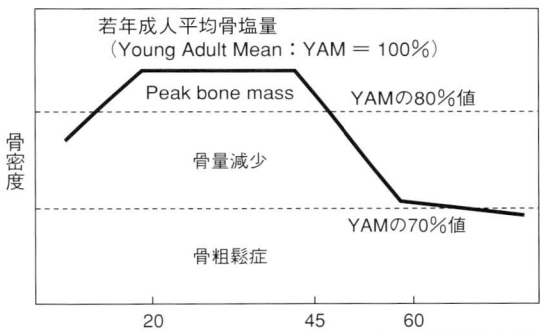

図16 ●骨密度の年齢推移―原発性骨粗鬆症診断基準(女性)

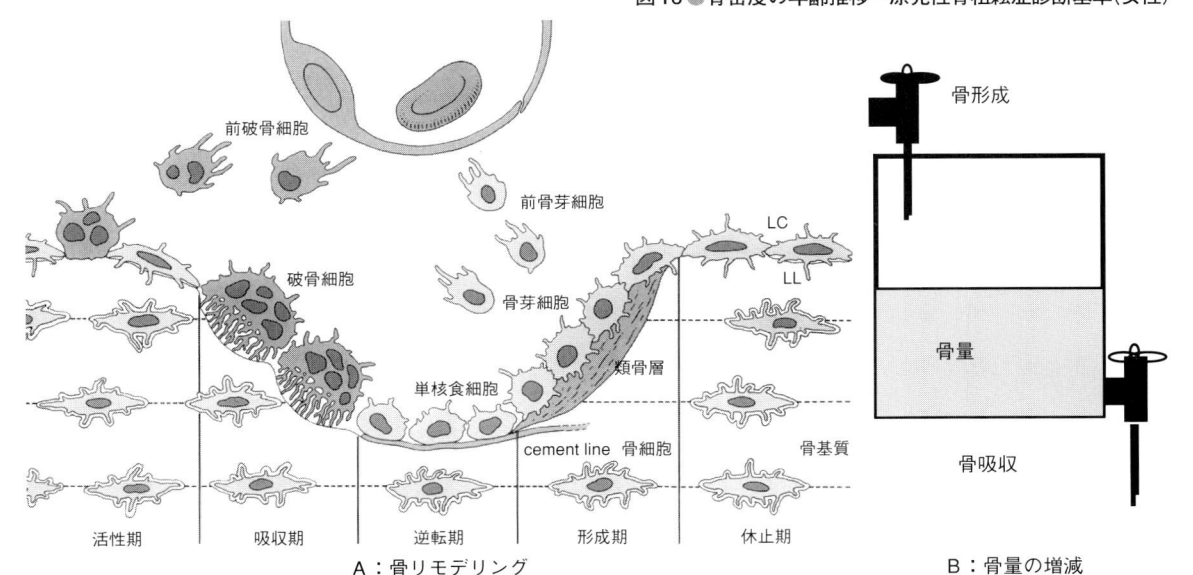

A：骨リモデリング
破骨細胞による骨吸収に続いて骨芽細胞による骨形成により古い骨は新しく置き換わる。

B：骨量の増減

図17 ●成人の骨代謝と骨量の増減
(折茂　肇：図でみる骨粗鬆症．p10，メジカルビュー社，東京，1989による)

表24 ● 原発性骨粗鬆症の診断基準(2000年度改訂版)

低骨量をきたす骨粗鬆症以外の疾患または続発性骨粗鬆症を認めず、骨評価の結果が下記の条件を満たす場合、原発性骨粗鬆症と診断する。

I．脆弱性骨折(＊1)あり		
II．脆弱性骨折なし		
	骨密度値(＊2)	脊椎X線像での骨粗鬆化(＊3)
正　　常	YAMの80％以上	な　し
骨量減少	YAMの70％以上80％未満	疑いあり
骨粗鬆症	YAMの70％未満	あ　り

YAM：若年成人平均値(20〜44歳)

＊1：脆弱性骨折：低骨量(骨密度がYAMの80％未満、あるいは脊椎X線像で骨粗鬆化がある場合)が原因で、軽微な外力によって発生した非外傷性骨折、骨折部位は脊椎、大腿骨頸部、橈骨遠位端、その他。
＊2：骨密度は原則として腰椎骨密度とする。但し、高齢者において、脊椎変形などのために腰椎骨密度の測定が適当でないと判断される場合には大腿骨頸部骨密度とする。これらの測定が困難な場合は、橈骨、第二中手骨、踵骨の骨密度を用いる。
＊3：脊椎X線像での骨粗鬆化の評価は、従来の骨萎縮度判定基準を参考にして行う。

脊椎X線像での骨粗鬆化	従来の骨萎縮度判定基準
な　し	骨萎縮なし
疑いあり	骨萎縮度I度
あ　り	骨萎縮度II度以上

(文献2)による)

3　骨粗鬆症とは

骨粗鬆症とは骨の一生経過で骨量が減少して骨強度が低下し骨折が起きやすくなった状態である[1]。女性に多く、加齢とともに重症化する。臨床事象として骨折が最も重要である。

4　骨粗鬆症の診断

低骨量をきたす続発性骨粗鬆症を鑑別したうえで脆弱性骨折のある場合とない場合に分けて診断する(表24)[2]。診断には骨密度計測と脊椎X線像を用いる。

❶ 脆弱性骨折がある場合

低骨量が原因で軽微な外力で発生した非外傷性骨折があれば骨粗鬆症と診断する。低骨量とは骨密度計測で20〜40歳の若年成人平均値(YAM)の80％未満あるいは脊椎X線像で骨粗鬆化がある場合とする。

❷ 脆弱性骨折がない場合

骨密度計測でYAMの70％未満あるいは脊椎X線像で骨粗鬆化がある場合に骨粗鬆症と診断する。YAM70％以上80％未満を骨減少症とする。脊椎X線像での骨粗鬆化の評価は従来の骨萎縮度判定基準を用いて行う(図18)。

5　脆弱性骨折

骨量が減少して骨の力学的強度が低下すると起こりやすくなる骨折のことである。海綿骨が多い椎体や大腿骨頸部、橈骨遠位部(手関節)、上腕骨頸部が好発部位である。

1．椎体骨折

椎体骨折は脆弱性骨折の中で最も頻度の高い骨折であるが、60〜70％はいつ骨折したか不明な不顕性骨折である。胸腰椎移行部、次いで上位胸椎に好発する。腰背痛、身長短縮、脊柱変形などの原因となる。骨折変形は楔状椎、魚椎、扁平椎に分類される(図19)。日本人女性では70〜74歳の4人に1人に、80歳以上の43％に椎体骨折(椎体変形)を認め、

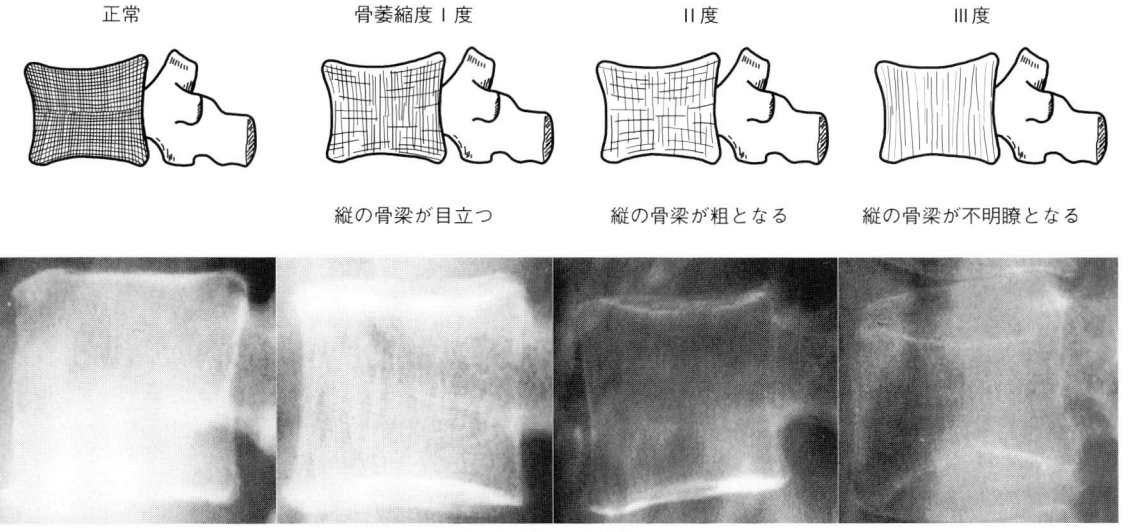

正常　　　骨萎縮度Ⅰ度　　　Ⅱ度　　　Ⅲ度

縦の骨梁が目立つ　　縦の骨梁が粗となる　　縦の骨梁が不明瞭となる

図18● 骨萎縮度分類

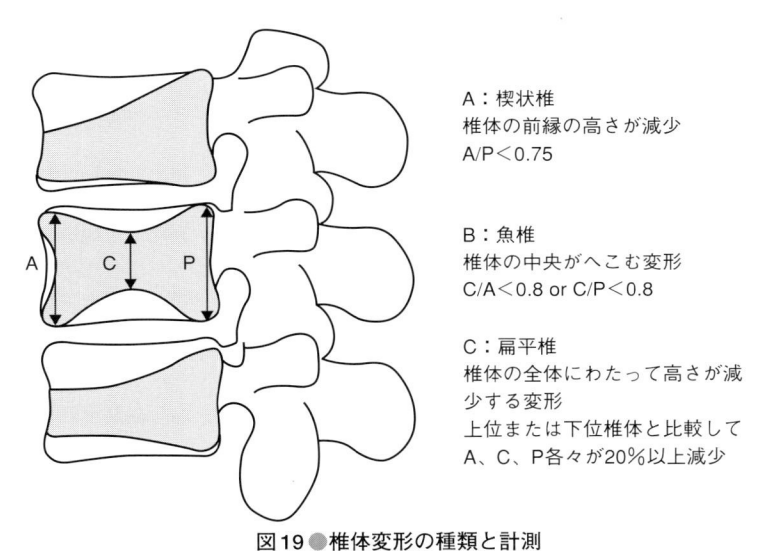

A：楔状椎
椎体の前縁の高さが減少
A/P＜0.75

B：魚椎
椎体の中央がへこむ変形
C/A＜0.8 or C/P＜0.8

C：扁平椎
椎体の全体にわたって高さが減少する変形
上位または下位椎体と比較して
A、C、P各々が20％以上減少

図19● 椎体変形の種類と計測
（山本吉蔵：骨粗鬆症のX線診断．p21, ライフサイエンス出版，東京，1997による）

70歳以降では2つ以上の椎体変形を有する人の割合が1つだけの人の割合より多くなる[3]。椎体骨折は腰椎骨密度が低くなるほど、年齢が高くなるほど発生しやすい。また既存椎体骨折があるとさらに骨折が発生する危険率は年間5％から25％へと上昇する[4]。このことは骨粗鬆症の重症度を評価し、治療法を選択するうえで重要である。

2. 椎体外骨折

椎体以外の脆弱性骨折は長管骨の骨幹端部に好発し多くは転倒で発生する。骨折発生頻度が上昇し始める年齢は橈骨遠位端骨折は50歳代、上腕骨頸部骨折は60歳代、大腿骨頸部骨折は70歳代である。橈骨遠位端骨折は手をつき、上腕骨頸部骨折は肘から肩をつき、大腿骨頸部骨折は仰向けに転倒して骨折する。年齢が高くなるにつれて前から後方に転倒方向が移動し受け身をとらない姿勢で転ぶようにな

第3部 ● 高齢者に多い身体疾患

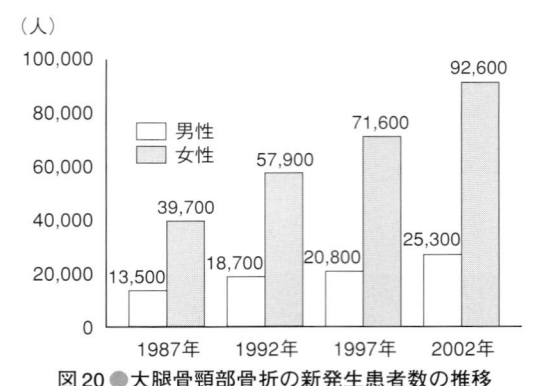

図20 ● 大腿骨頸部骨折の新発生患者数の推移

(折茂 肇, ほか：第4回大腿骨頸部骨折全国頻度調査成績．日本醫事新報 4180：25-30, 2004 による)

表25 ● 低骨量または骨粗鬆症に伴う骨折のリスクファクター

Ⅰ．低骨量のリスク因子
高年齢、女性、人種(アジア人、白人)、家族歴、小体格、やせ、低栄養、運動不足(不動性)、喫煙、過度のアルコール、カルシウム摂取不足、ビタミンD不足、ビタミンK不足、卵巣機能不全(遅発月経、各種無月経、早期閉経)、出産歴なし、副腎皮質ステロイドの服用、胃切除例、各種疾患合併例(甲状腺機能亢進症、糖尿病、腎不全、肝不全)

Ⅱ．骨粗鬆症に伴う骨折リスク因子
低骨量、過去の骨折歴、高齢、やせ、高身長、認知症や脳神経疾患の合併
運動機能障害や視力障害の合併、睡眠薬や血圧降下剤の服用
踵骨超音波指標の低値、骨吸収マーカーの高値

(骨粗鬆症の治療(薬物療法)に関するガイドライン；2002年度改訂版．Ostreoporosis Japan 10(4)：12, 2002 による)

る。中でも大腿骨頸部骨折は歩行機能を奪い寝たきりと直接関連する重要な骨折である。2002年の全国調査で大腿骨頸部骨折の発生頻度が1987年と比較して2.3倍に増加し、中でも80歳以上の高齢者の発生率の上昇が注目される(図20)[5]。

6 治療

骨粗鬆症治療の目標は脆弱性骨折の発生を予防することである。そのためには骨量減少と骨折に対するリスクファクター(表25)への対処が重要で、具体的方法には運動、食事、転倒予防、薬物などがある[6]。薬物療法により50%の骨折を予防できる[7][8]。

1．運動療法

骨は生理的に力学的負荷に見合った骨量と構造を維持すると考えられている。したがって骨に力学的ストレスがかからない不動化に陥れば骨量は速やかに減少する。どの年代においても毎日一定レベルの力学的負荷すなわち運動負荷を加えることが最も重要である。

運動負荷により期待される効果は年代により異なる。成長期はピークボーンマス(一生で最も高い骨量)を形成する時期で一生のうちで最も有効に骨量を蓄えることができる。この時期の運動には骨量増加効果があり将来の骨粗鬆症の予防に極めて重要である。閉経前後の運動は骨量減少予防効果が主体である。高齢者では筋力、関節の柔軟性を高め転倒予

防につながる。中高年者では心疾患などの合併症に注意し、散歩、ジョギング、水泳、自転車、体操など持久力を養う有酸素運動が推奨される。どの年代でも運動することは骨量ばかりでなくあらゆる観点から重要である。

骨折が発生した場合でも臥床期間をなるべく短くしなければならない。大腿骨頸部骨折ではなるべく速やかに手術を行い、歩行訓練を開始する。外側型骨折では骨接合術、内側型骨折には人工骨頭置換術を行う(図21)。新鮮椎体骨折で臥床が必要になる場合でもコルセットやギプスを装着してなるべく早く立位、歩行ができるようにしなければならない。

脊柱変形による慢性腰痛には脊柱の伸展運動を中心とした治療体操を指導する。背筋群の過緊張状態を改善し脊柱全体の可動性を高めるとともに腹筋、背筋力の増強を図る。温熱療法、電気療法、マッサージなどの物理療法は慢性疼痛の改善に有効である。鎮痛薬は高齢者では副作用の発生が多いので使用は最小限に留めるべきである。ヒッププロテクターは転倒の衝撃を緩衝することで装着と同時に骨折を予防できる画期的な方法である[9]。しかし、老人ホームなどの集団で強制的に装着させた場合には骨折の発生を低減するが、個人的に装着した場合には有効でなかったとの報告がある[10]。価格、装着方法の工夫、コンプライアンス改善などの課題がある。

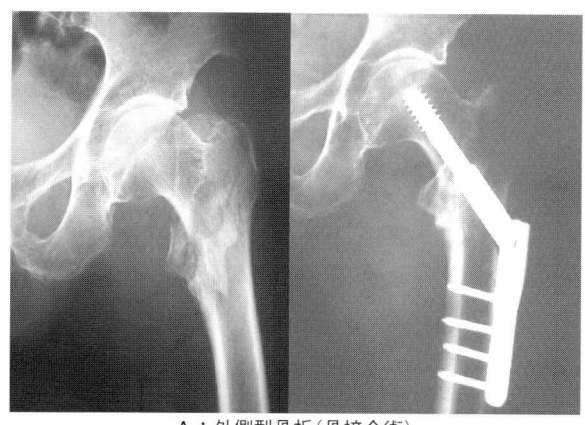

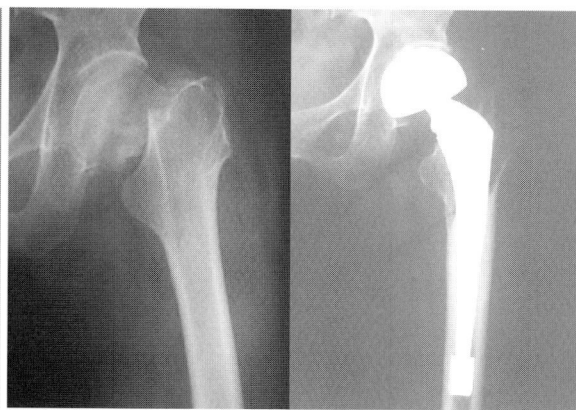

A：外側型骨折（骨接合術）　　　　　　　　　B：内側型骨折（人工骨頭置換術）
図21 ●大腿骨頸部骨折の手術治療法

2. 食事療法

　カルシウム、ビタミンDやKは健全な骨の代謝に必要な骨サプリメントである。カルシウム投与の有効性については賛否両論あるが、日常カルシウム摂取が少ない対象者ほどカルシウム補充効果は顕著に認められる。欧米のカルシウム必要量が1,000～1,500mg/日なのに日本は600mg/日と低く日本人の食生活は欧米と比べてカルシウム摂取量が少ない。したがって日本人ではカルシウム補充で骨粗鬆症の予防効果を十分期待できる。薬物治療を行う際、薬物効果を十分に発揮させるためカルシウム摂取は十分でなければならない。

3. 薬物療法

　薬物療法は運動や食事療法などの基礎療法が十分に行われているうえで行うことが望ましい。現在わが国ではカルシウム製剤、活性型ビタミンD_3製剤、ビタミンK_2製剤、エストロゲン製剤、カルシトニン製剤、ビスフォスフォネート製剤、SERM（選択的エストロゲン受容体モジュレーター）など9種類が治療に使われている。骨粗鬆症治療の最終目標は脆弱性骨折の予防であるが、薬剤承認時期の関係で骨折予防効果が示されていない薬剤もあり、現在市販後試験が義務づけられている。
　骨粗鬆症の薬剤はその作用機序から骨吸収抑制薬、骨形成促進薬、骨代謝調整薬（ボーンサプリメント）に分類できる。ビスフォスフォネート、SERM、エストロゲン、カルシトニンは骨吸収抑制薬に分類され、活性型ビタミンD_3、ビタミンK_2は多面的な働きをもつ骨代謝調整薬に分類される。骨形成促進薬には副甲状腺ホルモンが挙げられるが、まだ開発中である。

❶ビスフォスフォネート製剤

　ビスフォスフォネートは骨に高い親和性をもち体内に取り込まれると長期間骨表面に沈着する。破骨細胞はビスフォスフォネートを取り込むとアポトーシスを起こし骨吸収が抑制される。第三世代のビスフォスフォネート製剤（alendronate、risedronate）は骨密度の増加、骨折発生抑制ともに最も強力な骨吸収抑制薬である。alendronateでは投与開始後3年で骨密度は8％上昇し、椎体骨折、大腿骨頸部骨折とも半減させる。但し、消化器症状などの有害事象の発現が20％と高率で、空腹時に服用するとか、服用後の臥床禁止などコンプライアンスは必ずしもよくない。現在、投与回数を減らせる週1回内服製剤や注射製剤の開発が進んでいる。

❷SERM

　SERMは選択的エストロゲン受容体モジュレーターで骨にはエストロゲンアゴニストとして働き、生殖器にはエストロゲンアンタゴニストとして働く。投与開始後3年で腰椎骨密度は2.6％上昇し、椎体骨折発生を半減させる[11]。SERMのマイルドな骨吸収抑制作用は骨代謝マーカーを閉経前の生理的なレベルに下げる。重症化していない骨粗鬆症の治療に適している。

❸ カルシトニン

カルシトニンは破骨細胞表面のカルシトニン受容体に作用して骨吸収を抑制する。わが国で臨床投与量では椎体骨折発生の抑制効果は証明されなかったが、疼痛緩和効果が認められる。

❹ 活性型ビタミンD_3

活性型ビタミンD_3は腸管からのカルシウム吸収と腎尿細管のカルシウム再吸収を改善し骨吸収抑制作用を有する。わが国で最も多く処方されている薬剤で骨密度の増加効果はわずかであるが椎体骨折の発生を抑制する[12]。近年、ビタミンDには骨格筋を増強する作用があることも報告されている[13]。

❺ ビタミンK_2

ビタミンK_2は骨芽細胞が産生したオステオカルシンをgla化してカルシウム結合能を発揮させる。非gla化オステオカルシンの血中濃度が高いと大腿骨頸部骨折の発生が高いこと、ビタミンK_2投与による骨密度の維持効果が報告されている。骨折発生の抑制効果については現在、臨床試験が進行中である。

活性型ビタミンD_3やSERMの骨密度増加作用はビスフォスフォネートと比較して劣るものの骨折予防効果が認められる。このことは骨密度だけで薬物治療効果は判定できないことを示している。近年、骨強度には骨密度以外に骨質が関与していることがわかってきた。また、骨代謝回転が骨質を調節するのに重要なことがわかり、骨代謝マーカーを治療法の選択や薬物治療の早期効果判定に活用できるようになった[14]。

薬物治療を始める場合、どの薬物を選択するかは骨粗鬆症の病態や患者の年齢により異なる。骨折の危険性が高い重症化の判定には、①同じ骨密度でも高齢であるほど骨折の危険率が高い、②既存骨折が1つ増えるごとに骨折発生危険率は既存骨折がない場合に比べて2.5倍ずつ高くなる、③骨量が1SD（10～12％）低下すると骨折の危険率は3～4倍になる、などのエビデンスが役立つ。重症化した患者にはより強力なビスフォスフォネート製剤が適応となるが、副作用、コンプライアンス、長期使用による過度の骨吸収抑制などに注意しなければならない。

臨床現場で経験的に多剤併用がよく行われている。骨粗鬆症の病因は多岐にわたることから作用機序の異なる薬剤を併用することで相乗効果を期待するのは理論的ではあるが、これまで多剤併用効果についてのエビデンスはまったくない。臨床現場の医師が中心となって今後併用療法の検証を遂行しなければならない。

●●● おわりに

高齢化社会を迎えるにあたり、加齢とともに重症化する骨粗鬆症の予防治療は医療に限らず社会全体にとって大きな課題である。ビスフォスフォネート製剤、SERMの登場によりこの10年間で骨粗鬆症の薬物治療は著しく進歩した。今後副甲状腺ホルモンが使用できるようになるとさらに強力な治療が可能になるだろう。薬物療法以外では運動療法の確立やヒッププロテクターの普及が望まれる。

（森　諭史）

●文献

1) NIH Consensus Development Panel on Osteoporosis Prevention；Osteoporosis Prevention, diagnosis, and therapy. JAMA 285：785-795, 2001.
2) 原発性骨粗鬆症の診断基準；2000年度改訂版．Osteoporosis Japan 9(1)：9-14, 2001.
3) Ross P, et al：Vertebral fracture prevalence In women In Hiroshima compared to Caucasians or Japanese In the US. Int J Epidemiol 24：1171-1177, 1995.
4) Delmas P, et al：Efficacy of Raloxifene In vertebral fracture risk reduction In postmenopausal women with osteoporosis. J Clin Endocrinology & Metabolism 87(8)：3609-3617, 2002.
5) 折茂　肇、坂田清美：第4回大腿骨頸部骨折全国頻度調査成績．日本醫事新報 4180：25-30, 2004.
6) 骨粗鬆症の治療（薬物療法）に関するガイドライン；2002年度改訂版．Osteoporosis Japan 10(4)：635-709, 2002.
7) Black DM, Cummings SR, Karpf DB, et al：Randomized trial of effect of alendronate on risk of fracture in women existing vertebral fracture. Lancet 348：1535-1541, 1996.
8) Cummings SR, Black DM, Thompson DE, et al：Effect of alendronate on risk of fracture in women with low bone density but without vertebral fractures. JAMA 280：2077-2082, 1998.
9) Kannus P, Parkkari J, Niemi S, et al：Prevention of hip fracture in elderly people with use of a hip protector. N Engl J Med

343 : 1506-1513, 2000.
10) Parker MJ, Gillespie LD, Gillespie WJ : Hip protector for preventing hip fractures in the elderly. In The Cochrane Library, Oxford, issue 3, 2003.
11) Delmas PD, Ensrud KE, Adachi JD, et al : Efficacy of Raloxifene on vertebral fracture risk reduction in postmenopausal women with osteoporosis. J Clin Endocrinol Metab 87(8) : 3609-3617, 2002.
12) Shiraki M, Kushida K, Yamazaki K, et al : Effects of 2 years' treatment of osteoporosis with 1-α-hydroxy vitamin D_3 on bone mineral density and incidence of fracture. Endocr J 43 : 211-220, 1996.
13) Bichoff HA, Stahelin HB, Dick W, et al : Effects of Vitamin D supplementation on Falls. J Bone Miner Res 18 : 343-351, 2003.
14) 骨粗鬆症診療における骨代謝マーカーの適正使用ガイドライン；2002年度版．Osteoporosis Japan 10(2) : 107-144, 2002.

II 関節リウマチ

1 関節リウマチとは

　従来慢性関節リウマチと呼ばれていたrheumatoid arthritis（RA）は、必ずしも慢性ではないので、慢性をとって関節リウマチという名前が用いられるようになった。しかし実際には多くの場合、複数の関節炎を主体とする慢性に経過する進行性炎症性疾患である。関節の中の滑膜という、普段は滑らかな運動をするための滑液をつくる部分があり、関節リウマチではそこが主な病変と考えられ、滑膜細胞の増殖から次第に周囲の軟骨、骨が侵され、関節の破壊と変形に至ることが多い。1つの関節ではなく多くの関節の腫れと痛みがあるのも特徴である。また関節以外の症状として、皮下の結節、血管の炎症、皮膚の潰瘍、肺の線維症などの症状をきたすことがあることから、関節だけの病気ではなく、全身の病気と考えられている。

　RAは世界のほとんどの人種にみられ、有病率は人口の約0.3〜1.5％とされている。一般的には、人種、居住地、気候は重要な因子ではないとされてはいるが、各地で頻度の違いはあり、人種差や人口構成、診断基準、社会状況などを反映していると考えられている。RAは女性に多く、男女比は1：2.5〜4程度と報告されている。発症した患者が高齢化することから、加齢に伴い有病率は増加することになり、35歳以下の有病率は0.3％、65歳以上の有病率は10％以上との統計もある。さらに最近の高齢化社会の到来とともに、高齢発症のRAも増加しつつあると報告されている。

2 関節リウマチの診断

　典型的なRA患者は複数の関節の痛みとこわばりを訴える。関節腫脹は軟部組織の腫脹と関節液の貯留を伴っている。特に手足の関節は圧痛が特徴的である。関節の可動域は制限され、筋力も影響を受ける。

　診断における問題点としては、RAの初期の段階で特異的な臨床症状や検査所見がないということである。対称性に関節変形や骨の破壊を伴うような段階になれば、そのような疾患はほかにはないので診断は容易だが、初期の段階での多発性関節炎と同様な症状は他の膠原病や感染症でもみられる。世界的には、1987年に発表されたアメリカリウマチ学会（当時はARA、現在はACR）の改正分類基準が診断用として用いられている[1]。

　この診断基準の考え方は、最低6週間の滑膜の炎症（synovitis）の客観的な存在を求めていることである。一過性のsynovitisはRA以外にも起こり得るので、早過ぎる診断は避ける必要があるからである。一方、最近では早期診断の必要性と早期からの強力な治療の重要性が提唱されている。しかし、このための診断にはこのACRの基準は厳し過ぎ、発症早期のRA例を十分に拾いあげることが難しい。いくつかの早期診断のための基準がつくられているが、今のところ世界的に認められたものはない。すなわち早過ぎる診断では、それ以外の関節炎が入り込む可能性が高くなるからである。ACRの分類基準に、例えば、多発性筋炎や全身性エリテマトーデス（SLE）などの膠原病、結晶沈着による関節炎、リンパ腫、血清反応陰性脊椎関節症などの疾患を除外する作業を加えると、診断の特異度が上がるとも報告されている[2]。

　以上のように、現在のところRAの診断のために臨床的、X線学的、血清学的に、単独で決定的なものは存在しない。したがっていくつかの項目の集合で診断することになる。これに対して最近シトルリン化蛋白に対する自己抗体が非常に高い特異度で検出されることが注目されている。シトルリンは蛋白中のアルギニンがPADIという酵素による翻訳後修飾を受けたものである。現在用いられているELISA（抗CCP抗体）では、感度はリウマトイド因

子と大きくは変わらないが、特異度が90〜98％と報告されている。特にRA発症以前から抗CCP抗体が検出されること、抗CCP抗体陽性のRA患者は骨破壊が進行しやすいことが報告されている。将来的には診断基準の中に組み入れられる可能性が高いが、現時点では、リウマトイド因子と組み合わせることで血清学的診断の精度が上がることが期待されている。

3 関節リウマチの治療

RA治療の一般的目標は、根底にある免疫異常の是正、炎症の抑制と鎮静化、疼痛とこわばりの軽減、関節機能の維持、変形、拘縮の予防などである。従来のRAの治療はいわゆるSmythらのピラミッド療法が主流で、段階的に治療内容を強力なものに上げていくものであった。しかし最近では、RAの発症2年以内に骨破壊が生じることが多く、この方法では抗リウマチ薬を含めた免疫療法を開始するのが遅くなってしまい、関節破壊を有効に防止できないとの考えから、RAと診断がついたら積極的に抗リウマチ薬を使用する方向にコンセンサスが得られている。

RAに使われる主な薬物は、大きく分けて非ステロイド性抗炎症薬（NSAIDs）、抗リウマチ薬（DMARDs）、ステロイド薬と生物学的製剤がある。治療に際しては、診断を正確に行うとともに、疾患の活動性の評価と副作用の有無のチェックを定期的に行う必要がある。

1. 非ステロイド性抗炎症薬

従来RA治療の主流を占めてた非ステロイド性抗炎症薬（NSAIDs）は、ピラミッド療法の見直しを含めて中心的な治療薬ではなくなってきている。しかし、依然として関節痛を軽減することで患者のQOLを高める役割はあり、上手に使用することは極めて重要と考えられている。NSAIDsの主な作用機序はシクロオキシゲナーゼ（COX）阻害である。COXにはCOX-1とCOX-2という2種の亜型が存在し、COX-1は多くの組織で構成的に発現しており、胃粘膜保護作用や血小板凝集を介する止血機序などの生理的作用を担っている。一方、COX-2は炎症刺激によって発現し、炎症形成に働くプロスタグランジン類を産生する。従来のNSAIDsはこのCOX-1とCOX-2の両者を阻害することから、消化管障害が頻発し、米国ではこのため年間1万人以上が死亡していたとの推計がある。そこでCOX-2に選択的に働く薬物の開発が進められている。

COX-2に選択性が高い薬物は、化学構造的に開発段階からCOX-2を標的としているコキシブ系と、それ以前に開発されたNSAIDsが後でCOX-2に選択性が高いことが判明したものに大別することができる。前者のコキシブ系は、わが国ではまだ承認されていない。米国ではコキシブ系の大規模無作為化比較試験が行われており、効果は従来のNSAIDsと同等であるが、消化管障害の合併率は40％程度に減少することが報告されている。

2. 抗リウマチ薬の現状と問題点

抗リウマチ薬（DMARDs）は、RAを寛解に導く効果があり、罹患初期ほど効果が高いことから、現在では事実上すべてのRA患者がDMARDsの適応と見做されている。但し、DMARDsは、効果発現が遅効性であり、服用直後に効果が出ないことから、その服用の意味を患者が理解していないと長続きしないこと、すべての患者に効果があるわけではないこと（レスポンダーとノンレスポンダー）、いったんコントロールされていても再び活動性が亢進することがあること（エスケープ現象）、血液、肝臓、腎臓、肺などに副作用が出やすいことなど、注意しなくてはならない点が多くある。投与開始後は漫然と継続するのではなく、関節の所見、全身評価、血液検査などを参考に、有効性と副作用を常に評価していく必要がある。

DMARDsには以前からの注射金剤、D-ペニシラミン、ブシラミンなどに加え、サラゾスルファピリジン、メトトレキサート（MTX）が認可され、2003年にはレフルノミドが認可されている。特に注射金剤、サラゾスルファピリジン、MTXは、RAの疾患活動性と骨破壊を抑制する十分なエビデンスがある。

DMARDsの中ではMTXが有効性の面で最もエビデンスの明確な薬剤とされている。MTXは週に1回の間欠投与であり、わが国では他剤無効の難治または重症例に6〜8mgを週1回投与することが認

433

められている。しかし、欧米では発症早期から積極的に用いるべきであるとの考えが多くあり、また用量依存性から最高25mg/週くらいまで投与することが行われており、わが国との治療における格差となっている。

早期のRAに高頻度に処方されるDMARDsにサラゾスルファピリジンがある。わが国での投与量は1日量1gと定められているが、欧米では最大3gまで投与されている。もちろん骨髄抑制など、副作用には十分に注意しなければならない薬剤ではあるが、投与量が少ないことから生じるエスケープ現象の多さが指摘されている。

一方、わが国で開発されたいくつかのDMARDsは開発時の試験を除くと対照試験がほとんど行われておらず、エビデンスレベルが低い状態であり、欧米ではまったく使われていないことから、グローバルな比較ができないことが問題点となっている。

最近認可されたレフルノミドはMTXと同等の効果のエビデンスがあり、特にMTXが使い難い肺線維症例への適応に期待がもたれたが、投与後、肺線維症が増悪し死亡した例が複数報告され、今後の詳細な解析を待つ必要が出てきている現状である。

3. ステロイド

ステロイドはRAの炎症を迅速かつ確実に抑制し、生活の質を著しく改善する。しかし、一般的にはステロイドを大量に長期間使用してもRAを治癒に導くことはできず、少量投与の効果は長続きせず、一度始めると中止が困難なことから、原則としてRAには投与しないという考えがあった。これに対してステロイドの抗炎症、抗免疫効果が見直されつつあり、少量での関節破壊進行の抑制の報告もあり、DMARDsとして使える可能性が指摘されている。一方、活動性の強いRAに通常のDMARDsを投与した場合、その効果が現れるまでに時間がかかるので、その間はステロイドで症状を抑える方法も一般化してきている。血管炎や肺疾患、中等度以上の奨膜炎を合併した場合は、DMARDsだけでなくステロイドの適応を積極的に考慮しなければならない。

4. 生物学的製剤

遺伝子工学的な技術を用い開発された抗体や蛋白質で、サイトカインなどを選択的に抑制するものである。現在、腫瘍壊死因子(TNF-α)を抑制するインフリキシマブおよびエタネルセプトが承認されている。有効性は高いが、RAを完治させる薬剤ではなく、感染症などの副作用が比較的多く、高価であるなどの問題がある。

（山本一彦）

●文献
1) Arnett FC, et al：The American Rheumatism Association 1987 revised criteria for classification of rheumatoid arthritis. Arthritis Rheum 31：315-324, 1988.
2) Saraux A, Bertholot JM, Chales G, et al：Ability of the American College of Rhuematology 1987 Criteia to predict rheumatoid arthritis in patients with early arthritis and classification of these patients two years later. Arthritis Rheum 44：2485-2491, 2001.

12. 腰痛

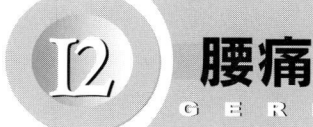

1 ありふれた疾患：腰痛

　腰痛はすべての診療科を通じて、最も多い訴えである。医療統計上、在宅者で自覚症状のあるものを有訴者と呼ぶが、症状別の人口千人に対する有訴者率は腰痛が96.3人で第1位である[1]。因みに第2位は肩凝り93.1人、第3位は手足の関節痛59.1人、と1～3位を整形外科疾患が占めている。第4位になって初めて、咳・痰が56.2人、腰痛は風邪よりも多い疾患なのである[1]。腰痛の大部分は「風邪」のように自然に治癒するが、「風邪は万病のもと」といわれるのとよく似て、稀に重大な疾患が潜んでいる。腹部解離性動脈瘤の破裂のように、生命にかかわる緊急性の高い疾患は腰痛の診療では例外的である。腰痛の大部分は、患者に一時的あるいは永続的な機能障害を及ぼすのみで、生命に危険を及ぼす疾患は少ない。しかし、文明社会では、機能的予後が生命と同じか、生命より重い意味をもつことがある。これまでの医学は生命の危機を回避することを目標として進歩を遂げ、その結果わが国では長寿高齢化社会が実現した。しかし、単なる長寿ではなく、社会活動にも参加して自立し、できれば長く働き、健康に生活できることがより重要であるということが認識されるに至った。WHOから提唱された「健康寿命」という概念はこのようなパラダイムシフトを端的に示すものである。健康寿命にとって運動器は極めて重要である。人間が精神的または身体的に自立するためには、運動器の機能が正しく保たれている必要がある。生活機能が低下した状態を「生活機能病」と呼ぶが、生活機能病の発生や治療には患者のライフスタイルや人生に対する考え方が大きく影響する。腰痛を生活機能病として捉え、患者の理解と選択を重視した治療法選択の新しい考え方を身につけることは、実地医家にとって大変重要である[2]。

2 機械的要因による腰痛

　腰痛の発症には機械的要因と炎症性要因の2つが作用している。最終的には脊椎周辺の知覚終末に炎症性の侵害刺激が加わって疼痛が起こるが、体重支持器官である腰椎に疼痛が起こるときには、神経が機械的な変形を受けることも大きな原因となる。腰痛が支持器官に起こる機械的な痛みであるのか、あるいは内臓疾患による痛みであるかを鑑別するのには、臥床によって直ちに腰痛が軽減されるかどうかが重要な鑑別点となる。立位や座位で重力によって腰椎に加わる機械的な負荷が、臥床すると著しく減少するからである。逆に、立位や座位の場合と、臥床の場合とでほとんど変化しない腰痛は内臓疾患や、心因的要因による可能性が高い。病歴を聴き、実際に診察室で立たせたり、寝かせたりしながら症状を惹起したり、症状が楽になる体位を確認する。腰痛を起こす可能性がある内臓は、腎、泌尿器、消化器（脾、十二指腸、肝胆道、腸）などである。

3 腰痛診断の流れ

　急性腰痛発作の発症メカニズムを個々の症例で特定することは困難なことが多い。数日間の臥床で軽快するかしないかで、腰痛の治療方針を振り分けていくことは、日常臨床上よく行われる方法で、一種の therapeutic diagnosis である。1週間程度の臥床と抗炎症薬や筋弛緩薬の投与で、日ごとに軽快する腰痛は「風邪」のようなもので、一般に筋・筋膜性腰痛（myo-fascial low back pain）、非特異的腰痛（non-specific low back pain）などと呼ばれ、鑑別診断のために高度な補助診断を行う必要はない（図22）。一定期間の臥床でも軽快しないか、あるいは再発する（relapsing）痛みに対して、各種の補助診断を加え、詳しい鑑別診断を進めていくのが腰痛診断の基本で

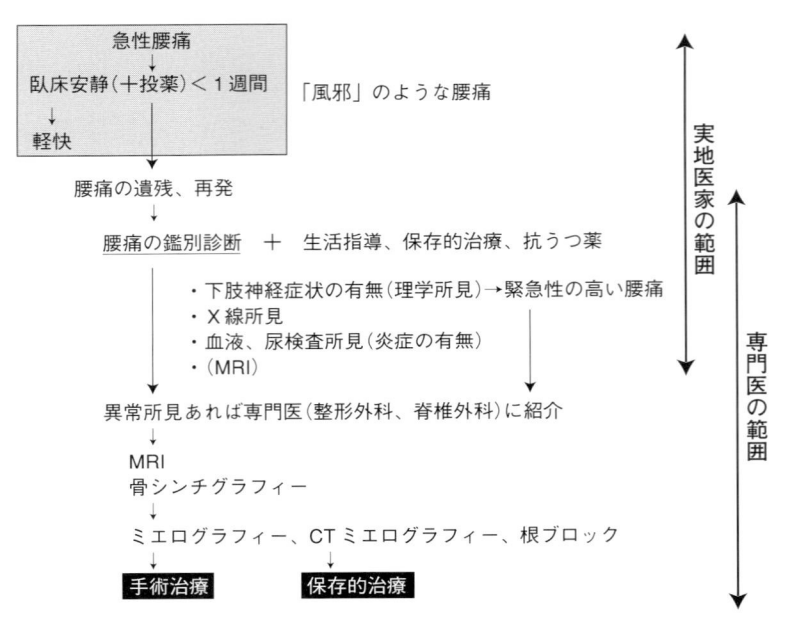

図22 ● 腰痛：診断、治療のフローチャート

ある。

若年者と異なり、高齢者ではもともと脊椎に退行性の老化、変性加齢的な変化があり、そこに外的要因が加わることで痛みが発生していることが多い。急性の非特異的腰痛については治療し得るが、加齢で変性した脊椎をもとに戻すことはできないので、腰痛が100％消失しないことがある。この場合の腰痛は、慢性の褪行性変性にオーバーラップした急性腰痛である（acute on chronic）。また、X線などで変性所見をみつけても、それが必ずしも急性腰痛の病因と結びつかないこともある。診断には症状や理学所見と画像所見が一致することが必要である。

高齢者の腰痛の鑑別診断で忘れてはならないものは転移性脊椎腫瘍である。転移性脊椎腫瘍を手術によって治癒させることはできないが、疼痛や麻痺の進行を食い止め、患者のQOLを高める手術は可能である。完全麻痺にならないうちに、転移性脊椎腫瘍を早期に診断することは重要である。がんの転移により限られた生命だからこそ、生活機能を維持することがますます意味をもってくる[3]。

心因性の腰痛も高齢者でよくみられる。慢性腰痛の患者は持続する疼痛のため、精神的に悩んでいる場合が多く、必要に応じてマイナートランキライザー、さらには抗うつ薬を加えることで、症状が軽

表26 ● 生活機能病としての腰痛診断

・機械的要因を考慮に入れる
・高齢者では背景に脊椎の退行性変化が存在する
・転移性腫瘍の頻度が高い
・心因性の要素もある
・手術治療も視野に入れた診断・病診連携
・治療法について患者の理解と選択が重要

減することがある。中には抗うつ薬による治療のみで腰痛が消失することもある。

以上、腰痛の診断治療には、機械的要因を考慮に入れることが重要であること、高齢者では背景に脊椎の褪行性変化が存在すること、転移性腫瘍の頻度が高いこと、心因性の腰痛の要素もあることを念頭におくことが重要である（表26）。

4 腰痛治療の病診連携

実地医家にとって、専門医に紹介するタイミングは重要である。直腸膀胱麻痺や下肢の運動麻痺を伴う腰痛は、生命の危険は低いが、麻痺の回復が悪く、正しく治療しないと大きな機能障害を残すという点で緊急度が高い。中心性の脱出型椎間板ヘルニア、炎症、腫瘍、外傷による破壊性脊椎病変では、進行

表27 ● 緊急度による腰痛の分類

1. 緊急性の高い腰痛：直腸膀胱麻痺や運動麻痺を伴う脊髄・馬尾圧迫病変
   - 椎間板ヘルニア
   - 脊髄・馬尾腫瘍
   - 破壊性脊椎病変
       - 脊椎骨髄炎（化膿性脊椎炎、結核性脊椎炎）
       - 転移性脊椎腫瘍、骨髄腫、リンパ腫
       - 外傷性骨折・脱臼
       - 圧迫骨折を伴う脊椎骨粗鬆症

2. 中等度緊急性の腰痛：直腸膀胱麻痺や運動麻痺を伴わない脊髄・馬尾圧迫病変
   - 椎間板ヘルニア
   - 脊髄・馬尾腫瘍
   - 圧迫骨折を伴う脊椎骨粗鬆症
   - 筋・筋膜性腰痛（非特異的腰痛）
   - 3. の疾患の急性腰痛発作（acute on chronic）

3. 緊急性のない腰痛（急性腰痛発作時以外）
   - 腰椎変性疾患
       - 腰部脊柱管狭窄症、変形性脊椎症
       - 腰椎変性すべり症、変性側彎症
   - 腰椎分離症、分離すべり症
   - 脊椎骨粗鬆症
   - 椎弓切除術後の腰下肢痛

性の運動麻痺を生じることがある。これらは麻痺が完成しないうち、至急に専門医へ紹介する。

一方、腰痛の中には緊急性のない疾患がいくつかある（表27）。これらの疾患はX線などの画像診断で器質的変化が捉えられ、急性腰痛発作を繰り返すが、そのたびごとに安静や、コルセット、投薬による保存的治療で軽快する。永続的な除痛を得るには、手術治療によらなければならない。腰部脊柱管狭窄症などの腰椎変性疾患がこの代表である。手術の効果は保存的治療に比べて劇的であるが、手術には稀に合併症の危険がある。これらの疾患では手術には手遅れはなく、手術を選択するかどうかは患者自身の意思決定による。すなわち、保存的治療で腰下肢痛を我慢しながら屋内での生活に甘んじるか、手術によって屋外での活動性（高い生活機能）を獲得するかについて、患者自身の選択が必要である。保存的治療に抵抗する場合には整形外科や脊椎外科の専門医（手術医）に紹介し、治療の選択肢についての患者の理解を深めたうえで、時間をかけて専門医と連絡をとりながら、患者の意思決定を助けることが必要である。椎弓切除術後の腰下肢痛も緊急性は低いが、再手術が必要になることの多い疾患である。腰部脊柱管狭窄症に対する椎弓切除術は確実性の高い効果的な治療法であるが、約10％の症例で、数年後に腰椎の支持性が低下し、脊椎固定術が必要になる。専門医への紹介が必要な腰痛である（図23）。

慢性腰痛症の診断・治療では、患者が自分の仕事を継続しながら診療を進めていくことが多い。手術可能な器質的疾患がみつからなかったり、みつかっても患者が保存的治療を望む場合には、患者の生活圏に近い実地医家が保存治療を担当することになる。多くの場合、軟性コルセットを処方し、患者の自覚症状に応じて消炎鎮痛薬や筋弛緩薬を処方して、痛みに応じて服用するように指導する。必要に応じてマイナートランキライザー、さらには抗うつ薬をごく少量加える。生活指導としては、作業姿勢や作業時間に無理がないかどうかを確認し、作業環境を整備するよう生活指導する。

5 まとめ

腰痛の診断においては、炎症性要因と機械的要因の2つを念頭におきながら、数日の臥床安静によって軽減するものを除外する。直腸膀胱障害や運動麻痺を伴い、脊髄・馬尾の圧迫性疾患の疑いがあれば、早期に専門医に紹介をする。頑固な慢性腰痛や急性腰痛発作を繰り返すものについては、その原因となる器質性疾患を診断し、手術治療の可能性のあるものについては、専門医（手術医）と連絡をとりながら

第3部●高齢者に多い身体疾患

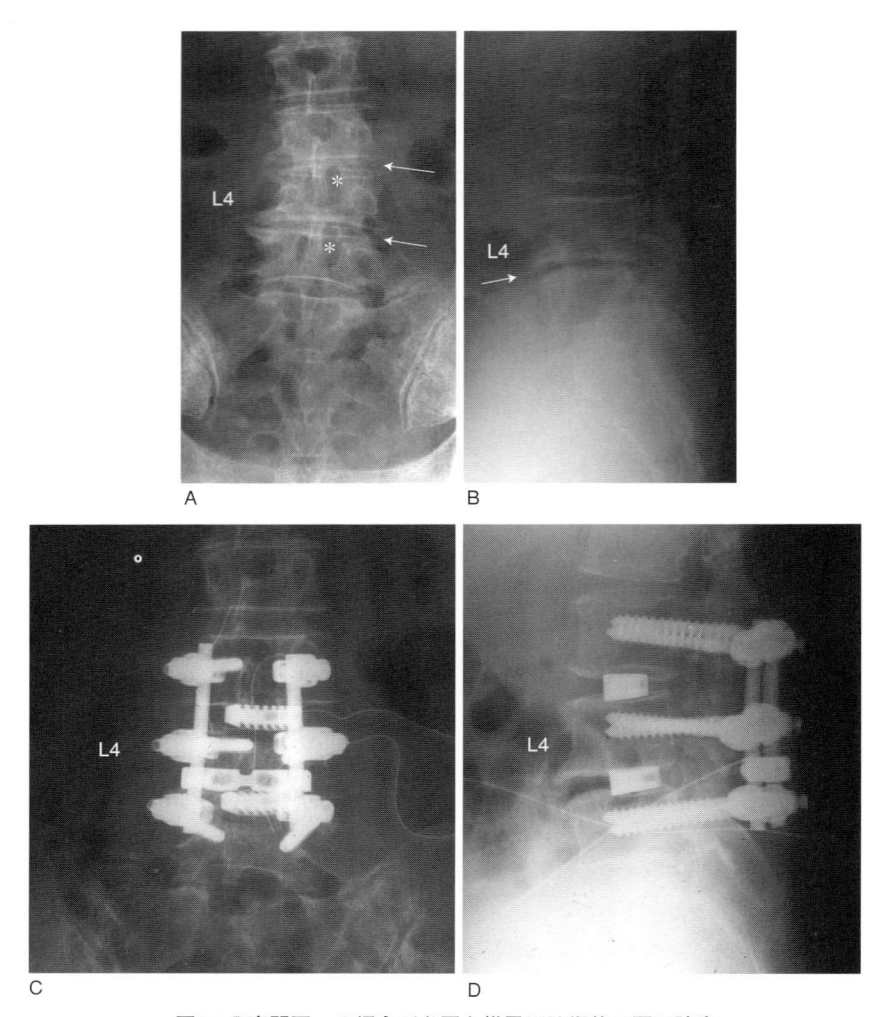

図23●専門医への紹介が必要な椎弓切除術後の腰下肢痛

腰下肢痛で椎弓切除術を受け、数年後に腰椎の支持性が低下した症例(78歳、女性)の腰椎X線像。腰椎固定術により症状が改善した。
腰椎固定術前の腰椎X線前後像(A)で変性側弯があり、側面像(B)で腰椎の前弯が消失、flat backとなっている。椎間板腔が狭小化(矢印)して腰椎の支持性が低下、起立、座位をとると腰下肢痛が強い。前回手術で部分的椎弓切除術が行われている(*)。
脊椎インプラントを用いた腰椎固定術によって、X線前後像(C)で変性側弯が改善、側面像(D)では椎間板腔の回復と腰椎前弯の改善がみられる。腰椎支持性の再建により症状が改善した。

保存治療を進めてゆくことが大切である。さらに、緊急を要しない変性疾患については、手術治療と保存的治療との得失について、患者の理解を深めたうえで、患者の意思決定を助ける。このように、生活機能病としての腰痛の診断プロセスは、すべての段階で治療と密接な関係がある。手術を含めた全体的な治療計画を視野に入れながら診断を進めてゆくには、実地医家と専門医、手術医との密接な連携が重要である。

（清水克時）

●文献
1) 厚生統計協会：国民衛生の動向・厚生の指標 50. p429, 2003.
2) 清水克時：生活機能病としての運動器の痛みを診る(5)；腰痛. 新薬と治療 445：31-33, 2003.
3) 清水克時, 細江英夫, 宮本 敬, ほか：転移性脊椎腫瘍に対する手術治療. 日本整形外科学会雑誌78：700-705, 2004.

13. 寝たきり・褥瘡

1 寝たきり

1. 「寝たきり」の概念

「寝たきり」という概念は研究者などによりさまざまな定義がなされていたが、平成3年(1991年)11月、厚生省(現厚生労働省)は「障害老人の日常生活自立度(寝たきり度)判定基準」をまとめた(196頁)。この判定基準では、生活自立(ランクJ)、準寝たきり(ランクA)、寝たきり(ランクBおよびC)の3段階に分類している[1)2)]。

わが国では、高齢者保険福祉推進10か年戦略(ゴールドプラン、平成2年度)において「寝たきり老人ゼロ作戦」を重要な柱の1つとして位置づけ、高齢者保険福祉推進10か年戦略(新ゴールドプラン、平成6年12月)では、「新寝たきり老人ゼロ作戦」として寝たきり予防の一層の強化が図られた。「寝たきりゼロへの10か条」などを策定し、「寝たきりは予防できる」という意識を国民の間に浸透させるべくさまざまな啓蒙活動を展開している。

2. 寝たきりの原因

平成5年度(1993年)厚生省による要介護高齢者の推計値は、寝たきり高齢者数約90万人、認知症を伴う寝たきり高齢者が約10万人、虚弱高齢者は約100万人の計200万人であるが、2025年には総数約530万人、寝たきり高齢者は230万人に増加すると推定された[1)]。

平成10年度(1998年)国民生活基礎調査では、65歳以上の約124万人が介護を要しており、そのうち約36％が寝たきりと推計されている。その原因として、脳血管障害が36.7％と最も多く、次いで高齢による衰弱13.6％、骨折・転倒11.7％となっている。寝たきりはこうした身体的要因に加え、精神心理的要因、社会的要因が複雑に関係する。

竹内は、「寝たきり」の原因を疾患や障害を引き金にして起こる「閉じこもり症候群」と述べている[3)]。自宅に「閉じこもりになる」と、心身ともに非活動的な状態となり、社会的役割や人生の意味や目的を失い、行動意欲が低下する。その結果、生活空間が徐々に狭くなり廃用症候群を招く危険性が高くなる(図24)[4)]。

❶ 身体的要因

加齢による身体機能の低下、予備能力の低下は疾病罹患率を高めると同時に回復力を低下させる。また、運動・感覚器官の低下はバランス能力の低下、筋力の低下を招き、転倒・骨折の危険性を高める。さらに、疾病による機能低下、能力の低下は、運動能力の低下をきたし、「閉じこもり」から「寝たきり」をきたしやすい。

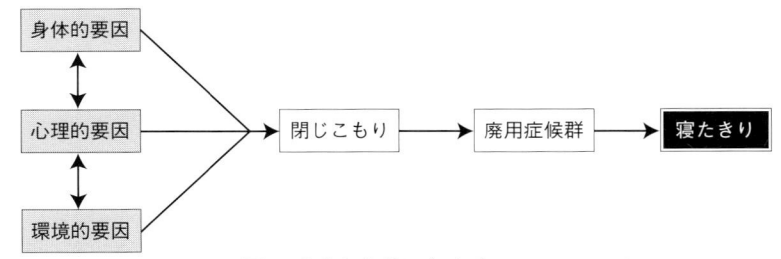

図24● 寝たきりになるプロセス
(笹森典雄, ほか(編)：健康長寿を支える高齢者検診と保健活動. p260, ライフサイエンスセンター, 神奈川, 1998より一部改変)

❷ 心理的要因

閉じこもりとなる要因は、障害受容過程でのなんらかのつまずきによって起こるものと考えられている。さらに現代の高度情報化社会では、高齢者は家庭や地域で疎外され孤立しやすく、新しい価値観の取得がより困難な状況となる。このような孤独感、劣等感が他者とのかかわりを避けるようになり、意欲の低下、他者への依存心をより一層助長させ、世間への関心が希薄となる。それらの心理的要因が次第に心身機能を低下させ、「閉じこもり」から「寝たきり」の悪循環となる。

❸ 環境要因

環境要因には、介護力や家族関係の人的要因、住宅環境や地域環境、介護機器といった物的要因、さらに医療保健福祉サービスなどの社会資源の社会的要因に分けて考えられる。

人的要因は、家族の介護力、家族の人間関係、近隣との関係であり、これらのサポートが要介護者の自立や生活支援に重要である。また、現在の日本家屋では階段、段差など、身体の障害が生活困難に結びつくことが容易に考えられる。住宅環境や地域環境は、生活空間を拡大する際、その整備が必要となる。さらに、必要なときに必要な医療機関を受診できることや社会資源を活用できるかどうか、地域特性が閉じこもりの誘因となっていないかどうかを検討する必要がある。

寝たきり予防は、単に身体的要因のみではなく、生活空間の狭小化予防を第一とし、さまざまな要因の関連性を考慮しながら、活動性の向上、生活空間の拡大を図るケアが求められる。

2　寝たきりと褥瘡

1. 褥瘡発生のメカニズム（図25）

褥瘡は、組織に外部から持続的な力が加わることにより循環障害（虚血）が発生し組織が壊死に陥ることにより発生する。疾患の重症度によるが、寝たきりなど長時間自力で体位変換ができないと容易に褥瘡が発生する。褥瘡はマットレスに接触する骨突起部に好発する。骨突起部に組織内部に生じる応力（引っ張り応力、剪断応力）に加えて組織に持続的な圧が加わるとポケットを伴う深い褥瘡が発生する。

近年体圧分散寝具の進化に伴い、リスクに応じた体圧分散寝具を使用することで褥瘡予防環境を整備することができるようになってきた。しかし、高機能の体圧分散寝具の使用は褥瘡予防に可能である

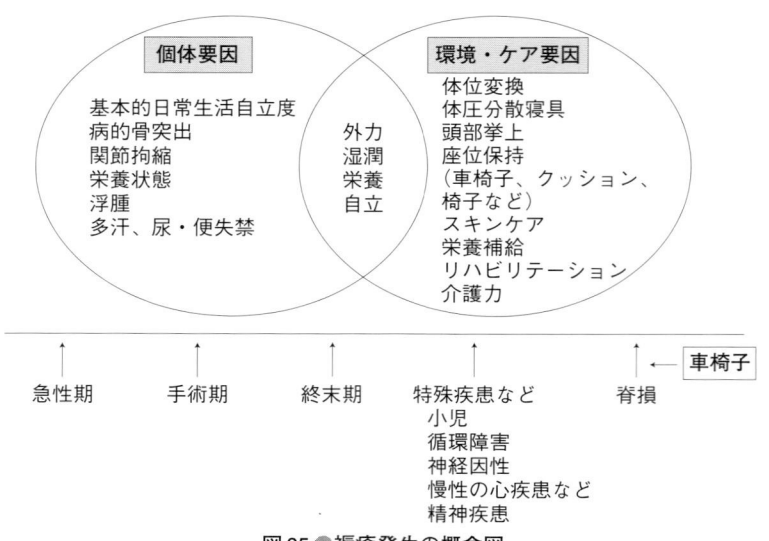

図25 ● 褥瘡発生の概念図
（日本褥瘡学会学術委員会ワーキンググループ：褥瘡「創評価と分類」DESIGN．日本褥瘡学会誌3(2)：146, 2001による）

が、他の廃用症候群を医原性に発生する危険性をもつことを念頭におきケアする必要がある。

2. 褥瘡予防

❶ 体位変換

体圧分散寝具を使用しても体位変換は省略せず定期的に実施することが重要である。体位変換は2時間を基準に定期的に実施すれば褥瘡を予防できるというエビデンスは得られていない。しかし、約70mmHgの圧を加えたまま同一体位でいると、圧を受けている部分は組織壊死を起こすことから[5]、大きな動きとしての体位変換を2時間ごとに定期的に行う意義がある。また、上肢・下肢の位置やクッションの位置を適宜変えるなどの小さな動きを意識して行い、組織の虚血状態を起こさないようにする。体位変換は除圧の目的のみではなく、褥瘡を含めた廃用症候群の予防のために不可欠のケアである。

高齢で特に仙骨部に高度な骨突出(臀部よりも仙骨が大きく突出している)を認める場合には、骨突出部をマットレスにこすらないように浮かせて体位変換を実施する。ベッドの頭側を挙げる場合には、まず膝をクッションで支持し、①股関節部位をギャッジベッドの可動基点に正しく一致させ、②下肢を静かに挙上し、③頭側は角度30度を限度に静かに挙上し[6]、背抜きをして体位を整える。

❷ 体圧分散寝具

使用方法、素材、機能から予防用と治療用がある。活動性、可動性の程度をアセスメントし、自力で体位変換できない場合や、自力体位変換能力に制限がある場合には使用する。わずかな支援で自力での体位変換が可能な場合には、活動性や可動性を維持するために、ウレタンフォームやゲルなど身体が沈み込まない素材で寝返りしやすいマットレスを選択する。

❸ 座位姿勢

座位姿勢の保持が可能であれば、車椅子への移動を積極的に試みる。介助者はこのことが寝たきりの予防的・治療的なケアとして最優先されるという意識をもち、活動性、可動性を低下させることのないように環境を整える必要がある。移動に使用する車椅子は体格や活動性に適したものを選択する。時間とともに座位姿勢が崩れる場合には、体圧分散機能を保持するクッションを使用する。安楽な座り心地と姿勢保持のために、小枕やクッションで車椅子と背部、側腹部のスペースを埋める。

❹ 栄養

栄養状態は褥瘡発生に直接影響する要因である。栄養は皮膚の丈夫さ(耐久性)に影響する。経口摂取は可能であるが栄養不良が認められる場合には、効率のよい栄養摂取方法を管理栄養士にコンサルテーションする。嚥下困難、咀嚼困難がある場合にも個々の状態に応じてさまざまな工夫が可能である。栄養状態を維持するための積極的な援助は褥瘡予防、治療とともに重要なケアである。

❺ スキンケア

褥瘡予防におけるスキンケアは、皮膚の健康を維持するためのケアと皮膚そのものを損なう外的な要因から皮膚を護ることである。

加齢は皮膚そのものの丈夫さに影響する要因の1つである。特に高齢者の皮膚は生理的機能の衰えにより皮膚弾性の低下や皮脂の分泌低下など皮膚障害発生のリスクを保有する。老化による皮下組織の弾力性の衰えも組織に対する物理的刺激からのクッション効果を低下させ褥瘡を発生しやすい身体状況にさせている。

寝たきりで褥瘡発生リスクを保有する場合には、全身清拭や入浴時に全身の皮膚の観察を行う。これは褥瘡の予防、早期発見に欠かせないケアである。

ドライスキンは加齢による皮膚の生理的変化として高齢者のほとんどに認められる皮膚症状である。これは皮膚のバリア機能が期待できない皮膚障害発生の準備状態であり、組織への物理的、機械的刺激により損傷しやすい状態でもある。特に老人性乾皮症の痒みは角質層のバリアー機能をさらに低下させるため、保湿のためのスキンケアを実施する必要がある。最近は多種類の保湿外用剤がクリーム、ローションとして市販されているので積極的に使用してもよい。保湿を配慮した入浴剤(ロモコート®、ケアタイム®、バスキーナ®など)も市販されているので全身の皮膚を保湿する方法としては有効である。

3 褥瘡ができてしまったとき

　褥瘡ケアの目標を立て、創の状態に応じた治癒環境をドレシング材で形成する。創治癒のメカニズムを理解し、創の治癒環境として、乾燥させないで湿潤した環境を保持するドレシング法を実施する。その他、消毒薬を創面に使用しないこと、感染創と汚染創を区別して治療することなど、創の自然な治癒力を妨げない管理ができれば褥瘡を悪化させずに治癒に向わせることができるようになった。褥瘡の具体的な管理方法については参考図書を参照されたい[5)-8)]。

（徳永恵子、織井優貴子）

●文献
1) 厚生統計協会：国民衛生の動向．厚生の指標（臨時増刊）44-9：126-137, 1997.
2) 厚生統計協会：国民の福祉の動向．厚生の指標（臨時増刊）50-12：167-190, 2003.
3) 竹内孝仁：通所ケア学．pp15-37, 医歯薬出版，東京，1996.
4) 笹森典雄，小山和作，田村政紀（編）：健康長寿を支える高齢者検診と保健活動．pp259-302, ライフサイエンスセンター，神奈川，1998.
5) 柵瀬信太郎，塚田邦夫，徳永恵子：褥創ケアの技術．別冊「ナーシング・トゥデイ」③，p49, 日本看護協会出版会，東京，1994.
6) 大浦武彦：わかりやすい褥瘡予防・治療ガイド，pp77-81, 照林社，東京，2002.
7) 徳永恵子：褥瘡ができてしまった時の管理・看護．褥瘡のすべて，宮地良樹，真田弘美（編著），pp161-175, 永井書店，大阪，2001.
8) 徳永恵子，塚田邦夫：閉鎖性ドレシング法による褥創ケア．南江堂，東京，2003.

高齢者高血圧

●●●はじめに

　高血圧の頻度は加齢とともに増加し、収縮期血圧140mmHg以上あるいは拡張期血圧90mmHg以上を高血圧と定義すると、本邦においては65歳以上の2/3が高血圧である。多くの介入試験により高齢者高血圧の治療効果が証明されており、心血管疾患の発症抑制、特に脳卒中の抑制に降圧療法が有用である。しかし、降圧目標については140/90mmHg未満を理想とするが、特に後期高齢者(75歳以上)では収縮期血圧140mmHg未満にするメリットが必ずしも明らかにされているわけではなく、症例個々の合併症や病態に応じたきめ細かい配慮が必要である。

1 高齢者高血圧の特徴

　加齢に伴う動脈硬化の進展により、大動脈の伸展性が低下(arterial stiffness)し、高齢期においては収縮期血圧の著増、拡張期血圧の低下、脈圧の開大という若・壮年者とまったく異なる状態になる。近年、収縮期血圧の上昇、脈圧の開大は高齢者の心血管疾患発症リスクとして重要であることが知られている[1]。
　血圧は動揺性であり、起立性低血圧、食後血圧降下など高血圧でありながら血圧が低下する状態が存在し、その頻度は増加する。白衣血圧、降間非降圧型(non-dipper)、早朝高血圧の頻度も増加し、これらnon-dipperや、早朝高血圧も心血管疾患リスクとして注目されている。これら臨床的特徴は大動脈コンプライアンスの低下によるWindkessel(フイゴ)機能の障害、圧受容器反射機能低下など血圧調節系の加齢変化による障害によるところが大きい。
　脳、心、腎の主要臓器の血流は低下しており、脳、心(冠循環)においては自動調節能が障害される。急激かつ過度な降圧はこれら標的臓器の血流障害をもたらす可能性があり、いわゆるJ型現象の原因となる。したがって降圧療法に際して最も重要なことは緩徐な降圧であり、降圧目標は積極的降圧を理想とするものの、症例個々の慎重な対応が必要である[1]。

2 高血圧の基準

　疫学調査によれば収縮期血圧115mmHgから心血管疾患リスクは血圧上昇とともに増加しており、この関係はその勾配は鈍くなるものの年齢と関係せず、いずれの年代にも認められている[2]。したがって高齢者においても高血圧の基準は一般成人と同様、140/90mmHg以上を高血圧とする。但し、140mmHgを超えれば直ちに薬物療法を必要とするわけではなく、多くの介入試験では60〜70歳以上の場合、160mmHg以上を対象としており、到達した血圧値も140mmHg台であり、140mmHg未満に降圧した場合の有効性は証明されていない。

3 高齢者高血圧の治療効果

　60歳以上ないし70歳以上を対象として収縮期血圧160mmHg以上または拡張期血圧90mmHg以上の高血圧患者を治療し、心血管疾患の発症、死亡を抑制することが多くの介入試験により証明されている[3]。
　EWPHE(ヨーロッパ高齢者高血圧治療試験)[4]、STOP-Hypertension(スウェーデン高齢者高血圧治療試験)[5]では利尿薬、あるいはβ遮断薬を第一次選択薬とし、SHEP(米国収縮期高血圧治療試験)[6]ではサイアザイドを第一次薬とし、高齢者に多い収縮期高血圧のみ高い患者での有用性、特に脳卒中抑制効果に優れることが報告されている。これらの介入試験により収縮期高血圧を含めた高齢者高血圧の治療に利尿薬が有用であることが確立された。その後のメタ解析によりβ遮断薬では虚血性心疾患抑制効果が低いこと、80歳以上でも降圧療法による心血管疾患発症抑制効果が認められるが、死亡リスク抑制効果は認められないことが明らかとなった[7]。

Syst-Eur[8]、Syst-China[9]（欧州、中国収縮期高血圧治療試験）ではジヒドロピリジンCa拮抗薬を第一次選択薬として収縮期高血圧の治療有効性、特に脳卒中抑制効果に優れることが証明された。これらにより高齢者収縮期高血圧の積極的適応としてCa拮抗薬が挙げられている。

STOP-2（スウェーデン高齢者高血圧試験-2）[10]ではCa拮抗薬とアンジオテンシン変換酵素（ACE）阻害薬の有用性が報告され、最近のANBP-2（オーストラリアナショナル血圧試験-2）では高齢者高血圧におけるACE阻害薬の有用性が報告されている[11]。

ARB（アンジオテンシンII受容体拮抗薬）についてはSCOPE（高齢者認知機能予後）試験が報告され[12]、高齢者高血圧においてARBによる治療により非致死性脳卒中の抑制が対照群より有意であることがわかり、またLIFE（ロサルタン高血圧治療）試験のサブ解析[13]では収縮期高血圧群（高齢者が大部分）でもARBが脳卒中抑制効果がβ遮断薬に優ることが報告されている。これらACE阻害薬、ARBを第一次選択薬として用いた高齢者高血圧介入試験の結果、高齢者高血圧におけるACE阻害薬、ARBの有用性が確立された。

本邦においてはNICS-EH[14]（ニカルジピン高齢者高血圧試験）、PATE-Hypertension[15]（一般医家高齢者治療試験）においてCa拮抗薬、ACE阻害薬の高齢者高血圧における有用性が報告されている。

4 高齢者高血圧の降圧目標

JNC-7（米国7次合同委員会高血圧治療指針）[16]やESH-ESCガイドライン（ヨーロッパ高血圧学会、心臓学会高血圧治療ガイドライン）[17]では高齢者高血圧は一般の高血圧と区別することなく140/90mmHg未満を降圧目標としている。しかし140mmHg未満が妥当であるとのエビデンスはない[18]。

現在までの疫学調査、介入試験の結果を総括すると、高齢者高血圧を若年・壮年者とまったく同様として扱うことは妥当ではない。一般に生理機能の変化、合併症の頻度などを考慮して高齢者は65歳以上の前期高齢、75歳以上の後期高齢、さらに85歳以上の超高齢に分類されている。疫学データ、介入試験の結果から、いずれの年代でも140/90mmHg未満の降圧に予後改善の可能性が期待され、高齢者においても可能であれば積極的な降圧が重要である。したがって、降圧目標は前期高齢では140/90mmHg未満とする。後期高齢以降においても特に軽症高血圧においては140/90mmHg未満とし、収縮期血圧160mmHg以上の著しい高血圧では収縮期140mmHg以下を最終降圧目標とするが、150mmHg未満を暫定的降圧目標とする慎重な降圧が必要である。超高齢者においても降圧治療法は心血管疾患発症の抑制に有用であるが死亡率の抑制は今までのところ確認されていない。

降圧スピードは最も重要であり、緩徐に虚血徴候の有無を確認しつつ慎重な降圧を図る。通常量の半量から開始し、めまい、立ちくらみなど脳虚血徴候や、狭心症状の有無に注意しつつ、4週間以上の間隔で増量し、3～6ヵ月以上かけて目標血圧に達するようにする。

5 非薬物療法

高齢者においても減塩、運動、減量など非薬物療法は有用であり、積極的に行うべきである。高齢者では特に食塩感受性が高く、減塩の効果は大きい。しかし、過度な減塩は逆に脱水の原因となるので注意が必要である。QOLを損なわない程度に行うことが大切で、降圧目標に達しない場合は薬物療法を行う。

6 降圧薬の選択

高齢者高血圧の降圧薬選択にあたっては、病態、合併症に応じた薬剤の選択が臓器血流の低下と自動調節能の障害、起立性低血圧の存在など高齢者高血圧の特徴に対応した薬剤の選択が必要である。

介入試験の結果から第一次選択薬としてCa拮抗薬、ACE阻害薬、ARBおよび少量の利尿薬が適当である。β遮断薬はメタ解析[19]から有用性に疑問があり、副作用からみた禁忌症が高齢者に多いこと、QOLに好影響を与えないことから第一次薬とはならない。α遮断薬は介入試験の成績がないこと、起立性低血圧の頻度が高齢者に高いこと、ALLHATの成績からα遮断薬が心不全のリスクを高める可能性が指摘されていることから考えると潜在的心不全

の多い高齢者では適当でないことより第一次薬とはならない。

Ca拮抗薬はSyst-Eur[8]、Syst-China[9]で収縮期高血圧における有用性が証明され、抗認知症効果が報告されており高齢者高血圧のメリットを考えられる。本邦でもNICS-EH[14]、PATE-Hypertension[15]において高齢者高血圧で忍容性が高いことが確認されている。多くのメタ解析の結果、Ca拮抗薬は脳卒中抑制効果に優れており、本邦のような脳卒中有意型の高血圧では有用性が高い。

利尿薬の高齢者高血圧における有用性はEWPHE[4]、SHEP[6]など多くの介入試験で証明されており、欧米では標準的な薬剤となっている。しかし、少量の利尿薬といえども利尿薬は低カリウム血症、高尿酸血症、耐糖能障害、高脂血症など代謝への悪影響の問題があること、少量の単独使用では降圧効果が十分に得られないことより、利尿薬は併用療法の基礎薬として有用性が高い。

ACE阻害薬は心不全、心筋梗塞後、糖尿病性腎症など合併例には有用性が高いことから高齢者高血圧の第一次薬として有用性が高いものと考えられ、高齢者高血圧でのエビデンスとしてはSTOP-2[10]およびANBP-2[11]があり、本邦でもPATE-Hypertensionにより高齢者における有用性が報告されている[15]。

ARBはACE阻害薬の臓器保護が期待され、かつ忍容性が高いことから高齢者高血圧の第一次薬として有用である。RENAAL試験やELITE試験、CHARM試験、VALLIANT試験で2型糖尿病性腎症、心不全、急性期心筋梗塞後の心不全症例での効果が証明されており、高齢者高血圧ではSCOPE試験により第一次薬としての有用性が確認された[12]。またLIFE試験の収縮期高血圧群サブ解析でも脳卒中抑制に優れることが報告され[13]、高齢者収縮期高血圧におけるARBの有用性を示すものと考えられる。

高齢者高血圧においても単剤による降圧薬療法で降圧目標が得られない場合は2剤さらに3剤と併用療法を必要とする。併用療法は図26に従って行うが、必要によりβ遮断薬、α遮断薬も用いることが可能である。

7 合併症を有する場合の降圧薬療法

高齢者においては合併症を有する場合が多く、合併症に応じた降圧目標の設定、降圧薬の選択を行う必要がある。脳血管障害、心疾患、糖尿病、高脂血症などの合併は高リスク状態であり、一般にはより積極的な降圧が必要とされており高齢者においても140/90mmHg未満を降圧目標とするが、脳血管障害や虚血性心疾患合併例ではより慎重に緩徐な降圧を必要とする。

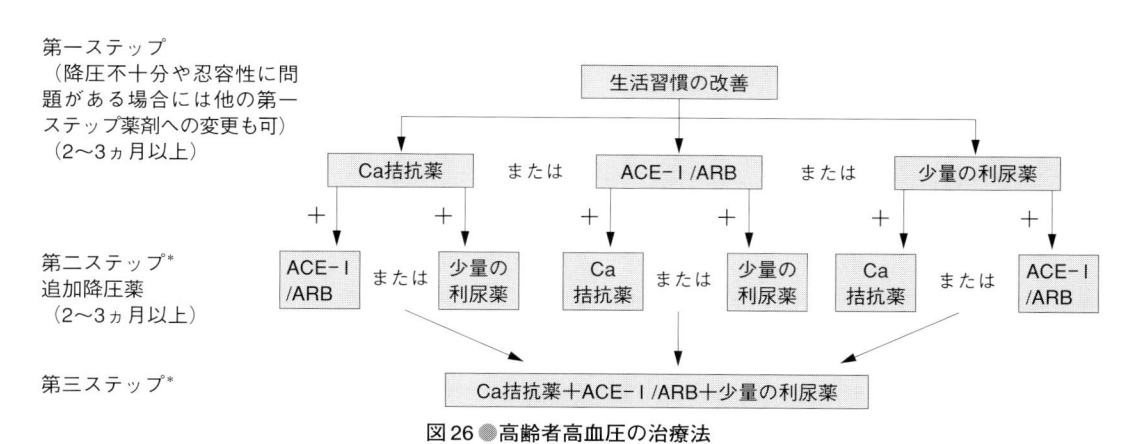

図26 ●高齢者高血圧の治療法

ACE-I：アンジオテンシンI変換酵素阻害薬
ARB：アンジオテンシンII受容体拮抗薬
＊ 症例によりβ遮断薬も使用可能である。ACE-I/ARB：ACE-IまたはARB

（厚生労働省長寿科学総合研究班：老年者高血圧治療ガイドライン；2002年改訂版．日老医誌39：322-351, 2002による）

表28 ● 合併症を有する高齢高血圧患者に対する降圧薬の選択

合併症	Ca拮抗薬（ジヒドロピリジン）	ACE阻害薬 ARB	利尿薬	β遮断薬	α遮断薬
脳血管障害慢性期	○	○	○*1		
虚血性心疾患	○	○		○*2	
心不全		○	○	△*3	△
腎障害	○	○*4	○*5		
糖尿病	○	○	△	△	△*6
高脂血症	○	○	△	△	○
痛風	○	○	×		
慢性閉塞性肺疾患				×	
閉塞性動脈硬化症	○	○	△	×	
骨粗鬆症			○*7		
前立腺肥大					○

○：積極的適応　空欄：適応可　△：使用に際して注意が必要　×：禁忌
*1：脱水に注意　*2：冠攣縮性狭心症は禁忌　*3：少量から開始し慎重に臨床経過を観察しながら使用
*4：クレアチニン2mg/d以上は慎重投与　*5：ループ利尿薬　*6：起立性低血圧に注意
*7：サイアザイド系利尿薬　ARB：アンジオテンシンII受容体拮抗薬
（厚生労働省長寿科学総合研究班：老年者高血圧治療ガイドライン；2002年改訂版．日老医誌39：322-351, 2002による）

合併症に応じて積極的に使用すべき降圧薬、禁忌となる降圧薬ないし要注意薬がある。表28を参考に選択する[1]。

（荻原俊男）

●文献

1) Ogihara T, Hiwada K, Morimoto S, et al：Guidelines for treatment of hypertension in the elderly；2002 revised version. Hypert Res 26：1-36, 2003.
2) Prospective Studies Collaboration：Age-specific relevance of usual blood pressure to vascular mortality；a meta-analysis of individual data for one million adults in 61 prospective studies. Lancet 360：1903-1913, 2002.
3) Staessen JA, Gasowski J, Wang JG, et al：Risks of untreated and treated isolated systolic hypertension in the elderly；meta-analysis of outcome trials. Lancet 355：865-872, 2000.
4) Amery A, Brirkenhager W, Brixko P, et al：Mortality and morbidity results from the European working party on high blood pressure in the elderly trial. Lancet 1：1349-1354, 1985.
5) Dahlof B, Lindholm LH, Hansson L, et al：Morbidity and mortality in the Swedish trial in old patients with hypertension (STOP-hypertension). Lancet 338：1281-1285, 1991.
6) SHEP cooperative Research Group：Prevention of stroke by antihypertensive drug treatment in older persons with isolated systolic hypertension；Final results of the systolic hypertension in the elderly program (SHEP). JAMA 265：3255-3264, 1991.
7) Gueyffier F, Bulpitt C, Boissel JP, et al：Antihypertensive drugs in very old people；a subgroup meta-analysis of randomised controlled trials. Lancet 353：793-796, 1999.
8) Staessen JA, Fagaad R, Thijs L, et al：Randomised double-blind comparison of placebo and active treatment for older patients with isolated systolic hypertension. Lancet 350：757-764, 1997.
9) Liu L, Wang JG, Gong L, et al：Comparison of active treatment and placebo in older Chinese patients with isolated systolic hypertension. J hypertens 16：1823-1829, 1998.
10) Hansson L, Lindholm LH, Ekbom TL, et al：Randomised trial of old and new antihypertensive drugs in elderly patients；cardiovascular mortality and morbidity the Swedish trial in old patients with hypertension-2 study. Lancet 354：1751-1756, 1999.
11) Wing LMH, Reid CM, Ryan P, et al：A comparison of outocomes with angiotensin-converting-enzyme inhibitors and diuretics for hypertension in the elderly. N Engl J Med 348：583-592, 2003.
12) Lithell H, Hansson L, Skoog I, et al：The study on cognition and prognosis in the elderly (SCOPE)；principal results of a randomized double-blind intervention trial. J Hypertens 21：875-886, 2003.
13) Kjeldsen SE, Dahlof B, Devereux RB, et al：Effects of losartan on cardiovascular morbidity and mortality in patients with isolated systolic hypertension and left ventricular hypertrophy；A losartan intervention for endpoint reduction (LIFE) substudy. JAMA 288：1491-1498, 2002.

14. 高齢者高血圧

14) National Intervention Cooperative Study in Elderly Hypertensive Study Group : Randomised double-blind comparison of calcium antagonist and a diuretic in elderly hypertensives. Hypertension 34 : 1129-1133, 1999.
15) Ogihara T : A practitioner's trial on the efficacy of antihypertensive treatment in the elderly hypertension (The PATE hypertension study) in Japan. Am J Hypertension 13 : 461-467, 2000.
16) Chobanian AV, Bakris GL, Black HR, et al : The seventh report of the joint national committee on prevention, detection, evaluation, and treatment of high blood pressure. JAMA 289 : 2560-2572, 2003.
17) Guidelines Committee : 2003 European society of hypertension-European society of cardiology guidelines for the management of arterial hypertension. J Hypertens 21 : 1011-1053, 2003.
18) August P : Initial treatment of hypertension. New Engl J Med 348 : 610-617, 2003.
19) Messerli FH, Grossman E, Golgbourt U : Are β-blockers efficacious as first-line therapy for hypertension in the elderly ? ; A systematic review. JAMA 279 : 1903-1907, 1998.

15 心筋梗塞・心不全

1 心筋梗塞

1. 定義

心筋梗塞とは動脈硬化により冠動脈枝の閉塞が起こり、支配心筋への血流が停止、心筋壊死が起こる病態をいう。

2. 診断

高齢者における急性心筋梗塞は重篤で致死性のものが多く、迅速な診断と治療が求められる。

症状としては持続性の前胸部痛が特徴的である。しかし、高齢者では非典型的なことが多く、倦怠疲労感・呼吸苦・心窩部痛などを訴えることも多い。無症候性もある。梗塞発症時には無症候で、心不全合併時点で呼吸困難を訴えたり、心破裂合併時点で失神発作として捉えられたりすることもある。

急性心筋梗塞を疑えば、心電図、血液検査を実施し、客観的データに基づいて診断する必要がある。心電図上ST上昇が明らかであれば診断はつくが、ST低下のみ（心内膜下梗塞、あるいは冠動脈多枝病変をベースとした心筋梗塞）の場合もある。血液検査では超急性期は白血球増加しか異常がないことも多い。心筋逸脱酵素のCK、AST（GOT）、LDHが順次上昇する。心臓超音波検査は梗塞に陥った左室壁運動低下領域の検出に有効である。スワンガンツカテーテルによるフォレスター分類も重症度判定に有効である（図27）。

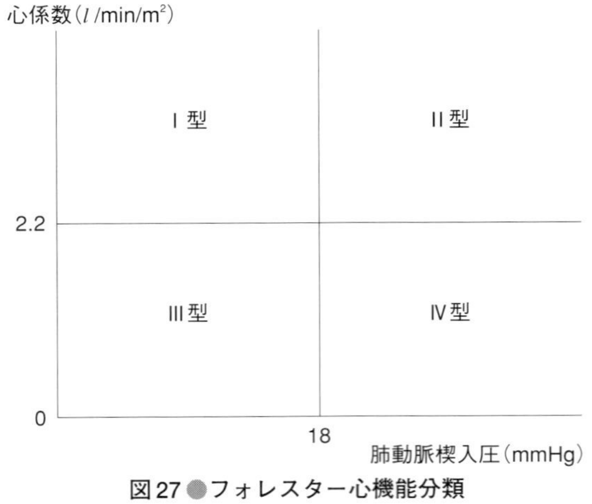

3. 治療

❶冠インターベンション

病院の設備、スタッフ、患者の状態など状況が許す限り、経皮的冠動脈形成術施行を前提とした緊急心臓カテーテル・冠動脈造影を施行する方が生命予後向上につながることが示されている。ステント、ロタブレータなどの技術の進歩によって高齢者に特徴的な高度動脈硬化病変に対する冠インターベンションの成功率は上昇し、カテーテル合併症（出血、塞栓、血管損傷、死亡）も若年者と有意差がないところにまで減少してきている。さらに、高齢者では多枝病変など冠動脈バイパス術の適応になる冠動脈病変も多い。最近、人工心肺の使用なしに心拍動下に血管を吻合するMIDCABが広く行われるようになり、バイパス術の合併症を避け得る画期的な方法として注目されている。

しかし、高齢者は、脳動脈硬化、認知・判断・忍耐力低下、認知症、呼吸機能低下、腎機能低下など身体・精神両面とも合併症を有していることが多く、インターベンション治療に支障をきたすことも多い。

❷薬物療法

高齢者虚血性心疾患の治療目標は、QOL改善と生命予後延長である。大規模臨床試験から効力のあると判明した薬物を記す。

図27●フォレスター心機能分類

a．心事故発生（心筋梗塞発症）に対する一次予防
・高血圧に対する降圧療法
・高脂血症に対する HMG-CoA 還元酵素阻害薬（スタチン）による血清コレステロール値低下療法
・狭心症に対する抗血小板薬

b．心筋梗塞後の心事故発生二次予防
・抗血小板薬
・β遮断薬
・ACE 阻害薬
・スタチン

c．心不全合併例の心機能改善（QOL 改善）と生命予後延長に有効な薬物
・抗血小板薬
・β遮断薬
・ACE 阻害薬
・アンジオテンシンⅡ受容体拮抗薬
・ホスホジエステラーゼ阻害薬（ピモベンダン）

2 心不全

1．定義

うっ血性心不全の病態は、心臓ポンプ機能低下により、心臓が静脈還流および体組織の代謝需要に見合うだけの血液を駆出できない状態である。

2．診断

❶症状

左心不全による心拍出量低下から、運動耐容能低下が起こる。全身倦怠感や食欲不振を自覚し、他覚的には活動低下、臥床傾向、尿回数減少、認知症増悪、意識障害が起こる。左房圧上昇から肺うっ血が起こり、低酸素血症となる。自覚症状は労作時呼吸困難、咳、痰、喘鳴である。進行すると、安静時呼吸困難から起座呼吸を起こす。頻呼吸がみられ、ラ音（湿性あるいは乾性）を聴取する。右心不全症状として、頸静脈怒張、浮腫、胸・腹水、肝腫大も認める。心不全による重症度分類にはNYHA心機能分類が用いられる（表29）。

表29 ● NYHA心機能分類

	疲労・動悸・呼吸困難・狭心症状
Ⅰ度	日常生活では生じない。
Ⅱ度	日常生活における身体活動で生じる。
Ⅲ度	日常生活よりも軽い身体活動で生じる。
Ⅳ度	安静時にも生じる。

❷診断

急性心不全では、迅速な診断と迅速な治療が重要である。胸部X線では心拡大、肺うっ血、胸水貯留を診断する。心電図では不整脈、心筋梗塞の有無を診断する。動脈血ガスで低酸素血症の程度を診断し、血液検査にて急性心筋梗塞の有無を診断する。また心臓超音波検査にて基礎疾患鑑別を行う。基礎疾患として多いのは、急性あるいは陳旧性心筋梗塞、弁膜症、高血圧心、拡張型心筋症などである。中心静脈圧の上昇を測定、あるいはスワンガンツカテーテル法で肺動脈楔入圧上昇や心拍出量低下などの心血行動態悪化を評価し、重症度診断を行う。

3．治療

❶急性心不全治療法

急性心不全患者で、超緊急処置を要するものは、血圧・呼吸が正常に維持できていない心原性ショックの場合である。

気道を確保、酸素投与し、動脈ラインによる血圧持続モニターをする。静脈点滴路をとり、低血圧に対しドパミンを持続点滴し、自発呼吸が微弱あるいは停止すれば、気管挿管や人工呼吸を考慮する。急性心筋梗塞による心原性ショックと診断すれば、経皮的大動脈バルーンパンピングを行い、経皮的冠動脈形成術施行を前提とした緊急心臓カテーテル検査を行う。

バイタルサインの安定した一般の急性心不全の場合、ベッド上半座位安静にし、絶食とする。酸素飽和度モニターを装着し、96％を目標にして酸素投与する。X線上肺うっ血の程度と中心静脈圧あるいは肺動脈楔入圧の値をモニターしながら、フロセミドを10～20mg静注する。尿道バルーンカテーテルを入れて、反応尿量を測定していく。その後は原因疾患に合わせた至適中心静脈圧あるいは水バランスを目標に利尿を図る。頻脈性心房細動、洞性頻脈を

認めたときには、ジゴキシン0.25mgを静注する。フォレスターⅣ型のときや、これが測定できず心臓超音波で明らかに左室収縮率低下のある場合、フロセミドのみで十分な反応尿が確保できなければ、ドパミン持続静注を始める（2～10μg/kg/min）。さらに強力な利尿作用を必要とするときはホスホジエステラーゼ阻害薬を点滴静注で用いる。低心拍出症候群においてドパミン持続静注からの離脱にはピモベンダン2.5mg（分2）内服が有効であることが多い。

❷ 慢性心不全の診断・治療

　慢性心不全の診断では、重症度確定と基礎疾患鑑別を行う。重症度確定にはNYHA分類を用いる（表29）。基礎疾患鑑別には心臓超音波検査が簡便でしかも威力を発揮する。うっ血（肺あるいは身体）が存在する症例は原則として入院させる。種々の理由で入院が不可能なときには、外来で経口利尿薬を処方することになるが、頻回に通院させ、脱水などの副作用には十分注意する。うっ血が解除された後は精査を行う。特に虚血性心疾患における冠動脈病変の確認とインターベンション治療の適応決定、および弁膜症における重症度と手術適応決定のための心臓カテーテル検査は患者の予後にかかわる重要な検査である。

　虚血性心疾患および拡張型心筋症による慢性心不全治療に対して、心機能を改善させ生命予後を延長させる薬剤は、ジギタリス、β遮断薬、ACE阻害薬、アンジオテンシンⅡ受容体拮抗薬、ピモベンダンであることが大規模臨床治験から明らかにされている。

❸ 高齢者心不全治療で留意すべき点

　至適体液量域が狭いので、輸液過剰や脱水を起こしやすい。また薬物安全域が狭いので、血中濃度上昇や降圧薬による低血圧が起こりやすい。薬物は必要最小限で使用する。そして、心不全診療に必要な点滴、尿バルーンカテーテル、侵襲的検査、治療機器に対する身体的、精神的な耐容力が小さい。これに対しては、必要最小限の侵襲に留め、かつweaningを早めにすべきである。早めに点滴から食事摂取に切り替えると、食事とともに認知能力が回復してくる。患者を人間として取り扱い、繰り返し語りかけて説得することも重要である。不穏状態、特にICU症候群に対しては、眠前のマイナートランキライザー内服とともに、ハロペリドールの点滴静注がある程度有効である。さらに、心不全から回復してきたときには、身体のリハビリテーションを早期に開始し、段階的にステップアップする。回復して行き着いた慢性心不全の重症度と、家族の介護能力を見極める必要がある。それにより、自宅療養（在宅看護）か、老人病院・療養型病院あるいは老人保健施設などへの入所を考える。その際、家族の身になってケースワーカーとよく相談し、介護認定をとらせる。介護する家族との十分なインフォームド・コンセントを取り交わすことも必要である。

〔松本正幸、岩井邦充〕

16 脳血管障害

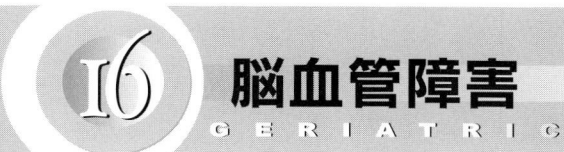

1 脳血管障害の分類

　脳血管障害はNINDS-Ⅲ分類では、表30のように分類される。そのうち脳梗塞と脳出血の臨床病型の特徴を概説する。

1. 脳梗塞

　脳梗塞はアテローム血栓性脳梗塞、心原性脳塞栓症、ラクナ梗塞の3つの臨床病型に分けられ、その発症機序からは血栓性、塞栓性、血行力学性に分けられる。

❶臨床分類

a. アテローム血栓性脳梗塞
　頭蓋内・外の主幹動脈のアテローム硬化を基盤とする脳梗塞である。食生活の欧米化とともに危険因子である糖尿病や高脂血症が増え、わが国では徐々にその頻度が増加しつつある。発症機序としては血栓性、塞栓性、血行力学性のいずれもが原因となり得る。

b. 心原性脳塞栓症
　心疾患を基盤とし栓子が脳塞栓を起こすもので、突発完成型の発症がほとんどである。ほとんどは心臓内(左心系、特に左房)に形成された血栓による脳梗塞であるが、心臓に右左シャントを有する場合には静脈内血栓も栓子となり得る。原因として非弁膜性心房細動(NVAF)、心筋梗塞、リウマチ性心臓病、人工弁置換、特発性心筋症などがある。その中で最も頻度が高いのはNVAFであるが、後述するように加齢によりNVAFの頻度が上昇しつつある。

c. ラクナ梗塞
　穿通枝動脈の閉塞によって起こる梗塞であり、大きくても1.5cmである。脳梗塞の臨床病型の中では最も頻度が高い。通常穿通枝の閉塞によって生じる脳梗塞で、発症機序は血栓性が大部分を占め、危険因子として加齢や高血圧が最も重要である。しかし、

表30 ● NINDSによる脳血管障害の分類(NINDS-Ⅲ)

〈臨床病型〉
　A. 無症候性
　B. 局所性脳機能障害
　　1. 一過性脳虚血発作(TIA)
　　　a. 頸動脈系　b. 椎骨脳底動脈系　c. 両者　d. 部位不明　e. TIAの疑い
　　2. 脳卒中
　　　a. 経過
　　　　①改善　②悪化　③不変
　　　b. 脳卒中の型
　　　　①脳出血
　　　　②くも膜下出血
　　　　③脳動静脈奇形に伴う頭蓋内出血
　　　　④脳梗塞
　　　　　(a)機序
　　　　　　(1)血栓性　(2)塞栓性　(3)血行力学性
　　　　　(b)臨床的カテゴリー
　　　　　　(1)アテローム血栓性脳梗塞　(2)心原性脳塞栓症　(3)ラクナ梗塞　(4)その他
　　　　　(c)部位による症状
　　　　　　(1)内頸動脈　(2)中大脳動脈　(3)前大脳動脈　(4)椎骨脳底動脈系
　C. 血管性痴呆(認知症)
　D. 高血圧性脳症

アテローム硬化による穿通枝入口部の閉塞（branch atheromatous disease）、血行力学的機序によるものや微小栓子による塞栓性機序によるものもあり、糖尿病や高脂血症も危険因子として注目される。

　　d．その他

❷ 発症機序

　　a．血栓性

　穿通枝の閉塞、アテローム硬化に伴う血管閉塞によって生じる脳梗塞である。アテローム硬化が緩徐に進行する場合には側副血行路が形成されやすく、灌流域全体が梗塞に陥ることは少ないが、側副血行路の形成されない場合や穿通枝の閉塞の場合には灌流域全体の梗塞になることが多い。

　　b．塞栓性

　心臓内血栓、静脈血栓、アテローム硬化巣に形成された血栓などによる血管閉塞によって生じる脳梗塞で、突然の血管閉塞のために灌流域全体の梗塞巣を形成することが多い。

　　c．血行力学性

　頭蓋内蓋の主幹動脈に高度の狭窄や閉塞性病変が存在する場合に血圧低下、脱水などの血行力学的負荷が加わって生じる脳梗塞で、終末部梗塞（terminal-zone infarct）や境界領域型梗塞（border-zone infarct）を生じる。

2．脳出血

　わが国では脳血管障害のうち脳出血の占める割合が約20％と、欧米より頻度が高い。脳出血は高血圧性脳出血とその他の脳出血に分類される。

❶ 高血圧性脳出血

　高血圧を危険因子とし、穿通枝動脈の障害を基盤として発症する。発症部位は被殻、視床、橋、小脳に多い。

❷ その他の脳出血

　アミロイドアンギオパチー（高齢者における皮質下出血）、脳動静脈奇形、海綿状血管腫、もやもや病、脳動脈瘤破裂によるくも膜下出血などがある。

2　高齢者の脳血管障害の特徴

　加齢に伴い、脳梗塞、脳出血ともに増加することが知られているが、特に脳梗塞の増加が著明である。脳血管障害の危険因子としては、加齢、高血圧症、糖尿病、高脂血症、高尿酸血症、喫煙、過度の飲酒、心房細動、弁膜症、心筋梗塞、心内膜炎などが挙げられる。その中でも加齢は高血圧とともに脳血管障害の最大の危険因子であり、すべての病型の脳血管障害は加齢に伴い発症率が増加する。高齢者の脳血管障害の特徴を表31に示す[1]。

　NVAFは前述したように心原性脳塞栓症の原因として最も高頻度の心疾患であるが、加齢によりその頻度が増加するため高齢者において特に重要な危険因子である。加齢によりNVAFの頻度が増加することに伴って、高齢者の脳梗塞に占める心原性脳塞栓症の割合が増加する[2]。心原性脳塞栓症は大梗塞巣を形成し脳浮腫も高度となることが多いため、高度の神経脱落所見や意識障害を呈しやすい。また肺炎などの合併症を起こし、重篤な後遺症を残すことが多いため、特に高齢者では重度の要介護状態となることが多い。さらに再発の頻度が高いことが問題となっている。心原性脳塞栓症の二次予防にはワルファリンが用いられる。ワルファリンによる抗凝固療法はINR（international normalized ratio）を用いた容量調節が行われ、一般にINR2.0～3.0（人工弁置換術後では2.5～3.5）が推奨されている。但し、出血性合併症の問題から日本では65歳以上の高齢者

表31 ● 高齢者の脳血管障害の特徴

［病態診断上の留意点］
・無症候性脳梗塞病巣の合併率が高い
・脳梗塞病型に占める心原性脳塞栓症の頻度の増加が懸念される
・脳出血に占めるアミロイドアンギオパチーの頻度が増す
・後遺症（認知症、うつなど）の頻度が増加し、要介護状態になりやすい

［治療上の留意点］
・抗凝固薬による出血を生じやすい（INRを1.6～2.6程度にコントロールする）
・合併症を有することが多く、外科手術の適応となる症例が少ない
・嚥下性肺炎などの感染症を併発する頻度が高く、難治性である

（文献1）より一部改変）

ではINR1.6～2.6が安全かつ有効な領域であるとされている[3]。

また、高血圧を伴う高齢者では、症候性脳梗塞のみならず無症候性脳梗塞を有する頻度が高いことが明らかとなっている。久山町研究では、脳出血を除く全剖検例の12.9％に無症候性脳梗塞を認め、そのうち86.1％がラクナ梗塞であった[4]。このように無症候性脳梗塞の多くはラクナ梗塞と同様の小梗塞であり、加齢や高血圧を危険因子とする小血管病（small vessel disease）と考えられる。無症候性脳梗塞は、ラクナ梗塞と脳出血の危険因子であると考えられており、脳卒中の発症は特に高血圧合併例において非合併例より高頻度である。さらに、最近では無症候性脳梗塞のみならず、びまん性大脳白質病変の存在が脳卒中の予知因子であるとする報告もある[5]。白質病変も小血管病の範疇に入り、無症候性脳梗塞と同様に加齢や高血圧などが危険因子となる。無症候性脳梗塞やびまん性白質障害は、血管性痴呆（血管性認知症；VaD）や脳血管性パーキンソニズムの原因としても注目されている。

無症候性脳梗塞に対する対応としては、高血圧をはじめとする危険因子の管理が推奨されている。無症候性脳梗塞に対して抗血小板薬の投与を行うべきか否かについては議論が続いているが、無症候性脳梗塞から発症した脳卒中の約20％は脳出血であり、さらにわれわれの研究でもT2*強調画像で認める微小出血（microbleeds）と症候性脳出血との関連がみられており[6]、抗血小板薬の安易な投与は避け、行う場合にも厳重な高血圧管理の下で慎重に行う必要があると考えられる。

高齢者に発症する脳出血では、視床出血の頻度が高いこと、加齢とともにアミロイドアンギオパチーによる皮質下出血が増加すること、外科的な手術適応となる症例が少ないことなどの特徴がある。アミロイドアンギオパチーは、脳の小血管外膜・中膜にアミロイドが沈着する病態であり、高齢者の非高血圧性脳出血の原因として重要である。確定診断には脳血管のアミロイド沈着を証明することが必要であり、現実的には確定診断は困難である。高血圧症を伴わない高齢者において皮質下出血を繰り返す症例では本症を疑う必要がある。手術により出血が誘発されることもあり、一般的には保存的治療の対象であり、大きな血腫以外では手術適応はない。

脳血管障害では、後遺症としての精神症状を呈することがあり、リハビリテーションの阻害因子やQOL（quality of life）を低下させる原因となり、結果として要介護状態となるため、重要な問題である。脳血管障害の慢性期後遺症としての精神症状には、抑うつ状態、認知症、せん妄、睡眠障害などがある。その中でも抑うつ状態（poststroke depression）は最も頻度が高く、脳血管障害による器質的病変による症状と考えられている。高齢者では選択的セロトニン取込み阻害薬（SSRI）や選択的セロトニン・ノルアドレナリン取込み阻害薬（SNRI）を用いる。脳血管障害によると考えられる認知症を認める場合には血管性認知症と診断される。有効な治療方法はないが、認知機能障害が軽度な場合には早期から脳血管障害の再発予防に努める必要がある。

（仲　博満、高橋哲也、松本昌泰）

●文献

1) 松本昌泰：脳血管障害．老年医学，第1版，荻原俊男（編），pp107-118, 朝倉書店，東京，2003.
2) 藤島正敏：日本人の脳卒中；特徴．Progress in Medicine 21：1225-1230, 2001.
3) Yamaguchi T for Japanese Nonvalvular Atrial Fibrillation-Embolism Secondary Prevention Cooperative Study Group：Optimal intensity of warfarin therapy for secondary prevention of stroke in patients with nonvalvular atrial fibrillation；A multicenter prospective randomized trial. Stroke 31：817-821, 2000.
4) Shinkawa A, Ueda K, Kiyohara Y, et al：Silent cerebral infarction in a community-based autopsy series in Japan；The Hisayama Study. Stroke 26：380-385, 1995.
5) Vermer SE, Den Heijer T, Koudstaal PJ, et al：Incidence and risk factors of silent brain infarctions in the population-based Rotterdam Scan Study. Stroke 34：392-396, 2003.
6) Naka H, Nomura E, Wakabayashi S, et al：Frequency of asymptomatic microbleeds on T2*-weighted MR images in patients with recurrent stroke；association with combination of stroke；subtypes and leukoaraiosis. AJNR Am J Neuroradiol 25：714-719, 2004.

17 糖尿病

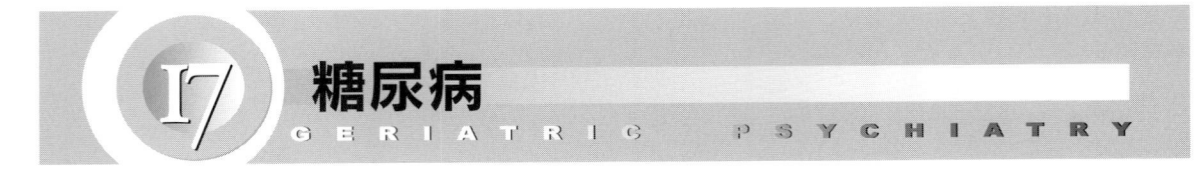

1 概念・定義と症状

　糖尿病とは、インスリン作用不足により起こる慢性の高血糖状態を主要な徴候とする代謝異常疾患である。インスリン作用不足は、インスリン供給(分泌)不全とインスリンが作用する臓器(細胞)におけるインスリン感受性低下(インスリン抵抗性)により生じるが、そのいずれが重要な役割をはたしているかは症例により異なる。
　糖尿病では、高血糖、また高血糖を原因とした慢性合併症により、いろいろな自覚的・他覚的症状・徴候が起こってくる。高血糖症状としては口渇、多尿、多飲などが、慢性合併症の症状としては、糖尿病性細小血管症に伴う視力低下、むくみ、異常知覚あるいは種々の動脈硬化症に伴う症状などがある。

2 糖尿病の成因

　糖尿病の成因は多様であり、その発症には遺伝因子と環境因子がともに関与する。
　環境因子としては、肥満、過食、コーラやジュースといった嗜好飲料、ケーキなどの嗜好品の過剰摂取、脂肪の過剰摂取、運動不足、ストレスなどが挙げられる。
　遺伝因子、環境因子のいずれが重要な役割をはたしているかは症例により異なる。加齢とともにインスリン抵抗性やインスリン分泌不全が生じるため、加齢も糖尿病発症の大きな成因の1つとなる。

3 病型分類

　成因の違いにより糖尿病は表32の如くに分類されるが、糖尿病の大半は1型あるいは2型糖尿病である。1および2型の特徴を表33に示した。高齢者糖尿病の大半は2型糖尿病である。

4 診断

　糖尿病の診断には血糖値の測定が必須であるが、空腹時血糖、75g糖負荷試験2時間値の組み合わせにより、表34の如く糖尿病型、境界型、正常型に区分される。
　糖尿病型とは、①空腹時血糖値126mg/dl以上、②75g糖負荷試験2時間血糖値200mg/dl以上、あるいは、③随時血糖値200mg/dl以上、の少なくとも1つを満たす場合である。

表32 ● 糖尿病と耐糖能異常をきたす疾患

Ⅰ．1型：β細胞の破壊、通常は絶対的インスリン欠乏に至る
　1．自己免疫性
　2．特発性

Ⅱ．2型：インスリン分泌低下を主体とするものと、インスリン抵抗性が主体で、それにインスリンの相対的不足を伴うものなどがある

Ⅲ．その他の特定の機序、疾患によるもの
　A．遺伝因子として遺伝子異常が同定されたもの
　　①膵β細胞機能にかかわる遺伝子異常
　　②インスリン作用の伝達機構にかかわる遺伝子異常
　B．他の疾患、条件に伴うもの
　　①膵外分泌疾患
　　②内分泌疾患
　　③肝疾患
　　④薬剤や化学物質によるもの
　　⑤感染症
　　⑥免疫機序による稀な病態
　　⑦その他の遺伝的症候群で糖尿病を伴うことの多いもの

Ⅳ．妊娠糖尿病

(日本糖尿病学会：糖尿病診断基準委員会報告．1999による)

1. 診断の手順

1. 別の日に行った検査で糖尿病型の高血糖が2回以上認められた場合、慢性的に高血糖が存在すると判断し、糖尿病と診断する。
2. 糖尿病型の高血糖が認められ、かつ下記の条件のうち1つがある場合は、血糖検査を繰り返さなくても、糖尿病と診断してよい。

① 糖尿病の典型的症状(口渇、多飲、多尿、体重減少)の存在
② $HbA_{1C} \geq 6.5\%$ 以上
③ 確実な糖尿病網膜症の存在
④ 現在糖尿病型であり、かつ過去に高血糖を示した資料(検査データ)がある場合
⑤ 過去に糖尿病と診断された病歴などの資料がある場合および糖尿病網膜症が見い出された場合

2. 高齢者における注意点

高齢者においても糖尿病の診断は若・壮年者と同様の手順、基準値を用いて行う。しかし、高齢者では空腹時血糖値は糖尿病診断基準値を満たさないが糖負荷後2時間血糖値高値より糖尿病と診断される例の頻度が高くなるため、診断は糖負荷試験によることが望ましい。

5 治療と管理

1. 治療の目標

糖尿病の治療の目標は、可能な限り良好な血糖、および体重、血清脂質、血圧のコントロールを維持し、できるだけ健康な人と変わらない生活の質(QOL)を維持し、老後を楽しみ寿命を全うすること

表33 ● 糖尿病の成因による分類と特徴

糖尿病の分類	1型	2型
発症機構	主に自己免疫を基礎にした膵β細胞破壊。HLAなどの遺伝因子になんらかの誘因・環境因子が加わって起こる。他の自己免疫疾患(甲状腺疾患など)の合併が少なくない。	インスリン分泌の低下やインスリン抵抗性をきたす複数の遺伝因子に過食(特に高脂肪食)、運動不足などの環境因子が加わってインスリン作用不足を生じて発症する。
家族歴	家系内の糖尿病は2型の場合より少ない。	家系内血縁者にしばしば糖尿病がある。
発症年齢	小児〜思春期に多い。中高年でも認められる。	40歳以上に多い。若年発症も増加している。
肥満度	肥満とは関係がない。	肥満または肥満の既往が多い。
自己抗体	GAD抗体、IAA、ICA、IA-2抗体などの陽性率が高い。	陰性。

HLA: human leucocyte antigen
GAD: glutamic acid decarboxylase
IA-2: insulinoma-associated antigen-2
IAA: insulin autoantibody
ICA: islet cell antibody

(日本糖尿病学会(編):糖尿病治療ガイド2004-2005. 文光堂, 東京, 2004による)

表34 ● 空腹時血糖値および75g糖負荷試験2時間血糖値の判定基準(静脈血漿値、mg/d*l*、括弧内はmmol/*l*)

	正常域	糖尿病域
空腹時値	<110 (6.1)	≧126 (7.0)
75gOGTT 2時間値	<140 (7.8)	≧200 (11.1)
75gOGTTの判定	両者を満たすものを正常型とする	いずれかを満たすものを糖尿病型とする
	正常型にも糖尿病型に属さないものを境界型とする	

- 随時血糖値≧200mg/d*l*(≧11.1mmol/*l*)の場合も糖尿型とみなす。
- 正常型であっても、1時間値が180mg/d*l*(10.0mmol/*l*)以上の場合は、180mg/d*l*未満のものに比べて糖尿病に悪化する危険が高いので、境界型に準じた取り扱い(経過観察など)が必要である。

(日本糖尿病学会:糖尿病診断基準委員会報告. 1999による)

表35 ● 高齢者糖尿病の治療において考慮すべきこと

糖尿病の状態	耐糖能、病型、病態、合併症の状態など
他疾患の状態	他疾患の有無、重症度、生命予後など
日常生活機能	基本的ADL:食事、排泄、移動、更衣、整容、入浴 手段的ADL:買い物、調理、家事、家計、電話、薬の管理、利用可能な交通手段、社会活動
精神・心理機能	認知機能(改訂長谷川式スケール、ミニメンタルテストなどで評価) うつ状態(Geriatric Depression Scale; GDSなどで評価) 意欲(鳥羽式スケールなどで評価)
社会・経済的機能	家族構成、家族や友人との交流状態、住居、経済的状態など
QOL	フィラデルフィア老年学研究所(PGC)モラールスケールなどで評価

(日本糖尿病学会:科学的根拠に基づく糖尿病診療ガイドライン. 南江堂, 東京, 2004による)

である。

したがって、高齢者では、単に合併症予防のみに目を向けず、QOLにも十分配慮した、総合的な視点からの糖尿病教育や治療方針を立てることが重要である。表35は、高齢者の糖尿病教育や治療方針の作成にあたって考慮すべき事項をまとめたものである。

2. 治療の指標

表36は、日本糖尿病学会「科学的根拠に基づく糖尿病診療ガイドライン」に示された高齢者糖尿病における体重、血糖、血清脂質、血圧の治療目標値である。

高齢者においては、動脈硬化性血管障害が多発するので、血糖のみでなく、体重、血清脂質、血圧な

表36●高齢者糖尿病における危険因子の治療目標値と留意点

1. 体　重
　［治療目標値］
　　　　BMI＝22
　　　　　［BMI＝体重kg/（身長m）^{2}］
　［留意点］
　　　高齢者において若・壮年者と同様にBMI22が最も疾病が少ないというevidenceは十分ではない。またBMI22を目指した減量の有効性を明らかにしたRCTはない。しかし、肥満は高齢者において、耐糖能低下、大血管障害、あるいはADL低下などの危険因子となることからBMI22を目標として体重を管理することが妥当であると考えられる。

2. 血　糖
　［治療目標値］
　　　正常化を図ることが望ましい。
　　　それが難しい場合は、空腹時血糖値：140mg/dl 未満、糖負荷後2時間血糖値250mg/dl 未満、HbA$_{1C}$ 7％未満を目標とする。
　［留意点］
　　　血糖は正常化を図ることが望ましいが、高齢者の場合、種々の条件からその達成が難しいことがある。そのような場合でも、空腹時血糖値は140mg/dl 未満、糖負荷後2時間血糖値は250mg/dl 未満、HbA$_{1C}$は7％未満を目標とする。
　　　十分な血糖コントロールが維持できない場合は、種々の合併症の発症・進展の有無を定期的に検索することが必要である。

3. 血清脂質
　［治療目標値］
　　　①血清総コレステロール
　　　　　冠動脈疾患（−）：200mg/dl 未満
　　　　　冠動脈疾患（＋）：180mg/dl 未満
　　　②血清LDLコレステロール
　　　　　冠動脈疾患（−）：120mg/dl 未満
　　　　　冠動脈疾患（＋）：100mg/dl 未満
　　　③血清中性脂肪：150mg/dl 未満
　　　④血清HDLコレステロール：40mg/dl 以上
　［留意点］
　　　日本動脈硬化学会「動脈硬化性疾患診療ガイドライン2002年版」では、少なくとも70歳までは上記の若・壮年者と同様の脂質管理を行うべきとしている。しかし、75歳以上の例に関しては、十分なevidenceのないことから、個々の患者の医学的、社会的背景を考慮して、主治医の判断で対応すべきとしている。
　　　なお、上記冠動脈疾患とは、確定診断された心筋梗塞、狭心症である。

4. 血　圧
　［治療目標値］
　　　　収縮期血圧：130mmHg未満
　　　　拡張期血圧：80mmHg未満
　［留意点］
　　　日本高血圧学会「高血圧治療ガイドライン（JSH2000）」では、非糖尿病では、60、70、80歳代では、それぞれ、140/90、150〜160/90、160〜170/90mmHg未満と若年・中年の130/85mmHg未満とは異なった降圧治療目標値を定めている。しかし、血管合併症の多発する糖尿病では年齢に特に言及せず130/85mmHg未満、糖尿病性腎症で尿蛋白1g/日以上は125/85mmHg未満を治療目標とすることとしている*。本ガイドラインでは降圧目標は130/80mmHg未満であり、高齢者もこれに準じ、臓器血流障害徴候の有無に注意しつつ緩徐な降圧を心がけ、できるだけこの目標値未満に近づけることが妥当であると考えられる。

*JSH2000は、2004年に改定されJSH2004として公表された。JSH2004では、高齢者であっても、年齢にかかわらず140/90mmHg未満を降圧目標値とすべきと改められた。また、糖尿病の降圧目標値は130/80mmHg未満と改められた。

（日本糖尿病学会：科学的根拠に基づく糖尿病診療ガイドライン．南江堂，東京，2004による）

どの管理についても十分な配慮を行うべきである。

3. 治療の方法

❶ 食事療法

高齢者の食事療法においても、原則として日本糖尿病学会編集の「食品交換表」を使いこなせるように指導するが、症例の能力によっては、さらに簡便な指導媒体を用いることも検討する。

総摂取エネルギーは、理想体重1kgあたり25〜30kcalとする。よく運動するという例であっても、高齢者の運動量は、それほど多くはならないので、通常30 kcal以上を必要とすることはない。炭水化物、蛋白質、脂肪の比は、成人と同様に、60：15〜20：20〜25とする。一気に理想的な食事を目指すより、血糖値、体重、血清脂質、血圧などの推移をよく観察し、食事指導の内容をきめ細かく変更していくという気長な、個別の対応が必要である。

❷ 運動療法

運動は、血糖値、体重、血清脂質および血圧の管理にも有用であるのみでなく、高齢者の場合、ADL（日常生活動作；activities of daily living）、ひいてはQOLの向上にも有用である。したがって、本人が実施可能な運動を生活に取り入れることが重要である。

但し、糖尿病性腎症、増殖性網膜症、心・肺機能の低下している例、骨・関節疾患、神経疾患など、不用意な運動の開始を避けるべき病態をもった例も少なくないので、事前のチェックが必須である。

運動としては、1人ででき、いつでも中止でき、無理をしないでよいとという意味で、うっすらと汗をかく程度の歩行を、1回20分以上、週3回以上することを勧めるとよい。

❸ 薬物療法

糖尿病治療薬には、経口血糖降下薬とインスリンがある。いずれの場合も、薬物投与に際しては、少用量（目安：成人の1/2）で開始し、増量も緩徐に行う。

高齢者では、薬物代謝が遅延するので、経口薬においても、インスリンにおいても、長期作用持続型のものを避けることが望ましいが、使用せざるを得ない場合は低血糖に十分注意する。

開腹手術後の患者は、イレウスを惹起する危険性のあるので、原則としてαグルコシダーゼ阻害薬の投与は避けるべきである。

4. 低血糖の注意

薬物療法に伴う重症低血糖は、75歳以上の高齢者（後期高齢者）、多剤併用例、退院直後の例、腎不全例、食事摂取量低下例などに発症しやすい。

重症の低血糖は他疾患に罹患したいわゆるシックディに発症することが多いため、シックディの血糖降下薬の扱い方を症例ごとに、よく指示しておくことが必要である。

高齢者では定型的な低血糖症状のみならず非定型的な症状（ふらふらして気が遠くなる感じ、落ち着かない感じ、力が入らない感じ、あるいは錯乱、特に認知症様症状、うつ様症状などの中枢神経症状）を訴える例が多く、他疾患あるいは高齢者でよくみられる症状として低血糖が見逃すことのないよう注意が必要である。

αグルコシダーゼ阻害薬と他の血糖降下薬を併用した場合、低血糖にはブドウ糖で対処する必要がある。

5. 経過と予後

高齢者糖尿病の予後は非糖尿病と比較し死亡率が高い。高齢者糖尿病の総死亡率と空腹時血糖値および糖負荷後2時間血糖値との関係をみると、総死亡率は糖負荷後2時間血糖値とよく関係する。したがって、高齢者においては糖負荷後血糖値を評価することが重要である。

〈井藤英喜〉

18 高脂血症

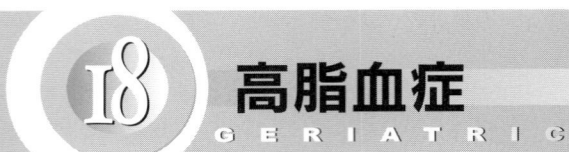

●●● はじめに

　わが国の三大死因のうち高齢者で特に重要となる脳血管障害と心血管疾患の多くは動脈硬化を基盤として発症するものであり、加齢とともにこれら動脈硬化性疾患の頻度は増加する。また、これらの疾患は高齢者のQOLを著しく低下させる認知症や寝たきりの原因疾患となるため、動脈硬化性病変の進行を抑制することは大変重要となる。さらに、最近では高コレステロール血症はアルツハイマー病との関連も指摘されるようになり、高齢者の脂質代謝異常の管理は、高齢者のQOL維持のうえで大きな課題となっている。

1 加齢に伴う血清脂質の変化

　日本人の総コレステロール値は統計のある1960年頃から徐々に上昇し1980年頃にはほぼ現在と同様の値となっている。その背景として、この時期に日本人の食生活の欧米化が進み、脂肪摂取量が1960年頃は約24.7g/日であったものが、1980年頃には約56.9g/日と倍増していることなどが挙げられる。図28には2000年に行われた日本人の年齢階級別の総コレステロール値が示されているが、男性では40〜49歳をピークに上昇し、その後年齢とともに緩やかに減少する。女性では閉経後の60〜69歳をピークに上昇し、その後、緩やかに減少するが70歳以上においても40〜49歳の平均値よりも高い値を示している[1]。また総コレステロール値が220mg/dl以上を高コレステロール血症とすると、その年齢階級別の割合は、男性では50〜59歳で約3割に達した後、徐々に減少するが、女性においては高コレステロール血症は閉経後より4割程度に認められる[2]。また加齢とともに多くみられる高脂血症の表現型は男性ではIIa型、女性ではIIb型が増加する。

2 高脂血症の診断

　高齢者においても高脂血症の診断は若・中年者と同様に動脈硬化性疾患診療ガイドライン(2002年版)に準じて行ってよい(表37)[3]。但し、高齢者の高脂血症を確認したら、家族性高コレステロール血症や家族性複合型高脂血症など原発性の高脂血症のほか

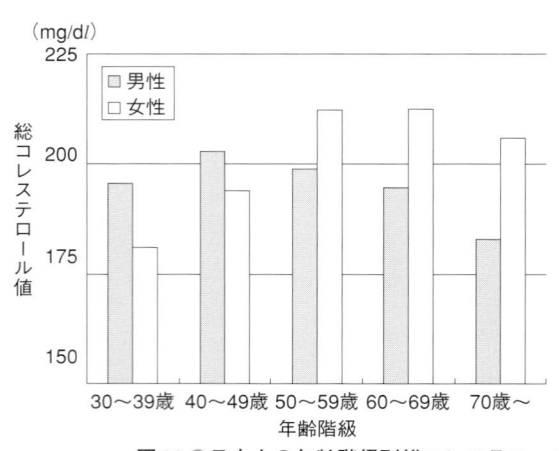

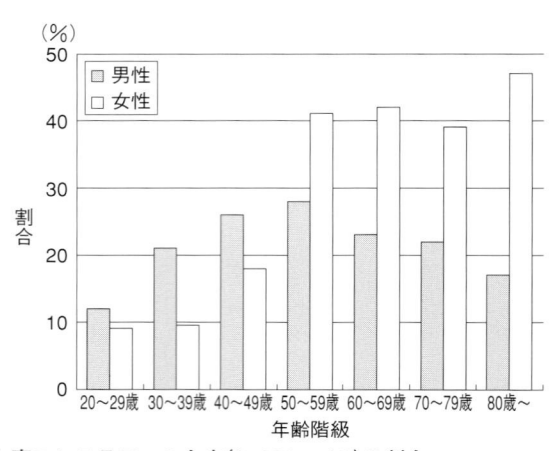

図28 ● 日本人の年齢階級別総コレステロール値と高コレステロール血症(≧220mg/dl)の割合
(厚生労働省健康局総務課：第5次循環器疾患基礎調査の概要．2001による)

に、二次性高脂血症も鑑別されなければならない。甲状腺機能低下症、糖尿病、腎疾患、肝疾患などのほか、高齢者では高血圧合併例が多く、利尿薬やβ遮断薬などによる薬剤性に脂質異常がもたらされている場合もある。

3 高脂血症治療指針

欧米の大規模臨床試験の解析からは高齢者においても総コレステロールを下げると冠動脈疾患の二次予防ができることが明らかにされている[4]。本邦の高齢者においても70歳まではコレステロールと冠動脈疾患の関連が明らかにされており、70歳代前半まではコレステロールを低下させる治療が冠動脈疾患の発症を抑制することが明らかにされてきている[5][6]。したがって75歳未満の前期高齢者においては積極的なコレステロール低下療法が冠動脈疾患発症を抑制すると考えられる。本邦の現時点での主な高齢者高脂血症治療指針としては、後述のように1999年に厚生省長寿科学総合研究班が発表した日本人高齢者の高脂血症管理基準(案)(表38)[7]と2002年に日本動脈硬化学会が発表した動脈硬化性疾患診療ガイドライン(表39)[3]がある。後者は一般成人を対象として作成されたものであるが、前期高齢者まではQOL維持などの注意を払いつつそのガイドライン

表37 ● 高脂血症の診断基準　　　　　　　　（血清脂質値：空腹時採血）

高コレステロール血症	総コレステロール	≧ 220 mg/dl
高LDLコレステロール血症	LDLコレステロール	≧ 140 mg/dl
低HDLコレステロール血症	HDLコレステロール	≦ 40 mg/dl
高トリグリセリド血症	トリグリセリド	≧ 150 mg/dl

（文献3）による）

表38 ● 日本人高齢者の高脂血症管理基準

1. 高コレステロール血症

	生活指導適応基準[C-1]	治療適応基準[C-2]	治療目標
冠動脈疾患(−)[C-3]	LDL-C 140mg/dl 以上 (TC 220mg/dl 以上)	LDL-C 160mg/dl 以上 (TC 240mg/dl 以上)	
冠動脈疾患(+)[C-4]	LDL-C 120mg/dl 以上 (TC 200mg/dl 以上)	LDL-C 140mg/dl 以上 (TC 220mg/dl 以上)	LDL-C 120mg/dl 未満 (TC 200mg/dl 未満)

[A]：65歳以上を高齢者とする。さらに国際的慣習により高齢者を65〜75歳未満、75歳以上に分ける。

[B]：65歳以前に既に治療を開始していた一次予防および二次予防患者は、65歳を超えても75歳未満までは原則として従来の治療を継続する。但し、治療内容はC-1、C-2で述べる高齢者の問題点に留意して考える必要がある。

[C-1]：生活指導は運動不足、アルコール、喫煙慣習などへの介入を中心に行う。患者の運動能力、社会的活動性を考慮して指導する。

[C-2]：食事療法、薬物療法を含む。食事療法は患者の栄養状態に留意し低栄養にならないような指導を行う。薬物治療において高齢者では肝機能・腎機能が低下しており、薬物代謝動態が若・中年者とは異なっていることに注意する。また社会的活動性など個々の状況を十分考慮した薬物治療が望まれる。

[C-3]：65歳以上で高コレステロール血症と診断された例では冠動脈疾患を合併している可能性が高いのでその検索を十分に行う。

[C-4]：冠動脈疾患：①心筋梗塞、②狭心症、③無症候性心筋虚血（虚血性心電図異常など）、④冠動脈造影で有意狭窄を認めるもの。

[C-5]：冠動脈疾患一次予防例、二次予防例とも高コレステロール血症以外の動脈硬化危険因子［①冠動脈疾患の家族歴、②喫煙慣習、③高血圧(140 and/or 90 mmHg 以上)、④肥満、⑤耐糖能異常（日本糖尿病学会基準、境界型、糖尿病型）、⑥高トリグリセリド血症(TG≧150mg/dl)、⑦低HDLコレステロール血症(HDL-C＜40mg/dl)］合併の可能性が高いのでその管理にも留意する。

[D]：75歳以上では冠動脈疾患一次、二次予防目的で積極的に高コレステロール血症を管理する意義が明らかにされていない。75歳以上の高齢者の管理に関しては個々の患者の医学的、社会的背景を考慮して主治医の判断に委ねるものとする。

2. 高トリグリセリド血症		3. 低HDLコレステロール血症	
治療開始基準	150mg/dl 未満	治療開始基準	40mg/dl 未満
治療目標値	150mg/dl 以上	治療目標値	40mg/dl 以上

（文献7）による）

を適応できるものとしている。前者・後者ともに冠動脈疾患を有する症例での管理基準はより厳しいものとしているが、厚生省長寿科学総合研究班の管理基準は高齢者の特徴に配慮し、より緩やかなものとなっている。本邦における後期高齢者における管理基準は唯一、厚生省長寿科学総合研究班の管理基準で示されているが、LDL-Cが160mg/dl以上を治療対象の目安としながらも、個々の症例で個別に主治医が判断することとされている。これは、現時点では後期高齢者・超高齢者に対して積極的に高脂血症を治療する意義が明らかにされていないこと、また85歳以上では高コレステロール血症と心血管死の関係は明白でないとする報告があることなどにより[8]、現在も議論の余地を残すところであるためである。

4 高齢者高脂血症の治療と注意点

　高齢者においても高脂血症の治療はライフスタイルの改善、すなわち禁煙、食事療法、運動療法から開始されるべきである。しかしながら、高齢者では若・中年者と同様の食事療法を行うと栄養のバランスを崩し、却って健康を損なうことがある。また、呼吸器疾患、循環器疾患、運動器疾患などの合併により運動療法が適切でない場合もある。高齢者では、それまでのライフスタイルを変更するとQOLが維持されない場合が多く、若・中年者に比べてライフスタイルの改善には制限があり、個々の症例に応じた配慮が必要である。

　非薬物療法では脂質代謝異常が目標値まで改善しない場合、薬物療法が必要となる。表40には高脂血症治療薬を薬効別に示している。この中で

表39●患者カテゴリー別管理目標値

患者カテゴリー			脂質管理目標値(mg/dl)				その他の冠危険因子の管理		
	冠動脈疾患*	LDL-C以外の主要冠危険因子**	TC	LDL-C	HDL-C	TG	高血圧	糖尿病	喫煙
A	なし	0	<240	<160	≧40	<150	高血圧学会のガイドラインによる	糖尿病学会のガイドラインによる	禁煙
B1	なし	1	<220	<140					
B2		2							
B3		3	<200	<120					
B4		≧4							
C	あり		<180	<100					

TC：総コレステロール　LDL-C：LDLコレステロール　HDL-C：HDLコレステロール
TG：トリグリセリド
 *：冠動脈疾患とは、確定診断された心筋梗塞、狭心症とする。
**：LDL-C以外の主要冠危険因子
　　加齢(男性≧45歳、女性≧55歳)、高血圧、糖尿病(耐糖能異常を含む)、喫煙、冠動脈疾患の家族歴、
　　低HDL-C血症(<40mg/dl)
・原則としてLDL-C値で評価し、TCは参考値とする。
・脂質管理はまずライフスタイルの改善から始める。
・脳梗塞、閉塞性動脈硬化症の合併はB4扱いとする。
・糖尿病があればほかに危険因子がなくともB3とする。
・家族性高コレステロール血症は別に考慮する。
(文献3)による)

表40●高脂血症治療薬

高脂血症治療薬	LDL-C改善作用	TG改善作用	HDL-C改善作用
HMG-CoA還元酵素阻害薬	○		○
フィブラート系薬	○	○	○
プロブコール	○		
ニコチン酸誘導体	○	○	○
陰イオン交換樹脂(レジン)	○		
イコサペント酸エチル		○	

HMG-CoA還元酵素阻害薬はLDL-Cを低下させ、心血管疾患発症を抑制する効果において特に優れているが、副作用として横紋筋融解症があり、高齢者では血清CK値のモニターが必要である。またフィブラート系薬剤は高トリグリセリド血症にも効果がある薬剤であるが、腎機能低下例では使用困難である。高齢者では一般に血清蛋白低下による有利薬剤の増加、肝機能低下、腎機能低下による薬物代謝の遅延などの特徴があり、薬物の副作用が出やすい環境にあることに注意すべきである。

●●●●おわりに

本邦においても動脈硬化性疾患の発症を抑制することは、高齢者の予後、QOLを改善するうえで大変重要であり、高脂血症のコントロールは重要な鍵となる。しかしながら、現時点では特に後期高齢者、超高齢者における高脂血症と動脈硬化性疾患の関連を議論するエビデンスが乏しく、今後の研究の発展が待たれる。

(中橋　毅、森本茂人)

●文献
1) 厚生労働省健康局総務課：第5次循環器疾患基礎調査の概要．2001.
2) 堀部　博、ほか：全国的血清脂質調査に基づくわが国における高脂血症患者数の推定．厚生省特定疾患原発性高脂血症調査班平成5年度研究報告書，pp19-24, 1994.
3) 日本動脈硬化学会：動脈硬化性疾患診療ガイドライン(2002年版)．2002.
4) Miettinen TA, Pyorala K, Olsson AG, et al：Cholesterol-lowering therapy in women and elderly patients with myocardial infarction or angina pectoris；findings from the Scandinavian Simvastatin Survival Study (4S)．Circulation 96：4211-4218, 1997.
5) Mabuchi H, Kita T, Matsuzaki M, et al：Large scale cohort study of the relationship between serum cholesterol concentration and coronary events with low-dose simvastatin therapy in Japanese patients with hypercholesterolemia and coronary heart disease；secondary prevention cohort study of the Japan Lipid Intervention Trial (J-LIT)．Circ J 66：1096-1100, 2002.
6) Ito H, Ouchi Y, Ohashi Y, et al：A comparison of low versus standard dose pravastatin therapy for the prevention of cardiovascular events in the elderly；the pravastatin anti-atherosclerosis trial in the elderly (PATE)．J Atheroscler Thromb 8：33-44, 2001.
7) 厚生省長寿科学総合研究班：日本人高齢者の高脂血症管理基準(案)．1999.
8) Weverling-Rijnsburger AW, Blauw GJ, Lagaay AM, et al：Total cholesterol and risk of mortality in the oldest old. Lancet 18：1119-1123, 1997.

19 貧血

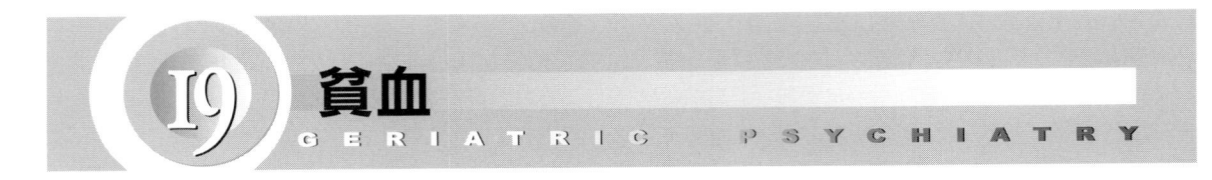

●●●はじめに

　貧血とは、なんらかの原因により血液の単位容積内の赤血球数または血色素（Hb）量が減じた状態をいう。WHOの診断基準では、成人の男性ではHbが12.5g/dl、女性では11.5g/dl以下の場合を貧血症と呼ぶ。しかし、高齢者ではこの男女差は消失し、さらに図29の如く健常者であっても加齢により赤血球数、Hb値の軽度の減少傾向が出現してくるため、一般成人の基準では臨床的に意味のない多くの高齢者が貧血と診断されてしまう。そこで男女ともにHb11.0g/dl以下を貧血として扱うことが多い。

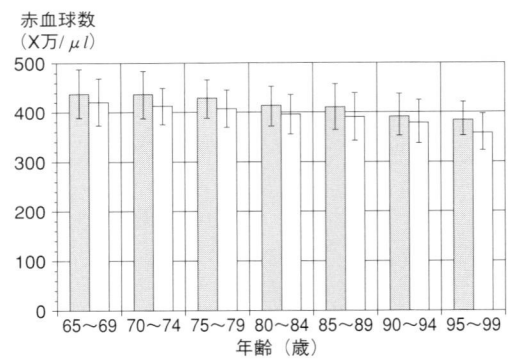

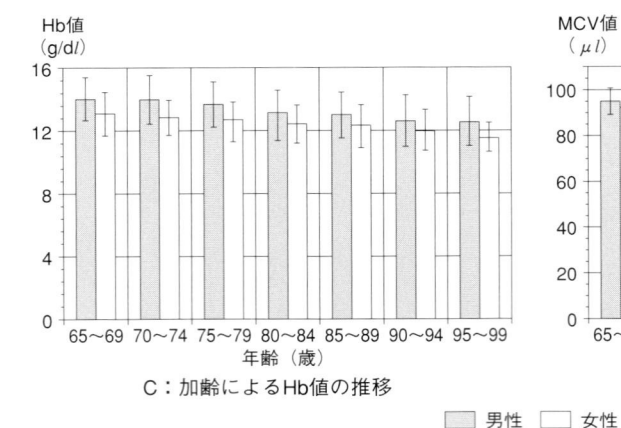

1　加齢と造血機能

　加齢に伴い骨髄は脂肪組織の増加と造血細胞密度の減少が起こり、骨髄の造血細胞数は減少する。造血細胞中の顆粒球単球系幹細胞（CFU-GM）は年齢による変化を示さないが、赤血球系幹細胞（BFU-E、CFU-E）は80歳以上で減少する。これらの幹細胞に働き、増殖および分化を促す造血刺激因子の血中濃度は顆粒球コロニー刺激因子（G-CSF）およびエリスロポエチン（EPO）に関する限り、加齢に伴う変

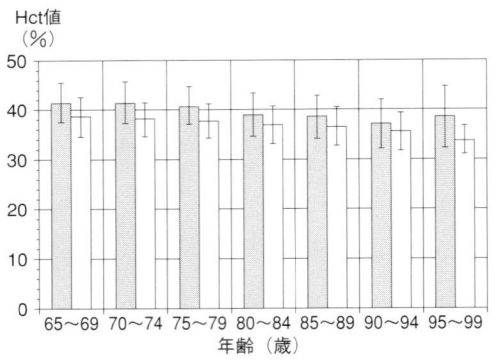

図29●健常高齢者の加齢による赤血球系測定値の推移
＊1988〜1996年の健常高齢者3,583例（男性1,590名、女性1,993名）より。
（高崎　優：老年者の基準値；血液学的検査．老化と疾患 8：541-551, 1996 による）

A：加齢による赤血球数の推移
B：加齢によるHct値の推移
C：加齢によるHb値の推移
D：加齢によるMCV値の推移
■男性　□女性

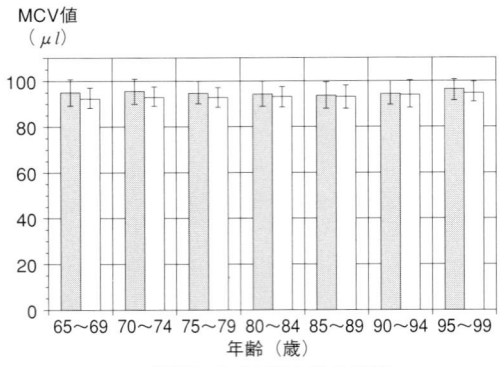

化は認められない。この骨髄の加齢性変化の原因としては、骨髄環境説、多能性幹細胞の機能低下、低栄養説などが検討されている。

2 臨床症状

貧血による臨床症状はHb量低下による酸素運搬能の低下に基づく臓器の低酸素状態、および心拍出量の増加により引き起こされる。主な自覚症状としては、動悸、息切れ、めまい、全身倦怠感、頭痛、耳鳴りなどがあるが、いずれも貧血に特有なものとはいえない。すなわち、貧血とは「病名」ではなく「症状名」である。以上のような症状が認められたならば、貧血を疑い、血液検査を行う。そして貧血の存在が確認された場合、常にその原因を明らかにすることが臨床上極めて重要である。

3 高齢者貧血の特徴と留意点

高齢者貧血の自覚症状は成人と特に変わりはないが、日常の活動性が乏しいことや慢性経過で発生する貧血が多いため、自覚症状が出現しにくいことが特徴である。また、高齢者では症状があっても、それを老化に伴う症状と思い込み、医療機関を受診していても、これらの症状を訴えない場合も多いので注意を要する。高度の貧血でも自覚症状はなく、むしろ「元気がない」「なんとなくボーッとしていることが多い」などの家族による他覚的な訴えで来院することもある。診察上も、高齢者では皮膚の色素沈着や結膜炎のため、貧血の所見を発見しにくく、また、発熱、下痢、食思不振などで脱水を起こすと、血液濃縮のため血液検査でも貧血の存在が見逃されることもある。一方、動脈硬化症に基づく循環器疾患、脳血管障害を有する例では、心不全、狭心症や認知症、意識障害などの重篤な症状を呈して来院することもある。

以上のように高齢者の貧血は発見が遅れる場合が多いが、ひとたび症状が出現すると、加齢による諸臓器の機能低下、予備能低下があるため、重症化しやすく、また、貧血の原因として悪性疾患が潜在している場合も多いため、定期的に血液検査を行っておくことが望ましい。その結果、Hb11.0g/d*l* 以下であった場合、さらに検査を進め原因診断を行う。また、Hb11.0g/d*l* 以上であっても、短期間に貧血が進行した場合や、MCV（平均赤血球容積）やMCH（平均赤血球血色素量）に異常が認められたときは、その原因を調べる必要がある。高齢者では各種の基礎疾患に起因、続発する二次性貧血が多く、中でも消化器系疾患における消化管からの急性、慢性出血による鉄欠乏性貧血を呈する頻度が高く、原因疾患としては悪性腫瘍が最も多い（図30）。頻度は低いが、骨髄異形成症候群（MDS）、再生不良性貧血、巨赤芽球性貧血などの造血組織に異常のある原発性貧血や多発性骨髄腫、悪性リンパ腫といった造血器悪性腫瘍も加齢とともに増加し、貧血の重要な原因となっている。多系統に及ぶ血球減少を認めた場合は、

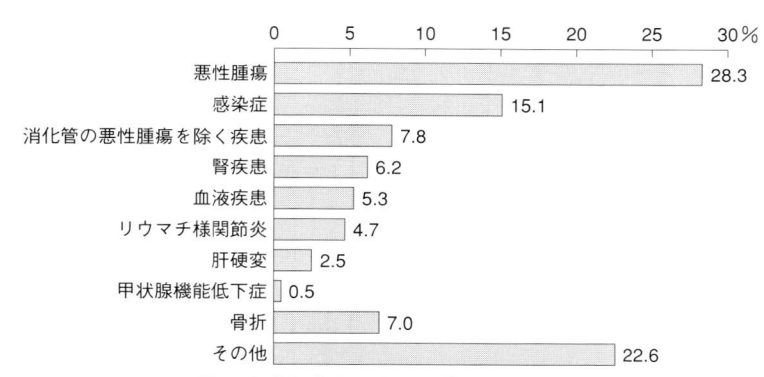

基礎疾患	%
悪性腫瘍	28.3
感染症	15.1
消化管の悪性腫瘍を除く疾患	7.8
腎疾患	6.2
血液疾患	5.3
リウマチ様関節炎	4.7
肝硬変	2.5
甲状腺機能低下症	0.5
骨折	7.0
その他	22.6

図30● 高齢者貧血患者の基礎疾患別頻度
＊1975〜1989年の貧血患者1,053例より。
（白倉卓夫、ほか：高齢者疾患の臨床像の特徴；貧血．Geriatric Med 32：271-276, 1994による）

MDS、再生不良性貧血、急性白血病などの難治性疾患の可能性が高い。したがって、これらが疑われた場合、その診断、治療は専門医療機関もしくは専門医との連携によりなされるべきである。

4 高齢者にみられる主な貧血

1．鉄欠乏性貧血

　鉄の供給がHb合成、特にヘム合成を行うのに不十分な量まで減少したときに起こる貧血で、年齢を問わず日常最も多く遭遇するものである。原因は多様だが、高齢者の場合、栄養障害による鉄摂取量の不足や慢性出血による鉄欠乏が多い。過半数は消化管出血によるもので、特に消化管悪性腫瘍の検索が重要である。また、消炎鎮痛薬常用による、びらん性胃炎（AGML）、脊椎後彎症による食道裂孔ヘルニア、逆流性食道炎（GERD）にも注意が必要である。一般に小球性低色素性貧血を呈する。高齢者の場合、二次性貧血との鑑別が重要となる。鉄欠乏性貧血では貯蔵鉄量の著明な減少として血清鉄値および血清フェリチン値の低下を認め、総鉄結合能（TIBC）は増加する。さらに鉄飽和率（血清鉄/TIBCの比）は16％以下となることが多い。一方、二次性貧血では血清鉄値とTIBCはともに低下を認めるが、血清フェリチン値は上昇していることが多い。鉄飽和率は16％以上となることがほとんどである。また、高齢者では二次性貧血に鉄欠乏性貧血を合併することも珍しくなく、この場合は、血清鉄値やTIBCはともに低下を示し、また、鉄飽和率は16％以下となる。治療はまず原因疾患の治療を最優先する。鉄剤は経口投与（1日に鉄量として100〜150mg）を原則とし、副作用のため内服できないときや、早急に補充する必要がある場合に限り、静脈内投与が行われる。治療期間は血清フェリチン値が正常化（12ng/ml以上）するまで続け、大体3〜6ヵ月間の内服が必要となる場合が多い。

2．再生不良性貧血

　骨髄の多能性造血幹細胞の障害あるいは造血支持細胞を中心とした微小環境の障害により、末梢血では汎血球減少症（赤血球、白血球、血小板のいずれも減少）をきたす難治性の疾患である。貧血はMCVが正常の正球性が多いが、軽度大球性を呈することもある。原因不明の特発性再生不良性貧血が大部分を占め、薬剤（クロラムフェニコール、ペニシラミン、フェニールブタゾンなど）や放射線などの曝露、ウイルス感染症などに続発する二次性再生不良性貧血が残り約10％を占めている。これらの多くは免疫学的異常によって発症すると考えられている。高齢者では、薬物性骨髄障害によるものが高頻度にみられている。診断は骨髄穿刺および骨髄生検にて骨髄の低形成を認め、汎血球減少症を呈する各種疾患を除外することによりなされるが、造血幹細胞のクローン性疾患である骨髄異形成症候群との鑑別が困難な場合も多い。治療は年齢や重症度を考慮して、蛋白同化ステロイド療法、免疫抑制療法［ATG（抗胸腺細胞グロブリン）療法、シクロスポリン療法、メチルプレドニゾロン大量療法など］、サイトカイン療法、骨髄移植などが行われる。骨髄移植は40歳以下の重症例が中心であるため、高齢者では適応とならない。

3．巨赤芽球性貧血

　ビタミンB_{12}または葉酸の欠乏によるDNA合成障害に起因する貧血である。このうちビタミンB_{12}欠乏性貧血は、抗内因子抗体や抗壁細胞抗体が検出される悪性貧血以外にも、胃切除後5年以上経過した後に発症することがある。一方、高齢者における葉酸欠乏は炎症や悪性腫瘍などによる需要の増大、アルコール性肝障害や長期間の寝たきりによる栄養摂取不良状態が続いた場合にしばしばみられる。一般的な貧血症状のほかに、舌の発赤・疼痛・味覚障害（ハンター舌炎）、食欲不振、下肢痺れ、知覚障害、歩行障害などの神経症状がみられる。血液生化学検査では無効造血による間接型ビリルビン高値、LDHの著しい高値、ハプトグロブリン低値を認め、また、尿中へのメチルマロン酸（MMA）の排泄増加がみられる。末梢血は汎血球減少症を呈することが多く、網状赤血球は減少する。貧血は大球性正色素性（MCV＞120）を示す。骨髄は過形成像を呈することが多く、巨赤芽球の増加や好中球過分葉などの形態異常を認める。同様の変化は骨髄異形成症候群でも認められ、鑑別する必要がある。治療はビタミンB_{12}の筋肉内注射（メチルコバラミン、ヒドロキシコ

バラミン)、1回につき500～1,000μgを14～20回、4～8週間かけて投与し、以後は2～3ヵ月ごとに同量を終生繰り返す。葉酸欠乏に対しては、葉酸(フォリアミン®)5～15mg/日を経口投与することで速やかに改善することが多い。

4. 二次性貧血

本貧血は種々の全身疾患に続発する貧血の総称である。高齢者貧血の80%以上を占めている。貧血の程度は一般に軽症～中等症のことが多く、原疾患の重症度とほぼ併行してみられるが、疾患によっては一定の傾向をもたない。また、通常の造血薬(鉄、ビタミンB_{12}、葉酸など)による貧血の改善はほとんど期待できず、発症原因となっている基礎疾患の治療が唯一有効である。本貧血の発生機序は単一ではなく、基礎疾患により、出血、溶血、造血幹細胞障害、鉄代謝異常、各種造血因子の欠乏や反応性異常、栄養不良など種々の要因が複雑に関与しているため、その病態の解釈は単純ではない。原因となりやすい基礎疾患としては、①悪性腫瘍、②感染症、③膠原病、④腎疾患、⑤肝疾患、⑥内分泌疾患、などが問題であるが、貧血の成因に関しては不明な点が多い。貧血の病態から大きく2群に分けられる。すなわち、慢性炎症性疾患や悪性腫瘍などに随伴してしばしば認められる共通した病態生理学的特徴を有する、いわゆる慢性疾患に伴う貧血(anemia of chronic disorders；ACD)と呼ばれる1群と、肝疾患、腎疾患、内分泌疾患などに特異的な随伴症状の一部として出現してくる貧血群とがある。

❶ 慢性炎症による貧血(ACD)

本貧血の中心をなすものは、リウマチ性疾患、慢性感染症、悪性腫瘍に伴う貧血で、通常、正球性正色素性貧血、時に小球性貧血を呈し、網状赤血球数は正常範囲、血清鉄とTIBCはともに低下しているが、血清フェリチン値は正常～高値を特徴とする。治療は原疾患の治療が基本となる。しかし、実際には治療困難なものが多く、十分な貧血の改善効果が期待できない場合が多い。本貧血の病態ではEPOの産生抑制と反応性の低下状態が観察されていることから、リコンビナント・ヒトエリスロポエチン(rhEPO)投与による治療も検討されている。

❷ 腎性貧血

腎疾患による貧血は、慢性腎不全にしばしば続発する。貧血の主な原因は、体内の主要な造血因子であるEPOの腎臓での産生低下である。EPOはCFU-Eの増殖と分化を促進し、赤血球の産生を調節しており、通常、貧血状態になると、血中のEPO活性は上昇する。しかし、腎機能の低下があるとEPO活性は正常範囲内に留まり上昇が起こらなくなり貧血が出現してくる。貧血の程度と腎機能はよく相関し、血清クレアチニン値が2mg/dl以上、クレアチニンクリアランスが40ml/min以下になると貧血が出現する。治療はEPOの補充療法が中心となる。投与方法は血液透析患者の場合、rhEPO(エポジン®)を週1～3回、1回3,000単位を静脈内投与する。保存期の慢性腎不全患者では、週1回6,000単位または2週に1回12,000単位を皮下注射する。

5. 骨髄異形成症候群(MDS)

成人、特に高齢者に多発する原因不明かつ難治性の造血障害である。クローン性疾患の1つで、多能性造血幹細胞レベルの腫瘍化による後天性血球減少症がみられる。2系統以上の血球減少を認め、正球性貧血を呈し、網状赤血球数は減少、骨髄は正～過形成を呈し、2系統以上の細胞に形態異常を認める。約半数に染色体異常を認め、患者の25～40%に急性白血病への移行がみられる点が問題視されている。急性白血化の阻止をはじめ、本症候群自体への効果的な治療対策がない状況にあり、現今の血液疾患の中でも最も治療の困難な疾患とされている。表41に最近発表されたWHOによる亜型分類を示す。FAB分類との最も大きな相違点は、RAEB-tが除かれている点である。これは急性白血病とMDSとの線引きを芽球20%とすることを意味する。経過中、骨髄不全による感染や出血による死亡頻度も高く、高齢者での治療はQOLを重視した保存的(支持)療法を基本とする。RA(不応性貧血)などの低リスク群では蛋白同化ホルモンやビタミンD_3の経口投与が行われている。血球減少には定期的に成分輸血を行う。また、高度の白血球減少にはG-CSFを使用する。輸血は副作用防止の意味からも最小限に留める。RAEB(過剰芽球を有する不応性貧血)などの高リスク群に対しては、慎重な経過観察により、急

表41 ● 骨髄異形成症候群の分類

Category	Peripheral Blood	Bone Marrow
1a. RA without dysplasia	Blasts＜1％；monocytes＜1,000/mm^3	Blasts＜5％；ringed sideroblasts＜15％
1b. RA with dysplasia	Same＋dysgranulocytes and/or giant platelets	Same＋dysgranulocytes and/or dysmegakaryocytes
2a. RARS without dysplasia	Blasts＜1％；monocytes＜1,000/mm^3	Blasts＜5％；≧15％ ringed sideroblasts
2b. RARS with dysplasia	Same＋dysgranulocytes and/or giant platelets	Same＋dysgranulocytes and/or dysmegakaryocytes
3a. RAEB-I	Blasts 1〜5％；monocytes＜1,000/mm^3	Blasts 5〜10％
3b. RAEB-II	Blasts 6〜20％；monocytes＜1,000/mm^3	Blasts 11〜20％
4. CMML[+]	Blasts＜1〜20％；monocytes＞1,000/mm^3	Blasts 0〜20％

[*]RA indicates refractory anemia　　RARS：refractory anemia with ringed sideroblasts　　RAEB：refractory anemia with excess blasts
CMML：chronic myelomonocytic leukemia
[+]List under other French-American-British subtypes when white blood cell count＜13,000/mm^3
otherwise list under myelop-roliferative disorders (chronic myeloid leukemias).

（JM Bennett：WHO classification of the acute leukemias and myelodysplastic syndrome. Int J Hematol 72(2)：131-133, 2000による）

性白血病に準じた化学療法（Ara-C単独少量療法やエトポシド製剤など）も行われる場合もあるが、de novo白血病に比べ寛解率、寛解期間ともに満足のいく成績が得られていない。

（高崎　優）

20 呼吸器疾患

1 高齢者における呼吸器疾患の増加とその背景

　高齢者では呼吸器疾患が増加することは臨床例でも死亡統計でも観察されている。その背景には肺が外界に直接に開口しているという構造上の特異性が関与している。外界からの侵襲が長期間にわたって生体本来の加齢現象に重畳して影響を及ぼすために、発病の加速や病態の複雑化が他の臓器より生じやすいのである。また治癒過程においても遅れが問題になる例が増えることになる。

　その好例がタバコ喫煙である。気道や肺胞が直接に曝露されるために、高齢者では、その影響がより大きく現れて肺癌やCOPD（慢性閉塞性肺疾患）が多発すると考えられる。重喫煙者が多いとされる高齢精神疾患患者では注意すべき点であろう。以下には高齢精神疾患患者の診療において遭遇することが多いと思われる呼吸器疾患について、その診断と治療の要点を述べることにする。

2 高齢者肺炎

1. リスク因子と予防策

　加齢に伴って肺の感染に対する防御機能は低下する。これを肺内局所性と全身性に区分して評価すると理解しやすい（図31）[1)2)]。この中で免疫機能の観点から重要なのはワクチン接種である。インフルエンザワクチンは高齢者には絶対的な適応があり呼吸器疾患の有無にかかわらず毎年必ず接種すべきである。肺炎球菌ワクチン（ニューモバックス®）については重症化を防止する点でのエビデンスは十分にある。発症予防に関してはやや効果は弱いと思われる。しかしできれば接種することが望まれる。

　肺炎が依然として増加傾向にあり死亡原因の第4位を占めることを考慮すると、可能な限りの予防策を講ずることの臨床的効果には疑いを入れないところである。

2. 病態の特徴

　高齢者では一般に炎症反応が弱くなる。このため発熱、白血球増多、CRPの上昇などは必ずしもはっきりしないことがあるので注意する必要がある。呼吸器症状（咳、痰、息切れ）も著明でないことが少なくない。全身の倦怠感の訴え、意識レベルの低下（新聞を読んだり、テレビを見たりするいつもの行動ができなくなるのがヒント）、ADLの低下（病室での動きなど）、脱水症状などの全身的な非特異的な症状が出ることを念頭におくことが重要である。

　精神疾患患者の薬物療法によってこれらの全身所見がマスクされる可能性もあるので一層最新の評価が必要であろう。胸部X線撮影を、少しでも疑いのあるときには指示することを是非励行すべきである。このとき、正面と側面の2方向を撮影すると見落としを防げる。

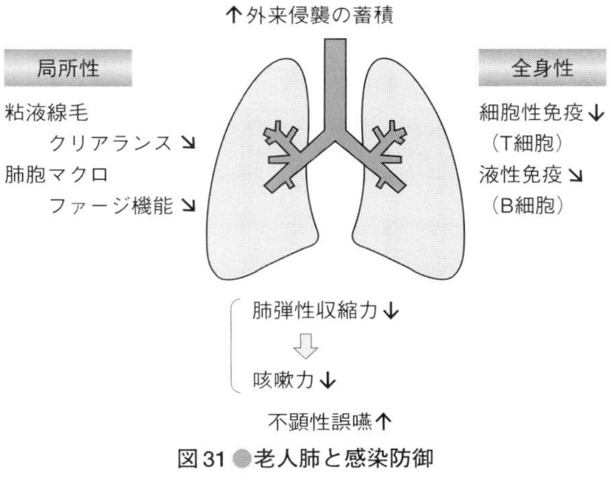

図31 ●老人肺と感染防御

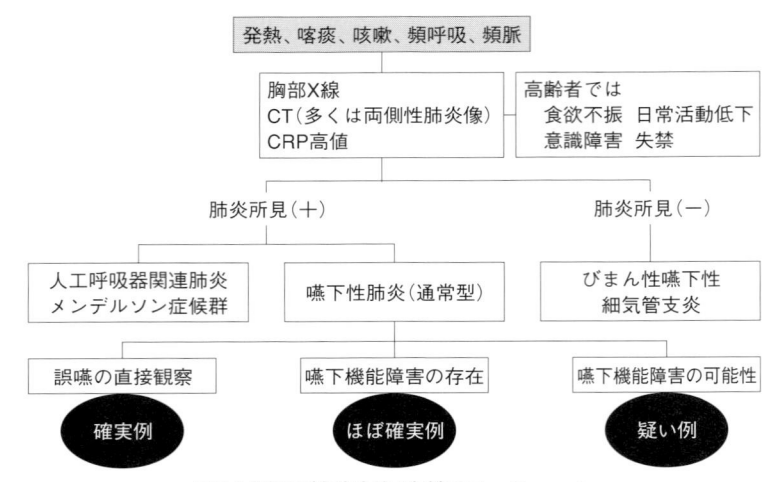

図32 ● 嚥下性肺疾患 診断フローチャート

表42 ● 嚥下性肺炎（通常型）の臨床診断基準①

肺炎の診断基準
　肺炎の診断は、次の①、②を満たす症例とする。
　①胸部X線または胸部CT上で肺胞浸潤影を認める。
　②37.5℃以上の発熱、CRP異常高値、末梢血白血球数9,000/μl以上、喀痰などの気道症状のいずれか2つ以上が存在する。

確実例：誤嚥の直接観察
　①明らかな誤嚥が直接確認され（食物、吐物など）、それに引き続き肺炎を発症した例。
　②肺炎例で気道より誤嚥内容が吸引などで確認された例。

ほぼ確実例：嚥下機能障害の存在
　①臨床的に飲食に伴ってむせなどの嚥下機能障害を反復して認め、肺炎の診断基準①および②を満たす例。
　②確実例のAまたはBに該当する症例で、肺炎の診断基準①または②のいずれか一方のみを満たす例。

疑い例：誤嚥機能障害の可能性
　①臨床的に誤嚥や嚥下機能障害の可能性をもつ表43の基礎病態ないし疾患を有し、肺炎の診断基準①または②を満たすもの。
　②嚥下機能障害が、経過中に客観的な検査法によって認められた症例（嚥下誘発試験など）。

（平成8年度長寿科学総合研究事業「嚥下性肺疾患の診断と治療に関する研究班」をもとに改変）

表43 ● 嚥下性肺炎（通常型）の臨床診断基準②

嚥下機能障害の可能性をもつ基礎病態および疾患
・陳旧性ないし急性の脳血管障害。
・嚥下機能障害をきたし得る変性性神経疾患、神経筋疾患。
・意識障害や高度の認知症。
・嘔吐や胃食道逆流をきたし得る消化器疾患（胃切除も含む）。
・口腔咽頭、縦隔腫瘍およびその術後、気管食道瘻。
・気管切除、経鼻胃による経管栄養。
・その他の嚥下機能障害をきたし得る基礎疾患。

（平成8年度長寿科学総合研究事業「嚥下性肺疾患の診断と治療に関する研究班」をもとに改変）

3. 肺炎の臨床病型

　高齢者の肺炎の60〜70％は嚥下障害に関連した嚥下性肺炎である。特に院内肺炎の中ではその比率はさらに高い。したがってまず嚥下性肺炎を疑って診断を進めるのがよいと思われる。嚥下性肺炎の診断の流れを図32に示す。診断基準は嚥下性肺疾患研究会が作成したものが実践的である（表42、43）。

　このほかに認知症の患者で過剰摂食の結果、突発性の大量嘔吐を経験することがある。このときに急性肺水腫を生じて高度の呼吸不全に陥る例がみられ、メンデルソン症候群と呼ばれる。また胃切除後の症例で食道内逆流を起こして急速に喘鳴と呼吸困難を呈する症例も知られている[3]。微量誤嚥を繰り返す高齢者で、びまん性細気管支炎（Diffuse Aspiration Bronchiolitis；DAB）と診断される例もある[4]。嚥下性肺疾患は肺炎をはじめ反復することが非常に多いので正確な診断と適切な治療が特に重要である。

4. 治療

　全身管理（補液、栄養補給など）を行いつつ抗生剤

20. 呼吸器疾患

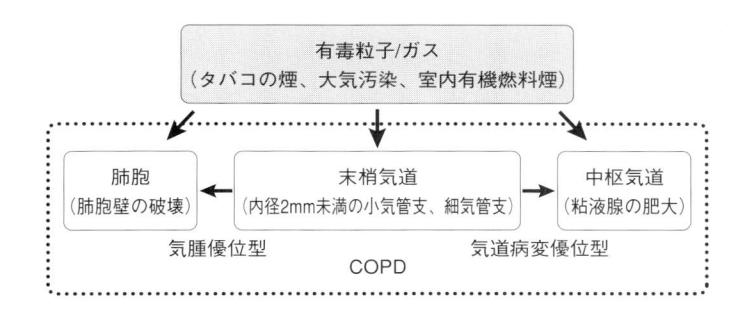

図33 ● COPDの定義
COPDとは有毒な粒子やガスの吸入によって生じた肺の炎症反応に基づく進行性の気流制限を呈する疾患である。この気流制限にはさまざまな程度の可逆性を認め、発症と経過が緩徐であり、労作性呼吸困難を生じる。
(日本呼吸器学会COPDガイドライン作成委員会：COPD(慢性閉塞性肺疾患)診断と治療のためのガイドライン．メディカルレビュー社，東京，2004による)

```
                    有毒粒子/ガス
              (タバコの煙、大気汚染、室内有機燃料煙)
                  ↓        ↓        ↓
          肺胞          末梢気道         中枢気道
      (肺胞壁の破壊) (内径2mm未満の小気管支、細気管支) (粘液腺の肥大)
        気腫優位型              COPD            気道病変優位型
```

表44 ● COPD診断基準

診断の手引き	診断基準
下記1～3の臨床症状のいずれか、あるいは、臨床症状がなくてもCOPD発症の危険因子、特に長期間の喫煙歴があるときには、常にCOPDである可能性を念頭に入れて、スパイロメトリーを行うべきである。スパイロメトリーはCOPDの診断において最も基本的な検査である。 1．慢性の咳嗽 2．慢性の喀痰 3．労作性呼吸困難 4．長期間の喫煙あるいは職業性粉塵曝露	診断の手引きを参考にしたうえで、 1．気管支拡張薬投与後のスパイロメトリーでFEV1/FVC＜70％を満たすこと。 2．他の気流制限をきたし得る疾患を除外すること。

(文献7)による)

表45 ● COPDとの鑑別が必要な疾患
- 気管支喘息
- びまん性汎細気管支炎
- 先天性副鼻腔気管支症候群
- 閉塞性細気管支炎
- 気管支拡張症
- 肺結核
- 塵肺症
- 肺リンパ脈管筋腫症
- うっ血性心不全

(文献7)による)

による治療を開始する。肺炎症例全般において肺炎球菌が最も多い病原菌であるが誤嚥に関連した嚥下性肺炎ではグラム陰性菌や嫌気性菌が重要な病原菌である。喀痰培養で病原菌を同定できるのは40％以下であるため治療は経験的原則によることになる。嚥下性肺炎と診断したときにはクリンダマイシンに加えてペニシリンにβラクタマーゼ阻害薬の合剤(ユナシン®など)を用いることが最も多い。重症例にはさらにペネム製剤(イミペネム、メロペネム)を試みる。有効性は80％以上に期待できる。

嚥下性肺炎以外では肺炎球菌を目標に広域ペニシリン、第三世代セフェムを使用する。嚥下性肺炎は再発を防止することが重要である。嚥下訓練(speech therapist；STによる)の開始とADL向上のためのリハビリテーションがそのためには役立つので励行すべきである。

3 COPD

日本での最近の全国調査で40歳以上の8.6％、560万人が慢性閉塞性肺疾患(Chronic Obstructive Pulmonary Disease；COPD)の診断に合致することが判明した[5]。従来は肺気腫と慢性気管支炎を包括する診断名と定義されてきた。

2001年に出版されたGOLD(Global initiative for Obstructive Lung Disease)ガイドライン以来、有害なガスや粒子(タバコ)に対する肺の異常な炎症反応であると定義されて、肺気腫や慢性気管支炎はこの炎症の究極像として位置づけられた[6]。炎症の首座は末梢気道であり、最大のリスク因子はタバコ喫煙とされた(図33)[7]。

主要な異常は換気機能検査(スパイロメトリー)で閉塞性換気障害を呈することである。気管支喘息はアレルギー素因、小児期の喘息、急性の呼吸困難発作、著明な可逆性を特徴とするのに対して、COPDは労作性呼吸困難が主訴で可逆性は喘息ほどにはみられず高齢者に増加し若年発症は極めて稀である。

診断基準と鑑別診断は表44、45のとおりである。スパイロメーターによる1秒量の測定が診断と管理に必須である。1秒量の予測値との比較によって重症度が決まり、それに対応した治療法が選択できる(表46、47)。最近では相次いで長時間作用型の気管支拡張薬が登場し(セレベント®、ホクナリン®

表46 ● COPD病期分類

慢性安定期COPDの病期分類

病期	0期：リスク群	I期：軽症（Mild）	II期：中等症（Moderate）	III期：重症（Severe）	IV期：最重症（Very Severe）
特徴	スパイロメトリーは正常 慢性症状（咳嗽、喀痰）	\multicolumn{4}{c}{FEV1/FVC＜70%}			
		80%≦%FEV₁	50%≦%FEV₁＜80%	30%≦%FEV₁＜50%	%FEV₁＜30%あるいは%FEV₁＜50%かつ慢性呼吸不全あるいは右心不全合併
		\multicolumn{4}{c}{慢性症状（咳嗽・喀痰）の有無を問わない}			

補足：FEV₁値は原則として気管支拡張薬投与後の値を用いること。

COPDにおける病期分類は気流制限の程度を表す1秒量（FEV₁）で行い、重症度を反映する。1秒率（FEV₁/FVC値）を用いないのは中等症以上では重症度を適切に反映しないためである。なお、FEV₁は年齢・体格・性別の影響を受けるため、予測1秒量に対するパーセント値で表す。

$$\%1秒量（\%FEV_1） = \frac{1秒量実測値}{1秒量予測値} \times 100\%$$

（文献7）より一部改変）

表47 ● 慢性安定期COPDの病期別管理

管理法					・長期酸素療法（呼吸不全時） ・外科的治療の考慮
				・吸入ステロイド薬の考慮（増悪を繰り返す場合）	
			・呼吸リハビリテーション ・長時間作用型気管支拡張薬の定期的使用（単～多剤）		
		・必要時に応じ短時間作用型の気管支拡張薬を使用			
	・禁煙 ・インフルエンザワクチンの接種				
病期	0期：リスク群	I期：軽症	II期：中等症	III期：重症	IV期：最重症
%FEV₁	スパイロメトリーは正常で、慢性症状（咳嗽・喀痰）	80%≦%FEV₁	50%≦%FEV₁＜80%	30%≦%FEV₁＜50%	%FEV₁＜30%または%FEV₁＜50%かつ慢性呼吸不全あるいは右心不全合併

（文献7）による）

テープ、スピリーバ®など）、COPDも治療効果が十分に期待できる疾患として見直されてきた。

最も重要な治療対策は禁煙である。喫煙はニコチン依存症として認識すべきで、ニコチン代替療法も積極的に用いるべきである。禁煙なくしてはCOPDの治療は成り立たない。ニコチンガムやニコチンパッチが個人負担である現状の見直しが是非必要である。COPDが高度になって生じる呼吸不全に対しては長期酸素吸入療法が保険適用になって2005年で20年が経過した。現在12万人が在宅酸素療法の恩恵を蒙っている。酸素吸入中の喫煙で火傷を生じた精神疾患患者例が報告されているので注意が必要である。

4 肺癌

わが国の悪性腫瘍の中で肺癌は男性の第1位の死亡原因である。今後も増加することは必至である。タバコ喫煙が最大のリスク因子である点はCOPDと同じである。

組織分類では腺癌、扁平上皮癌、小細胞癌、大細

表48 ● 肺癌の病期分類

病期分類

潜伏癌	TX	N0	M0
0期	Tis	N0	M0
ⅠA期	T1	N0	M0
ⅠB期	T2	N0	M0
ⅡA期	T1	N1	M0
ⅡB期	T2	N1	M0
	T3	N0	M0
ⅢA期	T1	N2	M0
	T2	N2	M0
	T3	N1、N2	M0
ⅢB期	Tは関係なし	N3	M0
	T4	Nは関係なし	M0
Ⅳ期	Tは関係なし	Nは関係なし	M1

要約

	肺
TX	細胞診のみ陽性
T1	腫瘍の最大径≦3cm
T2	腫瘍の最大径＞3cm、主気管支への進展が気管分岐部から≧2cm、臓側胸膜への浸潤、部分的な無気肺
T3	胸壁・横隔膜・心膜・縦隔胸膜への浸潤、主気管支への進展が気管分岐部から＜2cm、一側全肺の無気肺
T4	縦隔・心臓・大血管・気管分岐部・気管・食道・椎骨への浸潤、同一肺葉内に存在する腫瘍結節、悪性胸水
N1	同側気管支周囲、同側肺門
N2	同側縦隔、気管分岐部
N3	対側縦隔または対側肺門、斜角筋前または鎖骨上窩
M1	遠隔転移、複数の肺葉の腫瘍結節

（日本肺癌学会分類による）

胞癌に大別される。タバコ喫煙で多いのは扁平上皮癌と小細胞癌である。腺癌は非喫煙者にもみられる。血痰や胸痛など症状を訴えて来院して診断される例も依然としてあるが、最近増えているのは健康診断やドック検診で指摘されて精密検査を希望して受診する方々である。胸部CT撮影で直径5mmほどの異常陰影も十分発見できるようになっている。

診断確定は喀痰細胞診、気管支鏡検査（擦過細胞診、バイオプシー）、PETスキャン、超音波ガイド下穿刺、CTガイド下穿刺バイオプシーなどが組み合わせて用いられる。

腫瘍の進展度、すなわち腫瘍径（T）、リンパ節（N）、転移病巣（M）の病変に応じて病期分類を行う（TNM分類）（表48）。これによって手術適応の有無を決定

し、化学療法や放射線療法を選択することになる。ステージⅢAまでは全身状態が良好であれば手術を考慮するのが一般的である。

小細胞癌の場合には病期分類をLD（Limitted Disease）とED（Extensive Disease）のようにして行うことが多い。LDは病変の拡がりが片側で放射線治療の照射野の範囲内にある状態である。EDはそれを超えて全身に拡がっている状態である。小細胞癌の場合は腺癌や扁平上皮癌と違って、LDにしてもEDにしても手術単独療法は適応にならない。

5 特発性間質性肺炎

特発性間質性肺炎（Idiopathic Pulmonary Fibrosis；IPF）は原因不明の間質性肺炎である。わが国の間質性肺炎の中では膠原病に合併する、いわゆる膠原病肺と並んで多い。高齢者に増加する傾向がある。間質性肺炎の特徴は気管支や血管の周囲に結合組織が線維化を起こして肺が硬くなり容積を減じて小さな肺になることである。空咳や体動時の息切れが症状として最も多い。肺機能検査をすると肺活量が減少するが1秒率はむしろ増加する。肺拡散検査では著明な低下がみられるのが特徴である。

X線所見では線状陰影や粒状影がみられる。胸部CT検査で多数の蜂巣状変化が観察される。一部の薬物で副作用として間質性肺炎を起こすことがあるので鑑別が必要である。

6 肺結核

高齢者の肺結核は若年期の古い病巣が糖尿病や悪性腫瘍などの基礎病変に伴って再燃することが多い。ステロイドなど免疫抑制薬物の長期連用もリスクとなる。硬化性病巣であっても空洞の有無は胸部CTで綿密に評価しておく必要がある。高齢者の肺炎では必ずツベルクリン反応と喀痰の結核菌検査を忘れないことが見落としを防ぐのに有用である。

7 高齢者喘息

50歳を過ぎても喘息を初めて発症する例が少なくないことを認識する必要がある。COPDとの鑑別やDABとの鑑別は既に触れた。寛解期がはっきりしなくなりCOPDとも紛らわしさが増す。肺機能では、拡散機能が低下することはないので鑑別に役立つ。

（福地義之助）

● 文献

1) 福地義之助：呼吸器系の加齢変化と高齢者における呼吸器疾患の特徴．新老年学，東京大学出版会，東京，1998．
2) 福地義之助：老化とは．老年呼吸器病学，福地義之助（編），pp3-8, 永井書店，大阪，2001．
3) Marumo K, Honma S, Fukuchi Y：Postgastrectomy Aspiration Pneumonia. Chest 107：453-465, 1995.
4) 福地義之助，松瀬　健，木田厚瑞：びまん性嚥下性細気管支炎の臨床．日本胸部疾患学会誌 27：571-577, 1989．
5) Fukuchi Y, Nishimura M, Ichinose M, et al：COPD in Japan；the Nippon COPD epidemiology study. Respirology 9：458-465, 2004.
6) Global Strategy For the Diagnosis, Management, and Prevention of COPD Updated 2003, NIH 2003.
7) 日本呼吸器学会COPDガイドライン作成委員会：COPD（慢性閉塞性肺疾患）診断と治療のためのガイドライン．メディカルレビュー社，東京，2004．

21. 腎疾患と透析療法

●●●はじめに

　高齢者に多い身体疾患を取りあげる場合、高齢が故に発症する疾患、必ずしも高齢でなくても発症するが、高齢であるために特徴的な徴候や症状を示し、時には治療法の選択に影響を与える場合、高齢者という特殊性のため他の年代の患者とは異なる治療・看護などが必要となり、社会的問題としても取りあげるべきものなどに、群別する必要があると考えられる。ただ、実際に疾患や治療法について記述するには、以下のような分類に基づいて記述する方法が明確であると思われる。

1 内科的腎疾患

　いわゆる腎臓内科で診断・治療を受ける疾患である。加齢による腎の変化を無視することはできない。腎のサイズ、特にその重量は40歳代より漸減し、70歳代に入るとその減少の程度は急速に加速する[1]。腎機能も同様に低下し、80歳の糸球体濾過率(GFR)は30歳、健常人の35～50％に過ぎないといわれている[2]。

1．膜性腎症

　糸球体基底膜に免疫複合体が沈着することにより発症する腎炎で、中高年齢で多く発症し65歳以上の高齢者が本症の30％を占める[3]。なお、成人ではネフローゼ症候群の約35％を占めている[4]。本症の約30％は基礎疾患を有する続発性であり、肝炎や全身性エリテマトーデス(SLE)のほか、悪性腫瘍(本症の10％に合併)の検索が必要である[5]。また、70歳以上の高齢者では予後が不良である[6]。

2．急性腎炎症候群

　急性あるいは潜在的に発症する肉眼的血尿、蛋白尿、貧血、急速に進行する腎不全症候群、とWHOにより定義されている。本症により透析導入となった症例数は年々増加しており、2003年には390例、その平均年齢は68.7±12.2歳である[7]。治療は長期にわたる比較的大量の副腎皮質ステロイドと免疫抑制薬の併用療法であるが、感染症などの合併症が懸念される。予後は不良であり、透析療法への移行だけでなく、死亡例も多い。その原因としては感染症が大半であり、呼吸器系の合併症によるものも多い[8-10]。

3．微小変化型(リポイド)ネフローゼ症候群

　尿蛋白が3g/日以上、全身浮腫が認められる小児に多い疾病であるが、高齢者に発症しないわけではない。ステロイド療法によく反応するが、再発を繰り返しやすい。腎不全にはなりにくい。

4．間質性腎炎

　腎間質に炎症性変化を示す稀な疾患ではあるが、高齢者ではより重篤となることがあり、腎障害を引き起こすこともある。

2 泌尿器科領域の腎疾患

　加齢により発症する疾患ではないが、高齢者であるが故に発症、あるいは続発する疾病もある。

1．腎癌

　高齢者に高頻度に発症するものではない。超音波断層法やX線CTなどで早期に発見されるようになった。腎臓摘出術が必要であるが、予後は良好となった。

2. 腎外傷/腎損傷

転倒しても腎への損傷が及ぶことは少なく、頻度としては高くない。治療は止血薬投与などの保存的治療であるが、出血が多量となり輸血が必要な場合もある。出血がコントロールできない場合は外科的治療や血管造影下での止血となる。

3. 腎結石

長期臥床例や尿路感染の管理不良例で本症を発症する。

4. 膀胱尿管逆流（VUR）

前立腺肥大症（前立腺癌でも発症し得る）が高度となり、膀胱に残尿が多量となると、膀胱尿が尿管、高度の場合には腎盂まで逆流し、腎盂炎や水腎症をきたす。原因は尿路の通過障害であるので、その根本的治療で改善される。

5. 多発性嚢胞腎

小児型と成人型がある。家族性に発症し、多数の嚢胞が両腎に認められる。臨床上あるいは血液検査上、問題となる時期は40歳以降であり、肉眼的血尿、嚢胞による腹部膨満、高血圧を合併する。透析療法が必要となることも少なくない。

3 腎不全

加齢、循環動態や体液調節などの機能低下からくる脱水や血圧低下、動脈硬化の進行や免疫能の低下、種々の薬剤などが腎機能へ悪影響を与える。

1. 急性腎不全

本症は原因や機序により、腎前性（ショック、脱水、出血、低血圧などが原因）、腎性（腎炎、薬剤やミオグロビンなどによる急性尿細管壊死による）、腎後性（下部尿路の通過障害が原因）に分類される。なお、高齢者の本症発症例が増加してきている[11]。それは高齢者が侵襲の大きな外科手術を受ける機会も多くなり、抗生剤、造影剤、抗がん薬などの腎毒性の強い薬剤が使用される頻度が増えてきたためと考えられる。治療は原因の解除、輸液療法・体液管理が中心であるが、長期化する場合や尿毒症となる可能性が高いときは、ためらわず透析療法を行う。

2. 慢性腎不全

糖尿病性腎症、慢性糸球体腎炎、腎硬化症などの腎疾患に、加齢による変化やさまざまな治療によって病態が修飾されている。本症は特徴的な症状を呈することなく、潜在的に病状が進行する。そのため治療に際し、腎機能を十分に把握する必要があり、不用意な点滴や薬剤の投与によって、腎不全が急速に進行したり、薬剤の過剰投与になってしまうことがある。

4 透析療法

2003年、わが国の透析導入患者数は3万3,966例（平均年齢65.4±13.5歳）であり、65歳以上の高齢者はその57.3％と過半数を超えており、85歳以上の超高齢者は4.7％を占めている。また、同年度末における全透析患者の平均年齢は62.8±12.9歳であり、透析患者の高齢化が進んでいる[7]。なお透析導入時に、既に動脈硬化症、虚血性心疾患をはじめとした循環器障害、脳血管障害などを合併していることが多く、透析導入時期や予後を左右する。

わが国では透析療法への導入に際して年齢制限がない。しかし、高齢者を透析へ導入するにあたり、合併症、介護者、家庭環境などは検討・把握されるが、advance directiveや尊厳死に関するコンセンサスはない。

治療法としては血液透析が主流であるが、腹膜透析（CAPD、APD）もある[12]。腎移植は提供臓器数が少なく、高齢者はその対象となりにくい。

血液透析中の血圧低下時に自覚症状や訴えが乏しく、対応が遅くなり、心肺停止状態に陥ることもある。認知症や意思の疎通が十分でない場合、問題はさらに大きくなる。CAPD、APDは持続的で緩徐な治療法であり、循環器系への影響も少ないため、高齢者、糖尿病性腎症患者、心疾患を合併した透析患者には血液透析に比べて有利である。しかし、透

析液(排液)への蛋白喪失による血清アルブミン濃度の低下や貯液中の腹満感による食欲低下のため、低栄養状態になりやすく、易感染性による腹膜カテーテル出口部感染や腹膜炎の危険性は高い。腹膜透析の長期例(約10年)にみられる被囊性腹膜硬化症(EPS)は重篤な合併症で、イレウス、経口摂取不能となり死亡例も多かったが、外科的治療が行われるようになった。

長期合併症としては心不全、感染症、脳血管障害、心筋梗塞などがあり、死亡原因の上位を占めている。

最後に、上記のような問題はあるが、透析療法は高齢者のQOLを十分に追及できる治療法である。

(田中　寛)

●文献

1) Kaplan C, Pasternack B, Shah, et al：Age-related incidence of sclerotic glomeruli in human kidneys. Am J Pathol 80：227-234, 1975.
2) 井上剛輔：老年者の腎機能．新老年病学，蔵元　築，ほか(編)，pp284-287，南江堂，東京，1984.
3) 西　慎一，井口清太郎，飯野則昭，ほか：膜性腎症の治療戦略；ACE阻害薬．腎と透析50：159-164, 2001.
4) Haas JS, Kaplan CP, Gerstenberger EP, et al：Changes in the use of postmenopausal hormone therapy after the publication of clinical trial results. Ann Intern Med 140：184-188, 2004.
5) 佐々木　修，宮崎正信，河野　茂：日常診療での腎疾患の診かた；膜性腎症．診断と治療91：459-463, 2003.
6) 土肥和紘：難治性ネフローゼ症候群の総括．厚生省特定疾患進行性腎障害調査研究班平成10年度研究業績，pp55-65, 1999.
7) 秋葉　隆：図説わが国の慢性透析療法の現況2003年12月31日現在．(社)日本透析医学会統計調査委員会，東京，2004.
8) Nachman PH, Hogan SL, Jennette JC, et al：Treatment response and relapse in antineutrophil cytoplasmic autoantibody-associated microscopic polyangiitis and glomerulonephritis. J Am Soc Nephrol 7：33-39, 1996.
9) Gallagher H, Kwan JT, Jayne DR：Pulmonary renal syndrome；a 4-year, single-center experience. Am J Kidney Dis 39：42-47, 2002.
10) 堺　秀人，黒川　清，小山哲夫，ほか：急速進行性腎炎症候群の診療指針．日腎誌44：55-82, 2002.
11) 土肥和紘，金内雅夫：急性腎不全．老年の診療，最新内科学体系79，井村裕夫，ほか(編)，pp180-181，中山書店，東京，1995.
12) 田中　寛：高齢者をとりまくCAPDの普及と課題．ジェロントロジー13：338-343, 2001.

22 甲状腺疾患

1 高齢者における甲状腺疾患

　甲状腺疾患のうち頻度の高いものはバセドウ病、橋本病、甲状腺腫瘍である。人間ドックなどでの調査では一般成人の10〜20％になんらかの甲状腺の異常がみつかるといわれており、女性では異常の頻度が男性に比べ約3倍程度高くなり、高齢者ではさらに頻度が増える。すなわち、甲状腺疾患は高齢女性においては極めてありふれた病気であることを認識する必要がある。特に甲状腺ホルモンの異常を伴う場合、高齢者においては若年者でみられる身体徴候を伴わないことも多く、非典型的な精神症状を主徴とすることも稀ではない。本稿では高齢者における代表的甲状腺疾患である上記の3つの疾患の特徴とその診断法・治療法について概説する。

2 バセドウ病

1. 高齢者のバセドウ病の特徴

　バセドウ病は全人口の0.3％程度にみられるとされ、20〜30歳代で多く発症するが、高齢での発症も稀ではない。バセドウ病の典型的な身体所見としては頻脈、体重減少、手指振戦、発汗増加などの症状やびまん性甲状腺腫大、眼球突出または特有の眼症状などが挙げられているが、高齢者の場合、下記のバセドウ病の症例のようにこれらが明らかでないため、他の疾患として治療されてしまうことも多い[1]。

●症例1：72歳、男性
　1年前より箸を持つときの手のふるえを自覚する。体重も2〜3kg減ってきていたが、食欲が低下したためと考えていた。近医を受診し老人性振戦と診断されていた。抗甲状腺薬の投与により症状は軽快した。

●症例2：78歳、女性
　6ヵ月前より著明に体重が減少し、全身倦怠感を訴えあまり動かなくなった。近医にて悪性腫瘍を疑われ、精査されるも原因が不明であった。血液検査にて甲状腺ホルモン高値を指摘され、抗甲状腺薬の投与により症状は軽快した。

●症例3：68歳、女性
　8ヵ月前より意味不明のことを口走るようになり、家事が手につかなくなった。近医にて精神疾患を疑われ投薬を受けていたが、甲状腺腫があることを指摘されたため甲状腺ホルモンを測定したところ異常高値であり、バセドウ病と診断された。抗甲状腺薬の投与によりホルモン値が正常化すると症状は軽快した。

2. バセドウ病の診断法

　上記のように身体的徴候は明らかでないことも多い。触診で甲状腺腫を触れるようであれば疑いは増すが、若年者でみられるような目の飛び出た特徴的な顔貌、頻脈や振戦は認めないことも多い。まずは、体重減少がある、食欲がない、なんとなく元気がないというような漠然とした訴えからバセドウ病の可能性を疑うことが重要である。確定診断としては、血液検査にてまず、TSH低値、FT_4、FT_3高値を確認することが必要であるが、コストを考えた場合のスクリーニング検査としてはTSHのみでもよいであろう。なお、甲状腺ホルモン高値を確認後に必ず抗TSHレセプター抗体（TRAb）を測定して陽性を確認することが必須である。この検査が陰性の場合、多くはバセドウ病ではなく無痛性甲状腺炎であり、一過性のホルモン値の上昇の後速やかに低下してくるため原則的に抗甲状腺薬などでの治療は不要であるからである（図34）。また心房細動の合併が多いのも特徴であり、心電図上で心房細動のある高齢患者に対しては甲状腺ホルモンの値を確認する必要がある。

22. 甲状腺疾患

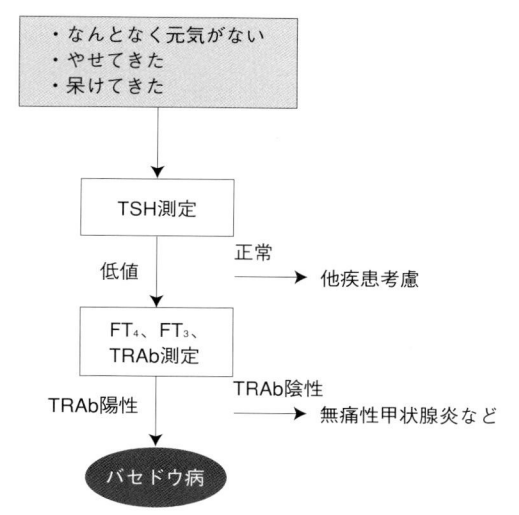

図34 ● 高齢者のバセドウ病の診断フローチャート

3. バセドウ病の治療法

通常、まず抗甲状腺薬[チアマゾール(メルカゾール®)、プロピルチオウラシル(チウラジール®)]の投与から入ることが多い。しかし、これらの薬剤は約10％の患者に副作用を起こし、場合によっては重篤な無顆粒球症を引き起こすという投与する側の医師にとってはまったく油断のならない薬である。また、薬剤療法による寛解率も5年間の投与で30～40％と決してよい成績とはいえない。これらのことから私自身は、比較的体力のある高齢者に対しては放射性ヨードによるアイソトープ(RI)治療を第一選択として考慮してもよいのではないかと考えている。RI治療は副作用もなく、外来での1回投与で治療が可能であり、なんといっても投与すれば確実にホルモン値を低下させることができるという長所がある。特に服薬のコンプライアンスの悪い患者には長期的にみて有利である。RI治療の唯一の欠点としてはRI治療が効き過ぎた場合に引き起こされる医原性の甲状腺機能低下症がある。しかし、高齢者の場合、他の疾患を既に併発していて常用薬があることが多く、機能低下症に対して仮に1日1回甲状腺ホルモン薬を飲まなくてはいけなくなっても、患者のQOLを低下させることにはならないと考える。

3 橋本病

1. 高齢者の橋本病の特徴

潜在的な橋本病の患者は非常に多く、TSH高値を認める例は高齢女性では全体の20％にも達する[2]。但し、これら全例に甲状腺ホルモン薬の投与が必要かというとそうではなく、通常TSHが10 μU/mℓ以上となった場合に考慮され、それ以下の場合は経過観察とすることがコンセンサスとなっている。バセドウ病と同じく、高齢者では若年者でみられるような著明な甲状腺腫大を認めない例も多く、かなり長期間ホルモン値が低下していても機能低下症状に特徴的ななんとなくボーッとしたような顔つきや身体のむくみが判別し難いことが多い。便秘も若年者では重要な主訴であるが、高齢女性の場合は機能低下症でなくても便秘のことが多く、手がかりとはなりにくい。バセドウ病にもまして身体所見だけでは診断し難いといえる。甲状腺機能低下症による活動性の低下が認知症症状と間違えられていることもある。

●症例：65歳、女性

最近肥満になったと近医受診、総コレステロール値高値を指摘され投薬を受けた。またGOT、GPTの高値、クレアチンキナーゼ(CK)の高値も指摘され、肝臓、心臓に障害のある可能性を指摘され精査を希望された。甲状腺機能検査にてTSH高値、FT$_4$、FT$_3$が低値であったが甲状腺腫は認めなかった。合成T$_4$製剤(チラージンS®)の補充療法にて上記の異常値はすべて改善した。

2. 橋本病の診断法

まず、なんとなく調子が悪い、元気がない、呆けているように見える、というような訴えから甲状腺機能低下症を疑うことが重要である。スクリーニングの生化学検査において総コレステロール値とCKの上昇があれば甲状腺ホルモンが低下している可能性は高い。甲状腺機能検査でTSHの上昇、FT$_4$、FT$_3$の低下を認めれば診断としては必要十分である。高齢者に限ったことではないが、昆布や健康食

477

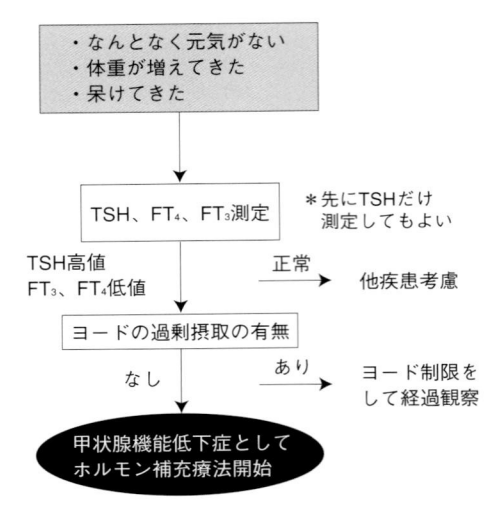

図35 ● 高齢者の橋本病の診断フローチャート

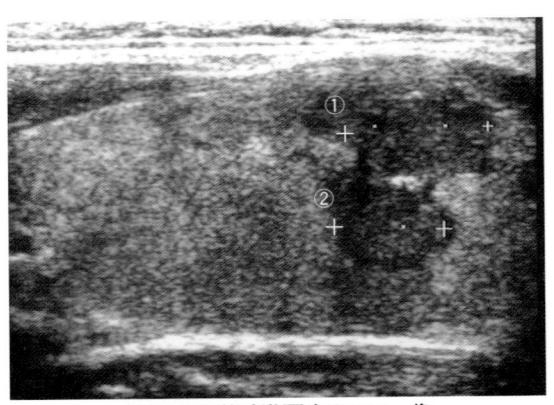

図36 ● 甲状腺乳頭癌のエコー像
①、②で示された部分ががんである。エコーレベルは低下、周囲は不正形でいかにも硬そうな腫瘍としてみえる。

品などに含まれるヨードの過剰摂取による甲状腺機能低下症もよく目にする。橋本病の診断をする前に、そのようなものを常用していないかどうか確認する必要がある（図35）。高齢または他の疾患で全身状態の悪い患者でFT_3のみ著明に低下する例があるが、これはLow T_3 Syndromeと呼ばれる生理的な生体防御反応でありこのような症例に対して甲状腺ホルモン薬の投与を行ってはならない。

3. 橋本病の治療法

チラージンS®の補充療法を開始する。但し、高齢者、特に心疾患を合併している例では急速な甲状腺ホルモンの補充により心筋梗塞を併発することがあるため少量から開始し、2週間ごとに徐々に増量する方が安全である。

4 甲状腺腫瘍

1. 高齢者の甲状腺腫瘍の特徴

甲状腺腫瘍は成人の約10％に認められるとされるが、エコーでよく観察すると、高齢女性のほとんどになんらかの異常があるといってよい。当然のことながらこれらすべてが精査や手術の適応になるわけではない。

2. 甲状腺腫瘍の診断法

まず、入念に触診することが重要である。われわれの検討では橋本病などのびまん性病変を合併していない場合、治療を要する腫瘍は正確な触診でほとんど触れることができる[3]。触診で異常があったもののみエコーによる精査を施行することが現実的であろう。頻度の多い乳頭癌はエコー像だけでもある程度診断がつけられる（図36）。穿刺吸引細胞診の適応としては通常1cm以上の腫瘍としている。但し、穿刺吸引細胞診は侵襲が少なく、また高齢者の甲状腺癌には予後が悪いものもあるので、疑わしい腫瘍は積極的に検査すべきである。

（髙野　徹）

● 文献

1) 江本直也：高齢者のバセドウ病の特徴. よくわかる甲状腺疾患のすべて, 伴　良雄（編）, pp159-162, 永井書店, 大阪, 2003.
2) 小澤安則：潜在性甲状腺機能低下症. 内分泌・糖尿科 17：313-322, 2003.
3) Takano T, Hasegawa Y, Amino N：Self-examination of thyroid nodules. Endocr J 47：591-593, 2000.

23 眼科疾患

●●●●はじめに

　高齢化社会においては、加齢による眼疾患に加え、全身状態に伴う眼症状が増えている。外来やベッドサイドで高齢者の患者の訴えを聞いたとき、眼科受診を急ぐべきか、全身状態が落ち着いてからでいいか、迷うことがあるかも知れない。

　高齢になればなるほど視機能は落ち、不定愁訴も多くなる。その中で、急ぐべき症状、所見は何か？に重点をおいて考えてみたい。ただ、調節力の低下や、ほぼ左右対称の老人性眼瞼下垂による不具合症状についても同様の訴えをするため、眼鏡をかけても、眼瞼を持ち上げても、以下のような症状があるかないかをまずみてみる。

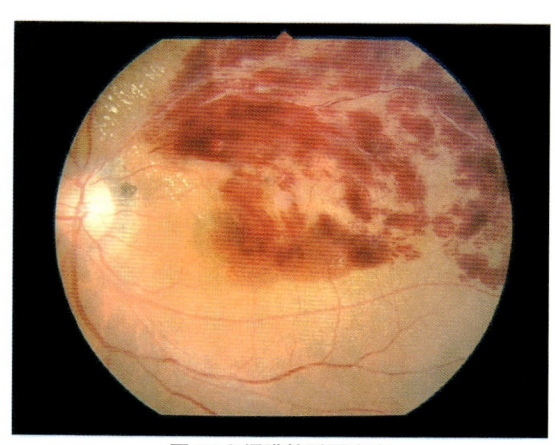

図37●網膜静脈閉塞症
広範な出血と浮腫があり、黄斑部にまで及んでいる。

1 「急に」見えない―片眼の場合

　①眼底出血、②網膜動脈閉塞症、③網膜剝離、④視神経炎、などが考えられる。急に見えなくなった場合は急いで眼科受診の手続きをする。但し、高齢者の中には片眼に疾患が発症しても、通常は両眼で見ているため気がつかず、たまたま片眼で見て気がつき、それを急に見えなくなったと訴える人も多くみられるから、話をよく聴取し、区別することが大切である。

1．眼底出血

❶網膜静脈閉塞症

　網膜静脈が動静脈交叉部で圧迫されて閉塞し、血管からの溢血で網膜に出血をきたした疾患である（図37）。網膜浮腫を伴う。出血、浮腫の部位は視野が欠け、網膜黄斑部に及ぶと視力は低下する。高齢者や高血圧、糖尿病、心臓病などの基礎疾患、または自己免疫疾患などが危険因子である。訴えとしては突然の視力障害のほか、暗黒感、なんとなくもやもやする、などと表現される。閉塞する部位が基幹部か、分岐部か、黄斑を含むかどうかなどにより高度の視力低下から、自覚症状がない場合とさまざまであるが、一般に基幹部での閉塞（網膜中心静脈閉塞症）では視力予後は非常に悪い。炭酸脱水酵素阻害薬（ダイアモックス®）、線溶剤（ウロキナーゼ®）、抗凝固剤（ワーファリン®）、止血剤（アドナ®）などの保存療法のほか、浮腫改善や、合併症としての緑内障予防にレーザー治療、硝子体手術なども行う。治療開始が遅れると、視力は回復しにくく、後に合併症が起こりやすくなるため、自覚症状が出現すればできるだけ早く治療し、発症後は基礎疾患のコントロールとともに、定期的な眼底検査が必要となる。

❷加齢性黄斑変性症

　加齢に基づき黄斑部が障害される疾患である（図38）。50歳代から増加し、両眼性に起こるが、片眼で進行する場合もある。初期には変視症（中心が歪んで見える）、視力低下を訴え、進行すると中心暗点（見たいところが見えない）など非可逆性の高度の視力障害を生じ[1]、欧米では失明原因第1位であり、わが国でも近年患者数は急速に増加し[2]、重要な視力障害の原因となってきている。加齢のほかに、高

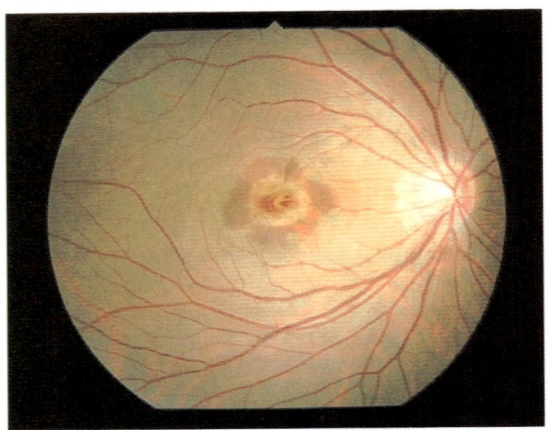

図38 ● 加齢性黄斑変性症
黄斑部に網膜出血があり、その周囲には網膜下出血を認める。

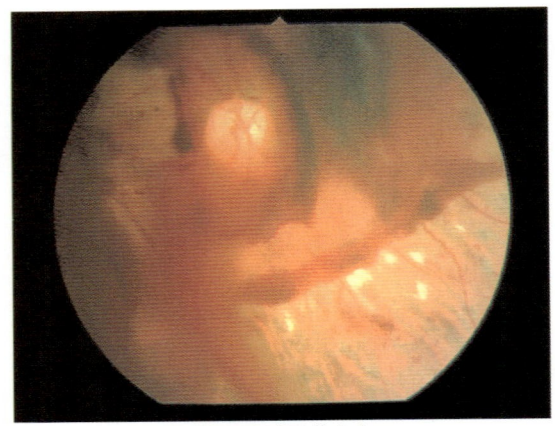

図39 ● 硝子体出血
糖尿病網膜症によって、硝子体中に出血を生じている。視神経乳頭が出血を通して透見できる。

血圧、喫煙、日光曝露などの危険因子が報告されている。滲出型と萎縮型の2タイプがあり、滲出型では黄斑部直下から生じた脈絡膜新生血管が破綻することにより急激な視力低下をきたすのに対して、萎縮型は脈絡膜新生血管を生じず、一般に視力低下は少ない。滲出型の原因となる新生血管に対して、その部位や大きさなどにより、種々のレーザー治療が実施あるいは開発され[3)-5)]、手術で網膜下の新生血管を除去したり[6)]視力中心に対応する黄斑部を移し変えたり[7)]することも行われている。

❸ 硝子体出血

網膜血管からの出血が硝子体中へ侵入したものの総称である(図39)。突然に「墨を流されたような」「カーテンが下ろされたような」と表現されるように、急激な視力低下を自覚する。進行した糖尿病網膜症(増殖網膜症、483頁)や網膜裂孔などで起こる。出血が少ない場合、原因によっては早期のレーザー治療で済むこともある。

2．網膜動脈閉塞症

網膜中心動脈またはその分枝が閉塞することによって、血流の途絶が起こり、飛蚊症や痛みを伴わず、「いつ」起こったかという発症時間を述べられるほど、突然の視力低下と視野異常を自覚する(図40)。網膜動脈は終末動脈なので、脳梗塞と同様に血流の途絶が起こると重篤な結果を生じるが、静脈

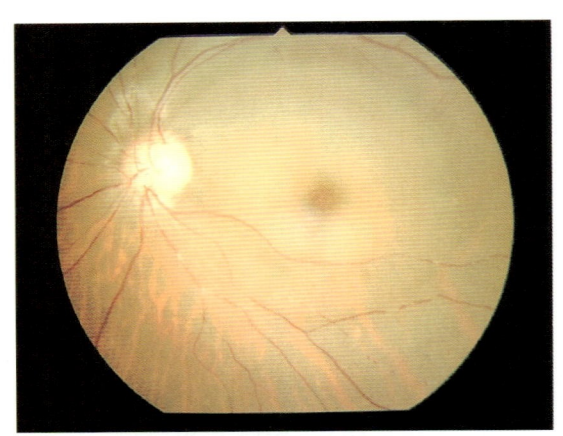

図40 ● 網膜動脈閉塞症
網膜血管は狭細し、血流は途切れている。後極部網膜の広範な浮腫白濁を生じ、黄斑部はcherry red spotを呈している。

閉塞に比べると幸い頻度は非常に低い。高血圧、糖尿病、膠原病[全身性エリテマトーデス(SLE)など]、心臓弁膜症などの基礎疾患をもつことが多い[8)]。網膜動脈が閉塞すると、急激な虚血により網膜神経細胞は壊死、浮腫を生じ、不可逆的な変性を起こす。極めて初期であれば、血流再開を目的に、眼球マッサージ、前房穿刺、血栓溶解剤点滴などを行う。一般に視力予後は非常に不良だが、もし発症から数時間以内で視力が少しでも残っているなら、1分でも早い処置がその後の視力を左右する。

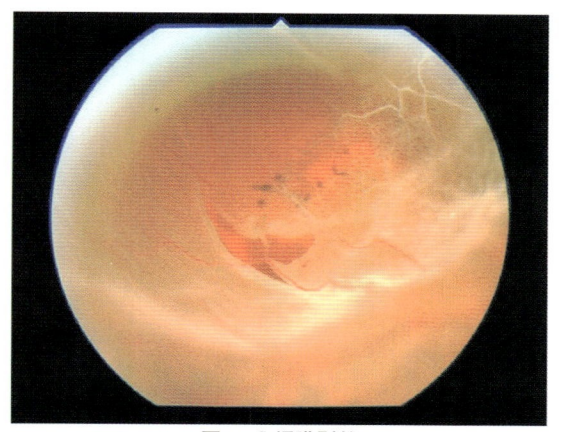

図41●網膜剥離
写真中央に網膜裂孔とそれを渡る血管を認める。網膜は高く剥離し、やや白色を呈している。

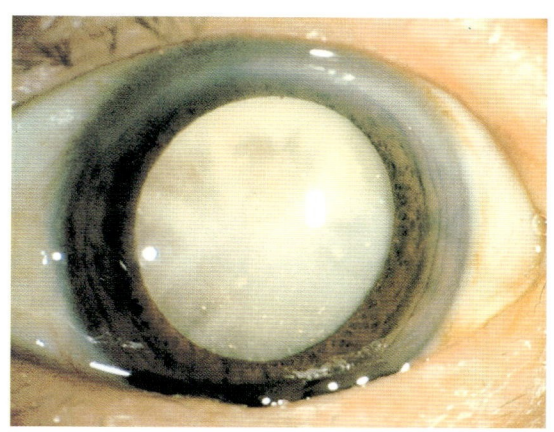

図42●白内障
進行した白内障で水晶体が白濁している。

3. 網膜剥離

　飛蚊症(目の前に動く虫・糸くず・泡・カエルの卵などが見える、などと表現される)や光視症(眼の端でフラッシュが焚かれる・光が走る・一定方向を見るとランプが灯っている、などと表現される)に引き続き「黒いカーテンが下りてきた」「水の中みたいにその部分がぼやけている」「暗く/紫色に見える」などの視野障害として起こることが多い(図41)。加齢変化によって、硝子体が網膜を牽引し、網膜に生じた裂孔が発端となる。裂孔から眼球内の水分が網膜の裏に入り込み、網膜剥離が発症する。剥離部分は視機能がなくなるため、視野が暗い部分として認識される。手術で復位させても、剥離していた時間が長ければ長いほど視機能の改善は悪い。振動によりさらに剥離は拡大するので、もし網膜剥離を疑ったときは、安静を保ちながら速やかに受診させる。

4. 視神経炎

　視神経に炎症を生じたもので、突然の片眼の視力低下と中心暗点を自覚する。炎症によるものなので、眼球後部痛や眼球運動時痛を自覚することがある。高血圧や糖尿病の基礎疾患がみられるタイプと、非常に稀だが側頭動脈炎に随伴するタイプがある。

2 「前から/徐々に」見えづらい－片眼の場合

　①白内障、②緑内障、③糖尿病黄斑症、④加齢性黄斑変性症、などが考えられる。慢性進行性疾患の中には早期に治療を開始すべきものがあるので侮ってはならない。片眼のみの自覚であっても本来両眼性であったり、単に進行に左右性があるだけのことがある。

1. 白内障

　眼内の水晶体の弾力が低下した状態が老眼で、水晶体が混濁した状態が白内障である(図42)。進行した例では肉眼的にも瞳孔が白色に見えることがある。糖尿病、ステロイドなどでも発症する。基本的に両眼性だが、片眼だけが進行している場合がある。視力低下、霧視感(霞んで見える・白っぽく見える・膜が張ったように見える)、眩しさ、単眼性複視(片眼で見てダブって見える・夜、月が2つに見える)など多様である。中には近視化し、老眼が軽くなったと感じられる場合もある。合併症を伴わず、白内障のみの場合、患者本人の希望を取り入れて手術時期を決定する。通常手術予後はよく、視力の早期回復が期待できる。

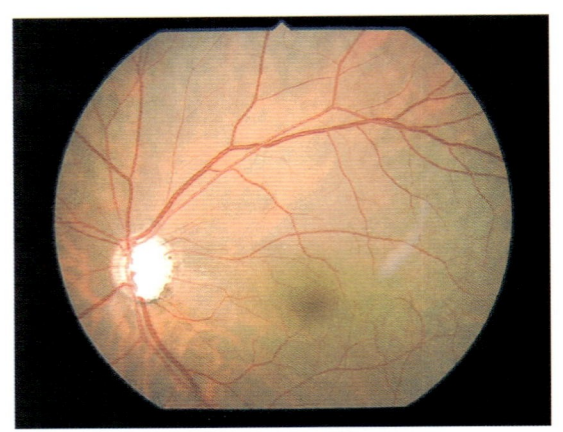

図43 ● 緑内障
緑内障性視神経陥凹が大きく、色調は蒼白で萎縮となっている。

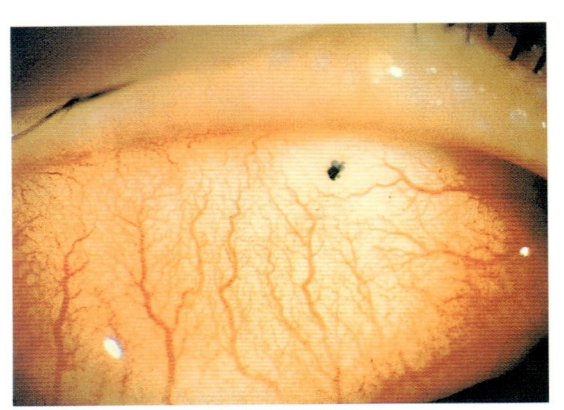

図44 ● 結膜異物
上眼瞼結膜に付着した異物。

2. 緑内障

緑内障とは「その人の眼にとって」眼圧が高くなり、視神経が障害され、視野障害が進行する疾患である(図43)。慢性型では痛みはなく、視力障害を自覚する頃は既に末期である。緑内障の有病率は意外に高く、40歳以上の人口で3.75％、つまり30人に1人は緑内障であり、現在約190万人が羅患している。その大部分は慢性型であり、いわゆる急性緑内障発作を起こすタイプは1割程度と、緑内障に占める割合は小さいが[9]、殊に予防と初期の対応が重要なので、後述する(484頁)。

慢性型の正常眼圧緑内障、原発性開放隅角緑内障では主に点眼での継続した治療が必要である。点眼剤といえども、自律神経に作用するため、例えばβブロッカー点眼(例：チモプトール®点、ミケラン®点など)の使用によって喘息や徐脈を起こす例がある。原因不明の喘息様症状が続く場合、眼科からの点眼処方をチェックしてみるのもよい。

3. 糖尿病黄斑症

黄斑とは眼底のほぼ中央にあり、視細胞が密集し、視力に最も関係がある部位である。糖尿病の合併症として黄斑が障害され視力が低下する糖尿病黄斑症は非常に重要である。通常糖尿病網膜症は進行するまで視力低下は感じないが、糖尿病黄斑症は網膜症初期でも起こり、軽度であっても患者は不便を感じる。浮腫軽減目的にレーザー治療などを行うが視力の改善は困難である。糖尿病網膜症については後述する(483頁)。

4. 加齢性黄斑変性症

萎縮型で緩徐な視力低下、変視症を生じる(479頁)。

3 「急に」痛い

①結膜異物、②結膜炎、③角膜炎、④霰粒腫・麦粒腫・涙嚢炎、⑤急性緑内障発作、などが考えられる。

1. 結膜異物

ゴロゴロ感、異物感を感じる(図44)。高齢者では眼瞼内反の傾向があるので睫毛が入りやすい。下眼瞼を引き下げ、異物が結膜面に付着していれば、生食水に浸した綿棒を軽く押し当てるだけで容易に摘出できる。上眼瞼でのゴロゴロ感は、結膜の異物だけでなく、角膜の傷による場合もあり、肉眼ではわからないことも多い。

2. 結膜炎

高齢者では結膜炎を起こしやすい。眼脂、異物感、結膜充血などを呈する。また、結膜常在菌にMRSAをもつ高齢者、免疫不全患者は意外に多い。

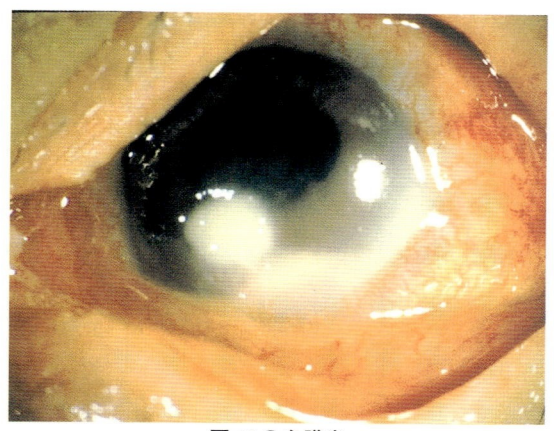

図45●角膜炎
角膜中央やや下方に、円形白色の潰瘍があり、前房内蓄膿を伴っている。結膜は強く充血している。

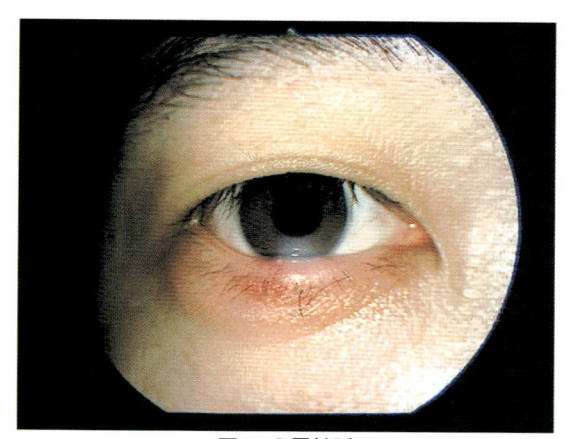

図46●霰粒腫
下眼瞼中央が強く発赤腫脹し、強い痛みを訴える。

特に流行性角結膜炎(はやり目)は、院内感染源として重要であり、強い炎症を起こさないまま感染源となることがあるので、医療関係者が媒介にならないように注意する。

3. 角膜炎

痛みのほかに視力障害、眩しさ、流涙、眼脂などを訴える(図45)。強い充血、角膜に局所的な混濁が肉眼でも観察される。急速に進行し重篤化しやすいため、速やかな受診、治療が必要である。また、三叉神経第1枝支配領域の帯状ヘルペスで発疹が鼻背〜鼻尖部に認められた場合、角膜炎などの眼合併症の頻度が高い。

4. 霰粒腫・麦粒腫・涙嚢炎

限局性の眼瞼の発赤、腫脹、圧痛が特徴である(図46)。流涙、眼脂を伴う。消炎鎮痛、感染症状の軽減を図る。

5. 急性緑内障発作

高齢者、女性で急激な片眼の痛みと頭痛、嘔気を伴っていた場合、急性緑内障発作を思い出してほしい。特に高齢の場合、眼痛が目立たず、悪心、頭痛による食欲低下、全身状態悪化で運ばれてくることも多い。また眼痛や頭痛でなく、腹痛を主に訴える場合は緑内障発作になかなか気づかれないこともあ

り、診察時の開瞼は非常に重要である。遠視眼で水晶体が厚くなる50歳以上の女性に多く、急激に隅角が閉塞されることによって発作が生じる。暗所での長時間作業や突然のストレスなどの中等度散瞳が契機となることが多いが、散瞳作用をもつ種々の薬剤も緑内障発作を誘発することがある。急性緑内障発作が起こると眼は強く充血し、角膜は濁り、瞳孔は中等度散瞳し、対光反応はみられない。極めて高い眼圧によって視神経は急激に障害され、治療が遅れると失明する。24時間経過すると視機能の回復は困難だが、高眼圧が続くと疼痛を伴う水疱性角膜症に至ることもあり、眼圧下降を速やかに図るべきである。急性緑内障発作の応急処置としては、縮瞳剤(ピロカルピン®点)の頻回点眼、高浸透圧剤(マンニトール®、グリセオール®)の急速点滴などを行った後、速やかにレーザーまたは手術処置を行う。

4 糖尿病網膜症に関心を

糖尿病網膜症(図47、48)(以下：網膜症)は、糖尿病による高血糖が原因となり、網膜血管の閉塞、透過性亢進が起こり、網膜が障害され視機能が下がる疾患である。網膜症の発生頻度は糖尿病患者全体の1/3〜1/2であり、1991年の厚生省(現厚生労働省)調査以降、中途失明原因の第1位を維持している[10]。網膜症は糖尿病発生より10〜15年遅れて発症するが、初期は無自覚であるため、患者は眼科受診の必要性を感じない。視力低下は糖尿病黄斑症を除くと

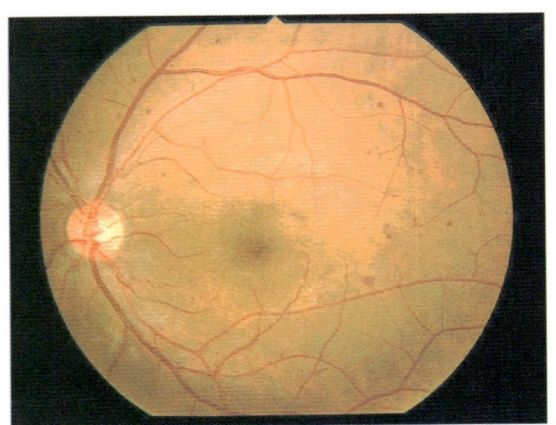

図47● 糖尿病網膜症
まだ軽度の単純型網膜症で、点状斑状出血を少数認める。

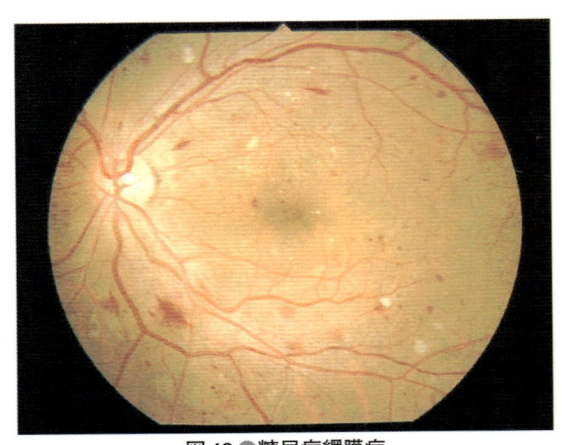

図48● 糖尿病網膜症
前増殖期の網膜症で、多数の軟性白斑と大きな斑状出血がある。

かなり進行した状態で起こり、難治性の血管新生緑内障や牽引性網膜剥離をきたし予後は極めて不良である。したがって患者が視力低下を自覚し、受診したときには既に手遅れという症例がよくみられる。また、しばしば硝子体出血を起こし、QOLは非常に障害される。

網膜症の発症阻止、進展阻止にはHbA₁c 6.5％以下との報告があるが、反対に急激な血糖コントロールで網膜症が悪化する例もあるため[11]、血糖コントロールには内科医と眼科医の綿密な連絡が必要である。

しかしなんといっても網膜症が未発症、あるいは単純網膜症の時期から眼底検査を施行し、適切な時期に適切な治療を受け、重症化させないことが最良である。検診などで糖尿病を指摘された時点でかなりの罹病期間と考え眼科受診を勧めること、放置すると失明の危険が高くなるということの患者教育、内科受診時に眼科に通っているかどうかのチェックをする、などの協力体制で、将来の網膜症による失明患者数は減少できるのではないだろうか。

5　IVH施行中、免疫不全状態では視力に注意

手術後の免疫不全状態、IVH施行中には多彩な内因性眼内炎が起きやすく、細菌性、真菌性、不明を合わせ約1/3の症例に認められるという。感染症（尿路、肝膿瘍など）、糖尿病などを背景にすると細菌性眼内炎（*Klebsiella pneumoniae*、*E.coli*など）が多く、

IVH、悪性腫瘍、膠原病、ステロイド使用では真菌性眼内炎（ほとんどが*Candida albicans*）が多い[12]。特に内因性真菌性眼内炎では、その90％にIVHの既往があり[13)14]、発症に大きく関与していると考えられている。片眼もしくは両眼の視力低下、霧視感、飛蚊症が初発症状である。全身状態の改善を待っていると速やかに失明してしまうため、視力の低下を訴えたときは早期の受診が望まれる。特に細菌性のものは真菌性や外傷性の眼内炎に対し、最も視力予後が悪い[15]。

6　誤解されやすい「緑内障」

内視鏡前処置としてのブスコパンをはじめとして、感冒薬、精神安定薬、前立腺肥大症治療薬など多岐にわたり、散瞳作用がある抗コリン薬は緑内障に禁忌とされている。しかし、問題となるのは頻度の少ない閉塞隅角のタイプだけであり、大部分の開放隅角型では使用可能である。また、もし閉塞隅角緑内障であっても、あるいは発作の既往があってもレーザー治療や手術済みならば使用は可能である。したがって、処方時に眼科で緑内障と言われていないかどうかを問い、可能なら眼科に問い合わせ、これらの薬剤の使用の可否を決めるのがよい。もしそれらが不可能ならば、その薬剤を使用後なんとなく見えづらい、眼が重い感じがする、違和感がある、などの自覚症状があればすぐに眼科を受診するように話しておく。

7 たかが白内障、されど白内障

　高齢になると視力は下がる傾向にあるが、その原因の多くは白内障である。確かに白内障ならば手術によって視機能が上がることが期待できる。しかし、白内障のほかに視力低下をきたす重篤な疾患が潜んでいる可能性は否定できないので、歳だから少々見えなくても当たりまえ、そのうち手術すれば治るんだから、と安易に決めつけていると、失明すらあり得ることを忘れないでいてほしい。

8 ベッドサイドでできること

　①眼脂：長期臥床の高齢者では涙液排出が悪いため、流涙、眼脂が増え、感染症による結膜炎も起きやすい。起座で過ごすだけでも改善するが、瞼裂部（睫毛部）の清拭は有効である。

　②乾性角結膜炎：シェーグレン症候群（SjS）や関節リウマチ（RA）、全身性エリテマトーデス（SLE）、橋本病などでは眼乾燥感を訴えることが多い。また、高齢者はマイボーム腺機能不全や慢性炎症が少なからず存在し、これもドライアイの原因となることがある。眼精疲労、眼の乾燥感、ゴロゴロ感などをはじめ、灼熱感、眼痛など多様な症状を呈する。防腐剤の入っていない人工涙液の点眼が用いられる。保険適応外の点眼ではソフトサンティア®、アイリスCL-1ネオ®など、シェーグレン症候群などの重症では保険適応ではヒアレイン®0.3％などがある。

　③兎眼性角結膜炎：顔面神経麻痺、もしくは全身状態が悪く閉瞼が不良な例では角膜びらんなどの眼疾患を起こすので、フラビタン®眼軟膏の少量塗布もしくはアイパッチを行う。

（武田桜子、松原正男）

● 文献
1) 湯沢美都子：脈絡膜新生血管．インドシアニングリーン蛍光眼底アトラス；フルオレセイン蛍光眼底との比較，第1版，湯沢美都子（編著），pp91-93, 南光堂，東京，1999.
2) 南　政宏：プライマリケアでおさえておきたい高齢化社会における眼のケア；加齢性黄斑変性．治療84：479-482, 2002.
3) 森隆三郎，湯沢美都子：加齢黄斑変性の脈絡膜新生血管に対する光凝固のインドシアニングリーン蛍光造影の有用性．日眼会誌106：621-629, 2002.
4) 沢　美喜，湯沢美都子：新しい治療と検査シリーズ；光線力学療法（Photodynamic therapy：PDT）．あたらしい眼科19：1173-1174, 2002.
5) 松本容子，湯沢美都子：経瞳孔温熱療法の短期経過と造影所見．眼紀54：578-583, 2003.
6) 三國絵梨，島田宏之，森隆三郎，ほか：加齢黄斑変性における傍・外中心窩の脈絡膜新生血管抜去術．日眼会誌107：695-701, 2003.
7) 出口裕子，北岡　隆，宮村紀毅，ほか：網膜全周切開黄斑移動術の長期成績．臨眼57：729-731, 2003.
8) 戸張幾生：内科領域の眼合併症；内科領域と視覚障害；高血圧眼症，網膜血管硬化症．カレントテラピー19：830-833, 2001.
9) 増田寛次郎：高齢者視力障害の臨床．日老医誌37：261-264, 2000.
10) 佐藤文平：プライマリケアでおさえておきたい高齢化社会における眼のケア；糖尿病網膜症．治療84：473-477, 2002.
11) 岸川秀樹，玉真祐実，副島弘文，ほか：糖尿病網膜症UPDATE；糖尿病網膜症発症，進展における血糖コントロールの意義．あたらしい眼科18：583-588, 2001.
12) 秦野　寛，井上克洋，的場博子，ほか：日本の眼内炎の現状；発症動機と起炎菌．日眼会誌95：369-376, 1991.
13) 西村哲哉，岸本直子，宇山昌延：真菌性眼内炎の経過と硝子体手術の適応．臨眼47：641-645, 1993.
14) 駒山雅典：IVHと真菌性眼内炎；早期発見・早期治療のための文献的考察．化学療法の領域9：942-947, 1993.
15) 栗田正幸，秦野　寛，井上克洋，ほか：細菌性，真菌性眼内炎の視力予後．眼臨84：1536-1540, 1990.

24 耳鼻咽喉科疾患

1 耳鼻咽喉科領域の老化と疾患

　耳鼻咽喉科は気道と消化管の入口という生命維持に直接関与する部分を扱う科である。さらに聴覚・言語などコミュニケーション関連の問題や嗅覚・味覚・平衡覚というQOLに密接に関与する感覚も扱っている。

　加齢に伴い、鼻腔のもつエアーコンディショニング機能はやや低下するが、気道への最も大きな影響は、嚥下における協調運動の乱れから生じる誤嚥とそれによる肺炎が起こりやすくなることであろう。感覚器は全般に加齢変化として、感覚刺激の受容器への到達度の低下、受容器の数の減少と機能低下、感覚神経と中枢の機能低下がみられ、結果として機能が低下するのが避けられないが、純粋な加齢変化がすべてではなく、加齢に伴って増加する疾患や、投与される薬物の副作用の影響も大きい。

2 老人性難聴と高齢者の難聴

　加齢に基づく聴器の変性により生じる聴覚の悪化を老人性難聴と呼ぶ。老人性難聴の一般的特徴は、①30歳台から高音部より進行性に低下し、②両耳がほぼ同程度に進行する、③感音難聴であり、75歳以前にはその程度は予想外に軽微である。言い換えれば、75歳以前に難聴を訴えるときは老化以外の原因を考えるべきである。

　老人性難聴の主たる責任病変は内耳の感覚細胞あるいはらせん神経節であると推定されている。一方、聴覚皮質のある上側頭回は老年性変化も少なく、変性疾患や無酸素脳症の際にも最も病変の軽い部分である。

　蝸牛やそれに連なる求心性神経はいったん器質的病変が生じると不可逆的で進行増悪はあっても改善は期待できない。したがって現時点では感音難聴に対する有力な治療法はないし、進行を食い止める手段も確立されていない。そこで登場するのが補聴器や人工内耳である。補聴器の目的は会話音を増幅して会話理解を助けることにある。補聴器を用いると用いないときよりも聴こえやすくはなるが、正常並みの聴こえにはならない。聞きたい音のみ増幅して、ノイズや他人の話し声を大きくしないという補聴器は存在しない。高齢者は会話のスピードに連いていけないが、こうした速過ぎる会話を補聴器で遅くすることはできない。

　人工内耳についても言語聴取能は若年者より低下するものの、聾、高度難聴者には積極的に適応してよいという結果が得られている。高齢者に対する補聴器や人工内耳は生活のQOLを上げる有用な手段である。

　老人性難聴は徐々に進行するのが特徴であるが、老人で急に聴こえなくなる場合もある。こうした場合は突発性難聴や脳血管病変、聴神経腫瘍も念頭におかなくてはいけないが、一番多いのは耳垢栓塞である。摘出すれば聴こえはもとどおりになる。

3 悪性外耳道炎

　治療抵抗性で、周囲骨の破壊や脳神経症状（顔面神経麻痺など）を呈し、場合によっては生命予後にかかわる外耳道炎である。高齢者（例外もある）、糖尿病患者（それ以外でも顆粒球減少など免疫能低下をきたす病態ならよい）、緑膿菌感染（他の抗菌薬抵抗性の菌でも起こり得る）が悪性外耳道炎の三徴候である。徹底的な抗菌療法と必要に応じ壊死部の清掃手術が必要である。

4 高齢者のめまい・平衡障害

　身体のバランスを保つには姿勢反射という数種の

反射の集まりからなる機構が働いている。刺激が入る側(感覚系)には深部知覚系、視覚系、前庭系が関与し、運動系である錐体路系、錐体外路系、自律神経系に出力する。姿勢反射の目的は、全身骨格筋に一定の筋緊張を与える(静的平衡維持)ことと、回転や直線上の加速度を感受し、それに対応する反射行動を円滑に行い運動や姿勢を保つ(動的平衡維持)ことである。身体の平衡維持に関係する末梢機構や中枢連絡機構のうちのどこかに障害が起こるとめまいが生じる。

姿勢反射において前庭系は空間的方向性を維持するための最重要末梢機構であり、この障害で最も明瞭な回転性めまいが起こる。

高齢者においては脳循環系の老化(脳動脈硬化、自己調節能の低下)と神経系の変性(神経伝導速度の低下、神経細胞数減少、シナプス遅延の延長)が生じるため、反応の遅れや反応の不正確さをきたす。この結果、高齢者は歩行時に急ぐとつまずきやすくなる。転倒による骨折は長期臥床や呆けの原因となるので、杖の使用、歩行面の傾斜や段差の解消、視力低下原因の除去、暗黒歩行回避、歩行訓練などの予防策を講じるのがよい。

中枢疾患に起因するめまいが増加するとはいえ、多いのは末梢前庭疾患である。中でも発作性頭位めまい症が最も多い。このほかには脳血管障害(椎骨脳底動脈循環不全、小脳出血、小脳・脳幹梗塞、血管炎)、薬物(降圧薬、トランキライザー、抗うつ薬、睡眠薬、アスピリンなど)、視覚障害、小脳橋角部腫瘍、糖尿病、甲状腺機能低下症、変形性頸椎症、外傷性硬膜下血腫などがみられる。

このほかに疾患を特定できない例がある。非回転性の持続性、体動誘発性のめまいで、他覚所見に乏しい。

5　高齢者の副鼻腔炎および鼻症状

高齢者の慢性副鼻腔炎患者では、下鼻甲介粘膜は萎縮気味で鼻茸を伴うことが多い。

高齢者においては鼻閉を訴えながら、それに相応する所見がない例が少なくない。高齢者における鼻粘膜萎縮は60歳台から著明となる。粘膜の膨脹収縮の柔軟性も低下するし、腺分泌も減少するので、通気度は増加するはずである。それにもかかわらず鼻がつまると訴えるのは通気度に対する感受性の衰え(受容器の異常)によるものと考えられる。

また、高齢者では水性鼻漏が増加する。アレルギー性鼻炎は高齢者ではむしろ少なく、その原因として以下の機序が推測される。粘膜内の微小血管の数も血流も減少し、鼻粘膜温度も低下し、吸気の加温調節が不良となる。呼気が通過する際に通常なら鼻粘膜で再吸収されるべき水分は粘膜上で凝集し、一定量が蓄積されると外鼻孔から水性鼻汁として垂れる。これがいわゆる「老人性鼻漏」である。

6　高齢者の嗅覚障害

高齢者の嗅覚障害に関する特徴は、障害の自覚のない人が多いこと、嗅覚低下を訴える例では原因不明が多いこと、さらに治療抵抗例の多いことである。70歳以上の症例では原因不明例が半数を超える。障害部位としては中枢でなく、嗅上皮レベルが多いと推定される。

加齢に伴って起こる神経変性疾患のうち、アルツハイマー病、パーキンソン病は嗅覚障害を伴うことが知られている。アルツハイマー病では初期の段階から嗅覚が低下する。病理組織上の典型的所見が嗅上皮から大脳皮質までのすべての嗅覚経路に認められるが、病初期では末梢ほど軽度である。パーキンソン病でも嗅覚障害が認められる。その機序は十分に解明されていないが、中枢の関与がある。

加齢による嗅覚障害に対して有効な治療法は目下存在しない。治療による改善度は若年者に比べ低い。

7　高齢者の味覚障害

味覚閾値は加齢とともに徐々に上昇するものの、有意に上昇するのは60歳以後、特に70歳台からである。高齢者は一般成人の約3倍薬物を服用しているので、高齢者の味覚障害は生理的なものより薬物が関与していると考えた方がよい。薬物非使用高齢者の味覚閾値上昇はわずかである。味覚異常例では血清亜鉛濃度が低下している例が多いので、亜鉛服用を試みる。

8　高齢者の声と音声障害

　男性は一般に加齢に伴い声が高くなるが、女性では一定の傾向はない。また声の強さに関しては一定の変化はない。息漏れ、声のふるえなど声質が不安定になることと、話の速度が遅くなる傾向がある。
　喉頭組織の生理的老化に喫煙、音声駆使の影響が加わり、慢性喉頭炎、ポリープ様声帯、喉頭癌などの嗄声を呈する疾患が高齢者でよくみられる。特にがんに注意する。

9　高齢者の嚥下障害

　誤嚥を防止するための機構として、喉頭蓋の倒れ込みによる喉頭閉鎖、仮声帯レベルによる閉鎖、声門レベルでの閉鎖などの多段階な気道閉鎖機構があるが、70歳以上になると咽頭反射も減弱しているうえ、下降している喉頭が、嚥下運動に際し追従できず、誤嚥を生じやすくなる。
　嚥下障害の治療は大きく、原疾患に対する治療、リハビリテーション、手術的治療に分かれる。一般に急性発症の嚥下障害は保存的治療で対処し、慢性型のものには手術で対処するのが基本原則である。保存療法の基本は適切な栄養確保と嚥下性肺炎の防止である。嚥下姿勢を工夫したり、息止め嚥下を行ったり、経管栄養で対処する。これで対応できないときには輪状咽頭筋切断術、喉頭挙上術、喉頭気管分離術、喉頭全摘出術などを適宜選択する。

10　頭頸部癌

　頭頸部癌のうち唾液腺や甲状腺のがんを除くと、そのほとんどは扁平上皮癌であり、他部位と同様に高齢発症例が多い。頭頸部癌の特徴には、①甲状腺癌、下咽頭癌の輪状後部型を除くと男性優位、②機能障害が早期から出現する(喉頭癌における嗄声、咽頭癌における嚥下障害、舌癌における摂食障害など)、③進行すると形態の変化が顕著になる、④発生要因がかなり明らか(喉頭癌：喫煙、口腔癌：口腔内衛生不良、下咽頭癌：飲酒、喫煙、貧血症など)、⑤放射線感受性の高いものが多い、⑥リンパ節転移が予後決定因子となることが多い、などがある。
　近年は治療の向上とともに、重複癌の出現が問題となってきている。特に下咽頭癌ではその率は30％に達する。

〈市村恵一〉

25 皮膚科疾患

1 湿疹とその類症

1. 皮膚瘙痒症

皮膚の瘙痒を主訴とし、皮膚病変を伴わないものを皮膚瘙痒症としている。皮膚瘙痒症には瘙痒が全身に出現する汎発性と皮膚の一部に限局する限局性皮膚瘙痒症に分類される。全身性疾患(糖尿病、甲状腺機能亢進症、肝疾患、悪性腫瘍、中枢神経障害)が合併していることがある。

2. 皮脂欠乏性皮膚炎

皮脂が欠乏し、皮膚が乾燥した状態、この状態を皮脂欠乏症といい、やがて亀裂を生じ、軽い皮膚炎を伴うようになる(図49)。空気の乾燥する秋から冬にかけて下腿伸側、大腿、側腹部、腰部などに好発しやすい。過度の入浴習慣を改め、保湿剤(白色ワセリン®、ヒルドイドソフト®、ウレパール軟膏®など)を外用し皮膚炎を伴う場合はステロイド(マイザー軟膏®、アンテベート軟膏®など)外用を併用する。

3. 紅皮症

全身皮膚に持続する炎症性発赤と葉状や粃糠状の落屑がみられるもので、多くは先行する基礎疾患が誘因となり、慢性または亜急性に悪化する(図50)。基礎疾患としては湿疹、皮膚炎、薬疹、中毒疹、乾癬、毛孔性紅色粃糠疹、扁平苔癬、落葉状天疱瘡、悪性腫瘍などがみられ、入院のうえ精査する必要がある。

4. 多形慢性痒疹

体幹、四肢の特に汗が溜まりやすく摩擦刺激を受けやすいところに粟粒大の扁平小丘疹が多発する。搔痒は極めて強く、抗ヒスタミン薬(アレジオン®、アレロック®など)内服、ステロイド外用を行う。

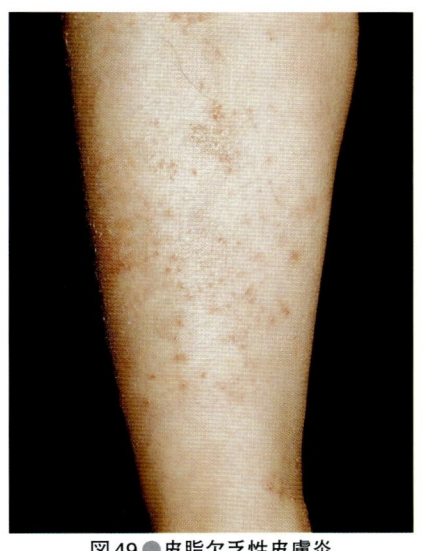

図49 ● 皮脂欠乏性皮膚炎

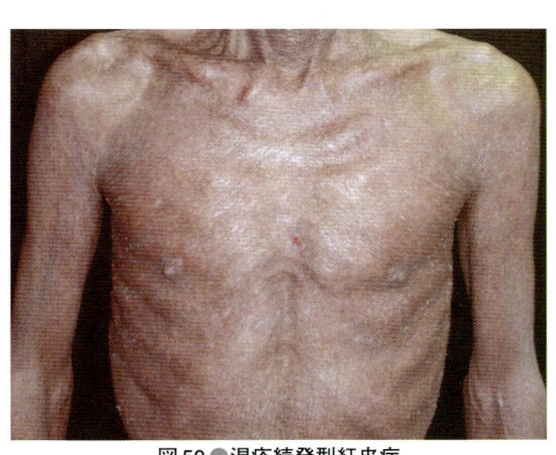

図50 ● 湿疹続発型紅皮症

2 自己免疫性水疱症

1. 尋常性天疱瘡

皮膚や粘膜に水疱やびらんを形成する表皮細胞間接着分子に対する自己免疫性皮膚疾患。水疱は弛緩性で容易に破れてびらんや痂皮を形成する。特に外的刺激を受けやすい腋窩、鼠径部、背部に多い。粘膜病変としては口腔内が多く、口腔内病変が初発であることが多い。ステロイド内服が必要である。

2. 類天疱瘡

四肢に発症することが多く、やがて全身に拡大する（図51）。表皮細胞基底膜分子に対する自己免疫疾患で、尋常性天疱瘡とは異なり口腔内病変の頻度は少なく、水疱はドーム状に緊張した比較的大型な水疱である。尋常性天疱瘡よりも高齢者に好発する。軽症ではミノサイクリンが有効であるが、重傷化するとステロイド内服が必要である。

3 物理的障害および薬剤による障害

1. うっ滞性皮膚炎および下腿潰瘍

下腿の静脈圧が上昇し、血管透過性が亢進することにより起こる皮膚炎と続発する潰瘍。先天的な静脈壁の脆弱性に長時間の立ち仕事による負荷が加わり生じることが多い。老化による真皮結合織、弾力線維、血管壁、静脈弁の脆弱が助長因子となる。下腿の内側、下1/3に好発する。その他下腿潰瘍の原因としてBuerger病、糖尿病性潰瘍などがある。潰瘍に対してはアクトシン軟膏®、プロスタンディン軟膏®、フィブラストスプレー®を外用し、難治であれば静脈瘤手術、植皮を行う。

2. 褥瘡

局所の持続的圧迫による皮膚の虚血性壊死であり、貧血、低蛋白血症などの全身状態の悪化はその助長因子となる。高齢化社会に伴う寝たきりの高齢者の増加、および医療の進歩による重症疾患患者の延命効果などにより本疾患もその絶対数が増加している。除圧、減圧、栄養管理といった予防が最も重要であり、局所治療に関しても医師、看護師、栄養士などによるチームで行うべきである。

3. 低温熱傷

主に冬期に湯たんぽ、あんか、電気毛布などに長時間接触することにより、生ずる熱傷。圧倒的に下腿が多く深達度が深いため植皮が必要となる。

4. 光線過敏症

生理的範囲の光の照射によって、皮膚に障害を起こすもので、皮疹は項頸部、上胸部、手指背、前腕などの露出部に限局する。光線過敏症型薬疹、光接触皮膚炎、多形日光疹、晩発性皮膚ポルフィリン症などが挙げられる。光感作性薬剤としては降圧利尿薬、中枢神経用薬、糖尿病用薬などが多い。

5. 薬疹

治療、予防、検査の目的で、体内に取り込まれた物質により惹起された皮膚、粘膜の異常な反応。高齢者では脳血流改善薬、降圧薬によるものが多くみられる。

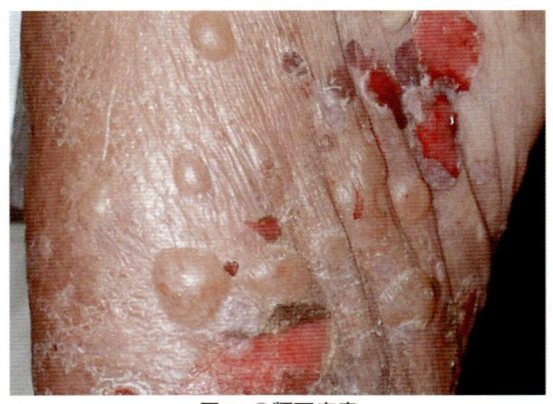

図51 ● 類天疱瘡

4 感染症

1．帯状疱疹

有痛性の浮腫性紅斑で始まり、次いで小水疱が集簇する。神経痛は高齢者ほど強く、帯状疱疹後神経痛も高齢者ほど残りやすい。抗ウイルス薬（バルトレックス®）投与を基本とするが、高齢者の場合神経ブロックを早期に行うこともある。

2．カンジダ症

陰股部、外陰、腋窩、乳房下などの間擦部に落屑を伴う紅斑で小膿疱、びらんを認めることが多い。局所が不潔または浸潤しやすい場合に発症しやすい。抗真菌薬（ニゾラールクリーム®、ラミシールクリーム®など）を外用する。

3．疥癬

指間、指側、下腹部、外陰部、関節屈窩のような皮膚の軟らかい部位に粟粒大淡紅色丘疹ないし漿液性丘疹が多発し、小水疱、小膿疱を混じ陰部、腋窩などでは小結節となる。皮膚から皮膚への直接接触または長時間同じ部屋で寝食をともにしたり、寝具、衣服、こたつを共用して感染。不衛生な環境や全身状態不良の症例で感染しやすい。六十ハップ浴、オイラックス®外用を行い、難治であれば保険適応外であるがイベルメクチンを内服する。

5 皮膚腫瘍

1．脂漏性角化症

表皮細胞の限局性増生を特徴とする皮膚良性腫瘍。いわゆる老人性のいぼで、高齢者で最も頻繁にみられる皮膚疾患の1つ。切除、レーザー療法などを行う。

2．日光角化症

代表的な紫外線発がんで皮膚のがん前駆症の1つとされ、20〜25％が有棘細胞癌に移行する。切除、レーザー療法などを行う（図52）。

3．基底細胞癌

初期には黒紫色皮疹で数年かけて徐々に大きさ、数を増し、次第に中心部に潰瘍を形成するようになることが多い。紫外線が関与し顔面に好発する。局所破壊性が強く放置すれば限りなく増大するが、転移はほとんど認められない。数mm離して切除する。

4．ページェット病

高齢者では乳房外ページェット病（図53）が主で、

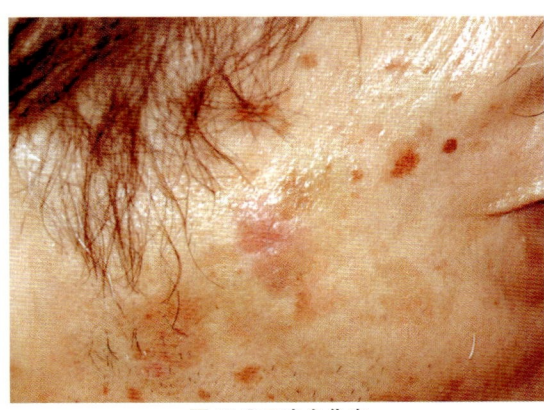

図52 ● 日光角化症

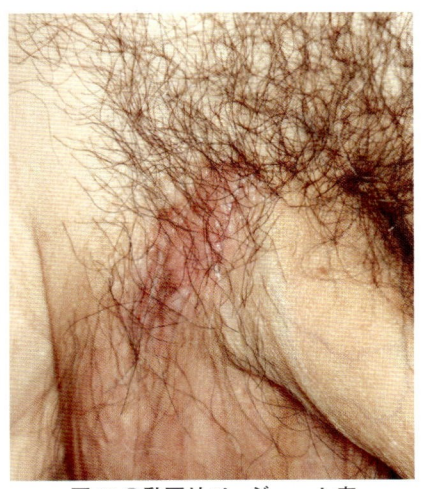

図53 ● 乳房外ページェット病

外陰部、肛囲、腋窩に比較的境界明瞭で不整形の紅斑あるいはびらん性局面を形成し、進行すれば転移を起こす。湿疹、カンジダ症と過誤されているケースも多い。広範囲切除を行う。

5. 有棘細胞癌

紫外線、放射線、化学物質、外傷、熱傷瘢痕、口唇ではタバコなどで傷害された表皮有棘細胞由来の悪性腫瘍。疣状結節、カリフラワー状の腫瘤を形成するもの、初期より潰瘍を形成するものなどがある。顔面をはじめとした日光露光部に好発。転移はリンパ行性が主であるが、腫瘍の増大、浸潤により血行性にも遠隔転移し得る。

6. 悪性黒色腫

メラノサイト由来の極めて悪性度の高い腫瘍（図54）。メラノサイトの存在する部位、すなわち皮膚、粘膜の他脳軟膜、眼球脈絡膜などから発生する。辺縁不整で色調の不均一な黒褐色色素斑で発症し、結節、出血や潰瘍を伴うようになる。本邦では四肢末端、爪甲下に多い。化学療法の有効率が低く早期の広範囲切除が必要である。

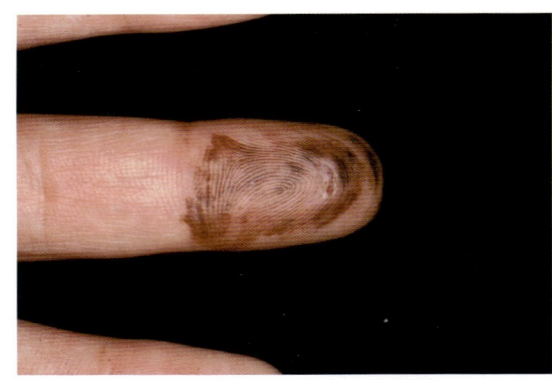

図54 ● 悪性黒色腫（末端黒子型）

（樽谷勝仁、板見　智）

● 参考文献

1) Critchley M : Arteriosclerotic parkinsonism. Brain 52 : 23-83, 1929.
2) Papp MI, Kahn JE, Lantos PL : Glial cytoplasmic inclusions in the CNS of patients with multiple system atophy (striatonigral degeneration, olivopontocerebellar atrophy and Shy-Drager syndrome). J Neurol Sci 94 : 79-100, 1989.
3) Adams RD, Van Bogaert L, Vander Eecken H : Strial-nigral degeneration. J Neuropathol Expental Neurol 23 : 584-608, 1964.
4) Steele JC, Richardson JC, Olszweski J : Progressive supranuclear palsy. Arch Neurol 10 : 333-359, 1964.
5) Rebeiz JJ, Kolodny EH, Richardson EP Jr : Corticodentatonigral degeneration with neural achromasia. Arch Neurol 18 : 20-33, 1968.

26 歯科疾患

●●●はじめに

　口腔内は、その人の全身状態のみならず精神状態、ひいては生活習慣などを推測させるに十分な情報を携えている。歯科疾患といえば、まず齲蝕（dental caries）と歯周疾患（periodontal disease）であるが、高齢者の場合は全身疾患に罹患していることが多く、そのため口腔軟組織、唾液、味覚などにも特徴的な病態を示す。口渇、味覚障害、舌の感覚異常などには双方に因果関係があり、さらには、摂食機能障害、睡眠障害、胃腸障害、排泄障害など患者の訴えは絶えることがない。
　本稿では口腔関連疾患について、高齢者の全身状態や精神的側面と照合しながら検討する。

1　根面齲蝕

1．露出した根面に発生した齲蝕

　高齢者の特徴的な齲蝕は、根面齲蝕である。過度な力のブラッシングが長年継続されたために歯肉退縮が生じ、歯根面が露出する。そこに歯垢が付着し、齲蝕が発生する。図55は、脳梗塞を発症して以来、口腔衛生管理が途絶えたことにより、根面齲蝕が一斉に発生した状態である。

2．齲蝕の重症化

　根面齲蝕が進行すると、歯冠部（歯の頭の部分）が脱落し、根だけが残ることになる（残根状態）（図56）。高齢者の歯の観察は、単に開口してもらうだけではなく、口唇をめくり歯頸部（歯の付け根）に着目する。前歯部に根面齲蝕が観察されるようであれば、臼歯部はそれ以上に齲蝕が進行しているはずである。齲蝕の重症化を防ぐためには、根面齲蝕が観察されたときに、積極的に口腔衛生管理に努めることが必要である。

3．齲蝕が引き起こす高齢時不定愁訴

　一歯が齲蝕になったばかりに、齲蝕のない側での片側噛みになる。それが食事メニュー制限や食欲低下を引き起こす。長年にわたる片側噛みは、頸部、肩部の過緊張や疲労へと連動する。これらは高齢になってからの不定愁訴（偏頭痛、肩凝り、不眠、腰痛など）と決して無縁ではないと思われる。

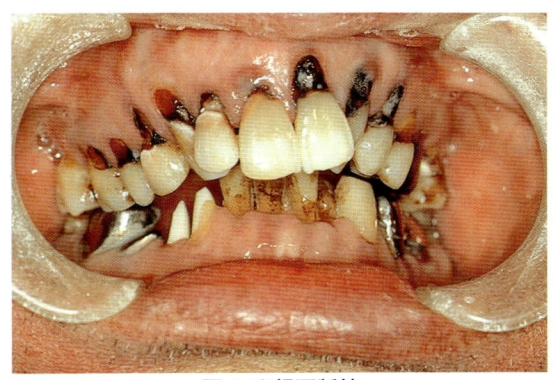

図55●根面齲蝕
歯肉が退縮し、露出した歯根面に発生した齲蝕。

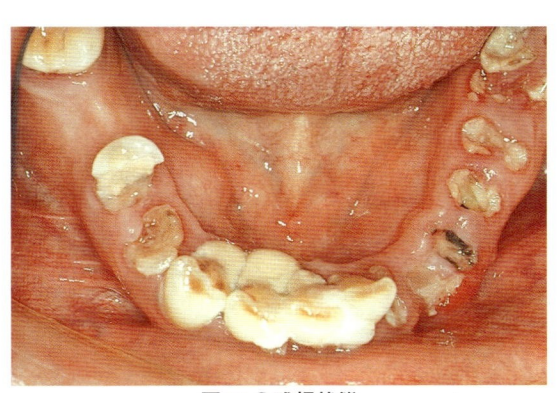

図56●残根状態
根面齲蝕が進行し、歯冠部が脱落し、残根状態となる。

2　歯周疾患

　高齢者に限らず、口腔衛生不良を原因とする歯周疾患の進行は、①歯肉炎症、②歯槽骨吸収、③歯牙動揺、④歯牙脱落（歯牙喪失）、という段階を経る。高齢者の服用率の高い降圧薬の中で、Ca拮抗薬の長期投与は、図57に示したような歯肉腫脹をきたす。歯肉腫脹は、歯の周りに深い歯周ポケットをつくり出し、細菌が停滞しやすい環境をつくる。このことは、歯周病を歯肉炎から次の段階へ進行させることとなる。

　またワーファリン®、パナルジン®など血液凝固阻止薬の長期投与を伴う歯肉腫脹は、易出血であるために、図58に示すように指でさするだけでも出血してくる。食事中も歯肉出血が生じ、何を食べても血の味がするために、それが食思低下の原因になっている場合がある。

3　義歯関連問題

　口腔衛生状態を反映しているカンジダ菌（*candida*）は、義歯を装着していない者や経管栄養管理下の者よりも、義歯を装着し経口摂取している者からの方が多く検出される。

　図59は多発性脳梗塞を発症して以来、4ヵ月間1度も口から外すことがなかった70歳男性の義歯である。指先の力や巧緻性が低下すれば着脱が困難になる。また配偶者や介護者に、義歯の着脱や清掃を介助してもらうことを拒む場合もあり、そのため終日外すことなく過ごしている。定期的に発熱を起こしていたのは、このあたりに原因があったと思われる。

　義歯用ブラシで、食渣のみならず、手で触れたときのぬめりが取れるまで清掃する。睡眠中は外して水中保管しておくのが原則であるが、義歯を装着することを習慣にしており、安定した睡眠が得られるということであれば、必ずしもこの限りではない。但し、就寝前の義歯清掃は決して怠ってはならない。

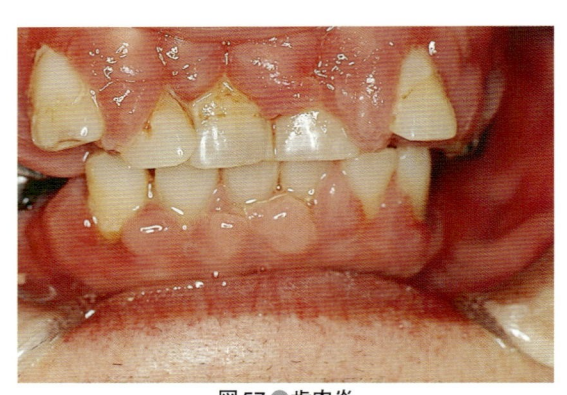

図57●歯肉炎
降圧薬副作用にて発生した歯肉増殖であり、歯周病の悪化を助長している。

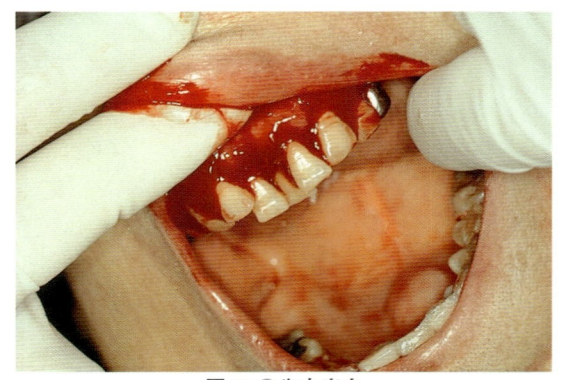

図58●歯肉出血
血液凝固阻止薬に感受性が高いと、歯肉は易出血性となる。

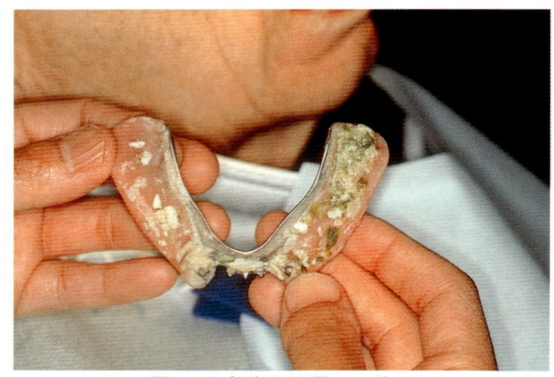

図59●食渣の停滞した義歯
肺炎の主な原因は、清掃していない義歯と口腔内にある。

4 口腔乾燥

最近では、高齢者と成人との機能時唾液の分泌量に差はないとするのが一般的解釈となっているが[1]、それでも高齢者の口渇の訴えには頻繁に遭遇する。高齢者が口腔乾燥を訴える場合の主なものは、薬剤性唾液分泌障害である。抗高血圧薬、抗コリン作動性薬、抗ヒスタミン薬、脳代謝賦活剤、向精神薬、抗てんかん薬は、唾液分泌に関連した副作用を有している。

特に口腔乾燥の訴えが強くなるものとして、三環系抗うつ薬、フェニチアジン系向精神薬がある。口腔乾燥は口腔内自浄作用の低下をもたらすために、反復性誤嚥性肺炎となり入退院を繰り返している例も稀ではない(図60)。嚥下障害や肺炎が生じたときには、内服を一時中止、あるいは減量したり、薬効時間と摂食の時間をずらしたりするなどの調整が必要である。

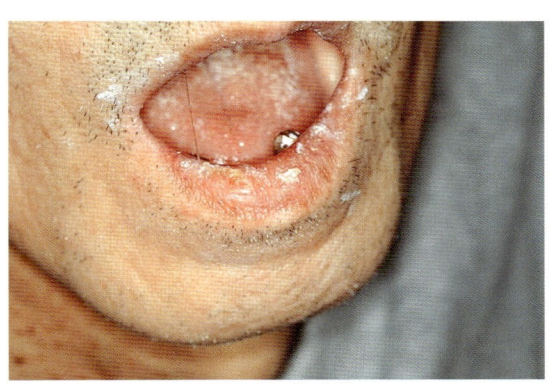

5 味覚障害

味覚障害の原因には、①味蕾への外科的障害、②味物質の伝達障害(唾液減少、味孔の閉鎖)、③味蕾細胞の内的障害(亜鉛欠乏症、ビタミンA欠乏)、④味覚伝導路障害(三叉神経障害など)、⑤心因性、⑥薬剤性、が考えられる。

高齢者の味覚障害の特徴は、酸味や苦味がいつまでも口腔内に残り、反対に甘味の閾値が上昇することである。心因性の問題が味覚障害を増幅している場合には、本人の後頸部、肩部を指で圧すると、まるで板が張られているような硬さを触知する場合がある。交感神経が絶えず優位な状態となり、粘液成分の多い唾液分泌状態となることから、味覚にも少なからず悪影響を与えていると考えられる。そこで按摩法(図61)や呼吸法といったリラクゼーションを施し、副交感神経との均衡を図る。

6 舌症状

舌は、まさに全身状態を反映している。ここでは、高齢者にみられる舌所見を2つ記す。

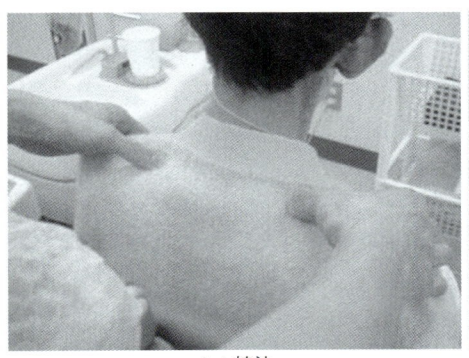

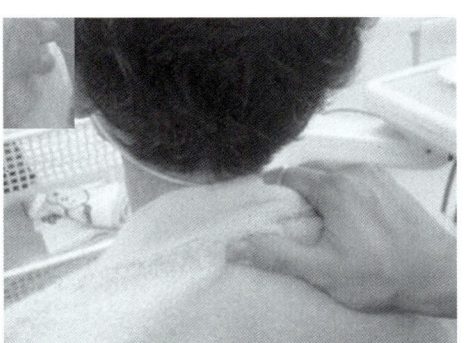

図60●口腔乾燥
口唇上皮のささくれのような残渣が、口腔乾燥を物語っている。

A：按法　　B：摩法
図61●按摩法
リラクゼーションの一環として按法と摩法を施す。

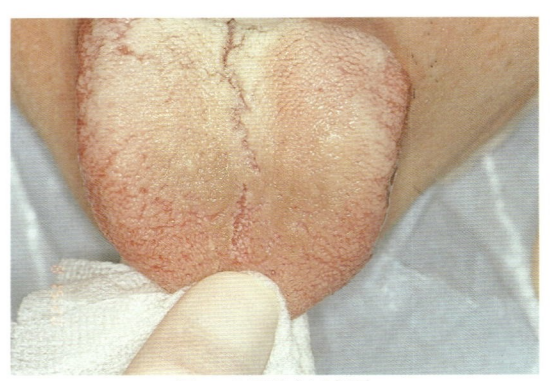

図62 ●舌診（白膩苔）
白くねっとりした様相を呈する。

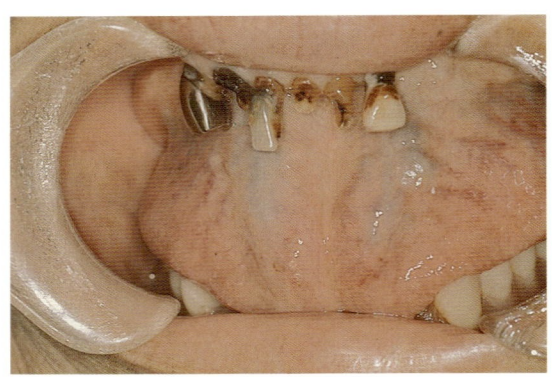

図63 ●舌診（舌裏所見）
左右非対称の怒張が観察される。

1. 白膩苔

図62は74歳、女性、10年来の糖尿病で、インスリンにより血糖コントロールを受けている。舌は、中央から前方にかけて、湿潤した薄く白い苔がみられる（白膩苔）。これは消化器官系統の障害や呼吸器系の疾患に罹患している状況である。糖尿病の特徴として、舌後方に黒緑色の舌苔があることと、舌裏静脈所見は左右非対象の舌静脈と怒張が観察されることである（図63）。

2. 黒膩苔

図64の舌苔は、黒色であるがねっとりしており、黒膩苔を呈している。これは、抗菌薬投与により出現した菌交代現象、および脱水が考えられる。体幹後面は、臥位であっても絶えず発汗している。本例は、5年前に脳梗塞を発症し、現在自宅療養中の78歳、男性である。1日中、ほとんどのベッド上で過ごしており、沈下性肺炎と思われる発熱を頻発している。胃腸障害、排泄障害、抑うつなど心身の悪化が認められるようであれば、抗菌薬の常用を避けるか、他の抗菌薬への変更を検討する必要がある。

7 顎関節症状（図65）

1. 顎関節脱臼

下顎を牽引している筋の弛緩により、下顎が容易に脱臼しやすくなる。特に認知症や脳卒中などで認

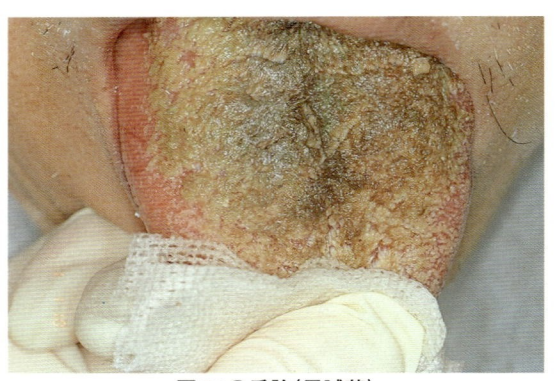

図64 ●舌診（黒膩苔）
黒くねっとりした様相を呈する。

知面に障害があったり、意識の覚醒度が低いような場合に脱臼の頻度は高い。あくび時ばかりでなく、さりげない開口時にも脱臼を生じるときがある。

2. 顎関節拘縮

脳卒中のように上位運動ニューロンが障害された後、経口摂取や会話などの機能障害が長期に中断されると、顎口腔機能にも廃用が生じる。これにより顎関節が拘縮し、開口制限となる。強制開口訓練を施すことにより、訓練直後には開口量が増し、即時的効果は得られるが、その場限りでなかなか効果が持続しない。

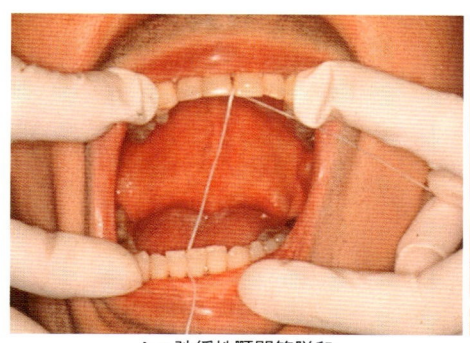

A：弛緩性顎関節脱臼　　B：拘縮性開口障害

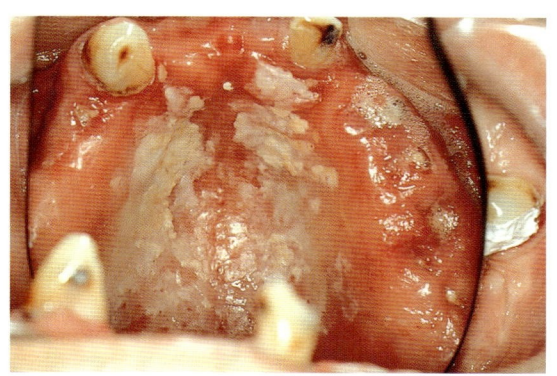

図65 ●顎関節症状

図66 ●新生交代されないまま残存している口蓋上皮

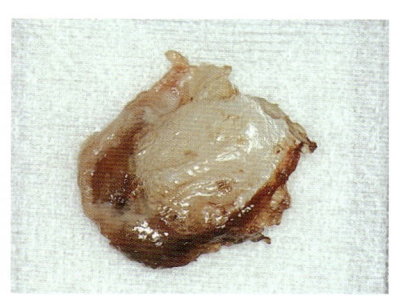

図67 ●口腔外に取り出された口蓋上皮

8 誤嚥性肺炎

　要介護高齢者の死因の第1位は肺炎であり、全体の30％以上を占めている。誤嚥性肺炎は高齢者を要介護状態にさせる主たる原因の1つとされている。食物誤嚥をしていなくても、普段分泌している唾液を誤嚥（micro-aspiration）することにより肺炎を発症する場合がある。そこで口腔内衛生管理を徹底することにより、たとえ唾液誤嚥をしても肺炎の発症を予防することができる。口腔ケアを介護予防の柱として厚生労働省が唱えているのはこのあたりに由来する。

　要介護高齢者の中には、摂食・嚥下障害や口腔乾燥などにより、旧粘膜上皮がなかなか新生交代できない場合がある。旧上皮が図66、67に示したように層をなしてオブラート状に残存してしまう。これら残存上皮層には、肺炎を引き起こす原因菌とされる嫌気性桿菌も検出される。誤嚥性肺炎予防のために、歯のみならず、粘膜ケアの必要性を強調したい。

（植田耕一郎）

●文献

1) Tylenda CA, et al：Evaluation of submandibular salivary flow rate in different age groups. J Dent Res 67：1225-1228, 1988.

第4部 高齢者精神疾患各論
GERIATRIC PSYCHIATRY

Ⅰ 高齢者の性格変化

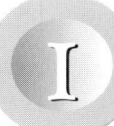

●●●●はじめに

　中年期から老年期へと至る過程において、個々の性格特徴になんらかの変化が起こり得ることが知られている。特にこの時期は身体的変化のみでなく、さまざまな心理的、社会的な変化をきたし得る時期でもあり、これら種々の要素が高齢者の性格変化には複雑に関与していると考えられている。Eriksonは人生を8つの段階に大別し、老年期においては老年期に至るまでの課題を達成し、生涯における自我の統合を形成する時期であると位置づけている[1]。しかし、それに反してすべての高齢者が円熟を遂げるのではなく、一部は性格の変化あるいは人格の変化を示すことがある。

　われわれが高齢者の性格変化について考える際には、表層の変化のみに目を奪われるのではなく、その変化をきたしている背景や種々の因子にも目を向けることが重要であり、周囲は必要に応じて適切なサポートを行っていくことが肝要である。

1 高齢者のパーソナリティ

　従来、高齢者の性格特徴として、頑固、保守的、不安、心気的、自己中心的、わがまま、短気、猜疑的などが挙げられてきたが、最近になり、これらは必ずしも高齢者の性格を一律に象徴するものではないことが指摘されるようになっている[2,3]。

　高齢者に生ずる性格変化の一因として加齢による身体的老化が挙げられる。具体的には、大脳の神経細胞数の減少、脳内神経伝達物質の代謝能の低下、モノアミン酸化酵素(MAO)の活性上昇に起因する脳機能の低下、神経伝達物質の低下、βアミロイド沈着による老人斑の出現などが挙げられる。これらの要因による脳機能の低下は記憶力、思考力、判断力などの低下をきたし、しばしば短気、猜疑、嫉妬などの性格傾向を形成するに至る。記憶力や判断力の低下は錯覚、誤解、誤認などを誘発し、時にそれが妄想として表出される場合もある。

　また、身体疾患によって性格変化やそれに類する精神症状が引き起こされる場合もある。具体例としては、脳梗塞、脳出血、脳腫瘍などの脳器質性疾患、多発性硬化症、進行性核上性麻痺、Huntington舞踏病などの神経疾患、甲状腺機能亢進症、甲状腺機能低下症などの内分泌疾患、神経梅毒、Creutzfeldt-Jakob病、後天性免疫不全症候群(AIDS)などの感染性疾患などが挙げられる。

　さらに、視力低下、聴力低下などの感覚機能の低下も関係する。これらは器質的な変化のみに留まらず、身体機能の低下に対する不安感、危機感を惹起し、それが性格変化に関与する場合がある。

　これらに加えて、最近は身体的または機能的な問題だけでなく、高齢者が経験するライフイベントが個々の性格やパーソナリティに少なからず影響を及ぼすものと考えられており、そのライフイベントへの対応の重要性が指摘されている[4]。特に、老年期は定年退職や子どもの独立などにより、社会や家庭における自身の役割が縮小する時期でもある。このとき高齢者は孤独感、厭世観を抱き、時に抑うつ感や不安感を強めるため注意を要する。

2 神経精神症候群と性格変化

　厳密には高齢者の性格変化という概念とは若干異なる部分もあるが、脳領野の障害、損傷により性格や人格の変化を生ずることがあり、このような変化は神経精神症候群、局在症候群などと呼ばれている。

　性格変化を最も如実にきたすのは、前頭葉の機能障害による前頭葉症候群であり、Bensonがその概要を述べている[5]。前頭葉は脳のすべての領域と連絡し、これらを統合する機能を有するとされ、この部位の損傷は性格面においても多彩な症状をきたす原因となり得る。自発性の低下、無感情、無関心、

発動性の欠如、抑うつなどが主症状であるが、時として これらにモリア、ふざけ症などといった稚拙な上機嫌や興奮、多幸、多動、脱抑制などを伴う場合もある。さらに、記憶障害や知能低下を伴う場合もあり、症状が進行すると、徐々に無為、無動、無関心が前景となり、最終的には荒廃状態へと至る。このような症状は進行麻痺、Pick病などでしばしばみられる。

側頭葉の機能障害である側頭葉症候群で主体となるのは情動の変化である。側頭葉てんかんでは、不安、抑うつ、易怒性、多幸症などの情動変化が発作的に発生するとされている。

大脳の広汎な機能障害により生じてくる失外套症候群では意欲の低下、欲動の減退が主症状となり、それまでに習得した行為の遂行も困難となる。その結果として、無言、無動の状態へと至り、疎通性も不良となる。このような症状は、脳外傷、脳炎など脳損傷が局所的ではなく広範囲に拡がる疾患でみられる。

このように脳領野の損傷により生ずる性格や人格の変化は、その損傷領域により症状が異なる。より局所的な脳損傷と性格、人格の変化に関しては、例えば前頭葉においては、背側正中が障害された場合の無為、自閉、無感情、眼窩前頭が障害された場合の多幸性、衝動性、注意欠損、背外側が障害された場合の頑固、脱抑制などが挙げられる。但し、局所的な脳損傷における性格や人格の変化は、損傷がその局所のみに生じているとの断定が困難なこと、症状に個人差が少なからず生じ得ることなどから、その普遍性や再現性に関して研究が進められている。

3 病前性格や認知症と性格変化・人格障害との関係

従来挙げられてきた高齢者の性格特徴は、高齢者に一律的に当てはまるものではないことについては先に述べたが、中年期ないし壮年期といった老年期の前段階に当たる時期での性格と老年期に至ってからの性格変化との関係に関しても同様のことが指摘されてきている。

これまで老年期における性格変化は、それまでの性格が尖鋭化したり、逆に反対の性格傾向を呈することで以前の性格が減弱したりすると考えられてきた。そして、高齢者における性格変化が問題となる場合、性格の尖鋭化が問題視されることが多かった。すなわち、頑固な人がより頑固になる、短気な人がより短気になるなどである。しかし、高齢者がこのような性格傾向をもつとは限らず、また中年期、壮年期の性格も必ずしも老年期になってからの性格を示唆するものではないことが指摘されている。

笠原らはわがまま、猜疑的、短気、頑固といった性格を不適応性性格と位置づけ、中年期、壮年期の性格と不適応性性格変化との関連や認知症と不適応性性格変化との関連などについて報告している[6]。それによると、中年期、壮年期の不適応性性格が老年期に至り尖鋭化したケースはわがままが28％、他の性格はいずれも15％前後で、老年期における不適応性性格の尖鋭化傾向は必ずしも強くないと報告している。また、中年期、壮年期の性格を同調性、執着性、神経質性、内閉性、自己顕示性、粘着性に大別し、性格類型別に不適応性性格変化の出現率を比較しても、各性格類型間に有意差は出現しなかったと報告した。

その一方で同報告は、認知症を有する高齢者では非認知症の高齢者に比して性格変化の出現率が高く、その中でも不適応性性格変化をきたす割合が高いと述べている。さらに、認知症症状が重度であるほど性格変化の出現率が高いと報告されている。代表的な認知症疾患であるアルツハイマー型痴呆（アルツハイマー型認知症；DAT）は、病初期に記銘力や見当識の低下を自覚し抑うつ的になる場合があること、病状の進行により徐々に周囲への配慮の欠損、無関心などが前景となり、人格的な水準も低下することなどが知られ、性格変化をきたし得る主要な精神疾患として認識されている。

しかし、同報告における認知症を有する高齢者のグループには、従来比較的人格水準が保たれ、性格変化も少ないと考えられてきた血管性痴呆（血管性認知症；VaD）のまだら痴呆（認知症）に該当する高齢者も含まれており、さらに、不適応性性格変化の出現率は、DATの高齢者とVaDの高齢者との間で有意差が認められなかったと報告されている。この点を考慮すると、認知症が存在することは、そのタイプを問わず不適応性性格変化のリスクファクターとなり得ることが示唆される。

このような不適応性性格を有する高齢者は、Reichardの5分類（円熟型、依存型、防衛型、他罰的憤慨型、自責型）における他罰的憤慨型に該当す

る可能性が高い。他罰的憤慨型は自責型と並んで、その後の社会適応や環境適応に支障をきたしやすいため注意が必要である。

　また、性格の尖鋭化は必ずしも多くないと述べたが、性格の尖鋭化は高齢者における人格障害をきたし得るため軽視することはできない。通常、人格障害は成長や人格成熟の過程において、内部要因になんらかの心理・社会的要因が関与することにより、人格成熟の屈折が起こり、性格や行動の偏りを呈する病態として知られている。そのため、若年期からの人格障害が老年期に至ってもその特徴を維持するケース、あるいは前項で述べたような脳の器質的な損傷による性格や人格の変化、すなわち器質性人格障害をきたすケースの存在は認知されていたが、人格の成熟期を過ぎている老年期において人格障害が新たに発生するということについては、それを疑問視する傾向もあった。しかし、最近は加齢により性格が尖鋭化することで、それまでは正常範囲または生理的範囲と見做されていた人格特徴ないし性格傾向が人格障害の領域に達する場合があり、老年期においても人格障害が新たに発生し得ると考えられるようになっている。老年期発症の人格障害で頻度が高いのは、回避性人格障害、依存性人格障害、強迫性人格障害といったDSM-Ⅳにおいてcluster Cに属するものである。これらの人格障害は不安、心気、恐怖などが根底に存在している。このような性格傾向を有する人が、加齢、身体的老化、機能低下などにより性格が尖鋭化されることで発症すると考えられる。一方で、加齢による記憶力や判断力の低下、視力や聴力の低下などから周囲への猜疑心を強め、さらには妄想構築が助長されて妄想性人格障害の様相を呈する場合もある。いずれの場合も人格障害は内的要因と外的要因が複雑に関係していることが多く、その対応も医学的対応のみでなく、周囲のサポートや環境調整など多面的な対応が必要となることも少なくない。

4　高齢者への対応

　これまでに述べたように、高齢者の性格および人格の変化には加齢、身体的老化、機能低下、種々の身体疾患、脳領野の器質的な損傷や障害、認知症などのさまざまな要因が関与する。そのため、その対応は医学的な対応から周囲のサポートまで多岐にわたる。特に、抑うつ、不安、心気、不眠などの症状が併存する高齢者や認知症症状を有する高齢者においては精神科での専門的な治療が必要となることも少なくない。

1. 医学的対応

　精神科的治療の第一は、精神療法的なアプローチである。しかし、高齢者において自己の内面を洞察させ、そこから自身の行動の矛盾点を追求し、行動や思考の様式を変化させていく認知行動療法のような精神療法を行うことは困難である。むしろ、治療者が高齢者の訴えに支持、共感の姿勢を示し、患者の不安を軽減させ、良好な治療者・患者関係を形成することが重要である[7]。

　精神科的治療では薬物療法が併用される場合もある。抑うつ、不安、心気を訴える患者には抗うつ薬、抗不安薬、不眠を訴える患者には睡眠導入薬が選択される。また、認知症症状を有する患者には抗認知症薬、脳循環・代謝改善薬が選択される。最近では、活動性の低下、興味関心の低下に対しては脳循環・代謝改善薬、興奮、易怒的、妄想的な問題行動に対しては抗精神病薬がそれぞれ効果をもつことが指摘されている[8]。

　高齢者では代謝能の低下などから薬剤の半減期が一般成人に比して遅延する傾向にある。そのため投与量は一般投与量の1/3ないし1/2程度で十分な効果が得られる。また、患者の訴えに対していたずらに薬剤を追加または増量することは、患者の薬剤に対する依存性を形成すること、薬剤による過鎮静が生じ患者の活動性やADLが低下すること、治療者側が患者の訴えの背景を形成する因子に目を向けなくなることなどにつながる恐れもあるため注意が必要である。

　性格変化が脳器質性疾患、神経疾患、内分泌疾患、感染性疾患などの身体疾患や認知症をはじめとする精神疾患などに関与するものである場合には、その原疾患の治療が重要である。各疾患とも原疾患の病状の増悪や進行が性格変化のリスクファクターとなる可能性が高いため、必要に応じて他科とも連携をとり適切な治療を進めていくことが必要である。

　視力低下や聴力低下といった機能低下が存在する場合には、眼鏡、補聴器などの補助具を利用し、機

2. 周囲の対応

家族や介護者など高齢者の周囲にいる人たちが、高齢者の性格変化に対して適切な対応をするには、高齢者の状態を正しく把握することが必要である。そのため、高齢者が病院を受診する際は、診察に同席する、本人の診察終了後に担当医から説明を受けることが重要である。また、担当医は家族のサポートが必要と思われる高齢者が単独で受診している場合は、家族の同伴を求めることも治療上重要である。但し、なんの説明もなくただ家族の同席を求めたのでは、患者に不快感を与える可能性もあるので、現状については医学的なサポートだけでなく家族のサポートも重要であること、適切なサポートを行うためには家族に患者の状態を正しく理解してもらう必要があることについて患者に説明し、事前に了解を得ておく方針を常にもつようにすることが必要である。

家族や介護者が高齢者の性格変化に向かい合うとき、ともすると高齢者を疎ましく思ったり、高齢者の訴えを頭ごなしに否定したりしてしまうことがある。しかし、先に述べたように高齢者の性格変化は単一の原因ではなく種々の要因が複雑に関係して生じていることが少なくない。そして、多くの高齢者はそれまでの社会適応は良好で、人格面でも成熟している。そのため周囲は、高齢者の性格変化や訴えの背景にある種々の要因も含めて1つのパーソナリティとして理解し、時にはこれまでの良好な社会適応や成熟した人格などのプラス面も高齢者にフィードバックして支持的な姿勢をとっていくことが望まれる。

だが、このような周囲の対応は決して容易なものではなく、紆余曲折があり、周囲にもストレスが募りやすくなる。そして、このストレスにより高齢者と周囲との間に溝ができ、感情的な衝突が起こることもある。そのため、治療者側は家族や介護者の悩みや不安に耳を傾け、必要に応じてアドバイスを行い、また自信を失っている家族の努力を評価し直して、高齢者と周囲との関係を円滑に保つサポートをすることが大切である。

●●● おわりに

わが国は今後高齢化社会への道をたどることが既に予測されており、高齢者への医療やサポートはさらに重要性を増すものと考えられている。

本稿で述べた高齢者の性格変化は、さまざまな経過をたどり、その要因も一定でないために、個々のケースに応じた柔軟な対応が求められる。しかし、いずれのケースにおいても重要なことは、高齢者の性格変化という問題に向き合うとき、その表層のみをみて評価ないし判断するのではなく、高齢者の背景に存在するさまざまな因子に目を向け、またそこから形成される個々のパーソナリティを理解しようとすることであり、それらを含めたサポートを行っていくことである。そのため、医療、福祉、家族などがそれぞれ連携し、包括的なサポートがなされることが重要である。

（落合結介、笠原洋勇）

● 文献

1) Erikson EH, Erikson JM, Kivnick HQ : Vital Involvement in Old Age. W.W.Norton, New York, 1986.
2) 西村　健：老年期精神障害．精神医学レビューNo.8, 西村　健（編），pp5-20, ライフ・サイエンス，東京，1993.
3) 髙橋祥友：老年期の心性（老化と社会心理）．臨床精神医学講座第12巻；老年期精神障害，松下正明（編），pp3-12, 中山書店，東京，1998.
4) 下仲順子：高齢期における心理・社会的ストレス．老年精神医学雑誌 11：1339-1346, 2000.
5) Benson DF : The Neurology of Thinking. Oxford University Press, New York, 1994.
6) 笠原洋勇，柄澤昭秀，川島寛司，ほか：老人のぼけと性格に関する臨床的研究．老年社会科学 5：143-157, 1983.
7) 笠原洋勇：老人心理の特質と対応の技術．日本歯科医師会雑誌 41：13-19, 1988.
8) 忽滑谷和孝：老年期における器質的人格障害・性格変化．精神科治療学 18：687-693, 2003.

1. 高齢者のメンタルヘルスと心身症

●●● はじめに

　メンタルヘルスは、その人が受けたストレッサーの強さと持続期間、その時点での身体生理的機能、それへの対処法、本人がおかれた社会・環境因子などによっておおよそ決まってくる。特に老年期になると、身体的老化に加え、老いの自覚、病気、死別などの高齢者特有のストレッサーが増えるとともに、それまでの人生で固まった性格や心理・社会的サポートの低下のため、わずかな誘因でメンタルヘルスが脅かされることになる。またそれに付随して、メンタルヘルスが密接に関与する「心身症」が発症しやすくなる。こうしたことを踏まえ本稿では、高齢者特有のストレッサー、ストレス対処法・疾患親和性性格、高齢者の心身症、心身医学的治療について解説し、メンタルヘルスを増進するために心身医学的アプローチが必要であること述べる。

1 高齢者特有のストレッサー

　まず最近発表された「日本人のストレス実態調査」の結果を示す[1]。この調査は、全国成人の縮図となるように住民基本台帳をもとに無作為抽出法によって選ばれた成人男女1,800人を対象にしており、有効回答数は1,095人であった。表1と表2は60代と70代以上の人々のストレッサーの高位10項目をそれぞれ示している。これらの結果をみると、60代の人では定年退職による収入減少と現在の経済不況を反映してか「老後の生活への経済的な心配」と「家計にゆとりがなくなった」という経済的問題が第1位と第3位になっている。また、「年をとることによる心身の衰えを感じる」「家族が病気や怪我をした」「自分の容姿に不満がある」「慢性の病気を抱えている」「親しい人を亡くした」など、本人とその家族の老化に伴う身体的問題、病気、死別が上位に挙がっている。さらに「配偶者や子どもといざこざがある」といった家庭内問題が上位にきており、男性の定年退職を契機とした夫婦不和や世代間ギャップによる親子葛藤などが原因と考えられる。

　一方、70代以上の年齢層のストレッサーをみると、老化による身体的問題、病気、死別の問題が60代層に比べさらに顕著になり、上位5位中4つを占めるに至っている。また、「周辺で害虫やカラスなどが増えた」が第4位に挙がっており、住宅環境問題も大きいことがわかる。

　以上、この調査をもとに高齢者のストレッサーをいくつかのカテゴリーに分類してみた(図1)。これをみると、「老」「病」「死」という人類に普遍的に内在するストレッサーに加え、高度に資本経済化した社会や急速に進歩する情報・科学技術社会を反映して経済的不安や世代間ギャップが高齢者にとって大きなストレッサーになっていることがうかがえる。

表1 ● 60代のストレス発生源高位10項目

1.	老後の生活への経済的な心配がある	26 %
2.	年をとることによる心身の衰えを感じる	20 %
3.	家計にゆとりがなくなった	17 %
4.	家族が病気や怪我をした	16 %
5.	自分の容姿に不満がある	15 %
6.	先の見通しが立たない	15 %
7.	慢性の病気を抱えている	14 %
8.	親しい人(家族を除く)を亡くした	13 %
9.	ダイエットが必要である	12 %
10.	配偶者や子どもといざこざがある	11 %

(n = 207人)　　　　　　　　　　　　　(文献1)による)

表2 ● 70歳以上のストレス発生源高位10項目

1.	年をとることによる心身の衰えを感じる	30 %
2.	慢性の病気を抱えている	28 %
3.	親しい人(家族を除く)を亡くした	19 %
4.	大きな怪我や病気をした	18 %
5.	周辺で害虫やカラスなどが増えた	17 %
6.	家族が病気や怪我をした	17 %
7.	老後の生活への経済的な心配がある	15 %
8.	自分の容姿に不満がある	13 %
9.	先の見通しが立たない	11 %
10.	自分の考えが、周囲から反対を受けた	11 %

(n = 142人)　　　　　　　　　　　　　(文献1)による)

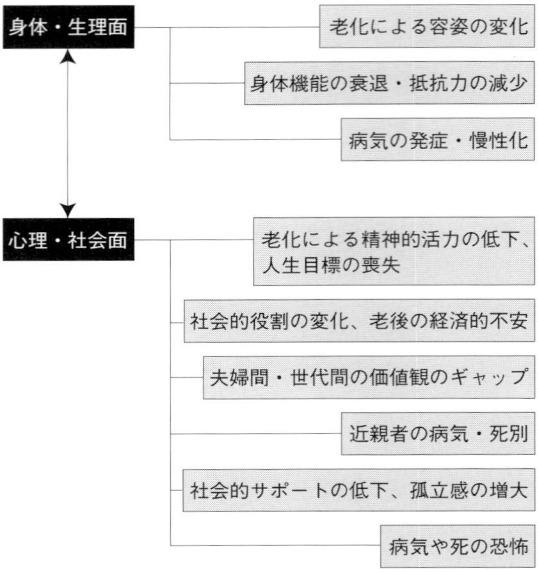
身体・生理面
老化による容姿の変化
身体機能の衰退・抵抗力の減少
病気の発症・慢性化
心理・社会面
老化による精神的活力の低下、人生目標の喪失
社会的役割の変化、老後の経済的不安
夫婦間・世代間の価値観のギャップ
近親者の病気・死別
社会的サポートの低下、孤立感の増大
病気や死の恐怖

図1●高齢者特有のストレッサーの分類

2 ストレス対処法・疾患親和性性格

同じストレッサーでもストレス反応に個人差が出るのは、その人のストレス対処法が違うためであり、この対処法はそれまで培った個人の性格傾向に大きく依存している。そういった観点から、ここでは身体疾患を引き起こしやすい性格傾向である「疾患親和性性格」について述べる。なお、「高齢者の性格変化」については前稿で解説されているので参照されたい。

FriedmanおよびRosenman(1959)は、その臨床的経験から冠動脈心疾患に特有と思われる行動パターンを「タイプA」と名づけ、これと対照的になるおとなしいパターンを「タイプB」とした[2)]。タイプAの特徴として、競争心が極めて強く、多くのいろいろなことに関係し、常に時間に追い立てられる、漠然とした敵意などが挙げられる。しかし、タイプAと冠疾患リスクについて否定的な報告が相次ぐ中、タイプAの構成成分としての性格傾向、とりわけ「敵意」と「怒り」に関心が向けられるようになり、現在ではそれらの性格因子と冠疾患リスクの関連が支持されている[3)]。さらに最近、オランダのグループが慢性的に怒りを内に溜め、陰性感情や失望感が強くなる性格傾向として、「タイプD」という概念を提唱し、その性格傾向と冠動脈疾患リスクに非常に強い関連を認めている[4)-6)]。

Temoshokが提唱したがんになりやすいパーソナリティ、いわゆる「タイプC」は、感情を抑圧しやすく自己犠牲的に過剰適応的に振る舞うというのが特徴である[7)]。この陰性感情を抑圧する傾向とがんの発症・進展との関連は、がん患者の予後についての研究では比較的支持する結果が得られているが、健常者からの罹患についてはより不明瞭である[3)]。一方、Grossarth-MaticekやEysenckらは対人関係を主とするストレスおよびストレスへの応答様式といった観点から6つの性格傾向のタイプを提唱し[8)]、がんに親和的な性格傾向を「タイプ1」と呼んだ。彼らの詳細で厳密な研究手法を用いた調査研究によると、がんになりやすい人は人でも物でも情緒的に価値の高い対象に依存し続けるという自立性に欠けるところがあり、対象を失ったりすると大きなストレスを受け外傷体験になりやすいとしている[3)]。最近、わが国においてもGrossarth-Maticekらの研究の追試に関する報告がなされつつある[9)-12)]。

心身症の人の性格傾向としてアレキシサイミア(alexithymia)という概念がよく取りあげられている。a = lack、lexis = word、thymos = mood or emotionというギリシア語に由来し、「感情を読み取り言語化しにくい」という意味で、日本語では「失感情症」ないし「失感情言語化症」などと訳されている。アレキシサイミアでは自分の情動の認知が制限されていて、言葉で表現するのも抑えられているので身体化に感情の吐け口を求める結果、心身症になると想定されている[13)]。また、失感情症を伴った心身症患者では情動の座からの信号のみならず、空腹感、満腹感、疲労感などの身体感覚への気づきも鈍麻していることが多いとして、これを「失体感症」とする考え方もある[13)]。

3 高齢者の心身症

心身症とは、「身体疾患の中で、その発症や経過に心理社会的因子が密接に関与し、器質的ないし機能的障害が認められる病態をいう。但し神経症やうつ病など、他の精神障害に伴う身体症状は除外する」(日本心身医学会[14)]、1991)と定義されている。代表的な高齢者の心身症として**表3**のようなものが挙げ

表3 ● 老年期の代表的な心身症

1.	呼吸器系	慢性気管支炎、肺気腫、気管支喘息、過換気症候群など
2.	循環器系	本態性高血圧症、虚血性心疾患(狭心症、心筋梗塞)、慢性心不全、閉塞性末梢循環障害、本態性低血圧症、起立性低血圧症、不整脈など
3.	消化器系	消化性潰瘍、慢性胃炎、胃・食道逆流症、上部消化管機能障害、過敏性腸症候群、潰瘍性大腸炎、胆道ジスキネジー、慢性膵炎、慢性肝炎、心因性嘔吐、びまん性食道痙攣、食道アカラシア、呑気症、脾彎曲部症候群など
4.	内分泌・代謝系	糖尿病、高脂血症、高尿酸血症、甲状腺機能低下症など
5.	神経・骨・筋肉系	パーキンソン症候群、脳血管障害(多発性脳小梗塞)、緊張型頭痛、片頭痛、慢性疼痛、自律神経失調症、変形性脊椎症、後縦靱帯硬化症、肩関節周囲炎、関節リウマチなど
6.	その他	前立腺肥大、過敏性膀胱、老人性失禁、更年期障害、老人性瘙痒症、慢性蕁麻疹、メニエール症候群、緑内障、白内障、神経性耳鳴、顎関節症など

表4 ● 老年心身症の特徴

1. 慢性の経過をとりやすい
2. 完治せず、機能障害を残すことが多い
3. 2つ以上の疾患が重なり合うことが多い
4. 再発しやすい
5. 合併症を生じやすい
6. 疾病の症状や経過が非定型的であることが多い
7. 治療に対する反応が個別的である
8. 青・壮年期に起因して発症するものが多い
9. 医原性疾患が生じやすい

(文献15)による)

られる。心身症を疑う徴候として、①環境の変化に伴って症状が変動しやすい、②生活状況や人間関係の変化に続いて発症している、③症状が慢性化したり、再発再燃を繰り返したりしやすい、④ゆとりのない生活が続いている、⑤訴えが多く、症状は不定で多彩である、⑥幼少時に神経症的習癖がみられ、既往に心身症か神経症を有する、⑦生活習慣の乱れや薬物に対して精神的に依存しやすい、⑧内科的な治療が奏功せず、難治化傾向がある、などが挙げられる。さらに、高齢者の心身症の特徴として表4のような項目が挙げられる[15]。

4 心身医学的治療

一般的心身医学的治療に関しては、以下のように5段階からなる治療法としてわかりやすくまとめられている[16]。

❶第1段階：治療的な信頼関係の確立、治療への動機づけ

身体疾患として身体面の診療より始め、必要かつ十分な臨床検査を行い、その結果に基づく適切な対症療法を行ってできるだけ早く身体症状が軽快・消失するようにして医師と患者の治療的な信頼関係をつくりやすくする。それと併行して詳細な病歴を聴取し、疾患の発症と経過を心身両面からみていくことにより、心身相関的な見方の重要性にそれとなく気づかせ、心身医学的治療への動機づけを行う。特に身体疾患の治療・管理への不適応を起こしている症例に対しては、患者の疑問点、治療に不従順な理由を無批判的に聴き、理解したうえで再度丁寧な説明や説得を行うことが大切である。

❷第2段階：くつろぎ・症状の軽減、消失の体験

患者がおかれている環境状況がストレスフルなものである場合、事情が許すなら入院させ、心身両面でリラックスしやすい状態におくことも必要である。通院の場合には、できる範囲で環境調整を行う。また、カウンセリングにより内面に抑えてきた欲求不満や陰性感情を表現させ、それに共感的な理解を示して内的緊張の解放を図る。このとき、疾病に起因する不適応があり、睡眠障害、不安、抑うつ、身体的愁訴が強い場合、睡眠導入薬、抗不安薬や抗うつ薬の薬物療法を行う。その結果、身体症状が軽減、消失し、再発しにくくなることを体験させ治療意欲を高める。

❸第3段階：心身相関の理解、適応様式の再検討

第2段階の経験をもとに、身体症状が出現しやすい外的状況と、そこでとっている自分の思考・行動パターンに目を向けさせる。そのパターンが客観的にみて必ずしも適切といえないものであることなどに気づかせる。そのような見直しと気づきを促すた

めに、カウンセリング、精神分析的精神療法、交流分析療法、行動療法を用いると効果的である。

❹ 第4段階：より適切な適応様式の習得

疾病の出現・増悪を容易にしていた思考・行動パターンをより適切なものに修正させるか、より適切な新しい適応行動を習得させる。このとき、適応様式の習得がうまく進んでいると次のような変化が患者にみられやすい。

- 主観的・一面的・否定的思考→客観的・多面的・肯定的思考
- 過剰適応・過度の献身的行動、依存的・他罰的・自罰的思考→自立的、自他受容的で、適度に個人主義的思考・行動
- 自己欲求、感情の表現の抑圧、消極的・強迫的生活態度→素直な自己表現、積極的・自由な生活態度

❺ 第5段階：治療関係の解消

より適切な適応様式の思考・行動パターンが習得され、服薬の減少・中止をしても症状の再燃・悪化をみないことを確認できたら治療を終結する。

以上が、全般的な心身医学的治療の流れであるが、治療者側と患者側との条件によって治療全体の進め方が変わってくることはいうまでもない。特に老年患者の場合は、洞察を促す姿勢よりも支持・共感的態度の方が適していることが多い。また、家族の協力の有無や患者の心の支えとなるようなキーパーソンの存在を早めに確認しておくことが大切である。

●●●● おわりに

以上、高齢者のメンタルヘルスと心身症について述べてきた。高齢者を理解するには、身体生理的部分だけでなく、その人の性格傾向やこれまでの生活史を把握することが重要である。そのような意味で、明らかに心理社会的因子が密接に関与した身体疾患を「狭義の心身症」とすれば、老年医療はすべて「広義の心身症」といえ、心身医学的アプローチが今後ますます必要になってくると考えられる。

（久保千春、千田要一）

● 文献

1) 牧田徹雄：日本人のストレス像．NHK現代日本人のストレス，日本人のストレス実態調査委員会，pp25-43, NHK出版，東京，2003.
2) Friedman M, Rosenman RH：Association of specific overt behavior pattern with blood and cardiovascular findings. JAMA 169：1286-1296, 1959.
3) 永野 純：冠動脈性心疾患とがんの危険因子としてのパーソナリティ；これまでの疫学研究の結果から．現代心療内科学，久保千春，中井吉英，野添新一（編），pp165-175, 永井書店，大阪，2003.
4) Denollet J, Sys SU, Stroobant N, et al：Personality as independent predictor of long-term mortality in patients with coronary heart disease. Lancet 347：417-421, 1996.
5) Denollet J, Brutsaert DL：Personality, disease severity, and the risk of long-term cardiac events in patients with a decreased ejection fraction after myocardial infarction. Circulation 97：167-173, 1998.
6) Denollet J, Vaes J, Brutsaert DL：Inadequate response to treatment in coronary heart disease；adverse effects of type D personality and younger age on five-year prognosis and quality of life. Circulation 102：630-635, 2000.
7) Temoshok L, Dreher H：The type C connection. Random House, New York, 1992.
8) Grossarth-Maticek R, Eysenck HJ：Personality, stress, and disease；description and validation of a new inventory. Psychol Rep 66：355-373, 1990.
9) 朝枝哲也，江島桐子，久保田かおる，ほか：個人差と健康に関する予見医学的研究（第10報）；疾病親和性パーソナリティ・テストによる癌発症の予測（6年追跡調査）．産衛誌 43：S339, 2001.
10) 熊野宏昭，久保木富房，織井優貴子，ほか：Short interpersonal reactions inventroy 日本語短縮版（SIRI33）によるタイプC測定に関する弁別的妥当性の検討．心身医学 41：593-599, 2001.
11) Nagano J, Sudo N, Kubo C, et al：Lung cancer, myocardial infarction, and the Grossarth-Maticek personality types；a case-control study in Fukuoka, Japan. J Epidemiol 11：281-287, 2001.
12) Nagano J, Nagase S, Sudo N, et al：Psychosocial stress, personality, and the severity of chronic hepatitis C. Psychosomatics 45：100-106, 2004.
13) 中川哲也：心身医学の最近の動向．心身医学標準テキスト，久保千春（編），pp3-5, 医学書院，東京，2002.
14) 日本心身医学会教育研修委員会：心身医学の新しい治療指針．心身医学 31：540-542, 1991.
15) 大下 敦：はじめに．老年期の心身医学，筒井末春（編），pp1-6, 新興医学出版社，東京，2001.
16) 吾郷晋浩：心身医学的治療の手順．心身医学標準テキスト，久保千春（編），pp238-242, 医学書院，東京，2002.

2 高齢者の心因反応
GERIATRIC PSYCHIATRY

●●●はじめに

近年、日常診療に際して、ICD-10(WHOの国際疾病分類)やDSM-Ⅳ(アメリカ精神医学会の「診断と統計のためのマニュアル」)などに基づく診断が広く行われるようになってきた。これらの中には、もはや「心因反応」という診断は存在せず、実際、臨床に使用されることも少なくなりつつある。しかし、精神障害の診断にあたり、いまだ「心因反応」をはじめとする従来的な診断も併行して使用されている。そのため医師のみならず、コメディカルや患者、さらにはこれから精神医学を学ぼうと志す者にも混乱を招いているのが現状である。前医でなされた診断が誤診であると勘違いしてしまう患者も少なくない。

ICD-10やDSM-Ⅳは、病因論に関して中立を貫こうとする記述的な方法で、診断分類の妥当性・有用性が科学的・統計学的に検証されている。一方、「心因反応」はある病態について、その原因となるエピソードや経過からみた診断といえるであろう。しかし「心因反応」という診断だけでは実際にどのような症状が存在しているのかわかりにくいという側面も併せ持っている。

本稿では、まず「心因反応」とその歴史的経緯について述べ、さらに「心因反応」によって引き起こされるさまざまな病態について、特に高齢者に特有な心性を踏まえ解説したい。そのため従来からいわれてきた「心因反応」という概念には必ずしもこだわらず、老年期の心性や高齢者のおかれた環境的要因が少なからず影響を与えていると考えられる疾患まで幅広く取りあげる。

1 心因反応

心因反応とは、広義には神経症と心因精神病(反応精神病)を含めて考える場合が多い。心因精神病は反応性うつ病や、人格解体や現実検討能力の著しい障害をきたした妄想反応、反応性錯乱などの精神病性疾患を含むが、これらについての具体的な内容は教科書によっても相当異なり、また、病名も同様の病態に対しさまざまなものが用いられている。

心因反応は、環境要因と個体要因との兼ね合いで起こるが、Schneiderは神経症と狭義の心因反応(心因精神病)を含めて異常体験反応と呼び、そのうち環境要因が大きな役割を果たすものを外的体験反応、個体側の人格要因の関与が大きいものを内的葛藤(抗争)反応に分けた[1]。前者が狭い意味での異常体験反応、後者が神経症に相当するものである。また、心因反応は人がある1つの体験をしたときに、その体験に伴って生じる感情(悲嘆など)や意欲・行動などの反応であるが、健常者の示す反応に比べその反応が強過ぎたり、反応の持続が長過ぎたり、反応の内容が質的に異なっている場合をいう。

歴史的には前後するが、心因反応は体験反応とも呼ばれ、Jaspersは体験反応に関して次の3つの要件を挙げた[2]。

①原因となる体験がなければその状態は生じなかったであろう。

②状態に内容・主題と原因となる体験の間に了解できる関連をもっている。

③その状態の時間経過はその原因に属し、原因がなくなればその状態も止んでしまう。

後にSchneiderは、これらについて多くの場合は当てはまるとしながらも、②、③は必ずしも当てはまるものではないとしている[1]。

また、心因反応の具体的な反応型としては、

①原始反応(驚愕反応、パニック反応、危急反応など)

②環境反応(拘禁反応、感応精神病、祈祷精神病など)

③人格反応(分裂病反応、反応性うつ病、妄想反応など)

などが挙げられる。

従来精神障害の原因は、内因、心因、外因とに分

けられてきたが、実際の臨床ではそれらを厳密に区分することは困難である。また、最近の生物学的研究の発達により、今まで心因と考えられてきたいくつかの疾患は、神経伝達物質など、生物学的要因の関与が次第に明らかになってきた。そのため、1つの原因のみによって引き起こされるというよりは、生物学的、心理的、社会的な要因が複雑に影響し合った多元的要因をもつと考えられるようになり、よって、最近は「心因」が分類の原理とは認められなくなりつつある。

前述したようにICD-10やDSM-Ⅳでは心因反応というカテゴリーが消失している。DSM-Ⅳでは心因反応は妄想性障害や気分障害、適応障害に、またストレス反応として不安障害に、心因性とん走は解離性障害などのカテゴリーに分割され、個別に扱われることとなり、これらを「心因」という観点から総称することはなくなっている。ただ、心因についての議論は、ストレス関連性の障害について、最近、一部復活しつつあり、外傷後ストレス障害(PTSD)、急性ストレス障害(ASD)などは心因反応と解釈することも不可能ではない。

以前わが国では、心因反応について、さまざまな教科書に多くのページを割いてその詳細が記載されていた。しかし最近刊行された教科書の類では、その記載があっても極めて少なく、また「心因反応」として独立したカテゴリーでの記載は皆無に等しい。このことは、近年わが国における精神疾患の分類が、過渡的状況にあったことを物語っている。

高齢者における心因反応の特徴は、老年期の心性や高齢者を取り巻く環境的要因、加齢に伴う脳や身体面での変化が、病態を複雑に修飾していることである。

2 高齢者に特有な心因・心性

人は歳をとるに従って老いを自覚するようになる。老いを自覚するのは身体の機能的低下や喪失、予備能力の低下、知的機能の低下などの身体的・精神的変化に気づくことから始まる。切実に老いを実感し始めるのは、配偶者や同胞、友人が次々と亡くなったり、身体の衰えもさらに目立つようになって、複数の喪失体験をほぼ同時期、あるいは短期間のうちに経験することが多くなる時期からである。身体

表5●高齢者の喪失体験

身体面	○機能低下とそれに伴う予備力の低下 ・さまざまな病気に罹りやすくなる(生活習慣病など) ・四肢の筋力の低下、白髪、入れ歯(歯牙の脱落)、視力や聴力の低下、性欲の減退、閉経 ・易疲労感、体力の衰え ○知的機能の低下 ・記銘力の低下 ・知的作業スピードの低下 ・新しいことへの興味や関心の喪失
環境面	・配偶者、同胞、友人の死 ・退職、引退、母親としての役割の喪失(子どもの結婚、就職、転勤など)、経済の中心が子どもの世代に移る ・核家族化→単身高齢者や老夫婦世帯の増加 ・嫁-姑問題、子どもの家に同居 ・高齢者に対する社会の態度・先入観

面・環境面それぞれの喪失体験については表5に概要を示した。

高齢者はこれらの多岐にわたる度重なる喪失体験を、直接的もしくは間接的に「心因」とし、さまざまな精神症状を呈する。また、年齢とともに顕著となる身体的・環境的変化への順応性も低下し、一方で従来の性格も変化して、状況への適応を困難にしている。いずれにせよ、これらの身体的・環境的変化が、他世代や社会とのコミュニケーションを障害し、疎外感、孤立感、不安感が高まる原因となっている。

3 高齢者の精神障害の特徴

高齢者の精神障害は、その他の年代でみられる精神障害と共通する症状が多い。しかしその成因については、やや異なった側面が想定されている。

加齢により身体的な老化をきたすが、脳においても同様である。脳血管障害や加齢に基づく脳の神経細胞の減少(脱落)が、脳の老化を反映していると考えられ、これらにより認知障害や記憶障害をきたし、より病的な反応を引き起こす基盤となっている。そのため高齢者の精神障害は器質因や内因、種々の喪失体験に代表される心理・社会的要因のいずれか単独で、その発症を説明することは困難である。器質因によってある程度規定されたストレス耐性の減弱化や負荷的発症準備状況を背景に、老年期に特有な喪失体験などの心理・社会的要因が、弱い内因を震撼させ発症へと至るといった、多元的な見方をする

方が、高齢者の精神障害の病態を理解するうえで意義のあることといえる。

4 神経症

老年期の症例で、神経症の診断が用いられることは少なくない。不安を基盤とする精神障害は神経症と定義され、従来この定義が広く用いられてきた。老年期の神経症は抑うつや心気が多く、多彩な症状を訴え、身体的な健康に不安をもち悩む病型となりがちである。

1. 不安障害

老年期になるとさまざまな喪失体験や心身機能の低下など、加齢に伴う変化を体験する。誰しも老年期になれば完全な健康状態を維持することは難しく、死を近い将来のこととして意識する機会も増えてくる。これらの老化に伴うさまざまな現象が高齢者の不安を増強させる。高齢者では不安症状が多く、特に身体的な健康に関するものが多い。

不安障害の発症には、生物学的要因、心理的要因、環境的要因が関与していると考えられている。パニック障害では青斑核ノルアドレナリン系の過活動や[3][4]、乳酸や二酸化炭素によるパニック発作の誘発など[5]、生物学的基盤をもつことが明らかになり、治療にも抗うつ薬などが有効である。心理的要因、環境的要因は、高齢者の不安に直接関与するものとして重視されている。

高齢者は、身体疾患が人生すべての関心事になりやすく、身体症状を明らかな根拠のないまま深刻に捉えやすい。病気になることは人生に自力で対応してゆくことを難しくし、それまで普通に行っていた社会活動を縮小せざるを得なくなると考えがちで、悲観的になりやすい。他方、家庭内の環境も高齢者の不安と関連しており、家庭内の不和と子どもとの同居の有無は、高齢者の不安に大きな影響を与えるといわれている[6]。家庭という心理的支持基盤の欠損や不安定さが、不安症状が出現する1つの要因になっている。

2. 心気症

心気症とは自分の心身の些細な不調に極端にとらわれ、重い病気に罹っているのではないかと過度にこだわっている状態を一般的には意味し、使われているが、細かい点では見解が統一されていない。

老年期の心気症の多くは、独立した疾患単位としてより、うつ病や不安障害など、他の精神疾患と関連して論じられることが多い。

心気症の成因として、性格的要因、心理的要因、環境的要因が考えられている。病前性格は、生真面目、規律正しい、頑固などが挙げられている。心理・環境的要因としてBusseらは、心気症はその患者の病人としての役割への逃避であり、それに対する心理的防衛機制として、個人的、社会的な期待に応じられなかったことに対する、あるいは社会的な孤立や精神的葛藤、親しい人への敵対感情などからの心理的逃避であるとしている[7]。

心気症を伴う患者は、病院や診療所を次々と渡り歩く、いわゆるdoctor shoppingと呼ばれる状況にあることが多い。医療に対する不信感が強い一方、医療に対する依存性も強い。また、心気症状を伴ううつ病の患者は自殺率も高いので注意を要する[8]。

5 心身症

日本心身医学会では、「身体疾患の中でその発症や経過に心理社会的因子が密接に関与し、器質的ないし機能的障害が認められる病態をいう。但し神経症やうつ病など他の精神障害に伴う身体症状は除外する」と規定している[9]。発症原因やその後の症状経過において精神的要因、特に情動要因が重要な役割を果たしていることが条件で、神経症が主として精神的原因によって生じる精神障害を指すのに対し、心身症は身体障害を示すものである。

心身症の発症には多くの要因が関与しているが、老年期に起こるさまざまな喪失体験や性格・人格的な変化、おかれる社会状況の変化などにより、心身症が引き起こされる可能性がある。

6 気分障害

1. うつ病

　内因性うつ病と心因性うつ病は境界が不明瞭で、長らく論議の対象となってきた。実際の臨床でも内因と心因を明確に区別することは困難で、高齢者の場合はこれに器質因も加わることが多く、これらのどれか1点のみでその発症を説明することは難しい。また、ICD-10やDSM-IVでは、病因論は問わない原則となったため、従来の神経症の一部（反応性うつ病や抑うつ神経症）や妄想を伴っているものなども気分障害に分類されるようになり、範囲は大幅に拡大した。

　初老期以降のうつ病は、内因性の要素よりも心因性の比重が高い。持続的に無力感にさらされることが多いため、うつ病が発症しやすいと考えられている。また、心気症状や不安、焦燥、自殺を伴うことが多く、時に心気妄想や貧困妄想などを認め、妄想形成傾向が強い。一方、精神運動抑制があまり目立たない例が多い。

　誘発因子は種々の喪失体験がもたらす体験状況であり、その結果、孤独感や不安感が高まり、適応能力の低下も相俟って、うつ病を発症することが少なくない。

　抗うつ薬などによる薬物療法も重要ではあるが、多くの喪失体験や社会的孤独、身体機能の低下などといった老年期特有の心理・社会的背景も十分に考慮した治療が不可欠で、必要があれば、身体的な不安を軽減することも含め、各身体科と協力しつつ治療を進めていくことが望ましい。

2. 躁病

　高齢者の躁病もうつ病と同様、その成因に多元的な見方が必要なことが多い。薬物、感染症、脳腫瘍、代謝疾患などによって生じる二次性の躁病の比率も高い傾向にあり[10]、また、無症候性を含む脳梗塞も原因の1つと考えられている[11]。一方、心理的な要因が関与するとして知られているものに「葬式躁病」がある[12]。

　「葬式躁病」とは、近親者との死別に代表される喪失体験がきっかけとなって躁状態を呈するもので、これは対象喪失に対する躁的防衛機制によって説明されてきた。一般に躁病では、発症前のライフ・イベントと躁状態との間の意味関連性が、うつ病と比べて明瞭ではない。そのためSchneiderは、希望や夢が適えられた状態や、負荷重圧状況からの解放で発症した躁病を反応性躁病とした[13]。また、これらの喪失体験をはじめとする、ライフ・イベントにより生じる不眠、断眠（歓喜、悲哀や通夜、葬儀などによる）が躁病を誘発する要因の1つといわれている。

7 高齢者の自殺

　自殺は疾病ではないが、心理的要素も大きいためここで取りあげる。

　高齢者が他の年齢層と比べて高い自殺率を示しているが、近年その傾向はますます高まっている。動機としては、「病苦」が突出しており、致死性の高い手段を用い、既遂に終わることも多い。自殺は自殺傾向が形成され、それに直接動機が加わって発現される。自殺傾向は心理的要因、社会的・環境的要因、生物学的要因から形成される。また、生前に未治療のうつが存在していたことが後に明らかとなることが多い。

　高齢者では複数の喪失体験を短期間、もしくはほぼ同時に経験する。さまざまな喪失体験を、核家族化が進み、人間関係が希薄となった状況で、加齢によって性格の柔軟性を失い適応力の低下を伴った中で体験するため、なおさら抑うつ的となり、自殺企図に結びつきやすい。そして自殺者に共通してみられるのは孤独で、大家族の中にあっても心理的には孤独であったりする。また、高齢者は環境に依存して生活している場合が多く、環境の変動は高齢者の生活に直接影響を及ぼし、時に危機的な心理状況に追い込むことがある。社会変動が高齢者の自殺率に大きな影響を与えることはよく知られている。

　一方、高齢者自身、そして医療者を含めた周囲の人間の、老年期に対する考え方も重要である。例えば、「歳をとっているから仕方がない」と考えがちで、自殺に発展し得る症状を大きな問題として捉えなかったり、それを治療可能と考えず、治療につなげる機会を失っていることが多い。そのため適切な

治療が受けられるよう判断できる治療者の技量と態度も必要である。また、生産活動に直接的に寄与できなくなったことを、「生きている意味を失った」と捉えがちな、社会一般的な通念も自殺率の高さに関連していると考えられる。

「高齢者の自殺」の詳細については546頁参照。

8 幻覚・妄想状態

高齢者における精神科の臨床では妄想が多い。しかし、その大半は老年期に至るまで精神病の既往のない患者である。精神的に平衡を保ってきた人たちが破綻をきたす要因として、精神病の素因や性格以上に高齢者に特有な要因、問題点を考慮する必要がある。高齢者に特有な要因とは前述した種々の喪失体験であり、これらに対する反応の1つとして幻覚・妄想を呈する場合がある。

老年期の幻覚・妄想の特徴は
①妄想主題が世俗的、現実的で物化している
②妄想対象が具体的で、しばしば身近な特定の人である
③自分の大切にしていた物や人、あるいはよりどころや権利、役割を奪われるという、存在基盤を侵される危機感が強い
④権利を侵害したり存在を脅かす対象に対する攻撃性が内包されている
などが挙げられる。また女性に多く、発症に際して、未婚、ひとり暮らしや視力障害、難聴などの感覚障害を伴うものも多い。そして、脳の老化による記憶力や判断力の低下が状況の誤認や曲解を招き、二次性妄想につながる場合もある。

このように高齢者の幻覚・妄想の発症要因は多元的で、また疾患によってそれらの関与する割合は異なる。ここでは心理的側面と幻覚・妄想について、関連のある疾患をいくつか取りあげたい。なお、これから取りあげる疾患の一部は、概念の重なる部分もあり、また、分類や老年期発症の統合失調症との異同を巡って長い間議論の対象になってきた。

1. もの盗られ妄想

盗られ妄想、盗害妄想などとも呼ばれ、高齢者の妄想の中では最も多く、アルツハイマー病の初期から中期によくみられる[14)15)]。また、圧倒的に女性に多い[14)16)]。

財布や預金通帳が盗られた、着物がなくなった、などと訴えるもので、見当たらないと盗られたと即断する傾向がある。「盗られた物」は、患者にとって身近な物が多い。訂正不能で、被害のわりに騒ぎは大げさであったりする。多くは特定の生活をともにしている者(嫁や娘など身近な介護者)を犯人であると主張し、ひとり暮らしでは、ヘルパーや面倒をみてくれている近隣の住人が対象となることもある[17)]。そしてその「犯人」に対する攻撃がこの妄想の中核である。

老いや特に認知症のため、いかなる対人関係の中でもパートナーに対して従属的立場におかれてしまうことなど[18)]、立場や役割を含めた喪失体験が不安や焦燥を引き起こし、妄想形成を促進させる。そして喪失体験を物化して捉え、それに対する権利回復や攻撃が身近な介護者に向かうと考えられている。

2. 嫉妬妄想

血管性痴呆(血管性認知症；VaD)に多いといわれている[19)]。嫉妬妄想はアルコール症や糖尿病などさまざまな疾患でみられるが、高齢者ではもの盗られ妄想と同様、職業や健康などの喪失体験が基盤にあるといわれている。身体的機能の低下、特に性的機能の低下や認知症などで立場が弱くなった側にみられることが多く、患者はひどく攻撃的となる。立場的に弱くなった側の見捨てられ不安に基づくと考えられ、攻撃は関係の再確認、しがみつきの意味合いがあるといわれている。また、男性例では若い頃に女性問題が、女性例ではその配偶者に同様の問題があった症例が多いとの報告もある[20)]。

3. 皮膚寄生虫妄想

Ekbomによって報告され[21)]、患者は実際には虫がいないにもかかわらず、「身体に虫が入り込んでいる」「虫が身体から出てきた」などと訴え、皮膚を虫が這い回る、刺す、咬むと感じ、寄生虫による皮膚疾患に罹ったと確信する。そのため皮膚や家中を消毒、洗浄したり、皮膚の落屑を虫であると医療者に見せ、検査や治療を執拗に要求したりする。ひとり暮らしや未婚者、配偶者を亡くした者に多く、こ

れも対人的接触の喪失に対する代償の試み、孤独から逃れようとする表現であると考えられている[22)23)]。

4. 接触欠損パラノイド

Janzarikは60歳以上の高齢者に発症する幻覚・妄想状態の患者の中から、老年期に特有な妄想を取り出し、接触欠損パラノイドと命名した[24)]。幻覚・妄想の主題は被害妄想やもの盗られ妄想、性器などについての体感幻覚などが多く、幻聴を伴うこともある。「夜中に誰かが家の中に侵入してきた」という妄想が含まれていることが特徴的で、患者は圧倒的に女性が多く、そのほとんどがひとり暮らしで、老年期に至って離婚や配偶者との死別を経験した者が多い。病前は平均以上に精力的・活動的で、孤独をうまく克服できない人格特徴を示すことが多く、孤立を強いられる生活状況下で人格的不均衡が病状を顕在化するといわれている。病院に入院したり、施設に入所すると症状が軽快するため、対人接触の欠損が本症の主因と結論づけられている。Rowanの報告した「幻の同居人」(phantom boarders)[25)]、にも接触欠損パラノイドと同様の傾向がみられる。

5. 遅発性パラフレニー

Rothが提唱した概念で[26)27)]、60歳以上(一部55歳が含まれている)の妄想と幻覚を有する患者のうち、気分障害や器質的基盤のないものをいう。16年間にわたる追跡調査から妄想の主題は、被害妄想、性器の幻触を伴う性的なテーマの妄想、心気妄想、誇大妄想などが報告されている。男女比は1:7と女性に目立って多く、病前性格は偏執型や分裂病質が目立つ。発症にはひとり暮らしや未婚、聴力障害(40％に中程度または高度の聴力障害がある)など、社会的な孤立が関連していると指摘されている。

6. 敏感関係妄想

Kretschmerは、心因反応の下位分類である人格反応の1つとして、敏感関係妄想を提示した[28)]。Kretschmerは敏感関係妄想について、「敏感性格者(控えめで内気、対人関係や相手の気持ちに非常に敏感な性格のもち主)が、ある困難な対人的・社会的状況(鍵体験)におかれ、この状況から長時間逃れることができないとき、関係妄想、注察妄想、被害妄想、被愛妄想などを抱き、しかも精神医学的次元では、統合失調症の妄想型やパラノイアと区別し難い病状を呈する」とし、その妄想内容は性格・状況・体験からある程度は了解できるとした。ただ、実際にKretschmerの提示した症例の患者は、今日的にみると高齢者とするにはまだ若い者が多い。

●●●おわりに

本稿で取りあげた疾患は、いずれも高齢者特有の心因もしくは心性が発症に関与しているという点では「心因性」といえよう。高齢者の精神障害の成因は、喪失体験をはじめとする、心理的、社会的、環境的な要因や身体、特に脳の老化による器質的な要因、人格的な要因、そして内因的な要因などが挙げられ、それらが複雑に絡み合い、それぞれの割合をもって疾病を引き起こしている。そのため、さまざまな見地から疾病を捉え、鑑別し、診断し、治療につなげていく必要がある。

(宮川晃一、新井平伊)

●文献

1) Schneider K：Klinishe Psychopathologie. Sechste verbesserte Auflage, Georg Thieme Verlag, Stuttgart, 1962.
2) Jaspers K：Allgemeine Psychopathologie. Springer, Berlin, 1913.
3) Redmond DE, Huang HY：New evidence for locus coeruleus norepinephrine connection with anxiety. Life Sci 25：2149-2162, 1979.
4) Simpson PE, Weiss JM：Altered activity of locus coeruleus norepinephrine in an animal model of depression. Neuropsychopharmacology 1：287-295, 1988.
5) Pitts FM, McClure JN：Lactate metabolism in anxiety neurosis. N Eng J Med 227：1329-1336, 1967.
6) 星野良一，岡本典雄，宮里勝政，ほか：老年期うつ病と神経症の心理学的検討．老年精神医学雑誌 4：297-305, 1993.
7) Busse EW, Pfeiffer E：Function psychiatric disorders in old age. Geriatric Psychiatry, 2nd ed, Busse EW, Pfeiffer E (eds)，pp158-211, Little Brown, Boston, 1977.
8) de Alarcon R：Hypochondriasis and depression in the aged. Geront Clin 6：266-277, 1964.
9) 日本心身医学会教育研修委員会：心身医学の新しい診療指針．心身医学 31：537-576, 1991.

10) Rubin EH : Aging and mania. Psychiatr Dev 4 : 329-337, 1988.
11) 藤川徳美, 山脇成人, 東方田芳邦：初老期以降発症の躁状態と潜在性脳梗塞の関係；MRIを用いての検討．精神医学 35 : 1209-1214, 1993.
12) Strömgern E : Psychogenic psychosis. Themes and variations in European Psychiatry, Hirsch S, Shepard M (eds), University Press of Virginia, Charlottesville, 1974.
13) Schneider K : Über reaktive Manie und Angstmanie. Mschr Psychiat Neurol 46 : 176-180, 1919.
14) 小澤 勲：痴呆老人にみられるもの盗られ妄想について；(1)性別，疾病診断別随伴率と痴呆の時期による病態の違い．精神経誌 99 : 370-388, 1997.
15) Rubin EH, Drevets WC, Burke WJ : The nature of Psychotic symptoms in senile dementia of the Alzheimer type. J Geriatr Psychiatry Neurol 1 : 16-20, 1988.
16) 竹中星郎：老年期の心性と病理．老年精神医学雑誌 4 : 293-298, 1995.
17) 小澤 勲：痴呆老人からみた世界；老年期の精神病理．岩崎学術出版社，東京，1998.
18) 山岸 洋：老年期の妄想；痴呆との関連において．老年精神医学雑誌 7 : 967-971, 1996.
19) 三山吉夫：脳血管性痴呆の病初期にみられる幻覚・妄想状態, 感情障害, 性格障害について．九州神精医 31 : 154-162, 1985.
20) 尾崎尚子, 大塚公一郎, 水野美紀, ほか：老年期にみられる嫉妬妄想について．臨床精神医学 22 : 1591-1597, 1993.
21) Ekbom KA : Der prasenile Dermatozoenwahn. Acta Psychiatr 13 : 227-259, 1938.
22) 人見一彦：皮膚寄生虫妄想(Ekbom症候群)．臨床精神医学 27 : 917-922, 1998.
23) Lyell A : Delusions of Parasitosis. Br J Dermatol 108 : 485-499, 1983.
24) Janzarik W : Über das Kontaktmangelparanoid das höheren Alters und sympotomecharakter Schizophrenen Krankseins. Nervenarzt 44 : 515-526, 1973.
25) Rowan EL : Phantom boarders as a symptom of late paraphrenia. Am J Psychiatry 141 : 580-581, 1984.
26) Roth M : The natural history of mental disorder in old age. J Ment Sci 101 : 281-301, 1955.
27) Kay DWK, Roth M : Environmental and hereditary factors in the schizophrenia of old age ("Late Paraphrenia") and their bearing on the general problem of causation in schizophrenia. J Ment Sci 1-07 : 649-686, 1961.
28) Kretschmer E : Der sensitive Beziehungswahn. Ein Beitrag zur Paranoiafrage und zur psychiatrischen Charakterlehre, Springer, Berlin, 1918.

1. 高齢者の不安障害

1 定義

　老年期は運動機能、身体機能、精神機能の低下などが顕在化してくる時期であり、それとともに、さまざまな喪失体験を経験する時期でもある。また、死を目前のものとして意識する機会も多くなってくる。これらの老化に伴うさまざまな現象は、若年者に比べ、高齢者においての不安を一層増強させていく要因になっている。

　このような不安を基盤にする精神障害は、従来は神経症として定義され、老年期も同様に用いられてきた。しかしながら、操作的診断基準であるDSM-III[1]以降、欧米では、身体表現性障害、解離性障害、不安障害と区別して用いられるようになり、わが国でも不安障害の用語はほぼ抵抗なく受け入れられている。したがって、本稿では、DSM-IV-TR[2]で定義される不安障害を取りあげる。DSM-IV-TRにおける不安障害は、おおよそ以下のように定義されている(表6)。また表6には参考までにICD-10[3]の分類も挙げた。

　①パニック障害(panic disorder；PD)：強い恐怖、不快感で突然始まり、死が目前に迫ってきているとの感覚を伴うパニック発作で特徴づけられる。発作中には息切れ、動悸、胸痛、胸部不快感、窒息する感覚、気が狂うのではないかとの恐怖が存在する。PDは②に述べる広場恐怖を伴うものと広場恐怖を伴わないものに分類される。

表6 ● 不安障害の分類（DSM-IV-TR、ICD-10）

DSM-IV-TR	ICD-10
300.01：広場恐怖を伴わないパニック障害 300.21：広場恐怖を伴うパニック障害 300.22：パニック障害の既往歴のない広場恐怖 300.29：特定の恐怖症 　　　　・動物型 　　　　・自然環境型 　　　　・注射・血液・外傷型 　　　　・状況型 　　　　・その他の型 300.23：社会恐怖 （該当すれば）・全般性 300.3：強迫性障害 （該当すれば）・洞察に乏しいもの 309.81：外傷性ストレス障害 （該当すれば）・急性 　　　　　　・慢性 　　　　　　・発症遅延 308.3：急性ストレス障害 300.02：全般性ストレス障害 293.84：一般身体疾患による不安障害 （該当すれば）・全般性不安を伴うもの 　　　　　　・パニック発作を伴うもの 　　　　　　・強迫症状を伴うもの 物質誘発性不安障害 （該当すれば）・全般性不安を伴うもの 　　　　　　・パニック発作を伴うもの 　　　　　　・強迫症状を伴うもの 　　　　　　・恐怖症性症状を伴うもの （該当すれば）・中毒中の発症 　　　　　　・離脱中の発症 300.00：特定不能の不安障害	F40：恐怖症性不安障害 　　.0　広場恐怖 　　.00　パニック障害を伴わない広場恐怖 　　.01　パニック障害を伴う広場恐怖 　　.1　社会恐怖 　　.2　特定の(個別的)恐怖症 　　.8　他の恐怖症性不安障害 　　.9　恐怖症性不安障害、特定不能のもの F41：他の不安障害 　　.0　パニック障害 　　.1　全般性不安障害 　　.2　混合性不安抑うつ障害 　　.3　他の混合性不安障害 　　.8　他の特定の不安障害 　　.9　不安障害、特定不能のもの F42：強迫性障害 　　.0　主として強迫思考または反復思考 　　.1　主として強迫行為(強迫儀式) 　　.2　混合性強迫思考および強迫行為 　　.8　他の強迫性障害 　　.9　強迫性障害、特定不能のもの F43：重度ストレスへの反応および適応障害 　　.0　急性ストレス反応 　　.1　外傷性ストレス障害 　　.2　適応障害 　　.8　他の重度ストレス反応 　　.9　重度ストレス反応、特定不能のもの

②広場恐怖：パニック発作やパニック様症状が起きたときに逃げにくい場所や状況、助けを得られない場所や状況にいることに対しての不安である。

③恐怖症：ある特定の恐怖対象（動物、嵐・高所・水などの自然環境、血液、注射、公共輸送機関、トンネル、橋、エレベーターなど）に曝露されることによって引き起こされる著しい不安で特徴づけられ、しばしばその状況から回避しようと行動する。

④社会恐怖：よく知らない人たちの前で、他人からの注視を浴びるという状況または行為で引き起こされる不安で特徴づけられる。しばしばその状況からの回避行動が生じる。

⑤強迫性障害（obsessive-compulsive disorder；OCD）：強い不安や苦痛を生じさせる反復的、持続的な思考（強迫観念）、またはその不安を中和させるために行われる強迫行為で特徴づけられる。

⑥外傷後ストレス障害（post traumatic stress disorder；PTSD）：極度に外傷的な出来事に曝露された後に生ずる。外傷的な出来事の再体験、持続的な覚醒亢進症状、外傷に関連した刺激からの回避で特徴づけられる。

⑦全般性不安障害（generalized anxiety disorder；GAD）：6ヵ月間以上持続する過剰な不安と心配で特徴づけられ、落ち着きのなさ、疲労しやすさ、集中困難、筋肉の緊張状態、睡眠障害などを伴っている。

2 疫学

1. 高齢者における不安障害の疫学

高齢者に不安症状が高い頻度で認められることは、一般にいわれている[4)5)]。Himmelfarbらの調査では55歳以上の男性の7％、女性の22％が臨床的に明らかな不安状態を示し、その不安症状は身体的な健康状態に関連するものであったという[4)]。しかしながら、老年期の不安障害の患者となると精神科の

入院患者では稀であり、老年期の外来患者の中でも少数である[6]。FlintやBlazerも概説しているが[7][8]、高齢者の不安障害の有病率は全年齢を対象とした有病率より低い。Regierらによると、不安障害の有病率のピークは25〜44歳の8.3％であり、65歳以上の高齢者の有病率は5.5％であった[5]。また、Blandらによれば、高齢者の不安障害の有病率は3.5％であり、施設入所中の女性で多かった（7.1％）[9]。わが国の調査における神経症の受療率のピークは25〜35歳であり、それ以上の年齢では受療率は次第に減少する[10]。また、心気症を含む神経症患者のうち60歳以上の占める割合は2.9〜6％であった[11]。老年期の不安障害有病率が低い点について、老年期の神経症は一般の身体科を受診したり、在宅のまま専門的治療を受けない潜在例が多いからであると指摘されている[12]。また、不安障害患者は医療機関を受診していないか、自分を不安障害と認識していないために、有病率が実際よりも低くなっている可能性があるとも指摘されている[13][14]。

診断分類別にみた場合には、老年期の不安障害の中でGADと恐怖症が他の不安障害よりも頻度が高く、PDの頻度が低いことはおおむね諸家の一致した結果である[6][9]。また、一般にOCDはGADや恐怖症よりは頻度が少なく、老年期に発症することが少ない[8]。近年注目されているPTSDについては、ホロコーストの生存者[15][16]や第二次世界大戦中に捕虜になった退役軍人[17]の70％以上が罹患しており、強いトラウマは高齢になってもPTSDの症状を持続させやすいことが指摘されている。また、PTSDはこれらの過酷な体験をした一部の高齢者にのみ生じるものではなく、地震などの自然災害の罹災者でも生じることが指摘されている[18]。

2．高齢者の不安障害と合併症

老年期の不安障害では合併症が多くみられるが、合併しやすい疾患にはうつ病、認知症、身体疾患などが挙げられる。老年期の不安障害とうつ病とに関して、Regierらによれば、うつ病性障害の33％に不安障害が合併し、不安障害の21％にうつ病が合併していたという[5]。また、別な調査では恐怖症と恐怖症ではない症例を比較しており、恐怖症の39％、恐怖症ではない症例の11％がうつ病を合併していた[19]。これらの結果は、老年期の神経症が抑うつ状態を呈しやすいという従来からの指摘と同様であり、治療や予後を考えるうえで重要な問題である。

また、うつ病と不安障害は、認知症の患者でもみられ、アルツハイマー病の初期には不安と抑うつが示されやすい[20]。認知症と抑うつ、不安との関係では、中等度の認知症症例（アルツハイマー病が多く占める）を対象とした調査では、不安の強さは抑うつ症状の程度とは有意な相関を示すが、不安の強さと認知症の程度には相関は認められなかったという[21]。

身体疾患に罹患している高齢者の不安障害の合併頻度については、うつ病の合併頻度よりも少なく、若年者よりも低いことが指摘されている[22]。Magniらによると、身体疾患で入院中の患者の不安障害の頻度は、高齢者で2〜13％、若年者で10〜40％であった[23]。また、身体疾患に罹患している高齢者のうつ病の頻度は20〜50％であり、不安障害を示した例ではうつ病を合併している割合が高かったと報告されている。

3　診断・鑑別診断

1．不安障害の診断

老年期の不安障害の診断はDSM-IV-TR[2]、ICD-10[3]によって行われるが、高齢者の示す不安や心配はそれが過剰なものなのか、その状況では起こり得る非特異的なものかを判断しにくい場合が多い。高齢者が死に至る危険性の高い疾患に罹患している場合には、GADでみられるような症状が数ヵ月続くこともある。しかし、このような症状は身体疾患に対する了解可能な反応といえる[8]。さらに、高齢者の不安障害の診断を困難にしているものに、加齢による症状変化がある。例えば、GADの診断基準に含まれる落ち着きのなさ、疲労しやすさ、集中困難、筋緊張、睡眠障害といった症状は、加齢と関連した非特異的な症状である[8]。したがって、不安障害を診断するためには詳細な生活歴の聴取、十分な身体的検査によって、身体状況や老化の程度を総合的に評価して、検討する必要がある。

さて、不安症状の評価には、いろいろと異論もあろうが、客観的な評価が可能な評価尺度を用いると便利である。例えば、不安症状の評価にはHamilton

Anxiety Rating Scale(HAS)[24]が、うつ病の合併が疑われるときは、Hamilton Depression Rating Scale(HDS)[25]やベックうつ病評価尺度[35]などを用いる。

また、矢田部ギルフォード性格検査(YG)[26]、Cornel Medical Index(CMI)[27]などの質問紙法の心理検査や質問票も症状や不安状態の評価の目的で用いやすい。しかし、これらの簡便な尺度だけを参考にして診断・評価をすることは望ましくなく、前述したように病歴の聴取、精神医学的診察、身体医学的診察などから総合的に判断する必要がある。

2. 鑑別診断

不安障害でみられる症状は、他の精神障害や身体疾患でも多かれ少なかれみられ、不安障害を他の精神疾患や身体疾患と鑑別することは、困難であることが多い。老年期の不安障害を診断する場合に考慮すべき疾患を**表7**[28]のように挙げたが、精神障害や身体疾患の多くを含んでいる[28][29]。鑑別の例を挙げてみると、例えばパニック発作の症状は不整脈や甲状腺機能亢進症などの身体疾患でも生じる。よく観察すれば、パニック発作に伴う現実感喪失や発作恐怖、死の恐怖などは身体疾患そのものではほとんどみられないものであるため、この点は鑑別に役立つ。

また、甲状腺機能亢進症やカフェイン中毒は、老年期での不安の直接的な原因にはなりにくいが、甲状腺薬中毒は不安の直接的な原因になり得るし、若いときの生活習慣を維持し続けているような高齢者の場合には、カフェイン中毒を生じる危険性もある。

高齢の糖尿病患者では、高血糖、低血糖をともに起こす危険性が高いが、若年の症例に比べて、定型的な症状を生じにくい。不安障害と鑑別しにくいことも多々あるので気をつけなければならない。

また、高齢者では不安障害とうつ病は合併しやすい。抑うつ症状の有無は鑑別診断というよりは、治療薬剤の選択という点で大変重要になってくる。

アルツハイマー病の初期は、患者は自らの認知の変化には気づかないが、どこかがおかしいという心配や漠然とした不安感を感じている。この場合も治療に際しては、不安症状と認知症の両者を視野においた薬剤の選択が求められる。認知症が軽度であったり、顕在化していない場合には、ともすれば不安症状だけに焦点を当てた薬物療法が行われやすい。しかしながら、背後の初期認知症症状に気づかず、不安症状だけに焦点づけた薬物療法は、顕在化していない認知症を悪化させる可能性があることも指摘されている[20]。

表7 ● 不安障害との鑑別疾患

- 大うつ病(焦燥を伴う)
- アルツハイマー病(焦燥を伴う)
- 甲状腺機能亢進症
- カフェイン中毒
- 双極性障害(軽躁状態)
- 低血糖症
- 僧帽弁逸脱
- 不整脈
- 物質誘発性不安障害(アルコール、覚醒剤、鎮静薬、睡眠薬の離脱、甲状腺薬、SSRI、アカシジア、ベンゾジアゼピン系抗不安薬の中毒および離脱)
- パーキンソン病
- 原発性睡眠障害

4 治療

老年期の不安障害は、生物学的要因、心理学的要因、社会的要因が関与している疾患である。したがって、疾患の特性に応じて、薬物療法と精神療法が用いられる。

1. 薬物療法

疫学調査の結果から、不安障害はうつ病が合併しやすいことが示されており、老年期の不安障害の薬物療法は、抑うつ症状も視野に入れて薬剤を選択する必要がある。抗うつ薬が抑うつ症状を伴うGAD(不安障害の一型)に有効であることが指摘されているものの[29]、臨床場面では、どうしても不安や不眠に対するベンゾジアゼピン(BZ)系抗不安薬投与が優先され、合併するうつ病が見過ごされやすい。BZ系抗不安薬は急性期の不安状態の治療には大変有効ではあるが[30]-[32]、効果が認められる場合でも、長期使用によって次第に用量が増加する。また、服薬の中止によって強い不安状態を呈しやすいので減薬または断薬しにくい点に少し問題があり[7]、また、高齢者においては服薬することで転倒しやすくなると指摘されている[33]。

最近は、抑うつ症状を伴うGADの治療には選択

的セロトニン再取込み阻害薬(SSRI)やセロトニン・ノルアドレナリン再取込み阻害薬(SNRI)が有効であることが報告されている[14][32][34][35]。SSRI、SNRIは抗コリン症状や冠動脈系の副作用が少ないために、認知障害や身体疾患を合併していることの多い高齢うつ病の治療に適しているといえる[14][35]。

また、OCDやPDは老年期に初発することが少ない疾患であるが、若いときに発現した症状が老年期まで持続する症例がある[36]。このような症例では若いときに有効であった薬剤の投与で効果が得られることが多いが、OCDやPDの治療に用いられるimipramineやclomipramineは、高齢者において、抗コリン症状、高血圧、冠動脈系の副作用などを発現させやすい。このため最近では、SSRIが老年期のOCD、PD、PTSDの薬物療法の第一選択に挙げられている[7][32][36][37]。

2. 精神療法

高齢者に精神療法を行う場合、自己洞察を期待するより支持的受容的に接し、併せて身体療法と環境調整を行う方がよいといわれている[38]。その基本はまず、老年期は身体的・心理社会的・性格的要因が多元的複合的に絡み合っているため、部分ではなく全体を診ることである。第二に「長く診る」つもりでスタートすべきことである。高齢者では、治療的人間関係をつくりにくい場合が多い。彼らの残された生涯を通してつきあうくらいの覚悟が必要である[38]。

❶ 受診ルートと医原性要因の確認

老年期では身体的訴えが中心になるため最初から精神科を受診することは少ない。大多数は身体病と思ってさまざまな医療機関を訪ね、その後に訪れてくる。その際、身体症状を単純に訴える時期に対応を誤られ、医原的に心気症化する患者が多い。重篤な疾患を疑われたり、ものものしい検査を受けたりしているうちに、不安が募ってくる。あるいは逆に「異常はない」「もう歳だから仕方がない」と突き放され、さらに訴えると問題患者扱いされてしまう。このような経験をして最終的に精神科へ回される場合は、高齢者は精神科受診を必ずしも納得していない。このような精神科への受診ルートを念頭におき、まず精神科受診理由を聞いていく。すると身体疾患をどのくらい確信しているか、精神科への恐れや偏見、あるいはこれまでの治療についての不信感といったようなことがうかがえてくる。

診療時間が十分にとれないときも、最低限、現在服用中の薬物情報だけは確認しておく必要がある。時々、薬物の副作用によって身体症状が修飾されている場合があるからである。

❷ 治療者の基本的態度

高齢者たちの長い人生経験の尊重と、やがて治療者自身も老年に至るという共感が自然に醸し出されるような態度がよい。治療関係が成立するまでは、問いかけるときに正しく姓を呼び、言葉遣いも年長者に対するようにすべきである。

❸ 家族への対応

高齢患者は家族同伴で受診する場合が多いが、こういった場合には意外に対応が難しい。家庭内での地位が低下している場合など、高齢者たちは家族に気兼ねして訴えないこともある。また家族が患者の話を途中で引き取ってしまい、いきなり患者の性格的な問題や心理的葛藤の内容を話し出すこともある。このようなとき、時間があれば、家族を制して患者自身を尊重する態度を崩さない方がよい。また、治療者はいつも時間に余裕があるとは限らないので、時間がない場合など、次回の診察では詳しく話を聞くことを約束するなどの便宜的な方法をとるのも一法である。

❹ 身体から入る

身体疾患を合併している場合はいうまでもないが、心気的に訴えていても、まず身体症状を受け止めて診療を開始する。身体を介した方が治療関係をつくりやすい。明らかに心気症状であるとわかっていても、患者が訴える患部に触れたりして患者の身体的な体験に関心をもち、それを共有する方がよい。また彼らは、以前から医師や家族に「神経のせいで身体はどこも悪くない」といわれているため、その真偽を問いただしてくることもある。自律神経症状であれば、その旨を明確に答え、不明ならその旨を率直に伝えることがよい。

次に身体症状の問診の方法であるが、大多数の高齢患者は多訴的で不定愁訴的な訴えをもっているので、その1つひとつをあまり詮索しない方がよい。うっかり詮索すると却って患者をそこに執着させて

しまい、身体化を強めてしまうことが起こる。

❺ 内的体験へ

　身体症状を前面に出してひたすら依存関係を求めてくる患者では、早々に内的体験を語り出すので手間はかからない。また、自分の内的体験を的確に言語化できれば、最初から治療の主題に据えることができる。逆に時間をかけて、心を開かせる必要のある患者もいる。このような患者の場合、いきなり心理的な問題に触れずに患者の日常生活の周辺を話題にするとよい。身の回り、食事のこと、衣服の好み、ペットのことなどから、次第に家族のこと、印象深い過去の事件へと周辺に広げていく。語るうちに時に感情表現がみられるようになり、閉ざされた心が開き、不意に生活史上の重要な事件が話されたりする。こうして、共に過去を再検討することが可能になる高齢患者もいる。もちろん患者の長い人生を治療者の掌中に把握できるのはそう多くはない。せいぜい患者が現在まで持ち越してきた葛藤が潜む時期を中心に、ともに昔を語り合い、治療者がその時期を共感的に認め、評価し、患者の未解決な感情に何がしかの決着をつけ（未解決のまま受け入れることもあろう）、その感情にとらわれない無理のない生き方ができるように少しでも関与することが大事である。

❻ その他の精神療法

　最近、不安障害の治療に認知・行動療法が有効であるとの報告が多い[14)35)36)39)40)]。第一選択治療としても、また薬剤無効例にもよいという。

5　臨床経過・予後

　老年期の不安障害では、経過が遷延し、再発しやすいといわれているが、具体的な臨床経過や予後に関してはよく知られていない。老年期の不安障害には、ベンゾジアゼピン（BZ）系抗不安薬が用いられることが多いが、高齢者に対してBZ系抗不安薬の長期間有効性を調査した報告はない。多くの臨床家はこれらの薬剤が数ヵ月間耐性の問題なしに、有効性を維持し続けると報告しているが、長期間のBZ系抗不安薬の投与はBZ系抗不安薬依存という新たな問題を引き起こしやすいことも指摘されている[7)]。また、臨床的に複数の研究者が慢性的な不安状態は死亡率を上昇させることを指摘しており[19)41)]、特に動脈障害での死亡率を上昇させることを指摘している。

　このように、老年期の不安障害の治療には、BZ系抗不安薬の耐性、合併症に伴う治療反応性の問題、慢性的な不安状態の死亡率増加などの生物学的な問題、環境の不備や老化に伴う自己洞察の困難や変化への抵抗性などの心理・社会的な問題などが存在し、それぞれが治療を困難なものにするファクターになっている。しかし、このような困難はそのまま老化というヒトの生の自然過程の特性であるともいえる。したがって、老化という衰退過程と不安障害老人の生への執着との調和を図り、ヒトの生の自然過程への同一化を心がけることが求められる。

（妹尾晴夫、堀口　淳）

●文献

1) American Psychiatric Association：Diagnostic and Statistical Manual of Mental Disorders, 3 ed, APA, Washington DC, 1980.
2) American Psychiatric Association：Diagnostic and Statistical Manual of Mental Disorders, 4-TR ed , APA, Washington DC, 2000.
3) World Health Organization：The ICD-10 Classification of Mental and Behavioural Disorders ; Clinical description and diagnostic guideline.　WHO, Genava, 1992.
4) Himmelfarb S, Murrell SA：The prevalence and correlates of anxiety symptoms in older adult. J Psychol 116：159-167, 1984.
5) Regier DA, Boyd JH, Burke JD, et al：One-month prevalence of mental disorders in the United States ; Based on five epidemiologic catchment area sites. Arch Gen Psychiatry 45：977-986, 1988.
6) Lindesay J, Briggs K, Murphy E：The Guy's/Age Concern Survey. Prevalence rates of cognitive impairment, depression and anxiety in an urban elderly community. Br J Psychiatry 155：317-329, 1989.
7) Flint AJ：Epidemiology and comorbidity of anxiety in the elderly. Am J Psychiatry 151：640-649, 1994.
8) Blazer DG：Generalized anxiety disorder and panic disorder in the elderly. Harvard Rev Psychiatry 5：18-27, 1997.
9) Bland RC, Newman SC, Orn H：Prevalence of psychiatric disorders in the elderly in Edmonton. Acta Psychiatr Scand Suppl 338：57-63, 1988.

10) 厚生省大臣官房統計局（編）：昭和57年患者調査．pp 96-101, 厚生統計協会, 東京, 1984.
11) 吉松和哉, 三宅由子：中高年の神経症の易学. 老年精神医学 2：374-377, 1985.
12) 藍澤鎮雄, 山口弘一, 福井康雄, ほか：老年期神経症の特徴. 老年精神医学 2：365-373, 1985.
13) Lindesay J：Phobic disorders in the elderly. Br J Psychiatry 159：531-541, 1991.
14) Lauderdale SA, Sheikh JI：Anxiety disorders in older adults. Clin Geriatr Med 19：724-741, 2003.
15) Kuch K, Cox BJ：Symptoms of PTSD in 124 survivors of Holocaust. Am J Geristr Psychiatry 149：337-340, 1992.
16) Yehuda R, Golier JA, Halligan SL, et al：Learning and memory in Holocaust survivors with posttraumatic stress disorder. Biol Psychiatry 55：291-295, 2004.
17) Sutker PB, Allain AN Jr, Winstead DK：Psychopathology and psychiatric diagnoses of World War II Pacific theater prisoner of war survivors and combat veterans. Am J Psychiatry 150：240-245, 1993.
18) Goenjian AK, Najarian LM, Rynoos RS, et al：Posttraumatic stress disorders in elderly and younger adults after the 1988 earthquake in Armenia. Am J 151：895-901, 1994.
19) Coryell W, Noyes R, Clancy J：Excess mortality in panic disorder；A comparison with primary unipolar depression. Arch Gen Psychiatry 39：701-703, 1982.
20) Schneider LS：Overview of generalized anxiety disorder in the elderly. J Clin Psychiatry 57：34-45, 1996.
21) Wands K, Merskey H, Hachinski VC, et al：A questionnaire investigation of anxiety and depression in elderly dementia. J Am Geriatr Soc 38：535-538, 1990.
22) Rodda BE, Miller NC 3rd, Bruhn JG：Prediction of anxiety and depression patterns among coronary patients using Markov process analysis. Behav Sci 16：482-489, 1971.
23) Magni G, De Leo D：Anxiety and depression in geriatric and adult medical impairment；a comparison. Psychol Rep 55：607-612, 1984.
24) Hamilton M：The assessment of anxiety states by rating. Br J Med Psychol 32：50-55, 1959.
25) Hamilton M：A rating scale for depression. J Neurol Neurosurg Psychiatry 23：56-62, 1960.
26) 星野良一：うつ病のパーソナリティ・アセスメント. 臨床精神医学 17：45-54, 1988.
27) 金山卓也, 深町 健：CMI；その解説と資料. 三京房, 京都, 1972.
28) 星野良一, 伊豫雅臣：不安障害. 臨床精神医学講座（第12巻）；老年期精神障害, 松下正明（編）, pp261-272, 中山書店, 東京, 1998.
29) Rickels K, Downing R, Schweizer E, et al：Antidepressants for the treatment of generalized anxiety disorder；A placebo-controlled comparison of imipramine, trazodone, and diazepam. Arch Gen Psychiatry 50：884-895, 1993.
30) Tueth MJ：Anxiety in the older patient；differential diagnosis and treatment. Geriatrics 48：51-54, 1993.
31) Kahn RJ, McNair DM, Lipman RS, et al：Imipramine and chlordiazepoxide in depressive and anxiety disorders II；Efficacy in anxious outpatients. Arch Gen Psychiatry 43：79-85, 1986.
32) Davidson JR：Use of benzodiazepines in social anxiety disorder, generalized anxiety disorder, and posttraumatic stress disorder. J Clin Psychiatry 65 (Suppl 5)：29-33, 2004.
33) Cumming RG, Le Couteur DG：Benzodiazepines and risk of hip fractures in older people；a review of the evidence. CNS Drugs 17：825-837, 2003.
34) Filteau MJ, Baruch P, Lapierre YD, et al：SSRIs in anxious-agitated depression；a post-hoc analysis of 279 patients. Int Clin Psychopharmacol 10：51-54, 1995.
35) Lang AJ, Stein MB： Anxiety disorders；How to recognize and treat the medical symptoms of emotional illness. Geriatrics 56：24-27, 31-34, 2001.
36) Flint AJ, Gagnon N：Diagnosis and management of panic disorder in older patients. Drug Aging 20：881-891, 2003.
37) Tucker P, Zaninelli R, Yehuda R, et al：Paroxetine in the treatment of chronic posttraumatic stress disorder；results of a placebo-controlled, flexible-dosage trial. J Clin Psychiatry 62：860-868, 2001.
38) 藍澤鎮雄：神経症・心身症・人格障害. 老年期精神疾患治療のためのストラテジー, 長谷川和夫（監修）, pp285-304, ワールドプランニング, 東京, 1994.
39) Otto MW, Smits JA, Reese HE：Cognitive-behavioral therapy for the treatment of anxiety disorders. J Clin Psychiatry 65 (Suppl 5)：34-41, 2004.
40) Mohlman J：Psychosocial treatment of late-life generalized anxiety disorder；current status and future directions. Clin Psychol Rev 24：149-169, 2004.
41) Coryell W, Noyes R Jr, House JD：Mortality among outpatients with anxiety disorders. Am J Psychiatry 143：508-510, 1986.

第4部●高齢者精神疾患各論

3 高齢者の神経症
GERIATRIC PSYCHIATRY

1. 高齢者の身体表現性障害・解離性障害

●●●はじめに

　高齢の身体表現性障害(somatoform disorders)や解離性障害(dissociative disorders)の患者は、身体疾患を合併することが多く、また経過も長期化する傾向があるが、疾患そのものには若年患者との間に本質的な差はない。DSMの最新版であるDSM-IV-TR[1]も診断基準を適応するにあたって、小児期を除いて特に年齢を考慮する必要はないという。そこで以下、DSM-IV-TRに従って身体表現性障害と解離性障害の診断と治療を説明する。

1 疾患分類における身体表現性障害と解離性障害の位置づけ

　従来日本では、患者が訴える"症状"を裏づける検査所見が得られなかったり、訴え方や態度が執拗な患者は、ヒポコンドリー(心気症)と総称されてきた[2]。しかしいわゆる心気症は診断基準がこれまでに何度か変更されたり、公式な診断分類から除かれたりしている[3]。またDSM-IV-TRとICD-10[4]の分類に差異があり、分類や概念が混乱している。そのうえ高齢者では、身体的な疾患や機能障害が実際に存在し、加齢に伴う社会的なストレス因子も増加しているなど確実な診断が困難である[3]。
　このような問題はあるが、DSM-IV-TR[1]はなんらかの身体疾患を示唆する身体症状は存在するが、身体疾患や薬物の直接的な作用、あるいはなんらかの精神疾患によってその症状を完全には説明できないことを特徴とする一群の疾患、いわゆるヒポコンドリーに相当する疾患を身体表現性障害としてまとめた(表8)。解離性障害は、通常は統合されている意識、記憶、同一性、または知覚についての機能が破綻した状態を基本的な特徴とする一群の疾患であり、表9のように分類されている。
　DSM-IV-TR[1]とICD-10[4]を比較すると、DSM-IV-TRでは身体表現性障害と解離性障害は独立した別々の疾患として扱われているが、ICD-10ではF4:神経症性障害、ストレス関連障害および身体表現性障害の中に、F44:解離性(転換性)障害とF45:身体表現性障害がおかれている(表10)。転換性障害は、DSM-IV-TRでは鑑別診断で神経疾患や他の一般身体疾患を考慮することが重要なことを強調するために身体表現性障害に分類されているが、ICD-10では身体運動のコントロールの間の統

表8●身体表現性障害:somatoform disorders(DSM-IV-TR)

300.81	身体化障害:somatization disorder
300.81	鑑別不能型身体表現性障害:undifferentiated somatoform disorder
300.11	転換性障害:conversion disorder ・疼痛性障害:pain disorder
300.7	心気症:hypochondriasis
300.7	身体醜形障害:body dysmorphic disorder
300.81	特定不能の身体表現性障害:somatoform disorder not otherwise specified

(文献1)による)

表9●解離性障害:dissociative disorders(DSM-IV-TR)

300.12	解離性健忘:dissociative amnesia(formerly psychogenic amnesia)
300.13	解離性とん走(心因性とん走):dissociative fugue(formerly psychogenic fugue)
300.14	解離性同一性障害(多重人格性障害):dissociative identiy disorder(formerly multiple personality disorder)
300.6	離人症性障害:depersonalization disorder
300.15	特定不能の解離性障害:dissociative disorder not otherwise specified

(文献1)による)

3. 高齢者の神経症

表10 ● F4：神経症性障害、ストレス関連障害および身体表現性障害(ICD-10)

F44：解離性(転換性)障害
　　解離性健忘
　　解離性遁走(フーグ)
　　解離性昏迷
　　トランスおよび憑依障害
　　解離性運動障害
　　解離性痙攣
　　解離性知覚麻痺(無感覚)および知覚(感覚)脱失
　　混合性解離性(転換性)障害
　　他の解離性(転換性)障害
　　ガンザー症候群
　　多重人格障害
　　小児あるいは青年期にみられる一過性解離性(転換性)障害
　　解離性(転換性)障害、特定不能のもの

F45：身体表現性障害
　　身体化障害
　　鑑別不能型(分類困難な)身体表現性障害
　　心気障害(醜形恐怖症性障害を含む)
　　身体表現性自律神経機能不全
　　　・心臓および血管系
　　　・上部消化管
　　　・下部消化管
　　　・呼吸器系
　　　・泌尿生殖器系
　　他の器官あるいは系
　　持続性身体表現性疼痛障害
　　他の身体表現性障害
　　身体表現性障害、特定不能のもの

（文献4)による）

表11 ● 身体化障害の症状(DSM-IV-TR)

① 疼痛症状：少なくとも4つの異なった部位または機能に関連した疼痛の病歴（例：頭部、腹部、背部、関節、四肢、胸部、直腸、月経時、性交時、または排尿時）
② 胃腸症状：疼痛以外の少なくとも2つの胃腸症状の病歴（例：嘔気、鼓腸、妊娠時以外の嘔吐、下痢、数種類の食べ物への不耐性）
③ 性的症状：疼痛以外の少なくとも1つの性的または生殖器症状の病歴（例：性的無関心、勃起または射精機能不全、月経不順、月経過多、妊娠中を通じての嘔吐）
④ 偽神経学的症状：疼痛に限らず、神経学的疾患を示唆する少なくとも1つの症状または欠損の病歴（例：協調運動または平衡の障害、麻痺または部分的な脱力、嚥下困難または喉の塊、失声、尿閉、幻覚、触覚または痛覚の消失、複視、盲、聾、痙攣、などのような転換症状、記憶喪失などの解離症状、失神以外の意識消失）

（文献1)による）

合が失われているとして解離性運動障害、解離性痙攣などとして解離性障害の中に分類されている。DSM-IV-TRの身体醜形障害はICD-10では身体表現性障害の心気障害に含まれており、ICD-10の身体表現性自律神経不全はDSM-IV-TRにはない。

2 身体表現性障害の診断と治療

1. 身体化障害：somatization disorder (300.81)

ヒステリーあるいはブリケ症候群と呼ばれていたものに相当する。反復性で、多彩な、臨床的に著しい愁訴が特徴である。30歳以前に始まり、多数の身体的愁訴とそれに対する治療を求める行為が、何年にもわたって持続し、生活機能の障害を引き起こしている。診断のための条件は厳しく、表11に示す症状のうち、①疼痛症状(4つ以上)、②胃腸症状(2つ以上)、③性的症状(1つ以上)、および、④偽神経学的症状(1つ以上)、が必要である[1]。

生涯有病率はばらつきが大きいが、女性で0.2〜2.0％、男性で0.2％以下といわれる[1]。アメリカのロスアンゼルスで行われた地域住民を対象とした疫学調査によると、DSM-III-Rの診断基準を厳密に満たす身体化障害は0.03％と少ないが、診断に必要な症状数を少なくした基準を用いると、4.4％となり、臨床での実感と一致する[5]。

最初の症状は青年期までに現れることが多いが、診断基準が満たされるのは25歳以前である。経過は慢性で変動するが、寛解は稀である[1]。

治療は困難で、特定の治療法はない[6]。患者との強固な治療同盟の形成、症状についての教育、保証の継続が治療の基本原則である[7]。

2. 鑑別不能型身体表現性障害：undifferentiated somatoform disorder (300.81)

説明不能の身体表現性症状が6ヵ月以上持続しているが、特定の身体表現性障害の基準を満たさない場合の残遺カテゴリーである[1]。倦怠感、食欲減退、胃腸系または泌尿生殖系の愁訴が多い。診断のためには1つ以上の愁訴があればよく、症状の発現や増悪に心因が関与している必要はない。治療としては、支持的精神療法が改善を促進するといわれるが、治療的研究は乏しい[7]。

523

表12 ● 転換性障害の病型と主な症状・欠陥（DSM-IV-TR）
- 運動性の症状または欠陥を伴うもの：協調運動または平衡の障害、麻痺または部分的な脱力、嚥下困難または"喉の塊"、失声、尿閉
- 感覚性の症状または欠陥を伴うもの：触覚または痛覚の消失、複視、盲、聾、幻覚
- 発作または痙攣を伴うもの：自発運動性または感覚性要素を伴った発作、または痙攣を含む
- 混合性症状を示すもの：2つ以上のカテゴリーの症状が明らかな場合

（文献1）による）

3. 転換性障害：conversion disorder
（300.11）

神経疾患あるいは他の身体疾患を示唆する随意運動機能や感覚機能に影響を及ぼす症状または欠陥が存在することが特徴である（表12）[1]。この症状や欠陥には心理的要因が関連している。

有病率は、一般人口10万人あたり11～500人と幅があり、精神科外来に紹介される患者の3％を占めるとも報告されている。男性より女性に多いが、報告されている男女比は2：1から10：1までさまざまである。10歳以前、および35歳以降は稀であるが、80代で発病した報告もある。個々の症状の持続期間は短いが、長期的にみると再発が多い[1]。

治療は身体症状の解消を目指すが、保証とリラクセーションといった保存的治療がよい。それで効果のないときは、行動療法、精神療法、催眠療法、あるいは薬物を用いた面接などが考えられる[7]。

❶ 疼痛性障害：pain disorder

疼痛性障害は、臨床的関与の中心的な対象が疼痛に限定された転換性障害ということができる[1]。有病率は不明であるが、1年間に米国の成人の10～15％が背部痛のために仕事の能率低下を経験している。慢性疼痛は精神科的な医療を受けるまでに何年間も続いている[1]。治療としては治療関係の確立が重要であり、コメディカルを含んだ特別な医療チームが必要なこともある。認知行動療法、抗うつ薬が用いられる[7]。

4. 心気症：hypochondriasis （300.7）

軽微な身体症状や正常範囲内の身体機能の変化を重篤な病気に罹っていると思い込むのが特徴である。患者は病気に対する懸念から何度も検査を求める。病気が存在するとの思い込みは、適切な医学的評価や保証にもかかわらず長期に持続し、生活上の障害を引き起こす[1]。

一般人口中の有病率は1～5％である。経過は慢性であるが、完全に回復することもある[1]。

身体的な裏づけがない身体愁訴が多かったという既往歴があるために、簡単な検査しか受けず、実際に存在している身体疾患が見逃される場合がある。身体疾患を有することが多い高齢者では、身体疾患の除外に特に注意を払うべきである。

治療は支持的な医師-患者関係の確立が基本であるが、近年、認知行動療法および薬物療法が効果を示す可能性が示唆されている[7,8]。

5. 身体醜形障害：body dysmorphic disorder （300.7）

醜形恐怖ともいう。想像上の、あるいは些細な外見の欠陥に対するとらわれが特徴である[1]。有病率は不明であるが、患者は想像上の欠陥を修正するために皮膚科、歯科、外科的治療を求めることが多く、これらの科で報告されている頻度は6～15％の範囲である[1]。近年選択的セロトニン再取込み阻害薬（SSRI）の有効性が示唆されている[7]。

3 解離性障害の診断と治療

DSM-IV-TR[1]では表9のように分類されている。ICD-10[4]は、離人症性障害は人格的同一性の限られた側面しか障害されず、感覚、記憶、運動に関する遂行に関した損失はないと考え、解離性障害には含めず、他の神経症性障害の1つに分類している。

1. 解離性健忘：dissociative amnesia （formerly psychogenic amnesia）
（300.12）

外傷的またはストレスの強い性質をもつ重要な個人的情報の想起不能で、それが広範囲にわたるため通常の物忘れでは説明できないことが特徴である。健忘の型は、局在性健忘、選択的健忘、全般性健忘、持続性健忘および系統的健忘に分類される[1]。解離

性健忘を1回経験した人はその後、外傷的な環境に対して健忘を生じやすくなることがある。

治療研究は少ない。多くは自然に回復し、支持的精神療法のみでよいとの指摘もある[7]。

2. 解離性とん走（心因性とん走）：dissociative fugue (formerly psychogenic fugue) (300.13)

家庭あるいは職場から突然、予期せぬ放浪に出ることが特徴である[1]。数時間または数日の比較的短期間のものから、数週間または数ヵ月にわたるものまである。外傷的あるいは強いストレス的な出来事と関連して発症する。高齢者では、認知症による徘徊との鑑別を要するが、認知症では同時に記銘力障害、見当識障害、その他の認知障害を伴うことで鑑別できる。一般人口における有病率は0.2％と報告されている[1]。

3. 解離性同一性障害（多重人格性障害）：dissociative identiy disorder (formerly multiple personality disorder) (300.14)

多重人格性障害といわれていた。2つ以上のほかと区別できる同一性あるいは人格状態が存在し、それらが繰り返しその人の行動をコントロールする。通常のもの忘れでは説明できないような重要な個人情報の想起不能を伴う[1]。

近年米国で急激に症例報告が増加している。日本でも多重人格がマスメディアに取りあげられ、注目されるようになった。成人女性は、男性の3～9倍の頻度で診断される[9]。慢性で再発しやすい動揺性の経過をとり、40代後半になると少なくなる。

治療としては力動精神療法、催眠療法が試みられている。有効な薬物はない[7]。

4. 離人症性障害：depersonalization disorder (300.6)

自分の精神過程や身体から遊離しているという持続的あるいは反復的な感覚が特徴である。現実検討は正常に保たれている[1]。現実感消失があると、外界が奇妙で非現実的に感じられ、ものの大きさや輪郭が変形しているように知覚されたり、人々が見慣れない機械のように感じられるとの訴えがある。

成人の約半数は人生のある時期に、強いストレスによって起こる短い離人症エピソードを1回は経験している可能性があり、生命を脅かすような危険にさらされた人で1/3近くが、精神疾患のために入院した患者の約40％が一過性の離人症を経験する[1]。

エピソードの期間は数秒間から数年間に及ぶものまである。経過は慢性で、症状は軽快と悪化を繰り返す。時には間欠的なこともある。ストレスの強い出来事に関連して悪化することが多い[1]。

5. 特定不能の解離性障害：dissociative identiy disorder not otherwise specified (300.15)

これには、症状は解離性同一性障害に類似しているが、診断基準のすべては満たさないものや、成人の現実感喪失で離人症を伴わないもの、長期間にわたる強力で威圧的な説得（例：洗脳、思想改造、または人質になっている間の教化）を受けていた人に起こる解離状態がある[1]。なお、ICD-10[4]でF44：解離性障害に挙げられているトランス状態、解離性昏迷、ガンザー症候群はDSM-IV-TRではここに含まれる。

4 考察

1. 老年期における身体表現性障害の頻度

Sheehanらは高齢者の身体化障害の疫学研究の結果を表13のようにまとめている（なお、心気症と身体化障害との関係はいまだ論争中で、両者は厳密に区別されずに用いられている）[10]。

高齢になると身体表現性障害は増加するだろうと一般に考えられているが、疫学研究では加齢は身体症状の訴えの増加と関連しないことが示されている[8]。事実、Wittchenらのドイツにおける研究と[11]、Gurejeらの国際研究では[12]、加齢によるわずかな増加を認めているが、Escobarらのアメリカの ECA (Epidemiological Catchment Area)研究[5]、カナダのKirmayerとRobbinsの研究[13]、CostaとMcCraeの地域の男性住民[9]、そしてPriborらの女性患者での研

表13 ● 身体化障害の疫学研究

研究者	対象	診断基準	年齢との関連	有病率
Escobar ら (1987)	一般住民	DSM-III	なし	45歳以上で0.1%
Kirmayer ら (1996)	一般住民	SSI	なし	記載なし
Wittchen ら (1992)	一般住民(65歳以下)	DSM-III	軽度増加	45〜65歳で1.0%
Gureje ら (1997)	一般住民	ICD-10、SSI	軽度増加	記載なし
Costa ら (1980)	一般住民(男性)		なし	記載なし
Sternback ら (1978)	一般住民(高齢者)	CMI	比較なし	13.7%
Pribor ら (1994)	受診者(女性)	DSM-III-R	なし	55歳以上で36.1%
Larkin ら (1992)	高齢者	GMS/AGECAT	比較なし	0.4%

SSI：Somatic Symptom Index　CMI：Cornell Medical Index
GMS/AGECAT：Geriatric Mental State/ AGECAT package
(文献10)による

究は[14]、いずれも年齢と身体化障害との間に関連を認めていない。

　高齢者での身体化障害の頻度をみると、Stenbackらはフィンランドの70歳代の人々は13.7%が身体について過剰に心配していたという[15]。Priborらは精神科、内科、プライマリ・ケアを受診した55歳以上の女性では、36.1%の高率にDSM-III-Rの身体化障害を見い出した[14]。ECA研究では、45歳以上の人でDSM-IIIの厳密な診断基準に従う身体化障害は0.1%と少ないが、緩い診断基準では11%の人にみられた[5]。Larkinらは高齢者の心気神経症は0.4%と報告しているが[16]、彼らの用いた診断基準では、心気神経症はうつ病の下に位置づけられているので、実際の頻度より少なく見積もられたものと思われる。このように身体表現性障害に属する疾患の頻度は加齢によって増加することはないが、高齢者でも高率である。なお、高齢のうつ病患者は若年者よりも身体症状を気にすることが多く、身体化が高率にみられ、特に身体疾患を合併しているとさらに高率になる[10]。

2. 治療としての"保証"

　心気症患者に病気が存在しないことの保証が日常的に行われている。しかし、DSM-IV-TR[1]では心気症と診断するためには、「適切な医学的評価または"保証"にもかかわらずとらわれは持続する」ことが条件である。すなわち保証は心気症に効果がないということである。そのうえ、保証は無効なだけでなく、むしろ有害であるという意見もある。その根拠は、保証によって一時的には安心を得るが、安心は長続きせず、再び不安が、しかもさらに強くなった不安が出現する。そこでさらなる保証を求めることになる。不安-保証-不安の循環に陥り、際限なく保証を求めることになる。これに対し、エビデンスはまだ十分ではないが、きちんとした計画の下に疾患の進行過程に応じて反復して与えられる保証が心気症の治療に有効なことが示唆されている[17]。保証が成功すれば、保証を繰り返し求める行動が消失する。保証のために最も効果的な戦略はどれかということが、現在の課題である。

●●● おわりに

　身体表現性障害の診断基準は変更を繰り返しており、まだ概念が確立しているとはいえない[10]。それに加えて、患者が最もよく受診するプライマリ・ケアにおいて診断評価が困難なこと、老年精神医学からの援助がないこと、適切な対処法が乏しいことなどの事情から、身体表現性障害は老年精神医学の領域においては無視されてきた。高齢者の身体表現性障害の臨床的妥当性を確立するために現在求められることは、まず年齢に応じた診断基準の作成であり、次いで有病率、危険因子と治療の研究が必要だと指摘されている[18]。この指摘はまさにそのとおりである。身体表現性障害がもたらす生活の質の低下を改善するためにも治療研究の進展が望まれる。

(越野好文)

●文献

1) American Psychiatric Association：Diagnostic and Statistical Manual of Mental Disorders. 4th ed, Text Rivision, American Psychiatric Association, Washington DC, 2000[高橋三郎、大野　裕、染矢俊幸、ほか(訳)：DSM-IV-TR 精神疾患の診断・統計マニュアル. 医学書院、東京、2002].

2) 笠原敏彦：ヒポコンドリー（心気症）．こころの科学 38：65-70, 1991.
3) Busse EW：Hypochondriasis in the elderly. Comprehens Ther 13：37-42, 1987.
4) World Health Organization：The ICD-10 Classification of Mental and Behavioral Disorders；Clinical Discriptions and Diagnostic Guidelines. WHO, Geneva, 1992.
5) Escobar JI, Burnan MA, Karno M, et al：Somatization in the community. Arch Gen Psychiatry 44：713-718, 1987.
6) 切池信夫，井上幸紀：心因性の身体愁訴（身体化障害）．臨床精神医学講座S7，三好功峰，前田　潔（編），pp53-64, 中山書店, 東京, 2000.
7) Martin RL, Yutzy SH：Somatoform disorders. The American Psychiatric Press Textbook of Psychiatry, 3rd ed, Hales R, Yudofsky SC, Talbott JA（eds），pp663-694, American Psychiatric Press, Washington DC, 1999.
8) 越野好文：高齢者の身体表現性障害と虚偽性障害・解離性障害．老年精神医学講座，日本老年精神医学会（編），pp165-180, ワールドプランニング，東京，2004.
9) Costa PT, McCrae RR：Somatic complaints in males as a function of age and neuroticism；a longitudinal analysis. J Behav Med 3：245-257, 1980.
10) Sheehan B, Banerjee S：Review；Somatization in the elderly. Int J Geriat Psychiatry 14：1044-1049, 1999.
11) Wittchen U, Essau LA, Von Zerssen, et al：Lifetime and six-month prevalence of mental disorders in the Munich follow-up study. Psychiat Clin Neurosci 241：247-258, 1992.
12) Gureje O, Simon GE, Ustun TB, et al：Somatization in cross-cultural perspective；a World Health Organization study in primary care. Am J Psychiatry 154：989-995, 1997.
13) Kirmayer LJ, Robbins JM：Patients who somatize in primary care；a longitudinal study of cognitive and social characteristics. Psych Med 26：937-951, 1996.
14) Pribor EF, Smith DS, Yutzy SH：Somatization disorder in elderly patients. Am J Geriatr Psychiat 2：109-117, 1994.
15) Stenback A, Kumpulainen M, Vauhkonen M-L：Illness and health behavior in septuagenarians. J Gerontol 33：57-61, 1978.
16) Larkin BA, Copeland JRM, Dewey ME, et al：The natural history of neurotic disorder in an elderly urban population. Br J Psychiatry 160：681-686, 1992.
17) Starcevic V：Reassurance in the treatment of hypochondriasis. Hypochondriasis；Modern Perspective on an Ancient Malady, Starcevic V, Lipsitt DR（eds），pp291-313, Oxford University Press, Oxford, UK, 2001.
18) Wijeratne C, Brodaty H, Hickie I：The neglect of somatoform disorders by old age psychiatry；some explanations and suggestions for future research. Int J Geriatr Psychiatry 18：812-819, 2003.

4 老年期抑うつ

1 疫学的事項

　老年期うつ病は他の年代のうつ病に比べて多いのか少ないのか？　この疑問に答えを出すのは残念ながら難しい。その理由は老年期うつ病を対象にした疫学統計の報告は数多くあるものの、そこに示されているデータがあまりにもバラついているからである。大規模で信頼性が高いことで知られる北米のEpidemiologic Catchment Area study(ECA)の報告では65歳以上の老年期大うつ病の1ヵ月有病率は0.7％であり、気分変調症(慢性軽症うつ病)は1.8％であった[1]。一方、カナダで行われた調査では大うつ病の6ヵ月有病率は1.2％、気分変調症の生涯有病率は3.3％であった[2]。これら大規模疫学研究の結果は比較的低い有病率を示している。これとは対照的に地域調査の結果は高い有病率を示すものが多く、11.7～17.7％の有病率を示すものもある[3]。

　さて、話をもとに戻して、他の年代と比べてどうなのか？　これにとりあえず答えられるデータを紹介しよう。先に紹介したECA研究の一環として行われた研究があり、これは症状の自己評価でスクリーニングした後に精神科医が面接をする(DSM-Ⅲ使用)方式をとったものであるが[4]、これによると25～64歳のうつ病の有病率が4.9％であるのに対して65歳以上の有病率は5.5％であり、高齢者の有病率が高いことが示された。しかし、これには逆の報告もあって、結論が出せる段階ではない。超高齢になるとどうか？　この問題も簡単に結論づけられないが、アメリカで行われたロバーツの報告によれば、50～69歳の有病率が7.4％であるのに対して70歳以上では12.1％であり[5]、高齢化に伴ってうつ病の有病率は高くなる傾向がうかがえる。

2 老年期うつ病には他と異なる臨床的特徴が存在するか？

1. 診断の観点から

　従来診断では老年期うつ病の特徴がしばしば指摘されてきた。例えば老年期うつ病は焦燥感を示しやすく、激越うつ病という名称が用いられたり、心気的傾向や妄想的傾向を示すことが多いことなどが指摘されてきた。しかし、DSM-ⅣあるいはICD-10では年代による症状の違いは問題にされていない。確かに大きなくくりからすると、うつ病の病像としては大きな違いはないのかも知れない。しかし、DSM-Ⅲ以降にも老年期と成人期のうつ病の病像には相違点があるとする研究は決して少なくない。いくつか例を挙げておこう。老年期うつ病では、より「内因性」の病像を示す[6]、体重減少や便秘の頻度が高く[7]、自殺念慮は少ない[7]、器質的変化を伴う(CTやMRIで)[8]などである。妄想的になりやすいという従来からの指摘も、これを支持する報告[9]とそうでない報告[10]に分かれる。これまでの報告の多くが入院中の重症うつ病を対象にしており、サンプルの偏りがあるとの批判もある。その意味で関心がもたれるのは地域の中で生活している比較的軽症のうつ病を対象にした研究である。Kivelä and Pahkalaの報告によると[11]-[13]、老年期の男性のうつ病患者は入眠障害、熟眠障害が多く、興味の喪失、抑うつ気分を示すものが多い。一方、女性では不安が強く、身体症状が出やすい、入眠障害、興味の喪失、抑うつ気分を示すものが多いなどの特徴がある。しかし、これが老年期うつ病の臨床特性と言い切れるわけではない。

2. 老年期うつ病と認知障害

　この問題も臨床的に重要である。かつては「仮性痴呆(以下、仮性認知症)」という言葉がよく使われ

た。確かに抑制が強く、集中力が低下し、記憶も一見低下しているようにみえるので「認知症」と区別できないことがあるが、最大の鑑別点はうつ病の回復とともに改善する点であるとされた。しかし、最近の研究によると老年期のうつ病の70％に記憶と認知の速度の低下がみられ（もちろんアルツハイマー病は否定されたうえでの話である）、この点ではアルツハイマー病患者と変わらないという結果も示されており[14]、さほど単純でないことがわかる。記憶障害の質の違いは指摘されており、うつ病の記憶障害では記憶の再生、検索のレベルに問題があるのに対して、アルツハイマー病の場合は記銘、記憶の登録の段階で問題が生じるとされている。先に述べたようにうつ病に仮性認知症がみられるが、あくまでも「仮性」であってうつ病が治ればもとに戻ると考えられてきたが、必ずしもそうはいえないという研究結果が最近みられており、興味深い。例えば、うつ病の治療に成功した患者の1/3に認知や注意の障害が残ったという報告や[14]、うつ病性仮性認知症の診断を受けた患者を8年間追跡した結果、44例中39人がアルツハイマー病になっていたといった報告が[15]、その一例である。したがって、老年期のうつ病患者の少なくとも一部ではうつ病が認知症の前駆状態となる可能性が考えられる。

3 発病要因

1. 身体的問題が存在する場合が多いこと

老年期うつ病に身体的問題が存在するという視点と、逆に身体疾患に抑うつが存在するという2つの視点が重要である。後者に関していえば、慢性疾患では多くの患者が抑うつ症状を抱えていることが指摘されており、身体疾患の治療と同時に抑うつの治療が必須とされ、相互作用があることが知られる。老年期に限らず、身体疾患、特にがん、パーキンソン病や脳卒中にはうつ病が併発する率が高いことが知られているが[16]、高齢になればなるほど身体疾患にうつ病が伴いやすい。60歳以上の内科入院患者を対象とした研究においてもうつ病の最も強い関連因子が身体疾患の重症度であった[17]。

うつ病のサブタイプとの関係では小うつ病と身体疾患によるハンディキャップの間には強い相関があるのに対して、大うつ病ではその関係は弱いとされている。脳卒中でいえば、脳卒中に伴う身体的不具合の程度が小うつ病と関連している、言い換えれば小うつ病は大うつ病よりも、より心理的反応の要素が強いということになる[18]。このことは55～85歳の高齢者、646例を対象に行われた縦断的地域調査でも明らかにされている[19]。すなわち、この調査においても慢性身体疾患や身体機能の障害と小うつ病は関連するが大うつ病は関連しないという結果であった。このことは治療法を考えるうえでも重要である。一言でいえば、大うつ病の場合はメディカル・トリートメント主体であるが、小うつ病の場合はより心理療法が重要ということになろう。因みに、ここでいう小うつ病とはDSM-Ⅳの大うつ病の基準を満たさないあらゆる抑うつ症候群を意味する。

2. 老年期うつ病の発症には社会的要因が関与する

老年期うつ病に限らず、うつ病の発症にはライフイベントが関与することが知られているが、特に老年期ではライフイベントの関与が明瞭なことが多い。うつ病に先行するライフイベントを調査したMurphyの報告によれば、うつ病発症の前年に深刻なライフイベントを経験したうつ病高齢患者が健常者の少なくとも2倍であるという[20]。老年期うつ病を対象にライフイベントを調査した研究によると、発病3ヵ月以内に重篤なライフイベントが増加するという結果が得られている[21]。また、他の研究では老年期の独居とうつ病の発病危険性の間に相関があることが報告されている[22,23]。独居だけでなく孤独がうつ病の発症に関係するという報告もある[24]。このことはソーシャル・サポートの役割の重要性を意味している。高齢者を孤独から守ることは老年期うつ病の発症予防につながることは頭におくべき事項である。

Georgeは免疫機能または心血管系反応性などの生理的機構がストレスの高いライフイベントにより引き起こされるうつ病に関与する可能性を指摘しているが、高齢者ではうつ病の発症および回復に及ぼす社会的要因の影響は若年者よりも少ない傾向があることも指摘している[25]。これからの課題として、生物学的および心理学的観点を集約する総合的アプローチを用いた老年期うつ病の多重因子の相互作用

の研究が重要であろう。Rozziniらは多重回帰を用いて、複数の不利な条件の同時発生(例えば能力障害と不十分な社会的支援および低収入)が症候性うつ病の発現増加と関連していると報告しているが[26]、このような研究がその先駆けになるものと思われる。

3. 生物学的要因

最近の研究では若年期に発症したうつ病と老年期発症のうつ病を画像で比較すると後者で白質の強度が強いことから、なんらかの血管病変が存在するものと考えられており、50歳以下で発症するうつ病とは原因が異なるという説がある。いわゆるvascular depressionという概念もこのようなMRIによる画像所見によって生まれたものである。ただ、老年期うつ病(老年期発症のうつ病)すなわちvascular depressionと断定することはできない。血管性病変以外の要因で老年期うつ病に特徴的な因子は明らかではない。

うつ病におけるモノアミン仮説は有名であり、これをもとに新規抗うつ薬の開発も進められてきたが、老年期うつ病に関して他の年代のうつ病と区別されるようなモノアミン系の異常は見当たらない。また、神経内分泌に関してもデキサメタゾン抑制試験(DST)の非抑制が老年期うつ病で高頻度にみられ、DST正常化と臨床症状の改善の間に相関があるとの報告もあるが、DST自体の診断における特異性が低いことから実用に供する臨床検査にはなり得ていない。

4 治療

老年期うつ病治療のすべてについて触れる紙面の余裕はないので、ここでは特に老年期うつ病の治療の注意点、あるいは特徴的な治療についてのみ取りあげる。

1. 薬物療法

これまでに行われたRCTの結果からは、少なくとも身体合併症のない、精神病像を伴わない、コモビディティをもたない老年期早期の患者を対象とする限り、抗うつ薬の効果は成人と変わらず、有効率50～60%であり、プラセボの有効率30%(平均)を有意に上回る[27]-[29]。問題は臨床の現場で治療の対象となる老年期うつ病の多くが身体疾患や他の精神疾患を合併しており、多くの場合、併用薬剤を服用していることである。このような対象は治験の対象から外されているので、これらに対する抗うつ薬の有効性や安全性に関するエビデンスはないに等しい。表14には急性身体疾患を伴う高齢のうつ病を対象に行われた数少ない比較試験の結果をまとめた。また、表15にはうつを伴う認知症患者を対象に行われた比較試験の結果を示した。他の問題は老年期に限らないが、うつ病の治療は薬物療法のみを単独に用いることは少なく、精神療法、音楽療法、集団療法など複数の治療法を組み合わせて行うことの方が一般的である。ところがこれらについても十分な比較試験がなされていないのが現状である。したがって、治療に関してエビデンスに基づいた指針を述べるのは極めて難しい。

老年期うつ病の薬物療法での一般的な注意点としては、代謝能が低下している可能性を考慮に入れて、投与量を成人より下げて開始すること、身体合併症を伴うことが多いのでその治療薬との薬物相互作用に注意すること(特にSSRI)、安全性が高いSSRIなどでも副作用が出現しやすいと考えて慎重に投与、増量することなどである。身体疾患、特に慢性の身体疾患に伴ううつ病に対して抗うつ薬が有効であることは既に多くの比較試験で明らかにされている。抗うつ薬の選択に関しては高齢が故の特別な選択はないといって差し支えない。SSRIやSNRIはTCAと等しい有効性を示し、一方安全性はTCAよりも優れているので、SSRIやSNRIを第一選択にすることは妥当であり、TCAの選択はできるだけ避けるのが原則である。万一、SSRIやSNRIなどの新規抗うつ薬で効果が得られない場合には三環系抗うつ薬の中では二級アミン(ノルトリプチリン)を投与する。明らかに三級アミンよりも副作用が少ないからである。

老年期うつ病で薬物療法(急性期)に反応しにくい要因をいくつか挙げてみよう。初回エピソードが60歳以前の症例は60歳以後初発のうつ病よりも寛解までに時間がかかる[30]。治療開始時に不安の強い症例は治療の反応が遅い[31]。MRIで白質高信号を示す症例は薬物に対する反応が不良である[32]。

4. 老年期抑うつ

表14 ● Controlled trials of antidepressant treatment of depression in elderly patients with acute physical illness

Authors	Patients (no.)	Illnesses and setting	Mean age (years)	Drug	Daily dose, duration	Completers	Side effects	Outcome: comments
Schifano, et al, 1990 [170]	48	Geriatric medical inpatients	75	Maprotiline (Map) vs. Mianserin (Mia)	112.5〜150mg (Map); 67.5〜90mg (Mia), 4 weeks	65% (Map) 80% (Mia)	Map = Mia	Mia > Map; short trial, ? any better than placebo response
Tan, et al, 1994 [171]	63	General medical inpatients	80	Lofepramine (Lof) vs. Placebo (Pla)	70mg, 4 weeks	72% (Lof) 74% (Pla)	Lof = 38% Pla = 31%	Lof = Pla; low dose, short trial
Andersen, et al, 1994 [173]	28	Acute post-stroke and depression	68.2 (Cit) 65.8 (Pla)	Citalopram (Cit) vs. Pla	10〜40mg, 6 weeks	?	+Nausea and vomiting with Cit	Cit = Pla; 50% recovery both groups
Evans, et al, 1997 [172]	82	Geriatric medical inpatients	80.4	Fluoxetine (Flu) vs. Pla	20mg, 8 weeks	53.8% (Flu) 48.8% (Pla)	Flu = Pla +Gastro-intestinal side effects with Flu	Flu = Pla; Flu trend to better outcome

(Chiu E, Ames D, Draper B, et al: Depressive Disorders in the Elderly; A review. WPA Series Evidence and Experience in Psychiatry Volume 1, Maj M, Sarorius N (eds), pp315-363, John Wiley & Sons Ltd, Chichester, 1999 による)

表15 ● Controlled trials of antidepressant treatment of depression in elderly patients with dementia

Authors	Patients (no.)	Mean age (years)	Diagnosis	Drug	Daily dose, duration	Completers	Side effects	Outcome: comments
Reifler, et al, 1989 [183]	33	72	DSM-III dementia and major depression	Imipramine (Imi) vs. Placebo (Pla)	83mg (mean); 8 weeks	81.2% (Imi) 88.2% (Pla)	Imi = Pla, +Cognitive impairment with Imi	Imi = Pla, Both improved from baseline
Nyth, et al, 1992 [184]	29	65+	DSM-III dementia and major depression	Citalopram (Cit) vs. Pla	10〜30 mg; 6 weeks	63%	37% Cit 25% Pla	Cit > Pla
Passeri, et al, 1993 [185]	96	65+	Dementia and depression (HAM-D > 17)	Folate (Fol) vs. Trazodone (Tra)	50mg (Fol), 100mg (Tra); 8 weeks	100%	1 patient on Tra	Fol = Tra Excluded placebo responders at 2 weeks run-in
Fuchs, et al, 1993 [186]	127	65+	DSM-III-R dementia with mild depression	Maprotiline (Map) vs. Pla	75mg; 8 weeks	78%	17.7% Map 8.1% Pla	Map > Pla on Geriatric Depression Scale
Roth, et al, 1996 [187]	511	74.6 (median)	DSM-III dementia and depression	Moclobemide (Moc) vs. Pla	400mg; 6 weeks	85.2% (Moc) 81.4% (Pla)	49.2% Moc 41.3% Pla	Moc > Pla High placebo response

(Chiu E, Ames D, Draper B, et al: Depressive Disorders in the Elderly; A review. WPA Series Evidence and Experience in Psychiatry Volume 1, Maj M, Sarorius N (eds), pp315-363, John Wiley & Sons Ltd, Chichester, 1999 による)

2. 心理社会的治療

　高齢者を対象とした心理社会的介入の効果に関する研究、特にRCTは限られてはいるが、その有効性は確認されている。17編の研究のメタ解析の結果はeffect sizeが0.78であり、プラセボに比較して有効であることが証明された[33]。介入の技法（認知療法、行動療法、力動的精神療法など）間に有効性の違いはなく、また異なる世代間での有効性にも違いはないことが明らかにされた。客観的評価が最もよく行われているのは認知行動療法であり、身体合併症のあるうつ病に対する有効性も一応証明されている。

（樋口輝彦）

●文献

1) Regier DA, Farmer ME, Rae DS, et al：One-month prevalence of mental disorders in the United States and sociodemographic characteristics；the Epidemiologic Catchment Area study. Acta Psychiatr Scand 88：35-47, 1993.
2) Bland RC, Newman SC, Orn H：Prevalence of psychiatric disorders in the elderly in Edmonton. Acta Psychiatr Scand 77 (Suppl 338)：57-63, 1988.
3) MacDonald AJD：Mental health in old age. Br Med J 315：413-417, 1997.
4) Roberts RE, Kaplan GA, Shema SJ, et al：Does growing old increase the risk for depression？ Am J Psychaitry 154：1384-1390, 1997.
5) Romanoski AJ, Folstein MF, Nestadt G, et al：The epidemiology of psychiatrist-ascertained depression and DSM-Ⅲ depressive disorders. Psychol Med 22：629-655, 1992.
6) Blazer D, George L, Landerman R：The phenomenology of late life depression. Psychiatric Disorders in the Elderly, PE Bebbington, R Jacoby (eds), pp143-152, Mental Health Foundation, London, 1986.
7) Blazer D, Bachar JR, Hughes DC：Major depression with melancholia；a comparison of middle-aged and elderly adults. J Am Geriatr Soc 35：927-932, 1987.
8) Burvill PW, Hall WD, Stampfer HG, et al：A comparison of early-onset and late-onset depressive illness in the elderly. Br J Psychiatry 155：673-679, 1989.
9) Meyers BS, Kalayam B, Mei-Tal V：Late-onset delusional depression；a distinct clinical entity？ J Clin Psychiatry 45：347-349, 1984.
10) Nelson JC, Bowers MB：Delusional unipolar depression；description and drug response. Arch Gen Psychiatry 35：1321-1328, 1978.
11) Kivelä S-L, Pahkala K：Clinician-rated symptoms and signs of depression in aged Finns. Int J Soc Psychiatry 34：274-284, 1988.
12) Kivelä S-L, Pahkala K：Factor structure of the Hamilton Rating Scale for Depression among depressed elderly Finns. Zeitschrift für Psychologie 196：389-399, 1988.
13) Kivelä S-L, Pahkala K：Symptoms of depression among old people in Finland. Zeitschnft für Gerontologie 21：257-263, 1988.
14) Abas MA, Sahakian BJ, Levy R：Neuropsychological deficits and CT scan changes in elderly depressives. Psychol Med 20：507-520, 1990.
15) Kral VA, Emery OB：Long-term follow-up of depressive pseudodementia of the aged. Can J Psychiatry 34：445-446, 1989.
16) Snowdon J：The epidemiology of affective disorders in old age. Functional Psychiatric Disorders of the Elderly, E Chiu, D Ames (eds), pp95-110, Cambridge University Press, Cambridge, 1994.
17) Koenig HG：Differences in psychosocial and health correlates of major and minor depression in medically ill older adults. J Am Geriatr Soc 45：1487-1495, 1997.
18) Morris PLP, Shields RB, Hopwood MJ, et al：Are there two depressive syndromes after stroke？ J Nerv Ment Dis 182：230-234, 1994.
19) Beekman ATF, Penninx BWJH, Deeg DJH, et al：Depression and physical health in late life；results from the Longitudinal Aging Study Amsterdam (LASA). J Affect Disord 46：219-231, 1997.
20) Murphy E：Social factors in late life depression. Affective Disorders in the Elderly, E Murphy (ed), pp78-96, Churchill-Livingstone, Edinburgh, 1986.
21) Emmerson JP, Burvill PW, Finlay-Jones R, et al：Life events, life difficulties and confiding relationships in the depressed elderly. Br J Psychiatry 155：787-792, 1989.
22) Kennedy GJ, Kelman HR, Thomas C：The emergence of depressive symptoms in late life；the importance of declining health and increasing disability. J Comm Health 15：93-104, 1990.
23) Pahkala K, Kivelä S-L, Laippala P：Social and environmental factors and major depression in old age. Zeitschnft für Gerontologie 24：17-23, 1991.

24) Green BH, Copeland JRM, Dewey ME, et al : Risk factors for depression in elderly people ; a prospective study. Acta Psychiatr Scand 86 : 213-217, 1992.
25) George LK : Social factors and depression late life. Diagnosis and Treatment of Depression in Late Life, LS Schneider, CF Reynolds, D Lebowitz, et al (eds), pp131-153, American Psychiatric Press, Washington DC, 1994.
26) Rozzini R, Frisoni GB, Ferrucci L, et al : Co-occurrence of disadvantage conditions in elderly subjects with depressive symptoms. J Affect Disord 46 : 247-254, 1997.
27) Schneider LS, Olin JT : Efficacy of acute treatment for geriatric depression. Int Psychogeriatr 7 (Suppl) : 7-25, 1995.
28) Gerson SC, Plotkin DA, Jarvik LF : Antidepressant drug studies, 1964-1988 ; empirical evidence for aging patients. J Clin Psychopharmacol 8 : 311-322, 1988.
29) Anstey K, Brodaty H : Antidepressants and the elderly ; double-blind trials 1987-1992. Int J Geriatr Psychiatry 10 : 265-279, 1995.
30) Reynolds CF III, Dew MA, Begley AE, et al : Effects of age at onset of first lifetime episode of recurrent major depression on treatment response and illness course in elderly patients. Am J Psychiatry 155 : 795-799, 1998.
31) Flint AJ, Rifat SL : Effect of demographic and clinical variables on time to antidepressant response in geriatric depression. Depression and Anxiety 5 : 103-107, 1997.
32) Simpson SW, Jackson A, Baldwin RC, et al : Subcortical hyperintensities in late-life depression ; acute response to treatment and neuropsychological impairment. Int Psychogeriatr 9 : 257-275, 1997.
33) Scogin F, McElreath L : Efficacy of psychosocial treatments for geriatric depression ; a quantitative review. J Consult Clin Psychol 62 : 69-74, 1994.

5 高齢者の妄想性障害

●●●はじめに

　妄想は精神科臨床における代表的な症状である。高齢者に出現する妄想は、若年者と比較するといくつかの特徴が認められる。高齢者には身体疾患の合併も多く、近親者の死別、孤独など心理・環境要因の関与も少なくないので、その理解と診療には多元的な見方が必要である。本稿では精神科医以外の読者をも想定しながら、高齢者の妄想と妄想をもつ疾患について、診断と治療を述べる。

1　診断

　妄想とは思考内容の障害をいい、①自己関係づけ（出来事を患者自身に結びつける）、②内容の不合理（事実無根の内容）、③訂正不能（主観的な確信が揺るがずどのような反証にも屈しない）、などの特徴をもつ[1,2]。

　妄想にはその形式から以下の分類がある。妄想をめぐる議論は精神医学の歴史そのものであり、分類も多岐にわたるが簡明なものを選択した。

　a．妄想気分：周囲の雰囲気がおかしい、何かよくないことが起きているように思われるもので、対象のない漠然とした不安、恐怖感を周囲から感じるもの。

　b．妄想着想：誤った意味が、ふと気づいたかのように唐突に浮かび、確信に至るもの。「私は嫁に狙われているとひらめいた」など。

　c．妄想知覚：見たり聞いたりした内容を誤って解釈するもの。通りすがりの人が咳払いをしたのは自分のことを仲間に知らせる合図だと思い込むなど。

　また妄想の内容からは以下のように分類される。

　a．被害妄想：嫌がらせをされている、害を受けていると思い込む。周りの出来事を被害的に関係づけることが多い。

　b．もの盗られ妄想：被害妄想の一種で、自分の持ちものが盗まれると思い込む。認知症疾患、特にアルツハイマー型痴呆（アルツハイマー型認知症；DAT）に多い。

　c．微小妄想：自分の価値を過小評価する。取り返しのつかない迷惑をかけた、身体を壊した、破産したなど。うつ病に多い。

　d．誇大妄想：自分の能力や価値を過大評価する。有名人から愛されているなど。躁病、非定型精神病など。

　e．虚無妄想：空虚さを内容とする妄想で、拒絶症を伴うことが多い。高齢者のうつ病にみられることがある。

　f．嫉妬妄想：配偶者が不貞をはたらいているとする妄想。パラノイアなど。

　g．皮膚寄生虫妄想：虫が皮膚を這う、体内に入ってくるという妄想で、体感異常や幻触を伴う。60歳代の女性に多い。虫が見えると言えば幻視である。

　妄想は、それを有する個人（患者）にとっては真実であり、批判や訂正を受け入れる余地はない。一般的な会話をするうちに、共有できない信念をもっているらしいこと、行動が取り巻く環境に調和していないことなどから気づかれる。妄想と鑑別を要する症状に以下のものがある。

　a．強迫観念：特定の数字や迷信が気になり、不合理であることがわかりながらも繰り返し侵入する考え。ばかばかしいという自覚がある点が妄想と異なる。

　b．支配観念：患者の意識を占有するが、強迫観念のように不合理（ばかばかしい）とは思われず、より馴染みがあり不快感に乏しい。妄想ほど強固ではなく批判を受け入れる余地はあるが、信仰や政治信念では訂正できないことも少なくない。

　c．作話：実際に体験しなかったことが誤って追想され、体験したかのように語られることで、内容

5. 高齢者の妄想性障害

表16 ●若年者と高齢者における妄想の特徴

	若年者	高齢者
妄想の材料	架空、空想のもの	実際に身辺にあるもの
妄想の標的(加害者)	想像上の他者＞現実の他者	現実の他者＞想像上の他者
妄想の内容	現実にあり得ない、荒唐無稽	確率として低いが現実にあり得る内容

も変化しやすい。健忘を埋め合わせる当惑作話と、空想・想像傾向の強い生産的な空想作話がある。原田は作話が妄想と異なる点として、①内容が貧困である、②内容が変わりやすい、③ありふれた日常の場面や諸体験がその内容を構成する、④過去に実際に体験した事実を素材としている、⑤妄想部分の誤認から全体状況の判断異常が生じる、⑥患者が恬淡としてこだわらない、という諸点を取りあげた[3]。しかしこれらの差は相対的なものであり、どの程度作話的か、または妄想的かという判断しかできないと述べている。

高齢者における妄想は、思春期・若年者に比較して表16のような特徴をもつ。

さらに高齢者における妄想を考えるうえで示唆に富む妄想を2つ挙げておく。

a．共同体被害妄想：原田は高齢者の妄想内容として「自分ではなくて家族が迫害されている」という形を取りあげ、もの盗られ妄想と併せて「共同体被害妄想」として一括した[3]。家族中心的なわが国の文化風土、高齢者のもつ長い生活史、そして現存在が小さな共同体の中に埋没しているという傾向に関係をもつという。

b．初老期侵害妄想（Der praesenile Beeinträchtigungswahn）：Kraepelin Eが通常の被害妄想とは異なる妄想として記載した[4]。遺伝負因のある女性に50〜60歳代のはじめに心気症状で始まり、ものを盗られた、家の中に人が侵入してくる、食べ物に毒が入っている、などの妄想が出現する。特に配偶者の不貞を内容とすることが多く、患者が女性の場合、夫があらゆる女性と関係をもっていると信じ、患者が男性の場合には、妻が毎晩別の男のところを泊まり歩くなどと言う。パラノイアのように系統的に発展することはなく、妄想の内容が頻繁に変化する。妄想の対象も交代するため、同一の対象を執拗に追求するような行動はみられない。妄想を訂正するとその場は受け入れるが後にまた別の内容の妄想を抱く。妄想内容を裏づける形の幻覚を認めることもある。情動面での変化もみられ、興奮し攻撃的になりやすい。妄想以外の思考障害はなく認知症もみられない。転帰としては中等度の残遺状態に至ることはあるがそれ以上に進むことはない。

2 妄想を有する疾患

1．身体に原因をもつ疾患

❶ せん妄

せん妄では種々の程度の意識障害を背景に、注意集中困難、情動不安定、抑制消失、幻覚などの症状とともに多様な妄想を認める。Lipowski ZJによると、妄想はせん妄患者の40〜100％にみられるが[5]、対象やせん妄の判断基準の相違により発生率が一定しない。治療はせん妄の原因疾患の鑑別診断とその治療を優先し、不穏が著しく、鎮静処置を要する場合にのみ抗精神病薬（リスペリドン、ハロペリドールなど）、抗うつ薬（ミアンセリンなど[6]）を用いる。肝・腎機能など薬物代謝能を考慮して使用し、副作用としての過鎮静、呼吸抑制、歩行障害、失禁に注意する。抗コリン作用をもつ薬物はせん妄を増悪させる可能性がある[7]ので避ける。

❷ 認知症

DATが血管性痴呆（血管性認知症；VaD）に比べて妄想を呈しやすく、それも女性に多い[8]。妄想主題で最も多いのはもの盗られ妄想である[8]。盗まれるものは、財布や預金通帳など財産に関するものから、患者の生活上身近な衣類、小物など多岐にわたる。木戸は認知症患者76例を調査して、65.8％に作話傾向があり、もの盗られ妄想はよくみられるが、家族が迫害されるという妄想は1例にしかみられなかったことから、認知症における「共同体被害妄想」には否定的である[9]。認知症にはせん妄がしばしば合併する。また幻覚、妄想、作話を区別することが

535

難しい場合があり、せん妄状態で生じた幻覚が妄想の内容となることも少なくない[10]。治療には、認知症の進行を抑制するためにアセチルコリンエステラーゼ阻害薬（ドネペジル）を投与し、不穏が著しい場合には少量の抗精神病薬（上記に準ずる）を用いる。

2. 非器質性疾患

❶ パラノイア

Heinroth JCにより命名されたパラノイアは、かつては知性面の機能精神障害を包括し、急性あるいは慢性に経過するもの、治癒するものから認知症に至るものまで雑多な疾患を含み、疾患としての独立性が議論されてきた歴史をもつ[1]。パラノイアを今日の形に確立したKraepelin Eは「分別が完全に保たれながら、持続的で揺るぎない妄想体系が、極めてゆっくり形成されてゆくもの」と定義した[11]。当初は幻覚があるものも含まれていたが、その後幻覚のないもののみに統一された。エネルギッシュで熱情的、強力性であることが特徴である。ICD-10[12]では持続性妄想性障害に含まれ、DSM-Ⅳ-TR[13]では妄想性障害が該当する。治療は統合失調症に準ずる。

●パラノイアの症例：64歳、男性[2]

小学校中退後土木工事などの仕事に就き、後に鉱山ブローカーとなった。64歳時某寺の盗難事件で有罪となったが、これを不服として頻繁に裁判所を訪れて再審を要求し、受け入れられないと「警察が家族を脅して偽証させた」「裁判官と寺側がグルになっている」などの被害妄想に発展した。84歳時、不当に「泥棒呼ばわりされた」として隣人を刺殺、逮捕起訴後、精神鑑定で心神喪失と判断されて精神病院に入院した。入院後も不法監禁であると激怒して看護人を殴打するなどの乱暴な言動があり、猜疑的で下痢をすると被毒妄想を抱いた。しばしば裁判所に書類を送り無実を訴え続ける一方、事件が解決すれば20億円くらいの金が手に入るなど誇大的な言辞もみられた。落ち着いていると好々爺然とした表情をみせるが、話題が事件に及ぶと「ぶっ殺してやる」と激昂する。再審請求の書類は次第に誤字脱字が目立つようになり、内容のまとまりも悪くなった。88歳時、高血圧から脳血管障害の発作を起こし、肺炎を併発して死亡した。

❷ 退行期うつ病

40～65歳に初発する一群のうつ病は、退行期メランコリー、退行期うつ病、初老期うつ病などと呼ばれている。強迫的な病前性格をもち、精神運動制止が少なく、不安・焦燥が強く（激越型）、微小妄想（罪業、心気、虚無）を抱きやすく、病相が長く反復性がないことなどから1950年代までは独立疾患とされていた。今日ではこれらの特徴を加齢によるものとみなし、独立性には否定的でICD-9、DSM-Ⅲ以降の分類には特定の項が設けられていない。特徴的な否定妄想を有する病態としてコタール症候群があるが別稿に譲る。DSM-Ⅳ-TR[13]はうつ病の範囲が広く、気分に調和しない被害妄想や、考想吹入、考想伝播、被影響妄想、さらに緊張病症状をもつものまで含まれるので、この場合には、後述する統合失調症とその近縁に位置する精神障害との鑑別が問題になる。治療には通常うつ病に用いられる抗うつ薬（SSRI、SNRI、三環系抗うつ薬）のほかに、抗不安薬や抗精神病薬を必要とすることが多い。難治例で自発性の低下が遷延すると統合失調症における残遺状態と区別がつきにくい。薬物療法で十分な効果がみられない例、副作用のため有効量が使用できない例、また希死念慮が強い例には電気痙攣療法（ECT）が行われる。高齢者には認知障害が少ないとされる短パルス矩形波を用いて、全身麻酔下で行う修正型無痙攣通電療法（m-ECT）が望ましい。

❸ 遅発統合失調症

青年期に好発する統合失調症の晩発型である。Bleuler Mは遅発統合失調症（Spätschizophrenie）を提唱し、①40歳以降に初発し、②症状が若年の統合失調症と区別できず、③身体疾患によらないもの、と定義した[14]。彼によると、統合失調症の15％が40～60歳の間に初発し、男性よりも女性に多い。また半数では青年期と異なる病像を呈し、①妄想と記憶錯誤が目立つパラフレニー群、②不安・抑うつ型緊張病群、③急性錯乱群、に分けられる[14]。慢性単純な経過をとり軽い残遺状態（情意鈍麻、自発性低下、自閉など）に達する例が多く、荒廃に至るものは少ない[14,15]。視覚・聴覚障害が正常者に比して頻

度が高いといわれている[16]。

❹遅発性パラフレニー

パラフレニーはKraepelin Eが記載した妄想疾患で[17]、情意障害が軽く、人格の崩れは目立たず、幻覚を伴うこともある[18]。Roth Mが提唱した遅発性パラフレニー(late paraphrenia)は[19]、60歳以降にパラフレニーに似た病像を示すものを指している。特徴的因子として、女性[20]、社会的孤立、未婚、難聴、子が少ない、猜疑的などの傾向が挙げられており、統合失調症の遅発表現とされている[21]。ICD-10では妄想性障害に含まれる。

Janzarik Wの接触欠損パラノイド(Kontaktmangelparanoid)は[22]、60歳以降に出現する幻覚妄想状態で、遅発性パラフレニーとの共通点が多い。活動的な女性に離婚や配偶者の死別などの孤立状況を契機に発病する。妄想の主題は侵入や盗難など住宅境界に関する被害的内容が多い。離別などにより孤立化した老年期の女性が「家の中に誰かがいる」と訴えることがあり、Rowan ELの報告により幻の同居人(Phantom boarders)と呼ばれている[23]。

●遅発性パラフレニーの症例：68歳、女性

元来自負心が高く、几帳面だが、内向的で友人に乏しい。印刷工の夫と結婚後、仕事一途の夫に代わり家事を行い、2人の子を育てあげ、電機部品の工場にパートで勤め、職場での評価も高かった。夫の定年退職後、預金通帳や印鑑を盗られると言って一切をリュックサックに詰め、自宅内でも肌身離さず持っている。また電灯のついている穴や床下から人が覗いていると言う。他人が入って来ないように部屋に綱を張り、夫に無断で玄関扉の鍵を交換してしまった。夫が注意しても「こうするしかないのよ」と強情に言い取り合う様子がない。認知症は認めず、炊事や洗濯などの家事は一通りこなしている。

❺40歳以降に初発する幻覚妄想状態

著者の1人濱田は、40歳以降に初発した非器質性の幻覚妄想患者135例について予後を検討した[15)24]。転帰の良好群と不良群に分けると、良好群は年齢が若く急性に発症し、意識・感情・精神運動性症状、Schneider Kの一級症状(幻聴、させられ体験)などの特徴を有していた。より高齢に発症すると、させ られ体験が減り病像は単純化するが、転帰不良になりやすい。遅発統合失調症や遅発性パラフレニーに重なるものであるが、良好群は統合失調症の非定型群、不良群は中核群に対応する。

こうした遅発統合失調症とその関連する妄想についての治療論は少ない。McClure FSらは、高齢者では若年齢に比して抗精神病薬への反応性に個体差が大きいこと、副作用への感受性が高いこと、効果出現に時間を要することを指摘した[25]。高力価抗精神病薬によるジストニアは高齢者には稀であるが、その他の副作用として抗コリン症状、錐体外路症状、特にパーキンソニズムや遅発性ジスキネジア、循環器系症状が出現し得る。他の内服薬、特に抗コリン薬との相互作用に注意が必要である。非定型抗精神病薬については、Jeste DVらが45～100歳の患者の治療を検討し、risperidone(リスパダール®)を幅広い疾患に使用し得る第一選択薬に挙げている。少量の処方(0.25～0.5mg/日)であれば耐用性があり、認知機能の改善が期待でき、長期使用においても定型抗精神病薬のhaloperidol(セレネース®)に比し遅発性ジスキネジアの発症率は低いという。olanzapine(ジプレキサ®)についての報告は少ないが、Jeste DVらは1日1～5mgから開始し、5～15mgの維持量を推奨している。quetiapine(セロクエル®)では、錐体外路症状や抗コリン症状の発生は少ないが起立性低血圧とめまいが問題になる。1日12.5～25mgで開始し、維持量は75～125mgとする。一方、2005年4月米国食品医薬品局(FDA)は、非定型抗精神病薬は高齢の認知症患者の行動障害に対しては適応外であることを注意喚起し、プラセボと比較して死亡率が1.6～1.7倍高かったと報告している。電気痙攣療法はKay DWKとRoth Mによれば薬物との併用で25％に一時的な寛解がみられたというが、著者の経験では半数近くの例に有効な印象がある。支持的な精神療法、環境調整、生活指導、家族や介護者への教育も欠かせない[25]。

●●●おわりに

高齢者に出現する妄想を紹介した。妄想とは自分の存在が不確かになる患者が、それを低いレベルで自ら統合しようとする努力の表現である。高齢者では青年期のさせられ体験などの自我障害に代わり、いかにも現実にありそうな住宅境界をめぐる症状が

増える。生活空間を不当に侵犯される侵害妄想、もの盗られ妄想、共同体被害妄想などである。高齢者に多い嫉妬妄想も、形を変えたもの盗られ妄想、共同体被害妄想ともいい得る。高齢者は不確かになる自我境界を、具体的な住宅境界に置き換えることで、自らの安定を図ろうとしているようにみえる。

(久江洋企、濱田秀伯)

● 文献

1) 濱田秀伯:精神症候学.弘文堂,東京,1994.
2) 濱田秀伯:精神病理学臨床講義.弘文堂,東京,2002.
3) 原田憲一:老人の妄想について,その2つの特徴;作話的傾向および「共同体被害妄想」.精神医学 21: 117-126, 1979.
4) Kraepelin E : Psychiatrie. 8Aufl, Barth, Leipzig, 1899.
5) Lipowski ZJ : Delirium ; An Organic Mental Syndrome-5 ; Psychopathology. Delirium ; Acute Confusional States, pp85-91, Oxford, New York, 1990.
6) Uchiyama M, Tanaka K, Isse K, et al : Efficacy of mianserin on syndromes of delirium in the aged ; an open trial study. Prog Neuro-Psychopharmacol & Biol Psychiat 20 : 651-656,1996.
7) Caine ED, Lyness JM : Delirium, dementia, and amnestic and other cognitive disorders. Kaplan & Sadock's Comprehensive textbook of psychiatry vol 1, 7th ed, Sadock BJ, Sacock VA(eds), pp754-923, Lippincott Williams & Wilkons, Philadelphia, 2000.
8) 小澤 勲:痴呆老人にみられるもの盗られ妄想について(1)性別;疾病診断別随伴率と痴呆の時期による病態の違い.精神経誌 99: 370-388, 1997.
9) 木戸又三:老年期痴呆と幻覚・妄想.老年精神医学 3: 328-335, 1986.
10) 古茶大樹,濱田秀伯,浅井昌弘:老年期の幻覚・妄想状態.臨床精神医学 22: 849-854,1993.
11) Kraepelin E : Psychiatrie. 5Aufl, Barth, Leipzig, 1896.
12) World Health Organization : The ICD-10 Classification of Mental and Behavioural Disorders ; Clinical descriptions and diagnostic guidelines. WHO, Geneva, 1992[融 道男,中根允文,小宮山実(監訳):ICD-10 精神及び行動の傷害;臨床記述と診断ガイドライン.医学書院,東京,1993].
13) American Psychiatric Association : Diagnostic and Statistical Manual of Mental Disorders. 4th ed, Text Revision, Washington DC, 2000[高橋三郎,大野 裕,染矢俊幸(訳):DSM-IV-TR 精神疾患の診断・統計マニュアル.医学書院,東京,2002].
14) 三好暁光:遅発性精神分裂病.ライフサイクル精神医学,西園昌久(編),pp233-249,医学書院,東京,1988.
15) 濱田秀伯:40歳以降に初発する幻覚妄想状態の臨床的研究;特に予後の見地から.慶應医学55: 111-132,1978.
16) 村上靖彦:遅発分裂病.新版精神医学事典,加藤正明,保崎秀夫,笠原 嘉,ほか(編),p540,弘文堂,東京,1993.
17) Kraepelin E : Psychiatrie ; Ein Lehrbuch für Studierende und Ärzte. 8 Auf, Ambr, Barth, 1909-1915.
18) 古茶大樹:初老期・老年期のPsychoseの歴史と現状.精神科治療学 19: 295-303, 2004.
19) Roth M : The natural history of mental disorder in old age. J Ment Sci 101: 281-302, 1955.
20) Castle DJ : Gender and Age at Onset in Schizophrenia. Late Onset Schizophrenia, Howerd R, Rabins PV, Castle DJ(eds), pp147-164, Wrightson Biomedical Publishing, Philadelphia, 1999.
21) Kay DWK : The English Literature on Late Paraphrenia from the 1950s. Late Onset Schizophrenia, Howerd R, Rabins PV, Castle DJ(eds), Wrightson Biomedical Publishing, Philadelphia, 1999.
22) Janzarik W : Über das Kontaktmangelparanoid des höheren Alters und den Syndromcharakter schzophrenen Krankseins. Nervenarzt 44: 515-526, 1973.
23) Rowan EL : Phantom boaders as a symptom of late paraphrenia. Am J Psychiatry 141: 580-581, 1984.
24) 濱田秀伯:40歳以降に初発する幻覚妄想状態の臨床的研究;特に性差,発症年齢と予後との関連について.精神医学 22: 749-758,1980.
25) McClure FS, Jeste DV : Treatment of Late Onset Schizophrenia and Related Disorders. Late Onset Schizophrenia, Howerd R, Rabins PV, Castle DJ(eds), pp217-232, Wrightson Biomedical Publishing, Philadelphia, 1999.

6 高齢者の睡眠障害
GERIATRIC PSYCHIATRY

●●●●はじめに

　高齢者に高い頻度でみられる不眠はQOLに大きな影響を与える。しかし、不眠があっても、患者自身がそれを訴えることは少ない。したがって医療に携わるものの側から患者の睡眠について問いかけることが必要である。また、不眠の原因には身体疾患や精神疾患など、非常に多彩なものがある。不眠を治療する際にはその原因を同定し、原因に対応した治療をする必要がある。高齢者の睡眠障害について、まず、頻度の高い不眠を中心にその診断、治療について解説し、次に高齢者に極めて高い頻度でみられる睡眠時無呼吸症候群、高齢者特有の病態であるレム睡眠行動障害について紹介する。

1 加齢による睡眠・覚醒の変化

　高齢者では、寝床に入って臥床している時間は若年者と比較して延長し、9時間以上も臥床を続ける者の割合が増加する[1]。しかし、実際に眠っている時間はむしろ短縮している。すなわち、高齢者では睡眠効率（臥床時間のうちに睡眠が現れている時間の比率、正常は85％以上）が70～80％までに低下する[2]。また、深いノンレム睡眠である段階3と4の割合は著明に低下する[3]。睡眠障害を自覚するものの割合は女性に高いにもかかわらず、睡眠効率と深いノンレム睡眠の量は女性の方が良好である[4]。最近、深いノンレム睡眠の加齢による減少は男性にのみみられる特徴であるという驚くべき報告がなされている[5]。

　高齢者では、寝床に入る時間と起床時間がともに早くなる[6]。その機序として高齢者では概日リズムの位相が前進していることが重要である[7]。ここで概日リズムとは約1日を周期とする生命活動の変動であり、そのリズムは生体時計（主なものは視床下部にある視交叉上核）によって駆動される。ヒトの概日リズムの主な指標は直腸温などの深部体温とメ

ラトニン分泌であり、時間の手がかりのない恒常条件の下でも約1日のリズムを刻み続ける。

　高齢者では、深部体温の概日リズムの位相が前進するのみではなく、その振幅も低下する[8]。高齢者の睡眠が夜間にのみ集中せず、昼間に居眠りや強い眠気が生じるのは、このような概日リズムの振幅の低下が睡眠・覚醒の側面にも現れるためであるという可能性も考えられる[9]。

　夜間のメラトニン分泌は高齢者、とりわけ不眠患者では低下している。これは生体時計の機能低下を反映する所見であると考えられてきた。最近、高齢不眠患者では不眠のない高齢者や若年者に比べ昼間の光曝露量が有意に低いこと、高齢不眠患者を昼間に高照度光に曝露することで夜間のメラトニン分泌は著明に増加し、若年者のそれに近づくこと、また、睡眠効率も改善することが報告されている[10]。このことは、加齢による脳の機能低下の表現と考えられている睡眠や睡眠・覚醒リズムの障害の背景に高齢者の生活習慣の影響があることを示唆する。

2 高齢者の不眠

1．不眠の原因としての5つのP

　若年成人と比較して、高齢者には不眠がみられる者の頻度が極めて高い[11]。高齢者の不眠には性差がみられ、女性に不眠を訴える者が多いことが報告されているが[12]、それを否定する報告もある[13]。

　不眠の原因はよく5つのPとしてまとめられる[14]。5つのPとは、physical, physiological, pharmacological, psychological, psychiatric の頭文字が共通してPであることに由来する。①physical：疼痛、頻尿[15]、痒み、咳、呼吸困難などの身体的要因、②physiological：騒音、光、不快な温度、引っ越しや旅行などの環境変化などの環境要因に対する生理的反応、好ましくない生活習慣により引き起こされる不眠、

539

③pharmacological：薬物や酒などの嗜好品による副作用ないしは離脱などの薬理学的要因[16]、④psychological：ストレス、緊張など心理学的要因、⑤psychiatric：うつ病、統合失調症、不安性障害（神経症）などの精神障害、などがその代表である。そのほか、時差症候群（時差ぼけ）、交替勤務者の昼間睡眠など、時間生物学的な要因、睡眠時無呼吸症候群などの内在性睡眠障害（intrinsic sleep disorders）も不眠の原因になり得る。高齢者の不眠の背景にはさまざまな身体疾患や精神疾患が非常に高い頻度でみられることが重要である。事実、身体疾患や物質常用の有無について統制したうえで、不眠の頻度と年齢との関係を検討した報告によれば、加齢による不眠の頻度の増加は必ずしも有意ではないことが示されている[17][18]。

2. 高齢者の原発性不眠症（いわゆる"不眠症"）

原発性不眠症（primary insomnia）は、従来からよく使われてきた言葉である本態性不眠、特発性不眠とほぼ同義で、俗にいう「不眠症」に相当する言葉である。すなわち、これといった原因がないにもかかわらず、慢性的に不眠が持続する状態を指す[19]。

患者は、寝床に入って就寝しようとすると目が冴えて寝つくことができない。しかし、非日常的な状況下、例えば、検査室や旅先の宿などでは普段よりよく眠れることが多い。原発性不眠症の患者は昼寝を試みても眠りにくい。一方、眠ろうと意識しない状況下では居眠りをしてしまう。不眠の結果、健康感の減退、意欲の低下、注意・集中力の低下、疲労感、自己不全感などが自覚される。しかし、うつ病や不安神経症の患者とは異なり、その適応水準は概して高い[20]。

原発性不眠症の背景には2つの重要な要素がある。眠りに関する過剰なこだわりと、不適切な睡眠衛生である。

眠りに関する強いこだわりは、不眠恐怖症といってもよい。昼間の患者の考えは「今晩は眠れるだろうか？　眠れなかったらどうしよう？」と、不眠への恐れに向けられる。寝床に入ると、今度は一生懸命に眠ろうと努力することで覚醒度を上げてしまう。寝つけないことは不安をかき立て、さらに覚醒度を上げるという悪循環を形成する。最近、同様の不眠を呈しているにもかかわらず、苦痛を自覚せず、昼間の生活にも支障をきたしていないもの（low distress poor sleeper）の存在が注目されている[21]。加齢による睡眠の劣悪化を受容し、眠れないときに眠ろうと努力したりはせず、不快な回想や考えに浸らないこと、すなわち、「睡眠に関する強いこだわり」がないことがlow distress poor sleeperを原発性不眠症の患者から分かつ特徴である。

第二は不適切な睡眠衛生である[22]。その一覧を表17に示す。原発性不眠症の患者は睡眠不足を補おうとして眠くもないのに早い時刻に臥床することが多い。習慣的な入眠時刻の2～3時間前というのは実は最も覚醒度が上がる時間帯であり[23]、当然、入

表17●不適切な睡眠衛生の診断基準

A．不眠あるいは過度の眠気の訴え。

B．以下のうち少なくとも1項目の存在。
 1．毎週少なくとも2回の昼寝。
 2．覚醒時刻あるいは就床時刻が不規則。
 3．しばしば（1週間に2～3回）寝床の中で長時間を過ごす。
 4．就寝前にアルコール、タバコ、あるいは、カフェインを含む嗜好品を習慣的に摂取する。
 5．就床時刻のすぐ前になって、運動をする習慣がある。
 6．就床時刻のすぐ前になって、興奮したり、感情的に混乱するような活動をする。
 7．寝床の中で、睡眠とは関係のない行為をしばしば行う（例：テレビを見る、読書をする、勉強をする、軽食をとる）。
 8．寝心地のよくない寝具（よくない敷布団、不適切な掛け布団など）を使って睡眠をとる。
 9．寝室が明る過ぎたり、通風が悪かったり、ざわめいていたり、暑過ぎたり、寒過ぎたり、とにかく睡眠を妨げるなんらかの条件がある。
10．就寝する直前に、高度の精神集中を要する活動を行う。
11．寝床に入ってから、思考、計画、回想などの精神活動にふける。

C．睡眠ポリグラフ検査によって、次のうちの1つあるいはそれ以上が見い出される。
 1．睡眠潜時の延長。
 2．睡眠効率の低下。
 3．頻回の途中覚醒。
 4．早朝覚醒；あるいは
 5．睡眠潜時反復検査（MSLT）によって、過度の眠気があることが示される。

D．睡眠障害の原因になるような精神障害や内科的疾患の所見がない。

E．入眠障害、睡眠維持の障害あるいは過度の眠気を引き起こすような他の睡眠障害がみられない。

最少限基準：A＋B

（文献22）による）

6. 高齢者の睡眠障害

眠し難いときである。また、不眠による疲労感や消耗を代償しようとして患者は昼間の活動量や外出を避ける傾向があるが、いずれも夜間の睡眠には悪影響を与える。疲労感を紛らわすためのカフェイン含有飲料も不眠を招く[24]。寝酒は初めのうちには入眠促進効果をもたらすかも知れないが、連用により耐性を生じ、加えてアルコール血中濃度の下がる明け方の早朝覚醒をもたらす。すなわち、寝酒は単独でも不眠の原因となる[25]。

3. 原発性不眠症の治療

❶ 非薬物的治療

非薬物的治療法のうち、有効性が実証されている刺激調節療法(stimulus control therapy；SCT)について解説する[26]。

不眠症患者では眠ろうとする過度の努力、眠れないのではないかという不安などによって寝床に入ると目が冴えるという悪しき条件反射が形成されている。この悪しき条件反射を壊して、寝床に入ると眠ってしまうという条件反射を形成するための患者への教育がSCTの基本的な理念である(表18)。

SCTに加えて「不適切な睡眠衛生」を除去すること、昼間に十分な光に曝露されること、適度の運動、寝る前の入浴など、生活習慣の改善は良眠の確保に重要であることが解明されつつある[27]。昼寝は夜間睡眠を妨げると考えられているが、午後の1～3時の間に定期的にとる20分程度の昼寝は夜間の睡眠を改善する可能性がある。短時間の昼寝によって

表18● 刺激調節療法(stimulus control therapy)の指導内容

1. 眠くなったときにのみ、寝床に入りなさい。
2. 寝床では眠る以外のことはしないこと。つまり、読書、テレビを見る、食べる、心配ごとについて考えるなどはしてはならない。唯一の例外はセックス。
3. 寝床に入っても眠れないなら、起きて寝室以外の部屋に行きなさい(眠くなるまで)。好きなだけ、起きていなさい。その後に寝床に戻りなさい。時計を見ることはお勧めしませんが、直ちに寝つけないときには起き出すこと。このルールの目標は、寝床に入るとすぐに眠るという連合(くせ)をつけることにあることを忘れないで下さい。寝床に入っても10分以上寝つけないのに起き出さないなら、あなたはこのルールに従っていないことになります。
4. それでも寝つけないなら、3番目のルールを一晩中何度でも繰り返し実行すること。
5. 目覚ましはいつも同じ時刻にセットして、夜の眠りの時間がどうであれ、毎朝一定の時刻に起きなさい。このようにすることは、あなたの身体が一定の睡眠・覚醒リズムを獲得することを助けます。
6. 昼寝はしないこと。

(文献14)26)による)

午後の覚醒度が上がると、それ以降の活動性が高まる結果、夜間の睡眠を改善するのだと考えられる。

❷ 薬物療法

ベンゾジアゼピン(BZ)系睡眠薬は、現在、最も汎用されている薬物の1つであろう。BZ系睡眠薬は、大量に服用しても生命の危険が生じることは稀であり、副作用も軽度のものが多い。また、効果発現は速やかであり、有効率が高く、長期間にわたって連用した場合にも耐性が生じて服用量が次第に増加することも少ない[28]。

BZ系睡眠薬の常用量を長期間にわたって連用して良好な睡眠が得られている患者がその薬物の服用

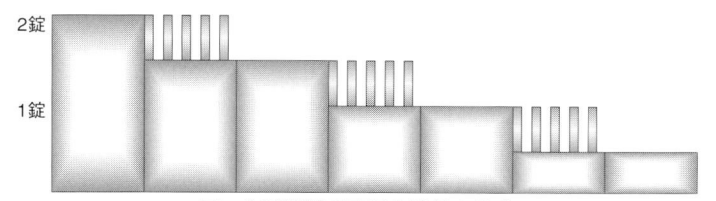

図2● 睡眠薬の適切な減量の仕方

(超)短時間作用型の睡眠薬を毎晩2錠ずつ長年にわたり服用している患者の場合、まず、中時間作用型2錠に置き換える。
次いで、隔日に半錠を減量し、それでも安定した睡眠が得られることを確認した後に毎晩半錠を減量する。このような段階を踏んで徐々に睡眠薬を減量し、これ以上減量すると耐え難い不眠が生じるレベルに達したら、その量で固定する。

(清水徹男：睡眠障害；不眠の背後に潜むもの．日医雑誌125(別冊)：69-75, 2001による)

を急に中断すると、もともとの不眠が再発するばかりでなく、元来の不眠よりも一層に激しい不眠（反跳性不眠症）が生じることがある。反跳性不眠症は超短時間作用型の睡眠薬によって生じることが多い[29]。患者はこの不眠の再発や、反跳性不眠症を恐れて臨床用量の薬物を中断することができなくなる。これが臨床用量依存である。このような臨床用量依存の状態に陥った患者を睡眠薬から離脱させる際には、まず、超短時間作用型睡眠薬を中時間作用型に置き換え、次いで、1週間に半錠程度の目安でゆっくりと減量することが勧められる（図2）[30]。

高齢者では薬物の代謝能も低下している。さらに、脳機能の薬物への反応性も多くの場合大きくなっている。したがって、高齢者に対しては半減期の比較的に短い薬物を若年者に対する常用量の半分程度から開始するのがよい[30]。

排尿による中途覚醒は高齢者にはつきものなので、睡眠薬選択の際には転倒の危険を考慮して筋弛緩作用の弱い薬物を選択したい[31]。BZ受容体のうちω1受容体に選択的に作用する薬物はその候補である。また、中途覚醒時にトイレに行く際、急に立ち上がらないこと、ゆっくり起立すること、伝い歩きでトイレに行くことなど、転倒の予防策について念入りに指導して頂きたい。

4．うつ病と不眠

不眠を訴えて実際に医療機関を訪れる患者のうちではうつ病と不安神経症の患者が最も多く、約半数を占めるものである[32]。また、不眠はうつ病の約9割にみられる最も頻度の高い主症状である[33]。したがって、不眠を訴える患者を診るときには常にうつ病を念頭におく必要がある。うつ病患者には入眠障害、熟眠障害、中途覚醒、早朝覚醒のいずれもがみられる。中でも早朝覚醒はうつ病患者により特徴的である。早朝といっても、夜中の午前2時に目覚め、その後は眠ることができないというような例も多い。

うつ病の患者には体重減少、食欲低下、頭痛、めまい、動悸、便秘・下痢などのさまざまな身体症状がみられる[34]。うつ病で不眠をきたしている患者は、「不眠症」のために気分や体調が悪いのだと考えがちであり、医師の側からうつ病を疑って尋ねないと抑うつ気分や意欲の低下、悲観的な考えなどを述べてくれない。したがって、不眠を訴える患者にはうつ病をいつも念頭において問診を必ず行うべきである。うつ病の患者を単なる不眠症として治療すると、不眠のみが改善することはあってもうつ病の改善は期待できない。

3　高齢者の睡眠時無呼吸症候群

睡眠時無呼吸症候群（sleep apnea syndrome；SAS）とは、覚醒時の呼吸には異常がないが、睡眠時にのみ、10秒以上続く換気の停止が繰り返し生じ、昼間に眠気などの症状をもたらす病態である。一般成人人口における睡眠時無呼吸症候群の有病率が1～4％と見積もられているのに対して、高齢者のSASの有病率は20％以上、軽度のものを含めると男性の半数にも上る[35,36]。性差は小さくなり、高齢者におけるSASの有病率は男性で女性の1.5～2倍（若年者では3～8倍）である[37,38]。また、高齢者の無呼吸のタイプも、上気道閉塞型が優位である[39]。

高齢者ではSASが極めて高い頻度でみられるが、それがはたして病的な意義をもつものか否かという点については、いまだ一致した結論が得られていない。高齢者のSAS群と対照群における心・血管系の合併症の有無や認知機能を比較した研究では、その多くのものが両群に有意な差は認めないと結論している[40,41]。一方、SASの重症度が精神作業能力に関係するという報告、認知症患者では睡眠1時間あたりに出没する無呼吸の回数、すなわち無呼吸指数（aprea index；AI）が高いとする報告、無呼吸の重症度が生命予後や心循環系の合併症の危険因子であるという報告もある[42,43]。この点を解明するためには、多数の高齢者を対象とした前方視的な研究（prospective study）を行うことが必要である。

若年者では激しいいびき、昼間の眠気などについての問診、肥満、上気道狭窄の有無の診察によってある程度SASの有無を予測できるのに対し、高齢者のSASは激しいいびきや肥満を伴うことが少なく、過眠も目立たないので通常の診察によっては予想し難い[44]。したがって、高齢者では無呼吸が潜在しているものと仮定して投薬・手術・麻酔に及ぶこと、鎮静的薬物の使われることが多い術後には覚醒時のみならず睡眠時の換気にも注目することが重要である。

4　レム睡眠行動障害

　高齢者で特徴的な睡眠時随伴症として、レム睡眠行動障害(REM sleep behavior disorder；RBD)がある。RBDとは、レム睡眠の時期の夢の精神活動が行動面に表出されて粗大な異常行動が現れる病態を指す[45]。

　RBDの患者の夜間睡眠には骨格筋緊張の抑制を欠く異常なレム睡眠が出現し、その時期に一致して、鮮明で活発な夢体験の内容が外部に表出されているものと判断される寝言、叫び、哄笑、寝具や寝間着をまさぐるなどの夢幻様行動、時にはベッドから跳び出すような激しい異常行動がしばしば観察される。このような時期に患者の名前を呼んで覚醒させると、異常行動は直ちに中断し、起こされる直前の内的体験としての夢の内容を詳細に語ることができる場合が多い[46]。また、その内容が覚醒させる直前に患者が呈した異常行動とよく符合することから、異常なレム睡眠の時期にみられる異常な言動は夢の行動面への表出であると判断される。例を挙げると、「熊に襲われた妻を助けようと熊と格闘している」つもりであったところが、妻の呼ぶ声で目覚めてみると、実際には妻に馬乗りになって首を絞めていたという具合である。

　橋を含む脳幹部にはレム睡眠の筋トーヌス抑制にかかわる神経機構が存在することが証明されており[47]、RBDの患者ではこの神経機構が障害された結果として夢幻様行動を伴う骨格筋緊張の抑制を欠く異常なレム睡眠が生じたのであろうと考えられる。ところが、RBDは脳幹を侵す多系統変性疾患[オリーブ橋小脳萎縮症(OPCA)、Shy-Drager症候群など][45,46]や脳幹腫瘍[48]など、明らかな脳器質性疾患が見い出されない高齢者においても、比較的に高い頻度で認められる病態であることがわかってきた(特発性RBD)[49]。特発性RBDの発現機序は、よくわかっていない。しかし、特発性RBDと診断された患者の4割近くが後にパーキンソン病を発症したという報告[50]、第三の認知症として脚光を浴びているレビー小体型痴呆(レビー小体型認知症；DLB)では極めて高い頻度でRBDがみられ、しかもRBDは認知機能の低下よりも数年以上も先行して出現するという報告があり[51,52]、特発性RBDがこれらの疾患の前駆症状である可能性が示唆されている[53]。

　本障害の治療にはクロナゼパム(0.5～1mg)が有用である[54]。また、メラトニン、アリセプト®の有用性を示唆する報告もみられるが、作用機序は不明である[55,56]。

●●●おわりに

　睡眠障害に苦しんでいるにもかかわらず、診療の場面で高齢の患者が睡眠の問題を訴えることは少ない。老年医療の専門家が睡眠障害に適切に対処することで、高齢者のQOLは確実に向上するものと信じる。

（清水徹男）

●文献

1) Lavie P, Ben-Yosef R, Rubin AE : Prevalence of sleep apnea among patients with essential hypertension. Am Heart J : 373-376, 1984.
2) 平沢秀人：老人の睡眠障害．臨床精神医学 16：961-967, 1987.
3) Rediehs MH, Reis JS, Creason NS : Sleep in old age ; focus on gender differences. Sleep 13：410-424, 1990.
4) Prinz PN : Sleep and sleep disorders in older adults. J Clin Neurophysiol 12：139-146, 1995.
5) Walsleben JA, Kapur VK, Newman AB, et al : Sleep and reported daytime sleepiness in normal subjects ; the Sleep Heart Health Study. Sleep 27：293-298, 2004.
6) Kronholm E, Hyyppa MT : Age-related sleep habits and retirement. Ann Clin Res 17：257-264,1985.
7) Tozawa T, Mishima K, Satoh K, et al : Stability of sleep timing against the melatonin secretion rhythm with advancing age ; clinical implications. J Clin Endocrinol Metab 88：4689-4695, 2003.
8) Monk TH, Buysse DJ, Reynolds CF 3rd, et al : Circadian temperature rhythms of older people. Exp Gerontol 30：455-474,1995.
9) Vitiello MV, Smallwood RG, Avery DH, et al : Circadian temperature rhythms in young adult and aged men. Neurobiol Aging 7：97-100, 1986.
10) Mishima K, Okawa M, Shimizu T, et al : Diminished melatonin secretion in the elderly caused by insufficient environmental illumination. J Clin Endocrinol Metab 86：129-134, 2001.
11) Morgan K, Healey DW, Healey PJ : Factors influencing persistent subjective insomnia in old age ; a follow-up study of good

and poor sleepers aged 65 to 74. Age Ageing 18：117-122, 1989.
12) Ohayon MM：Epidemiological study on insomnia in a general population. Comp Psychiatry 39：185-197, 1996.
13) Doi Y, Minowa M, Okawa M, et al：Prevalence of sleep disturbance and hypnotic medication use in relation to sociodemographic factors in the general Japanese adult population. J Epidemiol 10：79-86, 2000.
14) 清水徹男：睡眠障害；不眠の背後に潜むもの．日医雑誌 125（別冊）：69-75, 2001.
15) Asplund R：Nocturia, nocturnal polyuria, and sleep quality in the elderly. J Psychosom Res 56：517-525, 2004.
16) Schweitzer PK：Drugs that disturb sleep and wakefulness. Principles and Practice of Sleep Medicine 3rd ed, Kryger MH, Roth T, Dement WC (eds)，pp441-462, WB saunders, Philadelphia, 2000.
17) Ford DE, Kamerow DB：Epidemiologic study of sleep disturbances and psychiatric disorders. JAMA 262：1479-1484, 1989.
18) Gislason T, Almqvist M：Somatic diseases and sleep complaints. Acta Med Scand 221：475-481, 1987.
19) 清水徹男：不眠．綜合臨牀 52：2961-2966, 2003.
20) Espie CA：Assessment and differential diagnosis. Tratment of late-life insomnia, Lichstein KL, Morin CM (eds)，pp81-108, Sage Publications, Thousand Oaks, 2000.
21) Fichten CS, Creti L, Amsel R, et al：Poor sleepers who do not comlain of insomnia；Myths and realities about psychological and lifestyle characteristics of older good and poor sleepers. J Behavioral Med 18：189-223, 1995.
22) アメリカ睡眠障害連合会診断分類操作委員会（編），日本睡眠学会診断分類委員会（訳）：不適切な睡眠衛生；睡眠障害国際分類診断とコードの手引 (The International Classification of Sleep Disorders Diagnostic and Coding Manual)．pp44-46, 1994.
23) Shochat T, Luboshitzky R, Lavie P：Nocturnal melatonin onset is phase locked to the primary sleep gate. Am J Physiol 273：R364-R370, 1997.
24) Curless R, French JM, James OF, et al：Is caffeine a factor in subjective insomnia of elderly people？ Age Ageing 22：41-45, 1993.
25) Zarcone VP：Sleep hygiene. Principles and Practice of Sleep Medicine 3rd ed, Kryger MH, Roth T, Dement WC (eds)，pp657-661, WB saunders, Philadelphia, 2000.
26) Bootzin RR, Nicassio PM：Behavioral treatments in insomnia. Progress in Behavior Modification, Vol6, Hersen M, Eissler R, Miller P (eds)，pp1-45, Academic Press, New York, 1978.
27) 睡眠障害の診断・治療ガイドライン研究会：睡眠障害対処12の指針．睡眠障害の対応と治療ガイドライン，内山真（編），pp240-241, じほう，東京，2002.
28) 村崎光邦：BZ系睡眠薬の耐性と臨床用量依存．精神治療薬体系第4巻；抗不安薬，睡眠薬，上島国利，村崎光邦，八木剛平（編），pp310-312, 星和書店，東京，1997.
29) 村崎光邦：不眠症の治療；薬物療法の実際．不眠症と睡眠障害（上），菱川泰夫，村崎光邦（編），pp135-147, 診療新社，大阪，1999.
30) 内村直尚，野瀬 巌：不眠症の診断と治療．現代医療 35：2391-2398, 2003.
31) Cumming RG, Le Couteur：Benzodiazepines and risk of hip fractures in older people. CNS Drugs 17：825-837, 2003.
32) Schramm E, Hohagen F, Kappler C, et al：Mental comorbidity of chronic insomnia in general practice attenders using DSM-III-R. Acta Psychiatr Scand 91：10-17, 1995.
33) 青木浄亮，山田尚登：精神疾患と睡眠障害．現代医療 35：2421-2426, 2003.
34) 坂本 薫，田中朱実：気分障害．臨床精神医学講座第12巻；老年期精神障害，本間 昭，武田雅俊（編），pp245-260, 中山書店，東京，1998.
35) Krieger J, Turlot JC, Mangin P, et al：Breathing during sleep in normal young and elderly subjects；hypopneas, apneas, and correlated factors. Sleep 6：108-120, 1983.
36) Ancoli-Israel S, Kripke DF, Klauber MR, et al：Sleep-disordered breathing in community-dwelling elderly. Sleep 14：486-495, 1991.
37) Hoch CC, Reynolds C 3rd, Monk TH, et al：Comparison of sleep-disordered breathing among healthy elderly in the seventh, eighth, and ninth decades of life. Sleep 13：502-511, 1990.
38) Phillips BA, Berry DT, Schmitt FA, et al：Sleep-disordered breathing in the healthy elderly；Clinically significant？ Chest 101：345-349, 1992.
39) Knight H, Millman RP, Gur RC, et al：Clinical significance of sleep apnea in the elderly. Am Rev Respir Dis 136：845-850, 1987.
40) Hayward L, Mant A, Eyland A, et al：Sleep disordered breathing and cognitive function in a retirement village population. Age Ageing 21：121-128, 1992.
41) Mosko SS, Dickel MJ, Paul T, et al：Sleep apnea and sleep-related periodic leg movements in community resident seniors. J Am Geriatr Soc 36：502-508, 1988.

42) Mant A, Saunders NA, Eyland AE, et al : Sleep-related respiratory disturbance and dementia in elderly females. J Gerontol 43 : M140-M144, 1988.
43) Ancoli-Israel S, Kripke DF, Klauber MR, et al : Morbidity, mortality and sleep-disordered breathing in community dwelling elderly. Sleep 19 : 277-282, 1996.
44) 清水徹男：壮年期・老年期の睡眠障害．精神医学 42 : 1333-1340, 2000.
45) 清水徹男：REM睡眠解離状態とせん妄の病態生理．精神医学レビュー 26 : 32-40, 1988.
46) 清水徹男，粉川 進，飯島壽佐美，ほか：夜間睡眠中に夢遊病様の異常行動を反覆して示した高齢者の二症例．老年精神医学 1 : 747-757, 1990.
47) Jouvet M : What does the cat dream about ? Trends in Neuroscience 2 : 280-282, 1979.
48) Barros-Ferreira D, Chodkiewicz J, Lairy G, et al : Diorganized relations of tonic and phasic events of REM sleep in a case of brain stem tumor. Electroenceph Clin Neurophysiol 38 : 203-207, 1975.
49) Tachibana N, Sugita Y, Terashima K, et al : Polysomnographical characteristics of the healthy elderly with or without somnambulism-like behavior. Biol Psychiatry 30 : 4-14, 1991.
50) Schenck CH, Bundlie SR, Mahowald MW : Delayed emergence of a parkinsonian disorder in 38 % of 29 older men initially diagnosed with idiopathic rapid eye movement sleep behaviour disorder. Neurology 46 : 388-393, 1996.
51) Boeve BF, Silber MH, Ferman TJ, et al : REM sleep behavior disorder and degenerative dementia ; an association likely reflecting Lewy body disease. Neurology 51 : 363-370, 1998.
52) Boeve BF, Silber MH, Parisi JE, et al : Synucleinopathy pathology and REM sleep behavior disorder plus dementia or parkinsonism. Neurology 61 : 40-45, 2003.
53) Turner RS : Idiopathic rapid eye movement sleep behavior disorder is a harbinger of dementia with Lewy bodies. J Geriatr Psychiatry Neurol 15 : 195-199, 2002.
54) Schenck CH, Bundlie SR, Patterson AL, et al : Rapid eye movement sleep behavior disorder ; A treatable parasomnia affecting older adults. JAMA 257 : 1786-1789, 1987.
55) Takeuchi N, Uchimura N, Hashizume Y, et al : Melatonin therapy for REM sleep behavior disorder. Psychiatry Clin Neurosci 55 : 267-269, 2001.
56) Massironi G, Galluzzi S, Frisoni GB : Drug treatment of REM sleep behavior disorders in dementia with Lewy bodies. Int Psychogeriatr 15 : 377-383, 2003.

7 高齢者の自殺

●●●はじめに

　警察庁によれば、1988年から1997年までの10年間には、年間平均自殺者総数は2万2,418人であった[1]。しかし、1998年にはその数が急増し、3万2,863人となった。そして、年間自殺者総数3万人台という緊急事態が続き、この数は交通事故死者数の4倍を超える（なお、本論執筆時点における自殺に関する最新の情報は2003年のものであることを断っておく）。特に40～50歳代の働き盛りの世代の男性の自殺が急増したことが社会的に強い関心を引いているが、高齢者の自殺も深刻な事態であることを忘れてはならない。

　2003年には65歳以上の高齢人口は日本の全人口の約19％であったが、この年代の自殺者は全自殺者の24％を占めていた。高齢者が他の年代に比べて高い自殺率を示すことは世界各国で多くの報告があり、わが国でも同様の傾向を認める。さらに、今後、わが国の高齢人口はさらに増加し、2015年までには全人口の1/4にまで達することが予測されている。このように、わが国の高齢人口の伸び率は他の国々と比べて急激である。近い将来に予測される高齢人口の増加を考えると、この年代の自殺は将来も引き続き深刻な問題である可能性が高い。わが国の平均寿命は、2004年には男性が78.64歳、女性が85.59歳と、世界でも有数の長寿国である。しかし、高齢者の高い自殺率を放置しておいては、世界一の長寿国であることを誇りにはできない。

　本論では、まず自殺に関連する一般的事項を解説し、次に老年期の自殺の特徴に焦点を当てる。

1 一般的な自殺の危険因子

　一般的な危険因子の中で特に重要な点を挙げておく[2,3]（表19）。

1. 自殺未遂歴

　これまでに自殺を図ったものの、幸い生命を救われた人のおよそ10人に1人は、将来、同様の行為を繰り返して、自殺で死亡している。自殺未遂者が将来、自殺によって生命を落とす危険は、一般の人の数百倍も高い。

　高齢者ではこの未遂・既遂比はさらに小さく、約4対1との報告もある。すなわち、若年者の自殺行動の場合、救いを求める叫びという側面が強く、介入の余地が比較的多く残されているのとは対照的に、高齢者の場合、なんらかの自傷行為が直接生命を落とす危険に結びつく可能性が高い。

表19●一般的な自殺の危険因子

1. 自殺未遂歴
　自殺未遂があったという事実は、将来の自殺行動を予測する最も重要な危険因子である。自殺未遂の状況、方法、意図、周囲からの反応などを検討する。
2. 精神障害の既往
　気分障害、統合失調症、パーソナリティ障害、アルコール依存症、薬物依存。同時に複数の精神障害に罹患している症例ではさらに自殺の危険が高まる。
3. サポートの不足
　未婚、離婚、配偶者との死別、職場での孤立。
4. 性別
　自殺既遂者：男＞女　　自殺未遂者：女＞男
5. 喪失体験
　経済的損失、地位の失墜、業績不振、予想外の失敗、病気や怪我、訴訟を起こされる。本人にとってその体験がもたらす意味を考えることが重要である。
6. 事故傾性
　自殺はある日突然なんの前触れもなく起きるというよりは、それに先立って無意識的な自己破壊行動がしばしば生じてくる。事故を防ぐのに必要な措置を不注意にもとらなかったり、慢性疾患に対する予防や医学的な助言を無視するといった行動の変化に注意する。
7. 他者の死の影響
　精神的に重要なつながりのあった人が突然不幸な形で死亡する。

2. 自殺の手段

自殺未遂に関しては、誤って判断を下しかねない危険な側面がいくつかある。

自殺に用いられた手段が直ちに死に結びつく場合は、今後も危険な自殺行動を繰り返す可能性が高く、その反対に、実際に死ぬことができない方法の場合は、将来、死につながる自殺行動を繰り返す可能性が低いと一般的には考えられている。例えば、電車に飛び込んで両脚を切断した未遂者の方が、薬を数錠飲んで自殺を図った人よりも、危険度が高いかというと、長期的にみると必ずしも常にそうではない。本人が自らの行為がどのような結果に結びつくと考えていたかということと、現実的な死の危険との間に隔たりをしばしば認める。

3. 自殺未遂直後の感情

自殺を図った直後の人の感情状態というと、抑うつ的で絶望感に打ちひしがれている状態を想像するだろうが、外見上は決して抑うつ的にはみえないこともしばしばある。

生命を救われたことに対して明らさまな敵意を示す場合は、まだ自殺の意図が誰の目にも明らかなために、問題がはっきりとしている。しかし、本人が自殺の意図を否定し、まるで他人事のように自殺未遂について語ったり、それどころか、どこか昂揚した気分でいることさえ珍しくない。このため自殺の意図を疑われ、「狂言自殺」ではないかと考えられることさえある。

4. 精神障害

心理学的剖検法に基づいて欧米では自殺者が生前に抱えていた精神医学的問題が盛んに調査されている。それによると、精神科診断が認められない例は1割に満たず、残りの9割はなんらかの精神科診断に当てはまった[4]。さらに、自殺者の大部分が生前に精神科の問題を抱えていたにもかかわらず、実際に治療を受けていた人は少なく、また、なんらかの治療を受けていた人であっても治療が適切なものではなかった例が多いという。したがって、うつ病をはじめとする精神障害が早期に診断されて、適切な治療が実施できれば、自殺予防の効果をかなり改善

できるというのが精神保健の専門家の共通した認識である。

若年者の自殺では、統合失調症やパーソナリティ障害も主要な要因となっているが、高齢者の自殺の背景にはうつ病が関係している場合が圧倒的に多い。重症のうつ病では一般人口に比べて、自殺の危険が数十倍も高いのだが、妄想を認めるうつ病の患者は、妄想を認めないうつ病の患者よりもさらに5倍ほど自殺率が高い。

5. 周囲からサポートが得られない状況

未婚の人、離婚した人、なんらかの理由で配偶者と離別・死別した人、近親者の死亡を最近経験した人の自殺率は、結婚して配偶者のいる人の自殺率よりも約3倍の高さを示す。

なお、自殺の危険の高い人でも、家族が全員揃っていて、表面的には特に問題がないようにみえることがある。高齢の自殺者の場合でも、三世代が同居していて、一見すると楽しい老後を送っていたようにみえる例が少なくない。しかし、多くの家族の中で疎外を感じていた高齢者の方が、単身で生活していてもそれなりに充実した日々を送っていた人よりも、自殺率が高いと指摘されている。

6. 性別

既遂自殺者は女性よりも男性に多い。欧米では、この比は3～4対1になる。それとは対照的に自殺未遂者では、男性よりも女性が多い。日本でも既遂自殺者は男性に多いのだが、他の国々に比べて、女性の自殺率が高く、男女差が比較的少ないことも日本人の自殺の1つの特徴として指摘されている。わが国の既遂自殺者の男女比は約2.5対1である。

7. 年齢

最近では、わが国の若者の自殺率は欧米に比較して必ずしも非常に高いわけではない。むしろ年齢の上昇とほぼ並行して、自殺率も上昇する傾向にある。今後、高齢人口はさらに増加することが予想され、この年代の自殺予防は重要な精神保健の課題であり、早急な対策が必要な段階になっている。

8. 喪失体験

　喪失体験とは、自分の人生にとってかけがえのない価値を伴う存在を失うことを指す。喪失体験といっても、さまざまなものがある。例えば、経済的問題、地位の失墜、病気や怪我、近親者の死亡、訴訟を起こされることなどがあり、そのほかにもいくつも挙げることができる。老年期は「喪失の世代」ともいわれるように、複数の喪失体験を短期間のうちに経験することがしばしば起きる。

　このような喪失体験が、自殺を図る人にとって、どのような意味をもつか理解する。一般的な尺度をそのまま当てはめてみても本人が抱えている悩みを理解できないからだ。

9. 事故傾性

　自殺はある日突然になんの前触れもなく起きるというよりはそれに先立ってさまざまな無意識的な自己破壊傾向が生じてくる。これを事故傾性（accident proneness）という[5]。繰り返す事故がある人にとって無意識的な自己破壊傾向となっているのだ。事故が多い、事故を防ぐのに必要な処置がとれない、慢性の病気に対して予防対策がとれない、医学的な助言を無視する人などについては、自殺の危険についても検討しておく。自分の身体の管理にまるで無関心で、必要な処置をとらないことはないか、しばしば取るに足らない怪我で入院したりすることはないかなどを検討しておく。

　医療の現場では、医師の指示に従えないといった場面でこの問題が明らかになることがある。例えば、糖尿病の患者で運動療法、食事療法、薬物療法などを守っていた人が、あるときから治療にすっかり無関心になってしまうような例である。また、腎不全で透析療法を受けていた患者が突然透析を受けなくなってしまったり、腎移植後の患者が免疫抑制薬を急に服用しなくなったような例もあった。自己の安全を適切に確保することができなくなっている状態には厳重な注意を払う。

10. 他者の死から受ける影響

　家族や精神的に重要なつながりのあった人の死をどのように経験していたかという点についても注意を払う。誰の死を経験し、それはどのような死だったのか、そしてどのようにその死を克服していったのかを理解しておく。病死・事故死・自殺と、死の内容によって、遺された人々に与える影響も大きく変化してくる。また、故人との関係の強さによっても、その死の意味は変わってくる。他者の死を受け入れていくうえで、周囲から精神的なサポートを十分に得られた人とそうでない人では、心理的な打撃の大きさも変わってくる。他者の自殺行動が契機となって複数の自殺が生じる群発自殺という現象が知られており、特に若者がその危険群とされているが、高齢者に起きた群発自殺の例もある[6]。

2　高齢者の自殺の特徴

　前項までは主に一般的な自殺の危険因子について解説してきた。これらに加えて、高齢者に特有ないくつかの特徴がある。まず、自殺の動機を調べると病苦が突出している。但し、これは必ずしも重症の身体疾患に罹患している場合ばかりではない。さまざまな原因を背景として、高齢者が身体の訴えを通じて必死に「救いを求める叫び」を発している場合がしばしばある。そして、自殺行動に出る前に、身体症状を訴えて、精神科以外の一般の医師のもとを受診している例も多い。

　さらに、若者と比べて、高齢者では死の決意が確固としていて、既遂自殺に終わる危険が高い。高齢者が自殺行動に出た場合、若者よりも生命を失う率がはるかに高いのだ。なお、高齢者は身体の抵抗力も弱いため、たとえ同じ方法を用いても、若者ならば助かるような状況でも、生命を落とす危険が高い。

　また、青少年が自殺行動に及ぶ前の段階で「救いを求める叫び」をしばしば発するのとは対照的に、高齢者ではこのようなサインが明らかでない点も指摘されている。

　どの年代でも女性に比べ男性の自殺率が高いが、高齢になると女性の自殺率も上昇し、男女差が接近してくる傾向をわが国では認める。欧米においては女性が中年期に最も高い自殺率を示し、老年期では比較的安定した率を示すのとは際立った特徴といえる。

　一般的にこのような特徴が認められるのだが、さ

1. 身体的訴えの背後にうつ病が存在する可能性

　精神障害の中でも、特にうつ病は高齢者の自殺に強く結びつく精神障害である。したがって、自殺の予防には、第一にうつ病に罹患していないかどうかに注意を払わなければならない。ところが、高齢者では精神運動制止・抑うつ気分・不安焦燥感といったうつ病の典型的な症状が明白でない場合も多い。そのため、精神科医でさえも高齢者のうつ病を正しく診断するのが難しい症例がある。まして、専門の精神医学的知識のないプライマリ・ケア医にとっては、老年期うつ病は取り扱いが難しい[7]。

　高齢者では身体面での症状が前面に出て、抑うつの程度が表面的には軽いとみられてしまいかねない。その訴えにはいくつかの特徴があり、不定愁訴ともいえるさまざまな身体の訴えを認める。頭重感、頭痛、めまい、かすみ目、耳鳴り、喉の痛み、声のかすれ、動悸、呼吸困難、腹部膨満感、便秘、下痢、関節痛、性欲減退、インポテンス、残尿感、頻尿感、微熱、易疲労感などといった、およそありとあらゆる身体的な訴えが出てくる可能性がある。

　その原因となる明らかな身体的疾患がみつからない場合もあるのだが、高齢者ではなんらかの身体的な異常が実際に認められる場合も少なくない。しかし、この身体的な異常よりも本人の自覚的な訴えがはるかに強い。患者は医学的な説明になかなか納得できず、病状も容易に改善しないで慢性化する傾向もある。

　このような患者はいくつもの医療機関を次から次へと受診することになる。1つの身体症状に高齢の患者が固執し、執拗にそれを訴える。また、1つの症状がよくなればまた別の症状が出るといった具合に、不定愁訴は変化しがちである。

　さらに、このような身体的訴えは精神的に重要な役割を果たしている人々からなんらかの助けを求めることに強く関連している。それは家族であり、知人であり、医療関係者であることもある。

　ここでいう身体化症状とは、うつ病の心気妄想、うつ病に伴う身体症状、心気症、実際に存在する身体症状が誇張された訴え、仮面うつ病の症状などが含まれ、高齢者ではこれらの症状を互いに明確に識別するのは必ずしも容易ではない。

　De Alarconもこのような症状を呈する高齢患者が自殺を図る危険は、身体化症状を認めない場合に比べて3倍も高いと述べている[8]。また、上野も単純に病苦を高齢者の自殺の最大の動機と考えることに疑問を投げかけて、次のように述べている[9]。

　「自殺の動機が病苦といっても、その内訳をみるとがんなどを除けば、高血圧症、がんノイローゼ、リウマチ、神経痛などで、死に迫った苦痛、苦悩は少なく、身内の暖かい介添えやいたわりがあれば十分に癒せる疾患ばかりで、老人に対する家族の対応が冷たかったためと思われるものが多かった。したがって、動機はむしろ家庭問題の中に潜んでいるように思われる」

　さまざまな身体的な訴えの背後に、高齢者の救いを求める叫びが隠されている可能性を考えて、特にうつ病が見逃されていないか慎重に検討していく必要がある。

　さらに、高齢の患者では、軽い意識の混濁や認知症の初期の段階で事故とも自殺とも判定しかねるような自己破壊行動が生ずる危険がある点も指摘しておきたい。このような状態のために、自己保存の本能がなんらかの形で障害され、突然の自殺行動に及ぶ場合が少なくない。抑うつ状態とともに、身体化症状、せん妄、軽度の認知症が重なると、高齢者の自殺の三徴ともいうべき危険な状態となる[10]。

2. その他の問題点

　さて、高齢者ではうつ病が典型的な症状として現われにくく、周囲に問題が気づかれないうちに自殺が生じかねない危険を述べてきた。このような精神医学的な問題点ばかりでなく、次のような社会・心理学的な問題も高齢者の自殺を考えるうえで重要である。

❶ 精神科受診に対する抵抗

　わが国ではいまだに精神科受診に対して抵抗感を覚える人が少なくない。この傾向は特に高齢者で強い。精神科に受診するというだけでも、異常であると扱われたと怒りを覚えたり、強い不安を感ずる高齢患者にしばしば会う。統計のうえからは高齢者が高い自殺率を示すことが明らかであるのに、自殺の

問題を抱えた高齢者が直接精神科に受診することは比較的稀であるのもこのような理由からである。自殺未遂にまで至ってようやく精神科に受診させられる場合も多い。

❷ 高齢患者に対する治療者の態度

高齢患者に対して治療者が独特の先入観を抱いているために、病状が正しく捉えられず、その結果として自殺が生じていることを指摘した報告もある。高齢であるというだけの理由から、治療しても効果が十分に上がらないと決めつけてしまうという意識的かつ無意識的な態度が医師の側に存在するというのだ。

Butlerによれば、高齢患者に対する精神科医の治療上のニヒリズムは単に「高齢」という一言で片づけられる偏見の中に現れる未解決の逆転移に反映されていると述べているほどである[11]。「高齢」というレッテルを貼られて片づけられている病状の多くは、実際には早期に適切な治療を実施すれば解決可能な問題であることも多い。

新潟大学が中心になって進められてきた新潟県東頸城郡松之山町における高齢者の自殺予防活動は、これを実証したものである。老年期うつ病を早期に診断し、適切に治療するとともに、それが治療可能な状態であることを地域の人々に地道に教育し続けることで、確実に高齢者の自殺率を低下させることができたという[12]。

❸ 間接的な自己破壊行動

明らかな自殺行動だけでなく、徐々に死につながるような間接的な自己破壊の手段を高齢者がしばしば用いるとの報告もある。Pattersonらは、高齢者に認められるさまざまな形態の自己破壊行動を指摘している[13]。例えば、過度の飲酒や喫煙、健康管理を怠る、多くの心理的ストレス、適切な体重を維持できない、定期健康診断を受けない、処方された薬を服用しない、身体疾患の緊急時の備えを怠る、治療を拒否する、医師の指示に従わずに自己流の治療に頼る、自己流の方法で病気を治そうとするといった態度を高率に認め、このような態度が寿命を必要以上に短くしている可能性があるという。

❹ 高齢者を支える地域のネットワーク不足

自殺の危険の高い高齢患者に対する地域の援助組織が十分に整備されていないことは外国の報告でも再三指摘されている。日本では従来は、問題を抱えた高齢者の介護を家族に頼ってきたが、核家族化の進行とともに家族制度も変化していき、これまでのように介護の主体として家族を頼りにできない状況が生まれてきている。家族から援助を得られない高齢者に対しては、社会的な援助組織を整備する必要があるが、それが現状では十分ではない。患者の介護を家族だけに頼るような従来の態勢から脱して、適切な社会資源を整備し、地域の援助源や自助組織を多様化し、患者の状態に応じた柔軟で多面的なネットワークを築きあげる必要がある。

3 まとめ

高齢者のうつ病は、若年者に比べて非定型的な症状を呈することも多く、診断が困難な場合も少なくない。また、自殺の危険を抱えた高齢の患者が身体症状を訴えて、精神科以外の一般科を受診する傾向も強い。自殺を予防するには、その危険を早期に診断し適切な治療に導入する必要がある。そして、そのためには、高齢者自身、地域の一般の人々、そして高齢の患者が高率に受診する先の精神科以外の一般科の医師に対して、老年期の精神障害(特にうつ病)や自殺の危険徴候に関する正しい知識を広める必要がある。

〔高橋祥友〕

●文献
1) 警察庁生活安全局地域課:平成15年中における自殺の概要資料. 2004.
2) 高橋祥友:自殺の危険;臨床的評価と危機介入. 金剛出版, 東京, 1992.
3) 高橋祥友:医療者が知っておきたい自殺のリスクマネジメント. 医学書院, 東京, 2002.
4) Takahashi Y : Depression and suicide. JMAJ 44 : 359-363, 2001.
5) Leenaars AA, Maris RW, Takahashi Y (eds) : Suicide ; Individual, cultural, international perspectives. Guilford, New York, 1997.
6) 高橋祥友:群発自殺. 中央公論新社, 東京, 1998.
7) Takahashi Y, Hirasawa H, Koyama K, et al : Suicide and aging in Japan ; An examination of treated elderly suicide

attempters. International Psychogeriatrics 7 : 239-251, 1995.
8) De Alarcon R : Hypochondriasis and depression in the aged. Geront Clin 6 : 266-277, 1964.
9) 上野正彦, 庄司宗介, 浅川昌洋, ほか：老人の自殺. 日大医誌 40 : 1109-1119, 1964.
10) 高橋祥友：老年期うつ病. 日本評論社, 東京, 1999.
11) Butler RN : Psychiatry and the elderly ; An overview. Am J Psychiatry 137 : 571-575, 1980.
12) 高橋邦明, 内藤明彦, 森田昌宏, ほか：新潟県東頸城郡松之山町における自殺予防活動；老年期うつ病を中心に. 精神神経学雑誌 100(9) : 469-485, 1998.
13) Patterson RD, Abrahams R, Baker F : Preventing self-destructive behavior. Geriatrics 29 : 115-118, 1974.

高齢者のアルコール乱用

●●●はじめに

　わが国では、5人に1人が高齢者という超高齢化社会を迎え、アルコール依存症者全体の中でも高齢者の占める割合が増加している。高齢者では加齢に伴う生理的機能の低下により、アルコール摂取後の体内分布に変化が生じる。さらに老化に関連するさまざまな社会・心理的ストレスが飲酒に影響を与える。このように高齢過量飲酒者では、加齢に伴う身体的・心理的背景が密接に関連しており、これらについての配慮が診断、治療にあたって必要とされる[1]。

　ここでは、高齢者の飲酒行動と問題飲酒、アルコール関連障害、診断・治療上のポイントについて概説したい。

1 高齢者の飲酒行動と問題飲酒

　老年期に入ると、加齢とともに飲酒量・飲酒頻度が減少する。1993年の厚生省国民栄養調査によると[2,3]、年代別の男性飲酒習慣者の比率は50〜59歳層が最も高く53.8％で、その後は加齢とともに低下し、70歳以上層で39.3％と20歳以上の年齢層中最低値となる。また吉兼らは、東京都の65歳以上の男性在宅老人270人を対象に飲酒状況調査を行ったところ、週に4回以上飲酒する頻回飲酒者は32.9％で、機会的飲酒者と合わせた飲酒者の割合は51.8％であったと述べている[4]。飲酒量については、1合程度が1/3を占め、全体の62.6％が2合未満の少量飲酒であったことから、高齢者の飲酒の特徴は「少量頻回飲酒」であるとしている。またそれらを年齢別にみると、65〜69歳層および70〜74歳層では60％前後が飲酒しているが、75歳以後は無飲酒層が増え、飲酒層は75〜79歳層で40％、80〜85歳層で30％に減少していることを報告している。

　このように、高齢者では飲酒量および飲酒頻度が加齢とともに減少していく一方で、高齢者の中にも重篤な問題飲酒群の存することが示されている。久里浜式スクリーニング・テスト（KAST）を用いたわが国の一般人口中の重篤問題飲酒者数は3.6％と推計されているが[5]、吉兼らの検討では65歳以上の高齢者にも問題飲酒の多いことが報告されている[4]。また樋口らの65歳以上の高齢一般住民を対象とした検討では、男性の8.2％、女性の0.5％に重篤問題飲酒を認めている[6]。さらに村上らによる同様の検討では、重篤問題飲酒者6.1％、問題飲酒者2.3％を認め、重篤飲酒者は全例男性であったことを報告している[7]。このように、全体的には飲酒量・頻度とも減少する老年期においてもKASTの高得点者として残存する一群が1割程度あると推定される[8]。

　一方、アルコール依存症者全体の中で高齢者の占める割合が、近年社会の高齢化とともに増加している。金子らは神奈川県立精神医療センターせりがや病院外来を初診した高齢アルコール依存症者を検討した結果、外来を初診したアルコール依存症者のうち60歳以上の高齢者の占める割合は、1965年以降の6年間では5.5％であったのに対して、1991年からの4年間では13.3％に増加していたと報告している[9]。また白倉は国立療養所久里浜病院に新規に入院したアルコール依存症者のうち60歳以上の高齢者数は年々増加し、1990年からの9年間で倍増し2割以上を占めていたことを報告している[10]。

2 高齢者のアルコール関連障害

1. 急性アルコール中毒

　高齢者では、アルコール酩酊によりさまざまな関連身体障害が生じ得る（表20）[11]。Gambertによると、加齢により、主として細胞外液量が変化し体内の水分量の減少をもたらす。健常成人では、25歳で体内水分量が約60％であるのに対して、70歳では50％まで減少する。その結果、摂取されたアルコールが分布できる体内容積が減少することにな

表20 ● 急性アルコール酩酊に関連した身体障害

酩酊による変化	身体障害
体内の水分量の減少	アルコール血中濃度の上昇
心拍数および心拍出量の増加	血圧上昇、うっ血性心不全、狭心症
胃酸の増加	胃炎
膵分泌の増加	膵炎
アルコール性ケトアシドーシス	神経毒性あり：昏睡
低血糖	神経毒性あり：転倒、骨折
ADH分泌抑制	尿失禁、脱水、低Na血症
中枢神経系抑制	転倒、認知症

(文献11)による)

表21 ● 長期の過量飲酒による身体障害

長期の過量飲酒による変化	身体障害
脂肪肝および肝線維化	肝炎、肝硬変、薬物動態の変化
胃炎	萎縮性胃炎、鉄欠乏性貧血、薬物動態の変化
心血管系の機能変化	不整脈、うっ血性心不全
サイアミン欠乏	Wernicke―Korsakov脳症
ビタミンB₁₂吸収障害	巨赤芽球性貧血
ビタミンD水酸化の低下	骨軟化症
エストロゲン濃度の増加	骨折、精巣萎縮、くも状血管腫、女性化乳房、手掌紅斑
テストステロン減少	インポテンス

(文献11)による)

る。つまり同じ飲酒量であっても、高齢者では以前よりも血中アルコール濃度が高くなるため急速に酩酊状態に陥り、構音障害、姿勢の不安定さ、転倒、錯乱などを生じやすくなる。

アルコールの心・血管系への急性効果としては、血圧上昇、うっ血性心不全、狭心症が生じ得る。またアルコールは胃酸と膵液分泌を刺激するため胃炎と膵炎が生じ得る。このほか急性アルコール摂取によりアルコール性ケトアシドーシス、低血糖、ADH分泌抑制が生じることがある。

2. 長期の過量飲酒による臓器障害

高齢のアルコール依存症者では長期の過量飲酒によりさまざまな臓器障害が生じるため、全身的な検索が必要である(表21)[11]。

肝障害は高齢アルコール依存症者の身体合併症の中で最もよく遭遇する合併症である。高木らはアルコール依存症者の肝障害を年代別に検討しており、それによると30～39歳では肝硬変の前段階である慢性肝炎や肝線維化が増加し、40～59歳で肝硬変が20％に出現する。しかし60歳代になると逆に脂肪肝が増え慢性肝炎や肝線維化は激減し、肝硬変の出現も増加していなかったと報告している[12]。これらのことから高木らはアルコールによる肝障害は

50歳前後がピークで、それ以後はたとえ積算飲酒量が増加しても肝障害の程度はむしろ軽くなる傾向にあると述べている。

また高木らは高齢アルコール依存者に胃切除者が多い(23％)ことに注目している[13]。彼らの多くは胃潰瘍で手術を受けており、胃切除からアルコール依存症が発生するまでの期間は5年以下のものが62％で、極めて短期間に発生している。これは、アルコールが直接小腸に移行し急速に吸収され、高いアルコール血中濃度が持続するためアルコール依存症の発症を早めているのではないかと高木らは推察している。

65歳以上の高齢アルコール依存症者216名の身体合併症を同年代の高齢者と比較した検討では[14]、肝障害、消化性潰瘍以外に慢性閉塞性肺疾患(COPD)、乾癬の罹患がアルコール依存症群で有意に高く、虚血性心疾患、脳血管障害、糖尿病は両群で同程度にみられたと報告されている。

3. アルコール関連認知症

長期にわたって飲酒を継続している高齢者に認知障害や人格変化など認知症と考えられる状態がみられた場合、その原因が問題となる。アルコール依存症に関連した主な脳器質性障害としてはWernicke-

Korsakov脳症、Marchiafava-Bignami病、ペラグラ脳症、肝性脳症がある。これらの障害ではそれぞれ病理変化と病態生理が明らかにされており、脳障害のメカニズムに関してアルコールは副次的な役割を果たしていると考えられている。アルコールそのものの神経細胞に対する直接的な毒性による一次性認知症としての「アルコール性痴呆（以下、アルコール性認知症）」の存在の有無については、病理学的立場からは否定的な報告が多い。Victorは総説の中で、アルコール性認知症の概念を裏づけるような明確な病理所見が認められないことから、この概念は曖昧なものであると述べている[15]。また小阪は認知症を呈したアルコール依存症者の自験剖検例10例の検討結果を報告している[16]。これによると10例はいずれもWernicke-Korsakov脳症や多発性脳梗塞などアルコール依存症に合併しやすい脳病変を合併しており、アルコールの直接作用によると考えられる病変が認められなかったことからアルコール性認知症の存在に否定的である。

一方、臨床的な立場からは、アルコール依存症者にみられる認知障害を多因子的な成因によるものとして、アルコール関連痴呆（以下、アルコール関連認知症）と診断することの臨床的な有用性を提唱する立場もある。Oslin[17]らはアルコール依存症患者にみられる認知障害を「アルコール関連認知症」という名称で幅広く症候群として捉え、アルコールの直接的な神経毒性によるものから代謝障害、免疫関連障害、外傷、血管障害、サイアミンなどの栄養障害に至る幅広い病態生理を含むものとして定義している。Oslinらは「アルコール関連認知症」の診断基準として、①最後の飲酒から少なくとも60日間経過した時点で臨床的に認知症と診断されること、②5年以上にわたり、男性では週に平均35単位（1単位＝純アルコール9～12g）以上、女性では28単位以上の過量飲酒があること、そして、③過量飲酒が認知症の発症前3年以内に存していることを挙げている。ただ、軽度の認知障害や人格変化は、断酒後6ヵ月くらいまでは徐々に回復する可能性があるので、あまり早期に非可逆的なものと結論づけるのは危険である。

3　高齢アルコール依存症の診断と治療

1. 高齢アルコール依存症の亜型－早発型と遅発型

高齢者の問題飲酒が老年期以前に始まったものか、老年期に始まったものかによって大まかに早発型と遅発型に分けられる（表22）。両亜型ともアルコール依存症の基本症状は同じで、依存の程度と関連障害を評価することにも変わりなく、その境界は必ずしも明瞭に区別できない場合もあるが、両亜型の特徴を知っておくと、遭遇する個々の高齢アルコール依存症者の特徴や対処点を把握しやすい[18]。

早発型は、青年期あるいは中年期に飲酒問題が始まり老年期に至っているもので、アルコール依存症の中核群ともいえる一群である。アルコール依存症の家族歴をもち、社会経済状況が不良のものが多い。

これに対して遅発型は、老年期に入ってから離職や配偶者との死別など加齢に関連したさまざまなストレスに対する反応として問題飲酒が生じたものである。アルコール依存症の家族歴は早発型に比べて少なく社会的な適応も良好で、安定した職業歴があり家族と同居しているものが多い。

2. 診断の要点

アルコール依存症は「否認の病気（自分の病気を

表22 ●早発型および遅発型高齢アルコール依存症患者の比較

	早発型	遅発型
アルコール依存症の家族歴	よくみられる	一般的ではない
心理・社会的機能	人格障害がよくみられる 統合失調症の有病率が高い 社会経済状況が不良 栄養障害 多発性外傷の既往	病前の適応は良好 家族と同居 良好な職業歴 "skid row" アルコール依存は稀

（文献11）より一部改変）

認めようとしないこと)」といわれており、高齢患者ではその傾向が特に強い[19]。高齢者では、加齢に伴う記銘力の障害やアルコール耐性の低下のため酩酊中のブラック・アウトやせん妄など意識障害の頻度が増し、飲酒中の出来事を覚えていないことが多いので、本人だけでなく家族や知り合いからも情報を得る必要がある。時に配偶者の不貞(嫉妬妄想)を主訴に来院されることもある。また医師の側にも、高齢患者に対した場合、アルコール関連障害があってもそれを加齢によるものと速断してしまい、飲酒歴を十分聴取できていないことがある[19]。飲酒問題の有無を評価するためのスクリーニングテストとしてCAGE質問表(表23)[20]やAUDIT質問表(表24)[21]を用いるのが効果的である。一般的な健康状態やライフスタイルを聴取する中にこれらの質問表を取り入れることで、患者が飲酒歴を話す抵抗感が軽減される。

表25は、高齢アルコール依存症者にみられる症候・所見をまとめたものである[11][22]。「毎日飲酒しているかどうか」「飲酒を止めるように注意されてもなお飲み続けているか」など飲酒についての質問を忘れずに行い、認知障害や転倒・骨折、痙攣発作、せん妄などアルコール関連障害の有無を丁寧にたずねる必要がある。

また離脱症状の薬物治療を行う際、高齢者の場合ジアゼパムのような長期作用型ベンゾジアゼピンは過剰な鎮静をもたらす危険性があるので、ロラゼパムやオキサゼパムのような短時間作用型ベンゾジアゼピンの使用を推奨する報告もみられる[23]。

表23 ● CAGE質問表

1. あなたはこれまでに、飲酒を減らすべきだと感じたことがありますか。
2. これまで、誰かにあなたが飲酒することについて批判を受け、煩わしいと思ったことがありますか。
3. あなたはこれまでに、自分が飲酒することが悪いとか罪深いと感じたことがありますか。
4. あなたはこれまでに、朝起きて何よりもまず飲酒することで、神経を落ち着かせようとしたり、二日酔いを紛らわそうとしたことがありますか。

Ewingにより1968年、アルコール依存症のスクリーニングを目的として作成された上記4項目からなる質問表。2項目以上の肯定的回答を陽性とするが、早期介入の目的で1項目以上の肯定的回答を拾いあげる場合もある。CAGEの由来は、4つの質問のキーワード(Cut-down、Annoyed by criticism、Guilty about drinking、Eye-opener drinks)の頭文字をとったものである。

(文献20)による)

3. 治療上の配慮点

高齢アルコール依存症者においても、依存症そのものに対する治療の基本的な部分は、それほど異なるものではない[24]。依存の進行度や関連障害の様相は、個々人で異なっており、治療もそれに即した方

表24 ● AUDIT質問表

患者の解答に最も近い数字を○で囲みなさい。

1. あなたはアルコール含有飲料をどのくらいの頻度で飲みますか?
   (0)飲まない　(1)1ヵ月に1度以下　(2)1ヵ月に2～4度
   (3)1週に2～3度　(4)1週に4度以上
2. 飲酒するときにはどのくらいの量を飲みますか?
   ただし、日本酒1合=2単位、ビール大瓶1本=2.5単位、ウイスキー水割りダブル1杯=2単位、焼酎お湯割り1杯=1単位、ワイングラス1杯=1.5単位、梅酒小コップ1杯=1単位(1単位=純アルコール9～12g)
   (0)1～2単位　(1)3～4単位　(2)5～6単位
   (3)7～9単位　(4)10単位以上
3. 1度に6単位以上飲酒することがどのくらいの頻度でありますか?
   (0)ない　(1)1ヵ月に1度未満　(2)1ヵ月に1度
   (3)1週に1度　(4)毎日あるいはほとんど毎日
4. 過去1年間に、飲み始めると止められなかったことが、どのくらいの頻度でありましたか?
   (0)ない　(1)1ヵ月に1度未満　(2)1ヵ月に1度
   (3)1週に1度　(4)毎日あるいはほとんど毎日
5. 過去1年間に、普通だと行えることを飲酒していたためにできなかったことが、どのくらいの頻度でありましたか?
   (0)ない　(1)1ヵ月に1度未満　(2)1ヵ月に1度
   (3)1週に1度　(4)毎日あるいはほとんど毎日
6. 過去1年間に、深酒の後体調を整えるために、朝迎え酒をしないといけなかったことが、どのくらいの頻度でありましたか?
   (0)ない　(1)1ヵ月に1度未満　(2)1ヵ月に1度
   (3)1週に1度　(4)毎日あるいはほとんど毎日
7. 過去1年間に、飲酒後罪悪感や自責の念にかられたことが、どのくらいの頻度でありましたか?
   (0)ない　(1)1ヵ月に1度未満　(2)1ヵ月に1度
   (3)1週に1度　(4)毎日あるいはほとんど毎日
8. 過去1年間に、飲酒のため前夜の出来事を思い出せなかったことが、どのくらいの頻度でありましたか?
   (0)ない　(1)1ヵ月に1度未満　(2)1ヵ月に1度
   (3)1週に1度　(4)毎日あるいはほとんど毎日
9. あなたの飲酒のために、あなた自身か他の誰かが怪我をしたことがありますか?
   (0)ない　(1)あるが、過去1年にはなし
   (4)過去1年間にあり
10. 肉親や親戚、友人、医師、あるいは他の健康管理にたずさわる人が、あなたの飲酒について心配したり、飲酒量を減らすように勧めたりしたことがありますか?
    (0)ない　(1)あるが、過去1年にはなし
    (4)過去1年間にあり

(文献21)による)

表25● 高齢アルコール依存症者にみられる行動特性と精神身体所見

1. 飲酒行動
   - 毎日飲酒している
   - 飲酒中に健忘エピソードがある
   - 飲酒を止めるように注意されてもなお飲み続けている
   - 慢性過剰飲酒に基づく身体的変化
   - 認知機能の変化
2. 受療行動
   - 病院受診の予約を守らない
   - 頻回の救急外来の受診
3. 精神・身体所見
   - 頻回の転倒あるいは骨折
   - 新たに痙攣発作が生じる
   - 入院中に生じる原因不明のせん妄
   - 高血圧のコントロールが不安定
   - 貧血
   - 肝機能障害

(文献11)22)を参照)

表26● 高齢アルコール依存症の評価項目

1. 依存の進行度、離脱症状の予測
   飲酒歴、アルコール依存症治療歴、アルコール依存徴候(離脱症状を含む)
2. 身体健康度
   アルコール関連身体障害(肝臓、神経系など)、身体合併症、日常生活能力(ADL)
3. 精神健康度
   アルコール関連精神障害、精神合併症、ライフスタイルの乱れ(食生活を含む)、性格、ストレス耐性
4. 社会的機能
   経済状態、対人関係能力、就労状況
5. 家族の健康度
   同居家族、配偶者の有無、夫婦関係、配偶者の対処能力、子どもとの関係、子どもの問題行動、居住環境

法が必要なので、表26に示す各項目について評価し、治療計画を立てる。これらの項目のうち、特に高齢者においては、身体合併症、日常生活能力、食生活の乱れ、経済状態、対人関係能力、居住環境、配偶者の有無、同居家族については、十分な評価を行い、到達可能な治療目標を設定する。高齢者の場合、孤独な単身生活に陥り、食事その他の日常生活に無関心になっていたり、せん妄や抑うつ状態を併発していることが少なくない。また依存の進行度は浅くても、過量飲酒が高齢者の生活の乱れや精神・身体的健康(あるいは合併症)を悪化させる要因として働いていることも多い。たとえ家族がいても、核家族化し共働きしている家族や年とった配偶者だけで対処するにはあまりに負担が大き過ぎることもある。

　各地に根を下ろしている断酒会では、高齢の参加者も多く、他の会員や家族からさまざまな形で支援が得られる意義は大きい。さらに地域でアルコール関連障害に熱心に取り組んでいるクリニックや病院、保健所、福祉事務所などが連携しさまざまな支援を提供しながら、地域の中で彼らの生活を支え回復へ導いていく視点(地域ネットワーク)は、核家族化し、個々の家族が孤立化しやすい状況にあっては、ますます重要な施策と思われる。

　高齢者に対しては、一般に特殊な精神療法は必要でなく、暖かさと理解をもった対応が大切である。治療者の早合点による性急な介入は一層状況を混乱させ、焦燥感や抑うつ感を悪化させることになりかねない[23]。

　なお、高齢者においては、薬物の代謝能が低下しており、向精神薬投与により過鎮静やふらつき、せん妄などを惹起しやすいので注意を要する。またジスルフィラムは作用時間が長く、活性中間代謝産物(diethyldithiocarbamate；DDC)を産生し、dopamine betahydroxylase(DBH)も阻害するので[24]、高齢者への使用は避けるべきであろう。

●●● おわりに

　高齢アルコール依存症者に対する態度は、近隣で生活している者のみならず、健康・医療に携わる者も今なお悲観的であったり、無関心となる傾向がある。老年期というライフステージを生きる者にとっては、これから先の生きる時間や仕事量は限られたものであり、回復への振幅の度合も狭められたものである。しかし、たとえ限られた範囲であっても高齢アルコール依存症者が自尊心を取り戻し、生活の質を向上させることは可能である。こうした基本的な治療目標は、他の高齢者医療となんら変わるものではない。

(洲脇　寛、中村光夫)

本稿は筆者論文[文献1)]に加筆したものである。

●文献

1) 洲脇 寛, 中村光夫：老年期のアルコール依存症. 最新精神医学 7：53-58, 2002.
2) 厚生省：国民栄養の現状；国民栄養調査成績. 厚生省, 東京, 1993.
3) 清水新二：II. 疫学 B. アルコール関連. 臨床精神医学講座8；薬物・アルコール関連障害, 佐藤光源, 洲脇 寛 (編), pp41-53, 中山書店, 東京, 1999.
4) 吉兼秀夫：老人とアルコール依存. 日本臨牀 46：197-201, 1988.
5) 樋口 進：早期発見, 早期介入. 樋口 進(編), アルコール臨床研究のフロントライン, 厚健出版, 東京, 1996.
6) 樋口 進, 荒井啓行, 加藤元一郎, ほか：高齢者の飲酒および飲酒関連問題の実態把握に関する調査研究報告書. 社団法人アルコール健康医学協会, 1995.
7) 村上 優, 中村 究：老人のアルコール依存の病態と予後に関する研究(その3). 厚生省精神神経疾患研究平成6年度研究報告書；アルコール依存の発症機序と治療に関する研究, pp59-72, 1995.
8) 波田あい子, 斉藤 学, 吉兼秀夫：老人とアルコール依存. 臨床精神医学 15：1785-1791, 1986.
9) 金子善彦, 奥平謙一, 飯塚博史, ほか：高齢アルコール症者の外来初診状況；一専門病院における資料から. 日本醫事新報 3779：23-29, 1996.
10) 松下幸生, 樋口 進：高齢アルコール依存症の診断と治療. アルコール・薬物関連障害の診断・治療ガイドライン, 白倉克之, ほか(編), pp133-142, じほう, 東京, 2001.
11) Gambert SR：The elderly. Substance abuse；A comprehensive textbook, Lowinson JH, Ruiz P, Millman RB, et al (eds), Williams & Wilkins, Baltimore, pp692-699, 1997.
12) 高木 敏, 松村太郎, 山田耕一, ほか：高齢依存者の身体症状. 老年精神医学雑誌 1：585-589, 1990.
13) 高木 敏：内科領域からみたアルコール関連疾患. 斉藤 学, 高木 敏, 小阪憲司(編), アルコール依存症の最新治療, pp41-127, 金剛出版, 東京, 1989.
14) Hurt RD, Finlaysom RE, Morese RM, et al：Alcoholism in elderly persons；medical aspects and prognosis of 216 inpatients. Mayo Clin Proc 63：753-760, 1988.
15) Victor M：Alcoholic dementia. Can J Neurol Sci 21：88-99, 1994.
16) 小阪憲司：アルコール性痴呆をめぐって. 精神医学レビューNo16；アルコール依存, 洲脇 寛(編), ライフサイエンス, 東京, 1995.
17) Oslin D, Atkinson RM, Smith DM, et al：Alcohol related dementia；proposed clinical criteria. Int J Geriat Psychiatry 13：203-212, 1998.
18) Edwards G：The treatment of drinking problems；A guide for the helping professions, Grant McIntyre Ltd, London, 1982 [清水 信, 森岡 洋(訳)：アルコール症治療のてびき；診療・援助にたずさわる人のために. 医学書院, 東京, 1987].
19) Naik PC, Jones RG：Alcohol histories taken from elderly people on admission. British Medical Journal 308：248, 1994.
20) 洲脇 寛(編)：精神医学レビューNo.16, アルコール依存. ライフサイエンス, 東京, 1995.
21) 廣 尚典, 島 悟：問題飲酒指標AUDIT日本語版の有用性に関する検討. Jpn J Alcohol & Drog Dependence 31：437-450, 1996.
22) Council on scientific affairs：Alcoholism in the elderly. JAMA 275：797-801, 1996.
23) Kraemer KL, Conigliaro J, Saitz R：Managing alcohol withdrawal in the elderly. Drugs & Aging 14：409-425, 1999.
24) 洲脇 寛：物質(アルコール・薬物)依存と中毒. 向精神薬療法ハンドブック, 風祭 元(編), pp103-128, 南江堂, 東京, 1999.

9 意識障害・せん妄

1 意識障害の2軸

意識障害をめぐる論議は難解をきわめる。意識障害を理解するために直交する2軸に沿って整理する（図3）。

x軸は意識の曇りを意味するものである。意識障害のない清明（Clear）を0の位置とすると、図の右へ傾眠（Somnolence）[注1]、嗜眠（Lethargy）、昏迷（Stupor）、昏眠（Sopor）、半昏睡（Semicoma）、昏睡（Coma）、とならび深昏睡（Deep Coma）が最も深い混濁に位置する[注2]。0点から、反対の左側に過覚醒（Hyper-arousal）が並ぶこととなる。これが意識混濁（Clouding of Consciousness）の系列と呼ばれる。

もう一方のy軸が意識変容（Alteration of Consciousness）の系列である。精神現象の混乱が主になった状態で意識混濁の経過中に出没する。せん妄（Delirium）は、注意障害を含む軽度ないし中等度の意識混濁のうえに、認知障害、失見当識、精神運動の異常や幻覚などが加わった状態である。急性錯乱状態（Acute confusional state）は神経内科領域でよく用いられ、せん妄と同義で用いられることがある。またこの系列の中には、もうろう状態（Twilight State、独 Dämmerzustand）が含まれる。意識の狭窄と軽い意識混濁があり、もうろうとしていて、全体的な判断力が欠けている状態である。後でこの状態のことを想い出せないことが多い。夢遊状態に近い夢幻状態（Oneiroid State、Dreamy State）、外界の

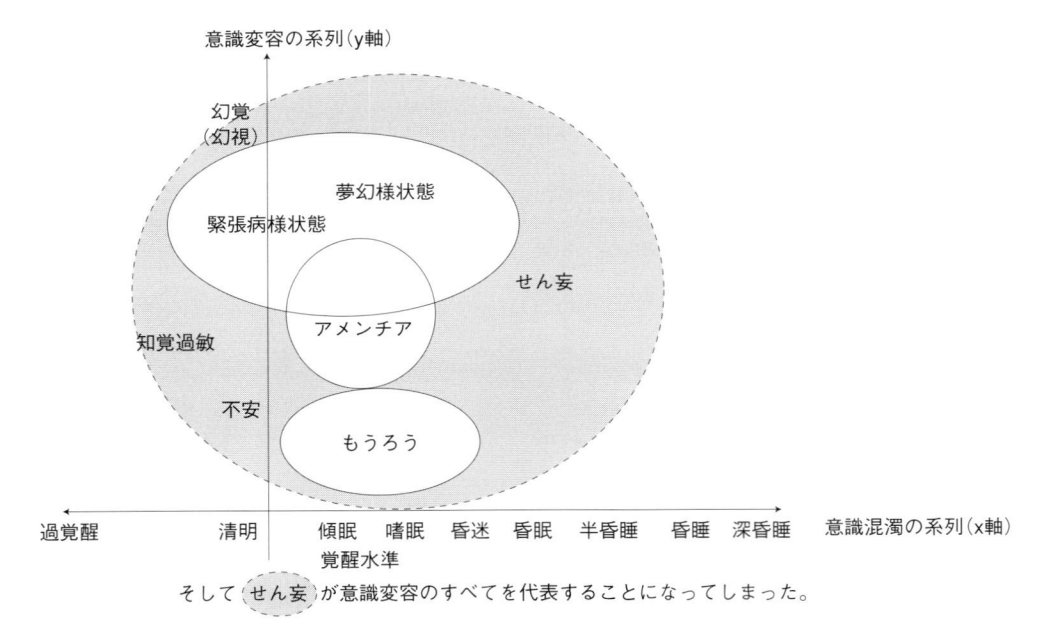

そして せん妄 が意識変容のすべてを代表することになってしまった。

図3●意識障害のシェーマ

注1) Drowsiness（傾眠）は似た言葉だが、正常とか病的とかの区別なく眠り込んでしまう状態に用いられ、この座標上に位置づけるのは困難である。

注2) 睡眠障害の分類で用いられるHypersomnia（過眠）はHyposomnia（不眠）の反対語として用いられ、やはりこの座標上には定位できない。

認識が困難となり思考がまとまらないために、本人自身が当惑している意識変容であるアメンチア（独Amentia）もここに含まれる。

2 意識変容の系列が示した概念変遷

かつて意識の変容を示すさまざまな病態に、多くの味の深い概念が示されていたが、こうした言葉は今では国際診断分類の上から消え、"せん妄"と総称されている。先人の労作を振り返ってみよう。

❶ 精神器質症候群(Bleuler, 1916)

精神器質症候群(organic psycho syndrome, psychoorganisches Syndrom)は大脳皮質のびまん性、慢性の損傷により出現する症候群を指す。症状としては記憶障害、失見当識、思考障害がみられる。これらの組み合わせとしての高次機能障害と人格障害がみられる。幻覚や妄想、それに巣症状（失語、失行、失認など）を伴うこともあるが必須ではない。

❷ 急性外因反応(Bonhoeffer, 1910)

Bonhoefferは急性の感染症などで生じる共通した精神病像を、急性外因反応と呼んだ。この症候群は、広い意味での意識障害に隣接する状態といえる。せん妄、てんかん性興奮、もうろう状態、幻覚症、アメンチアからなる症候群である。これらの意識変容を示す症状は、近年Lipowskiらの主張に従って[1][2]、せん妄として一括されている。

❸ 通過症候群(Wieck, 1956)

通過症候群とは[3]、例えば頭部外傷などで、意識障害から回復した次の時期に出現する一過性で可逆的な症候群をいう。症状群検査というテストバッテリを行って軽、中等、重度に分けられる。中等度では幻覚や妄想を伴う意識変容や情動障害がみられる。重度より高得点であれば意識障害と判定される。

通過症候群はタイプとして
①情動型(affektiv)
②健忘型(amnestish)
③幻覚型(halluzinatorisch)
④妄想型(paranoide)
⑤妄想幻覚型(paranoid-halluzinatorisch)
⑥自発性欠如型(aspontan)

⑦器質性昏迷(organische Stupor)
自発性欠如型はさらに著しく発動性が低下すると器質性昏迷(organische stupor)となる。

❹ 最軽度の意識混濁(原田憲一[4], 1960)

原田は症状精神病の基本障害として、意識障害に着目し、こうした患者では、1日のうちで意識の水準が動揺していること、最も軽い意識の混濁を把握することによって診断的にも治療的にも、大いに役立つことを示した。当時、どこの国でも一般的には意識障害とは、例えば「面接の最中にも寝入ってしまうような状態」が意識障害のうちの最も軽い段階とされ、こうした、より軽度の明識困難な状態は、むしろ注意障害に含まれ、意識障害に含まれていなかった。こうした考えが注意障害を意識障害の最軽度の段階へと組み入れる契機になったといえよう。

❺ せん妄(Lipowski ZJ, 1980, 1990)

こうした意識障害をめぐる概念の混乱をまとめあげる契機となったのは、Lipowskiの業績によるところが大きい。10年の間隔で2冊の単行本が同じ題名で出版された。1980年にオックスフォード大学出版から、せん妄(Delirium)と題する単行本[1]が出版された。せん妄の副題は急性脳機能不全(Acute brain function failure)である。Lipowskiは、もうろう状態、幻覚症、アメンチア、夢幻様体験などさまざまに呼ばれていた意識変容状態を、ヒポクラテス以来の歴史的記述から集大成し、せん妄の概念を急性の脳機能不全として一括した。

10年後の1990年に同じくせん妄Deliriumと題する単行本を出版したが[2]、この際の副題は急性錯乱状態(Acute Confusional States)と表現されている。この10年の間にこのLipowskiのせん妄概念は敷衍し、意識障害のうち、幻覚など狭義の精神症状を伴う意識変容状態はせん妄として一括され定義された。DSM-Ⅲ、DSM-Ⅲ-R、DSM-Ⅳ、DSM-Ⅳ-TMだけでなくICD-10のF：精神および行動の障害[5]でも、同様に定義されている。

❻ ICD-10でのせん妄の定義[5]

つまり、せん妄は意識障害の中に含まれ、重い意識変容と軽い意識混濁の共存する状態と考えられる（表27）。

・意識障害：意識混濁（意識の曇り）と注意の障害

表27 ● ICD-10研究用診断基準(DCR-10)

せん妄の診断基準

A. 意識混濁、すなわち、周囲に対する認識の明瞭性の減退、注意を集中したり、持続させたり、あるいは移行させたりする能力の減退を伴う
B. 次の認知障害がともにあること
 (1) 即時想起および近時記憶の障害、遠隔記憶は比較的保たれる
 (2) 時間、場所または人物に関する見当識の障害
C. 次の精神運動障害のうち、少なくとも1項があること
 (1) 寡黙から多動への予想し難い急激な変化
 (2) 反応時間の延長
 (3) 会話の増加あるいは減少、驚愕反応の増強
D. 次の睡眠または睡眠・覚醒周期障害のうち、少なくとも1項があること
 (1) 不眠、重症例では、完全な睡眠の喪失があり、日中に眠気を伴ったり、伴わなかったりするし、また睡眠・覚醒周期の逆転も起こりうる
 (2) 症状の夜間増悪
 (3) 混乱した夢および悪夢、それらは覚醒後に錯覚や幻覚として残ることもある
E. 急激な発病と症状経過の日内変動
F. 上記A〜D項に記載した臨床症状発現の原因と考えられるような基礎となる脳疾患または全身性疾患(精神作用物質には関連しないもの)の存在を、神経学的診察を含む身体的診察や臨床検査、または病歴において客観的に確認できること

(文献5)による)

表28 ● Glasgow Coma Scale(GCS)(1977年)による意識障害の分類

	スコア
A. 開　眼(eye opening)	
自発的に(spontaneous)	E4
言葉により(to speech)	3
痛み刺激により(to pain)	2
開眼しない(nil)	1
B. 言葉による最良の応答(best verbal response)	
見当識あり(orientated)	V5
錯乱状態(confused conversation)	4
不適当な言葉(inappropriate words)	3
理解できない言葉(incomprehensible sounds)	2
C. 運動による最良の応答(best motor response)	
命令に従う(obeys)	M6
痛み刺激部位に手足をもってくる(localises)	5
四肢を屈曲する(flexes)	
逃避(withdraws)	4
異常屈曲(abnormal flexion)	3
四肢伸展(extends)	2
まったく動かさない(nil)	1

- 認知機能障害：即時想起(つい先ほどのことが思い出せない)
- 近時記憶障害と失見当識：今が何時で、ここが何処であるかなどの見当がつかない。
- 精神運動性障害：寡動(動きが過度に少ない)から多動(動きが過度に多い)。反応時間の延長。会話の増加あるいは減少。
- 睡眠・覚醒リズムの障害：眠れなくなったり、夜昼の寝たり起きたりの生活リズムが逆転してしまう。
- 発症様式：急激に発症し、1日のうちでも動揺するという日内変動(1日の中での変動)を示す。

以上がみられる状態をせん妄と考えてよい。幻視(実際にはないものが見える)などの幻覚や一過性の妄想(間違った、おかしな考え)などは典型的なせん妄のときによくみられるが診断上は重要ではないとされる。

こうした意識障害自体の概念変遷を経て、意識変容を示す系列は、せん妄(Delirium)という名で診断され、痴呆(認知症、Dementia)と同じレベルに並んで、脳器質性(症状性を含む)精神障害の内の主要診断名となった。

3 意識障害の測定のための尺度

1. 意識混濁(x軸)の尺度

意識混濁の程度は一定の尺度で表すことができる。快晴(clear)の空から曇りの程度は、雲量の大きさで示すことができる。意識混濁の系列(Clouding of Consciousness)、先に述べたx軸、つまり傾眠(Somnolence)から深昏睡(Deep Coma)に至る系を判定する有名なものにGlasgow Coma Scale(GCS)がある。表28に示すように開眼するか、言葉による最良の反応か、運動による最良の反応の3つで意識混濁(曇り具合)の系列を判定する。

わが国ではJapan Come Scale(JCS、表29)がある。やはり同様に呼びかけによる言語刺激から痛み刺激など、刺激に対する患者の反応から混濁の程度を表現する。わが国においても2003年4月から、特定機能病院にすでに部分的に導入されている診断群分類に基づく包括評価制度(Diagnosis Procedure Combination；DPC)でも、患者の状態を示す補助尺度として、意識障害の判定についてはこのJCSが用いられて普遍化されている。

表29 ● JCSの意識障害の分類（3-3-9度方式）

Ⅰ．刺激しないでも覚醒している状態（1桁で表現）：せん妄、錯乱
　1．だいたい意識清明だが、今一つはっきりしない
　2．見当識障害がある
　3．自分の名前、生年月日が言えない

Ⅱ．刺激すると覚醒する状態—刺激をやめると眠り込む（2桁で表現）：昏迷、傾眠
　10．ふつうの呼びかけで容易に開眼する
　　　合目的的な運動（例えば右手を握れ、離せ）をするし言葉も出るが間違いが多い
　20．大きな声または身体を揺することにより開眼する
　30．痛み刺激を加えつつ呼びかけを繰り返すとかろうじて開眼する

Ⅲ．刺激しても覚醒しない状態（3桁で表現）：深昏睡、昏睡、半昏睡
　100．痛み刺激に対し、払いのけるような動作をする
　200．痛み刺激に少し手足を動かしたり、顔をしかめる
　300．痛み刺激に反応しない

注：R…不穏　　I…失禁　　A…無動無言症、失外套症候群　　（例：100-I 20-RI）

2. 意識変容（y軸）、せん妄の発見ツールと尺度

一方、意識変容の系列、つまりY軸についてもいくつかの尺度が考案されて用いられている。

せん妄の診断は慣れていないとなかなか難しい。せん妄には2つのタイプが含まれる。一方は急激に興奮する運動過多型（hyperactive type）と、不活発で反応に乏しい運動減少型（hypoactive type）である。特に運動減少型のせん妄の場合、不活発で反応に乏しいので、軽いうつ状態などと誤解されて、見過ごされることがある。看護師などの医療スタッフにとって「せん妄ではないだろうか？」と、周囲のスタッフに最初に問題提起するのは、なかなか勇気がいるものである。こんな場合、せん妄スクリーニング・ツールを使うことができる。町田らは一般医療スタッフを対象に、身体疾患の患者の中に発生したせん妄状態を、他の精神疾患からスクリーニングすることを目的に、DST（せん妄スクリーニング・ツール）を開発した[6]。つまりこれを用いて「せん妄の可能性」のある患者を見つけ出すことを目的にしている。発見の後で診断基準に基づいて、診断のついたせん妄患者にはTrzepacz PTらのせん妄評価尺度（1998年改訂版）でその重症度を点数化することができる[7]。こうしてどのスケールで何点という形での評価はできる。しかし、変容のy軸にどの精神現象をどのような順に並べるか、意識変容の程度についての概念の論議が未分化のため共通の尺度として認められたと言えるものは未だない。

4　意識障害（混濁）の診断と原因疾患、高齢者の場合

意識障害をきたしやすい疾患名を記憶しておくと臨床的に役立つ。意識障害、ことに昏睡を示している時、その原因を診断することは重要だが、診断より、まず救命救急処置を優先しなければならないことが良くある。呼吸障害（チアノーゼ、気道確保）、血圧脈拍の異常、特にショックの有無、外傷の有無である。必要ならすぐに応援を求める。そして救急隊員、家族などから話を聞く。眼底検査に気をとられて、腹腔内の外傷性腸間膜出血の発見が遅れたことがある。一般状態の観察がまず優先され、次が神経学的検査である。意識状態、髄膜刺激症状、脳局在徴候の判定をして、血液採取後、緊急CTなど画像診断室に運ぶことが多い。

葛原は1984年に東京都老人医療センター内科系病棟に入院した2,234例のうちで約18％の406例が意識障害を呈したと報告している[8]。その原因（表30）を分けると中枢神経系疾患が最も多く41.0％、代謝性疾患17.4％、循環器疾患15.1％、呼吸器疾患11.0％、薬物中毒6.4％としている。

また意識障害をきたした中枢神経系疾患181例のうちの疾患順位（表31）は、脳梗塞を筆頭に、脳出血、認知症、遅発性発作、慢性硬膜下血腫の順となる。代謝・内分泌疾患で意識障害をきたしたものは、表32に示すように76例で、疾患名としては、肝性脳症、脱水、尿毒症、低Na血症、代謝性アシドーシス、医原性低血糖、高浸透圧性非ケトン性糖尿病性昏睡などの順に多い。このような臨床的に多い疾

表30 ● 意識障害の原因（系別）

中枢神経系疾患	41.0%
代謝・内分泌疾患	17.4%
循環器疾患	15.1%
呼吸器疾患	11.0%
薬物中毒	6.4%
その他	9.0%

1984年東京都老人医療センター内科系病棟入院の高齢者2,234例中406例（18.17%）が意識障害を呈した。

表31 ● 意識障害をきたした中枢神経系疾患患者181例の原因疾患

脳梗塞	64
脳出血	30
認知症（夜間せん妄など）	27
遅発発作など	22
慢性硬膜下血腫	14
脳腫瘍	7
一過性脳虚血発作	6
髄膜炎	4
頭部外傷	2
その他	5
計	181

表32 ● 意識障害を生じた代謝・内分泌疾患の原因（例数）

肝性脳症	20
脱水	14
尿毒症性脳症	9
低ナトリウム血症	6
代謝性アシドーシス	6
医原性低血糖など	6
高浸透圧性非ケトン性糖尿病性昏睡	5
高カルシウム血症	2
SIADH	2
低カルシウム血症	1
甲状腺機能亢進症	1
代謝性アルカローシス	1
その他	3
計	76

（文献8）による）

5 意識障害（変容）、せん妄の成り立ちと原因疾患、高齢者の場合

1. せん妄の原因は多要因性である

せん妄の病因は多要因（multi-factory）で、特に高齢になるにつれその傾向が強まる。Lipowskiは多くの要因を、①直接原因（precipitating factors）、②誘発因子（facilitating factors）、③準備因子（predisposing factors）の3つの要素に分けている[2]。この3つの要素が重なり合ってせん妄を発症させる。われわれの経験した150例の高齢者のせん妄入院症例をこの分類に準拠して整理した（図4）[9]。

❶ 直接原因

直接原因というのは薬物中毒を含め、明らかに急性意識障害の原因となりうる中枢神経系あるいは脳に影響を与える代謝性疾患のことである。せん妄患者150例のうち82例に認められ、全体の54.7%を占めていた。最も多かったものは、抗パーキンソン薬などによる薬物因性のせん妄である。全体の19%に達する。代謝性脳症（肝障害や腎障害、呼吸不全などに由来する）がこれについでいた。

❷ 誘発因子

直接原因が認められない場合は、次に誘発因子を考える必要がある。せん妄の発症直前にみられる睡

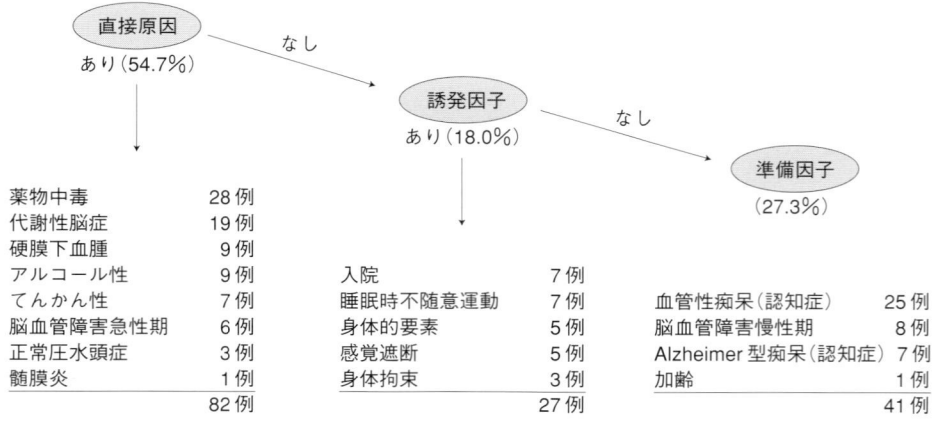

直接原因
あり（54.7%） → なし → 誘発因子
あり（18.0%） → なし → 準備因子
（27.3%）

薬物中毒	28例
代謝性脳症	19例
硬膜下血腫	9例
アルコール性	9例
てんかん性	7例
脳血管障害急性期	6例
正常圧水頭症	3例
髄膜炎	1例
	82例

入院	7例
睡眠時不随意運動	7例
身体的要素	5例
感覚遮断	5例
身体拘束	3例
	27例

血管性痴呆（認知症）	25例
脳血管障害慢性期	8例
Alzheimer型痴呆（認知症）	7例
加齢	1例
	41例

図4 ● せん妄患者150例の原因別分類

眠妨害、心理的負荷や状況因などで、27例にみられ18.0％であった。入院による環境変化や睡眠時ミオクローヌスなど睡眠妨害によるものが多く、痛みや頻尿などの身体的ストレス、視覚障害者の環境変化や個室への隔離などの感覚遮断、身体拘束や骨折の保存的治療の際の強制的な臥床などであった。

❸ 準備因子

最後に直接原因も誘発因子もみられない場合には、準備因子を検討する必要がある。これは脳血管障害慢性期あるいは認知症などによる慢性的中枢神経の脆弱要因である。準備因子の認められたのは41例、27.3％が相当した。こうした準備因子のみしか見い出せないせん妄は高齢者に特徴的で、反復性に起こるいわゆる夜間せん妄である。

6 意識障害を軽いうちに捉える工夫

意識障害を早めに、しかも軽度のうちにチェックできるように、さまざまな工夫がある。ひとつだけで完全を期することは出来ないので、あくまでも多面的に捉えることが大事である。そのうちのいくつかについて述べる。

❶ 原田の最軽度の意識障害

最初に重点をおかなければならないのは原田のいう軽い意識障害の捉え方である[4]。最軽度の意識障害を把握するための着目すべき点として原田は次の4点を挙げている。①思考のまとまりの悪さ：長い思考過程を辿らせたとき初めてわかるような、②些細な単語の言い間違い：語性錯語が多い、③暗算を課してみる：不注意による間違いがあり、かつその間違いにすぐ気付く、④感情・意欲面の障害：はしゃいだり、不機嫌に黙ったり、無欲状だったりする。こうした点を表33にまとめた。

❷ 認知障害を捉える

せん妄を評価する尺度としてDRS（Delirium rating scale）がある[7]。その項目6に認知障害の評価があるが、評価に先立ってテストを行わなければならない。Lipowskiらの用いている精神状態試験（表34）は5項目からなり、注意、見当識、記憶、抽象思考、思考の速さ・流暢性が含まれている。ベッドサイドで簡単に行うことができる。問題点としてはまだ標準化されていないことが挙げられる。したがって、いくつの領域が障害されているかという判断は可能だが、これが悪いからといってせん妄の疑いが濃いというわけではない。

❸ 注意障害を捉える

頬－手テストはベッドサイドで簡単に行うことができ、注意障害の検出にとても鋭敏な検査である。

表33 ● 最軽度の意識混濁を把握するための目のつけどころ（原田憲一）

1. 一見正常にみえ、質問にだいたいのところ正答。しかし本来の活発さや生彩に欠ける。
2. 注意の面
   ① 長い思考の際、緻密さに欠け、まとまりが悪い
   ② 些細な単語の言い間違い、語性錯語が多い
   ③ 連続の引き算、桁の繰り下がりを間違える
3. 感情、意欲の面
   ① 軽く躁的：多弁で、はしゃいで、お節介、のんきで多幸的
   ② 緘黙状態：不機嫌、かたくなに返事をしない
   ③ 無欲状：ぼんやりして、ほうっておけばずっとそのまま
4. 記憶の面
   ① 多少とも残る記憶欠損
   ② しかし後知恵では臨床的に役に立たない
   ③ 最も大切なのは、その場での精緻な観察
5. 意識混濁のレベルは時々刻々と動揺し、変転する。治療可能性は常にある。

（文献4）による）

表34 ● mental status examination（MSE）

1. 注意
   100から次々に3を引かせる
   20から逆に数えさせる
   曜日の名前を逆から言わせる
2. 見当識
   日付、曜日、時刻
   患者のいる場所の名前と位置
   親しい間柄の人の名前、およびその人と患者との関係
3. 記憶
   3つの単語と3つの物品を5分後に想起できるか
   呈示された数字の順唱と逆唱
   入院時の状況、および入院の日付と理由
4. 抽象的思考
   湖と川の違い
   オレンジとバナナの共通点
   2、3の単語の定義
   1つのことわざの解釈
5. 思考の速さと流暢さ
   単語流暢度テスト（1分間にできるだけ多くの単語を言ってもらう；約30語が標準）

（文献2）より筆者訳して引用）

患者に相対して座り、開眼をさせたままで、検者が両人差し指を用いて、患者の手背と頬に同時に軽く触れ、どこに触れたかを患者に答えさせる。2ヵ所同時に触れたのに、患者が1ヵ所しか答えないことが多い。そのときには、ほかには触りませんでしたかと必ず重ねて訊く。例えば左頬と右手背、右頬と左手背、右頬と右手背…といったように計10回行って、何回できたかをカルテに記載しておく。注意障害がなければ全問正解する。しかし高齢の認知症疾患では正解できないことがある。もともとは精神身体統合機能を検査するテストという。

❹神経症状を捉える(Asterixis[10]に注目しよう)

特に肝不全や腎不全によるせん妄の場合、かなり特異的な神経症状が出現することがある。tremor（振戦）、myoclonus（ミオクローヌス）、それにastreixis（姿勢保持不能症）がせん妄に、特に肝不全や腎不全によるものに出現する。astreixisは羽ばたき振戦（flapping tremor）とも呼ばれ、四肢の伸筋群と屈筋群に同時的に起こる筋放電の中断によって特徴づけられる。すべての意識障害に必発とはいえないが、これがあると中脳レベルでの脳機能障害が考えられる。筋電図検査でよりはっきりと把握できるが、簡便にはベッドサイドで判別できる。両上肢を前方に挙上させ、手首を重力に抗して背屈伸展させたとき、手関節・中手指関節の急激な掌屈とそれに続く急速な復元運動として確認できる。これを軽度な意識障害の特異的な神経症候として利用できるのである。代謝性の障害では両側性に、限局性脳病変では片側性に出現する。

7 せん妄の前駆症状

今まで述べてきたように、せん妄は意識障害のうちの特殊な亜型で、覚醒系の障害とともに脳内興奮過程の存在が考えられる。病態によって、意識障害の形がせん妄という型を取りやすい疾患がある。最も古くからそれが知られているのはアルコール離脱症候群である。

❶振戦せん妄の経過と前駆症状

せん妄は数時間か数日間という急性発症を示す。本格的な発症に先立ってみられる前駆症状は、無気力や落ち着きのなさ、不眠、生々しい夢や悪夢、外的刺激に対する過敏反応などからなり、せん妄発症に先立つ24〜72時間頃にみられる。アルコール離脱症候群の中に振戦せん妄を位置づけ、断酒後の時間経過を多数例の検討から明らかにしたのはVictorらである[11]。間欠清明期を挿んで離脱症候群は2つの群からなる。最終飲酒後、6〜8時間を経てからまず小離脱症候群として軽度の自律神経症状、一過性幻覚症、それに痙攣が出現する。自律神経症状には、発汗、動悸、吐き気、嘔吐、立毛筋反射、顔面紅潮、手指の振戦が含まれる。これに不安焦燥を伴う。また音や光刺激に対して過敏になる。それがいったん収まり、さらに1〜2日の間欠清明期を経過した後、振戦せん妄を含む大離脱症候群が出現する。過活動型（hyperactive-hyper alert type）のせん妄に激しい自律神経失調を伴うのが振戦せん妄である。

❷CCU症候群の前駆症状

集中治療室（intensive care unit；ICU）や心臓循環系疾患集中治療室（coronary care unit；CCU）での治療経過中に生じる精神症状[12]についても精神科領域で注目されるようになった。ICUないしCCUせん妄は、そのうちの1つで「ICUに収容後2〜3日の意識清明期（このときに不眠は出現している）を経た後に、主としてせん妄を呈し、その症状は3〜4日あるいは転室するまで続き、症状の経過後はなんらの後遺症を残さない。その発症要因には身体因が大きくかかわっている」と定義されている[12]。この際の前駆症状としては[13]、「不安、腰背部の痛み、バルーンの違和感それに体動」が挙げられている。

❸術後せん妄の前駆症状

外科手術後の術後精神障害のうち、せん妄を示すものをいう。いくつかの特徴があるが、高齢者に多く、中等度以上の手術で、手術から発症までに間欠清明期のあるものが多い。この際の前駆症状としては、山城[14]によれば不安や不眠である。またこの術後せん妄は当然のことながら、ICUあるいはCCUせん妄と重なっている。

8 意識障害の神経生理学

　脳波は個々の患者の意識混濁の推移を知るうえでは有用だが，意識変容の程度には対応した変化を示さないために，これだけでせん妄の病態を捉えるのは難しい．一方，閉瞼している状態の眼球運動は脳波検査の際に簡単に同時計測できる．眼球運動は島薗ら[15]によって詳しく述べられている．眼球運動は速い動き（rapid，R群）と遅い動き（slow，S群）の2種類に分けられ，中脳・橋レベルの各々別の独立した機構で制御されている．せん妄状態の患者で眼球運動を記録すると特異な波形がみられることがある．特にアルコール離脱症候群ではせん妄時にゆっくりしたS群の波形に速い動きR群が重畳した動きがみられ，RSタイプと呼ばれる[16]．臨床的に観察されるせん妄症状と対応して断酒後3～4日に最も多く出現する．

　急性心筋梗塞患者が収容された集中治療室で起こすCCU症候群でも，発症から3病日頃にRSタイプの眼球運動が最も多く出現する[13]．臨床症状としてのせん妄とRSタイプの眼球運動の出現には密接な関連がある．この眼球運動異常は，臨床的なせん妄の発症に先行してみられる．アルコール離脱症候群でせん妄発症する以前の記録で，RSタイプの出現や急速眼球運動頻発のみられる群では，正常な眼球運動を示す群より，その後のせん妄発症率が高い．平沢は外科手術を前提に入院した高齢者に術前検査として眼球運動を測定すると，RSタイプや急速眼球運動の頻発を示す眼球運動異常群では正常群と比べてその後の術後のせん妄発症率が有意に高いと報告した[17]．せん妄の発症に関して個体側の準備因子（脳機能の失調）があらかじめ存在し，これが異常な眼球運動として反映されていると考えられる．またこの準備因子は加齢とともに高まると考えられる．生理的にはせん妄の準備因子は急速眼球運動の制御機構と睡眠・覚醒リズムのregulatorと密接に関連していると想定されている[18][19]．

（一瀬邦弘）

●文献

1) Lipowski ZJ : Delirium ; Acute brain function failure. Oxford UP, New York, 1980.
2) Lipowski ZJ : Delirium ; Acute Confusional States. Oxford UP, New York, 1990.
3) Wieck HH : Zur Klinik der sorgenannten symptomatischen Psychosen. Dtsch Med Wochenschr 81 : 1345, 1956.
4) 原田憲一：意識障害を診わける．第8版，pp32-48, 診断新社，大阪，1994.
5) World Health Organization : The ICD-10 Classification of Mental and Behavioral Disorders ; Diagnostic criteria and research. World Health Organization, 1993 [中根允文，岡崎裕士，藤原妙子（訳）：ICD-10精神および行動の障害；DCR研究用診断基準．医学書院，東京，1994].
6) 町田いずみ，上出晴奈，岸　泰宏，ほか：看護スタッフ用せん妄評価スケール（DRS-J）の作成．総合病院精神医学 14 : 1-8, 2002.
7) Trzepacz PT, 岸　泰宏，保坂　隆，ほか：日本語版せん妄評価尺度98年改訂版．精神医学 43 : 1365-1372, 2001.
8) 葛原茂樹：神経疾患の治療とケア；老年症例における特殊性．神経進歩 34 : 199-210, 1990.
9) 一瀬邦弘：せん妄．精神科レビューno.26；せん妄，一瀬邦弘（編），pp5-15, ライフサイエンス社，東京，1998.
10) 土井永史：asterixisに注目しよう；軽度意識障害の診断の向上のために．総合病院精神医学 10 : 60-62, 1998.
11) Victor M, Wolfe SM : Causation and treatment of the alchohol withdrawal syndrome. Alcoholism, Brome PG, Fox R (eds), pp137-149, Academic Press, New York, 1973.
12) 黒澤　尚：ICU症候群．救急スタッフのための精神科マニュアル，日本救急医学会精神保健問題委員会（編），pp18-19, へるす出版，東京，1992.
13) 中島一憲，守屋裕文，松島英介，ほか：CCU症候群の神経生理学的研究．精神経誌 90 : 453-468, 1988.
14) 山城守也：高齢者術後精神障害とその対策．消化器外科 14 : 65-71, 1991.
15) 島薗安雄（監修）：眼とこころ；眼球運動による精神疾患へのアプローチ．pp9-135, 創造出版，東京，1991.
16) 一瀬邦弘，島薗安雄：薬物/アルコール使用に伴う睡眠障害．臨床症状シリーズ第16巻，睡眠障害，p130, p157, 上田英雄，島薗安雄，武内重五郎，ほか（編），南江堂，東京，1982.
17) 平沢秀人：老人の術後せん妄の臨床的研究；せん妄の発現機序について．精神経誌 92 (7) : 391-410, 1990.
18) Tachibana M, Tanaka K, Hishikawa Y, et al : A sleep study of acute psychotic status due to alcohol and meprobamate addiction. Advance in Sleep Research, Spectrum (ed), pp177-205, Spectrum, New York, 1975.
19) 菱川泰夫，杉田義郎，飯島寿佐美，ほか：異常な睡眠状態"stage 1-REM"とそれに類似したREM睡眠の解離現象の病態生理；幻覚，異常行動，意識障害を特徴とするせん妄状態のメカニズム．神経進歩 25 : 1129-1148, 1981.

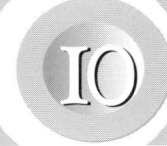

軽度認知障害

●●● はじめに

今日、軽度認知障害とはアルツハイマー病（Alzheimer disease；AD）など認知症の前駆状態を意味する状態もしくは症候群という意味で使われる専門用語になりつつある。その代表がMild Cognitive Impairment（MCI）である。

これらが注目される背景には、新たな治療法の開発に伴ってADの早期診断が重要になってきたことがある。今日の標準的なAD診断はアメリカ精神医学会の「精神障害の分類と診断の手引」DSM-IV[1]や、WHOによる国際疾病分類第10版（ICD-10）を用いた操作的診断である。しかしそれらに示された項目を満たすようになる時期は決して早期とはいえない。そこでADなどの最初期の特徴を明らかにする必要を生じた。そこからADの早期に特徴的な神経心理学的異常パターンを明らかにしようとする方向で研究が進んだ。また脳機能画像により最初期を捉えようとするアプローチも確かな成果をもたらした。

正常とAD初期の鑑別のポイントは記憶と言語機能にあるとされる。記憶では特にエピソード記憶と遅延再生の障害が初期に特徴的な所見として注目されてきた[2]。言語機能では、かなり早期から意味記憶や語彙利用に支障をきたしがちである[3]。あるいは注意の分割・維持・選択における障害、あるいは視空間機能や理解などの障害が早期からみられる場合もある。

1 認知症の前駆状態の概念

この代表的であるMCIについては現在論議の最中にあり、その概念は混沌としている。しかしPetersenらによるオリジナルな定義は[4]、記憶障害に重点がおかれた固有の診断基準になっている（表35）。

疫学的には、地域に住む65歳以上の一般高齢者のおよそ5％程度がこうした定義に該当するとされ

表35 ● Mild Cognitive Impairment
- 主観的なもの忘れの訴え
- 年齢に比し記憶力が低下（記憶検査で平均値の1.5SD以下）
- 日常生活動作は正常
- 全般的な認知機能は正常
- 認知症は認めない

る。これらの対象を追跡調査すると1年に10～15％が、4年で約半数がADなどの認知症へと進行する。

もう1つの代表的な概念としてAge-Associated Cognitive Decline（AACD）がある。これは国際老年精神医学会のグループによって定義されたものである[5]。

AACDは、認知症の前駆期にみられる障害は記憶に限るわけではないとした点に特徴を有する。つまり記憶以外に言語、注意、視空間機能、論理（推論）に注目している。地域に住む65歳以上の一般高齢者の25％程度が該当し、こうした人の3割が3年以内に認知症へと進行するとされる。

MCIとAACDとはいずれも操作的な診断概念である。だからたとえ年齢や教育年数を考慮しても、一定の条件を満たす個人は前駆状態にあると機械的に判断されるわけである。確かに除外項目も設けられているが、個人史や生活環境まで考慮して個別に判断されるわけではないので、少なからぬ偽陽性、偽陰性例を生じる可能性がある。

2 MCIの疫学

まず病院におけるMCI患者の追跡調査から認知症へと進行する者（converter）の割合が示された。PetersenらがMayoクリニックにおいて彼らの基準によるMCI状態にある対象を15年以上にわたって追跡調査した。その結果、1年あたり平均で12％の割合で認知症あるいはprobable ADへと進行したと

される。また6年でおよそ80％が認知症に至ったと報告しているが、MCIと診断される者のうち10％以上は最終的に認知症にならないと考察している。こうした非converterの基礎疾患には海馬の硬化症や外傷などがあると推察されている[6]。

Morrisら Washington大学のグループは認知症の程度を5段階で評価する尺度である Clinical Dementia Rating(CDR)で0.5の段階を amnestic MCIとほぼ同義に扱っている。彼らはCDR0.5をさらに3グループに分けている。すなわち既にADであるCDR0.5/AD、またAD初期を意味するCDR0.5/incipient、それに認知症とは断定しかねるCDR0.5/uncertainである。CDR1以上になれば認知症化したと定義してこれらの対象を5年間にわたって追跡した。その結果、各グループの認知症化率は60％、36％、そして20％であった。なおその率は、調査開始時に認知症がないとされたCDR0のグループではわずかに7％であった。認知症の診断後に死亡し、解剖された32例のうちの28例（88％）は病理学的にADと診断された。TorontoまたSeattleの調査でもMCIから認知症へのconverterの発生率は10％あまりとされる[6]。

遅れて地域における疫学調査から、一見健常にみえる地域住民におけるMCI状態にある個人の率(prevalence of MCI)が報告されるようになった。初期になされたフィンランドの小規模（403名の対象）疫学調査ではAACDの診断基準を用いて26.6％が認知症前駆状態にあったと報告している[7]。

フランスのRitchieは一般医の協力の下に60歳以上の833名を対象にした地域疫学を行った。その結果MCIのprevalenceは3.2％、AACDのそれは19.3％であった。またMCIからのconverterは3年間で11.1％であったのに、AACDからは28.6％であったとして、後者を有用だとしている[8]。

またフランスの地域疫学調査PAQUIDは2,084名の対象を追跡した結果から、MCIのprevalence2.8％、1年あたりに新たに発生する率(incidence)を約1％と報告している[9]。またMCIからのconverterの率を8.3％/年としている。特記すべきは調査開始時にMCIと診断された者の4割以上が後の調査では正常と判断されたと述べていることである。このMCI状態の不安定さの問題はほかでも報告されており、留意すべきである。

地域の疫学調査からMCIのprevalenceが最近次々と報告されている。これらを通覧するとMCIの定義次第ではあるが、概して5〜6％以下としている。Petersenにより2001年に新たに提唱された3つのMCIタイプ(MCI-amnestic、MCI-multiple domains slightly impaired、MCI-single nonmemory domain)ごとにprevalenceをみた報告がある[10]。それによればMCIすべてでは約20％、最もADへ進行しやすいとされるamnesticタイプは6％であったと示されている。

要するに認知症前駆状態をどのように定義するかによってその有病率が大きく異なることはいうまでもない。

そこに注目してドイツでBusseらが、75歳以上の地域住民を対象にいくつかの定義ごとに有病率と認知症への進展率を前向きに調査している[11]。すなわち上述した2001年のPetersenらによる3つのMCIとそれらを改変したものである。改変とは、5つの認知領域においてカットオフ値を年齢と教育年数を制御して平均値より1SD、1.5SD、2SD以上低い場合に設定したことを意味する。また本人の主観ならびに周囲の人の観察による認知機能の低下という項目の有無でも分けている。よって18種類のMCIがある。

これらの検討では有病率は1〜15％という幅広い結果を示した。3年以内に認知症へと進展する割合が最も高率であったのは1.5SD以上の低下をカットオフとしたと場合のMCI-amnesticで、50％を超える結果であった。ROC曲線は感受性と特異度を併せて評価する際に用いられる。カットオフ値を1SDにとり、主観的な訴えを除外したMCI-multiple domains slightly impaired だけがROCによる解析でなんとか満足できる結果を示した。つまり地域調査で認知症を予測する状態像としてのMCI-amnesticの有用性を否定する結果が示されている。なお主観的訴えの価値を診断項目から除外すれば、感受性は高まるが特異度は下がることも示されている。

本来循環器疾患を縦断研究してきた組織であるアメリカの他施設共同研究体 Cardiovascular Health Study はMCIについても新たに研究を展開している[12]。上記の3つのタイプのMCIを総計すると対象の19％がMCIであった。またamnesticタイプは6％であり、これらの患者ではMRI上の虚血病巣が73％、うつ病が11.5％認められた。ほかにもアル

コール依存歴や化学療法など医学的要因が関与する可能性が示されている。

3 今後の動向

第1回 Mild Cognitive Impairment Key シンポジウムが2003年9月、スウェーデン・ストックホルム郊外で開催された。このシンポジウムはカロリンスカ研究所のグループがホストとなって行われた。

この会議では、MCI を、①臨床面、②遺伝子、③生物学的マーカー、④認知機能、⑤脳画像、の5つの分野から各3名のスピーカーがそれぞれの研究報告や考えについて講演した。以下ではシンポジウムの概要を紹介するとともに、最終的に議論されたMCI の概念を紹介する。

1. 臨床面

MCIの提唱者であるPetersenがまずMCIの概念の変遷とこれまでの知見を紹介した。続いてamnestic MCI は最も高率にADになっていく群かも知れないと述べた。そしてsingle non-memory MCI やmultiple domain MCIには、AD以外の前頭側頭型痴呆（認知症）やうつ病などによる認知機能低下状態を含んでもよいとする彼の考えを述べた。

一方Visserは、amnestic MCIのクライテリアはADの前段階の鑑別において感度が低く、年齢の影響を受けるので診断には有用でないとした。そして年齢、MMSE得点、機能障害、認知機能検査、側頭葉内側の萎縮、ApoE遺伝子多型の6項目からなるPre-clinical AD Scale が有用だと述べた。またRitchieは、疫学的調査と臨床の現場では同じMCIのクライテリアを用いてよいのかと疑問を投げかけた。

2. 遺伝子

DuijnがApoE ε4をもつ健常者を追跡してMCI状態に至るか否かを明らかにするのにこのアリルが有用だと述べた。

3. 生物学的マーカー

Blennowは、まずMCIでもApoE ε4をもつものの方が髄液中のtau濃度が高いことを示した。次にA β 1-42、A β N3-42、A β N18-42の測定について報告した。その結果、A β 1-42/A β N18-42比がADやADに進行したMCI群では低値、MCIのままで経過する群とレビー小体を伴う認知症では高値だったと述べた。つまりA β N18-42が最も感受性の高いマーカーである可能性を示した。東北大学の荒井は、MCIのまま経過する群は脳室周囲白質病変が健常者やADに進行する群と比べて強いことを示した。また将来の発症前診断を見据えてアミロイド・イメージングへの期待も語った。

Fratiglioniは、疫学研究の立場から生物学的マーカーとしての髄液の意義を論じた。MCIからADに進行するものを髄液検査から予測すると、特異性は80％、感受性は70％程度だとした。そして他の認知症や血管障害、うつなどの除外が重要となることを示した。

4. 認知機能

Bäckmanが、メタ解析から高齢者の次の要因に注目すれば将来ADへと進行する者を予測できるとした。まず記憶障害であり、次に脳の萎縮・糖代謝の低下といった画像所見がある。さらにもの忘れの訴え、家族による認知機能低下の陳述、抑うつ症状、社会参加の低下なども含まれる。

Albertは、記憶の次に障害を受けるのが実行機能であること、非言語性よりも言語性記憶の評価が判別上優れていると述べた。また評価尺度の経時的な変化をみていくことの有用性を強調した。Jormは、MCIに対する治療的介入について論じた。そしてこれらを行ってもリスクは減らないと述べ、コストパフォーマンスの点から疑問を投げかけた。

5. 脳画像

Leonは、海馬が正常の70％程度に萎縮すると記憶力の低下が起こり、ADでは55％ほどに萎縮していると述べた。Jackは、MRIと^{1}H-MRSを用いてMCIの画像解析を行い、健常者とMCIそしてADを単一の計測で区別するなら海馬体積の比較が最も

適しているとした。またMCIとADとの鑑別に最も感度が高いものとして後部帯状回のNアセチルアスパラギン酸/クレアチン比を挙げた。Nordbergは、遺伝子型の違いにより糖代謝の低下する部位は異なると報告した。つまりApoE ε4のキャリアでは左側頭葉の外側後方だが、APP670/671突然変異遺伝子をもつ人なら右側頭葉の内側下方であることを示した。また、^{11}C-PIBを用いたAD患者の脳アミロイド・イメージングを示すとともに、脳内のアミロイドをターゲットとする治療を考えるなら、βアミロイドーシスとADの鑑別が重要になると述べた。

5つの分野からの発表がすべて終了した後、全体のまとめがなされた。「MCIは有用な概念か?」という質問に全参加者の賛同が得られた。また、「MCIは加齢とは一線を画するものか?」という質問には大多数が賛意を示した。さらに、「MCIを広く一般に普及していく方向でよいか?」という質問でも大多数が合意した。しかし「専門家か一般医のいずれがMCIを治療すべきか?」という問いには一定の見解が得られなかった。

最終的に臨床部門から現時点でのMCIとして以下の概念が提唱された。

MCIは、正常と認知症の境界(boundary)に位置するもので、以下の2項目を満たすものとする。
①(以前と比べて)認知機能の低下がある。
②日常生活能は、自立あるいは軽度の障害を認める程度。

つまり、この会議で最終案として出されたMCIの概念では、標準化されたテストバッテリーを用いて認知機能の低下を示す必要の有無には触れられなかった。本人の自覚だけでよいのか、家族からの情報から判断するのかについても同様である。さらに元来の知的レベルの違い、うつ病や統合失調症などの精神疾患による認知機能低下状態などはどう区別していくのかといった課題も残されている。

本来MCIの意義は、認知症、特にADに進行するものを捉えていこうとするところにあったはずである。現時点での試案は、こうした立場からみてむしろ後退したものになったという印象が強い。

(朝田　隆、谷向　知)

●文献

1) American Psychiatric Asoociation : Diagnostic and statistical manual of mental disorders. 4th ed (DSM-IV), Washington DC, 1994.
2) Rubin EH, Storandt M, Miller JP, et al : A prospective study of cognitive function and onset of dementia in cognitively healthy elders. Arch Neurol 55 : 395-401, 1998.
3) Kemper S, Mitaner TL : Language production and comprehension. Handbook of the psychology of aging, 5th ed, Birren JE, Schaie KW (eds), pp378-398, Academic Press, San Diego, 2001.
4) Petersen RC, Smith GE, Waring SC, et al : Mild Cognitive Impairment ; Clinical characterization and outcome. Arch Neurol 56 : 303-308, 1999.
5) Levy R : Ageing-associated Cognitive Decline. Int Psychogeriatr 6 : 63-68, 1994.
6) Petersen RC, Morris JC : Clinical features. Mild Cognitive Impairment, Petersen RC (ed), pp15-39, Oxford UP, New York, 2003.
7) Hanninen T, Koivisto K, Kari J, et al : Prevalence of Ageing-associated cognitive decline in an elderly population. Age Ageing 25 : 201-205, 1996.
8) Ritchie K, Artero S, Touchon J : Classification criteria for mild cognitive impairment. Neurology 56 : 37-42, 2001.
9) Larrieu S, Letenneur L, Orgogozo JM, et al : Incidence and outcome of mild cognitive impairment in a population based prospective cohort. Neurology 59 : 1594-1599, 2002.
10) Lopez OL, Jagust WJ, DeKosky ST, et al : Prevalence and classification of mild cognitive impairment in the Cardiovascular Health Study Cognition Study ; part 1. Arch Neurol 60 : 1385-1389, 2003.
11) Busse A, Bischokopf J, Riedel-Heller SG, et al : Subclassification for mild cognitive impairment ; prevalence and predictive validity. Psychol Med 33 : 1029-1038, 2003.
12) Lopez OL, Jagust WJ, DeKosky ST, et al : Prevalence and classification of mild cognitive impairment in the cardiovascular health study cognition study. Arch Neurol 60 : 1385-1389, 2003.

II 認知症

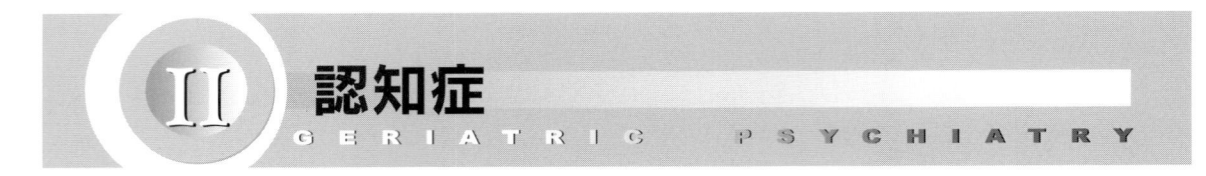

1. 認知症の鑑別

●●● はじめに

認知症とは、記憶と判断力の障害を基本とする症候群である。判断力の障害とは、失語、失行、失認、行為遂行障害をいい、現実に即した適切な行動ができないことをいう。認知症は症候群であり、外傷、感染、代謝異常、内分泌異常、中毒、血管性障害、変性性のいずれの機序によっても、大脳の皮質・白質・基底核の障害が一定レベルを超えて広範になると発症する。

DSM-IVでは、認知症の診断基準として、①記憶障害、②失語・失行・失認、行為遂行の障害のいずれか、③社会生活あるいは職業上の障害をきたしていること、を挙げている。すなわち、記憶障害と認知障害があり、そのために日常生活に支障が出ているものを認知症と診断する。

ICD-10では、認知症(F00～F03)を大きく3分類しており、アルツハイマー病(F00)、血管性痴呆(以下、血管性認知症)(F01)、そして、その他の疾患による認知症(F02)とに分けられている(表36)。その他の疾患による認知症(F02)として、ピック病(F02.0)、クロイツフェルト・ヤコブ病(F02.1)、ハンチントン病(F02.2)、パーキンソン病に伴う認知症(F02.3)、HIV脳症(F02.4)が挙げられ、身体疾患に続発する認知症(F02.8)として、無酸素脳症、頭部外傷、感染症、内分泌異常、代謝異常などが挙げられている。身体疾患に続発する認知症は二次性の認知症であり、原疾患の早期診断と適切な対応により、認知障害の回復が期待できるものである。

ICD分類は高齢者における認知症の大多数を占めるものとして、アルツハイマー病と血管性認知症と

表36 ● ICD-10における痴呆(認知症)の分類

F00	アルツハイマー病の認知症(G30.—)
F00.0	早発性アルツハイマー病の認知症(G30.0)
F00.1	晩発性アルツハイマー病の認知症(G30.1)
F00.2	アルツハイマー病の認知症、非定型あるいは混合型(G30.8)
F00.9	アルツハイマー病の認知症、特定不能のもの(G30.9)
F01	血管性認知症
F01.0	急性発症の血管性認知症
F01.1	多発梗塞性認知症
F01.2	皮質下血管性認知症
F01.3	皮質および皮質下混合性血管性認知症
F01.8	他の血管性認知症
F01.9	血管性認知症、特定不能のもの
F02	他に分類されるその他の疾患の認知症
F02.0	ピック病の認知症(G31.00)
F02.1	クロイツフェルト・ヤコブ病の認知症(A81.0)
F02.2	ハンチントン病の認知症(G10.—)
F02.3	パーキンソン病の認知症(G20.—)
F02.4	ヒト免疫不全ウイルス(HIV)疾患[病]の認知症(B22.0)
F02.8	他に分類されるその他の特定の疾患の認知症 以下の疾患に認められる認知症: 　一酸化炭素中毒(T58) 　脳リピドーシス(E75.—) 　てんかん(G40.—) 　進行麻痺による精神異常(A52.1) 　肝レンズ核変性症(ウィルソン病)(E83.0) 　高カルシウム血症(E83.5) 　甲状腺機能低下症(E00.—、E02) 　中毒症(T36—T65) 　多発性硬化症(G35) 　神経梅毒(A52.1) 　ニコチン酸欠乏症(ペラグラ)(E52) 　結節性多発性動脈炎(M30.0) 　全身性エリテマトーデス(M32.—) 　トリパノソーマ症(アフリカ型B56.—、アメリカ型B57.—) 　ビタミンB$_{12}$欠乏症(E53.8)

(融 道男, ほか(監訳):ICD-10 精神および行動の障害;臨床記述と診断ガイドライン. 医学書院, 東京, 1993より一部改変)

を取りあげ、それ以外の疾患をその他の項にまとめるという立場である。アルツハイマー病と血管性認知症は、高齢者における認知症をきたす二大疾患であり、その有病率も他の認知症と比較してもとりわけ高いという事実から、このような分類が提唱されている。しかしながら、臨床における鑑別診断の流れからみると、必ずしも使いやすい分類ではない。ここでは、実際の鑑別診断の流れに従った形での分類に従いながら、それぞれの鑑別診断について概説する。

まず、一次性と二次性の認知症とに区分する。二次性認知症とは、原因と対処法がある程度明らかにされている疾患を原因として起こる認知症のことである。二次性認知症の原因疾患を表37に示す。

直接に脳障害をきたす疾患としては、頭蓋内腫瘍、無酸素脳症、正常圧水頭症、頭部外傷、感染症が挙げられる。認知症をきたす代表的な身体疾患としては、ホルモン異常(下垂体機能低下症、甲状腺機能低下症、副腎皮質機能低下症など)、代謝異常(ビタミンB_{12}欠乏症、高カルシウム血症、低血糖など)、中毒(アルコール中毒、一酸化炭素中毒、金属中毒など)などが挙げられる。表37に掲げた認知症は、治療可能、あるいは、可逆性の認知症であり、まずこのような認知症を正確に診断することが求められている。このような治療可能な認知症を鑑別したうえで、変性性、血管性に区分して鑑別診断を進めることになる。

1 変性性認知症の概念

アルツハイマー病の概念は時代とともに大きく変遷を繰り返してきた。1906年にアロイス・アルツハイマー(Alois Alzheimer)により記載されたアルツハイマー病(Alzheimer's disease)は、もともと初老期発症の認知症であり、老年期に発症する老年期認知症(senile dementia)とは別の疾患単位であった。当初の理解は、初老期に発症する稀な認知症であり、脳動脈硬化症や進行麻痺とは異なる病態であり、進行性の認知障害を特徴とする変性性疾患とされていた。また、その後長い間、アルツハイマー病は40～60代の初老期の疾患であり、65歳以降に出現する老年期認知症と区別して考えられてきた。

1980年代からの認知症に関する神経病理学的研究および生化学的研究により、アルツハイマー病も老年期認知症も、神経原線維変化と老人斑とが主な所見でありこれらの出現により神経細胞が変性脱落するとの点においては共通した病理過程によるものと考えられるようになり、両者は区別できないとみなされるようになった。そして、両者を併せてアルツハイマー型老年痴呆(アルツハイマー型老年認知症、senile dementia of Alzheimer type;SDAT)またはアルツハイマー型痴呆(アルツハイマー型認知症、dementia of Alzheimer type;DAT)と呼ぶようになった。そして、アルツハイマー病の名称が社会に広く認知されるに至り、アルツハイマー型認知症の意味でアルツハイマー病(Alzheimer disease)と呼ばれるようになった。この頃のアルツハイマー型認知症あるいはアルツハイマー病の概念は血管性認知症に対立する概念であり、血管性認知症以外のほとんどすべての変性性認知症をまとめてアルツハイマー病と呼んでいた。

1990年代になり、症候学や脳画像診断学の進歩により、アルツハイマー病の中にも典型的な症例から非典型的な症例まで幅広い病態が含まれていることが再認識されるようになった。そして、いったんはアルツハイマー病としてまとめられた変性性認知症の中から多くの病態が独立した疾患と見做される

表37 ●二次性認知症の原因疾患

1. 頭蓋内腫瘍
　原発性腫瘍、転移性腫瘍、髄膜癌腫
2. 無酸素脳症
　蘇生後脳症、一酸化炭素中毒
3. 正常圧水頭症
　特発性、症候性
4. 頭部外傷
　脳挫傷後、硬膜外出血、硬膜下出血
5. 感染症
　進行麻痺、脳膿瘍、亜急性・慢性髄膜炎、ウイルス脳炎後、HIV感染、クロイツフェルト・ヤコブ病、その他の脳炎
6. 内分泌異常
　下垂体機能低下症、甲状腺機能低下症、副腎皮質機能低下症、副甲状腺機能低下症、副甲状腺機能亢進症、クッシング症候群など
7. 代謝異常
　電解質異常、反復性低血糖、ウィルソン病、ビタミンB群欠乏症など
8. 中毒性
　慢性アルコール中毒、一酸化炭素中毒、金属中毒(水銀、鉛、マンガンなど)、有機化合物中毒(リン、トルエンなど)、抗がん薬、その他の薬物中毒など
9. 臓器不全・全身性疾患
　肝不全、腎不全、心肺不全など

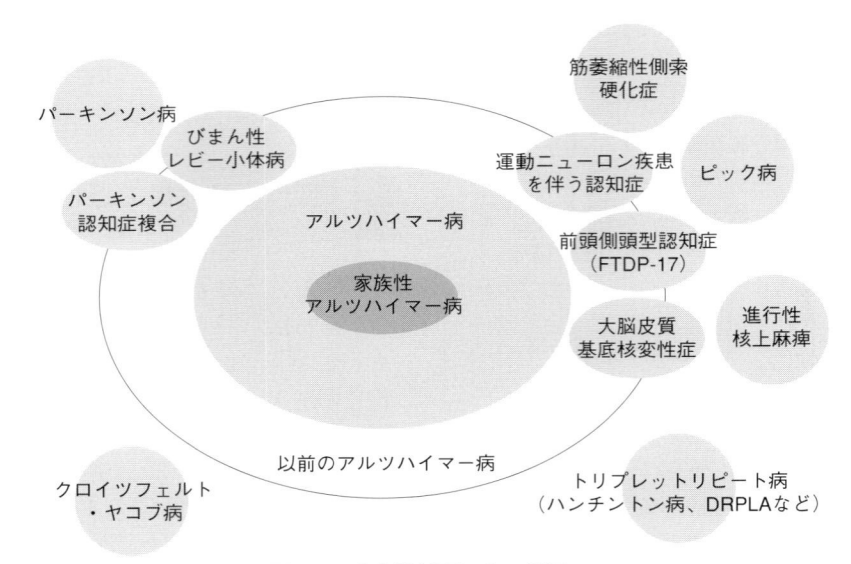

図5 ●一次変性性認知症の分類

ようになった。これらは非アルツハイマー型認知症としてまとめられることもあるが、レビー小体病、前頭側頭型痴呆(前頭側頭型認知症)、大脳皮質基底核変性症などが、新たに独立した疾患として認められるようになった(図5)。また、アルツハイマー病自体についても、発症年齢で区分けし、若齢発症型(early-onset)アルツハイマー病と高齢発症型(late-onset)アルツハイマー病とに分類したり、遺伝性負荷の有無により家族性アルツハイマー病(familial Alzheimer disease)と非家族性(孤発性)アルツハイマー病(non-familial or sporadic Alzheimer disease)とに区分されるようになった。

2 軽度認知障害(MCI)

高齢者の多くに「もの忘れ」がみられる。古くはKralが良性老人性健忘(benign senescent forgetfulness)と呼んだものであるが、1980年代後半には、加齢に伴う記憶障害(Age-Associated Memory Impairment；AAMI)と呼ばれた。この頃は、AAMIは生理的な加齢変化とみなされており、疾患として理解するよりも正常脳の老化表現として理解されていた。そして再び1990年代終わりになり、軽度認知障害(Mild Cognitive Impairment；MCI)の概念が提出されたが、今度はMCIは病的な状態でありアルツハイマー病の前段階として理解されるようになった。PetersenらはMCIを、①記憶低下の主観的訴え、②客観的な記憶障害、③正常な認知機能、④正常なADL、⑤非認知症、の5項目の診断基準により定義した。すなわち、認知症ではなくて、ADLも認知機能も正常に維持されているが記憶だけが障害されている状態である。まず議論されたことはMCIが認知症とは独立した別の病態であるか、あるいは認知症の前段階であるかという点であったが、多くの研究では、MCIあるいはMCI相当の対象群では有意に高い率で認知症を発症することが示されるようになり、MCIは認知症の前段階として理解する方がいいということになった。このような意見に対してヨーロッパではMCIは記憶だけを取りあげており、他の認知機能についても並列に扱う方がいいとの意見が提出され、加齢に伴う認知障害(Age-Associated Cognitive Decline；AACD)の概念が提出された。AACDの診断基準は、記憶・注意・視空間認知・言語・推論の5領域の認知能力検査において年齢を一致させた一般人口の得点より1.0標準偏差以下の低下を示すものと定義された。そして、フランスの非認知症の高齢者一般人口833名について調査したところ、有病率はMCIで3.2％、AACDで19.3％であり、両群の3年間の追跡調査により、MCIでは11.1％が、そしてAACDでは28.6％が認知症に移行したとの結果を得た。このような知見から主としてヨーロッパにおいては、MCIは必ずしも安定した状態を把握しておらず、認知症

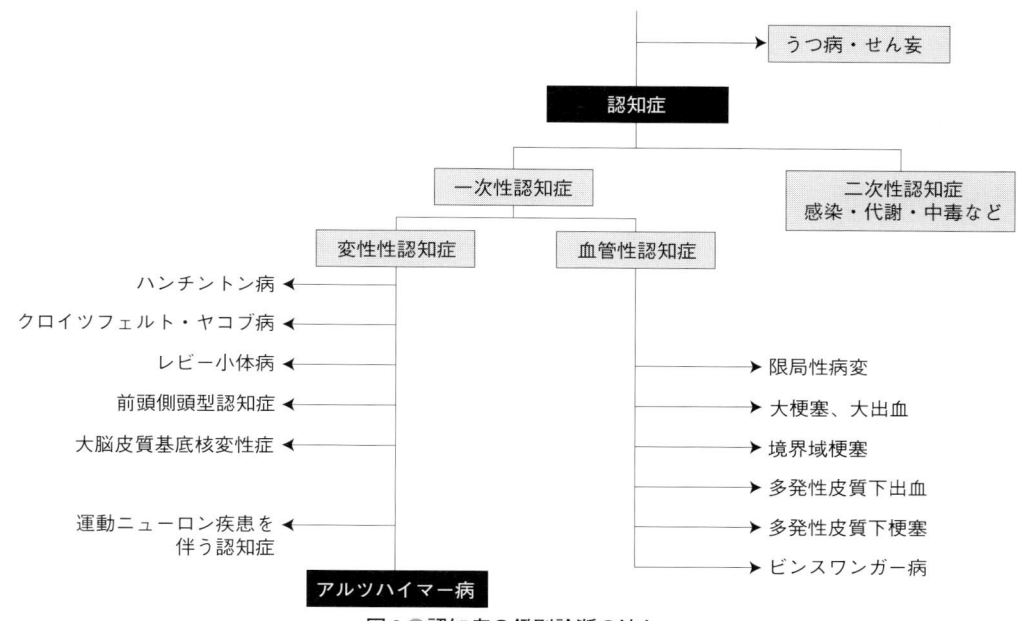

図6 ●認知症の鑑別診断の流れ

予備群の同定にも適当ではないとして、AACDの概念が広く受け入れられるようになった。

このような意見を受けてPetersenは、記憶以外の認知機能についても検討を加えて、多領域MCI（multiple domain MCI；mMCI）の概念を提出している。彼らの考えはMCIとはいろいろな認知症の前段階であり、それぞれの認知症性疾患に対してそれぞれの前段階があり、アルツハイマー病は主として記憶領域のMCIを呈することが多く、例えば前頭側頭型認知症などの前段階としてはmMCIの表現が多いということである。

したがって、最近の前段階の理解は、認知症の前駆状態として主として記憶障害が目立つが、他の認知障害が前景に出ている状態をも含めてMCIとし、これらの多くは少なくとも一般人口と比較して有意に高い確率で認知症に移行するものを含んでいるということになる。

3 認知症の鑑別診断

前述したように認知症の主症状は、記憶障害と認知障害と日常生活の障害である。40歳以上の記憶障害あるいは日常生活の障害を訴える患者について鑑別診断の流れを図6に示す。

認知症と鑑別が困難な病態としてうつ病とせん妄がある。うつ病は、特に高齢者においては、感情の落ち込みがさほど目立たず、悲哀感や絶望感を訴えることなく、日常生活における会話や行動が減少し、一見認知症を思わせる状態を呈することがあり、このようなうつ病の病態は、仮性痴呆（仮性認知症、pseudo-dementia）として古くから知られている。表面上は、記憶障害、認知障害がみられるが、基本的には意欲・発動性の低下により、これらが作動していない状態である。日常生活の破綻と比較して、記憶再認が保持されていること、細かく観察することにより、気分の落ち込みと意思発動の低下がうかがわれることで区別する。

せん妄は、軽度の意識混濁と変動する意識レベルに加えて活発な精神活動を伴う状態である。現実にそぐわない行動が認められ、病的体験に支配された日常生活上の支障をきたす。DSM-Ⅳの診断基準では、注意の集中・持続ができないこと、認知障害を呈すること、意識障害のレベルが変動することなどを特徴としている。通常短期間であり、1日のうちでも意識レベルが変動しており、まとまった行動を示す時期と現実見当識が大きく障害される時期とが交代することは鑑別の手がかりになる。身体合併症患者、認知症患者、高齢者では、日内リズムが乱れ、夜間の睡眠がとれずに、夜中の精神運動興奮、徘徊

表38 ● 血管性認知症の分類

I. 大脳皮質・皮質下にまたがる広範あるいは多発性病変
　1. 大梗塞（塞栓症または血栓症）、大出血
　2. 多発性皮質・皮質下梗塞（主に塞栓症）
　3. 境界域梗塞（ACA–MCA、MCA–PCA など、hemodynamic な原因によることが多い）
　4. 多発性大脳皮質下出血（アミロイドアンギオパチーなど）

II. 大脳皮質下の広範あるいは多発性病変
　1. 多発性皮質下梗塞（狭義の多発梗塞性認知症、lacunar state に伴う）
　2. 進行性皮質下血管性脳症 progressive subcortical vascular encephalopathy（ビンスワンガー型脳症）

III. 限局性病変（主に優位側の梗塞で、急性発症の健忘症候群の形をとることが多いが認知症を呈することもある）
　1. 視床（前内側部、傍正中部および中脳）
　2. 海馬
　3. 側頭葉皮質下（後レンズ核部、側頭葉茎）
　4. 前脳基底部
　5. その他

（宇高不可思、亀山正邦：脳血管性痴呆のMRI. 老年期痴呆 3：93, 1989 より一部改変）

図7 ● 血管性認知症のMRI像のシェーマ

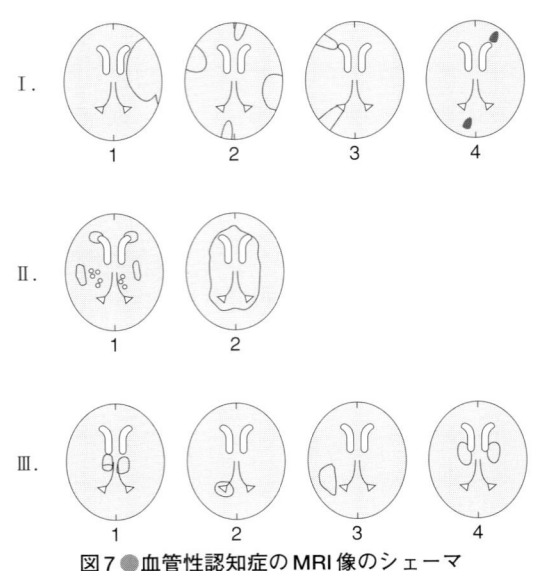

MRI像のシェーマは表38の分類に対応している。

（宇高不可思、亀山正邦：脳血管性痴呆のMRI. 老年期痴呆 3：93, 1989 による）

などを呈する夜間せん妄が多い。

　うつ病、せん妄が除外された後に認知症と診断するが、前述したようにまず二次性認知症を鑑別する。そして一次性認知症を大きく変性性認知症と血管性認知症とに分類する。

　血管性認知症には、いろいろな分類が提唱されているが、ここでは、血管性病変の部位と拡がりにより、①大脳皮質・皮質下にまたがる広範/多発性病変、②大脳皮質下の広範/多発性病変、③限局性病変、に区分する立場に従う（表38）。血管性認知症の診断には、脳画像が有用でありその画像所見と対応させて示す（図7）。

4　アルツハイマー病

　1980年代より脳内に沈着するアミロイド、神経原線維変化の構成蛋白が同定され、アルツハイマー病の分子･病理は家族性アルツハイマー病を中心に大きく進展した。1991年にアミロイド前駆体蛋白（APP）遺伝子変異が同定され、1993年にはアポリポ蛋白E4が危険因子として同定され、1995年にはプレセニリン1、プレセニリン2が発症遺伝子として同定された。APPのプロセシングが解明されつつあり、βセクレターゼとしてBACE1、BACE2がクローニングされ、γセクレターゼにプレセニリン1がコンプレックスとして密接に関与していることもわかっている。同定は、アミロイド・カスケードとは独立にタウの病理と神経細胞変性が起こり得ることを示唆している。このような分子病態の解明に伴い、診断生化学的マーカーの開発、アルツハイマー病治療薬の開発がなされてきた。今やアルツハイマー病研究は、家族性アルツハイマー病研究の知見を踏まえて、大部分を占める孤発性アルツハイマー病の解明へと進展しており、その治療法についてもBACE阻害薬、γセクレターゼ阻害薬、アミロイドワクチンなどの開発が急がれており、さらには前述のMCI、VCI（Vascular Cognitive Impairment）の病態研究を通じて、認知症の予防を目指した研究が始められている。

5　レビー小体病

　レビー小体とは、神経細胞の胞体・突起に出現するエオジン好性かつ嗜銀性の封入体であり、抗ニューロフィラメント抗体、抗ユビキチン抗体、抗αシヌクレイン抗体で陽性に染色される。もともとパーキンソン病において黒質・青斑核・背側縫線核などに出現する封入体を発見者に因んでレビー小体

と呼ぶ。

レビー小体が出現する病態をまとめてレビー小体病と呼び、レビー小体の出現する部位により、脳幹型、移行型、びまん型、大脳型に分類される。脳幹型はレビー小体が脳幹に限局するものでありパーキンソン病を指す。びまん型は、脳幹・間脳・扁桃核・大脳皮質など広範な領域にレビー小体が最も出現するものをいう。この両者の中間に位置づけられるものとして移行型を分類し、大脳皮質と扁桃核のみにレビー小体が出現するものを大脳型とする。

レビー小体病は物忘れで発症し徐々に認知症が進行する。病初期に幻覚・妄想が出現することが特徴である。幻覚のほとんどは幻視であり、多くは自分の居宅、寝床、家の中における人の出現である。生き生きと誰それの人が座っているとか誰それの人が寝ているなどと述べるが、患者はさほど困った様子を示さない。幻聴は否定することが多い。経過中にせん妄状態を呈することが多く、また、一過性の意識消失発作も多い。変動する認知障害はレビー小体病の特徴の1つであり、認知症スケールの得点がアルツハイマー病以上に変動する。病期の経過中にパーキンソン症状が出現する。

6 前頭側頭型認知症

古くからピック病はアルツハイマー病と並び初老期発症の認知症として広く知られているが、その疾患単位としての均一性についてはいろいろと議論されてきた。前頭葉あるいは側頭葉の葉性萎縮を呈する認知症であっても、神経病理学的にピック球やピック細胞が観察されるものはピック病と診断できるが、同様の臨床経過を示す症例において、ピック球などの特徴的な所見が乏しい症例があることも事実である。このような点を整理して、1994年に前頭側頭型認知症という概念が提唱された。歴史的には、1987年にGustafsonはアルツハイマー型変化を呈さない前頭葉症状を呈する一群について非アルツハイマー型前頭葉変性症（frontal lobe degeneration of non-Alzheimer type）という概念を提出し、また、同時期にNearyらは前頭葉型痴呆（前頭葉型認知症、dementia of frontal lobe type）という概念を提出した。この両方の流れを合わせて、前頭側頭型認知症（frontotemporal dementia）という概念で理解されるようになり、その中に前頭葉変性症、ピック病、運動ニューロン疾患などを包含することとなった。

前頭側頭型認知症でパーキンソン徴候を伴う家族性認知症の家系（FTDP-17）において、タウ遺伝子変異が同定されている。前頭側頭型認知症は、基本的にはアルツハイマー病が後方型障害を示すのに対比して、前方型の認知症の全体を包括した概念である。病変が、前頭葉あるいは側頭葉に限局しており、初期には記憶障害や視空間認知障害がほとんどみられないのに、大きな日常生活の支障がみられることが多い。

7 大脳皮質基底核変性症

1989年にGibbらにより提唱された概念であり、ゆっくりと進行する頭頂葉・前頭葉徴候に加えて大脳基底核障害による一側優位性が目立つ錐体外路徴候と認知障害を呈する疾患をいう。

認知障害や精神症状よりも神経症状が目立つ。失行は基本的な症状であり、肢節運動失行、観念運動失行を呈する。患者は一側上肢の動きのぎこちなさを訴え、箸やハサミが使用できない、指まねができないことを訴える。また、把握反射、吸飲反射、ゲーゲンハルテン（Gegenhalten）、他人の手徴候などの前頭葉症状がみられる。把握反射は、物を掌に触れさせると反射的に物を把握する反応であり、吸飲反射は口唇に吸い口などを当てると反射的に加えて吸飲すること、ゲーゲンハルテンとは他動的な力に対して無意識的に力が入ることをいう。他人の手徴候とは、本人の意志に反して手が勝手に動いてしまうことをいい、本人の意志とは異なった上肢のまとまった運動がみられるものをいう。

パーキンソン歩行、姿勢反射障害などの錐体外路症状がみられる。認知症は遅れて出現し軽度のことが多い。

〔武田雅俊〕

2. アルツハイマー病

1 病態

1. アルツハイマー病とは

アルツハイマー病(Alzheimer disease；AD)は代表的な認知症の1つであり、健忘などの記憶障害を中核症状として、うつやもの盗られ妄想などの精神症状を随伴症状として呈する進行性の疾患である。加齢に伴って発症頻度が上がり、脳の老化に密接にかかわる疾患である。わが国の認知症の高齢者は2005年時点で180万人とされ、この数は今後も増加し続け2025年には300万人に達するものと予想されている。ADはそのうち4割以上を占め、これは1990年頃まで日本に多かった血管性痴呆(血管性認知症；VaD)患者数よりも増えており、以前とは異なった状況となっている。

ADは正確には神経病理学的に規定される疾患であり、神経原線維変化(neurofibrillary tangles；NFT)と老人斑(senile plaques；SP)、そして大量の神経細胞脱落がその特徴とされている。アルツハイマー病という名称であるが、これはドイツの医学者Alois Alzheimer(1864～1915年)が、1906年に初老期に発症した認知症を主症状とする女性患者の臨床症状と剖検所見を発表したことに端を発している。若年発症(65歳未満)の認知症と高齢発症(65歳以上)の認知症とを区別して、前者をアルツハイマー病(AD)、後者をアルツハイマー型痴呆(アルツハイマー型認知症；DAT)としていた時代もあったが、両者の神経病理像に大きな変わりがないことなどから現在ではほぼ同義に用いられている。但し、詳細な病理学的解析および遺伝的な解析から、NFTとSPの認められるものをすべてアルツハイマー病(AD)と一括りにしてよいかどうかに関しては問題があり、以前よりもさらに深い議論がされている状況である。

2. アルツハイマー病の神経病理

前述のようにADの神経病理学的特徴は、NFTとSP、そして大量の神経細胞脱落である。NFTとSPといった変化は正常老化脳でも認められるが、AD脳においてはその発現量が激増している。このNFTとSPの主要構成成分は、それぞれ異常リン酸化タウ蛋白とアミロイドβ(Aβ)蛋白であることが知られている。

NFTは光学顕微鏡上でAD脳の変成した神経細胞の中に蓄積する異常構造物であり、形態的には火焰状のflame-shaped tangleが多く、一般にBielschowsky染色やBodian染色といった銀染色によって染め出されるものである。NFTを抱える神経細胞が死んでも変化は残存し、これはextracellular tangleまたはghost tangleと呼ばれる。超微形態では直径約10 nmのフィラメント構造をとり、約80 nmを周期に緩やかで規則的な凹凸があり、これはあたかも2本のフィラメントが互いにねじれてできたようにみえ、それ故PHF(paired helical filaments)とも呼ばれている。NFTの出現は他のSPや神経細胞脱落の所見よりも空間的時間的に規則性があり、病気の進行に伴って側頭葉内側面の海馬傍回の内嗅皮質が側頭葉新皮質に移行する部分(transentorhinal cortex)から、内嗅皮質、海馬のCA1～CA4、そして大脳皮質(Ⅱ～Ⅲ層、Ⅴ層)へと順次出現してくる。

SPは光学顕微鏡上でAD脳の細胞外腔に沈着する斑であり、抗Aβ抗体によって染色されるびまん性SP(Bielschowsky染色では染色可能であるがBodian染色では染まらない)、腫大神経突起が現れ始めBodian染色で染色される原始SP、そして多量の腫大神経突起が冠状に現れ中心にアミロイド線維が大きな塊を形成している典型的SPなどに分類される。SPの超微形態では直径9nmのアミロイド線維が束状あるいは塊状になって散在し、この周りには軸索終末由来と考えられる腫大変性神経突起と変性ミトコンドリア、dense bodyやlamellated bodyなどの膜の変性産物などが認められる。SPの出現は、

まず前頭葉・側頭葉底面の新皮質領域に現れ、一次性運動・知覚領域を除く新皮質領域全般に出現するようになり、最後に海馬領域と一次性運動・知覚領域を含む新皮質領域にも現れるようになる。この分布は、NFTの分布と共通する部分もあるが異なる部分もある。

神経細胞脱落に関しては、最も早期に脱落を起こすのは海馬傍回の内嗅皮質であり、特に第Ⅱ層が顕著である。さらに、大脳皮質全般においても第Ⅱ～Ⅲ層の選択的な神経細胞脱落が認められる。神経細胞脱落のこの皮質における偏りは、ADにとって特徴的であるとされ、正常老化においては6層全般が萎縮している。

従来、ADあるいはDATと診断されている病態の中にもバリエーションがあり、前頭葉および側頭葉のびまん性萎縮を特徴とする新皮質型、側頭葉内側部に限局した萎縮を特徴とする辺縁型があり、前者は60歳台を中心に、後者は70歳以降に発症することが多い。これは、NFT、SPおよび神経細胞脱落を特徴とする病態の中でも、老化により密接に関与した亜型とそうでない亜型が存在することを示唆している。

皮質下ではマイネルト基底核の神経細胞脱落が特徴的であるが、これはアセチルコリン作動性神経系の障害と関連しており、この疾患における記憶障害の大きな原因となっていると考えられている。

3. 生化学的病態機序－アミロイド・プレセニリン

前述のようにSPの主要構成成分はAβ蛋白であるが、これは1回膜貫通蛋白であるアミロイド前駆体蛋白(amyloid precursor protin；APP)から切断されて生成される(図8)。APPはalternative splicingというメカニズムにより主に3種類のアイソフォーム(APP_{695}、APP_{750}、APP_{770})が存在し、それぞれの発現パターンは組織によって異なるが、脳で最もよく発現しているのはAPP_{695}である。APPの多くはαセクレターゼで切断されて分泌型APPとして細胞外に存在するのに対し、Aβはβセクレターゼおよびγセクレターゼによって切断されることによって出現する。βセクレターゼはクローニングされ、BACE1およびBACE2が報告されている。γセクレターゼは、最近の研究によりプレセニリンとそれに結合する諸因子(Nicastrin、Aph-1、Pen-2)との複合体がその役割を担うものと考えられている。Aβにも基本的に2種類あり、42(43)個のアミノ酸から構成される$Aβ_{1-42(43)}$と40個のアミノ酸から構成される$Aβ_{1-40}$である。$Aβ_{1-42(43)}$はフィブリル形成において凝集核となることができ、神経毒性の点においても$Aβ_{1-40}$よりはるかに重要であると考えられている。このAβは培養された初代神経細胞や神経芽細胞腫に対して毒性をもち、その際の細胞死の機序は酸化ストレスの発生やカルシウム制御の異常

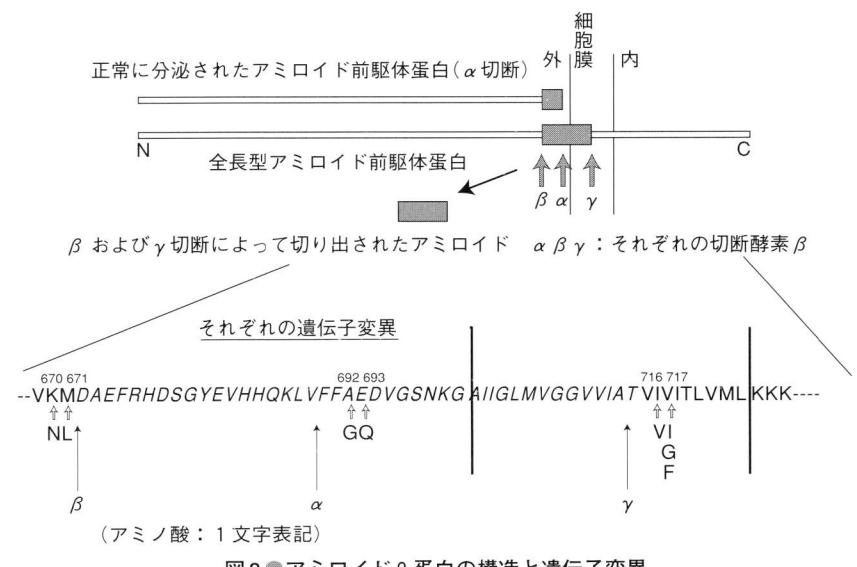

図8● アミロイドβ蛋白の構造と遺伝子変異

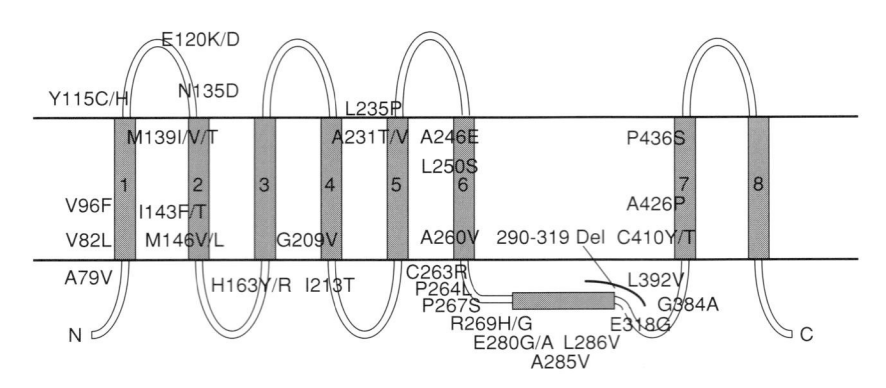

図9●プレセニリン1の構造と家族性アルツハイマー病における変異

疎水性ドメイン（1〜8は膜貫通領域）
アミノ酸置換は1文字表記、Delは欠失変異。

などが示されている。一部の家族性ADはAPP遺伝子の点突然変異から起こることが知られているが、この場合変異によってAβ全体またはAβ1-42(43)の産生が増加することが細胞へのトランスフェクションおよびトランスジェニックマウスなどの実験から示されている。このように、産出されたAβによってADの病態が形成されるという仮説はアミロイド・カスケード仮説と呼ばれている。

プレセニリン（PS）1および2は多くの家族性ADの原因遺伝子としてそれぞれ第14および第1染色体から見い出されたものである。PS1とPS2はアミノ酸をそれぞれ467個と448個もっており、分子量約50kDaの蛋白である。アミノ酸配列からの予測によりおそらく8回膜貫通型の膜蛋白質であると推定されている。蛋白の局在は主に小胞体およびゴルジ体にあり、核膜・形質膜にも存在するとされている（図9）。生体内で大部分のプレセニリンは切断を受けていて、17〜20KdaのC端フラグメントと25〜35KdaのN端フラグメントに分かれて通常は存在している。家族性ADの変異部位は主に第6第7膜貫通部位間か膜貫通部位に多いが、それ以外にもかなり広範に分布している。前述のようにPSは他の蛋白群と複合体を形成し、全体としてAPPに対するγセクレターゼ活性を発揮してAβ産生に直接的に関与するということが報告されている。そして家族性ADの多くに認められる変異PS（変異部位は60ヵ所以上が報告されている）は、このγセクレターゼ活性に影響を与えてAβ1-42(43)を増加させてAβによる細胞死の経路を賦活するものと推定されている。但し、PS1の変異家系の中には、cotton wool plaqueという通常のSPよりも大きくて多量のSPが形成され、病状の進行が極めて急速なタイプのものと、家系数は少ないものの病的なSPの形成を示さず、NFTのみを示し、臨床的に前頭側頭型痴呆（前頭側頭型認知症；FTD）を呈するものも報告されている。前者は、PS1の変異によりγセクレターゼ活性が極めて亢進しているという仮説で理解され得るが、後者は従来のPS1＝γセクレターゼという考え方では十分に説明できず、さらなる検討が必要となっている。

4. リン酸化タウ

NFTの構成成分は異常にリン酸化とユビキチン化を受けたタウ蛋白である。タウ蛋白は分子量45〜60kDaの微小管付随蛋白質の1つであり、チュブリンが重合して微小管を構成する際の促進因子として機能するものである。この蛋白は神経細胞に特異的に発現して神経軸策に主に局在するが、最近では特に病的な状態においてグリア細胞での発現が知られるようになった。タウ蛋白には6つのアイソフォームがあり、これらは単一の遺伝子からalternative splicingというメカニズムによってつくり分けられている（図10）。リピートする微小管結合部位が3つあるものと4つあるものを総称してそれぞれ3リピートタウ、4リピートタウと呼ぶが、胎生期には3リピートタウのみが発現していることが知られている。AD脳のタウ蛋白をウェスタンブロット法によって解析すると、主に55kDa、64kDa、69kDa、(74kDa)の3本（または4本）のバンドが認め

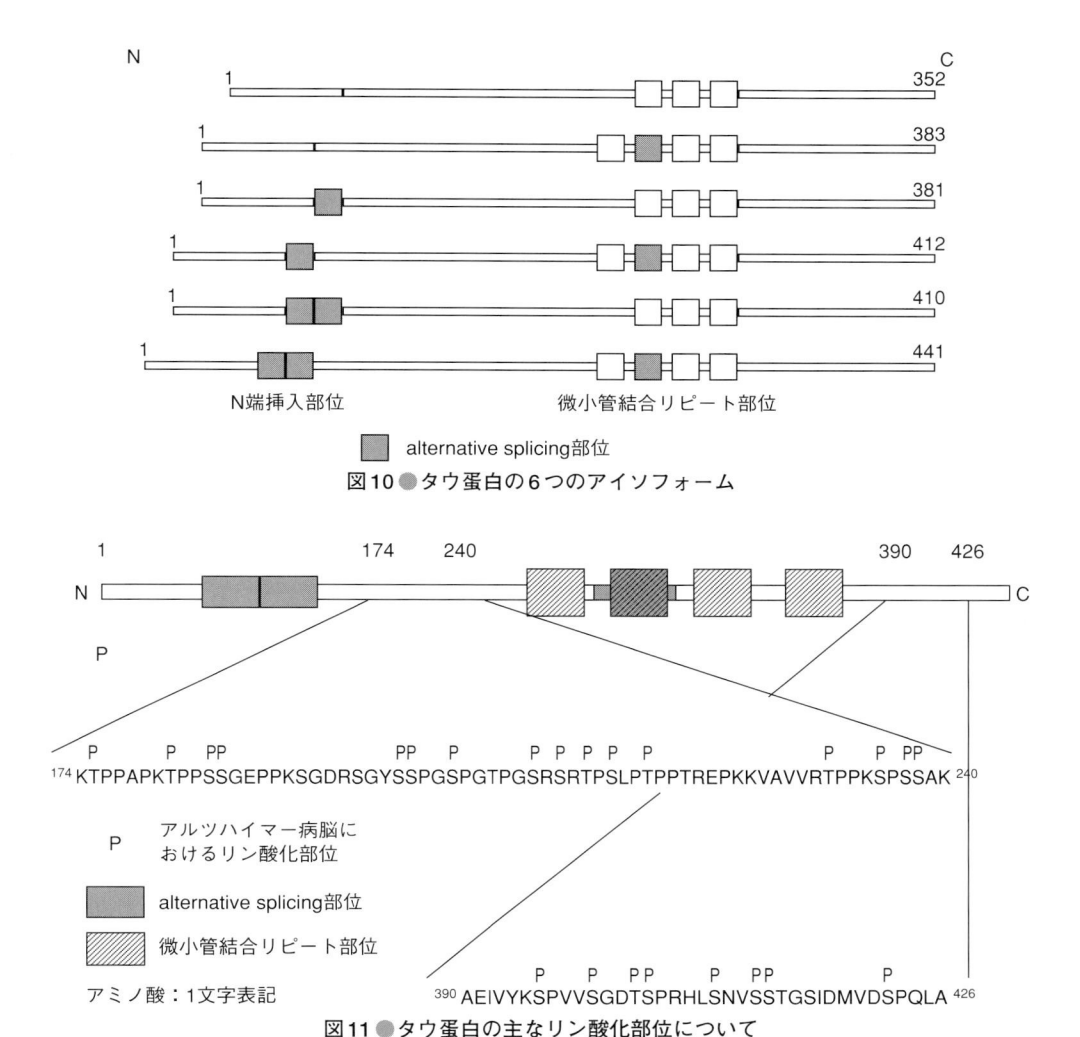

図10 ● タウ蛋白の6つのアイソフォーム

¹⁷⁴KTPPAPKTPPSSGEPPKSGDRSGYSSPGSPGTPGSRSRTPSLPTPPTREPKKVAVVRTPPKSPSSAK²⁴⁰

³⁹⁰AEIVYKSPVVSGDTSPRHLSNVSSTGSIDMVDSPQLA⁴²⁶

図11 ● タウ蛋白の主なリン酸化部位について

られ、蛋白を脱リン酸化した後での詳細な検討からこの中には3リピートと4リピート両方すべての6アイソフォームが含まれていることが判明している。

AD脳内のタウ蛋白は高度のリン酸化とユビキチン化を受けていることが報告されているが、このタウ蛋白には多くのリン酸化を受ける部位が存在しており、リン酸化を受けることによってプロテアーゼに対する耐性が増強すると同時に微小管結合能および微小管重合能が消失することが知られている。正常脳のタウ蛋白1分子は平均して約2～3個のリン酸基が含まれているのだが、AD脳のタウ蛋白中には約5～9個のリン酸基が含まれていることが報告されていて、さらにその部位が約20あり、このリン酸化部位の約半数が-Ser/Thr-Pro-というアミノ酸配列をもつことが特徴的である(図11)。このタウ蛋白のSer/Thr部位をリン酸化する酵素として、サイクリン依存性キナーゼ、グリコーゲンシンターゼキナーゼ3そしてMAPキナーゼなどが知られている。また、タウ蛋白を脱リン酸化するプロテインフォスファターゼの存在も知られていて、これらのキナーゼとフォスファターゼとのバランスによって細胞内のタウ蛋白のリン酸化レベルが調節されている。

ユビキチンは76アミノ酸から構成される8.5kDaの大きさのポリペプチドであり、ATP依存性蛋白分解における最初のステップにおいて標的蛋白質のリジン残基にユビキチンのC末端のグリシン残基が共有結合し、これはユビキチン化と呼ばれている。なぜユビキチンがAD脳のタウ蛋白に結合している

かの詳細は不明であるが、おそらく不溶性となったタウ蛋白を分解処理しようとした過程があり、分解されずに残ったものではないかと推定されている。興味深いことにユビキチンは他の神経疾患の異常封入体にも、すなわちピック病のピック球、パーキンソン病のレビー小体などにも存在する。このことからユビキチンは一般に細胞内封入体を伴う神経変性性疾患の神経病理学的マーカーとして認識されている。

家族性ADにAPPおよびPS1、2の点突然変異が存在する家系があることを前述したが、家族性FTDの家系にこのタウ遺伝子に点突然変異があるものがみつかっておりFTDP-17(fronto-temporal dementia and parkinsonism, linked to chromosome 17)と呼ばれている。APPおよびPS1、2の変異のみが知られていた時代にはアミロイド・カスケード仮説が優勢であったが、FTDP-17の発見は、認知症の原因として改めてタウ蛋白の重要性を示すことになった。また、FTDP-17以外にも、ピック病、進行性核上性麻痺(PSP)、大脳皮質基底核変性症(CBD)といった孤発性神経変性性疾患においてもタウ蛋白の神経細胞内蓄積が認められることから、近年これらを総称してタウオパチーと呼ぶようになっている。

2　疫学（危険因子）

わが国における認知症全体の有病率は65歳以上高齢者において3～7％、80歳以上では20％以上と報告されている。その中でADの有病率は65歳以上高齢者において1～3％とされている。ADと並んで多い認知症はVaDであり、以前はVaDの方が多いとされてきたが、1990年代に入ってADの方がVaDよりも多いと認識されるようになった。

ADに罹患する危険因子はいくつか報告されている（表39）。このうち、加齢は最も重要な因子と考えられ、65～85歳の間では年齢が5歳上がるごとにADの有病率は2倍に上昇するといわれている。

表39 ● アルツハイマー病発症の危険因子

・加齢	・うつ病の既往
・認知症の家族歴	・女性であること
・頭部外傷の既往	・低い教育歴
・甲状腺機能低下症の既往	・抗炎症薬の非服用

認知症の家族歴が存在することは、遺伝的負因が存在していることを意味しているが、アポリポ蛋白E(ApoE)の中のE2、E3、E4の3つのアイソフォームのうちどれを保持するかが検討されたところ、E4/E4の保持者が最もAD発症のリスクが高いことがわかった。抗炎症薬の服用に関しては、AD発症前に10年以上服用した者にはその発症率が低下することが報告されている。

高血圧、高脂血症、糖尿病などの生活習慣病なども重要なリスクファクターとなっている。食生活においては、魚食よりも肉食の方がリスクが高いと報告されている。

3　臨床症状

1. 臨床経過

ADは、健忘を主症状として始まる代表的な認知症である。疾患の経過は、前期・中期・後期とほぼ3段階に分けることができる。さらに、ADの診断がなされる前段階の状態について、近年MCI(mild cognitive impairment)という概念が用いられるようになった。

MCIとは自覚的な記憶障害の訴えがあり、客観的に記憶検査において記憶力の低下が認められるが、車の運転や家計の扱いなど日常生活は普通に行う能力を有する状態である（表40）。MCIと診断された者の予後としては、1年後には約1割が、そして最終的には約半数が認知症と診断されるが、必ずしもすべての者が認知症を発症するわけではない。

ADの前期は、近時記憶の障害が目立ってくる時期で、時間的な見当識障害や自発性の低下などを伴う。新しく体験したことや情報を記憶しておくことが難しくなる。病期と老化による生理的健忘との違いは、昨日や今日の当然覚えているはずと思われる

表40 ● MCIの診断基準

1. 記憶障害の愁訴がある
2. 日常生活活動は正常
3. 全般的な認知機能は正常
4. 年齢に比して記憶力は低下
5. 認知症は認めない（標準化された記憶検査で平均より1.5SD以上下回る）
6. CDRスコアは0.5

（Petersen RCらによる）

ような出来事を覚えているかどうか、約束した事柄を覚えているかどうかによって、概ねつけられる。知人などの名前がすぐに想起できないだけであれば、おそらく生理的健忘の範疇である。この時期では、主に時間的な見当識障害のみが認められる。

中期は、近時記憶に留まらず、自己および社会における古い情報に関する記憶（遠隔記憶）が障害される。また、時間のみならず場所に関する見当識障害も現れ、外出して家に帰って来ることができなくなったり、自宅にいても他人の家にいると思い込んだりする。さらに、判断力も低下し、日常の生活でも買い物・料理など判断を要する事柄から難しくなってくる。そして、着衣・摂食・排便など、極めて基本的な事柄でも介護が必要になってくることがある。行動面では、多動および徘徊がみられたり、常同行為があったりする。そして、失語・失行・失認などの神経心理学的症状なども認められる。BPSD (behavioral and psychiatric symptoms of dementia) が認められるのも主にこの時期である。

後期に至ると、記憶障害はさらに著しくなり、自分の配偶者・両親・兄弟の名前も忘れたりする。さらに人物に関する見当識障害も現れ、目の前の家族に対して「誰ですか？」と尋ねたりもする。また、着衣・摂食・排便など、極めて基本的な事柄にも常時介護が必要となる。行動面では、多動・徘徊および常同行為も認められるが、障害が高度になるにつれて活動性も減少してそのような行為は減ってくる。しかし、同時に疎通性も減少してきて、意味不明の発語や仕草を行ったりするのみとなる。そして、最終的には寝たきりとなり、嚥下障害なども起こりやすくなり、誤嚥性肺炎なども生じる。

以上は経過を3段階に分けたものであるが、より詳細に7段階に分けたFAST (functional assesment of staging) と呼ばれる段階表（Reisbergによる）もよく用いられている（表41）。

2. 記憶障害

前述のように記憶障害はADにおける主症状である。記憶は情報の保持期間の長さから、即時記憶、近時記憶、遠隔記憶などに分類されるが、ADにおいてまず障害されるのは近時記憶であり、数分〜数十分前の事柄を忘れてしまうが、即時記憶は保たれているためその場での会話には問題なく、また過去の情報についても問題なく想起することができる。次に即時記憶も障害されて、会話の内容が正確に保持できなくなって混乱してくる。最終的には、遠隔記憶も障害されて自己および社会における古い情報も混乱してしまう。これらの記憶障害に関しては、近時記憶の場合は物品や単語を一度覚えてもらった後に別の試験をしてから再生させる遅延再生試験、即時記憶の場合には数字列の復唱・逆唱によって簡易的に評価することができる。

3. BPSD

BPSDは、認知症に伴う行動と心理の異常徴候である。これには悲哀感やうつなどの気分障害、もの

表41 ● FAST (functional assesment of staging)

FAST staging	全般障害尺度	臨床病期	特徴
1	認知機能低下なし	正常	自覚的・他覚的に機能低下なし。
2	極めて軽微な認知機能低下	正常老化	物を置き忘れる。仕事をしにくくなったことを自覚する。換語困難。
3	軽度の認知機能低下	潜在期	熟練を要する仕事の場面で、仕事をしにくくなったことが指摘される。知らないところに行くことが困難になる。
4	中等度の認知機能低下	軽症のAD	複雑な仕事の遂行が困難。例えば、来客の食事を考えたり、家計を管理したり、買い物に行くことなどが困難となる。
5	やや重度の認知機能低下	中等症のAD	介助なしで適切に衣服を選んで着ることが困難となり、入浴させるのにもなだめすかすことが必要となる。
6	重度の認知機能低下	やや重症のAD	(a) 着衣困難、(b) 入浴介助が常時必要であり、(c) 1人で排泄困難であり水を流せず、(d) 尿失禁、(e) 便失禁を認める。
7	極めて重度の認知機能低下	重症のAD	(a) 発語は数語のみであり、(b) 知的会話はまったく認められず、(c) 歩行能力も喪失し、(d) 着座困難であり、(e) 笑うこともなく、(f) 昏迷・昏睡も認められる。

盗られ妄想や不義妄想、人物誤認妄想といった思考の障害、暴言や暴力といった攻撃性、徘徊などの行動障害などが含まれている。頻度としては、抑うつ症状が最も多く、調査によっては過半数の症例に認められる。さらに徘徊が多く、妄想も比較的頻度が高い。妄想の中ではもの盗られ妄想が最も多い症状である。これらの症状の起こる原因については、例えば脳局所血流との関係では、ADの妄想症状と側頭葉および前頭葉における血流低下が示唆される場合が多いことや、抑うつ症状と左側頭葉、左頭頂葉および左帯状回前部など左半球の機能低下が示唆される場合が多いことなどが示唆されている。また、神経伝達物質との関係においては、AD脳内のセロトニン受容体の結合能が有意に減少していることや、前海馬台でのセロトニン濃度が有意に低いことなどが、不安・抑うつ・情緒不安定性(易怒性、攻撃性)と関連があるのではないかと推定されている。臨床的には、これらの症状はできるだけ少量の向精神薬にてコントロールする工夫が求められている。

4　診断

ADの診断は基本的には除外診断なので、認知機能検査・脳画像検査・血液生化学検査によって、認知機能の低下の確認と認知機能低下をもたらす脳血管性障害および全身性疾患の除外を行うことになる。診断基準としては、DSM-IV-TRによるADの診断基準(表42、43)、ICD-10によるADの診断基準(表44)などが知られている。どの診断基準も、緩徐発症・進行性・不可逆性・失語および失行などの側頭葉および頭頂葉障害の発現・他の疾患の除外といった項目を基礎としている。またDSM-IV-TRによるADの分類においては、併発症状(精神症状)の有無によって細分類も行われている。実際上、鑑別すべき疾患(状態)として重要なのは、うつ状態およびせん妄である(表45)。

認知機能検査としては、スクリーニングに適するものとしてMini-Mental State Examination Test (MMSE)および改訂長谷川式簡易知能評価スケール(HDS-R)、重症度の評価に適したものとしてN式精神機能検査(Nishimura dementia scale)およびWechsler adult intelligence scale-revised(WAIS-R)、臨床経過をフォローするための経時的な指標として優れたAlzheimer's disease assessment scale(ADAS)などがよく知られている。また、精神症状や行動障害を評価する指標としてNeuropsychiatric inventory (NPI)も有用である。そして、全般的な認知症の重症度を評価する指標としてはClinical dementia rating(CDR)が有用である。

脳画像検査としては、X線CT(computed tomography)、MRI(magetic resonance imaging)(核磁気共鳴画像)、PET(positron emission tomography)(ポジトロン放出断層撮影法)やSPECT(single photon emission computed tomography)(単光子放出コンピュータ断層撮影法)が用いられる。診断に特に汎用されるMRI画像の所見としては、まず海馬の萎

表42 ● DSM-IV-TRによるアルツハイマー病の診断基準

A. 多彩な認知欠損の発現で、それは以下の両方により明らかにされる。
　1. 記憶障害(新しい情報を学習したり、以前に学習した情報を想起する能力の障害)
　2. 以下の認知障害の1つ(またはそれ以上):
　　a. 失語(言語の障害)
　　b. 失行(運動機能が損なわれていないにもかかわらず動作を遂行する能力の障害)
　　c. 失認(感覚機能が損なわれていないにもかかわらず対象を認識または同定できないこと)
　　d. 実行機能(すなわち、計画を立てる、組織化する、順序立てる、抽象化する)の障害
B. 基準A1およびA2の認知欠損は、その各々が、社会的または職業的機能の著しい障害を引き起こし、病前の機能水準からの著しい低下を示す。
C. 経過は、緩やかな発症と持続的な認知の低下により特徴づけられる。
D. 基準A1およびA2の認知欠損は、以下のいずれによるものでもない。
　1. 記憶や認知に進行性の欠損を引き起こす他の中枢神経系疾患(例:脳血管疾患、パーキンソン病、ハンチントン病、硬膜下血腫、正常圧水頭症、脳腫瘍)
　2. 痴呆(認知症)を引き起こすことが知られている全身性疾患(例:甲状腺機能低下症、ビタミンB₁₂または葉酸欠乏症、ニコチン酸欠乏症、高カルシウム血症、神経梅毒、HIV感染症、物質誘発性の疾患
　3. 物質誘発性の疾患
E. その欠損はせん妄の経過中にのみ現れるものではない。
F. その障害は他のI軸の疾患(例:大うつ病性障害、統合失調症)ではうまく説明されない。

(文献1)による)

表43 ● DSM-IV-TRによるアルツハイマー病の分類

| 294.10 | 行動の障害を伴わないもの:認知障害が臨床上著しい行動の障害を伴っていない場合 |
| 294.11 | 行動の障害を伴うもの:認知障害が臨床上著しい行動の障害を伴っている場合 (例:徘徊、激越) |

(文献1)による)

表44 ● ICD-10によるアルツハイマー病の診断基準

F00　アルツハイマー病の認知症（痴呆）
1. 認知症の存在
2. 潜行性に発症し、緩徐に悪化する認知症。通常は発症の時期を正確に決めることは難しいが、欠陥の存在が他人に突然気づかれることもある。
3. 認知症をきたす他の全身性あるいは脳の疾患（例えば、甲状腺機能低下症、高カルシウム血症、ビタミンB_{12}欠乏症、神経梅毒、正常圧水頭症、硬膜下血腫）による精神症状であることを示す臨床所見あるいは特殊検査所見がないこと。
4. 突然の卒中様発症がなく、半側麻痺、知覚脱失、視野欠損、協調運動失調などの脳局所の損傷を示す神経学的徴候が初期には認められないこと（しかし、これらの症状は後に重なることがある）。
　一部の症例では、アルツハイマー病と血管性痴呆（血管性認知症）の特徴が、共存することもある。両者が間違いなく存在するならば、2つの診断名をつけるべきである（F00.2）。血管性認知症がアルツハイマー病に先行する場合は、アルツハイマー病を臨床的に診断することは不可能である。剖検による両型の共存は、すべての認知症例の10～15％とされる。

＜鑑別診断＞
①うつ病性障害（F30～F39）
②せん妄（F05）
③器質性健忘症候群（F04）
④ピック病、クロイツフェルト・ヤコブ病、ハンチントン病などの他の一次性認知症（F02.-）
⑤さまざまな身体疾患、中毒状態などに伴う二次性認知症（F20.8）
⑥軽度・中等度あるいは重度の精神遅滞（F70～F72）

F00.0　早発型アルツハイマー病の認知症
　65歳以前の発症で、通常は症状の急速な進行を伴う認知症、アルツハイマー病の家族歴はダウン症候群やリンパ腫の家族歴の場合のように、診断に有用ではあるが必要条件ではない。

F00.1　晩発型アルツハイマー病の認知症
　65歳以後の発症で、通常は70歳後半それ以後である。緩徐に進行し、通常は記憶障害が主な症状である。

F00.2　アルツハイマー病の認知症、非定型あるいは混合型
　F00.0あるいはF00.1のいずれの記載やガイドラインにも合致しない認知症をここに分類する。アルツハイマー型と脳血管性の混合した認知症もまたここに分類する。

F00.9　アルツハイマー病の認知症、特定不能のもの

表45 ● せん妄（delirium）、認知症（痴呆；dementia）、うつ病（depression）の鑑別

	せん妄	認知症（初期）	うつ病
発症	急激	緩徐	緩徐なことが多い
1日の経過	浮動性、夜間の悪化	安定している	あまり変化はない
持続期間	数時間から数週間	永続的	数週間から数ヵ月間
初発症状	幻覚・妄想・興奮など	記銘力低下が多い	抑うつ症状・心気症状
意識状態	低下、変動	清明	清明
注意力	全般的に混乱	正常	変動は少ないが、低下
認知力	全般的に混乱	全般的にゆっくりと低下	あまり変化はない
気分	変動が激しい	抑うつ的なこともある	一貫して抑うつ的
幻覚	幻視または幻視幻聴が多い	ないことが多い	ないことが多い
妄想	了解困難	ないことが多い	微小妄想、心気妄想など
見当識	いっせいに障害	時間、場所、人物の順に障害（アルツハイマー病）、または不規則的に障害（血管性認知症）	あまり変化はない
精神運動機能	予測不能に変化	通常は正常	精神運動機能抑制がある
会話	支離滅裂なことが多い	言葉が出ない、あるいは保続症状	通常は可能
不随意運動	粗い振戦	通常認めない	通常認めない
身体疾患	多い	通常認めない（時にあり）	通常認めない（時にあり）
薬物の関与	しばしばあり	稀	稀
脳波	徐波化傾向	徐波化傾向	大きな異常は認めない

第4部●高齢者精神疾患各論

表46 ●認知症をきたす疾患

神経変性疾患	アルツハイマー病 前頭側頭葉変性症（ピック病などを含む） パーキンソン病（びまん性レビー小体病） 皮質基底核変性症 進行性核上性麻痺 ハンチントン病 歯上核赤核淡蒼球ルイ体萎縮症 脊髄小脳変性症 石灰化を伴う神経原線維
脳血管性疾患	多発梗塞性認知症 ビンスワンガー病
感染性疾患	進行麻痺 脳炎（ヘルペス脳炎、日本脳炎など） 髄膜炎 進行性多巣性白質脳症 クロイツフェルト・ヤコブ病 エイズ脳症
内分泌・代謝性疾患	甲状腺機能低下症 副甲状腺機能異常症 クッシング症候群 アジソン病 ビタミンB_1欠乏症 ペラグラ ビタミンB_{12}欠乏症 血中ナトリウム異常
腫瘍性疾患	脳腫瘍 脳血管内リンパ腫 多発性骨髄腫
呼吸器性疾患	CO_2ナルコーシス
中毒性疾患	アルコール中毒 慢性一酸化炭素 各種薬物中毒 金属中毒 有機化合物中毒
膠原病	SLE（全身性エリテマトーデス） 神経ベーチェット病
その他	正常圧水頭症 頭部外傷 慢性硬膜下血腫

表47 ●認知症の鑑別に必要な検査

スクリーニング検査	一般末梢血液検査 生化学検査 　腎機能検査（尿素窒素、クレアチニン） 　肝機能検査 　電解質検査 　血糖値 　炎症反応検査（CRP） 　ビタミンB_{12} 　甲状腺ホルモン検査 感染症検査 　血清梅毒反応 一般尿検査
状態別追加検査	生化学検査 　ビタミン類（ビタミンB_1、葉酸、ナイアシン） 　血中アンモニア 　ホルモン検査（各種下垂体ホルモン、副甲状腺ホルモン、副腎皮質ホルモン） 　極長鎖脂肪酸 　免疫学的検査（血清補体価、CD_4、CD_8） 血液ガス 血清・髄液抗体価 　抗核抗体、抗DNA抗体 　抗ヘルペス抗体 　抗HIV抗体 血液中薬物濃度測定 髄液検査 　細胞、蛋白、糖 　IgG分画 　ミエリン塩基性蛋白 　アミロイドβ、タウ蛋白 尿検査 　副腎皮質ホルモン

縮が捉えられ、これは水平断では側脳室下角の拡大として描出される。さらに、扁桃体の萎縮も認められる。脳室の開大、大脳のびまん性萎縮、シルビウス裂の拡大も病期の進行とともに認められる。また、SPECTでは通常像にて側頭葉の血流低下、海馬長軸像にて側頭葉内側面（海馬に相当）の血流低下が認められる。また、後部帯状回の血流低下も顕著であり、これらの所見が揃えば、ADと診断してほぼ問題がない。

　血液生化学検査および脳脊髄液（cerebrospinal fluid；CSF）検査は主には他の全身性疾患を除外するために行われる。表46に認知症症状をきたす鑑別すべき他の疾患を挙げておく。表47に主な検査法を挙げる。血液検査としては甲状腺機能とビタミンB群に関しては注意すべきといえる。CSF検査においては、脳炎などの除外が基本となる。また近年、CSFによる認知症の鑑別診断に関する研究も進んでいる。AD患者のCSFにおいてはAβのうちアミノ酸42個（または43個）からなるA$\beta_{1-42(43)}$が減少しており、タウ蛋白が増加している。CSF中のタウ蛋白の増加する疾患は、皮質基底核変性症、FTD、クロイツフェルト・ヤコブ病、正常圧水頭症などがあるので、ADの鑑別にはA$\beta_{1-42(43)}$の低下とタウ蛋白の増加の両方を確認する方がよい。また、AD脳のタウ蛋白は異常にリン酸化されていることから、CSF中のリン酸化タウ蛋白の増加を用いたアッセイ

ではかなり特異的に診断できることが報告されている。

5　治療

1．薬物療法

　ADの治療は薬物療法と心理・社会的生活のケアとに分けられる。薬物療法としてはアセチルコリンエステラーゼ阻害薬がまず使用される。元来、ADにおける記銘力低下はマイネルト基底核から投射されるアセチルコリン作動系神経系が早期に脱落することが原因と考えられており、このためアセチルコリン量を増やすことは症状改善に関して直接効果があると考えられていた。最初にアメリカで承認されたtetrahydroaminoacridine(tacrine)は副作用として肝機能障害が強く、広く汎用されるには至らなかったが、日本で開発されたdonepezilおよびrivastigmine、galantamineが世界的に使用されている。これらのアセチルコリンエステラーゼ阻害薬はAD患者の認知機能を統計学的に有意に改善することがいくつも報告されているが、欠点は疾患の根本治療薬ではないというところにあり、服用開始時の認知機能を9ヵ月〜1年は維持することができるが以後は徐々に機能が減衰してゆく。根治を含めた治療手段としては、アミロイド生成を阻害するβセクレターゼ阻害薬およびγセクレターゼ阻害薬、そしてこれもアミロイド生成阻害機序が関与すると報告された抗炎症薬療法、などが研究上では話題となっているが、実用化はまだである。

　さらにアミロイド除去に有効な免疫療法などが研究上では話題となっているが、実用化はまだである。最後の免疫療法に関してだが、アミロイドモデルマウスにAβを免疫することによりSPが減少することと行動学的に認知機能が改善することが報告されており、2001年9月からヒトへの応用治験も始まっていたが、2002年1月より複数の脳脊髄膜炎患者が発生したことによって中止された。多くのデータの詳細な検討をもとに、安全性の高いさらなる治療法の早急な進歩が望まれている。

　認知機能低下以外の症状としてはBPSDが問題として挙げられるが、妄想、興奮、攻撃性などには抗精神病薬、抑うつ症状などに対しては抗うつ薬、躁状態に対しては気分安定薬などが用いて治療される。基本的に薬剤量を少量から使用して、不必要な副作用を避けることがポイントとなる。

2．心理療法・精神療法

　心理・社会的な意味で生活機能の改善を目指す治療法としては、回想療法・リアリティオリエンテーション・芸術療法などが知られている。回想法とは、患者が自分の生きてきた道を振り返り整理することに対し受容的に共感することによって、情動の安定や意識の向上による残存機能の維持を目的としたものである。リアリティオリエンテーションは患者の見当識を補強するために環境の改善・コミュニケーションの強化を主体とする方法である。

　さらに、介護指導も重要な作業の1つである。というのは、適切な介護指導、介護者教育は認知症患者の進行を遅らせ、症状を軽減し、介護者の介護負担を軽減するのに有効であるからである。内容としては、介護者に患者の罹患している認知症についての正しい知識(わかる限りの原因、一般的な症状と経過、予後、とり得る治療法や予防法など)を提供するものである。そして、介護保険制度、介護サービスについて説明し、その利用を患者および介護者に勧めるなどして、適切な介護体制の構築に対する助言を行う必要がある。

〔田中稔久、武田雅俊〕

●文献
1) American psychiatric association : Quick Reference to Diagnostic Criteria from DSM-IV-TR. American psychiation association, Washington DC, 2000.

3. 血管性認知症

●●● はじめに

血管性痴呆（血管性認知症、vascular dementia；VaD）は、脳血管性障害に基づいた認知症の総称である。広義には、脳梗塞、脳内出血、くも膜下出血などのすべての病型が含まれるが、通常は、虚血性血管障害による認知症を意味することが多く、この点を区別して、虚血性血管性認知症（ischemic vascular dementia）と呼ぶこともある。本稿では、主に虚血性血管性認知症について述べる。

1 病型

認知症の原因となる虚血性脳血管障害は、ラクナ梗塞、アテローム血栓性脳梗塞、脳塞栓症など、通常の脳卒中発作の原因となる血管障害が多い。但し、白質のびまん性病変を呈する例が少なくなく、ビンスワンガー（Binswanger）型血管性認知症と呼ばれる。

VaDは、その原因となる病変によって、表48に示すように分類し得る。すなわち脳梗塞発作後に、その後遺症として残る認知機能の低下（poststroke dementia）と、明らかな脳梗塞発作と直接の関係はなく、徐々に、あるいは階段状に進行する認知症がある。

表48 ● 虚血性血管性認知症の病変分類

I．脳梗塞発作の後遺症として出現する認知症
  a．大梗塞後の認知症
  b．strategic infarct dementia、視床内側核、海馬、側頭葉内側面、尾状核、帯状回などの梗塞

II．脳梗塞発作がないか、あっても、それが時間的に直接認知症の発症に関与しない病変により、徐々にあるいは階段状に進行する認知症
  a．多発梗塞性認知症
    小梗塞（ラクナ）の多発による認知症
    皮質梗塞の多発による認知症
  b．びまん性白質病変による認知症（ビンスワンガー型血管性認知症）

Poststroke dementiaには、病変が大きな場合、あるいは、梗塞巣は大きくないが、大脳半球全般の機能低下を引き起こし、認知機能の低下をきたす場合がある。後者はstrategic infarct dementiaと呼ばれ、視床内側核、海馬、側頭葉内側面、尾状核、帯状回などの梗塞である。いずれの部位も後・前大脳動脈の領域にあり、大脳半球の内側部に位置し、大脳皮質と広範囲に連絡している。このような症例では、脳卒中発作が片麻痺などの脳局所症状を示さず、あるいは軽症で、意識障害、せん妄で始まり、回復後、認知障害が残る場合、あるいは亜急性に認知症が出現する場合が多い。

緩徐に、または階段状に進行するVaDは、多発梗塞性認知症と白質のびまん性障害（ビンスワンガー型血管性認知症）である。但し、多発梗塞性認知症はわが国ではラクナの多発による例が圧倒的に多いが、欧米では、皮質梗塞の多発による認知症が多い。また、ビンスワンガー型血管性認知症は、ラクナの多発を伴うことが多いが、伴わない例もある。

なお、歴史的にみると、以前は脳動脈硬化性認知症という用語が用いられていた。しかし、認知症は脳の器質的病変によって起こるものであり、単に脳動脈硬化による血流障害では認知症は起こらない、と考えられるようになり、この用語は用いられなくなり、それに代えて、現在は血管性認知症という用語が用いられている、という経緯がある。しかし、最近、内頸動脈、中大脳動脈に閉塞または高度の狭窄を有する症例において、MRI上、脳病変が軽微でかつSPECTでmisery perfusionの状態が確認された症例を選べば、外頸/内頸動脈bypass手術により、認知機能の改善がみられるという報告がある。これが事実であるとすれば、hemodynamic mechanismによる認知機能低下も考慮に入れておく必要がある。これは、VaD患者の高血圧管理にも関連する重要な点である。

2 疫学

認知症の病型別頻度の調査は、診断基準、対象集団の差異などのため、困難を伴う。日本では脳血管障害が多く、1980年代にはアルツハイマー病などの変性性認知症に比して、VaDの割合が多かった。しかし、その後、徐々にVaDの割合が減少し、疫学調査では認知症患者に占める割合はアルツハイマー病とほぼ同じか、あるいはアルツハイマー病の方が高いとする報告も少なくない。

一般病院において、認知機能低下を主訴として来院する患者では、アルツハイマー病が圧倒的に多く、階段状に、あるいは徐々に進行する多発梗塞性認知症、ビンスワンガー型血管性認知症は減少している。これは食生活の西欧化、高血圧管理の普及などによるラクナ梗塞の減少に対応し一般住民の実態を反映しているものと思われる。但し、高齢者を対象にした慢性病院ではVaDの割合はまだ少なくない。

3 臨床症状

1．Poststroke dementia

❶ 大梗塞

大脳皮質を広範囲に侵す大梗塞は、病巣の部位に応じた局所の巣症状の種々の組み合わせと、全般的な認知機能の低下を示す。Poststroke dementiaの大部分は、これに属する。全般的な認知機能の低下は、急性期の脳浮腫、線維結合を有する視床、反対側大脳半球に対する遠隔作用（diaschisis）などが関与していると考えられる。

❷ Strategic infarct dementia

以下の部位に両側性に病変が生じた場合に、典型的かつ高度な認知機能低下が現れるが、一側性病変、特に左側病変の場合でも生ずることがある。

a．視床内側核の梗塞

網様体賦活系の障害により、急性期には意識障害、行動異常、睡眠障害を呈し、回復の過程で記憶障害を残す。梗塞巣の範囲により、眼球運動障害、小脳性運失調などを伴い得る。

b．内包膝部（前外側視床）梗塞

内包膝部は、前部視床と前頭葉連合野との線維連絡を含んでいる。この部位の梗塞により、傾眠、自発性低下、尿失禁、記憶障害が生じる。

c．尾状核頭部梗塞

活動性の低下、無為（abulia）を呈する。逆に、興奮、注意障害を示すこともある。病巣が大きい場合には、片麻痺、軽度の失語症（左側障害の場合）、左半側空間無視（右側障害の場合）を伴い得る。尾状核頭部は、大部分、中大脳動脈の分枝であるレンズ核線条体動脈によって支配され、前・下部は前大脳動脈の分枝であるHeubner's arteriesに支配されている。

d．帯状回梗塞

帯状回前部は、視床からの投射を受けている。前大脳動脈領域の血流障害の際、意識混濁、無為などを呈することがある。両側性障害では、無動無言症となる。

e．海馬梗塞

急性期に、せん妄、失見当識、記憶障害を呈する。優位半球の病変では、一側性であっても認知症・健忘症を呈し得る。後大脳動脈の閉塞により起こる。病変が視覚路を含み、半盲を伴うことが多い。

2．多発梗塞性認知症

大脳基底核、半卵円中心にラクナ梗塞が多発して生じる。ビンスワンガー型血管性認知症にみられるような白質のびまん性・融合性の変化が軽度に認められる例もある。

CTまたはMRI上、多発梗塞が認められても認知症を呈しない例がある。認知症を呈する例では、SPECT、PETで脳血流・代謝が低下している。ラクナの存在そのもののみならず、ラクナが生じるような、脳血流・代謝の低下が認知症の出現に関与している可能性がある。同様の事実は、次に述べるビンスワンガー型血管性認知症の場合にもある。

3．ビンスワンガー型血管性認知症

皮質下白質のびまん性病変に伴って認められる認知症である。ビンスワンガー型血管性認知症の臨床的特徴として、①50歳代後半頃に急に発症し、

年々進行し、②人格変化、思考力の低下、記銘・記憶障害・失見当識を呈し、高度の認知症に至る、③仮性球麻痺や構音障害はよくみられるが、失語症はみられない、④高血圧と高度の動脈硬化、などを挙げ得る。

4 病理所見

　VaDは種々の病型の脳血管障害により起こり得る。それぞれの脳実質病変、血管病変については成書に譲り、ここでは、ビンスワンガー型血管性認知症における白質の病理所見について述べる。

　白質病変の病理学的特徴は白質のびまん性の髄鞘喪失（脱髄、myelin pallor）と、小動脈硬化、高血圧性の血管変化である[1]。但し、電子顕微鏡的観察により、本症の白質における神経線維の密度が減少しており、これが白質淡明化（pallor）の原因となっていることを示唆する所見が報告されている[2]。また、これと関連して皮質の神経細胞数が有意ではないが減少していると報告されている。さらに、随伴する血管病変について、白質の細小動脈の硝子様変化とともに、前・中・後大脳動脈などの主幹動脈の狭窄を示す例も少なくない。これらの結果はビンスワンガー型血管性認知症の発生機序に重要な示唆を与えるものである。

　なお、山之内は、白質のグリア細胞は明らかな減少を示し、おそらくoligodendrocytes、astrocytesいずれも減少しているようである。実験的白質病変においても、oligodendrocytesの減少とastrocytesの反応が報告されている[3]。

5 診断基準

　VaDの診断は、認知症の存在、血管性病変の存在、および両者の因果関係に基づく。このうち、血管性病変は、臨床的な局所神経症状、CT、MRIなどの画像診断が指標となる。問題は、認知症と血管性病変の時間的、空間的因果関係をいかに解釈するかである。

　現在、国際的に知られている主要な診断基準はDSM-Ⅳ（表49）[4]、ICD-10（表50）[5]、ADDTC（表51）[6]、およびNINDS-AIREN（表52）[7]である[8]。DSM-Ⅳ、

ICD-10では、脳梗塞発作との時間的関係には触れていない。ADDTCでは、神経症候あるいは画像上で2回（2個）以上の虚血性脳血管発作（病巣）があることが基本的な条件となっている。しかし、1回の

表49● DSM-Ⅳによる血管性痴呆（認知症）の診断基準[4]

A. 以下の1、2を満足する多彩な認知欠損がみられること
　1. 記憶障害（新しい情報を学習したり、以前に学習した情報を想起する能力の障害）がある
　2. 以下の認知障害の1つ以上がみられる
　　a. 失語（言語の障害）
　　b. 失行（運動機能が損なわれていないにもかかわらず、動作を遂行する能力の障害）
　　c. 失認（感覚機能が損なわれていないにもかかわらず、対象を認識または同定する能力の障害）
　　d. 実行機能（すなわち、計画を立てる、組織化する、順序立てる、抽象化する能力）の障害
B. 基準A1およびA2の認知欠損は、その各々が、社会的または職業的機能の著しい障害を引き起こし、病前の機能水準から著しい低下を示す
C. 局在性神経徴候や症状（例：腱反射の亢進、伸展性足底反射、偽性球麻痺、歩行異常、1肢の筋力低下）、または臨床検査の証拠がその障害に病的関連を有すると判断される脳血管性疾患（例：皮質や皮質下白質を含む多発梗塞）を示す
D. その欠損は、せん妄の経過中にのみ現れるものではない

（高橋三郎，大野　裕，染矢俊幸（訳）：DSM-Ⅳ精神疾患の分類と診断の手引．医学書院，東京，1995による）

表50●WHOによる血管性痴呆（認知症）の診断基準と分類（ICD-10）

〔診断基準〕
G1：認知症の全般基準を満たすこと。
G2：高次認知機能の障害において、障害された部分と比較的に残存した部分があるというように、不均一な欠損を示す。
G3：一側の痙性麻痺、一側の反射亢進、Babinski反射、仮性球麻痺のうち少なくとも1つがある。
G4：病歴、臨床検査から認知症に関連している脳血管障害がある。

〔分類〕
F01：血管性認知症
　F01.0：急性発症の血管性認知症
　F01.1：多発梗塞性認知症
　F01.2：皮質下血管性認知症
　F01.3：皮質および皮質下混合性血管性認知症
　F01.8：その他の血管性認知症
　F01.9：血管性認知症、詳細不明

（World Health Organization：ICD-10 精神および行動の障害；臨床記述と診断ガイドライン．pp4262-4264, 1993より一部改変）

脳卒中発作でも、その発作と認知症の出現との間に時間的関連が認められれば、虚血性血管性認知症と診断し得るとしている。

NINDS-AIRENでは、認知症の発症が脳卒中発作後3ヵ月以内であること、あるいは認知機能の急激な低下や動揺性経過ないし段階的悪化がみられることを挙げている。

このように、ADDTC、NINDS-AIRENでは脳卒中発作との時間的関連が重視されており、日本に多いラクナの多発による認知症や、ビンスワンガー型血管性認知症、あるいは卒中発作後、数年にわたって徐々に低下する認知機能の低下などが十分考慮されていない。おそらく欧米では、皮質梗塞の多発による認知症が多いこと、徐々に進行する認知症はア

表51● ADDTCによるprobable IVDの診断基準[6]

A. 次のすべてを満足する
  1. 痴呆（認知症）
  2. 既往歴、神経学的症候and/or
     画像診断（CTまたはT1強調MRI）から、2個（回）以上の虚血発作が証明されるまたは、認知症の発症と時間的に関連する単一卒中発作
  3. CTまたはT1強調MRIで小脳以外に少なくとも1個以上の梗塞巣がある
B. 診断根拠
  1. 認知機能に関連する脳領域の多発性梗塞の証明
  2. 一過性脳虚血発作多発の既往歴
  3. 脳血管障害の危険因子の既往（例：高血圧、心疾患、糖尿病）
  4. Hachinskiの虚血スコア7点以上
C. IVDと関連する臨床徴候（但し、さらに要検討のものを含む）
  1. 歩行障害、尿失禁の比較的早期からの出現
  2. T2強調MRIで、年齢相応以上の脳室周囲および脳深部白質の変化がみられる
  3. 電気生理学的検査または生理学的神経画像研究（SPECT、PET、NMR、spectroscopyなど）で局所的変化がみられる
D. 診断にはあまり役立たないもの
  1. 緩徐進行
  2. 錯覚、妄想、精神症候、幻覚
  3. 痙攣
E. 診断が疑わしいもの
  1. 画像診断で該当する局所性障害を証明されない超皮質性感覚性失語症*
  2. 認知障害以外に中枢神経症候を欠くもの

*アルツハイマー病にみられる　IVD：脳硬塞による血管性認知症
（亀山正邦、宇高不可思、澤田秀幸：新しい脳血管性痴呆の診断基準．Dementia 7：6-9, 1993より一部改変）

表52● NINDS-AIRENによるprobable VaDの診断基準[7]

I. probable VaDの臨床診断には次の1～3のすべての項目が満足されなければならない
  1. 痴呆（認知症）（これまで正常なレベルにあった認知機能の低下により判定）があること
     a. 記憶の障害と、次の認知機能のうち2つ以上の障害があること（見当識、注意力、言語、視空間機能、行動機能、運動統御、行為）
     b. 臨床的診察と神経心理学的検査の両方で確認することが望ましい
     c. 機能障害は、日常生活に支障をきたすほどに重症であること。しかし、これは脳卒中に基づく身体障害によるものを除く
  （除外基準）
     a. 神経心理学的検査を妨げるような意識障害、せん妄、精神病、重症失語、著明な感覚運動障害がないこと
     b. 記憶や認知を障害するような全身性疾患や他の脳疾患（例えばアルツハイマー病）がないこと
  2. 脳血管障害があること
     a. 神経学的診察により脳卒中の際にみられる局所神経症候（片麻痺、下部顔面神経麻痺、バビンスキー徴候、感覚障害、半盲、構語障害）がみられること（脳卒中発作の有無は問わない）
     b. 脳画像（CT、MRI）で明らかな多発性の大梗塞、重要な領域の単発梗塞（角回、視床、前脳基底部、後大脳動脈ないし前大脳動脈領域梗塞）、多発性の基底核や白質の小梗塞あるいは広範な脳室周囲白質病変ないしこれらの病変の組み合わせを認めること
  3. 上記1、2の両者に関連がみられること。すなわち、下記aないしbの両者ないしいずれかを満足すること
     a. 明らかな脳梗塞後3ヵ月以内に認知症が起こること
     b. 認知機能が急激に低下するか、認知障害が動揺性ないし段階性に進行すること

（平井俊策：脳血管性痴呆の新しい国際分類と診断基準．老年期痴呆 7：491-493, 1993より一部改変）

表53 ● subcortical VaD の診断基準（要点）

Ⅰ．A．遂行機能障害と記憶障害（おそらく軽度）の存在と、社会生活活動の以前の水準からの低下
　　B．以下の両者を含むCVDの存在。すなわち画像診断（＊）による関連するCVDの証拠と、神経的症候の存在あるいは既住

＊subcortical VaD の画像診断
　A．CT：半卵円中心に達し、少なくとも1つのラクナ梗塞を含む、著明な白質病変の存在
　　　および、皮質の大梗塞・出血、水頭症や多発性硬化症のような特殊な白質病変の除外
　B．MRI
　　1．白質病変優位型：10mm以上のPVH、25mm以上の連続する白質病変など、または
　　2．ラクナ優位型：基底核領域の5個以上の多発性ラクナと中程度の白質病変
　　　および、皮質の大梗塞・出血、水頭症や多発性硬化症のような特殊な白質病変の除外

（文献12）より一部改変）

ルツハイマー病として扱う傾向があることによるのかも知れない。

以上、4つの診断基準を2つずつ組み合わせると6通りあるが、それぞれの診断一致率は17.9～47.8％と極めて低い。その主要な原因は、脳血管性病変と認知症との因果関係をいかに解釈するかの違いにある[8)-11)]。

なお、上記の診断基準では、ラクナ梗塞の多発、びまん性白質病変による、徐々に進行するVaD（皮質下認知症）に関する配慮がなされていない。これらに対する診断基準がEikinjunttiらによって提案されている（表53）[12)]。

6　鑑別診断

脳卒中後の認知症は、病歴、経過、随伴する神経病状、CT、MRIで診断可能である。多発梗塞性認知症、ビンスワンガー型血管性認知症において診断に苦慮することは、変性性認知症、特にアルツハイマー病との鑑別診断である。

上記の種々の診断基準では、アルツハイマー病の可能性が否定された場合にVaDと診断し、逆に、VaDを否定し得る場合にアルツハイマー病と診断するという内容になっている点に実地上の問題がある。両者の鑑別にHachinskiのischemic scoreがしばしば用いられるが、このスコアが高い場合でも、混合型である可能性は否定できない[13)]。

臨床的に重要なことは、認知症症状の内容の特徴である。アルツハイマー病は、大脳半球後方の皮質の障害を主とする皮質性認知症であり、視空間性認知障害を主とする。状況認知障害、外界に対する擬似的適応、そして人格の形骸化に至る。これに対して、VaDでは、多発小梗塞、ビンスワンガー型血管性認知症、strategic infarctのいずれも皮質下性認知症であり、前方型である。発動性の低下、精神運動遅延、表出障害が中心となる。外界に対する適応は不完全で、感情障害を呈する。

7　画像診断

CT、MRIで梗塞巣が認められる。特にMRI T2強調画像では、ラクナの多発例において、点状または斑状の高信号域が、基底核、視床、大脳白質に認められる。ビンスワンガー型血管性認知症では側脳室前角、後角周囲および半卵円中心にびまん性の高信号域を示す。大脳皮質の萎縮は、初期には軽度である。白質の変化に伴い、側脳室は軽度〜中等度に拡大している。アルツハイマー病との鑑別上、重要なことは海馬萎縮の有無である。冠状断で海馬をみると、アルツハイマー病では早期から海馬の萎縮が認められるが、VaDでは早期には認められない。但し、重症化すると、VaDにおいても海馬萎縮が認められるようになる。

ラクナ多発例、ビンスワンガー型血管性認知症では、PET、SPECTで、前頭葉の脳血流量、局所酸素代謝率の低下を示す。しかし、局所酸素摂取率（regional oxygen extraction fraction；rOEF）は上昇し、misery perfusionの状態にある。

程度は軽いが、同様の変化はアルツハイマー病にも認められる。但し、変化する部位は前頭葉ではなく、頭頂葉、後頭葉である。

アルツハイマー病では、早期からの後部帯状回の血流低下が注目されている。VaDにおいては、このような所見の報告はない。

8 危険因子

高血圧、糖尿病、高脂血症、心房細動など、脳梗塞の危険因子の多くはVaDの危険因子となり得る。特に、ラクナの多発による認知症、ビンスワンガー型血管性認知症は、高血圧が極めて重要である。夜間睡眠中の生理的血圧低下が認められない例（non-dipper）が、認められる例（dipper）よりもリスクが高い。

認知症の危険因子とされる病前の性格、教育歴などについては、VaDのみを取りあげた報告はない。

9 治療

高血圧、糖尿病、高脂血症などの危険因子をもつ例が多い。再発予防、病巣数の増加を予防するうえで、これら危険因子の管理、病型に応じた抗血小板薬の投与、抗凝固療法が第一に重要である。

日本において二重盲検試験による再評価の結果、認可された脳循環代謝改善薬は5薬剤である。ニセルゴリン（サアミオン®）と塩酸アマンタジン（シンメトレル®）は意欲低下、自発性低下に適応がある。塩酸チアプリド（グラマリール®）は精神的興奮に適応がある。イブジラスト（ケタス®）、酒石酸イフェンプロジル（セロクラール®）は脳卒中後のめまいに有効である。

VaDにおいてもアルツハイマー病と同様にアセチルコリンが減少しており、抗コリンエステラーゼ薬であるドネペジルが有効であることが、二重盲検試験で示されている。但し、FDAでは認可されず、日本でも健康保険上、認可されていない。

10 アルツハイマー病の血管性因子

最近、アルツハイマー病（Alzheimer disease；AD）の成因に関して、血管性因子が取りあげられるようになってきた。de la Torreは、その根拠として、①疫学的調査の結果、VaDの危険因子がADの危険因子でもある、②脳血管不全を改善する治療はADの症状も改善する、③ADの病前診断が局所脳循環の測定で可能である、④ADの臨床症状は脳細小血管の病変から発症する、⑤ADとVaDの症状に一致する点がある、⑥AD、VaDの病理所見が重複することがある、などを挙げている[14]。

ADとVaDの典型例では、臨床的にも病理学的にも鑑別可能であり、成因を異にする疾患である。しかし、脳血管障害が潜在性のADを顕在化する可能性があり、逆に、ADの臨床症状が脳血管障害の合併により、早期に、あるいは、より高度に出現することがあり得る。ADとVaDがほぼ同等に認知症の出現に関与していると考えられる場合に混合型と呼ばれるが、どのような場合に同等といえるかは、決められていない。The Nun Studyでは、病理学的にADと診断された症例のうち、小梗塞が1～数個あった例の97％に認知症がみられたのに対し、小梗塞がない例では57％のみに認知症がみられた。血管性病変とAD病変が認知症の出現に相加的に働いていることを示唆している[15]。

ADの成因という点では、コレステロールが注目されている。また、アミロイド前駆体蛋白遺伝子（APP）のプロモーターにはheat-shock elementがあり、虚血など種々のストレスに反応して発現が増加する可能性がある。しかし、血管障害例でAβの蓄積が増加するというか否かは今後の検討を要する。ADとVaDには de la Torreが指摘している以外にも多くの共通点があることは確かであり、それが成因の共通性を意味しているか否かが今後の重要な検討課題である。

11 特殊な血管性認知症

老年期におけるVaDは、大部分、脳動脈硬化あるいは高血圧性血管病変によるが、加齢とともに急速に増加する血管病変にアミロイドアンギオパチーがある。そのほかに稀に、遺伝性のVaDがある。

1. 脳アミロイドアンギオパチー

脳アミロイドアンギオパチー（cerebral amyloid angiopathy；CAA）は[16]、脳血管のアミロイド沈着症である。アミロイドの主成分として、アミロイドβ蛋白（Aβ）、シスタチンC、プリオン蛋白、ABri/ADan、トランスサイレチン、ゲルゾリンの6

つのアミロイド蛋白が報告されている。このうち、頻度が高いものは、老年者、ADにみられるAβの沈着によるCAAである。CAAは、加齢とともに増加し、90歳以上では74％に達する。ADでは約80〜90％に認められる。

アミロイドの主成分は老人斑（SP）ではAβ42であるのに対し、CAAではAβ40である。アミロイドの沈着は、大脳の髄膜、皮質に強い。

脳葉の大出血を呈し、くも膜下腔に穿破することが多い。再発、多発しやすい。このような出血部位の特徴と、血腫除去術時の生検所見から、CAAと診断される。出血後はなんらかの認知障害が残る。

脳葉出血を生じた症例の病歴をとると、認知症症状がなかった例も少なくない。また、CAAの程度と認知症の頻度とは必ずしも平行しないという報告もある。

しかし、進行性の認知症がしばしばみられることも確かである。CAAに基づく脳血管障害によるVaD、ADの合併、のほか、AD型（vascular variant）という概念も報告されている。ビンスワンガー型血管性認知症と類似の白質の変化を呈する例も報告されている。

CAAは臨床的には脳葉大出血によって初めて疑い得る疾患であり、病理学的検査によって初めて確診し得る疾患である。大出血以前の認知症症状の特徴などは、今後の課題である。

2. CADASIL

CADASIL（cerebral autosomal dominant arteriopathy with subcortical infarcts and leukoencephalopathy）は欧米に多い常染色体優性遺伝を示す疾患である。平均45歳で発病し、卒中様発作、認知症、偏頭痛などを呈する。MRI T2強調画像で側脳室周囲、半卵円中心に点状、斑状あるいは融合性の高信号域が認められる。診断基準案を、表54に示す[16]。

常染色体19q12のNotch3の変異による。

表54 ● CADASILの診断基準案

I．probable
　1．若年発症（50歳以下）
　2．以下の臨床所見のうち少なくとも2つが認められる
　　・永続的な神経学的徴候を伴った脳卒中様発作
　　・偏頭痛
　　・重度の気分障害
　　・皮質下性認知症
　3．神経障害に病因論的に関連した血管危険因子を認めない
　4．常染色体優性遺伝を示す
　5．MRIにて皮質梗塞を伴わない白質病変が認められる

II．definite
　CADASILの確定診断は、probableを満たし、常染色体との遺伝的連鎖および/あるいは顆粒状のオスミウム親和性の物質を伴う細動脈症を証明する病理学的所見があることでなされる

III．possible
　（省略）
　［除外基準］
　1．発症年齢が70歳以上
　2．高度の高血圧症ないし心または全身血管疾患の存在
　3．家系内に他の発症者がいない
　4．35歳以上にもかかわらず、MRI正常

（Davous P：CADASIL；A review with proposed diagnostic criteria. Eur J Neurol 5：219-233, 1998による）

表55 ● 禿頭と腰痛を伴う遺伝性血管性白質脳症（CARASIL）の診断基準案

1．40歳未満の脳症発症で、臨床的には進行性（時に一時停止性）の知的能力の低下、錐体路・錐体外路症状、偽性球麻痺などからなり、画像的に（ないし病理学的に）びまん性の皮質下白質病変を主体とする
2．禿頭を呈する
3．（急性反復性）腰痛ないし変形性脊椎症/椎間板ヘルニアを有する
4．血圧は正常である（降圧薬の服用歴がなく、ほぼ恒常的に収縮期圧が140mmHg、拡張期圧が90mmHgを超えない）
5．adrenoleukodystrophyをはじめとし、白質を侵す既存の他の疾患が否定される

以上の5項目すべてを満たす例を確定例（definite）、2または4が不明な点を除き他の項目を満たす例を確実例（probable）、両親が血族婚である確定例の同胞であって脳症または2と3の両方を有する例を疑診例（possible）とする
　［参考事項］
・遺伝性：両親ないし祖父母に血族婚がみられることが多い
・進行様式：卒中や階段状悪化がみられることが多い
・血管因子：脳CT/MRIにてびまん性大脳白質病変以外に基底核や大脳白質にラクナが認められたり、脳血管撮影、SPECTやPETで血管病変、血流低下などが証明されることが多い

（福武敏夫，平山惠造：家族性若年性Binswanger病様脳症．神経進歩36：70-80，1992より一部改変）

3. CARASIL[17]

CARASIL(cerebral autosomal recessive leukoencephalopathy)はCADASILに類似するが、日本人にのみみられる常染色体劣性遺伝性疾患である。平均32歳で発症し、男性に多く、禿頭、腰痛、認知症、性格変化、偽性球麻痺、錐体外路症状などを呈する。MRI T2強調画像では大脳白質に広範囲に均質に高信号域を示し、基底核に小さな高信号域が散在性に認められる。原因遺伝子は同定されていない(表55)。

●●●おわりに

VaDについて、発症機序は他稿に譲り[18]、臨床的事項を中心に述べた。VaDの中で、ビンスワンガー型血管性認知症は通常の血管性障害とは異なる点があり、新たな危険因子の検討[19]、ADとの関連など、今後の課題が残されている。

(東儀英夫)

●文献

1) Olszewski J：Subcortical arteriosclerotic encephalopathy；Review of the literature on the so-called Binswanger's disease and presentation of two cases. World Neurol 3：359-394,1962.
2) 山之内博：Progressive subcortical vascular encephalopathy の病理学．現代医療28：1145-1149, 1996.
3) 北村　伸，赫　彰郎：ビンスワンガー型脳血管性痴呆の成因と治療；新しい観点から．老年精神医学雑誌 10：16-21, 1999.
4) American Psychiatric Association：Diagnostic and Statistical Manual of Mental Disorders. 4th ed(DSM-IV), American Psychiatric Association, Washington DC, 1994.
5) World Health Organization：The ICD-10 Classification of Mental and Behavioural Disorders；Clinical Descriptions and Diagnostic Guidelines. WHO, Geneva, 1993.
6) Chui HC, Victoroff JI, Margolin D, et al：Criteria for the diagnosis of ischemic vascular dementia proposed by the state of California Alzheimer's Disease Diagnostic and Treatment Centers. Neurolgy 42：473-480, 1992.
7) Román GC, Tatemichi TK, Erkinjuntti T, et al：Vascular dementia Diagnostic criteria for research studies；Report of the NINDS-AIREN International Workshop. Neurology 43：250-260, 1993.
8) 平井俊策：脳血管性痴呆の各種診断基準とその問題点．老年精神医学雑誌 10：9-15, 1999.
9) Wettering T, Kanitz RD, Borgis KJ：Comparison of different diagnostic criteria for vascular dementia(ADDTC, DSM-IV, ICD-10, NINDS-AIREN)．Stroke 27：30-36, 1996.
10) Davous P：CADASIL；A review with proposed diagnostic criteria. Eur J Neurol 5：219-233, 1998.
11) Pohjasvaara T, Mantyla R, Ylikoski R, et al：Comparison of different clinical criteria(DSM-III, ADDTC, ICD-10, NINDS-AIREN, DSM-IV) for the dignosis of vascular dementia. Stroke 31：2952-2957, 2000.
12) Erkinjuntti T, Inzitari D, Pantoni L, et al：Research criteria for subcortical vascular dementia in clinical trials. J Neural Transm Suppl 59：23-30, 2000.
13) Hachinski VC, Iliff LD, Zihka E, et al：Cerebral blood flow in dementia. Arch Neurol 32：632-637, 1975.
14) de la Torre：Alzheimer disease as a vascular disorder；Nosological evidence. Stroke 33：1152-1162, 2002.
15) Snowdon DA, Greiner LH, Mortimer JA, et al：Brain infarction and the clinical expression of Alzheimer disease；The Nun Study. JAMA 277：813-817, 1997.
16) 山田正仁：脳アミロイドアンギオパチー．痴呆症学(3)；高齢社会と脳科学の進歩，日本臨牀増刊号，pp167-173, 日本臨床社，大阪，2004.
17) 福武敏夫：CADASILならびに類似症候群．老年精神医学雑誌 10：44-49, 1999.
18) 東儀英夫，阿部隆志，高橋　智，ほか：脳血管性痴呆の発生機序．神経研究の進歩42：994-1004, 1998.
19) Yao H, Yuzuriha T, Koga H, et al：Vascular and non-vascular risk factors for deep white matter lesions in community-dwelling elderly subjects. Geriatrics and Gerontology International 3：36-43, 2003.

4. レビー小体型認知症

● ● ● はじめに

「レビー小体型痴呆（レビー小体型認知症、dementia with Lewy bodies；DLB）」は、比較的新しい疾患概念であり、1995年にイギリスで開催された第1回国際ワークショップで提唱された名称である。その際にDLBの臨床および病理診断基準が提唱され、その結果が1996年に専門誌Neurologyに発表された[1]。このCDLBガイドラインの臨床・病理診断基準の提唱以来、臨床診断がより容易になり、DLBが国際的によく知られるようになった。そして、欧米ではこれがアルツハイマー型痴呆（アルツハイマー型認知症；DAT）に次いで2番目に多いという報告が増え、現在ではDLBは、DAT、血管性痴呆（血管性認知症；VaD）とともに三大認知症と呼ばれるようになった。

このDLBの提唱には1970年代半ば以降の日本人の業績が多大な貢献をした。小阪らは黒質や青斑核などの脳幹の諸核のほかに大脳皮質や扁桃体に多数のレビー小体が出現し、認知症やパーキンソン症状を主症状とする症例について一連の報告を行った[2)-6)]。これを機にこの種の症例がわが国で相次いで報告され、1983、1984年に吉村[7]や小阪[6]がこれを「びまん性レビー小体病（diffuse Lewy body disease；DLBD）」と命名した。一方、1980年に小阪らはパーキンソン病を含めて、「レビー小体病（Lewy body disease）」の概念を提唱した[5]。これらの業績を基礎にして、後にDLBが提唱されることになった。そこで、まず歴史的なことから紹介することにする。

1 パーキンソン病とレビー小体型認知症の歴史

1817年にイギリスのJames Parkinsonが、その70年ほど後にフランスのCharcotによりパーキンソン病と名づけられた病気について詳しい臨床的な記載をした。Parkinsonは、6患者の症状を詳しく観察し、①静止時の身体の震え、②緩慢な動作、③前屈姿勢、④早足、加速歩行、⑤前方転倒、という5つの特徴を挙げ、この病気をshaking palsy（振戦麻痺）と名づけた。しかし、この重要な報告はその後ほとんど注目されなかったようで、19世紀後半にCharcotによってその重要性が指摘され、パーキンソン病として世に知られるようになった。ところが、その脳病理の基礎はさらに後の1912年のドイツのLewyによるレビー小体の発見に始まり[8]、1950年代にGreenfieldらによってパーキンソン病脳の黒質や青斑核などの脳幹の諸核にレビー小体が必発することが指摘されたこと[9]、で確立された。実にParkinsonの報告以来、約1世紀半も経ってからである。そして、1960年代になって、佐野やCarlsonらによるパーキンソン病の黒質におけるドパミン減少の発見によりL-DOPA治療が行われるようになった。

パーキンソン病の認知症が注目されるようになったのは1970年代になってからである。Parkinson自身はパーキンソン病では知能は障害されないと記載したが、Charcotがパーキンン病でも認知症が起こることを初めて指摘した。そして、1970年代になってパーキンソン病の認知症に関する研究が報告されるようになった。しかし、その頃は、レビー小体は大脳皮質には出現しないか、出現しても稀で、少数であるというのが通説であった。さらに、1970年代後半にはパーキンソン病の認知症の大部分はDATの合併によるという報告が注目され、一時はそう信じられた。しかし、小阪らが1976年以降相次いで認知症とパーキンソニズムが主症状で、レビー小体が脳幹のほかに大脳皮質や扁桃体にも多数出現する症例を報告して以来、そのような症例がわが国で次々とみつかり、小阪らは1980年に「レビー小体病」[5]を、さらに1984年に「びまん性レビー小体病（DLBD）」[6]を提唱したのは前述のとおりである。1984年の小阪らの論文で[6]、欧米ではDLBDが見逃されていることが強調されたこともあって、1985年から欧米でも相次いでDLBDの症例報告がなされるようになり、わが国よりも欧米でDLBDが注目されるようになった。1990年になってレビー小体型老年痴呆（レビー小体型老年認知症、senile dementia of Lewy body type）[10]、アルツハイマー病レビー小

体亜型(Lewy body variant of Alzheimer's disease)[11]といった名称もみられるようになった。小阪は1990年にわが国のDLBD報告例をまとめてその特徴を報告した際に[12]、DLBDを、種々の程度のアルツハイマー病変を合併する通常型(common form)とそれを伴わない純粋型(pure form)に分類した。その後、1995年にイギリスで国際ワークショップが開催され、その際にDLBDなどをまとめてレビー小体型認知症(DLB)と総称すること、その臨床および病理診断基準が提唱され、その結果が1996年のNeurologyに報告された[1]、ことは前述したとおりである。それ以来、ますますDLBが国際的に注目されるようになり、1998年には第2回国際ワークショップがアムステルダムで開催され、さらに2003年には第3回国際ワークショップがイギリスで開催された。

このようにDLBが国際的に注目されるようになったのは、大脳皮質のレビー小体がユビキチンやαシヌクレイン(後述)といった蛋白質の抗体を使用した免疫染色により容易に染色され、発見されやすくなったこととともに、その頻度が高くなり、しかも臨床診断も可能になったからであろう。今後はこの病気はさらに注目されることになるであろう。

2 頻度

臨床診断に基づいたDLBの疫学的報告はまだないが、CDLBガイドラインの臨床診断基準に基づいたDLBの頻度に関する報告は少数みられる。それらによると、その頻度は認知症例の数％程度という報告が多い[13]。しかし、剖検例に基づいた報告では、その頻度は10数％～20数％というのが多い[14](表56)。私が所属する福祉村病院での1990～1999年の10年間の認知症剖検例に基づいた報告では[15]、

DAT43％、VaD22％、DLB18％であり、前半5年間と後半5年間ではDATやDLBはその頻度に差はないが、VaDは後半では18％に減少していた。このように、DAT、VaD、DLBは三大認知症といえるが、今後はVaDの頻度はさらに減少し、逆にDATやDLBの頻度は増加することが予想される。ごく最近の脇坂らの九州の久山町スタディーでの剖検例の検討では[16]、DLBは41％と高頻度であったと報告されている。

3 臨床症状

ここでは、DLBを多少ともアルツハイマー病変をもっている通常型とそれをもたない純粋型に区別してその臨床像の特徴を述べる。

一般に、通常型DLBは、初老期・老年期に発病し、進行性の皮質性認知症を示すことが多い。初期にはしばしば具体性を帯びたヒトや動物に関する幻視がみられるが、これは意識が清明な状況で出現し、せん妄によるものとは区別される。時に、二次的な被害妄想やうつ状態を示すこともある。うつ状態や幻覚妄想状態が認知症に先行することもある。経過中にせん妄を示すこともある。しばしば意識が清明であるにもかかわらず、認知機能に変動が認められ、日によって、また1日のうちでも時により、状態像が違うことが少なくない。そのうち筋固縮や寡動を主とするパーキンソン症状が加わるが、それが目立たない症例もある。他方、パーキンソン症状が先行し、パーキンソン病と診断され、その経過中に皮質性認知症が加わる例もある。この場合には、パーキンソン症状としては振戦がないことが多く、またL-DOPAの効果が不十分であったり、幻視などの精神症状が起こりやすいことが多い。

純粋型DLBでは、40歳以下の若年に起こることも、初老期以降に発病することもある。若年発病例はパーキンソン症状で初発するのが普通で、若年性パーキンソン病と診断され、L-DOPAなどで治療されるが、後に皮質性認知症を伴う点が特異的である。初老期以降の発病例では、通常型と同様に、進行性認知症が主体であることが多く、パーキンソン症状が多少とも加わるが、パーキンソン症状が先行する症例もある。

表56 ● DLBの頻度(剖検例のデータ)

著者(発表年)	DLB/認知症症例	DLB出現率(%)
Joakim, et al (1988)	26/150	17.3
Dickson, et al (1989)	27/216	12.5
Perry, et al (1990)	20/93	21.5
Burns, et al (1990)	6/50	12.0
Galasko, et al (1994)	42/170	24.7
Kosaka, et al (1995)	12/79	15.4 (DLBDのみ)
Akatsu, et al (2002)	28/158	18.0
Wakisaka, et al (2003)	12/29	41.4

表57 ● DLBの臨床診断基準

1. 正常な社会的または職業的機能に障害をきたす程度の進行性認知障害の存在。初期には記憶障害が目立たないこともある。また、注意や前頭皮質機能や視空間機能の障害が特に目立つこともある。
2. 次の特徴がある(probable DLBには2つが、possible DLBには1つが必要)
    a. 注意や明晰さの著明な変化を伴う認知機能の変動
    b. 構築され、具体的な内容の繰り返される幻視体験
    c. 特発性のパーキンソニズム
3. DLBを支持する特徴
    a. 繰り返す転倒
    b. 失神
    c. 一過性の意識障害
    d. 抗精神病薬への過敏性
    e. 系統的な妄想
    f. 他の幻覚
4. 可能性の少ないもの
    a. 局所性神経徴候や画像で裏づけられる卒中の存在
    b. 臨床像を説明し得る身体疾患や他の脳病変の証拠の存在

表57に第1回国際ワークショップでまとめられたCDLBガイドラインのDLBの臨床診断基準を示す[1]。なお、このガイドラインでは、パーキンソン症状が先行し、1年以内に認知症が出現した場合にはDLBと診断してもよいが、パーキンソン症状が出現してから1年以上経て認知症が出現した場合には「認知症を伴うパーキンソン病(Parkinson's disease with dementia；PDD)とした方がよい」と記載されているが、この見解には異論が多く、第3回国際ワークショップではこの1年という規定をなくすことになった。この問題についてはまだ議論の余地があり、特に純粋型DLBではパーキンソン病と診断されてから何年も経てから認知症が出現するのが普通であるので、1年という枠にとらわれることはない。第3回国際ワークショップ(2003年)および2004年の神経学会のパネルディスカッションで、PDDの多くはDLBであり、この場合にはパーキンソン症状から認知症が出現するまでの期間はほとんどが3年以上であり、10年以上のことも少なくないことが小阪により指摘された。

さて、DLBの典型例では上に示した臨床診断基準が適応できるが、実際にはその臨床診断は容易ではない。したがって、より精密な臨床診断基準の作成が必要である。そのためには、臨床・病理学的な詳細な症例の検討を重ね、DLBの病型別の臨床診断基準の作成が必要である。CDLBガイドラインでは、小阪らのレビー小体病の分類に基づいて[5]、DLBは新皮質型(neocortical type)、辺縁型(limbic type)、脳幹型(brain stem type)の3型に分類された[1]が、第2回国際ワークショップではさらに大脳型(cerebral type)が加えられた[17]。

上に述べた臨床像は新皮質型のDLBの臨床像に相当するものであり、その他の病型では臨床像に違いがあることに留意しなければならないが[18]、ここではその詳細は省略する。

なお、上には述べなかったが、DLBの診断の支持症状の1つである抗精神病薬に対する過敏性については特記しておく。DLBでは幻視や妄想が現れやすいので種々の抗精神病薬がよく使用されるが、少量にもかかわらず副作用が出たり、パーキンソン症状が出たり悪化したりして、却って症状が悪化することが少なくなく、この点が診断に利用されることもある。

画像は診断上参考になる。DLBに特異的な画像所見はないが、CTやMRIではびまん性の脳萎縮がみられ、認知症のわりにはDATほど萎縮が強くないことが多く、またそれほど海馬領域の萎縮も強くなく、したがって側脳室下角の拡大も軽いことが多い。SPECTやPETでは、脳血流量の低下が頭頂・後頭領域にみられ、DATの場合よりも、より後方にまでそれが及び、後頭葉内側面にも血流の低下が目立つことが少なくない[19]。

4 病理

DLBの脳の病理学的特徴は多数のレビー小体の出現である。レビー小体は神経細胞内のエオジン好性の封入体であるが、細胞体のほかに神経突起にも出現することがある。

レビー小体の出現部位は特徴的で、黒質、青斑核、縫線核、迷走神経背側核、マイネルト基底核などの脳幹・間脳の諸核のほか、扁桃体や大脳皮質にも広範に出現し、さらに交感神経節や消化管壁の神経叢にも出現する。パーキンソン病では脳幹を中心に出現する。レビー小体の本態はまだ十分わかっていないが、最近αシヌクレインが主体であることが明らかにされて、その抗体による免疫染色でレビー小体が特異的に染まるのでみつけやすい。レビー小体が好発する黒質や青斑核ではメラニン含有神経細胞が脱落するので、肉眼で見ると正常では黒く見えるの

に、褪色しているので、この点に注意すれば肉眼的にも診断し得ることが少なくない。病理像については、別の論文を参照して頂くとして[12)20)]、ここではこれ以上は立ち入らない。

5 認知症への薬物治療

　DLBでは、重要な神経伝達物質であるアセチルコリンの起始核であるマイネルト基底核にレビー小体が出現し、神経細胞の変性・脱落がDATよりも強く、また大脳皮質のアセチルコリン濃度もDATより低いことから[21)]、DATの治療薬であるコリンエステラーゼ阻害薬がDATよりも効果的であることが想定され、さらに、最初にアメリカで認定されたコリンエステラーゼ阻害薬であるタクリンが著効したDAT例がその後、剖検によりDLBであることが明らかになったことから[22)23)]、コリンエステラーゼ阻害薬がDLBに使用されるようになり、その効果がいくつか報告されている。

　DLBにコリンエステラーゼ阻害薬を最初に試みたLebertらは、4～120mg/日のタクリンの治験を終えたDAT20例、DLB19例のうち、それぞれ11例で認知機能に効果がみられたと報告し[24)]、Querfurthらも、DAT6例とDLB6例に80mg/日のタクリンを投与し、DLB例でより効果的であったと報告した[25)]。

　わが国では発売されていないが、タクリンに次いで2番目に世に出たリバスチグミンについての報告も最近いくつかみられる。McKeithらは、初めて多施設での二重盲検プラセボ・コントロール試験を行った[26)]。120例（リバスチグミン59例、プラセボ61例）に6～12mg/日を20週間投与し、認知機能に効果が得られ、精神症状にも改善がみられたという。

　わが国唯一のDAT治療薬であるドネペジル（アリセプト®）についても、最近DLBで効果があったという報告が増えている。例えば、Sheaらは、ドネペジル5～10mg/日をDLBの9例に投与し、7例で認知障害が改善したが、3例でパーキンソン症状が悪化したと報告した[27)]。Samuelらは、DAT12例、DLB4例にドネペジル5mg/日を投与し、DLBではDATよりMini-Mental State Examination（MMSE）が著明に改善したと報告し[28)]、FergussonとHowardも、ドネペジルを12週間用いた9例のうち7例で認知障害が改善したと述べた[29)]。そのほか、ドネペジルが認知障害に効果的であった症例の報告もいくつかなされている。

6 パーキンソン症状への薬物治療

　DLBではパーキンソン症状で始まる例も少なくなく、この場合にはパーキンソン病と同じく、L-DOPAなどの抗パーキンソン病薬が少なくとも早い時期には効果的である。パーキンソン症状が後発する例ではより複雑で、L-DOPAによる精神症状の悪化が危惧される。DLB例のL-DOPA治療についてのまとまった報告はないが、Byrneらは15例の剖検例のうち11例ではL-DOPAが効果的であったと報告し、Williamsら[30)]やGeroldiらも同様の報告をしているが、精神症状が悪化した例も少数あったと記載している。しかし、一般にはパーキンソン病の薬物治療に準じるのがよく、第3回国際ワークショップではL-DOPAが推奨されたが、より若い症例では種々のドパミン・アンタゴニストが推奨される。

7 行動異常や精神症状への薬物治療

　認知症に随伴する行動異常や精神症状はBPSD（Behavioral and Psychological Symptoms of Dementia）と総称される。コリンエステラーゼ阻害薬は、認知障害に効果があるばかりでなく、BPSDにも効果があることが知られている。McKeithらは、DLBの11例にリバスチグミン3～12mg/日を12週間投与し、73％で妄想が、63％で無欲が、45％で焦躁が、27％で幻視が減少し、11例中5例（45％）では著しい効果があったと報告した[31)]。彼らの多施設での二重盲検試験でも、リバスチグミンの精神症状への効果を示し、コリンエステラーゼ阻害薬が抗精神病薬より合理的な選択薬であろうと述べている。Graceらもその効果を記載している。

　ドネペジルについても、LanvtotとHerrmannが8例中3例で行動障害が著明に改善し、残りの5例でも軽度に改善したと報告した[32)]。Sheaらも9例中8例で幻覚が改善したと報告し[27)]、そのほかにも幻視や妄想、焦躁が改善した症例の報告がある。

DLBではしばしば抗精神病薬に過敏に反応し、症状が悪化することが知られている。したがって、BPSDに対して従来のD₂受容体遮断作用の強い定型抗精神病薬の使用は慎重でなければならない。最近では錐体外路症状が出にくい非定型抗精神病薬が好んで使用され、クロザピン、リスペリドン（リスパダール®）、オランザピン（ジプレキサ®）などの使用報告がいくつかみられる。わが国で発売されている非定型抗精神病薬のリスペリドンに関する報告はいくつかある。Allenらは0.5～1mgのリスペリドンにより幻覚や妄想が改善した3例を報告したが[33]、McKeithらはそれに反論している[34]。オランザピンの効果も最近報告されている。Walkerらは、オランザピン（2.5～7.5mg）を用いた8例のうち2例でBPSDが著明に改善し、3例で軽度改善したが、3例では中止されたと報告し[35]、Parsaらは、10例で25～300mg／日のクエチアピン（セロクエル®）により精神病症状が著明に改善したが、運動機能の悪化はなく、6例ではむしろ運動機能が改善したと報告した。第3回国際ワークショップではクエチアピンが推奨された。ごく最近Campbellら[36]、小阪・勝瀬[37]によるDLBの治療についての総説が報告されているので参照して頂きたい。

●●●おわりに

　現時点ではDLBの診断基準も治療法もまだ確立されていない。治療面では現時点ではコリンエステラーゼ阻害薬がその認知障害や精神症状の改善に最も推奨されようが、系統的な検討が必要である。DLBは頻度の高い認知症であり、今後のさらなる研究の発展が期待される。

（小阪憲司）

●文献

1) McKeith I, Garasko, Kosaka K, et al : Consensus guidelines for the clinical and pathological diagnosis of dementia with Lewy bodies (DLB). Neurology 47 : 1113-1124, 1996.
2) Kosaka K, Oyanagi S, Matsushita M, et al : Presenile dementia with Alzheimer-, Pick- and Lewy body changes. Acta Neuropathol 36 : 221-233, 1976.
3) Kosaka K : Lewy bodies in cerebral cortex ; Report of three cases. Acta Neuropathol 42 : 127-134, 1978.
4) Kosaka K, Mehraein P : Dementia・Parkinsonism syndrome with numerous Lewy bodies and senile plaques in cerebral cortex. Arch Psychiat Nervenkr 226 : 241-250, 1979.
5) 小阪憲司，松下正明，小柳新策，ほか：Lewy小体病の臨床病理学的研究．精神神経誌 82：292-311, 1980.
6) Kosaka K, Yoshimura M, Ikeda K, et al : Diffuse type of Lewy body disease ; a progressive dementia with numerous cortical Lewy bodies and senile changes of various degree ; a new disease ? Clin Neuropathol 3 : 185-192, 1984.
7) Yoshimura M : Cortical changes in the parkinsonian brain ; a contribution to the delineation of "diffuse Lewy body disease". J Neurol 229 : 17-32, 1983.
8) Lewy FH : Paralysis agitans. Pathologische Anatomie ; Handbuch der Neurologie, Vol 3, Lewandowsky M (ed), pp 920-958, Springer, Berlin, 1912.
9) Greenfield JG, Bosanquet PD : The brain stem lesions in Parkinsonism. J Neurol Neurosurg Psychiatry 10 : 213-226, 1953.
10) Perry RH, Irving D, Blessed G, et al : Senile dementia of Lewy body type ; A clinically and neuropathologically distinct form of Lewy body dementia in the elderly. J Neurol Sci 95 : 119-139, 1990.
11) Hansen L, Salmon D, Galasko D, et al : The Lewy body variant of Alzheimer's disease. Neurology 40 : 1-8, 1990.
12) Kosaka K : Diffuse Lewy body disease in Japan. J Neurol 237 : 197-204, 1990.
13) Imamura T, Hirono N, Hashimoto M, et al : Clinical diagnosis of dementia with Lewy bodies in a Japanese Registry. Dementia Geriatr Cogn Disord 10 : 210-216, 1999.
14) Kosaka K : Diffuse Lewy body disease. Neuropathology 20 (Suppl) : 73-78, 2000.
15) Akatsu H, Takahashi M, Matsukawa M, et al : Subtype analysis of neuropathologically diagnosed patients in a Japanese geliatric hospital. J Neurol Sci 196 : 63-69, 2002.
16) Wakisaka Y, Furuta A, Tanizaki Y, et al : Age-associated prevalence and risk-factors of Lewy body pathology in a general population ; the Hisayama study. Acta Neuropathol 106 : 374-382, 2003.
17) Kosaka K, Iseki E, Odawara T, et al : "Cerebral type of Lewy body disease" ; A case report. Neuropathol 16 : 32-35, 1996.
18) 井関栄三，丸井和美，小阪憲司：レビー小体型痴呆の病理診断学的研究；新たな臨床病理学的亜型分類の提唱．神経進歩 44：835-841, 2000.
19) Minoshima S, Foster NL, Sima AAF, et al : Alzheinwer's disease versus dementia with Lewy bodies ; cerebral metabolic distinction with autopsy confirmation. Ann Neurol 50 : 358-365, 2001.
20) Kosaka K : Clinicopathological studies on diffuse Lewy body disease. Neuropathology 1 : 1-7, 2000.

21) Perry EK, Haroutunian V, Davis KL, et al : Neocortical cholinergic activities differentiate Lewy body dementia from classical Alzheimer's disease. Neuroreport 5 ; 747-749, 1994.
22) Levy R, Eagger S, Griffiths M, et al : Lewy bodies and response to tacrine in Alzheimer's disease. Lancet 343 : 176, 1994.
23) Wilcock GK, Scott MI : Tacrine for senile dementia of Alzheimer's or Lewy body type. Lancet 344 : 544, 1994.
24) Lebert F, Pasquier F, Souliez L, et al : Tacrine efficacy in Lewy body dementia. Int J Geriatr Psychiatry 13 : 516-519, 1998.
25) Querfurth HW, Allam GJ, Geffroy MA, et al : Acetylcholin-esterase inhibition in dementia with Lewy bodies ; results of a prospective pilot trial. Dement Geriatr Cogn Disord 11 : 314-321, 2000.
26) McKeith I, Del Ser T, Spano P, et al : Efficacy of rivastigmine in dementia with Lewy bodies ; a randomized, double-blind, placebo-controlled international study. Lancet356 : 2031-2036, 2000.
27) Shea C, MacKnight C, Rockwood K : Donepezil for treatment of dementia with Lewy bodies ; a case series of nine patients. Int Psychogeriatr 10 : 229-238, 1998.
28) Samuel W, Caligiuri M, Galasko D, et al : Better cognitive and psychopathologic response to donepezil in patients prospectively diagnosed as dementia with Lewy bodies ; a preliminary study. Int J Geriatr Psychiatry 15 : 794-802, 2000.
29) Fergusson E, Howard R : Donepezil for the treatment of psychosis in dementia with Lewy bodies. Int J Geriatr Psychiatry 15 : 280-281, 2000.
30) Williams SW, Byrne EJ, Stokes P : The treatment of diffuse Lewy body disease ; a pilot study. Int J Geriatr Psychiatry 8 : 731-739, 1993.
31) McKeith IG, Grace JB, Walker Z, et al : Rivastigmine in the treatment of dementia with Lewy bodies ; preliminary findings from an open trial. Int J Geriatr Psychiatry 15 : 387-392, 2000.
32) Lanvtot KL, Hermann N : Donepezil for behavioural disorders associated with Lewy bodies ; a case series. Int J Geriatr Psychiatry 15 : 338-345, 2000.
33) Allen RL, Walker Z, D'Ath PJ, et al : Risperidone for psychotic and behavioural symptoms in Lewy body dementia. Lancet 346 : 185, 1995.
34) McKeith IG, Ballard CG, Harrison RW : Neuroleptic sensitivity to risperidone to Lewy body dementia. Lancet 246 : 699, 1995.
35) Walker Z, Grace J, Overshot R, et al : Olanzapine in dementia with Lewy bodies ; a clinical study. Int J Geriatr Psychiatry 14 : 459-466, 1999.
36) Campbell S, Stephens S, Ballard C : Dementia with Lewy bodies ; Clinical features and treatment. Drugs Aging 18 : 397-407, 2001.
37) 小阪憲司, 勝瀬大海：レビー小体型痴呆の薬物療法. 痴呆疾患の治療ガイドライン, 中村重信(編), pp95-99, ワールドプランニング, 東京, 2002.

5. 大脳皮質基底核変性症

1 概念

　大脳皮質基底核変性症(Corticobasal degeneration ; CBD)は、1968年にRebeizら[1]によって記載され、GibbらがCBDの病名を提唱した[2]。わが国では、前田らの家族例の剖検例が最初の報告とされる[3]。パーキンソン病の非定型例とされ、パーキンソニズム、不随意運動、歩行障害、その他多彩な神経症状を呈し、病初期から失行症がみられるのを特徴とする。パーキンソン病とともに、原発性の進行性変性性疾患で運動機能障害を特徴とする疾患であるが、認知症を伴うことがあるので皮質下性認知症に入れられることがあり、認知症の鑑別診断の際にしばしば問題になる。臨床・病理像は多様で、確定診断は神経病理所見による。神経病理所見の特徴は、前頭頭頂葉の萎縮と腫大した神経細胞の出現である。頭頂葉の非対称性障害と基底核、脳幹の好塩基性封入体の存在がCBDの特徴とされる。近年では、画像による診断の可能性が高められている。前頭側頭型痴呆(前頭側頭型認知症；FTD)、進行性核上性麻痺(PSP)、レビー小体病(DLB)、多系統萎縮(MSA)

とともにタオ蛋白異常（tauopathy）を特徴とする。

2 頻度

　発症時の年齢は、63±7.7歳で、罹病期間は7.9±2.6年（2.5〜12.5年）とされる[4]。CBDの原因は不明であるが、認知症疾患としてはFTDのスペクトルに入るとされる。稀ではあるが家族性CBDで家系にFTDやCBDの発症がみられた例もある[5]。

3 臨床症状

　中核症状は一側性の運動障害（一側性パーキンソン徴候、ジストニア、ミオクローヌス）と認知機能障害［観念運動失行、"他人の手現象（alien limb phenomenon）"］である。初発症状は、L-DOPAに反応しない四肢、特に一側下肢の筋固縮（79％）と動作緩慢（71％）、四肢の行為機能障害（失行症64％）、四肢の一側性動作拙劣（50％）、姿勢保持障害（45％）、一側性のジストニア（43％）、振戦（21％）が挙げられる[4]。構音障害を伴う仮性球麻痺や嚥下障害もみられ、錐体路症状、前頭葉解放徴候による神経症状がみられることもある。広範な大脳皮質障害のために動作時や刺激によるミオクローヌスが筋緊張異常による姿勢保持障害に先行もしくは同時にみられたりする。特に垂直性眼球運動が拙劣（saccadic persuit）となり、注視障害をみることがある。時には、核上性眼球運動障害がみられる。神経症状は、パーキンソン徴候を特徴とするが、L-DOPAに反応しないことが特徴とされる。失行症、皮質性感覚障害、左右差のある神経学的徴候が存在し、漸次進行する。
　観念運動失行の出現頻度は高く、特徴的なものとして"他人の手現象"がみられる。自分の手が他人の手のように無意識的に動くと訴える状態である。空間での自分の位置感覚がわからなくなったり、無意識に上肢が空中に浮かんでいるかのような行動がみられる。この症状は、前頭葉障害によるもので、同時に強制把握反射を伴い手に触れるものを利き手で強迫的に扱う行動がみられる。脳梁機能障害による利き手と非利き手の葛藤行為（利き手では行為心拍がみられ非利き手では抑制行為）がみられたりする。その他、構成失行や開眼失行がみられる。非対称性の観念運動失行は、補足運動野の大脳皮質障害による。CBDでは、パーキンソン病ではみられない視空間認知障害や半側空間無視などBálint症候群、同時失認（simultanagnosia）、視性失調（optic ataxia）や視覚刺激を円滑に追視できない状態（oculomotor apraxia）のみられることがある。
　認知障害として、多くの症例で認知症が併発するが、その程度は軽度であることが多い。CBDにみられる認知症については、まだ十分に検討されていない。初診時に認知症が36％にみられるとの報告や[4]、ほとんどの症例に認知症がみられるとする報告[6]、がある。認知症症状としては、精神活動の緩慢化、学習困難、病識が比較的保持されている前頭葉性行動障害（脱抑制行動、周囲への配慮の減弱など）などである。その他の精神症状として、茫乎、焦燥感を伴ううつ状態がみられたりする。重度認知症の症例では、前頭・頭頂葉症状を中核にした大脳皮質の障害による症状（運動失行、"人形の手現象"、失語、gegenhalten、把握反射、末期の認知症など）、パーキンソン徴候を主とする錐体外路症状、症例によって異なる不随意運動（ジストニア、ミオクローヌス、ヒョレア、アテトーシスなど）、その他、眼球運動や嚥下障害など多様である。多くは、一側性の上肢に失行様運動障害で初発し、進行とともに発語がなくなり、末期には無言状態となる。滞続言語、不熱心、無関心など特有の対人態度がみられる。WAISによる認知機能テストでは、動作性IQの著しい低下が特徴的である。神経症状は、左右差を呈しながら進行し、末期には筋固縮、小刻み歩行から寝たきり状態となり10年以内に死亡することが多い。病初期から四肢の動作緩慢（bradyphrenia）や前頭葉障害による行動障害がみられる症例は、発病からの生存期間が短いといわれる[4]。PSPと明確には区別し難い症例があることや、ピック病との類似性も指摘されている。

4 臨床診断

　確定診断に至る検査所見は、いまだ確立されておらず、臨床的に確定診断を下すことは難しい。神経内科医による正確な診断率は約35％との報告がある[7]。高次機能障害、akinetic-rigid syndrome、PSP類似の眼球運動障害、ミオクローヌス、いわゆる

"人形の手現象"などの不随意運動が一側性に出現する特徴的な症候群から臨床診断される。近年、画像による診断が進歩し、臨床診断の可能性が高くなってきた。CBDの診断に有用とされる画像所見としては、①MRIで大脳皮質、特に頭頂葉における左右差のある萎縮、②^{123}I-IMP-SPECT、FDG-PETによる脳機能の左右差の存在、特にFDG-PETによる一側運動領野(運動野、運動前野、補足運動野)での代謝の低下、③FDOPA-PETで線条体、脳幹での代謝の低下、が特徴的とされている[8]。MRIでは、87.5%に前頭-頭頂葉に非対称性の萎縮がみられ、PSPでみられるような中脳の萎縮を伴わない脳梁中央部の萎縮がみられればCBDの診断をさらに支持するとされる[9)10]。MRIのT2画像で被殻や淡蒼球に低吸収閾や障害されている四肢の反対側の一次運動領野と補足領野にT2で高吸収閾がみられるとされる。三次元MRIによる検討では、CBDで頭頂葉、脳梁の萎縮が、他のパーキンソン徴候を主症状とする変性性疾患よりも目立っていたとの報告がある[11]。

FDG-PETでは、障害された四肢の前頭-頭頂葉、側頭葉外側部の皮質、レンズ核、視床に低代謝率がみられたり、神経症状に左右差があるにもかかわらず、全般に代謝率低下がみられたりするとの報告がある[9)12]。PETによる糖代謝率では、CBDとPSPの線状体には明らかな左右差がみられるが、被殻と尾状核では左右差はみられないとの報告がある[10]。認知障害のある例では、脳梁中央部の萎縮と皮質における代謝率低下の左右差が相関するとされる[10]。FDOPA-PETでは、頭頂葉皮質、海馬、視床、基底核でのグルコース代謝率の低下がみられるのが特徴的とされる。前頭葉外側面皮質、前頭葉後方外側面皮質、一次運動および知覚領野でグルコース代謝率に左右差がみられたり、被殻、尾状核ともに取り込みの低下がみられ、特に尾状核では低下がより優位で錐体路系の症状と関連している所見が得られたとの報告[8]がある。但し、FDOPA-PETの所見だけでは、PSPとの鑑別は困難とされる。

5 鑑別診断

臨床的に鑑別を要する疾患には、PSP、MSA、DLB、FTDの代表であるピック病、非対称性皮質変性症候群(asymmetric cortical degeneration syndrome；ACDS)[13]がある。神経病理所見でCBDと診断された症例が、臨床的には緩徐進行性失語症、アルツハイマー病(AD)、PSP、仮性球麻痺などと診断されたりする。精神科領域では、ピック病との鑑別に苦慮することが多い[14)15]。筆者が経験した症例は[16]、言語障害(自発語の減少→無言)、性格変化(拒否的、易怒的・攻撃的)と行動障害で発症した認知症で、初期の診断はピック病であった。クロイツフェルト・ヤコブ病(CJD)を代表とするPrion病も鑑別診断の対象となることがある。CJDでは、ミオクローヌスの出現や脳波(周期性同期性放電)所見が特徴とされる。

神経病理所見からの鑑別診断として、大脳皮質の神経細胞脱落と海綿状態、グリオーシスの存在は、CJDの特徴に一致するが、CBDでは皮質病変が部位によって顕著な差があること、黒質の病変が高度である点から鑑別される。Achromatic neuronは、アルツハイマー型痴呆(アルツハイマー型認知症；DAT)、ピック病、DLB、CJDなどでもみられる。進行性多巣性白質変性症もCBDに似た臨床経過をとることがある。"他人の手現象"は、DATやCJDでもみられるとの報告がある[17]。

6 神経病理所見

大脳半球(前頭・頭頂葉)の萎縮に左右差をみることが多い。病変の主座は、中心溝を中心に運動野・運動前野(perirolandic cortex)にみられるが、他の部位も侵される(図12-A)。重度認知症がみられる症例では、大脳の前頭葉前方部の病変が目立つ。黒質神経細胞の高度脱落に加えて、前頭-頭頂葉、perirolandic cortex、尾状核の萎縮、中心前回-中心後回に強調される神経細胞脱落(II-III層)、グリオーシスがみられる。病変部の大脳皮質には、II-III層の神経細胞が高度脱落し、さらに海綿状態とニッスル小体が消失し、嗜銀性を有しない膨化した神経細胞で、リン酸化フィラメントおよびα βクリスタリン抗体染色で染まる神経細胞(achromasia)(図12-B、C)の存在(III-IV層)が特徴的とされる。Achromatic neuronは、萎縮が目立たない側頭葉にまで拡がっていることがある。ベッツ細胞は保たれていることが多い。グリア内封入体からなるアスト

ログリア斑(astrocytic plaque)がDATにみられるグリアの病変に似ている。老人斑(SP)、神経原線維変化(NFT)、ピック嗜銀球は認めない。海馬、扁桃体、マイネルト基底核は正常に保たれている。CBDの診断を確定する所見は、神経細胞内封入体で、大脳皮質のⅡ層神経細胞や黒質にみられ、免疫染色ではタウ蛋白に陽性でユビキチン蛋白には陰性である。Bodian銀染色に染まらないことから神経原線維変化とは区別される。タウ蛋白陽性の膨化した神経細胞とグリア封入体は、前頭葉皮質、小脳歯状核、脳幹にみられる。これらの病変は、CBDとFTDの連続性を示唆している。レビー小体はみられない。皮質下の病変としては、髄鞘が脱落し、軸索も侵されている。皮質病変部位の大脳白質には強い線維性グリオーシスがみられ、グリア細胞内にタウ蛋白の沈着がみられる。オリゴデンドログリアの核周部から突起内に形成される嗜銀性線維性封入体(glial coiled body)や髄鞘の走行に沿った糸状の構造物(argyrophilic threads)がみられる。大脳皮質に特徴的な抗タウ陽性のアストログリア斑がみられる。黒質の神経細胞脱落は高度で、melanin色素含有細胞内に好塩基性封入体の存在が特徴的な所見とされる。基底核のうち淡蒼球、視覚にも病変がみられる。家族発症例の報告もあり、タウ蛋白に関する遺伝子が問題になっている。脳のどこから病変が起こり、どこが最も高度に障害されるかによって、臨床像が異なる。神経病理所見からみると、PSPではargyrophilic threadsがしばしば多発すること、coiled bodiesが必発であることなど多くの点でCBDと共通性があり、両疾患の近縁性が指摘されている。FTDとの関連が検討課題となっている。

7 治療

明らかに有効とされる治療法はない。ドパミン製剤は、パーキンソン症候群の改善には効果的とされる。ベンゾジアゼピン、クロナゼパムは、ミオクローヌスやジストニアの改善に効果がみられることがある。CBDのジストニアには、ボツリヌス毒素が有効ともいわれる。比較的新しい薬剤である抗うつ薬のSSRIやSNRIは、CBDのうつ状態の改善に期待されている。

(三山吉夫)

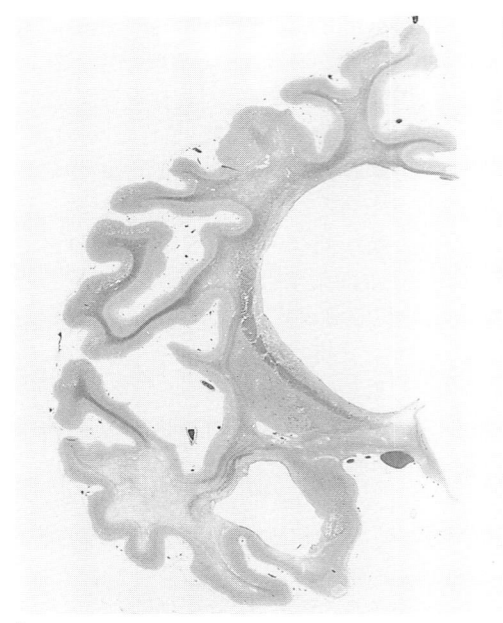

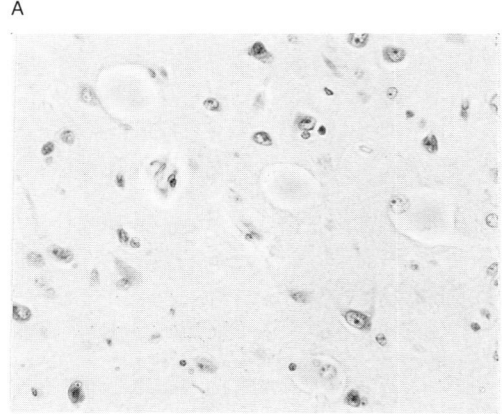

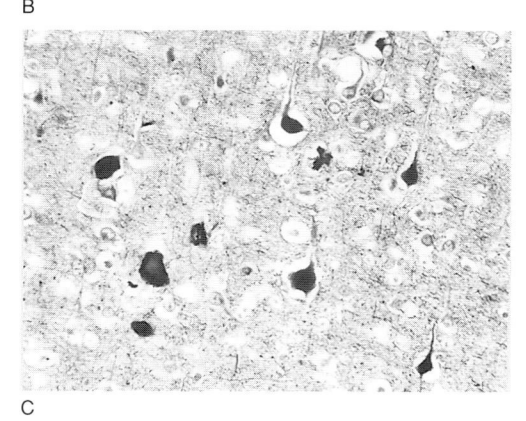

図12 死亡時67歳の症例
A：大脳の萎縮、基底核も萎縮している(髄鞘染色)
B：前頭葉皮質のachromatic neuron(H-E染色、792倍)
C：側頭皮質のachromatic neuron(Hirano-Bielschow-sky染色、495倍)

●文献

1) Rebeiz JJ, Kolondy EH, Richrdson EP : Corticodentatonigral degeneration with neuronal achromasia. Arch Neurol 18 : 20-23, 1968.
2) Gibb RG, Luthert PJ, Marsden CD : Corticobasal degeneration. Brain 112 : 1171-1192, 1989.
3) 前田　進, 横井　晋, 井坂健二, ほか：特殊な家族性錐体外路疾患について；大脳皮質・線条体・淡蒼球・黒質に主座をもつパーキンソン症候群. 精神経誌 75 : 657-672, 1973.
4) Wenning GK, Litvan I, Jankovic J, et al : Natural history and survival of 14 patients with corticobasal degeneration confirmed at postmortem exakination. J Neurol Neurosurg Psychiatry 64 : 184-189, 1998.
5) Brown J, Lantos PL, Rossor MN : Familial dementia lacking specific pathological features presenting with clinical features of corticobasal degeneration. J Neurol Neurosurg Psychiatry 65 : 600-603, 1998.
6) Grimes DA, Lang AE, Bergerson CD : Cortico-basal ganglionic degeneration. Neurology 53 : 1069-1974, 1999.
7) Litvan I : Progressive supranuclear palsy and corticobasal degeneration. Baillieres Clin Neurol 6 : 167-185, 1997.
8) 小出隆司, 保住　功, 相馬芳明, ほか：臨床的に corticobasal degeneration と考えられた3例；画像診断による検討. 臨床神経学 35 : 1184-1190, 1995.
9) Taniwaki T, Yamada T, Yoshida T, et al : Heterogeneity of glucose metabolism in corticobasal degeneration. J Neurol Sci 161 : 70-76, 1998.
10) Yamauchi H, Fukuyama H, Nagahama Y, et al : Atrophy of the corpus callosum, cortical hypometabolism, and cognitive impairment in corticobasal degeneration. Arch Neurol 55 : 609-614, 1998.
11) Groschel K, Hauser TK, Luft A, et al : Magnetic resonance imaging ; based volumetry differentiates, Progressive supranuclear palsy from corticobasal degeneration. Neuroimage 21 : 714-724, 2004.
12) Nagahama Y, Fukuyama H, Turjanski N, et al : Cerebral glucose metabolism in corticobasal degeneration ; comparison with progressive supra nuclear palsy and normal controls. Mov Disord 12 : 691-696, 1997.
13) Caselli RJ, Jsck CR, Petersen RC, et al : Asymmetric cortical degeneration syndromes ; clinical and Radiologic correlations. Neurology 42 : 1462-1468, 1992.
14) 吉村伊保子, 吉村　教, 林　進, ほか：進行性失語で発症した一初老期痴呆の臨床病理；corticobasal degeneration の一亜型. 臨床精神医学 24 : 192-200, 1995.
15) 織田辰郎, 池田研二, 赤松　亘, ほか：臨床的にはPick病が疑われ, 組織病理学的にはcorticobasal degenerationと考えられた1剖検例；corticobasal degeneration の臨床病理学的考察. 精神経学雑誌 97 : 757-769, 1995.
16) 三山吉夫, 井上輝彦, 河野　正, ほか：Neuronal achromasia を主病変とする家族性痴呆の1剖検例. 九州神経精神医学 42 : 100-107, 1996.
17) Ball JA, Lantos PL, Jackson M, et al : Alien hand sign in association with Alzheimer's histopathology. J Neurol Neurosurg Psychiatry 56 : 1020-1023, 1993.

6. 前頭側頭型認知症

●●●はじめに

本稿では、脳の前方部に原発性の病変を有し、古典的なPick病を含む概念である前頭側頭型痴呆［前頭側頭型認知症(fronto-temporal dementia ; FTD)］[1]の概念の変遷、臨床診断基準、疫学、画像診断、臨床症状、治療とケアについて概説する。さらに詳しい内容や文献については、最近まとめる機会のあった専門医のための教科書を参照されたい[2]。

1 概念の変遷[3]

1892年から1906年にかけて、Arnold Pickは前頭-側頭葉の障害による特異な言語症状や精神症状を呈する一連の症例を報告した。その後、1911年のAlzheimerによる嗜銀性神経細胞内封入体(Pick嗜銀球)の記載を経て、1926年にOnariとSpatzにより限局性大脳皮質萎縮の状態に対してPick病の名称が与えられた。彼らは、Pick嗜銀球の存在を重視しなかったが、その後、欧米ではPick嗜銀球の取り扱いを中心にPick病の病理診断基準については

種々の議論があった。1980年代には再び前方型痴呆（前方型認知症）が注目されるようになり、ManchesterとLundのグループは、ほぼ同時期にそれぞれ独立して新たな概念を提唱した。その背景には、形態画像では従来のPick病のような著しい限局性の萎縮を呈さず、機能画像では前頭部の血流低下を示し、神経病理学的には非特異的変化を認める一群の症例の位置づけを迫られたためと思われる。

その後1994年に両グループが共同で、萎縮部位により忠実にFTDという臨床ならびに病理学的診断基準を提唱した[1]。これにより、Pick病にまつわる病理学的混乱にとらわれることなく臨床症状と画像所見から脳の前方部に原発性の変性を有する非アルツハイマー型の変性性認知症を包括的に捉えられるようになった。このFTDという概念の提出以降、前方型認知症に関する臨床研究は飛躍的に増加した。前頭側頭型認知症という字面からは、側頭葉優位の萎縮を呈する前頭-側頭部脳萎縮症も含まれるように思われるが、FTDでは側頭葉の萎縮は前方部に留まるとされ、初期から失語症状が前景に立つことはないとされている。したがって、FTDという概念の問題点は、これまでPick病の前頭葉優位型、側頭葉優位型として同一の疾患と見做されていたものがまったく異なる臨床概念に分類される可能性が生じてきたことである。また、この診断基準は詳細な臨床症状の羅列で、操作的(operational)な配慮はなされていなかった。

これらの批判に応えて、Manchesterのグループが中心となり、前頭-側頭葉に原発性の萎縮を有する前頭-側頭部脳萎縮症例に対し「前頭側頭葉変性症(fronto-temporal lobar degeneration；FTLD)」という包括的な概念を新たに提唱した[4]。そして、これを臨床症状からFTD、進行性非流暢性失語(progressive non-fluent aphasia；PA)、意味痴呆[意味認知症(semantic dementia；SD)]の3型に分ける新しい分類を提唱し、その背景となる病理所見についても記載した。FTD、PA、SDの臨床症状は病期の進行に伴って相互に重なり、これらの臨床症候群は神経病理学的なサブタイプとは対応していないとされている。

2 診断基準

表58は、1998年に示されたFTDの診断基準の一部を抜粋したものである[4]。一応操作的な診断基準の形式になってはいるが、剖検例による病理学的な妥当性は検証されていない。また、必須とされる主要診断的特徴は、後述するように従来からのPick病の臨床特徴がまとめられている。

病理学的診断基準の問題点に関しては、Ikedaの総説を参照されたいが[5]、Pick嗜銀球を有さず高度のグリオーシスを有する限局性萎縮例は、とりあえずPick型に分類しておくとされ、問題を先送りしている。また、神経病理学的には前頭葉変性型(frontal lobe degeneration type；FLD型)、Pick型(Pick type；Pick型)、運動ニューロン病型(motor neuron disease type；MND型)に分類され、従来の前頭葉優位型Pick病に相当するPick型、神経症状を合併するMND型に対して、FLD型に関してはPick型とは臨床症状による鑑別はできないという見解を示している。本邦では、これまでにPick型な

表58 ● FTDの診断的特徴

性格変化と社会的行動の障害(disordered social conduct)が、発症から疾患の経過を通して優位な特徴である。知覚、空間的能力、行為、記憶といった道具的認知機能は正常か、比較的良好に保たれる。

I．主要診断特徴(すべて必要)
　A．潜在性の発症と緩徐な進行
　B．社会的対人行動(interpersonal conduct)の早期からの障害
　C．早期からの自己行動の統制(regulation of personal conduct)障害
　D．早期からの情意鈍麻(emotional blunting)
　E．早期からの病識の欠如

II．支持的診断特徴
　A．行動異常
　　1．自己の衛生や身なりの障害
　　2．精神の硬直化と柔軟性のなさ
　　3．易転導性(distractibility)と維持困難(impersistence)
　　4．口唇傾向と食餌嗜好の変化
　　5．保続的行動と常同行動
　　6．使用行動

III．FTLDに共通する支持的診断特徴
　A．65歳以前の発症。親兄弟に同症の家族歴
　B．球麻痺、筋力低下と萎縮、筋線維束攣縮、保続的行動と常同行動

(文献4)による)

らびにMND型(湯浅-三山病)の報告は多数あるものの、遺伝負因の強いとされるFLD型と考えられる症例の報告は少なく、なお議論が多い[6]。また、MND型に関しても、神経症状以外にも、臨床症状が異なるという見解もある。

3 疫学[7]

Londonの2地域の初老期発症の認知症を対象とした地域調査では、認知症と診断された185名のうち、アルツハイマー病(AD)34％に対し、FTDは12％であった。Cambridgeのグループが行った最近の地域調査では、初老期発症の認知症108名のうち、AD24.9％に対して、FTLDは15.6％であった。このうち、FTDは13例、SDは2例、PAは2例であった。また、FTLDのうち29％が、家族歴を有していた。

医療機関の受診者を対象とした場合、われわれの高次脳機能外来を受診した連続例の認知症患者330名のうち、ADは215名(65.1％)、血管性痴呆(血管性認知症；VaD)は33名(10.0％)、FTLD 42名(12.7％)であった。このうち、FTDは22例、SDは15例、PAは5例であった。兵庫県立高齢者脳機能研究センターの入院327例では、AD71％、VaD 8.0％に続いて、FTLDは6.8％であった。

以上の結果から、FTDないしFTLDは、初老期発症例や専門外来を受診する認知症患者において、決して稀ではないことが明らかである。本邦の専門外来においてFTLDは、ADやVaDに次いで頻度の高い臨床症候群といえる。また、これらの本邦の報告例には、従来からの報告どおり家族歴を有するものは含まれておらず、高頻度に家族歴を認める欧米との大きな違いである。

4 画像診断[8]

古典的なPick病(Pick型)に関しては、脳の前方部の限局性葉性萎縮を捉えられるという点で、CT、MRIは有用である。さらに、MRIではPick型でみられる強いグリオーシスを反映して、T2強調画像とproton強調画像における白質の信号強度が前頭側頭部で増加するといわれている。機能画像では、萎縮部位に対応するより広範囲の血流・代謝の低下が認められる。一方、FLD型については、脳萎縮はあまり目立たないが、SPECTやPET画像上著明な前頭部の血流、代謝の低下を示すので、機能画像所見が診断には重要となる。

しかし、これらの画像診断はあくまで補助診断であり、正確な診断には次項で述べる特徴的な臨床症状の聴取と精細な観察が必須である。

5 臨床症状

臨床診断基準でも示されているように、FTDでは、初期からの顕著な記憶障害、失語、視空間障害がみられない。SDおよびPAは病期の進行に伴ってFTDと症候学的に相互に重なり合うものとされている[4]。しかし、最近の報告では、常同行動や食行動異常などを含む行動異常は、少なくともSDにおいては、早期から認められる可能性があることが示唆されている[9)-11)]。

以下に主要な症状を概観する。

❶ 病識、self-awarenessの欠如

病初期より、欠如している。病感すらまったく失われていると感じられることが多い。さらに、自己を意識させるだけでなく、社会的環境の中での自己の位置を認識させる能力、すなわち"自己"を主観的意識を保持しながら比較的客観的な観点から認識する能力(self-awareness)が障害されている。

❷ 感情・情動変化

多幸的に変化していることが多い一方、焦燥感が強く不機嫌を呈している例もある。情意鈍麻、無表情もしばしばみられる。多幸的、児戯的な性格変化(モリア)は、前頭葉眼窩面の障害が指摘されている。異常な従順さ(placidity)、柔和さがみられることもある。異常な従順は一般的には前頭葉損傷あるいはKrüver-Bucy症候群の如き側頭葉損傷でみられるが、扁桃体との関連も推定されている。

❸ 脱抑制(欲動的脱制止)・反社会的行動

本能の赴くままのわが道を行く行動(going my way behavior)は[12]、前方連合野から辺縁系への抑制が外れた結果と理解できる。抑制の解除により、衝

動的な暴力行為がみられることがある。しかし、始終みられるわけではなく、常同行動が遮られたときに出現しやすい。盗食や窃盗はしばしば認められるが、悪気はなく指摘されてもあっけらかんとしている。脱抑制は、前頭葉眼窩面の障害でも出現するといわれているが側頭葉との関連も指摘されている。自発性の低下が進むと、目立たなくなる。

❹ 自発性の低下

初期には常同行動が目立ち、その後自発性の低下が前景に立つことが多い。若年発症例では、自発性の低下が急速に進行し、数年で無為無動となることもある。自発性の低下は、VaD においてもしばしばみられる症状の1つであるが、FTD の場合はその病初期には常同行動や落ち着きのなさと共存してみられることが多く、昼寝をしているかと思うと常同的に周遊する。声をかけないと1日中同じ場所でじっとしている VaD の自発性低下とは趣きが異なる。また、気分や思考面の変化がないことに気づかなければ、うつ状態と見誤る可能性もある。

少なくともその一部は自発性の低下と関連があると考えられる症状に「考え不精」（denkfaulheit）がある。特に検査場面では、少し複雑な課題になると、自ら考えようとはせず検者にやらせようとしたり、よく考えもせずに即座に答えたりする（当意即答）ことがしばしばみられ、後述する立ち去り行動へと続くことも多い。一般的に自発性低下は前頭葉内側面、特に前部帯状回の障害との関係がいわれているが、前頭葉穹窿面の萎縮との関連も指摘されている。

❺ 無関心

比較的初期からみられる。自己に対しても周囲に対しても無関心になる。病棟でも、他患に話しかけることはほとんど観察されない。考え不精や後述する立ち去り行動も無関心との関連が考えられる。時々みられる放尿も、無関心・無頓着な態度の延長線上にある症状かも知れない。

❻ 常同行動（stereotypy）

自発性の低下や無関心が前景に立つ前にほぼ全例で認められる。神経基盤としては、前頭葉眼窩面が疑われ、側頭葉との関連も論じられている。AD との鑑別にも重要な症状である[9)10)]。病棟では、デイルームの決まった椅子に座るという常同行動が形成されやすいが、日常生活では常同的周遊（roaming）や常同的食行動異常[11)]が目立つことが多い。1日中数 km の同じコースを歩き続けたり、数十 km のコースを毎日周遊し、その途中で行う賽銭泥棒、花や果物を盗ってくるといった軽犯罪がしばしば社会的な問題となる。視空間性見当識障害を有する AD の徘徊と対照的に、進行期まで道に迷うことはない。言語面では、滞続言語の形で出現する。

常同行動が時間軸上に展開した場合、時刻表的生活となる。この場合、常同行動は強く時間に規定されるため、強迫性を帯びることが多い。症状自体は強迫性障害でみられるものと同様であるが、高橋（1991）が指摘しているように自己の強迫症状に対する自我違和性が認められない点で異なる。一般に強迫症状は下部前頭前野、帯状回前部、線条体領域との関連が指摘されている。Pick 病では尾状核と強迫症状の関連が示唆されている。

絶えず膝を手で擦り続けたり、手をパチパチと叩くような反復行動がみられることもある。言語面では、同語反復や反復書字の形で現れる。

❼ 食行動異常[11)]

甘物、味つけの濃い料理への嗜好の変化、大食、決まった少数の食品や料理に固執する常同的な食行動が目立つことが多い。AD との鑑別にも重要な症状である。また、女性の場合は調理が常同的になり、つくる副食の種類が減少したり味噌汁の具が変わらなくなることがある。これらの食行動異常は、前頭葉眼窩面、側頭極、扁桃体をめぐる回路の障害が想定されている。FTD の食行動異常は、しばしば Klüver-Bucy 症候群との関係で論じられ、大食（hyperphasia）や口唇傾向（oral tendencies）が指摘されている。

❽ 被影響性の亢進（stimulus-bound behavior[12)]）

FTD 例でみられる被影響性の亢進ないし環境依存症候群は、前方連合野が障害され後方連合野への抑制が外れ、後方連合野が本来有している状況依存性が解放された結果、すなわち外的刺激あるいは内的要求に対する被刺激閾値が低下し、その処理は短絡的で反射的、無反省となったものと理解できる。日常生活場面では、介護者が首をかしげるのを見て同じように首をかしげる反響ないし模倣行為、何か

の文句につられて即座に歌を歌い出す、他患への質問に先んじて応じる、視覚に入った看板の文字をいちいち読みあげる、といった行為で現れる。検査場面では、物品や検者の動作が提示されたとき、（反応しないように指示されていても）強迫的に言葉で応じてしまう（物品の場合は呼称し、検者がチョキの形の手を見せたときは「チョキ」「V」ないし「2」などと言語化する）という強迫的言語応答がみられる。責任病巣としては、前頭葉内側面が疑われている。

❾ 転導性の亢進、維持困難

ある行為を持続して続けることができない。注意障害、あるいは運動維持困難との関連が考えられる。Klüver-Bucy症候群のhypermetamorphosisとの関連で論じられることもあるが、必ずしも外界の刺激に対して過剰に反応するだけではなく、外界の刺激がなくても落ち着かない。立ち去り行動は診察・検査場面でしばしば観察される。この言葉を記載した吉田ら（1981）は、新しい課題、状況からの逃避の極端な表現である可能性を示唆しているが、考え不精や転導性の亢進とも関連のある症状のように思われる。

❿ まとめ

FTDの人格変化や行動異常の最大の特徴は、前頭葉、側頭葉、基底核の損傷による症状が、また前頭葉症状の中でも穹窿面、眼窩面、内側面の症状が、渾然一体となって出現してくる点にあるともいえる。また自発性の低下や無関心などの陰性症状と脱抑制や常同行動などの陽性症状がその比重を変えながら併存している点にあるといえるかも知れない。その内容には脳血管障害などの局所損傷でも断片的にみられるものもあるが、FTDに特有なものもある。これが病巣の拡がり・組み合わせの差によるものなのか、病理組織学的な特徴に関連するのか、あるいは神経伝達物質が関与するのか、などは今後の検討を俟たなければならない。

6　治療とケア[13]

FTDは、上記のような脱抑制などの特徴的な行動異常により、処遇の最も困難な疾患と考えられている。また、上述したように陽性症状と陰性症状とが病期によりその比重を変えながら併存している点が、介護を一層困難なものにしている。

有効な薬物療法はなく、興奮や暴力、問題行動に対して抗精神病薬の投与が余儀なくされてきた。しかし、最近になって選択的セロトニン再取込み阻害薬（selective serotonin reuptake inhibitor；SSRI）が、FTDないしFTLDの脱抑制、常同行動、食行動異常に効果があるという報告がなされている[14)-16)]。これらの研究は小規模なオープン試験であり、SSRIの有効性に関してはなお慎重な検討が必要であるが、FTDの行動特徴とセロトニン作動系の関連は以前より指摘されていた。また、各種SSRIの強迫性障害（obsessive-compulsive disorder；OCD）や大食症に対する有効性は確認されており、FTDの常同・強迫症状や食行動異常に対しても効果が期待される。相対的セロトニン再取込み阻害薬についても、FTDの落ち着きのなさや食行動異常に対する効果が報告されている[17)]。

ADと異なり、行為自体の解体がないことや本質的には記憶が保たれていることがFTDのケアを検討するうえでは重要である。また常同行動や被影響性の亢進など、特徴的な症状を利用することが可能である。エピソード記憶が保たれていることを利用すれば、担当の看護スタッフやOTスタッフを決め、一貫して同じ患者を受けもちケアをすることにより、またケアの場を決めることにより、立ち去り行動や考え不精の目立つ例でも、馴染みの関係をつくることは十分可能である。立ち去り行動の激しい例では、作業療法導入時にあらかじめすぐに取りかかれるように作業の道具や材料を机の上に準備しておく、立ち去りかけたら速やかに道具を手渡すなど、被影響性の亢進を利用して作業への導入、継続を図ることが重要である。また、知覚・運動機能、視空間認知機能、手続記憶などが保たれていることから、運動技能、知覚技能などを基盤とする各種作業を導入しやすい。過去の生活歴（仕事や趣味、嗜好）を把握し、活動メニューを選択することも重要である。編み物やカラオケなど、本人の趣味を1日の日課に組み入れられれば、被影響性の亢進や常同行動といった固執傾向により、患者はその行為に没頭する。その間は、問題行動も減少し、介護の負担は減少する。

万引きや、危険な場所へ立ち寄ることなどの問題行動が、時刻表的生活化、常同化している場合は、短期間の入院治療も有効である。その場合、適切な誘導により入院後2〜3週間の間に新たに形成され

るパターン化された行動を、患者にとって少しでもQOLが高いものにすることが重要である。ケアの場面では患者の意志に反して常同行動を遮って、食事や排泄の介助を行うと、興奮したり危害を加えるような問題行動を助長させる可能性がある。

患者の行動異常の評価をもとにして個々の患者に応じた家族指導を行い、患者に対する家族の構えを改善させることも重要である。病態を理解することによって介護者の負担感が著しく軽減する可能性がある。例えば、「徘徊・迷子」は認知症患者の介護者にとって最も深刻に受けとめられる行動異常の1つであるが、記憶・見当識が比較的保たれ、常同的に行うFTDの周遊行動は、ADの徘徊とは異なり、ほぼ同じコースをめぐり、病状が相当進行するまで道に迷うことはなく、周遊するコースの安全が確認されていれば介護者の同伴は必要ない。

●●● おわりに

FTD概念の普及に伴って、これまで述べてきたような臨床研究の著しい進展がみられている一方で、fronto-temporal dementia and parkinsonism linked to chromosome 17(FTDP-17)の原因遺伝子としてタウ遺伝子変異が発見され、FTDという用語は分子遺伝学的な研究領域からも脚光を浴びるようになった。その後、進行性核上性麻痺(PSP)や大脳皮質基底核変性症(CBD)といったタウ遺伝子変異を示す疾患が相次いで報告され、タウオパチーという概念でまとめられ活発な研究が行われている。しかし、FTDP-17として報告されている例の中の臨床症状は多彩で、必ずしもFTDの臨床診断基準に当てはまるものばかりではなく、概念の混乱に拍車をかけている。今後は、臨床病理学的検討に基づく操作的な診断基準の確立、さらには分子遺伝学的な背景も考慮した診断基準の作成が必要になろう。但し、現時点では、FTD、FTLDともに臨床症候群として捉えておくことが重要である。

(池田　学)

● 文献

1) The Lund and Manchester Groups : Clinical and neuropathological criteria for frontotempral dementia. J Neurol Neurosurg Psychiatry 57 : 416-418, 1994.
2) 池田　学，田邊敬貴：前頭側頭型痴呆．老年精神医学講座，日本老年精神医学会（編），pp51-69, ワールドプランニング，東京，2004.
3) 鉾石和彦，池田　学，田邊敬貴：前頭葉型痴呆の概念の変遷．老年期痴呆 12 : 33-39, 1998.
4) Neary D, Snowden JS, Gustafson L, et al : Frontotemporal lobar degeneration ; A consensus on clinical diagnostic criteria. Neurology 51 : 1546-1554, 1998.
5) Ikeda K : Neuropathological discrepancy between Japanese Pick's disease without Pick bodies and frontal lobe degeneration type of frontotemporal dementia proposed by Lund and Manchester Group. Neuropathology 20 : 76-82, 2000.
6) Hokoishi K, Ikeda M, Maki N, et al : Frontotemporal lobar degeneration ; a study in Japan. Dement Geriatr Cogn Disord 12 : 393-399, 2001.
7) Ikeda M, Ishikawa T, Tanabe H : Epidemiology of Frontotemporal lobar degeneration. Dement Geratr Cogn Disord 17 : 265-268, 2004.
8) 福原竜治，鉾石和彦，池田　学，ほか：前頭側頭型痴呆の初期診断とFunctional Imaging. 老年精神医学雑誌 12 : 1131-1135, 2001.
9) Bozeat S, Gregory CA, Ralph MA, et al : Which neuropsychiatric and behavioral features distinguish frontal and temporal variants of frontotemporal dementia from Alzheimer's disease ? J Neurol Neurosurg Psychiatry 69 : 178-186, 2000.
10) Shigenobu K, Ikeda M, Fukuhara R, et al : The Stereotype Rating Inventory for Frontotemporal Lobar Degeneration. Psychiatry Research 110 : 175-187, 2002.
11) Ikeda M, Brown J, Holland AJ, et al : Changes in appetite, food preference, and eating habits in frontotemporal dementia and Alzheimer's disease. J Neurol Neurosurg Psychiatry 73 : 371-376, 2002.
12) Tanabe H, Ikeda M, Komori K : Behavioral symptomatology and care of patients with Frontotemporal Lobe Degeneration-based on the aspects of the phylogenetic and ontogenetic processes. Dement Geriatr Cogn Disord 10 (Suppl1) : 50-54, 1999.
13) 繁信和恵，池田　学，田邊敬貴：老年期痴呆．生物学的アプローチによる精神科ケア，森　則夫，桜庭　繁，瀧川　薫（編），pp159-174, 南江堂，東京，2001.
14) Swartz JR, Miller BL, Lesser IM, et al : Frontotemporal dementia ; treatment response to serotonin selective reuptake inhibitors. J Clin Psychiatry 58 : 212-216, 1997.
15) Ikeda M, Shigenobu K, Fukuhara R, et al : Efficacy of fluvoxamine as a treatment for behavioral symptoms in FTLD patients. Dement Geriatr Cogn Disord 17 : 117-121, 2004.
16) Moretti R, Torre P, Antonello RM, et al ; Frontotemporal dementia ; paroxetine as a possible treatment of behavior symptoms ; A randomized, controlled, open 14-month study. Eur Neurol 49 : 13-19, 2003.
17) Stekke LF, Hasenbroekx C, Pasquir F : Frontotemporal dementia ; a randomized, controlled trial with trazodone. Dement Geriatr Cogn Disord 17 : 355-359, 2004.

7. 進行性核上性麻痺

1 概念

進行性核上性麻痺（progressive supranuclear palsy；PSP）は、1964年 Steele、Richardson、Olszewski により9例の臨床と7例の神経病理が報告された[1]。臨床上、核上性眼球運動障害、項部ジストニア、仮性球麻痺、認知症などを示し、病理では大脳基底核、脳幹、小脳などに細胞脱落、グリオーシス、神経原線維変化（neurofibrillary tangle；NFT）を認めることを特徴とする。核上性眼球運動麻痺をきたすことから、進行性核上性麻痺と命名された。しかし、臨床症状は多彩で、神経病理学的にも多系統を侵す疾患である。また、Steele などの原著においても、9例中7例に認知症の存在が指摘され、認知症は PSP の臨床上重要な位置を占めている。

2 皮質下性認知症

認知症の分類には、大脳皮質を主として障害する皮質性認知症、皮質下灰白質から病変が始まる皮質下性認知症、大脳白質に主病変がある白質性認知症など、病変の部位による分類がある。

アルツハイマー病に代表される皮質性認知症の概念が記憶障害を中心とするのに対して、PSP における精神症状の特徴は、①思考の緩慢さ、②獲得した知識や技能の利用障害、③課題変換障害、④意欲の低下、などである。記憶の再生や課題の遂行に時間がかかるが、時間をかけていると正解を示すことがあり、みかけ上の記憶障害や遂行障害であることが経験される。課題変換障害としては、ある種の課題を連続させ、その途中で課題の一部変更しようとすると対応できない、といったものである。このような特徴はパーキンソン病でも軽度は認められ、共通するところがある。一方、PSP における神経病理の病変の主座が大脳基底核、脳幹などの皮質下に存在することから、PSP の神経心理学的特徴の表現として、Albert らにより皮質下性認知症という概念が提唱された[2]。

しかし、ほとんどの認知症疾患において、進行期にはその病変は、皮質から皮質下へ、あるいは皮質下から皮質へと拡大する。パーキンソン病もその病変の主座が脳幹と大脳基底核にあることから、これまで皮質下性認知症に分類されていた。しかし、パーキンソン病のサブグループで、初期から、あるいは錐体外路症状に先行して、認知症を示す疾患として提唱されたびまん性レビー小体病（DLBD）は大脳皮質と脳幹にレビー小体が出現する疾患であり、通常のパーキンソン病の臨床経過に、後に認知症が加わってくる parkinson disease with dementia とともに、大脳皮質のレビー小体がその認知症の成因ではないか、とされている。さらに、PSP とともに、異常タウの蓄積がその病変の成因とされ、tauopathy（タウオパチー）としてまとめられることの多い、大脳皮質基底核変性症（CBD）がその名のとおり皮質と基底核をその病変の主座としている。このように、Albert らが皮質下性認知症の概念を提唱した時代と現在では、疾患概念、病気の成因についての理解はだいぶ異なってきている。しかし、PSP の精神症状の特徴を表す表現として皮質下性認知症という用語は、今でも使われることが多い。

さて、PSP の臨床上、もう1つ経験する困った行動として、不注意さが挙げられる。これは単にバランスの障害や易転倒性というのでは説明できないような、つまずきや転倒となって現れる。例えば、椅子の端っこに座り込もうとしてひっくり返る、ベッドからベッド柵を下ろさないまま立ち上がって、足を踏み出そうとして転落する、など予想外の行動が出現し、家族や入院した病棟の看護師が困惑することがある。PSP で転倒・転落や怪我の多いことは神経内科患者を扱う病棟の大きな問題として検討されている[3]。

さらに、皮質下性認知症のもう1つの特徴として、感情面での抑うつ傾向というものが記載されている。この点については異論があり、多くの神経内科医は、PSP 患者について抑うつ症状を示す患者よりは、無頓着であったり、むしろ多幸的患者が多いと

している。しかし筆者は、うつ症状が先行して精神科通院、後になって神経内科へ運動障害症状で受診された症例を数例経験し[4]、うつで通院している患者が錐体外路症状を呈してきたとき、薬剤性パーキンソニズムとともに、PSPの可能性を考慮する必要がある。

3 臨床症状

Steeleの72例の臨床統計では、男女比は2.4対1と男性に多く、初発年齢は45〜73歳（平均55歳）、罹病期間は2〜11年（平均5.6年）であった[5]。筆者らによるわが国の132症例の検討では、男性71名、女性61名。欧米の報告より男女差は少なかった[6]。また、発症年齢は男性は48〜80歳、平均66.2±6.6歳、女性は48〜79歳、平均63.7±7.0歳と若干高齢であった。

PSPの特徴的臨床症状としては、核上性眼球運動障害、仮性球麻痺、構音障害、体幹と項部のジストニア、そして認知症が挙げられる。しかし、これらの症状は病初期から出揃っているわけではなく、初期では鑑別の難しい例があり、Litvanらは剖検でPSPと確認された24例中、neurologistの最初の診断がPSPであったのは14例（58％）としている[7]。

Steeleは本症の臨床経過を3期に分けた。初期（第Ⅰ期）の症状は、歩行の不安定、易転倒性、動作緩慢、霧視、発語障害である。もの忘れ、怒りやすさ、人格の変化も初期から現れることがある。

中期（第Ⅱ期）になると、核上性眼球運動障害が現れる。主として垂直方向の眼球運動障害で、これは発病後5年までに77％に現れた。ほかに発病から5年以内に出現する症状としては、歩行障害（97％）、項部ジストニア（80％）、構音障害（77％）、知能障害（63％）、仮面様顔貌（60％）、深部腱反射亢進（43％）などがある。

末期（第Ⅲ期）には、眼球は全方向に動かなくなる。体幹は固縮性、項部硬直が強く、患者は起立不能となり、寝返りも困難となる。前頭葉徴候が著明に出現し、強制把握、gegenhalten、口とがらし反射、手掌頤反射などが陽性となってくる。認知症・発語障害も多くの例で顕著となり、しばしば無言・無動状態となる。しかし、知能障害をきたさなかった例も少数報告されている。

わが国の132症例の検討では、発症時に多い症状としては、歩行障害：89.5％（111）、易転倒性：72.5％（89）、動作緩慢：61.5％（67）、書字困難：34.1％（29）、構音障害：30.9％（34）、発語量低下：28.9％（28）、眼症状：26.7％（23）、上肢不自由：26.6％（29）、小声：26.6％（25）、自発性低下：22.0％（22）、振戦：13.6％（16）、嚥下障害：11.6％（13）、異常行動：7.8％（9）、性格変化：6.8％（7）、幻覚：2.7％（3）、眠気：1.9％（2）の順であり、精神症状は自発性低下、異常行動、性格変化、幻覚、眠気を合わせて、全部で31例23.5％に認められた。また、臨床経過を大まかにまとめると、歩行障害で発症し、垂直性眼球運動障害、嚥下障害、言語障害の順に症状が加わり、かつ重症化し、認知症も加わり、末期には臥床状態、眼球運動全方向制限、嚥下不能、無言状態になるといったパターンを呈する症例が多かった。さらに、認知症に関しては、調査の時点で、132例中89例で認知症ありとされ、なしが25例、不明18例で、記載がある中では78％に認知症ありとされていた。

4 疫学

PSPの有病率は、その診断に簡明かつ確実な診断の指標がないため、発症から3〜4年の前半には診断に至っていない症例の存在が考えられ、必ずしも明確ではない。まず、代表的な欧米の報告を示す。

1. Bower JHら[8]による報告

1976年から1990年にかけての、米国ミネソタ州のOlmsted郡（Rochester市を含む）調査で、366人のパーキンソン症候群の患者を認め、うちPSPが16人、多系統萎縮症（multiple system atrophy；MSA）が9人。PSP患者は全例50歳以上で、50歳以上の発病率は人口10万人あたり年間5.3人、男性6.9人、女性4.1人であった。全年齢に対しての発病率は、人口10万人あたり年間1.1人、男性1.3人、女性0.9人。PSPは年齢とともに発病率が増加し、人口10万人あたりの年間発病率は、50歳未満で0.0人、50〜59歳で1.7人、60〜79歳で6.1人、80〜99歳で14.7人と増大。男性ではより顕著で、50歳未満で0.0人、50〜59歳で3.4人、60〜79歳で8.0人、80〜99

歳で21.2人。またMSAでは、50歳以上の発病率は人口10万人あたり年間3.0人、男性2.3人、女性3.5人。Bowerらによる生存年数中位数（median）はPSPで5.3年、MSAで8.5年であった。平均（median）発症年齢はPSPで72.5歳（56～88歳）、MSAで66歳（51～82歳）。さらに、PSPの発症から診断までの平均年数は3.6年としている。

2. Schrag Aら[9]による報告

1997年、英国Londonの12人のgeneral practiceに対する調査（注：英国ではgeneral practiceに住人の98％以上が登録され、その地域の全数調査に近い）。対象人口12万1,608人（55歳以上2万3,859人、65歳以上1万4,272人）に対して、パーキンソン症候群の患者数170人、probable PSP5例、possible PSP1例、probable MSA 2例、possible MSA2例、非定型パーキンソン症候群患者4例。PSPの粗有病率は人口10万人あたり4.9人、年齢補正有病率は6.4人。仮に非定型・分類不能パーキンソン症候群患者がすべてPSPだったとした場合の粗有病率と年齢補正有病率は8.2人と11.1人になるとしている。またMSAについては粗有病率が3.3人、年齢補正有病率で4.4人であった。またパーキンソン症候群の患者の中でのPSP、MSA、非定型パーキンソン症候群の患者の比率はそれぞれ3.5％、2.4％、2.4％、計8.2％であった。さらにPSPのこれまでの平均生存年数の報告から仮に発病率を計算すると、Litvanらの5.6年、Bowerらの5.3年を用いると年齢補正をした年間発病率は人口10万人あたり、1.14人と1.21人になるとしている。

3. 日本の報告

日本では、中島健二らによる鳥取県米子市における調査が報告されている[10]。鳥取県米子市・境港市の医療機関4施設に2001年1月1日現在通院・入院中のPSP患者を聞き取り調査した。また米子市の老人保健施設・特別養護老人ホームに入所中の米子市民計1,688人を神経内科医が直接診察した。米子市の2001年1月1日現在の人口より有病率を計算した結果は7名（男性5人、女性2人）がPSPであった（平均年齢75.4歳）。PSPの有病率は10万人あたり5.03人（男性7.62人、女性2.75人）。以前日本では欧米に比べてPSPの患者は少ないと考えられていたが、この報告などからも、日本も欧米とほとんど差がないと思われる。

5 神経病理学的所見

神経病理では、臨床の多彩さにもかかわらず比較的均質な所見を呈する。例えば純粋アキネジアで発症した経過の長いPSP症例[11]でも、易転倒性のみ呈していた発病初期の症例[12]でも、基本的な病変分布は同じであった。

主な病変は、淡蒼球内節、視床下核、赤核、黒質、青斑核、上丘、楔状核、中心灰白質、橋被蓋、下オリーブ核、小脳歯状核に分布する。病変はさまざまの濃淡をもって大脳皮質、脳幹部の運動神経核、脊髄に存在する。

光学顕微鏡的には、神経細胞の脱落、NFTの出現、顆粒空胞変性、グリオーシスがみられる。小脳歯状核では、グルモース変性（grumous degeneation）を認める。

NFTの出現頻度の高い核は、黒質、無名質（Meynert基底核）、視床下核、淡蒼球内節、上丘、被蓋前野、中心灰白質、橋核、下オリーブ核である[13]。逆にNFTの出現しない部位は、後頭葉、側頭葉、扁桃、小脳皮質である。残りの部位では、軽度から中等度に出現する。これらの病変分布、特にNFTの出現の点でPSPとCBDは大きく異なっている。

ところがGallyas-Braak（G-B）法陽性異常構造物の分布からみると、CBD例と一部のPSP例では所見がオーバーラップし、区別が困難であるという[14]。

6 検査

1. X線CTおよびMRI

頭部X線CTは本症の診断に有用である。中脳被蓋部萎縮、中脳水道拡大、脚間槽および四丘体槽の拡大、第3脳室拡大、シルビウス溝開大、大脳皮質、特に前頭葉の萎縮、側脳室拡大などを認め、これらは経過とともに進行する。

頭部MRIの所見も同様であるが、矢状断像を検査することで、中脳・橋被蓋部の萎縮像がより明瞭

となる。しかしこの所見は第3脳室拡大、シルビウス溝開大、前頭葉萎縮などに比べると遅れてはっきりしてくる傾向にある。筆者らはPSPのX線CTおよびMRIによるPSPの画像診断上有用な所見としてシルビウス溝開大、前頭葉萎縮とともに第3脳室拡大を強調したい。これは中脳被蓋部萎縮および四丘体槽の拡大よりも早期から認められ、患者の経過と予後に比例していると思われる[15]。

2. SPECTおよびPET[16]

SPECTならびにPETによる所見は、本症の診断ならびに病態を理解するうえで重要である。SPECTによれば、PSPにおける脳血流は全般性に低下するが、殊に前頭葉で強く低下する。またPETにより、前頭葉の糖代謝の低下、脳幹、視床、基底核の脳血流と酸素消費量の低下、線条体におけるD₂受容体の活性の低下が示される。

7 診断

末期になり、特徴的臨床症状が揃ってくれば、診断は比較的容易であるが、初期は診断に困難が伴う。発症早期には目がぼやける、ふらつくなどといった不定愁訴の訴えだけで、神経症状そのものを示さない症例も少なからず経験する。鑑別疾患としては、パーキンソン病、CBD、淡蒼球黒質ルイ体萎縮症（PNLA）、DLBD、正常圧水頭症、脳炎後パーキンソン症候群、ウィルソン病、多発性脳梗塞、MSA、ハンチントン舞踏病、グアム・パーキンソン認知症症候群、progressive subcortical gliosis、アルツハイマー病、ピック病、クロイツフェルト・ヤコブ病などが挙げられる。疾患として多いものは多発性脳梗塞、パーキンソン病、アルツハイマー病などである。アルツハイマー病は、その認知症症状の特徴から鑑別される。多発性脳梗塞との鑑別には頭部X線CTおよびMRIが用いられる。しかしPSPでも著しい白質病変を示す症例が多く[17]、この点でも鑑別に苦慮することがある。またパーキンソン病との鑑別にも前述の検査の項で示した画像の特徴が参考となるが、初期においては必ずしもその差がはっきりとしない。さらには、抗パーキンソン薬に対する反応の乏しさが診断の手がかりとなる。但し、PSPでも一部の症例では抗パーキンソン薬に、軽度から時に中程度反応することがあるので注意を要する。

8 治療

❶L-DOPAおよびL-DOPA合剤、dopamin agonist

著効は認められない。しかしPSPの部分的症状、パーキンソン症状や仮性球麻痺に軽度から、一時的にではあるが中等度の効果を示すこともある[18]。

❷amitriptyline

本剤はセロトニンあるいはノルアドレナリンの再取り込みを抑制する。Newmanは4例のPSPに使用して有効であったという[19]。

❸tandospiron

本邦では、本剤の20〜30mg/日の投与が有効であった症例を経験した臨床家が少なくない。しかし効果は一定せず、無効な例や、逆に悪化する例もある。

9 予後

PSPはパーキンソン病などと比べて予後は不良である。4〜5年で臥床状態になる患者が多く、多くは6〜9年の経過で、主に肺炎で死亡する。しかし、中には10年以上歩行可能な症例や、臥床状態、嚥下困難になってからも、上記治療のいずれかに反応して、ある程度は改善した例も経験しており、種々の治療を試みてみる価値はあると思われる。

（西宮　仁）

●文献
1) Steele JC, Richardson JC, Olszewski J：Progressive supranuclear palsy. Arch Neurol 10：333-359, 1964.
2) Albert ML, Feldman RG, Willis AL：The subcortical dementia of progressive supranuclear palsy. J Neurol Neurosurg Psychiatry 37：121-130, 1974.

3) 村井敦子,饗場郁子,斎藤由扶子,ほか:進行性核上性麻痺患者の転倒・転落;多施設共同研究.医療 58:216-220, 2004.
4) 西宮 仁,湯浅龍彦:うつで発症した進行性核上性麻痺と考えられる2例について.臨床神経学 43:1076, 2003.
5) Steele JC:Progressive supranuclear palsy. Brain 95:693, 1972.
6) 西宮 仁,饗場郁子,松尾秀徳,ほか:本邦の進行性核上性麻痺の臨床的特徴.臨床神経学 44:1152, 2004.
7) Litvan I, Mngone CA, Mckee A, et al:Natural history of progressive supranuclear palsy (Steele-Richardson-Olszewski syndrome) and clinical predictors of survival. J Neurol Neurosurg Psychiatry 61:615, 1996.
8) Bower JH, Maraganore DM, McDonnel SK, et al:Incidence of progressive supranuclear palsy and multiple system atrophy in Olmsted County, Minnesota, 1976 to 1990. Neurology 49:1284-1288, 1997.
9) Schrag A, Ben-Sholmo Y, Quinn NP:Prevalence of progressive supranuclear palsy and multi system atrophy;a cross-sectional study. Lancet 354:1771-1775, 1999.
10) 鞍嶋美佳,久住公義,中島健二,ほか:鳥取県米子市における進行性核上性麻痺(progressive supuranuclear palsy, PSP)の疫学的検討.臨床神経学 43:1076, 2003.
11) 湯浅龍彦,本間義章,高橋 均,ほか:純粋アキネジアで初発し,その後の経過において進行性核上性麻痺と診断された3例.神経内科 26:460, 1987.
12) 吉村菜穂子,西澤正豊,湯浅龍彦,ほか:発症早期に診断された進行性核上性麻痺.神経内科 37:378, 1992.
13) Agid Y, Javoy-Agid F, Ruberg M, et al:Progressive supranuclear palsy;Anatomical and biochemical considerations. Adv Neurol 45:191, 1986.
14) 池田研二:進行性核上性麻痺(PSP)とCorticobasal Degeneration;病理学的側面.神経内科 43:1, 1995.
15) 西宮 仁,湯浅龍彦:進行性核上性麻痺.医学のあゆみ 186:83, 1998.
16) 長濱康弘,福山秀直:進行性核上性麻痺(PSP)とCorticobasal degeneration;脳血流代謝の面から.神経内科 43:22, 1995.
17) 西宮 仁,根本英明,湯浅龍彦,ほか:進行性核上性麻痺の頭部MRI上の白質病変.臨床神経学 42:1329, 2002.
18) Jackson JA, Jankovic J, Ford J:Progressive supranuclear palsy;Clinical feature and response to treatment in 16 patients. Ann Neurol 13:273, 1983.
19) Newman GC:Treatment of progressive supranuclear palsy with tricyclic antidepressants. Neurolgy 35:1185-1193, 1985.

8. 特発性正常圧水頭症

●●●● はじめに

　正常圧水頭症はHakimらが1965年に歩行障害、認知症、尿失禁を有し、髄液短絡術(シャント術)によって症状の改善を得る例のあることを報告して以来、外科的治療可能な認知症として広く知られるようになった。この正常圧水頭症はくも膜下出血のような先行疾患の明らかな場合(二次性)と先行疾患が明らかでない場合(特発性)とに分類されるが、二次性例では治療効果が明白なのに対して、特発性例では無効例も多く、慢性硬膜下血腫のような合併症も多かったため、特発性例に対する関心は次第に失われて、正常圧水頭症といえばほとんど二次性例を意味する傾向になっていた。しかし、わが国の急速な高齢化の進行を考えると、高齢者に多くみられる特発性正常圧水頭症(idiopathic Normal Presure Hydrocephalus;iNPH)は患者のQOL向上と介護者の負担軽減のうえからも重要な社会的テーマと考えられるようになってきた。このような経緯で、日本正常圧水頭症研究会はiNPHの診療ガイドラインを作成することとし、2年の歳月をかけてこのほど完成し、診療ガイドラインが出版された[1]。本稿は先行疾患の明らかでないiNPHを中心に述べることとする。

1　概念

　iNPHはくも膜下出血、髄膜炎などの先行疾患がなく、歩行障害を主体として認知症、尿失禁をきたし、髄液循環障害に起因する脳室拡大を伴う病態である。中高齢者に多くみられ、症状はゆっくり進行する。適切なシャント術によって症状改善の可能性

がある症候群である。かつてのHakimらの定義に従えば[2]、シャント術後でないと確定診断できないことになるので、本ガイドラインは術前診断の確度を上げるために、possible、probable、definiteの3段階に分類した。

2 主な症状

　古典的には歩行障害、認知症、尿失禁が古典的三徴候であるが、単独でもみられ、特に歩行障害はほとんどの症例にみられる。
　iNPHの歩行障害は、小刻み歩行、すり足歩行、不安定歩行といった特徴を有している[3]。もちろん、関節痛や片麻痺による歩行障害とは区別が必要である。パーキンソン病との鑑別はiNPHでは目印やリズムによる歩行の改善がみられないこととされている[4]。
　iNPHにおける認知機能について言及した論文は少ないが、注意障害、思考速度・作業速度の低下、語想起の障害など前頭葉関連の機能障害が多いとされている[5]。重症例では全般的な認知障害を示す。
　尿失禁について、膀胱の過緊張も関与しているが、歩行障害が関係しているものもあると考えられる。
　三徴候の頻度は歩行障害90％以上、認知障害はほぼ80％、尿失禁はほぼ70％程度とされている。

3 画像診断

　従来はiNPHの特徴的な画像はないと考えられてきた。しかし最近は、一定の画像的特徴を有する一群が存在することが知られるようになった。水頭症である以上脳室拡大は認められるが、萎縮との鑑別が困難であった。しかし、MRIの冠状断を撮ると、iNPH症例では高位円蓋正中部のくも膜下腔の狭小化がみられ、対照的に脳底槽やシルビウス裂の開大がみられる例が多い[6]。脳萎縮では両者ともに拡大がみられることから、鑑別が可能になってきた（図13）。通常のCTやMRIの検査では水平断しか撮像しないことが多く、高位円蓋部は見逃されやすい部位であり、ガイドラインではiNPHを疑った場合にはMRIによる冠状断を撮像するように勧めている。もちろん、すべての症例がこのような特徴を備えているわけではなく、過去の自験例で約3/4の症例にこのような所見を認めている。今後のさらなる検討が必要と考えられる。

4 脳槽造影・脳血流検査

　脳槽造影は二次性正常圧水頭症に対しては有用とされているが、iNPHではその意義は明らかでない。有用とする明らかなエビデンスは乏しく[3]、今後の検討が必要と考えられる。
　脳血流検査もよく用いられる検査法であるが、iNPHはCSF tap test後に血流増加がみられ、脳血流検査が病態解明にも有用とする意見[7]とそれに反対する意見[8]があり、高い評価を出すには至らなかった。しかし、アルツハイマー病など他の認知症との鑑別には有用と考えられる。

5 CSF tap test

　ガイドラインの診断の項目で最も重視したのはCSF tap testである。これは腰椎穿刺で髄液30mlまたは終圧ゼロになるまで排除し、数日間の間に歩行障害を主体に症状の改善が一過性に得られれば陽性とするものである。髄液は穿刺孔より漏出して症状の改善に寄与すると考えられるので、穿刺針は19G以上の太い針を用いる必要がある。
　なお、ガイドラインでは歩行障害の指標については椅子から立ち上がって3mを往復し、再び座るまでの所要時間を測定し、その10％以上の短縮があれば陽性と提案している。
　同様に、MMSEでは3点以上の改善があれば陽性とすることを提案している。
　CSF tap testが陽性であれば、90％以上でシャント術有効と報告されている[9][10]。CSF tap testはどの施設でも可能な検査法であることは大きな利点であるが、偽陰性例の多いことがこの検査法の欠点である。この欠点を補うものとして、CSF drainage testや頭蓋内圧持続測定や髄液吸収抵抗測定などがある。しかし、わが国ではこれらを行える施設は少なく、また、侵襲性がやや高いことが問題点である。対象が高齢者であることを考慮すると、効果が確実に期待できる症例にのみ適応を絞るのがよいのではないかと考えている。

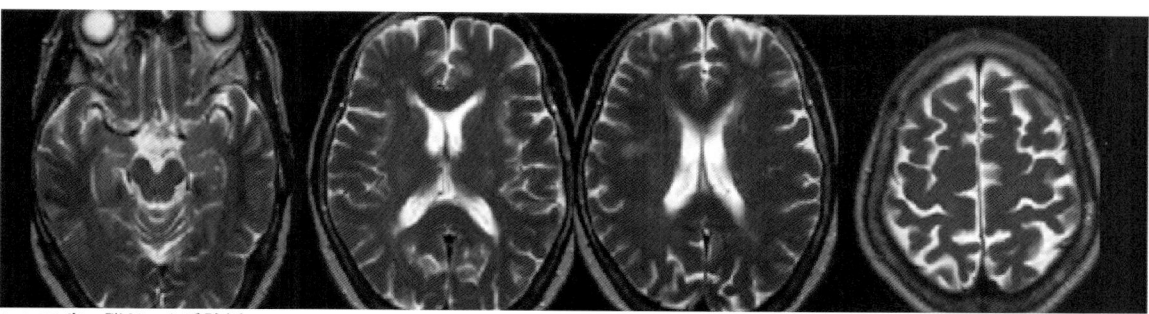

A：68歳、脳ドック受診例

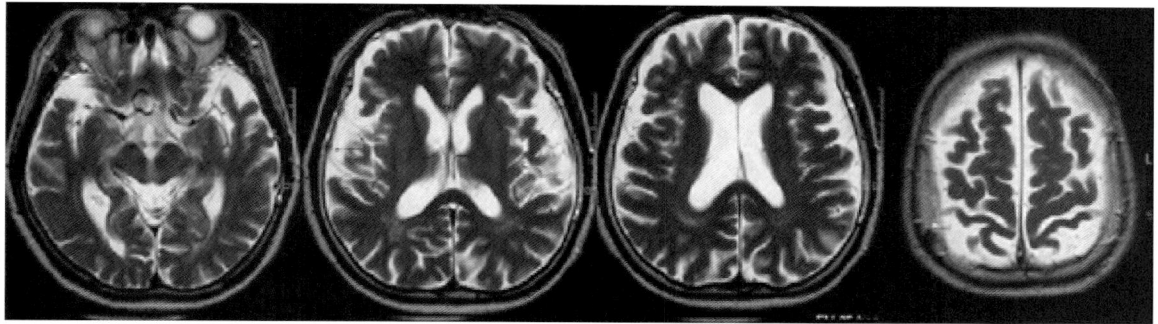

B：71歳、アルツハイマー病

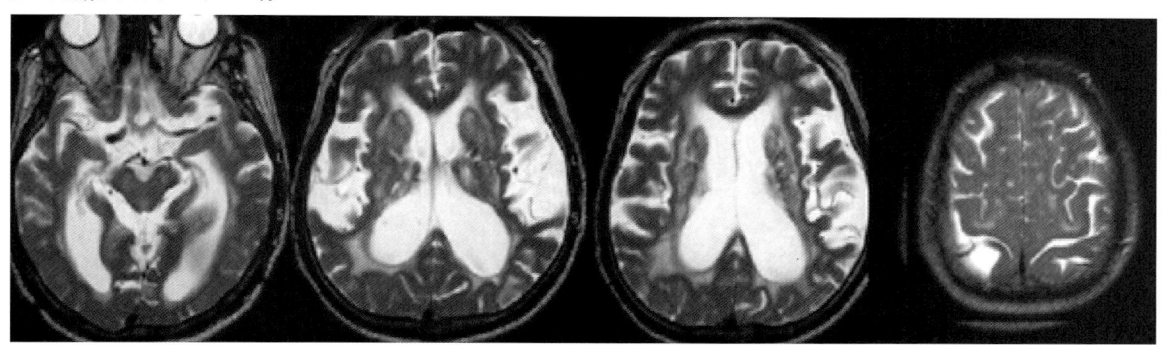

C：70歳（水平断）、特発性正常圧水頭症

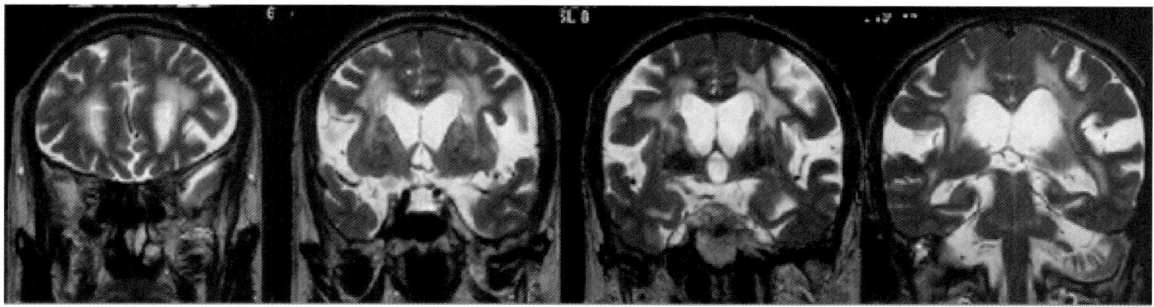

D：70歳（冠状断）、同上例

図13 ● MRI水平断（A、B、C）と冠状断（D）での正常例（A）、アルツハイマー病例（B）、特発性正常圧水頭症例（C、D）
特発性正常圧水頭症では脳室拡大に加えて、脳底槽・シルビウス裂開大、およびそれと対照的な高位円蓋部くも膜下腔の狭小化が特徴と考えられる。

表59 ●特発性正常圧水頭症診療ガイドライン
possible、probable、definite の3段階に分類したのが特徴である。

必須項目	参考項目
I．possible iNPH 　1．60歳代以降に発症する。 　2．歩行障害、認知障害および尿失禁の少なくとも1つ以上を認める。 　3．脳室の拡大（Evans index＞0.3）を認める。（Evans index：両側側脳室前角最大幅/その部位における頭蓋内腔幅） 　4．髄液圧が200mmH₂O以下で、髄液の性状が正常である。 　5．脳室拡大をきたす明らかな先行疾患（くも膜下出血、髄膜炎、頭部外傷、先天性水頭症、中脳水道狭窄症など）がないか不明である。 　6．神経症候に顕著な左右差、あるいは失語や半側空間無視などの側性化徴候（laterality）を認めない。 　7．運動器疾患（関節炎など）や心疾患による症状ではない。 II．probable iNPH 　1．possible iNPHの必須項目を満たす。 　2．以下のいずれかを認める。 　　a）髄液排除試験（CSF tap test）で症状の改善を認める。 　　b）持続ドレナージ試験で症状の改善を認める。 　　c）髄液流出抵抗測定や頭蓋内圧持続測定で異常を示す。 III．definite iNPH 　1．シャント施行後、症状の改善を認める。	1．歩行は歩幅が狭く、すり足、不安定で、特に方向転換時に不安定性が増す。 2．症状は緩徐進行性が多いが、一時的な進行停止や増悪など波状経過を認めることがある。 3．他の系統疾患（パーキンソン病など）や脳疾患（ラクナ梗塞など）の併存はあり得るが、いずれも軽症に留まる。 4．高位円蓋部脳溝・くも膜下腔の狭小化およびシルビウス裂・脳底槽の開大を認めることが多い。 5．PVL、PVHの有無は問わない 6．脳血流検査は他の認知症との鑑別に役立つ。

6　診断基準

表59に診断基準を示す。possible、probable、definiteの3段階に分かれており、probable ではシャント術有効の確率は高いと考えられる。

7　診断のためのフローチャート

図14に診断のためのフローチャートを示した。症状と脳室拡大からiNPHを疑い、CSF tap testで陽性であれば髄液シャント術は高い確率で有効性が期待できる。CSF tap testの欠点は偽陰性例が多いことで、これをどのような検査で補うかが問題となる。ガイドラインでは髄液持続ドレナージや髄液圧持続測定、髄液吸収抵抗測定をオプションとして挙げている。髄液持続ドレナージは、150ml/日程度の髄液を3～5日間排除して改善の有無をみるので、CSF tap testと同等の陽性予測値を示している[10]。しかし、ガイドラインでは高齢者への侵襲性を考えて、オプションの位置づけとしている。また、高齢者が対象なので、症状が軽度であれば経過観察を行い、後日改めてCSF tap testを行う、あるいは介護環境を考慮して、そのまま経過をみるといったことも選択肢の1つとしている。

8　髄液シャント術

髄液シャント術には脳室と腹腔、心房、腰部くも膜下腔などとをシリコン管で吻合する手術が行われる。最も多く用いられているのは脳室腹腔吻合術で

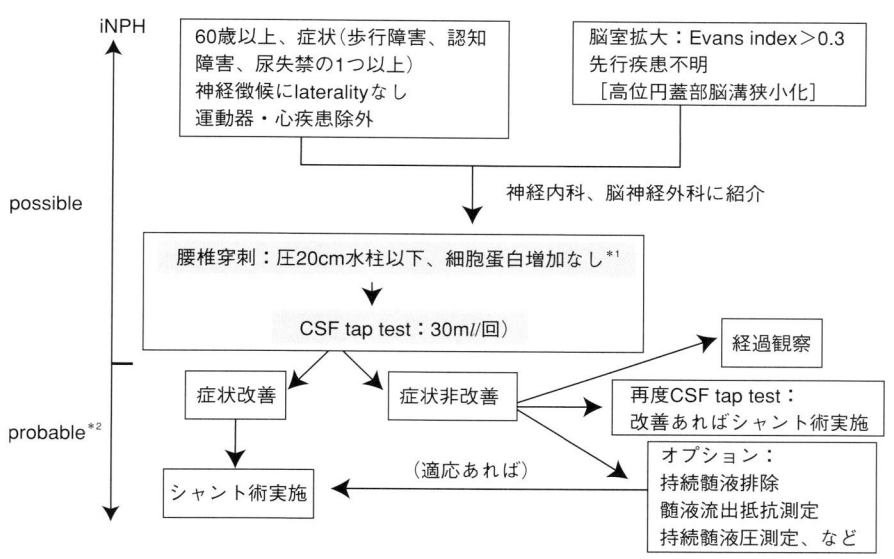

図14 ● 特発性正常圧水頭症の診断に至るフローチャート

*1：実際的には髄液が水様透明で tap test 可能とする。
*2：tap test またはオプションが陽性なら probable iNPH とする。

あるが、症例や施設に応じて選択可能である。髄液圧を調節するには圧調節バルブが用いられるが、iNPHでは可変式差圧バルブの使用を推奨している。

9 術後成績

早期の三徴候の改善率は歩行障害80〜90％、認知症30〜80％、尿失禁20〜80％とされている。高齢者であるため、長期成績は悪いのではないかと懸念されていたが、3〜5年後の追跡では61〜79％とされ、高齢者でも長期間効果の持続する例も多いことが報告されている[11)12)]。

●●●● おわりに

高齢化が急速に進んでいるわが国において、歩行障害、認知症、尿失禁といった高齢者に多くみられる症状を有する数多くの類似疾患の中から、iNPHを診断することは必ずしも容易ではない。しかし、iNPHは正しく診断されれば、髄液シャント術によって患者のQOLの改善および介護負担の軽減が得られることから、鑑別診断が重要である。本診療ガイドラインの作成によって、従来鑑別が困難であったiNPHの診断がより容易に行えるようになったと考えている。

（石川正恒）

●文献

1) 日本正常圧水頭症研究会：特発性正常圧水頭症ガイドライン．メディカルレビュー社，東京，2004.
2) Hakim S, Fisher RD：The special clinical problem of symptomatic hydrocephalus with normal cerebrospinal fluid pressure ; Observations on cerebrospinal fluid hydrodynamics. J Neurol Sci 2：307-327, 1965.
3) Black P：Idiopathic normal-pressure hydrocephalus ; Results of shunting in 62 patients. J Neurosurg 52：371-377, 1980.
4) Stolze H, Kuhtz-Buschbeck JP, Druck B, et al：Comparative analysis of the gait disorder of normal pressure hydrocephalus and Parkinson's disease. J Neurol Neurosurg Psychiatry 70：289-297, 2001.
5) Iddon JL, Pickerd JD, Cross JJ, et al：Specific patterns of cognitive impairment in patients with idiopathic normal pressure hydrocephalus and Alzheimer's disease ; A pilot study. J Neurol Neurosurg Psychiatry 67：723-732, 1999.
6) Kitagaki H, Mori E, Ishii K, et al：CSF spaces in idiopathic normal pressure hydrocephalus ; Morphology and Volumetry. AJNR 19：1277-1284, 1998.
7) Mamo HL, Meric PC, Ponsin JC, et al：Cerebral blood flow in normal pressure hydrocephalus. Stroke 18：1074-1080, 1987.

8) Kristensen b, Malm J, Fagerland M, et al：Regional cerebral blood flow, white matter abnormalities, and cerebrospinal fluid hydrodynamics in patients with idiopathic adult hydrocephalus syndrome. J Neurol Neurosurg Psychiatry 60：282-288, 1996.
9) Kahlon B, Sundbarg G, Rehncrona S：Comparison between the lumbar infusion and CSF tap tests to predict outcome after shunt surgery in suspected normal pressure hydrocephalus. J Neurol Neurosurg Psychiatry 73：721-726, 2002.
10) Walchenbach R, Geiger E, Thomeer RT, et al：The value of temporary external CSF drainage in predicting the outcome of shunting on normal pressure hydrocephalus. J Neurol Neurosurg Psychiatry 72：503-506, 2002.
11) Raftopoulos C, Deleval J, Chaskis C, et al：Cognity recovery in idiopathic normal pressure hydrocephalus；A prospective study. Neurosurgery 35：397-404, 1994.
12) Savolainen S, Hurskainen H, Paljarvi L, et al：Five-year outcome of normal pressure hydrocephalus with or without a shunt；Predictive value of the clinical signs, neuropsychological evaluation and infusion test. Acta Neurochir(Wien) 144：515-523, 2002.

9. クロイツフェルト・ヤコブ病

1 疾患概念

クロイツフェルト・ヤコブ病(Creutzfeldt-Jakob disease；CJD)などの一群の疾患は、脳を動物に接種すると長い潜伏期間の後に伝播されること、しばしば脳に特徴的な海綿状変化を生ずることから、従来、遅発性ウイルス感染症や伝染性海綿状脳症と呼称されてきた。しかし、その感染因子として、通常のウイルスとは異なるプリオン(prion)が提唱され、現在これらはプリオン病と総称されている。

プリオン病は人間以外のさまざまな動物にみられ、ヒツジのスクレイピー、ウシのウシ海綿状脳症(狂牛病；BSE)、シカ類の慢性消耗性疾患(CWD)などが知られている(表60)。プリオン病は種を越えて感染・伝播する人畜共通感染症である。近年、ウシのBSEに関連する変異型と呼ばれる新しいタイプのCJD(変異型CJD、variant CJD；vCJD)が英国を中心に発生し、最近わが国でもBSEのウシが認定され、大きな問題となっている。また、ヒト屍体由来の硬膜移植後のCJDがわが国で多数発症し、これも社会問題化している。

表60●プリオン病の分類

疾患	宿主
A. 動物のプリオン病	
スクレイピー(scrapie)	ヒツジ
ウシ海綿状脳症；狂牛病(bovine spongiform encephalopathy；BSE)	ウシ
ネコ海綿状脳症(feline spongiform encephalopathy；FSE)	ネコ
伝染性ミンク脳症(transmissible mink encephalopathy；TME)	ミンク
慢性消耗性疾患(chronic wasting disease；CWD)	ミュールジカ ヘラジカ
外来有蹄類脳症(exotic ungulate encephalopathy)	ニヤラ(アフリカ産レイヨウ) クーズー(アフリカ産カモシカ)
B. ヒトのプリオン病	
・特発性　孤発性 Creutzfeldt-Jakob 病(CJD)	ヒト
・感染性　クールー(Kuru)	ヒト
医原性CJD(下垂体製剤、硬膜移植後、角膜移植後など)	ヒト
変異型CJD(variant CJD；vCJD)	ヒト
・遺伝性　Gerstmann-Sträussler-Scheinker病(GSS)	ヒト
家族性CJD	ヒト
致死性家族性不眠症(fatal familial insomnia；FFI)	ヒト

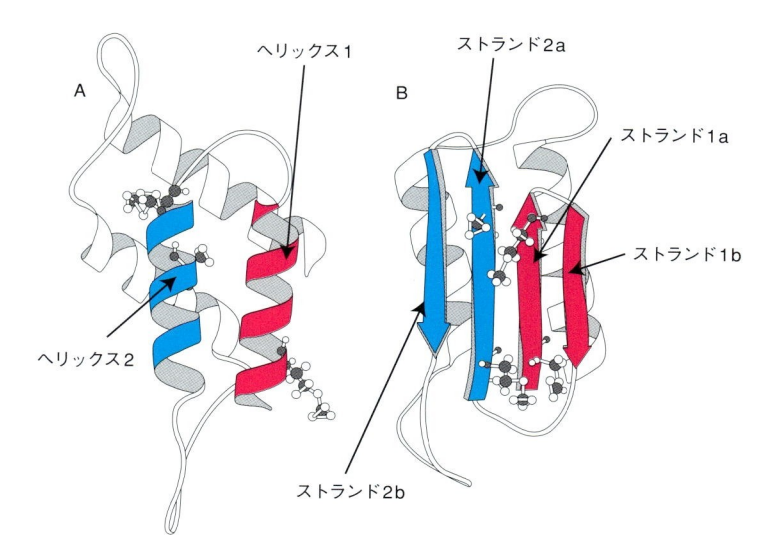

図15 ● PrP^C（A）およびPrP^{Sc}（B）の三次構造モデル

PrP^{C}のヘリックス1を赤色で、ヘリックス2を青色で示す（A）。PrP^{Sc}に転換するときに、ヘリックス1および2はβシート構造に転換し、PrP^{Sc}は4つのストランド（ヘリックス1由来のストランド1aおよび1b、ヘリックス2由来のストランド2aおよび2b）からなるβシート構造と2つのαヘリックス構造を含む。種間の伝播におけるバリア（species barrier）に関係する4アミノ酸残基が分子模型として図示されているが（A、B）、それらはβシート構造の表面に位置し、PrP^{Sc}とPrP^{C}の相互作用に関連しているらしい。

(Prusiner SB：Prion Biology and Diseases. p21, Cold Spring Harbor Laboratory Press, New York, 1999より改変)

ヒトのプリオン病はその病因から、①何の発病の背景も見い出されない特発性（孤発性CJD）、②感染性、③遺伝性、に大別される（表60）。

発生頻度は人口100万人あたり1年間にほぼ1人とされる。わが国のCJDサーベイランスでは、特発性の孤発性CJDが79％、遺伝性プリオン病が12％、感染性プリオン病が9％を占める[1]。

2　プリオンの基本概念

プリオンは蛋白性の感染粒子（proteinaceous infectious particle）を意味し、Prusinerによって、スクレイピー感染脳から、界面活性剤およびプロテアーゼ処理に抵抗性の感染性の強い分画に見い出され命名された[2]。プリオンの主要構成成分であるプリオン蛋白（PrP）は宿主の染色体遺伝子（PrP遺伝子）によってコードされており、主に中枢神経系で、少量ではリンパ系組織などに発現している。その産物である正常のPrPはプロテアーゼ感受性で、感染性のない蛋白である（正常型PrP；PrP^C）（図15−A）。一方、感染性のPrPは感染型PrP（PrP^{Sc}）と呼ばれ、プロテアーゼ抵抗性の核を有し、PrP^{C}が翻訳後にコンフォメーションの変化を起こしβシート構造に富むようになることでつくり出される（図15−B）[2]。PrP^{C}からPrP^{Sc}へのコンフォメーションの変化に伴うPrP^{Sc}の蓄積あるいは正常のPrP^{C}機能の消失により、ニューロンやシナプスの障害が生ずると考えられている。

PrP^{C}からPrP^{Sc}への高次構造変換について、現在考えられているのは主に2つのモデルである。1つは、PrP^{Sc}がシードとして働いて、それを核としてPrP^{C}が立体構造を変えて新たなPrP^{Sc}として次々に付加され、PrP^{Sc}の重合体ができていくという重合モデル、もう1つは、PrP^{Sc}がPrP^{C}と複合体をつくり（PrP^C−PrP^{Sc}ヘテロダイマー複合体）、PrP^{C}をPrP^{Sc}に転換させていくというヘテロダイマーモデルである[2]。

プリオン病は、一般に、近縁の種の間では伝播を起こしやすく、遠い種では伝播が起こりにくいことが知られている（species barrier）。種を越えた伝播の起こりやすさには、PrP自体の種差、PrP^{C}からPrP^{Sc}への転化に関与する分子シャペロン（"protein X"など）の種差が関係しているものと考えられている。

3　孤発性CJD

近年、孤発性CJDの臨床像は、PrP遺伝子のコドン129の多型[メチオニン（M）とバリン（V）の2種類のアリル、MM、MV、VVの3種類の遺伝子型がある]（図16）に影響されること、また、脳のプロテアーゼ抵抗性PrPのWesternブロット解析のバンドのパターンの型（1型または2型に大別される）に関

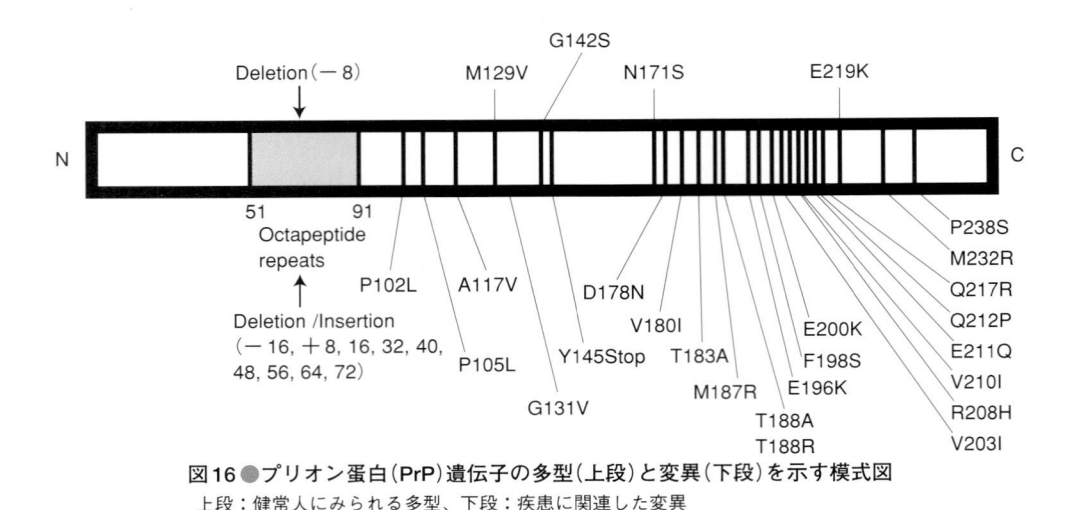

図16●プリオン蛋白(PrP)遺伝子の多型(上段)と変異(下段)を示す模式図
上段：健常人にみられる多型、下段：疾患に関連した変異

表61●コドン129多型(MM、MV、VV)とプロテアーゼ抵抗性PrPのWesternブロットのパターン(1型、2型)による孤発性CJDの分類、特徴

MM1型：	CJD典型例の臨床(急速な進行。認知症、ミオクローヌス、視覚異常、失調などの症状。PSD、髄液14-3-3蛋白(+)、MRI拡散強調画像で基底核や皮質の高信号など)および病理(大脳皮質、小脳皮質、基底核、視床などに海綿状変化、シナプス型のPrP沈着)。視覚障害での発症を特徴とするHeidenhain亜型はMM1型に含まれる。
MM2型：	①皮質型：認知症で発症し比較的長い経過。PSD(−)、髄液14-3-3蛋白陽性、MRI拡散強調画像で大脳皮質の高信号。大脳皮質、基底核、視床の海綿状変化および空胞周囲の粗大なパターンのシナプス型PrP沈着。②視床型[孤発性致死性不眠症(sporadic fatal insomnia；SFI)]：不眠、自律神経障害、失調、認知症。視床、オリーブ核病変。PSD(−)、髄液14-3-3(−)。
MV1型：	急速な進行、認知症、ミオクローヌス。PSDおよび髄液14-3-3蛋白(+)。大脳皮質および小脳病変。
MV2型：	失調、認知症など。比較的長い経過の例が含まれる。PSD(−)、髄液14-3-3蛋白は一部の例でのみ陽性。辺縁系、基底核、視床、脳幹、小脳に海綿状変化および小脳にクール斑。プラーク型およびシナプス型のPrP沈着。
VV1型：	認知症で発症し比較的長い経過。PSD(−)、髄液14-3-3蛋白(+)。皮質、基底核病変(海綿状変化、シナプス型のPrP沈着)。
VV2型：	失調および認知症。PSD(−)、髄液14-3-3蛋白(+)。小脳、基底核、視床、大脳皮質深層病変(海綿状変化。クール斑はないが、シナプス型に加えてプラーク型のPrP沈着がみられる)。

連することが明らかにされ、それらに基づき孤発性CJDは分類されるようになった(表61)。孤発性CJDの約8割は古典的なCJDの典型像を示すが、典型例はMM1型、MV1型に属し、非典型例はそれ以外のタイプに含まれている。

典型例は60歳代を中心に発症し、亜急性進行性の認知症、ミオクローヌス、視覚障害、小脳症状、錐体路徴候、錐体外路徴候などの神経症候を呈し、数ヵ月以内に無動無言状態に陥る。病理学的には、脳回の萎縮、脳溝の開大、脳室の拡大、基底核、視床の萎縮がみられ、一方、海馬などの発生的に古い領域は保たれる傾向がある。組織学的には、海綿状変化、神経細胞萎縮・脱落、肥胖性アストロサイトの増生が大脳皮質や深部灰白質、小脳皮質にみられる(図17)。検査では、脳波上、周期性同期性放電(PSD)と呼ばれる特徴的な所見がみられる(図18)。髄液検査では、14-3-3蛋白陽性、ニューロン特異的エノラーゼ(NSE)上昇を認める。頭部CTやMRIの形態画像では、病初期には、亜急性に進行する顕著な精神神経症候を呈しているにもかかわらず、脳萎縮があまり目立たない(図19)。脳萎縮が顕在化してくるのは数ヵ月の経過後である。しかし、MRI

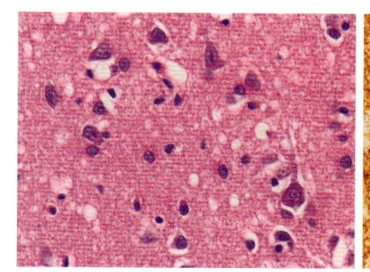

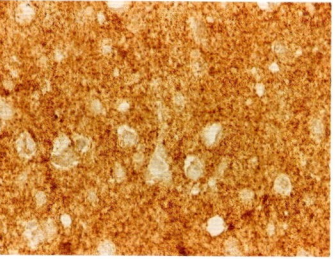

図17● 孤発性CJDの病理
発症後3ヵ月で死亡した孤発性CJD典型例（MM1型）。組織学的には大脳皮質に典型的な海綿状変化がみられ、比較的軽度のアストロサイトの増生や神経細胞脱落を伴っている（A）。プリオン蛋白（PrP）の免疫染色では皮質にびまん性顆粒状の異常PrP蓄積を認め、これはシナプス型沈着と呼ばれる（B）。
（A、Bは同倍率でbar＝100μm）

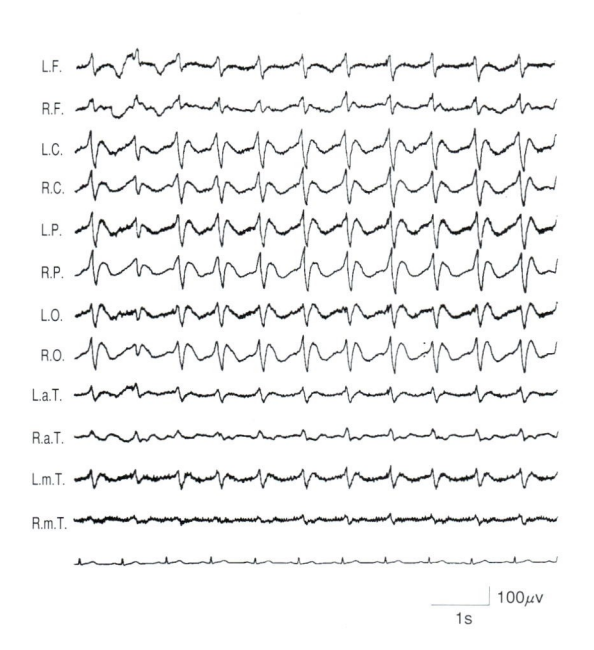

A：HE染色　　　B：PrP免疫染色

図18● 孤発性CJD典型例の脳波
周期性同期性放電（PSD）がみられる。

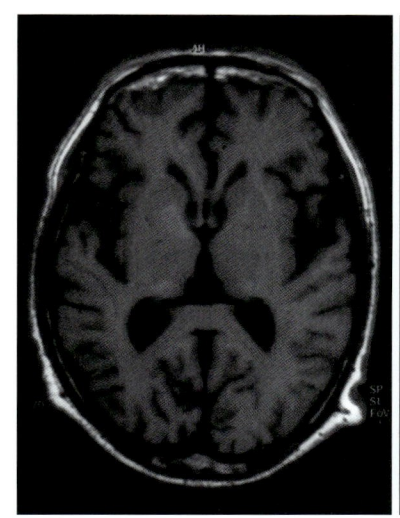

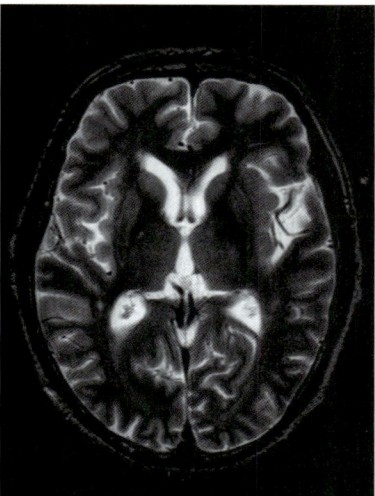

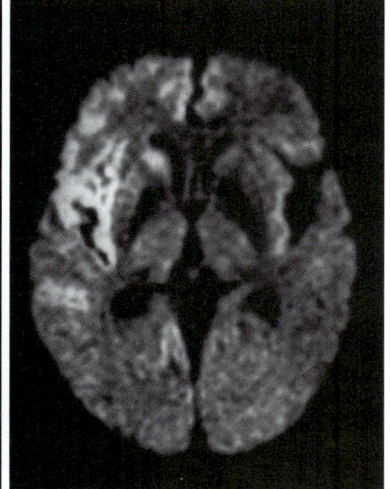

A：T1強調画像　　　B：T2強調画像　　　C：拡散強調画像

図19● 孤発性CJD典型例の比較的早期のMRI
脳萎縮はほとんど目立たないが（A）、拡散強調画像（C）では、右優位にシルビウス溝周辺の皮質、尾状核頭部に高信号が明らかである。T2強調画像（B）では一見異常がないが、右の尾状核などが左に比べてわずかに高信号を示している。

表62 ● 孤発性CJD病の診断基準

Ⅰ. 従来から用いられている診断基準（Mastersら，1979ほか）
A. 確実例（definite）
特徴的な病理所見、またはWestern blotや免疫染色法で脳に異常プリオン蛋白を検出。
B. ほぼ確実例（probable）
1. 急速進行性認知症
2. 次の4項目中2項目以上を満たす。
a. ミオクローヌス
b. 視覚または小脳症状
c. 錐体路または錐体外路徴候
d. 無動性無言
3. 脳波上で周期性同期性放電（PSD）
C. 疑い例（possible）
上記のBの1および2を満たすが、脳波上PSDがない場合。

Ⅱ. 拡大診断基準　（WHO，1998）
上記の診断基準のCの疑い例（possible）に入る例で、脳波上PSDがなくても、脳脊髄液中に14-3-3蛋白が検出され臨床経過が2年未満の場合、ほぼ確実例（probable）とする。

*ルーチン検査で、CJDに代わる他の診断が除外されることが必要。

検査では、脳萎縮が明らかになる前の段階で、大脳基底核や大脳皮質の高信号がT2強調、プロトン密度強調、FLAIR、拡散強調画像で検出され、中でも特に拡散強調画像が非常に感度が高く、病初期から診断上非常に有用である（図19）。また、病初期から、SPECTで脳血流低下、PETで糖代謝低下がみられる。

一方、非典型例はMM2型、MV2型、VV1型、VV2型に属し、表61に示すような臨床、病理像を示し、発症年齢も幅広い。

孤発性CJDの診断基準を表62に示す。この診断基準では非典型例は必ずしも診断し得ないことに注意を要する。

4 感染性プリオン病

感染性プリオン病には、パプアニューギニアのフォア部族のカニバリズムの慣習に基づいて感染がみられたクールー、下垂体製剤、硬膜移植後、角膜移植後などの医原性の原因によるCJD、ウシのBSEからの伝播が考えられているvCJDがある（表60）。

1. 硬膜移植後CJD

わが国での発症者数は現在100人を超え、全世界の患者数の半数以上を占める。

硬膜移植年は1979～1991年に分布し、特に1983～1987年に多い。硬膜の由来が判明しているすべての例でヒト屍体由来乾燥硬膜製品であるLyodura（B. Braun Melsungen AG）が使用されていた。硬膜移植時の患者年齢は平均44.4±14.6歳で、硬膜移植の原因疾患は腫瘍、出血、奇形、外傷などである。硬膜移植からCJD発病までの潜伏期間は14～275（平均122.1±53.2）ヵ月、最長275ヵ月であった[3]。

硬膜例のうち9割の患者は孤発性CJD典型例と同様の臨床像、病理像を示す。

一部の非典型例では、臨床的には進行性の失調症状、痙性麻痺などを主徴とし、典型例と比較して進行がやや遅く、CJDに特徴的なミオクローヌスや脳波上のPSDが出現しにくい。死亡に至るまで画像上の脳萎縮に乏しく、病理ではアミロイド斑を認める。

2. 変異型CJD（vCJD）

vCJDの発症者数（2005年4月現在）は、英国が155例と最も多い。そのほかでは、フランス12例、アイルランド（英国滞在歴あり）2例、イタリア、カナダ（英国滞在歴あり）、アメリカ各1例（在米英国人）であり、わが国でも2005年2月に、最初のvCJD例（確実例）が見い出された。この日本人患者は1990年前半に英国などに短期滞在歴を有する。英国におけるBSE多発と場所、タイミングが一致すること、PrP^{Sc}のWesternブロット解析、動物伝播実験の結果などから、vCJDはBSE感染牛からヒトへ伝播したものと推定されている。

vCJDの病像[4]は孤発性CJD典型例とはかなり異なっている。すなわち、発症年齢が平均26歳と若く、平均罹病期間は13ヵ月と孤発性CJDに比べて長い。初期症状として精神症状や行動変化が先行し、疼痛性の異常感覚を訴えることもある。平均約6ヵ月の経過後、失調症状、不随意運動、認知症などのさまざまな神経症候が出現するが、進行は比較的緩徐で、死亡まで無動性無言に至らないことも多い。

脳波上は非特異的異常のみでPSDは通常はみられない。また、髄液検査では14-3-3蛋白陽性は半数に過ぎず、タウ蛋白上昇の方が感度が高い。

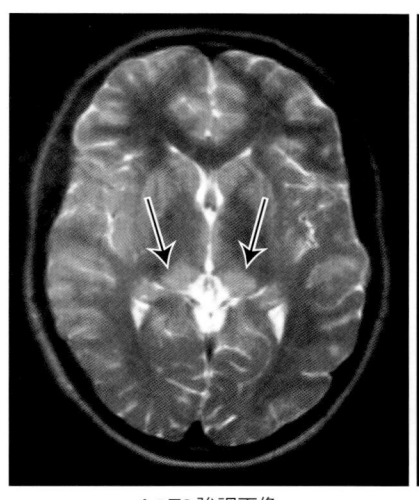

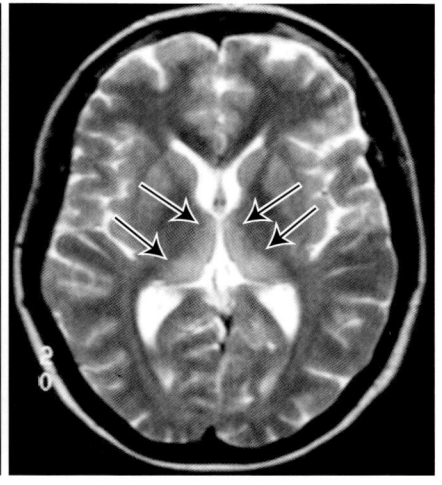

図20 ● 変異型CJDのMRI
A：T2強調画像　　B：T2強調画像

両側の視床枕（矢印）に高信号がみられ［pulvinar sign（視床枕徴候）］（A）、さらに視床枕の高信号が視床背内側核の高信号と結合してhockey-stick sign（矢印）を呈する（B）。
（Dr. DA Collieのご厚意による）

表63 ● 変異型CJDの診断基準　（WHO, 2001）

Ⅰ．A．進行性の神経精神症状
　B．6ヵ月以上の病気の経過
　C．ルーチン検査は他の疾患が除外できる
　D．明らかな医原性原因への曝露の病歴がない
　E．家族性CJDを否定できる

Ⅱ．A．初期の精神症状（うつ状態、不安、無感情、妄想）
　B．持続性の疼痛性感覚症状
　C．失調
　D．ミオクローヌス、舞踏様運動、またはジストニア
　E．認知症

Ⅲ．A．脳波所見が孤発性CJDの典型像PSDを示さない
　B．MRI上で、両側の視床枕の高信号域

Ⅳ．A．扁桃生検で異常プリオン陽性

確実例（definite）：ⅠA および特徴的な神経病理学的所見
ほぼ確実例（probable）：Ⅰ＋Ⅱの5項目中4項目以上＋ⅢA＋ⅢB、またはⅠ＋ⅣA
疑い例（possible）：Ⅰ＋Ⅱの5項目中4項目以上＋ⅢA

　MRIが診断上非常に重要である。すなわち、T2強調、プロトン密度強調、FLAIR、拡散強調画像で、両側の視床枕に高信号がみられ、これはpulvinar sign（視床枕徴候）と呼ばれ、診断上の感度は90％、特異性は95％以上とされる（図20-A）。視床枕の高信号が視床背内側核の高信号と結合した場合、その形状からhockey-stick signと呼ばれる（図20-B）。Pulvinar sign陽性という場合、両側視床枕の高信号が左右対照性であること、大脳基底核の信号と比較して視床枕がより高信号を示していることが必要である。左右非対称である場合や大脳基底核前方がより高信号である場合は、孤発性CJDを示唆する所見である。

　vCJDでは末梢のリンパ系組織に異常PrPの蓄積がみられ、扁桃生検による異常PrPの検出が診断的意義を有する。しかし、扁桃生検には出血、感染などの合併症があり、臨床像からvCJDを疑うが、MRI上pulvinar signが認められないなどの場合に適応を考慮する。

　vCJDの診断基準を表63に示す。

5　遺伝性プリオン病

　遺伝性プリオン病は常染色体優性遺伝を示し、PrP遺伝子の変異に関連している[5]。

　遺伝性プリオン病は多数のPrP遺伝子変異に対応して多様な臨床、病理像を呈するが（図16、表64）、孤発性CJD類似の病像を示すCJD病型（家族性CJD）、比較的緩徐な進行を示し脳にPrPアミロイド斑を有するGerstmann-Sträussler-Scheinker病（GSS）病型、不眠や自律神経症候を特徴とする致死性家族性不眠症（FFI）とに大別される。わが国にお

表64 ● プリオン蛋白(PrP)遺伝子変異・多型とそれに対応する臨床・病理像

PrP 変異・多型	臨床・病理
コドン51-91領域のペプチド反復配列部への8、16、32、40、48、56、64、72アミノ酸挿入/16アミノ酸欠失	CJD や GSS 様の病像など多彩な臨床病理像。一般に、4リピート以下の挿入の場合は、CJD 病型を呈することが多く、比較的高齢で発症し短い経過を示し、しばしば孤発例として把握され遺伝的浸透率が低い。一方、5リピート以上の挿入の場合は GSS 病型を呈するものが多い。
コドン51-91領域のペプチド反復配列部における8アミノ酸の欠失	健常人でみられる多型。
P102L	Gerstmann らの家系(古典型 GSS)が有する変異で、世界各地に多数の家系。典型例は経過平均5年。失調、後に認知症。深部反射消失。小脳、大脳にアミロイド斑が多数出現。非典型例も多数。
P105L	経過6～12年。痙性麻痺、認知症、不随意運動ほか。アミロイド斑が大脳に多数出現、半数に神経原線維変化。日本の家系。
A117V	経過5年前後。認知症、構音障害、錐体路症状、錐体外路症候、失調症状ほか。アミロイド斑が大脳に多数出現。
M129V	健常人で多型性がある部位。孤発性 CJD、感染性 CJD、PrP 遺伝子変異に伴う遺伝性プリオン病の発症や表現型に影響を与える。
G131V	経過9年の進行性認知症、失調。小脳にアミロイド斑。
Y145Stop	緩徐進行性の認知症。脳血管に PrP アミロイドが沈着。日本人症例。
D178N	2年以内の短い経過。コドン129多型の Met と組み合わさった場合、致死性家族性不眠症(FFI)(頑固な不眠、自律神経障害、認知症ほか。視床・下オリーブ核変性)、Val と組み合わさった場合は CJD 病型。
N171S	統合失調症の家系で記載されたが、健常人でもみられる多型。
V180I	皮質巣症状、認知症、ミオクローヌス、大脳皮質の腫大。CJD 典型例と比較し緩徐な進行。PSD(一)。高齢発症で、低い遺伝的浸透率。海綿状変化高度。
T183A	経過平均4年で前頭側頭型痴呆(前頭側頭型認知症)の病像。PSD(一)。海綿状変化高度。
H187R	経過12年。認知症、失調、ミオクローヌス、痙攣。特異な "curly" PrP 沈着。
T188A	高齢発症の CJD 孤発例。
E196K	経過9～12ヵ月。精神症状、構音障害、失調、不随意運動。PSD(一)。
F198S	経過2～12年。認知症、失調症状、パーキンソニズム。大脳、小脳のアミロイド斑に加え、神経原線維変化多数。米国インディアナ家系。
E200K	孤発性 CJD 様の臨床病理像。
V203I	孤発性 CJD 様の臨床像。
R208H	孤発性 CJD 様の臨床病理像。
V210I	孤発性 CJD 様の臨床病理像。低い遺伝的浸透率。
E211Q	孤発性 CJD 様の臨床像。
Q212P	経過8年。失調、嚥下・構音障害。小脳にアミロイド斑。
Q217R	経過4年以上。認知症、失調症状。大脳・小脳にアミロイド斑と神経原線維変化。スウェーデン家系。
E219K	健常人でみられる多型。219K は孤発性 CJD に対して防御的に作用。
M232R	孤発性 CJD 様の臨床病理像、あるいは V180I 変異様の非典型的病像。

ける頻度では、P102L 変異の GSS 29%、E200K 変異の CJD 27%、V180I 変異の CJD 16%、M232R 変異の CJD 6%、P105L 変異の GSS 4%などの順であった[1]。

P102L 変異に伴う GSS の古典型では、一般に、失調症状で発症し比較的緩徐な進行を示し(脊髄小脳変性症と臨床診断されることが多い)、後に認知症を呈し、病理学的には小脳、大脳に多数の PrP 陽性アミロイド斑がみられる(図21)。しかし、CJD 様の急速な進行を示し、強い海綿状変化を認める例もある。

E200K 以外の変異に伴う CJD はいずれも家族歴がなく非典型的な病像をしばしば呈すること、FFI でも不眠が明らかでない例もあることなどに注意を

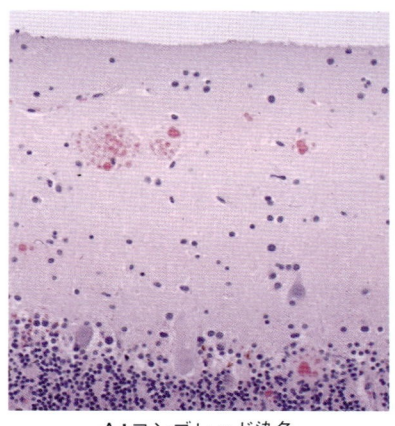

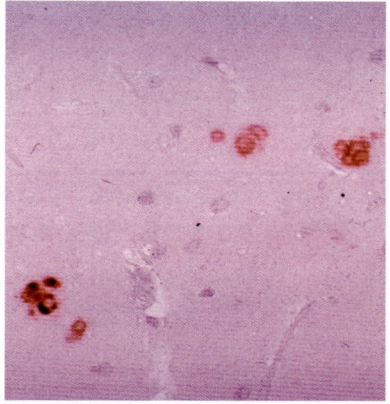

図21 ● プリオン蛋白(PrP)遺伝子コドン102変異に伴う古典型GSSの小脳皮質
コンゴレッド陽性のアミロイド斑(しばしば複数のコアを有する多中心性の斑)がみられ(A)、アミロイドはPrP陽性である(B)。
(A、Bともにbar＝100μm)

要する。

孤発例や非典型的な病像を示す例においても、PrP遺伝子の検索が必要である。

6 治療・ケア

現在、プリオン病に対する確立した根本的な治療法はなく、対症療法、支持的治療が行われている。PrP^CからPrP^{Sc}への高次構造変換過程に修飾を加えることにより、疾患の発症を抑えることがプリオン病の予防・治療薬開発の基本戦略となっており、いくつかの治療薬候補が開発段階にある[6]。

普通の生活では家族や接触者へ感染することはないことを患者(家族)によく説明する。また、硬膜移植などの医原性感染の可能性がある場合はその旨をきちんと知らせる。

また、通常の診察においては特別な防御を要しないが、各種医療行為における感染防御の詳細については、WHOおよび厚生労働省研究班によるマニュアル[7,8]を参照されたい。

(山田正仁)

● 文献
1) 山田正仁：プリオン病の実態と全国調査．臨床神経 43：806-809, 2003.
2) Prusiner SB：Prion Biology and Diseases. Cold Spring Harbor Laboratory Press, New York, 1999.
3) Nakamura Y, Watanabe M, Nagoshi K, et al：Creutzfeldt-Jakob disease associated with cadaveric dura mater grafts-Japan, 1979-2003. MMWR 52：1179-1180, 2003.
4) WHO：The revision of the surveillance case definition for variant Creutzfeldt-Jakob Disease (vCJD). Report of a WHO consultation Edinburgh, United Kingdom 17 May 2001 (http://www.who.int/csr/resources/publications/bse/en/whocdscsreph20015.pdf).
5) 山田正仁：プリオン蛋白遺伝子変異と臨床型．神経進歩 47：73-89, 2003.
6) 山田正仁：プリオン蛋白高次構造を標的としたプリオン病の分子治療．医学のあゆみ 208：463-468, 2004.
7) WHO Infection Control Guidelines for Transmissible Spongiform Encephalopathies. Report of a WHO Consultation, Geneva, Switzerland, 23-26 March 1999 (http://www.who.int/emc-documents/tse/whocdscsraph2003c.html) [岸田日帯，戸田宏幸，金子清俊 (訳)：http://www.ncnp.go.jp/nin/guide/r7/1999WHO5.pdf].
8) 厚生労働省遅発性ウイルス感染調査研究班：クロイツフェルト・ヤコブ病診療マニュアル．改訂版，pp48-56, 2002.

10. ハンチントン病

●●●はじめに

ハンチントン病は進行性の神経変性性疾患であり、常染色体優性遺伝形式を示す。中年以降の発症が多く、慢性に進行する舞踏運動とともに、知能・精神障害を示す。ハンチントン病は、1872年にGeorge Huntingtonによって臨床的に記載された[1]。その中で、家族性の特徴を有すること、また主な臨床症状が、運動、情動、認知の障害であることが記されている。1983年には、ハンチントン病の原因遺伝子が第4番染色体短腕上(4p16.3)にあることが明らかにされた[2]。その10年後、1993年に原因遺伝子が同定され、三塩基配列C(シトシン)、A(アデニン)、G(グアニン)の繰り返し(CAGリピート)、またコードされる蛋白におけるポリグルタミン鎖が異常伸長していることが明らかとなった[3]。これらの発見は、ハンチントン病の診断、また治療法の研究を大きく進展させてきた。

1 疫学・臨床症状

日本におけるハンチントン病の有病率は、人口10万人あたり0.38人である[4]。欧米では、人口10万人あたり約5人であり、日本の10倍程度の有病率である[5][6]。日本同様、中国、フィンランド、アフリカでは有病率は低い[6]。

ハンチントン病の臨床型には、古典型、固縮型、若年発症型がある。古典型が全体の90％以上を占める。固縮型では、筋緊張は亢進し、固縮あるいはジストニア状となり、パーキンソン病と類似した症状を呈する。また小脳性運動失調を示す症例も存在する[7]。若年発症型は20歳以前に発症するものをいい、固縮を示す例が多い。

ハンチントン病の初発症状は舞踏運動が多い。舞踏運動は多様であるが、手足の指などの先端部に多い。顔面(瞬目、しかめ面など)、呼吸筋、咽頭・喉頭筋にも認めることがある。ただ、舞踏運動が起こる部位がさまざまに変わることは少なく、比較的一定している。一見、意図的に動いているとか、癖であるようにみえることもあるため、神経学的所見をとる際に注意深く観察することが必要である。安静時には比較的少ないが、座位・立位で増強し、緊張時に明らかとなることが多い。また、不随意運動が随意運動を妨げ、構音障害、嚥下障害などの原因となることがある。

精神症状では、認知症、人格変化、幻覚・妄想、気分障害などが認められる。精神症状は、舞踏運動の後に出現する場合もあれば、先行することもある。発症初期の精神症状では統合失調症様状態、反社会的行動、衝動行為などの人格変化が目立ち、進行に伴い認知症が目立ってくる例が多い。幻覚・妄想状態を認める場合、総合失調症との鑑別も重要である。

健常コントロールと比較して、躁状態、pathological laughing and crying、無感情、刺激性、強迫症状などにおいて有意な差が報告されている[8]。また、鑑別上重要な脊髄小脳変性症との比較では、ハンチントン病において躁状態スケールが高値となる[8]。精神症状に対して抗精神病薬が投与された場合、その抗ドパミン作用のために不随意運動が目立たなくなり、臨床症状の把握が困難となる場合がある。神経症状を観察するとともに、画像診断、家族歴などを注意深く診ることが必要である。

神経変性性疾患における精神症状の報告によると、気分障害はハンチントン病の43％に認められ、人格変化は48％にみられる[8]。また、認知症は運動症状と同じ時期に始まることが多く、進行性の経過をとる。皮質下認知症であり、認知のスピードや効率がより障害され、失語や失認はアルツハイマー病などの皮質性認知症ほどは認めない。ハンチントン病の71％で認知障害あるいは認知症を呈する[8]。

精神症状のうち、認知障害以外のものがハンチントン病症例の約8割に認められる。現在、神経変性自体を治療する方法はないが、精神症状に対しては薬物療法、精神療法などにより治療を行うことが可能である。このことは、本人だけでなく家族・介護者のQOL(quality of life)の改善に重要である。

2 検査

 頭部CT、MRI検査により、尾状核の萎縮、それによる側脳室の拡大、大脳皮質の萎縮による脳溝開大がみられる（図22）。また、PETによる解析では、CT、MRIにて萎縮がはっきりしない時点でも、尾状核の代謝の低下を検出できるとされている。脳波においては、α波が少なくなり、びまん性に徐波を認める。

 臨床症状の把握、画像検査などが重要であるが、鑑別が困難な症例も存在するため、確定診断には遺伝子解析が必要であると考えられる。PCR法によりhuntingtin遺伝子のexon 1上のCAGリピート配列を含む領域を増幅させ、異常伸長の有無を解析する（図23）。さらに、蛍光ラベルを用いたPCR、またDNA sequencingなどにより正確なリピート数の解析を行うことができる。

 リピート数が6〜26回以下は正常であり、27〜35回はハンチントン病の原因となることはないが、稀に次の世代に引き継がれる際に伸長することがある[9]。36〜39回の繰り返しは、浸透率がさまざまであり、36〜37回では約50％である。40回以上になるとほぼ100％の浸透率となる[9]。

 40回以上の繰り返しになると、繰り返し数は世代間で不安定となり、特に父親からの遺伝においてリピート数が増大しやすい。世代を経るごとに発症年齢が若くなり、重症度が増す現象は表現促進現象（anticipation）と呼ばれており、リピート数の増加が関与している[9]。また、逆に世代を経て、繰り返し数が減少する場合もある[9]。

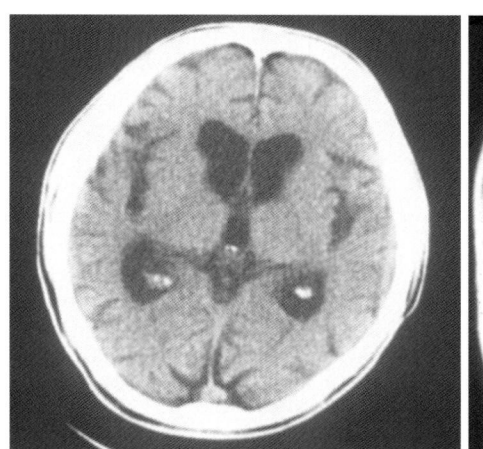

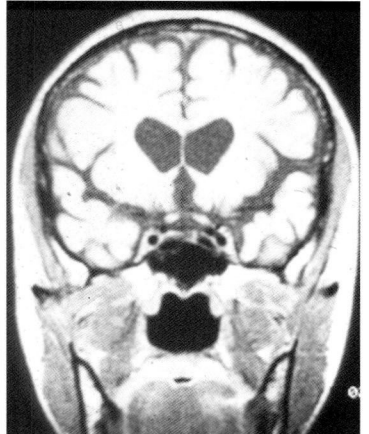

A：軸位断　　　　B：冠状断

図22 ● ハンチントン病症例におけるCT像
尾状核の萎縮、それに伴う側脳室の拡大が認められる。
（岡山大学大学院医歯薬学総合研究科精神神経病態学氏家寛先生より御提供）

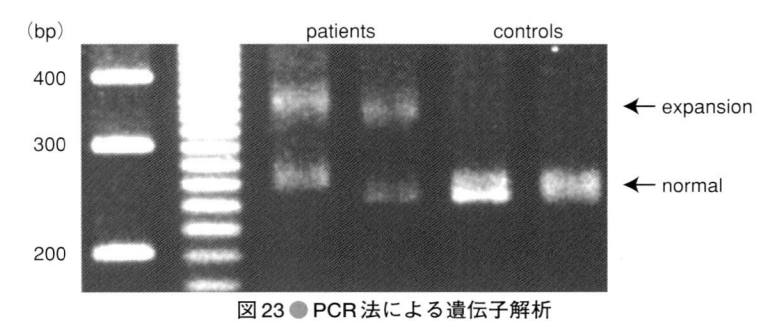

図23 ● PCR法による遺伝子解析
CAGリピートを含む領域をPCR法により増幅し、アガロース電気泳動法にて解析した。
expansion：CAGリピートを含む領域の異常伸長　　normal：正常範囲のPCR産物

3　診断

　診断には、臨床症状、家族歴、CT・MRIなどの画像検査、遺伝子検査などが重要である。古典型の場合にはハンチントン病を疑うことは難しくないが、固縮型や若年発症型については困難な場合もある。家族歴からの判断、親の世代でハンチントン病特有の臨床症状が認められていなかったかどうかを十分に聞くことが大切となる。また、表現促進現象は父親からの遺伝の場合に多いことから[9]、固縮型や若年発症型の場合には父親由来の可能性を念頭においておくことが重要である。

　家族歴のない症例が存在することも、診断上重要となる。ハンチントン病症例の8％程度が家族歴を認めない可能性がある[9]。いくつかの原因が考えられるが、1つは、27～35回のCAGリピートからの de novo の異常伸長である。また、表現促進現象、親の世代が早く亡くなった、またははっきりと診断されていなかった場合、養子などの場合も考えられる[9]。したがって、家族歴が認められないことで、ハンチントン病を除外することはできない。

4　鑑別診断

　ハンチントン病との鑑別で重要な疾患には、さまざまな神経変性性疾患、症候性舞踏病が含まれる（表65）。

　歯状核赤核淡蒼球ルイ体萎縮症（Dentato rubral-pallidoluysian atrophy；DRPLA）は日本に多く、その原因遺伝子が日本で発見された[10][11]。DRPLAにおいてもハンチントン病と同様に、原因遺伝子においてCAGリピートが異常伸長し、コードする蛋白（atrophin-1）のポリグルタミン鎖が異常伸長している。ハンチントン病と同様にリピート数と発症年齢は逆相関し、表現促進現象を認める。表現促進現象はDRPLAにおいて、より顕著である。また、父親からの遺伝においてCAGリピートが異常伸長する現象も、ハンチントン病と類似している。PME（Progressive myoclonus epilepsy）型、non-PME型があり、non-PME型では舞踏運動を認め、ハンチントン病との鑑別が重要となる。日本人においては、舞踏運動を呈する疾患のうち、家族性のものでは75.7％がハンチントン病、13.5％がDRPLAであり、孤発例では20％がハンチントン病、5％がDRPLAであるとの報告がある[7]。DRPLAの画像所見は、小脳、脳幹（特に被蓋部）、大脳白質の萎縮、脳室の拡大を認める。また、MRI T2強調画像で大脳白質にびまん性の高信号域が認められる場合がある。これらの変化は、CAGリピート数が65回を超える症例でより顕著となる[12]。

　有棘赤血球舞踏病（Chorea-acanthocytosis）は、常染色体劣性遺伝形式、常染色体優性遺伝形式の家系が報告されており、ハンチントン病類似の臨床症状を呈する。常染色体劣性遺伝形式の有刺赤血球無踏病については、日本とイギリスのグループが同時に、第9番染色体上（9q21-22）に存在する原因遺伝子（CHAC）における変異を報告した[13][14]。現在、遺伝子診断が可能となり、コードされる蛋白choreinの機能解析、病態との関連が解析されている。有刺赤血球無踏病の画像所見では、尾状核の萎縮を認めるが、大脳皮質の萎縮はない。末梢血において有棘赤血球が多数存在し、生化学検査でCKが軽度上昇す

表65● 鑑別診断

神経変性性疾患
　dentatorubral-pallidoluysian atrophy（DRPLA）
　chorea-acanthocytosis
　spinocerebellar ataxia 17（SCA17）
　Huntington disease-like 1（HDL1）
　Huntington disease-like 2（HDL2）
　良性家族性舞踏病
　老人性舞踏病
　paroxysmal kinesigenic choreoathetosis
　paroxysmal dystonic choreoathetosis
　pantothenate kinase-associated neurodegeneration
　その他

症候性舞踏病
　遅発性ジスキネジア（抗精神病薬）
　薬剤性（リチウム、抗てんかん薬、L-DOPA、経口避妊薬など）
　sydenham chorea（小舞踏病）
　基底核障害（脳血管障害、腫瘍、感染）
　甲状腺機能亢進症
　真性多血症
　ウィルソン病
　systemic lupus erythematosus（SLE）
　ceroid neuronal lipofuscinosis
　フェニルケトン尿症
　妊娠
　梅毒
　脳腫瘍
　その他

る。臨床症状は、腱反射の低下や自咬症があり、認知症はなく、ハンチントン病との違いを認める。

Huntington disease-like 1 および 2(HDL1、HDL2)は、日本ではこれまで報告例はないが、ハンチントン病類似の臨床症状を示す常染色体優性遺伝形式の疾患である。HDL1は、第20番染色体上(20p12)のプリオン蛋白遺伝子(*PRNP*)において192ヌクレオチドの挿入が原因であり、精神症状(抑うつ気分、攻撃性、人格変化)、舞踏運動、固縮、認知症を呈する[15)16)]。HDL2も同様にハンチントン病類似の臨床症状を示し、舞踏運動、固縮、認知症とともに、抑うつ気分、不安、被刺激性、妄想などの精神症状を呈する[17)]。Junctophilin-3蛋白をコードするJPH3遺伝子におけるCAG繰り返しの伸長が同定されている[18)]。

Spinocerebellar ataxia type 17(SCA17)は日本で孤発例が報告され、TATA-biding protein(TBP)遺伝子におけるCAGリピートの伸長が同定されている[19)]。その後、小脳性運動失調、認知症、てんかんとともに舞踏運動を呈する家系が存在することが報告された[20)]。画像所見では、小脳、脳幹、大脳皮質の萎縮を認める[19)20)]。

遅発性ジスキネジアは抗精神病薬によるものである。ハンチントン病の発症初期に精神症状が先行して抗精神病薬による治療が行われ、その後不随意運動が目立つようになった場合など、抗精神病薬によるジスキネジアとの鑑別が重要である。画像検査、家族歴の把握、遺伝子検査などによる診断が必要となる。

その他、変性性疾患、脳血管障害、代謝内分泌疾患、感染症、薬剤の副作用、脳腫瘍などとの鑑別のため、画像検査、内分泌検査、服薬している薬剤の検索、遺伝子検査などが重要である。

5 病理

ハンチントン病の神経病理学的特徴は、肉眼所見では線条体、特に尾状核の萎縮と大脳皮質の広汎な萎縮である(図24)。発病初期には尾状核の萎縮がごく軽度で明らかでない場合もある。進行に伴い大脳皮質の萎縮も明瞭となる。さらに病期が進行すると、大脳白質の萎縮も認めるようになり、脳全体が萎縮するようになる。

組織学的特徴は、神経変性、グリアの増加である(図25)。また、細胞核および細胞質にhuntingtin蛋白を含む凝集体が存在する。尾状核において、正常では大部分を占める小型・中型神経細胞の変性・脱落を認め、大型神経細胞は残る傾向があるが(図25)、進行に伴い大型神経細胞の脱落もみられるようになる。固縮型では大型神経細胞も変性・脱落する傾向にある。

組織化学的には、線条体においてGABA(線条体から淡蒼球・黒質)、サブスタンスP(線条体から淡蒼球内節・黒質)、エンケファリン(線条体から淡蒼球外節)、ソマトスタチン(小型介在ニューロン)を含むニューロンが変性する。アセチルコリン(大型介在ニューロン)含有細胞は、比較的保たれている

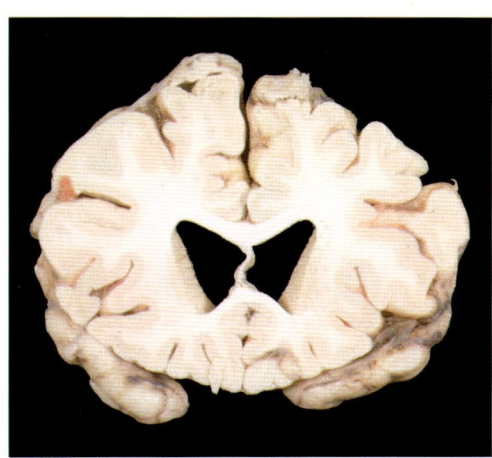

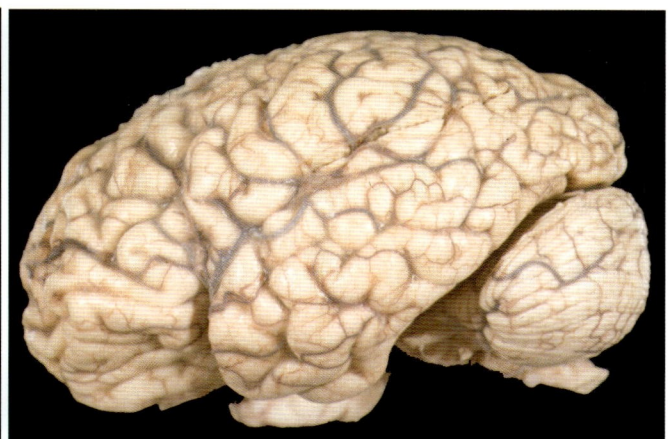

A：尾状核の萎縮   B：大脳皮質の萎縮

図24 ● 大脳肉眼所見

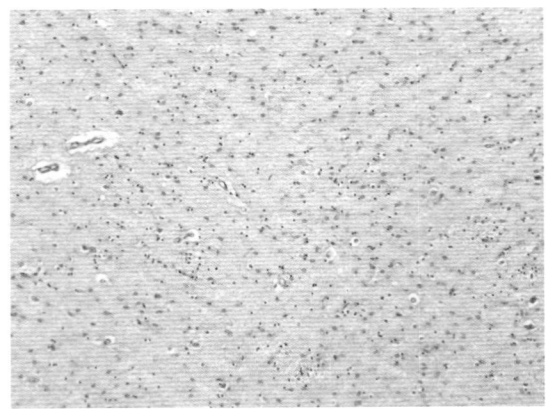

図25 ● 尾状核における病理組織所見
尾状核における小型・中型神経細胞の変性・脱落およびグリアの増生が認められる（HE染色）。
（岡山大学大学院医歯薬学総合研究科精神神経病態学 寺田整司先生より御提供）

場合と高度に変性している場合がある。

凝集体の形成が，細胞毒性を有しているか，逆に毒性蛋白を回収して保護的な働きをしているのかは，議論されているところである。現在，凝集体内に含まれる蛋白の解析が進められており，その1つが，遺伝子発現に関係する transcription coactivator の CREB binding protein（CBP）である。CBPが核内の凝集体に取り込まれることによって，機能すべきCBP蛋白が枯渇する[21]。さらに，枯渇したCBPを補うことによって神経細胞死が抑制されることが報告されている[21]。このことは，CBPが関与する遺伝子の発現低下が，神経細胞変性に関与していることを示しているだけでなく，CBPの機能をなんらかの方法で補うことによって，治療の可能性を示唆している。その可能性を示す報告として，ハンチントン病の原因となるCAGリピート伸長を含む huntingtin 遺伝子の exon 1 の領域を導入したショウジョウバエのモデルを用いた研究がある[22]。CBPの機能低下を改善させることは困難であるが，CBPと相反する酵素活性を抑制し，相対的にCBPが関与する遺伝子発現を改善できる可能性がある。このショウジョウバエを用いた研究で，CBPがもっている histone acetyltransferase（HAT）活性と相反する酵素 histone deacetylase（HDAC）を阻害する薬剤を用いて，神経変性を抑制し，生存期間を延長させることができると報告されている[22]。今後，新しい治療法の開発につながる可能性を有している。

6 治療

ハンチントン病の進行を止めたり改善させる治療法は，現在までに確立されたものはなく，対症療法を行っていくこととなる。本人だけでなく，家族や介護者への支援にも配慮することが必要となる。

線条体において早期から変性するとされるGABAニューロンに対して，黒質-線条体系のドパミンニューロンはほぼ正常に保たれていることから，相対的に亢進しているドパミンの機能を抑制することが治療上有効である。薬物療法では，舞踏運動および精神症状に対して定型抗精神病薬が広く用いられている。例えば，ハロペリドール（セレネース®）1.5～6mg/日，ペルフェナジン（ピーゼットシー®）6～12mg/日，スルピリド（ドグマチール®）150～600mg/日などが有効である。また，チアプリド（グラマリール®）50～150mg/日も用いられる。副作用の悪性症候群に注意する必要があるが，ハンチントン病症例における定型抗精神病薬使用によるものは，現在までは報告例がない[23]。

非定型抗精神病薬については確立された見解はないものの，今後治療に用いられていく可能性がある。オランザピン（ジプレキサ®）5mg/日の投与では十分な改善が得られないものの，30mg/日では舞踏運動，歩行などの改善を認めたとの報告がある[23]。日本人での投与量の検討が必要であると思われるが，今後，オランザピン（ジプレキサ®），リスペリドン（リスパダール®），クエチアピン（セロクエル®）などの非定型抗精神病薬が広く治療に用いられる可能性がある。

固縮型では，ドパミン受容体刺激薬であるカベルゴリン（カバサール®）0.25～3mg/日あるいはL-DOPA・脱炭酸酵素阻害薬配合剤（メネシット®）100～300mg/日などが用いられる。

抑うつ気分に対しては，ミアンセリン（テトラミド®）30～60 mg/日，フルボキサミン（ルボックス®）50～150 mg/日などが用いられる。フルボキサミンなどの選択的セロトニン再取込み阻害薬（serotonin selective reuptake inhibitor；SSRI）を投与する際には，薬物代謝酵素チトクロームに対する阻害作用に注意する必要がある。フルボキサミンはCYP1A2，CYP3A4を阻害し，これらの酵素で代謝される併

用薬の血中濃度を上昇させるため、投与量・副作用に注意しなければならない。もう1つのSSRIであるパロキセチン(パキシル®)を用いる場合には、阻害される酵素CYP2D6で代謝される薬剤の併用の際に注意が必要である。

原因遺伝子が発見され、トランスジェニックモデルなどを用いた研究により、新しい治療法の開発の手がかりが得られようとしている。その1つは、病理の項で述べた、HDAC阻害薬の効果である[22]。また、われわれはhuntingtin遺伝子のアミノ末端63個のアミノ酸の領域に、CAGリピートの正常あるいは異常伸長を含む遺伝子を導入して、その遺伝子発現をオンにしたりオフにしたりできる細胞モデルを作成し解析を行った。その結果、HAT活性が異常伸長を含む遺伝子発現により有意に低下することを見い出した[24]。HAT活性はHDAC活性と相反する関係にあり、HDAC阻害薬により相対的にHAT活性を上昇させることが、治療上有効となる可能性が示唆される。

また、トランスジェニックマウスにおいて、二糖類であるtrehaloseがポリグルタミン鎖を介した蛋白凝集を減少させ、運動機能を改善、ライフスパンを延長させることが報告されている[25]。現在までにさまざまな新しい治療法の基礎研究が報告されており、今後、ハンチントン病において神経変性を遅らせる治療法が行われる可能性がある。

7 経過・予後

発症年齢は大多数は35〜50歳であるが、小児早期から80歳以上まで幅がある。また、約10％は小児期〜思春期、約10％が50〜60歳代に発症する。経過は約10〜20年であり、それ以上の例もある。死因は呼吸器感染症、全身衰弱などである。平均死亡年齢は、51〜55歳である。

精神症状が舞踏運動に先行し、不安、抑うつ気分、統合失調症様の症状を認める場合がある。人格変化、行動異常、社会的活動の障害を、家族や周りの者が気づくこともある。病識はさまざまで、欠如している例もあれば、保持している症例もある。病識を保持している場合に、疾患についての予後を悲観して自殺に至る例もあり、精神症状の把握、治療を行うことが重要である。

環境と経過についての研究も行われている。ハンチントン病の症例において、刺激の多い環境の調整(stimulating environment)により、身体的・精神的・社会的機能の改善が認められることが報告されている(remotivating therapy)[26]。また、トランスジェニックマウスの研究で、運動ができる車輪、隠れることができるチューブなどを含む環境(environmental enrichment)において、運動機能が改善することが報告されている[27]。環境の調整が、経過・予後の改善に有効である可能性が示唆される。

(田中有史、黒田重利)

●文献

1) Huntington G : On chorea. Med Surg Rep 26 : 317-321, 1872.
2) Gusella JF, Wexler NS, Conneally PM, et al : A polymorphic DNA marker genetically linked to Huntington's disease. Nature 306 : 234-238, 1983.
3) Huntington's Disease Collaborative Research Group : A novel gene containing a trinucleotide repeat that is expanded and unstable on Huntington's disease chromosomes. Cell 72 : 971-983, 1993.
4) http : //www.nanbyou.or.jp/sikkan/092_i.htm.
5) Folstein SE, Chase GA, Wahl WE, et al : Huntington disease in Maryland ; clinical aspects of racial variation. Am J Hum Genet 41 : 168-179, 1987.
6) Evers-Kiebooms G, Nys K, Harper P, et al : Predictive DNA-testing for Huntington's disease and reproductive decision making ; a European collaborative study. Eur J Hum Genet 10 : 167-176, 2002.
7) 下畑享良, 小野寺理, 本間義章, ほか：舞踏運動を呈した症例に対する分子遺伝学的解析. 臨床神経学 44 : 149-153, 2004.
8) Leroi I, O'Hearn E, Marsh L, et al : Psychopathology in patients with degenerative cerebellar diseases ; a comparison to Huntington's disease. Am J Psychiatry 159 : 1306-1314, 2002.
9) Margolis RL, Ross CA : Diagnosis of Huntington disease. Clin Chem 49 : 1726-1732, 2003.
10) Koide R, Ikeuchi T, Onodera O, et al : Unstable expansion of CAG repeat in hereditary dentatorubral-pallidoluysian atrophy (DRPLA). Nat Genet 6 : 9-13, 1994.

11) Nagafuchi S, Yanagisawa H, Sato K, et al：Dentatorubral and pallidoluysian atrophy expansion of an unstable CAG trinucleotide on chromosome 12p. Nat Genet 6：14-18, 1994.
12) Koide R, Onodera O, Ikeuchi T, et al：Atrophy of the cerebellum and brainstem in dentatorubral pallidoluysian atrophy；Influence of CAG repeat size on MRI findings. Neurology 49：1605-1612, 1997.
13) Rampoldi L, Dobson-Stone C, Rubio JP, et al：A conserved sorting-associated protein is mutant in chorea-acanthocytosis. Nat Genet 28：119-120, 2001.
14) Ueno S, Maruki Y, Nakamura M, et al：The gene encoding a newly discovered protein, chorein, is mutated in chorea-acanthocytosis. Nat Genet 28：121-122, 2001.
15) Xiang F, Almqvist EW, Huq M, et al：A Huntington disease-like neurodegenerative disorder maps to chromosome 20p. Am J Hum Genet 63：1431-1438, 1998.
16) Moore RC, Xiang F, Monaghan J, et al：Huntington disease phenocopy is a familial prion disease. Am J Hum Genet 69：1385-1388, 2001.
17) Margolis RL, O'Hearn E, Rosenblatt A, et al：A disorder similar to Huntington's disease is associated with a novel CAG repeat expansion. Ann Neurol 50：373-380, 2001.
18) Holmes SE, O'Hearn E, Rosenblatt A, et al：A repeat expansion in the gene encoding junctophilin-3 is associated with Huntington disease-like 2. Nat Genet 29：377-378, 2001.
19) Koide R, Kobayashi S, Shimohata T, et al：A neurological disease caused by an expanded CAG trinucleotide repeat in the TATA-binding protein gene；a new polyglutamine disease？ Hum Mol Genet 8：2047-2053, 1999.
20) Nakamura K, Jeong SY, Uchihara T, et al：SCA17, a novel autosomal dominant cerebellar ataxia caused by an expanded polyglutamine in TATA-binding protein. Hum Mol Genet 10：1441-1448, 2001.
21) Nucifora FC Jr, Sasaki M, Peters MF, et al：Interference by huntingtin and atrophin-1 with cbp-mediated transcription leading to cellular toxicity. Science 291：2423-2428, 2001.
22) Steffan JS, Bodai L, Pallos J, et al：Histone deacetylase inhibitors arrest polyglutamine-dependent neurodegeneration in Drosophila. Nature 413：739-743, 2001.
23) Bonelli RM, Wenning GK, Kapfhammer HP：Huntington's disease；present treatments and future therapeutic modalities. Int Clin Psychopharmacol 19：51-62, 2004.
24) Igarashi S, Morita H, Bennett KM, et al：Inducible PC12 cell model of Huntington's disease shows toxicity and decreased histone acetylation. Neuroreport 14：565-568, 2003.
25) Tanaka M, Machida Y, Niu S, et al：Trehalose alleviates polyglutamine-mediated pathology in a mouse model of Huntington disease. Nat Med 10：148-154, 2004.
26) Sullivan FR, Bird ED, Alpay M, et al：Remotivation therapy and Huntington's disease. J Neurosci Nurs 33：136-142, 2001.
27) Schilling G, Savonenko AV, Coonfield ML, et al：Environmental, pharmacological, and genetic modulation of the HD phenotype in transgenic mice. Exp Neurol 187：137-149, 2004.

12. 高齢者に特有な精神症候群

1. カプグラ症候群（妄想性人物誤認症候群）

1 概念

　カプグラ症候群（Capgras syndrome；CS）は、1923年にCapgras Jらが「L'illusion des Sosies（ソジーの錯覚）」として最初に発表したことに始まり[1]、その後CSの呼称が採択されて以来、現在まで80年余が経過した。この報告での症例は、当時の病名を日本語に訳すと「系統的慢性妄想病」と呼ばれていた被害妄想および誇大妄想を有する患者であった。しかし、Capgras Jらが敢えてこの症例に「錯覚（illusion）」と述べたことより、妄想とは別の特異な認知障害であると彼らは捉えたのである。
　その後CSを精神病理学的にどのように解釈するかということに関して、Hyman MAらの「相貌失認」との関連性という考え方に始まり[2]、Alexander MPらの「重複記憶錯誤」の一亜型とする考え方や[3]、Christodoulou GNの「妄想性人物誤認症候群」の一亜型とする考え方[4]、などが発表された。その後、Joseph ABの重複記憶錯誤は妄想性人物誤認症候群の概念の中に含まれるという新たな提唱や[5]、Ellis HDらの「相貌失認の鏡像仮説」[6]、もあって、現在に至るまで複雑な論及に至っている。その結果、CSの概念についての議論はいまだ十分な結論には至っていないのが実状であるが、少なくとも現在ではCSは認知障害よりもむしろ妄想的要素がかなり含まれていると考えられる。最近では、大東らがCSの精神病理学的概念について比較的詳細に考察している[7]。

2 症状

　CSは、瓜二つの他人が自分の知人もしくは物品（誤認の対象は患者にとって重要な人物、例えば親類など身近な人物が最も多い）にすり替わったと確信するという人物誤認を主徴とする。具体的には、「姿がそっくりの人物が配偶者にすり替わっている」などというような妄想性人物誤認症候群である。この症状は一過性の場合もあれば、消失と再燃を繰り返す場合もある。

3 病因

　CSが出現する基礎疾患としては、長年にわたって統合失調症の報告が多かったが、そのほかにも、感情障害などの内因性精神疾患や、頭部外傷、脳血管障害、認知症などの脳器質性疾患、あるいはビタミンB_{12}欠乏症などによる症状精神病、薬剤による医原性CSなどの報告がある。最近では器質性精神疾患に起因するCSの報告が増えており、CSを示す症例の25～40％がなんらかの器質因を有するという複数の報告もある[7]。
　認知症疾患に注目すると、アルツハイマー型痴呆（アルツハイマー型認知症；DAT）、多発性脳梗塞などによる血管性痴呆（血管性認知症；VaD）やレビー小体型痴呆（レビー小体型認知症；DLB）などの報告がある。文献によるとDAT患者全体の25～51％が妄想症状を有し2～17％がCSを呈したといい[8,9]、またDLB患者全体の28％が妄想症状を有し6％がCSを呈したという[10]。

CSの脳内関連病変部位に関する報告では、主として前頭葉、側頭葉、および扁桃体の関与を指摘するものが多く、左右の半球別では右半球の頭部損傷例や、DATにおける右半球(右前頭葉または右側頭葉)優位の障害を認める症例が多い。しかし、下記の症例を含め、左半球(特に左側頭葉)優位の障害を認める症例の報告が複数あることや、多発性脳梗塞など比較的広範な脳部位の障害によりCSを生じた報告が複数あることから、CSの責任病巣の脳内部位を特定することは困難である。さらに、統合失調症など内因性精神病におけるCSと脳器質性疾患におけるCSとの異同についての考察についてもいまだ結論が出ていない。以上のことから、CS発症の病因を限局性の脳内関連病変部位に絞り込むことや単一の精神力動で理解することは困難である。加えて、CSの基礎疾患には認知障害を基盤にもつ疾患が多いため、この病態が錯覚か妄想かの厳密な判別も困難であるといえる。

4　治療

原則的には薬物療法になるが、CSに特異的に有効性の高い薬剤はいまだみつかっておらず、比較的効果が期待できる薬剤としては抗精神病薬であるハロペリドールやリスペリドン(一般的には中等量まで)の投与が有効であったという報告がある。

最後に、比較的典型例と考えられる認知症性疾患にみられたCSの自験例を報告し、若干の考察を加える。

●症例：80歳、男性、左利き

　a．現病歴

元来健康であったが、77歳頃(X-2年)から次第にもの忘れが出始めた。その後、夜間せん妄や独語も新たに出現し、78歳時(X-1年12月)に近医神経科を受診した。MMSEで23点(注意と遅延再生が主な障害)と軽度の認知症を疑われ、X年2月当院を紹介受診した。

　b．現症

初診時の内科学的および神経学的診察では、記憶および見当識の障害を主とする認知機能の低下を認めたこと以外に、特記すべき異常はなかった。

その後、当院で実施した主な検査結果は以下のとおりであった。

①EEG：基礎律動はやや不規則で、一部にθ波が混在。

②心理検査

・1回目(X年3月)；ADAS14.7(単語再生、観念運動、見当識での失点が主)。前頭葉検査(交互系列動作、Stroop test、Word finding、Trail making test)で失敗が目立ったが、頭頂葉検査では正常範囲内であった。

・2回目(X＋1年3月)；ADAS19.0(上記項目の悪化に加えて、単語再認の低下がみられた)。前回の前頭葉検査での失敗に加えて、頭頂葉検査(立方体や時計の模写、半側空間無視)での失敗も新たに認めた。

③頭部MRI

・1回目(X年3月)；左側優位の海馬萎縮をやや重度に認め、両側の頭頂葉から前頭葉の萎縮も軽度に存在。側脳室周囲に軽度の慢性虚血性変化を認めたが、ラクナ梗塞などは存在しなかった。

・2回目(X＋1年1月)；上記の所見と比較して著変ない。

④頭部SPECT(X年2月)：大脳全般および後頭葉の血流は比較的保たれているが、左前頭葉から側頭葉、左後頭側頭部、左上部頭頂葉、および左基底核でいずれも軽度の血流低下を認めた。

以上の結果より、アルツハイマー型老年痴呆(アルツハイマー型老年認知症；SDAT)と診断した。

　c．治療経過

当院初診時、ドネペジル(5mg/日)投与開始から約2ヵ月を経過していたが、妻の顔を見ても誰であるかわからず「あんたは誰かな」と尋ねたり、「他人が妻の服を着ている」と言ったり、20年来別居中の息子のことを「息子がいなくなったけど、どこに行ったのかな」と言ったり、「息子がさっきそこにいた」などと言うことがあった。

X年4月、「他人が家の中にいる」「誰かが家の中に侵入してきて、家の中でごそごそしている」「妻が外出した後、妻と交代で妻のそっくりさんが帰ってきた」などと言うこともあったが、他人を見誤ることはなかった。そこで、チアプリド(25mg/日)を追加処方した。

X年6月には、「体調はわりとよくなったが、似たような親類に会うと少し混乱する」「私が妻を別人と見誤ったのかも知れない」と訂正可能な発言が

出始めた。

その後、外来受診が途絶えて服薬が4ヵ月間中断した後、X年12月に来院した。その際には、前回受診時と比較して病状の悪化は明らかではなかったが、以前と同じく幻視体験と変動性のある人物誤認症状は続いていた。そこでドネペジル（3mg/日）およびチアプリド（25mg/日）を再開した。ところが1ヵ月後には、物忘れに加えて幻視と人物誤認の症状も悪化したため、チアプリドを増量（50mg/日）した。

X+1年3月、「ふらっと家の中にいろんな人が入ってくる。その中には、妻と同姓同名の別人も含まれている」「その女性は妻が不在のときに出てくることが多い」と話したため、「顔はどうですか」と尋ねると、「顔は別人でした」と答えた。

X+1年5月、妻の説明では「失禁が増えて、旅行や外出をしなくなった」「訪れるはずのない知人が現れたと言ったりする」といい、本人も「最近はもう1人の妻のような姿を見ません」と言ったり、また別のときには「実は今でも時々現れるのですが、妻と口論になるのでその件は言いません」とも話した。

d. 考察

本症例は、SDATもしくはprobable DLBに伴うCSである。本症例では、空間認知を含めた認知機能全般の低下が軽度の段階で既にCSが出現しており、少なくとも本症例におけるCSの基盤が認知障害のみではないことが推測される。さらに、本症例が左利きであることや、経過中に錯視とも解釈できる幻視体験や認知の変動も混在したため複雑な病像を呈しており、本症例においてもCSの発症基盤を錯覚か妄想のいずれであるかを厳密に判別することは困難であった。

〔山本泰司、前田　潔〕

●文献

1) Capgras J, Reboul-Lachaux J：Illusions des sosies dans un delire systematize chronique. Bull Soc Clin Med Ment 2：6-16, 1923.
2) Hyman MA, Abrams R：Capgras syndrome and cerebral dysfunction. Br J Psychiatry 130：68-71, 1977.
3) Alexander MP, Stuss DT, Benson DF：Capgras syndrome；A reduplicative phenomenon. Neurol 29：334-339, 1979.
4) Christodoulou GN (ed)：The Delusional Misidentification Syndromes. Bibl Psychiatr, Karger, Basel, 1986.
5) Joseph AB：Focal nervous system abnormalities in patients with misidentification syndromes. Bibl Psychiatr 164：68-79, 1986.
6) Ellis HD, Young AW：Accounting for delusional misidentification. Br J Psychiatry 157：239-248, 1990.
7) 大東祥孝，村井俊哉：精神疾患におけるカプグラ症状．精神医学 46(4)：338-352, 2004.
8) Mendez MF, Martin RJ, Smyth KA, et al：Disturbances of person identification in Alzheimer's disease；A retrospective Study. J Nerv Ment Dis 180：94-96, 1992.
9) Harwood DG, Barker WW, Ownby RL, et al：Prevalence and correlates of Capgras syndrome in Alzheimer's disease. Int J Geriat Psychiatry 14：415-420, 1999.
10) Marantz AG, Verghese J：Capgras' syndrome in Dementia with Lewy Bodies. J Geriatr Psychiatry Neurol 15：239-241, 2002.

2. フレゴリー症候群

1　フレゴリー症候群とは－その概念

フレゴリー症候群（Frégoli syndrome）の"フレゴリー"とはイタリア人の役者であるLeopoldo Frégoli（1867〜1936）に因んでいる。Leopoldo Frégoliは、類い稀な演劇の才能に恵まれ、歌手、踊り手、物真似、パントマイム、手品師などそれぞれをこなすことのできた伝説的な役者である。彼は自らシナリオをつくり、男役も女役もこなし、1人で計60役を演じることができ、イタリアだけではなく、世界各国で公演を行っていた[1]。とりわけ、彼の舞台での変わり身の素早さとその見事さに観客は驚嘆したという。このようなLeopoldo Frégoliがなぜ精神科領域の症候群名となったのか？　それは、1927年にP CourbonとG Failによって報告され

た「フレゴリーの錯覚症候群と統合失調症」という論文の中の27歳の女性の症例報告に由来する。患者は貧しい労働者の娘であり、男性の下品さを嫌う一方で、女性の精神の優位さを誇りにしていた。そして、大の芝居好きであり、頻繁に劇場に通ううちに、2人の女優すなわちSarah Bernhardt（著名な当時の大女優）とRobine（こちらは無名の女優）と不思議な愛の交流を行うようになる。それは、この2人の女優が何年もの間にわたって、通行人や近所の人たちに変身したり、変身させたりして、患者のことを追跡するのだという妄想であった。そして、入院してからも、看護師は女優とは見た目も心も違うが、実は例の女優であることがわかり、医師も死んだ父であることがわかるというように妄想は広がってゆく。このことを患者は「女優というものは、自分を簡単にFrégoliのようにすることもできるし、また他の人をFrégoli化することもできるのだ」と説明している。すなわち、フレゴリー症候群という名は最初の症例報告の患者本人の言葉に由来しているのである。このように"他者を目の前にしながら別の他者の変装を確信する人物誤認"もしくは"ある人（単数のことが多い）が患者の身の周りの人たち（複数のことが多い）に変身（主として変装）したりさせたりすると確信する妄想"のことをフレゴリーの錯覚という[1]。なお、今までの報告では、フレゴリーの錯覚、フレゴリー症状、フレゴリー徴候などさまざまな用語の使い方がなされているが、本書の趣旨から、ここではわかりやすく、これらの妄想のことをフレゴリーの錯覚とし、フレゴリーの錯覚が患者の病像の主たるものとなっている場合をフレゴリー症候群と記すことにする。なお、今までの報告では、フレゴリー症候群といえるような、その内容が緻密で体系化した妄想を主症状とする症例の報告は少なく、フレゴリーの錯覚を経過中に一過性に認めたり、妄想内容が未熟であったりするような症例の報告が多い。

また、上に述べたフレゴリーの錯覚とは逆に、"自分が変装しているので、他人が見ても自分だとはわからない"と信じる妄想がみられた症例も報告されており[2]、これはフレゴリー症候群と逆の妄想であるから、リバースフレゴリー症候群（syndrome of 'reverse' Frégoli）と呼ぶことがある。

フレゴリー症候群の類似の症候群として、①自分の身近な人物がそっくりの替え玉に置き換わってい

表66 ● 妄想性人物誤認症候群の4サブタイプカテゴリー

症候群	症状
a. カプグラ症候群	他者（自分の親族など関係者）が、同一またはほとんどそっくりの他者（替え玉、詐称者）に置き換わってしまったと信ずること
b. フレゴリー症候群	その患者の行動に影響を与えるため（例えば迫害するため）に、患者にとって重要な他者が、（患者にとって見慣れない人物に）変装することができると信ずること
c. 相互変身症候群	他者が心理的かつ身体的に別の他者に変容することができると信ずること
d. 自己分身症候群	患者自身と離れて独立に行動できる自分の分身が存在すると信ずること

（文献2）より一部改変）

ると確信するカプグラ症候群（Capgras syndrome）、②人々が互いにすり替わることができると確信する相互変身症候群（syndrome of intermetamorphosis）、③自分自身とは別に独立して行動できる分身が存在すると確信する自己分身症候群（syndrome of subjective doubles）、の3つが挙げられる。フレゴリー症候群にこれら3つの症候群を合わせて、妄想性人物誤認症候群（delusional misidentification syndrome）ということも多い[2]（表66）。

2 病因

これまでの報告では統合失調症あるいは妄想性障害に伴って生じたとする報告が圧倒的に多いが、てんかん性精神病、産褥期精神障害、双極性障害、ピック病、精神遅滞などでも認められたとする報告がある。また、側頭葉の著明な萎縮を認めた症例の報告や、頭部外傷後に生じた症例の報告などがあることから、フレゴリーの錯覚と脳器質的な因子の関連も示唆される。また、精神病理学的にもさまざまな考察が加えられているものの、現時点では、フレゴリーの錯覚の病因は明らかではない。

老年期におけるフレゴリー症候群の報告は極めて少ないが、本邦において、パーキンソン病の68歳の男性に、「某宗教団体の事務総長が、背後ですべてを操っていて、いろいろな姿に変装して自分の前に現れる」というフレゴリーの錯覚を認めた症例や[3]、血管性痴呆（血管性認知症）の72歳の男性にカ

プグラ症候群とともに、「妻がいろいろな人に化けて現れる」というフレゴリーの錯覚も一時的に出現した症例が報告されている[4]。これらはフレゴリー症候群と呼べるほどには、フレゴリーの錯覚がその病像の中心症状とはなっていないが、いずれも脳器質性因子の関与が考えられ、老年期では比較的よくみられる疾患において出現している。これらのことから、老年期の精神疾患においても臨床症状を注意深く観察していけば、フレゴリー症候群とまではいえなくとも、一過性あるいは精神症状の一部分として、フレゴリーの錯覚がみられる場合は決して少なくないと思われる。

3 症状

先述のように、フレゴリーの錯覚とは、"他者を目の前にしながら別の他者の変装を確信する人物誤認"もしくは"ある人(単数のことが多い)が患者の身の回りの人たち(複数のことが多い)に変身(主として変装)したりさせたりすると確信する妄想"である。また、フレゴリーの錯覚では、変装する他者と変装して現れた他者とは身体的な類似性はなく、患者にとっては両者が身体的には異なることがわかっており、原則的に両者の混同が起こることはない。他者が変装して患者の前に現れる理由として、①患者を迫害するために変装して現れる、②患者に対して恋愛感情をもっているため変装して現れる、の2つに分類することができると思われるが、その2つに当てはまらない、存在理由の曖昧なものも報告されている。また、フレゴリーの錯覚のみが単独で出現することもあるが、カプグラ症候群や相互変身症候群など類似の症候群とともに出現することも多い。

4 治療

フレゴリー症候群は、一般的に、薬物療法にしても精神療法にしても治療抵抗性であるといわれており、特異的な治療方法は報告されていない。現実的には対症療法的に抗精神病薬、抗うつ薬などが使用されていることが多いものと思われる。精神療法についても、一定の見解はないが、変装してくる他者が患者にとって被愛対象となり、治療者が妄想の中に取り込まれた場合には、その状況を精神療法的に活用して治療を行うことが可能であるとする意見もある[1]。しかしながら、身体疾患に伴った症状性精神障害、あるいは脳器質性疾患に伴った器質性精神障害の部分症状として、フレゴリーの錯覚がみられたときには原疾患の治療を優先させるべきである[5]。

●●●●おわりに

老年期の精神疾患としてフレゴリー症候群を認めることは極めて稀であると思われる。しかしながら、その成因に器質的因子の関与も推測されており、老年期のさまざまな精神疾患の病像の一部分としてフレゴリーの錯覚が認められることは、十分あり得るものと思われ、今後さらに老年期における症例報告が増える可能性がある。稀ではあっても、このように特徴的で興味深い症候群が存在することに十分留意し、症例を蓄積していくことが今後の課題である。

(長岡研太郎、前田 潔)

●文献

1) 小泉 明：精神病理症候群；Frégoliの錯覚．臨床精神医学(増刊)：150-158, 1994.
2) 岩瀬利郎，豊嶋良一，加藤 温，ほか：自己の妄想性誤認．精神医学42(4)：363-371, 2000.
3) 兼本浩祐：フレゴリーの錯覚．精神科治療学 12(3)：243-249, 1997.
4) 各務克充，大竹野伸二，駒井秀次，ほか：カプグラ症状とフレゴリー症状を呈した血管性痴呆の一例．防衛医大誌 18：178, 1993.
5) 井上幸紀，切池信夫：統合失調症(精神分裂病)と周縁疾患；Frégoli現象．別冊日本臨床領域別症候群38：120-123, 2003.

3. コタール症候群

●●●はじめに

老年期のうつ病、特に難治性のうつ病に、否定妄想・永罰妄想・巨大妄想などを体系的に示すコタール症候群（Cotard's syndrome）は、フランスの精神科医コタール（J Cotard）が1880年に最初に報告した[1]。このコタール症候群は、うつ病の状態像の1つを的確に捉えており、臨床的に価値のある症候群である。この症候群は、圧倒的にうつ病に認めるが、単極性うつ病だけでなく、両極性障害のうつ状態、統合失調症、進行麻痺、アルコール精神病、老年期の認知症などでも認めることが知られており、現在の国際疾病分類では、DSM-IV、ICD-10ともにコタール症候群の項目は認めず、単一エピソードのうつ病の場合は、DSM-IVでは、大うつ病性障害、単一エピソード、重症、精神病症状を伴うもの（296.24）に、ICD-10では、精神病症状を伴う重症エピソード（F32.3）に分類される。

1 臨床症状

図26[2]のように若年から高齢まで認めているが、コタール症候群は老年期によく認められ、次のような特徴的な臨床症状を認める[3]。臨床症状では、男女の差はなく、高齢になるほど否定妄想は出現する。出現頻度は図27[2]のとおりである。

❶ 抑うつ・不安

抑うつに伴って、不安・焦燥が強く、じっとしておられず、徘徊することが多い。抗うつ薬・抗不安薬の効果は少ない。

❷ 永罰妄想

「神から罰を受けている」「悪魔がついている」などの妄想を認める。心気症的訴えから発展することが多い。

❸ 罪業妄想

「過去になんらかの罪を犯してしまった」と具体的な内容の罪を述べることが多い、そのために「年金を止められる」などと被害妄想、貧困妄想に発展することもある。

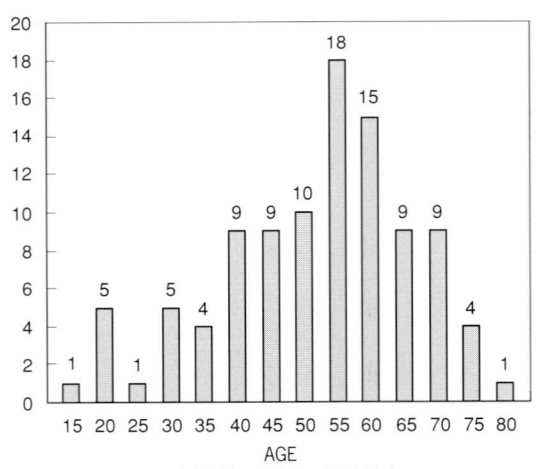

図26 ●コタール症候群100例の年齢分布（数字は症例数）
(Berrios GE, Luque R：Cotard's syndrome；analysis 100 cases. Acta Psychiatr Scand 91：185-188, 1995による)

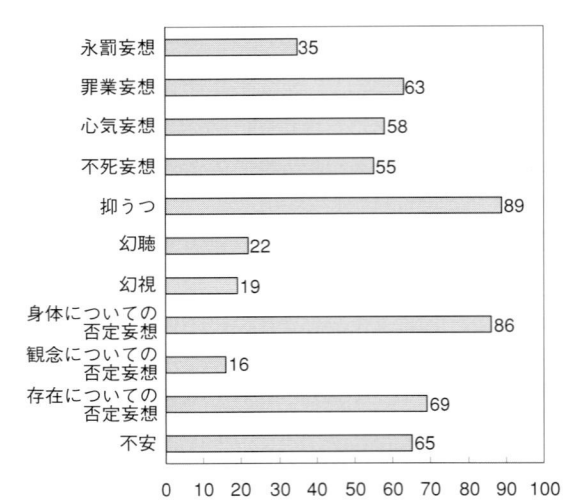

図27 ●コタール症候群100例の症状の出現頻度（数字は症例数）
(Berrios GE, Luque R：Cotard's syndrome；analysis 100 cases. Acta Psychiatr Scand 91：185-188, 1995による)

❹ 心気妄想

痛覚などの知覚の減弱、身体内部の体感異常などから「身体の器官が腐っている」などと訴える。

❺ 不死妄想

永罰妄想から「一生死ねずに苦しまねばならない」、また「身体がなくなったから死ぬことができない」と否定妄想から発展する。

❻ 幻聴・幻視

夢幻様体験に近い錯視や幻視が現れる。言語性の幻聴、「音楽、機械の音」のような機能性の幻聴が聞こえる。

❼ 否定妄想

実際に存在しているのにそれを存在しないと確信するもので、コタール症候群の特徴的な症状である。自分の身体についての否定妄想（ある臓器がない、ある身体の部位がない、自分の肉体がない）、自分の周りに存在するものについての否定妄想（国がない、世界がない、神が存在しない）、精神的、観念についての否定妄想（自分そのもの、自己がない）がある。

❽ 巨大妄想

否定妄想、不死妄想、永罰妄想は、「自分はもう生きてはいないし、死ぬこともできない、未来永劫苦しまねばならない」と時間を超人間的に解釈している。また、「肉体がなく宇宙にある」などと空間的にも超える。これらは巨大妄想といい、コタール症候群に誇大的な色調を与える。

❾ 自傷・自殺企図・拒絶・拒食

不死妄想がある一方で苦しみから逃れようと自殺を企図する、自傷する、食べないでも死なないので拒食するなどの症状を伴うことがある。

● 症例：66歳、男性

a. 病歴

国立大学卒業、公務員としてまじめに勤務し、婿養子として見合い結婚の妻との間に一男一女をもうけて、子どもたちは結婚しそれぞれ独立している。義父との関係、仕事上のトラブルから58歳頃より

うつ病に罹り、精神科クリニックを受診し加療をされ、いったん軽快し職場に復帰するが、62歳時に再発し、再度加療されるが、症状は軽快せずに経過していた。その間に職場は定年前に退職している。X年9月頃より、次第に食事がとれなくなり、昏迷状態を呈し、さらに肺炎も併発したためにX年10月精神病院に入院する。昏迷状態を脱したものの、落ち着きなく徘徊し、「内臓がなくなった、自分は自分ではなく宇宙にいる、死ぬこともできない」とコタール症候群を呈する。種々の抗うつ薬を中心とする治療に抵抗性であるため、電気痙攣療法の適応と判断され、その治療のため、66歳時のX年11月に転入院となる。

b. 入院時所見および経過

入院時話しかけても、反応せず、動きもなく、昏迷状態であり、緊張もかなり強かった。X年11月からX+1年11月に、電気痙攣療法を計30回（3クール）施行するが、1クールで昏迷状態は脱するものの、うつ病には効果は認めなかった。種々の抗うつ薬も極量まで試みたが効果はなかった。入院当初より、「もうダメなんです、最初からあかんのですわ、行き場がないんです、あかんやられた」などの内容を繰り返し話し、「内臓がない」などの否定妄想、「死ぬこともできず永遠にこのままだ」という不死妄想、「自分は宇宙にいる」という巨大妄想、うつ病性の不安を強く認める。これらの典型的なコタール症候群は退院時まで認め、変化しなかった。また周期的に無動無言となり、昏迷状態を呈する相と落ち着きなく徘徊する相を繰り返す。X+2年6月より、炭酸リチウム、クロルプロマジン、レボメプロマジンを中心とした薬物療法を開始したところ、周期的な精神症状の変動は軽減した。患者に対して支持的に接するのと同時に、患者と家族に対して症状を受け容れていくことの必要性を繰り返し伝えた。その結果、徐々にではあるが、患者自身も自分の症状を受け容れ、自宅での療養に前向きな発言を認めるようになり、妻も患者を受け容れるのに協力的かつ意欲的で、X+3年12月退院し、自宅療養となった。

症例は2度目のうつ状態が遷延、難治化しており、難治性うつ病・コタール症候群と診断できる。DSM-IVでは大うつ病性障害、反復性、重症、精神病像を伴うもの（296.34）に分類される。不死妄想、

否定妄想、巨大妄想などの典型的なコタール症候群の症状を呈した。これらの症状は抗うつ薬治療に反応せず、電気痙攣療法もコタール症候群には効果がなかった。無動無言、不安・焦燥と徘徊などの精神症状の周期性の変動に炭酸リチウム、抗精神病薬による治療が効果を認めたが、むしろ支持的精神療法と家族間の環境調整が奏効した。退院後数年が経過しており、長女の出産時に、患者は一時的に不安定になり、数週間の入院治療を受けたが、概ね順調に経過している。コタール症候群は自然に消褪している。

2 治療

1. 薬物療法・電気痙攣療法

うつ病が背景にあるときは一般的なうつ病の治療が中心である。しかしコタール症候群が前景にあるときは無効なことが多い。難治化するまでに種々の抗うつ薬を試していることが多いが、不十分な量のため遷延させていれば、抗うつ薬を極量近くまで使用することがポイントである。アモキサピンは精神病像を伴ううつ病に効果があるとされている。諸外国ではコタール症候群のように精神病像を伴えば電気痙攣療法の適応であるが[4]、わが国ではその適応についてのコンセンサスはない。拒食・拒薬、全身状態の悪化があれば適応であろう。その有効性が報告されており、試みるべき治療法である。

2. 精神療法

薬物療法や電気痙攣療法とともに精神療法が重要である。高齢者の場合、さまざまな発病前状況の背後に役割喪失、あるいは役割喪失の危機状況を認めることが多い。したがって、崩壊した高齢者の役割を患者が社会や家庭の中で再びなんらかの形で獲得できるよう、家族の協力を得ながら、治療者が患者本人と相談して進めることが望ましい[5]。

●●● おわりに

コタール症候群という名称は現在ではフランス語圏を除いてあまり用いられていないが、高齢者のうつ病の状態像の1つを的確に捉えており、臨床的有用性が高い。

（岸本年史、洪　基朝）

● 文献

1) Berrios GE, Luque R：Cotard's delusion or syndrome ?；a conceptual history. Compr Psychiaty 36：218-223, 1995.
2) Berrios GE, Luque R：Cotard's syndrome；analysis 100 cases. Acta Psychiatr Scand 91：185-188, 1995.
3) 齋藤正範、濱田秀伯：心気妄想とその関連病態. 現代臨床精神医学大系、第6巻、松下正明（編）、pp133-145, 中山書店、東京、1999.
4) Sauer H, Lauter H：Elektrokrampftherapie. Nervenarzt 58：201-219, 1987.
5) 大森健一：日常臨床に生かす老年期の精神療法. 精神科 5：365-369, 2004.

4. 皮膚寄生虫妄想

●●● はじめに

いわゆる皮膚寄生虫妄想は臨床的に1つの疾患単位であり、100年以上前に報告され、1938年にEkbomにより皮膚寄生虫妄想と名づけられた[1]。初老期ないし老年期に始まり、皮膚などの異常知覚に基づき寄生虫の存在を確信するという具体的な内容の妄想であり、単一の症状として経過するものが主である[2]。疾病分類的には、国際分類の位置づけは単一の疾患として明確でなく、例えばICD-10では妄想性障害と器質性幻覚症に分類される[3]。

1 疫学

正確な疫学調査はなく比較的稀と考えられる[3]。ドイツの調査では100万人に6人の有病率であった。

男女とも高齢になるにつれ、出現頻度が増すが、女性に多く、性比は1.5：1〜6：1の報告がある。病前の社会的孤立が目立つという[4]。

2　臨床症状

典型的な臨床像を次に述べる。

患者は、ダニ、シラミ、うじ虫、ハエなどの寄生虫や小動物が、時には髪の毛や糸が身体にあって痒いと執拗に訴える。その妄想的確信は教科書的には揺るがないことになっているが、実際は訂正可能なことも多い。訴える寄生部位は皮膚、皮膚の下、腸内、口腔、鼻腔、肛門などが多い。同居家族も同様の訴えをすることがある。

最初は瘙痒感などの異常知覚に始まる。時にはそのムズムズ感を虫が動いていると結びつける。虫の色・様子や動き、どこに現れどこに消え、何に噛みつき、など詳細に述べる。

患者は虫を虫眼鏡や顕微鏡で確認しようとする。そのために自分の皮膚をピンセットで深く傷つけることもある。埃、髪の毛、繊維などを虫や虫の糞だといってシャーレやビニール袋に入れて持参する（「マッチ箱症状（match box sign）」という）、医者や駆虫業者に相談し、検査や駆虫を要求するが、精神科は受診しない。専門的治療を求めるのと同時に虫を根絶するため家を消毒する、皮膚を石鹸やブラシで洗う、駆虫剤を服用したりするなどさまざまなことを試みる。そのために皮膚に実際に化膿性の湿疹を生じることもある。患者はかなりの時間を駆虫に費やすので、職場や家庭での人間関係が難しくなる。一方、5〜15％の家族で感応性精神病を呈するといわれている。皮膚寄生虫妄想から被毒妄想や被害妄想にも発展する。

このような努力が無駄に終わると、患者は混乱し、抑うつを呈し自殺に至る、また主治医に対して攻撃的になることもある。

3　インターネット上の皮膚寄生虫妄想

ウェブサイト上に患者がホームページ（http://www.skinparasites.com）を開いているので興味深い。患者は精神疾患の存在を否定し、むしろ医師に対して同定できない皮膚寄生虫がいることを伝えることを使命の1つとしている。メッセージボードには英語であるが典型的な皮膚寄生虫妄想が語られているので、参照されたい。

4　病因と国際分類

ICD-10、DSM-IVの位置づけを表67に示した[3]。病因から鑑みて特発性と二次性に分けられる。前者は特定できる基礎疾患や他の精神疾患がなく、後者は虚血性脳疾患や糖尿病などのさまざまな疾患から二次性に生じる。また覚醒剤中毒や統合失調症・気分障害でも生じる。文献的には特発性が多いとするものと、逆に二次性が多いとするものがある。妄想の発生には、認知性の障害すなわち一時妄想として捉える立場と感覚性の障害として皮膚などの異常知覚から慢性体感幻覚症そして皮膚寄生虫妄想に発展すると捉える立場とがある[5]。

5　診断と治療

表68に診断手順を示した[3]。詳細な問診が基本である。表67に示した疾患などを考慮し、特に炎症所見や細菌検査が重要である。薬物中毒や炎症疾患を否定し、基礎疾患を明らかにする。皮膚病変があれば皮膚科を紹介する。皮膚病変がなく皮膚瘙痒症を伴っている場合は、常にその原因を探る態度が必要である。肝疾患、殊に肝硬変・糖尿病・高尿酸血症・尿毒症などの内臓疾患とともに、治療に抵抗する場合は、内臓悪性腫瘍による可能性を常に考慮する。肛門・外陰部に限局して瘙痒のみられることがある。肛門瘙痒症は痔核・ギョウ虫による場合が多い。女性の陰部瘙痒症の原因としてはカンジダ感染が多く、糸状菌の検索が必要である。

表69に治療とそのチェックポイントを示した[3]。治療には、抗精神病薬による治療、皮膚病変と瘙痒症の治療、隠れている身体または精神疾患の治療がある。感染の所見がないのに不必要に駆虫剤、抗生剤、抗真菌薬などを投与してはならない。抗精神病薬による治療の寛解率は約1/2で、抗精神病薬によらない場合は約1/3である[4]。治療が奏効しないとき、自殺に至ることもある。

表67 ● 病因と国際分類

Ⅰ．特発性（純型）：原因となる精神疾患および器質性病変がない
　　　　ICD-10：持続性妄想性障害（F22.0）
　　　　DSM-Ⅳ：妄想性障害、身体型（297.1）

Ⅱ．二次性
　a）器質性：器質性疾患により中枢神経系機能の障害の二次性
　　　　ICD-10：器質性幻覚症（F06.0）
　　　　DSM-Ⅳ：一般身体疾患を示すことによる精神病性障害、妄想を伴うもの（293.81）、幻覚を伴うもの（293.82）
　　変性疾患（パーキンソン病、ハンチントン病、多発性硬化症）
　　虚血性病変（脳血管障害、血管性認知症、ビンスワンガー病）
　　末梢神経障害、頭部外傷、頭蓋内腫瘍（下垂体腫瘍）、感染症（髄膜炎、脳炎、神経梅毒、AIDS脳症）、内分泌疾患（糖尿病、甲状腺機能低下症、甲状腺機能亢進症、汎下垂体機能不全症、副甲状腺機能低下症）、リンパ腫、白血病、貧血
　　膠原病［急性エリテマトーデス（SLE）、関節リウマチ、ベーチェット病］、結核
　　ビタミン欠乏症（B_1、B_2、B_6、B_{12}、ニコチン酸、葉酸）、腎疾患（尿毒症、透析不全症候群）、胆肝疾患、高ビリルビン血症、高尿酸血症、心疾患（心不全、不整脈）、呼吸器疾患（慢性閉塞性）、感覚器障害（視覚障害、聴覚障害）
　　瘙痒性皮膚疾患（湿疹、蕁麻疹、アトピー性皮膚炎、扁平苔癬）、肛門瘙痒症
　b）中毒性または薬剤性：体感感覚に影響を及ぼす向精神薬の摂取による二次性
　　　　ICD-10：x使用による精神病性障害、主として幻覚性のもの（F1x.52）
　　　　DSM-Ⅳ：物質誘発性精神病性障害、妄想を伴うもの（292.11）、幻覚を伴うもの（292.12）
　　コカイン、アンフェタミン、アルコール、興奮剤、ブロム中毒、医原性（糖質ステロイド、カプトリル、クロニジン、金製剤）
　c）精神病性：他の精神病性障害の症状として出現する
　　　　ICD-10、DSM-Ⅳともそれぞれの精神疾患に分類される
　　統合失調症、気分障害、不安障害、境界性人格障害、感応精神病、精神遅滞、認知症

表68 ● 診断手順：基礎疾患の把握と感染・中毒の除外

第1段階：基本評価
　病歴（海外渡航歴、感染なども含めて）
　精神医学的評価：精神障害の把握・鑑別診断
　理学的所見（内科的、神経学的、皮膚科的）
　脈拍数、呼吸数、体温
　血液生化学（末血像、止血能、腎肝機能、甲状腺機能、CRP、ビタミンB_{12}・葉酸）
　尿検査
　血清学的検査（肝炎ウイルス、梅毒、HIV）
　理学的検査（MRI、EEG、ECG、ドップラー脳血流検査、腹部エコー）
　覚醒剤など薬物スクリーニング

第2段階：特殊検査
　皮膚病変→皮膚科紹介
　海外旅行（熱帯方面）→専門医相談
　不明熱・心内膜炎の疑い→血液培養
　肛門瘙痒症→肛門・直腸診、便培養・寄生虫検査、内視鏡
　炎症性疾患の疑い→髄液検査、自己抗体検査
　呼吸器疾患→呼吸器機能、酸素飽和度、血液ガス

表69 ● 治療およびチェックリスト

1. 抗精神病薬の投与：妄想（特発性、二次性の妄想に対して）
　　非定型抗精神病薬（オランザピン、リスペリドン、クエチアピン、ペロスピロン）
　　定型抗精神病薬（ハロペリドール、ピモジド、スルピリド）

2. 瘙痒感に対する治療
　　入浴、ローション、軟膏、炎症の強い場合はステロイド軟膏
　　弾性包帯による創傷の保護
　　H_1ブロッカー、抗アレルギー薬の投与

3. 基礎身体疾患の治療
　　ビタミンB_{12}欠乏　→　B_{12}製剤の投与
　　尿毒症　→　血液透析
　　糖尿病　→　血糖コントロール（インスリン治療）

4. 精神疾患の治療
　　①統合失調症・妄想性障害：通常の抗精神病薬による治療
　　②うつ病：SSRI（パロキセチン、フルボキサミン）、SNRI（ミルナシプラン）
　　　三環系抗うつ薬（クロミプラミン、イミプラミン、アミトリプチリン）
　　　電気痙攣療法（ECT）

5. 精神療法
　効果は限定的、推奨できるものはない
　＜チェックリスト＞
　（　）原因不明の患者に対して精神科、内科、神経内科、皮膚科の協力はあるか
　（　）治療計画で可能性のある疾患の見落としはないか
　（　）皮膚の創傷の治療はできているか
　（　）患者に要求されて、不必要に抗生剤、抗真菌薬などを投与していないか
　（　）抗精神病薬を投与する際、標的となる妄想は確認できるか
　（　）うつ病の場合、抗うつ薬は十分量まで漸増したか
　（　）患者は社会的に孤立していないか

●●● おわりに

皮膚寄生虫妄想は患者にとって深刻な病態である。診断や治療にあたっては何よりも良好な医師-患者関係が重要である。

(岸本年史)

● 文献

1) Ekbom KA：Der praesenile Dermatozoenwahn. Acta psychiatr Neurol Scand 13：227-259, 1938.
2) 立山萬里：体感異常；皮膚寄生虫妄想．老年精神医学雑誌 15：294-298, 2004.
3) Freudenmann RW：Der Dermatozoenwahn. Fortschr Neurol Psychiat 70：531-541, 2002.
4) Trabert W：100years of delusional parasitosis；Meta analysis of 1,223 case reports. Psychopathology 28：238-246, 1995.
5) de Leon J, Antelo RE, Simpson G：Delusion of parasitosis or chronic tactile hallucinosis；hypothesis about their brain physiology. Compr Psychiatry 33：25-33, 1992.

5. 夕暮れ症候群、夕方症候群

1 症状・頻度

夕暮れ症候群(sundowning syndrome)、夕方症候群(sundowning)は、夕暮れ時から夜間にかけて認知症の精神症状の悪化が繰り返す現象である[1]。夕闇に対する不安や恐怖は、人間に生来的に備わった心理特性とも考えられ、夕方から夜間にかけての症状の悪化は、多くの精神疾患でも経験することである。中でも認知症では、昼間は比較的穏やかに過ごしていたにもかかわらず、夕方になると急にそわそわし始め、多動となったり、徘徊するなど行動面での変化が顕著で、目立つことが多い。その他、情動の不安定性や、不安感、焦燥感がみられるようになったり、見当識障害の増悪や認知機能の低下、さらに妄想など精神病症状の増悪が観察されることもある。このような夕方から夜間にかけての症状の悪化(日内変動)は、病院や施設において看護や介護スタッフから報告されることが多いものの、在宅でも同様で、夕方になると急に荷物をまとめ、身支度を始めてどこかに出かけようとするなどの行動としてみられることがある。夕方は病院や施設の看護・介護スタッフにとってみれば、ちょうど勤務交代の時間帯にあたり、自宅の介護者も家事が忙しくなる頃であり、このため夕暮れ症候群は看護・介護を難しくする要因になる。さらにこのような状態が毎日繰り返して夜間にまで及ぶと、看護・介護者への負担は極めて大きくなる。

夕暮れ症候群はヒポクラテスの時代から既に記載されているといわれているが、行動面での時間経過の特徴を記載したものに過ぎず、明確な定義があるわけではない[2)3)]。また以前よりせん妄との関連で論じられることが多い。確かに夕暮れ症候群の中にはせん妄、殊にいわゆる夜間せん妄として把握できるものもあると考えられ、昼間に約1時間暗い環境の中に患者をおくと、せん妄様の状態を呈したとする報告があるが、このような結果は得られないとする報告もある。少なくとも、せん妄とは重なりをもたない夕暮れ症候群も存在すると考えられ、その実態には不明な点が多い。

これまでに報告された夕暮れ症候群の頻度は、高齢者施設において25％、14％、12.4％、在宅では介護者の観察に基づき、28％、24％とされている。症状評価尺度を用いた行動観察による研究では、高齢者施設入所者89名のうち11名に夕暮れ症候群と考えられる行動変化がみられたと報告されている。しかしこの研究は、午前10時から12時と午後4時から6時の間、それぞれ10分間、2日調査したものであり信頼性が高いとは言い難い。ただ居室の変更、認知障害の重症度、失禁、身体的な疾患の合併などと夕暮れ症候群との相関がみられ、本症候群の発現のメカニズムに示唆を与えている。24時間、毎時3分間、不穏行動尺度を用いて行動観察を行った研究では、午後4時30分から11時に不穏な行動が多く、

午後6時に最も多かったとする報告もある。また高齢者施設において24時間ビデオを用いた調査では、午後7時〜10時に徘徊が多く、在宅患者では午後4時〜8時に問題行動が多いと報告されている。その他、10日間、1日24時間、毎時4回の観察を行った研究では、行動面からは午後3時〜7時に睡眠をとることが少ないと報告され、この結果はアクチグラフによる研究でも確認されている。しかし9名の不穏な患者の行動観察では、日没前後2時間の睡眠は他の時間帯に比較して少なかったものの、行動面での症状増悪はみられなかったとしている。

2 原因

夕暮れ症候群の原因については、症状の日内変動の観点から、睡眠覚醒リズムや時間生物学的な異常との関連性やREM睡眠障害の問題、また夜間せん妄が認知症患者にみられることから、夜間せん妄を引き起こす生物学的心理社会的要因などが考えられている。まず睡眠覚醒リズムや時間生物学的な問題については、アルツハイマー病が概日リズムをコントロールすると考えられている視交叉上核の変性を伴うこと、認知症ではしばしば睡眠障害や昼夜逆転の生活がみられることから、概日リズムの異常が推測されている。しかしこれまでのところ、夕方にみられる不穏行動と関連する日内変動を示す生理学的な指標は明らかになっていない。しかし夕方は、最も体温が低下する時間の約8時間前、覚醒維持期とされる時間帯にあたっており、このことが行動変化となんらかの関連をもつのかも知れない。また不穏な状態ではポリソムノグラフィーといわれる生体リズムの検査を行うことができないため、夕暮れ症候群のみを取りあげた研究はほとんどないが、認知症患者ではリズムの振幅の低下などの概日リズムの異常が報告されている。その他、看護あるいは介護や居住環境の問題など環境要因によって夜間の睡眠が強制的に中断され、概日リズムが障害されることがある。例えば失禁によるオムツ交換などがこれにあたり、このような強制的な睡眠の中断が不穏な行動の要因となる可能性が指摘されている。またスタッフによる夜間の睡眠チェックが昼間の攻撃的な行動と関連するとの報告もある。その他、REM関連行動障害といわれるREM睡眠のコントロールの異常による不穏な行動が、夕暮れ症候群として出現している可能性もある。

せん妄の発症要因としては、栄養障害、身体拘束、膀胱カテーテル、4剤以上の多剤療法、抗コリン作用をもつ薬剤、身体疾患(感染、肺梗塞、イレウス、便秘)などが報告されており、夕暮れ症候群の発症要因にもなり得る。また不穏な行動の要因として挙げられている身体的疼痛、最近の手術、抗精神病薬によるアカシジア、強いストレスとなるライフイベントなども本症候群に関連する可能性がある。

3 治療

夕暮れ症候群の治療については、その発症要因ごとに対応する必要がある(表70)。まず、不穏な行動やせん妄に関連する身体的な要因を軽減しなければならない。また夜間の睡眠を安定させるための睡眠環境の調整も必要である。REM関連行動障害については、表70に挙げたもののほかに、十分なデータはないもののクエチアピンやオランザピンなどの投与も考慮する。ただオランザピンについてはパーキンソン病において有害事象が報告されてお

表70●夕暮れ症候群の治療

要因	対応
身体的要因 　イレウス、便秘、感染、多剤療法、栄養障害、薬物	身体的問題の軽減 薬物の検討
環境因による夜間睡眠の中断	ベッドなど睡眠環境のチェック スタッフによる夜間睡眠チェックの適正化 スタッフによる夜間の騒音
REM関連行動障害	クロナゼパム 重度認知症にはクロザピン、リスペリドン
時間生物学的障害、睡眠覚醒リズム障害	非薬物療法 　昼間の光度を上げる 　昼寝を減少させる 　軽い運動 薬物療法 　ゾルピデム、ベゾジアゼピン 　効果ないときに非定型抗精神病薬 　メラトニン 　心疾患、脳血管障害患者への投与は注意

(文献3)より一部改変)

り、REM関連行動障害がパーキンソン症状を伴うレビー小体病に出現しやすいことから、注意が必要である。睡眠覚醒リズムの非薬物療法は、昼間の活動性を上げることや光によるリズム調整が推奨されている。殊に高齢者は視覚機能の低下がみられることから、光療法が試みられているが、その光強度や治療の時間などの手法については確定していない。

このように夕暮れ症候群には、多くの要因が関連していると考えられ、個々の症例について考えられる要因を明らかにし、それぞれに対応した治療が必要である。

（米田　博）

●文献
1) Rindlisbacher P, Hopkins RW：An investigation of the sundowning syndrome. Int J Geriatr Psychiat 7：15-23, 1992.
2) Bliwise DL：What is sundowning？ Am J Geriatr Soc 42：1009-1011, 1994.
3) Bliwise DL：Dementia. Principles and practice of sleep medicine, Kryger MH, Roth T and Dement WC (eds), pp1058-1071, WB Sauders Company, USA, 2000.

6. 鏡現象、鏡症状

1 鏡現象、鏡症状とは

　鏡現象(mirror phenomenon)、鏡症状(mirror sign)は、鏡に映った自分を自己と認知できず、鏡の中の自分に対して話しかけたり、あたかも会話が成立しているかのような行動を示したり、物を差し出し渡そうとしたりする。また鏡の後ろに回ってあたかも誰かを探すような行動をとることもある。このように鏡の中の自己の認知は障害されているものの、鏡に映った自分以外の家族や介護者などについては、正しく認知できる場合が多い。このような症状は、ガラスに映るあまり明瞭でない像に対してもみられることがあるが、鏡像の大きさあるいは範囲が上半身以上は映っていなければならず、顔の一部のみを映す小さい鏡ではみられない。このように鏡現象は、自分の顔貌の認知障害ばかりではなく、鏡像であることの認知や対人コミュニケーションの問題などさまざまなタイプの障害を内包した一連の行動異常をまとめて指している。当然個々の症例によってそれぞれの要素に軽重が存在し、それによって表現される行動も一様ではない。また鏡現象は、比較的重度の認知症患者にみられることが多く、同一患者でも認知症症状の進展に従って出現する行動の異常にも変化がみられる。

2 研究報告

　鏡現象の報告は、Kahn(1925)のピック病と考えられる報告例が最初といわれているが、その後の報告は、少なくとも自己の鏡像となんらかの交流をもとうとするという狭義の現象に限ると、ほとんどがアルツハイマー病(AD)あるいはアルツハイマー型痴呆(アルツハイマー型認知症；DAT)と考えられる症例であり、ADに特有の病態との関連が推定される。本邦での報告は、浜中(1971)のADの症例が最初といわれている。

　熊倉(1982)は、詳細な鏡現象の研究報告を行っているが、その歴史的概観の中でそれまでに行われてきた鏡現象研究について、認知症の進展と鏡現象の症状変遷から本現象を構成する障害を検討した報告を紹介している[1]。まずAjuriaguerra(1963)は、ADやDATを晩発性認知症としてまとめ、精神機能解体の過程を第1期：神経症様期、第2期：古典的老年認知症期、第3期：古典的なAD期、第4期：完全なAD期、の4期に分類している。そして、それぞれの病期にみられる鏡現象を、鏡像の認知、鏡空間の利用、鏡に映された身体各部位の指示の3つの要素に分けて特徴づけている。第1期はいかなる鏡像認知障害も示さない。第2期は自己鏡像の認知や鏡空間の利用はするが、鏡に映された身体の各部位を正しく指示することができない。第3期には鏡空

間を利用できなくなり、患者は肩の上に示された物を鏡の中や背後に探しに行く。第4期は自己の鏡像を認知できなくなり、自己の鏡像と語り合い、鏡に映った自分の顔に触ったり、しかめっ面をつくったり、不安感をもったりする。すなわち狭義の鏡現象は第4期に出現すると考えられる。またPostel(1968)は、鏡認知の障害の程度に応じて6群に分けている。第1群は特別な感情表示もなく、鏡像認知は正常、第2群は鏡像認知は正常であるが、大げさな感情反応を示す。第3群は鏡像を正しく認知するが、自己鏡像に対して特有の無関心を示し、自己鏡像を自分の姓名、第3人称で呼ぶ。これらの3群は鏡像の変容を示す群として一括し、Ajuriaguerraのいう精神機能解体の第1期に相当する。第4群は鏡像認知の障害を示し、媒介的認知、すなわち同じ鏡に映った第3者を認知しそれを介して自己の鏡像を認知することが可能な群と、鏡像は人間として認知されているが、媒介を以ってしても自己の鏡像が認知できない群に分類され、第2期に相当する。第5群は人間の像の認知不能の群で、患者は無関心な様子で鏡の前に居続け、視線は鏡のある部分に固定され、鏡への固着現象がみられ、自己の鏡像にいかなる人間の姿も認知し得ず、第3期にあたる。第6群は鏡に対してまったく無関心で、人物のみならず対象一般の鏡像認知もできない群で、第4期である。すなわち狭義の鏡現象は第4群と考えられ精神機能の解体は第2期とされ、鏡現象の出現時期はAjuriaguerraとPostelの報告で差異がみられる。

熊倉は、ADと診断された3例にみられた鏡現象の横断的かつ縦断的観察から鏡現象の特徴とその経過を次のようにまとめている。すなわち鏡現象の特徴は、①鏡空間使用障害:鏡像を鏡の中や背後に探す、②自己鏡像認知障害:一緒に映った他者鏡像は正しく認知できるが自己鏡像は身近な他者と誤認する、③鏡像との交流:自己鏡像に話しかけたり、物を渡そうとし、自己鏡像と積極的な交流をもつ、④他者および対象一般の鏡像認知障害:他者および対象一般の鏡像認知ができない、⑤鏡に関心を示さない、⑥鏡を鏡として認知できない、とされる。認知症にみられる狭義の鏡現象は③であるが、①、②も同時にみられることもある。また症状は①から⑥へと進行するが、②から⑤の前後関係は明らかではなく、同時期にみられることもある。さらに脳血管障害、進行麻痺にみられる鏡現象や純粋な相貌失認、

統合失調症の対鏡症状と比較し、ADでは認知症の進行に相関した鏡現象の推移を示し、かつ鏡像との接触が最も目立つ時期に①、②、③が併存するといった特性がみられ、このような特性はADに限定されると述べている。さらに記銘力障害や健忘、視空間失認や失行などの巣症状(道具的機能の障害)と人格の形骸化や脱抑制としての特有の対人接触障害の併存が鏡症状出現に重要であり、このような特徴はアルツハイマー型老年痴呆(認知症)よりADに明確であることから、典型的な鏡現象が出現しやすいとしている。しかし鏡現象はAD患者のすべてにみられるわけではなく、これまでに9例中4例、18例中3例、11例中7例などの報告があり、ほとんど経過の一時期に出現するのみで、認知障害の進展とともに消失する。

3 考察

鏡現象を精神病理学的に考察すると、その背景に鏡機能としての鏡像が虚像と虚の空間である「象徴化」と実物をありのままに映す「同一化」がある。熊倉の①鏡空間使用障害は象徴化の障害と考えられる。鏡現象と類似した現象とされるテレビの中の人物に話しかけるテレビ現象は、テレビという虚像(象徴化)の認知障害と捉えることができる。さらに②自己鏡像認知障害になると同一化(鏡像の中の自分と自己は同じであるという認知)が障害され、次第に鏡像の中の自分が外在化、他者化される。このような自己認知の障害による鏡像の他者化に、妄想的、被害的意味づけが加わると鏡の中の自分に攻撃的となり鏡を割ったりするような行動に結びつくと考えられる。また自己認知の障害を妄想性人物誤認として捉え、カプグラ症候群などとの関連性を指摘する報告もある。

鏡現象を示す患者が、自分の鏡像に向かって話しかける姿は、室伏らが指摘した[2]、記憶障害に関連した直感的な誤認と、誤認した世界に対して自分の世界をつくり出す生き方としての虚構化、その特徴としてのみせかけのコミュニケーション(schein-kommunikation)、みせかけの会話(scheinsprache)、偽会話(pseudologia)を強く感じさせる。このような認知症患者の症状を、認知症患者が自分の存在が不安にさらされたときにその中でなんとか生きていこ

うとする努力であると把握すれば、認知症患者に対する治療、ケアの手法もそれに沿ったものにしていかなければならない。認知症患者の生き方やその存在様式を知り、その態度に沿って生きられるように援助する。鏡現象理解はこの意味で、認知症患者の存在様式を明らかにするために極めて重要ということができる。

(米田　博)

●文献
1) 熊倉徹雄：初老期および老年痴呆（特にAlzheimer病型痴呆）にみられる鏡現象について．精神経誌　84：307-335, 1982.
2) 室伏君士，田中良憲，後藤基卿：コルサコフ型老年痴呆の臨床像．臨床精神医学　14：1155-1163, 1985.

7. 音楽性幻聴

1 音楽性幻聴とは

　音楽性幻聴とは外部からの音刺激がないにもかかわらず、歌や旋律が自然に外部から聞こえてくる臨床像をいう[1)2)]。この臨床像はさまざまな疾患・病態で出現することが知られているが[3)]、症例報告の中で多くを占める典型的な症例は、高齢者に聴力障害を生じた後に現れる場合で、女性に多いと指摘されている。この場合、多くは音楽性幻聴は単一症候として出現し、患者は病識が保たれ、精神疾患の既往がなく、聞こえる内容は幼少の頃に聴いた童謡など聴き慣れた音楽である。

2 臨床像

　音楽性幻聴の報告は1800年代からみられたが[2)]、1975年にRossらによって難聴者に生じた音楽性幻聴の3例が報告されて以来注目され[1)]、多くの報告が行われるようになった。

　多数例での初めての報告は、1990年のBerriosによる自験例6例と過去の文献例40例を併せた46例のものである[2)]。それによると、患者は女性が80％を占め、平均年齢は60±19歳と高齢者に多く、62％は緩徐に発症し、67％に聴力障害の合併がみられた。73％では病識があり、74％では精神疾患の既往がなかった。聞こえる内容は、過去に記憶のある馴染みのあるもので、楽器を伴うかアカペラであり、讃美歌、童謡などが繰り返して聞こえることが多い。

　1997年にPasquiniらは、65歳以上で、脳腫瘍・てんかん・脳血管障害などの局所的な脳内病変、薬物の影響のないものを特発性音楽性幻聴として、過去に報告された32例について検討した[4)]。それによると、女性が84％を占め、聴力障害の合併を97％の高率で認めた。また、精神障害の合併が36％にみられ、その多くはDSM-IVの大うつ病性エピソードに類似のものであった。最後まで病識の得られなかった症例は17％と少数であった。

　音楽性幻聴は、聴力障害に伴って高齢者に生じる典型的な場合だけではなく、脳腫瘍[5)]や脳腫瘍の術後[6)]、脳幹部の病変[7)]、脳血管障害[8)]などの脳器質性病変や、てんかんの発作症状[9)]、皮質電気刺激[9)]、慢性アルコール中毒の離脱症状[10)]、うつ病[11)]、統合失調症[12)13)]に伴うものなどが報告されている。salicylate[14)]やpentoxifylline[15)]など種々の薬物で生じたと報告があるが、三環系抗うつ薬で生じた例[16)]が注目される（表71、72）。

3 発現機序

　音楽性幻聴の発現機序はいまだ明らかではない。典型的な症例は、解放現象（release phenomenon）仮説を用いて説明されることが多いが、皮質の電気刺激、脳器質性病変の部位の検討など、脳の機能局在からも注目されてきた。最近では脳機能画像を用い

表71 ● 音楽性幻聴の分類

A. 特発性音楽性幻聴
B. 二次性音楽性幻聴
  a. 脳器質性病変：脳腫瘍、脳腫瘍術後、脳幹部病変、脳血管障害など
  b. てんかんなど（側頭葉にてんかん焦点や電気刺激部位が存在）：てんかんの発作症状、皮質電気刺激
  c. 精神疾患：アルコールの離脱症状、うつ病、統合失調症など
  d. 薬剤性：三環系抗うつ薬、salicylate、pentoxifyllineなど

表72 ● 特発性音楽性幻聴の特徴

1. 聴力障害の合併（97%）
2. 高齢（77.7±7.3歳）
3. 女性に多い（84%）
4. 病識の存在（83%）
5. うつ病以外の精神障害の合併がない（64%）

（文献4）より改変）

た報告がみられるようになってきた。

1. 解放現象

視覚に関する幻覚（幻視）を生じ、音楽性幻聴に類似した臨床像を呈するものにシャルル・ボネ症候群（Charles Bonnet syndrome；CBS）がある[17)18)]。典型的なCBSは、白内障、網膜の障害などの末梢性の視覚障害をきたした高齢者に、意識レベルの変化や認知障害、他の精神疾患などを認めずに単一の症状として幻視が出現し、病識が保たれる。CBSでの幻視の発現機序として、Coganは解放現象仮説を提唱した[19)]。それによれば、末梢からの視覚刺激があると幻視の発現は抑制されているが、視覚求心路の障害により視覚刺激がなくなると、抑制因子としての視覚刺激から解放されて幻覚が生じるというものである。音楽性幻聴でもこの概念を援用して、聴力障害によって聴覚刺激から解放され、音楽性幻聴が生じると説明される[3)]。切断肢にみられるphantom limb syndromeも同様の機序で説明されることがある[1)3)]。さらに、音楽性幻聴、CBSともに高齢者に聴覚、視覚の障害が加わって発症する例が多いことから、加齢による脳の脆弱性や機能変化が解放現象の促進因子の1つであると指摘されている[20)]。

2. 皮質電気刺激

皮質の電気刺激による音楽性幻聴の発現については、Penfieldらの研究がある[9)]。それによると、一次聴覚野であるHeschl横回の電気刺激では要素的な音が、その周囲の上側頭回の刺激では、言語性幻聴とともに音楽性幻聴が誘発され、さらに音楽性幻聴は、右半球に比較的多く惹起された。電気刺激ではないが、彼らは側頭葉に焦点をもつ患者のてんかん発作時の音楽性幻聴も報告している[9)]。

3. 脳機能画像研究

1999年にKasaiらは、軽度の聴力障害を有する音楽性幻聴の女性の1症例で、幻聴聴取・非聴取時の2回にわたってSPECTと、純音と言語音を刺激とした聴覚誘発脳磁場（acoustic evoked field；AEF）を測定し、検討している[21)]。SPECTでは、幻聴聴取時に右の上側頭回と下前頭回での活動の増加を、AEFでは、上側頭回周辺にピークをもつN100mの双極子の振る舞いが、幻聴聴取時の右半球でのみ異なることを見い出し、音楽性幻聴の発現に右の聴覚連合野の機能異常がかかわると考察した。

2000年にGriffithsらは、聴力障害の後に発症した高齢の6症例で音楽性幻聴出現時にPETを測定し、そのうちの4例によるグループ解析で、右基底核、右前頭葉弁蓋部、右優位に両側の側頭葉後部、両側の小脳半球、左外側溝付近の深部皮質、左前頭葉での血流が幻聴の強さと相関することを示した[22)]。これらの個々の賦活部位や右半球優位性が、音楽を想定したパターン化・分節化された音に対する健常者を用いた脳賦活研究でのグループ解析結果にほぼ一致したことから、音楽性幻聴出現時には、音楽認知にかかわる脳内神経ネットワークが自発的に活動していると考察した。

2003年にShinosakiらは、中等度の聴力障害を伴う高齢の女性の1症例に、幻聴聴取・非聴取時に脳磁図の空間フィルタ解析とAEF測定を行い、健常者と比較している[23)]。幻聴の非聴取時に比べて、聴取時にはαまたはβ帯域の脳磁場の脱同期（神経活動の増加に対応する）を右半球のHeschl横回、側頭平面、縁上回に認め、音楽認知・想起の脳機能画像研究の知見[24)25)]と併せて、音楽認知・想起に関与するこれらの脳領域で病的な活動が生じている可能性

を指摘した。さらに患者の音楽性幻聴出現時のN100mの双極子が、健常者の上側頭回周辺と異なって両側の縁上回周辺に推定され、聴覚求心路の遮断による脳機能の変化を反映したものと考察している。

このように、音楽性幻聴出現時に、脳機能画像は、右半球優位を示す音楽認知にかかわる脳領域が活動することを、AEFは、音楽認知などにかかわる右半球の聴覚処理ネットワーク[25]が機能変化をきたすことを示唆しており、これらの結果はCoganの唱える解放現象を間接的に捉えている可能性がある。また、音楽性幻聴が、右半球優位である音楽認知にかかわる神経機構の機能異常と関連するとの考え方は、右半球優位であるとの脳器質性病変部位の検討[2]、皮質電気刺激研究の結果[9]とも一致する。脳機能画像を中心とした神経生理学的な脳機能測定・評価法の今後の進歩によって、音楽性幻聴の発現機序のみならず、解放現象で説明されているCBSやphantom limb syndromeなどの病態の理解がさらに進むことが期待される。

4 治療

音楽性幻聴の薬物療法に、抗てんかん薬、抗精神病薬、抗うつ薬、抗不安薬、睡眠薬などが用いられるが、効果は限定的である[2-4]。聴力障害をもつ高齢者に生じた典型的な例は、一般に薬物治療に抵抗性であることが多いが、抗てんかん薬、抗不安薬に反応したとの報告もある。一方、統合失調症やうつ病などの精神疾患が先行して生じた場合には、それぞれ抗精神病薬[12)13)]、抗うつ薬[11)26)]に反応することが多い。抗うつ薬で幻聴が軽減したうつ病の症例に電気痙攣療法を施行して幻聴が完全に消褪した例が報告されており[26]、注目される。てんかん発作が併存する場合には、抗てんかん薬での有効例が[2]、脳波異常を示す症例でカルバマゼピンの有効例が報告されているが[27]、脳波異常と抗てんかん薬の有効性は必ずしも対応しない。脳血管障害による場合は基礎疾患の経過とともに自然に消褪する場合もある。薬物による場合は中止で改善することが多い。

（鵜飼　聡、山本雅清、篠崎和弘）

●文献

1) Ross ED, Jossman PD, Bell B, et al：Musical hallucinations in deafness. JAMA 231：620-621, 1975.
2) Berrios GE：Musical hallucinations；A historical and clinical study. Br J Psychiatry 156：188-194, 1990.
3) Keshavan MS, David AS, Steingard S, et al：Musical hallucinations；A review and synthesis. Neuropsychiatry Neuropsychol Behav Neurol 5：211-223, 1992.
4) Pasquini F, Cole MG：Idiopathic musical hallucinations in the elderly. J Geriatr Psychiatry Neurol 10：11-14, 1997.
5) Keschner M, Bender MB, Strauss I：Mental symptoms in cases of tumor of the temporal lobe. Arch Neurol Psychiatry 35：572-596, 1936.
6) Keshavan MS, Kahn EM, Brar JS：Musical hallucinations following removal of a right frontal meningioma. J Neurol Neurosurg Psychiatry 51：1235-1236, 1988.
7) Murata S, Naritomi H, Sawada T：Musical auditory hallucinations caused by a brainstem lesion. Neurology 44：156-158, 1994.
8) Paquier P, van Vugt P, Bal P, et al：Transient musical hallucinosis of central origin；a review and clinical study. J Neurol Neurosurg Psychiatry 55：1069-1073, 1992.
9) Penfield W, Perot P：The brain's record of auditory and visual experience；a final summary and discussion. Brain 86：595-696, 1963.
10) Scott RT：Hallucinations of music in alcohol withdrawal. Neurology 25：362, 1975.
11) Aizenberg D, Schwartz B, Modai I：Musical hallucinations, acquired deafness, and depression. J Nerv Ment Dis 174：309-311, 1986.
12) Saba PR, Keshavan MS：Musical hallucinations and musical imagery；prevalence and phenomenology in schizophrenic inpatients. Psychopathology 30：185-190, 1997.
13) Baba A, Hamada H：Musical hallucinations in schizophrenia. Psychopathology 32：242-251, 1999.
14) Allen JR：Salicylate-induced musical perceptions. N Engl J Med 313：642-643, 1985.
15) Gilbert GJ：Pentoxifylline-induced musical hallucinations. Neurology 43：1621-1622, 1993.
16) Terao T：Tricyclic-induced musical hallucinations and states of relative sensory deprivation. Biol Psychiatry 38：192-193, 1995.
17) de Morsier G：Le Syndrome de Charles Bonnet；hallucinations visuelles des viellards sans deficience mentale. Ann Med

Psychol 125 : 677-702, 1967.
18) Teunisse RJ, Cruysberg JR, Hoefnagels WH, et al : Visual hallucinations in psychologically normal people ; Charles Bonnet's syndrome. Lancet 347 : 794-797, 1996
19) Cogan DG : Visual hallucinations as release phenomena. Albrecht Von Graefes Arch Klin Exp Ophthalmol 188 : 139-150, 1973.
20) Berrios GE, Brook P : The Charles Bonnet syndrome and the problem of visual perceptual disorders in the elderly. Age Ageing 11 : 17-23, 1982.
21) Kasai K, Asada T, Yumoto M, et al : Evidence for functional abnormality in the right auditory cortex during musical hallucinations. Lancet 354 : 1703-1704, 1999.
22) Griffiths TD : Musical hallucinosis in acquired deafness. Phenomenology and brain substrate. Brain 123 : 2065-2076, 2000.
23) Shinosaki K, Yamamoto M, Ukai S, et al : Desynchronization in the right auditory cortex during musical hallucinations ; a MEG study. Psychogeriatrics 3 : 88-92, 2003.
24) Halpern AR, Zatorre RJ : When that tune runs through your head ; a PET investigation of auditory imagery for familiar melodies. Cereb Cortex 9 : 697-704, 1999.
25) Zatorre RJ, Belin P, Penhune VB : Structure and function of auditory cortex ; music and speech. Trends Cogn Sci 6 : 37-46, 2002.
26) Wengel SP, Burke WJ, Holemon D : Musical hallucinations ; The sounds of silence？ J Am Geriatr Soc 37 : 163-166, 1989.
27) Terao T, Tani Y : Carbamazepine treatment in a case of musical hallucinations with temporal lobe abnormalities. Aust N Z J Psychiatry 32 : 454-456, 1998.

和文索引

あ

アートセラピー……………251
アストログリア斑…………601
アセスメント………256, 259, 284
アセスメントデータ………270
　　——（社会環境的状況）………270
　　——（身体機能的状況）………270
　　——（精神心理的状況）………270
アセチルコリン……………40
　　——神経伝達系……………53
アポリポ蛋白E……………167
アミロイド…………………577
　　——アンギオパチー……34, 452
　　——小体……………………34
　　——蛋白……………………167
アルコール…………………552
　　——・薬物関連障害………322
　　——関連障害………………552
　　——関連認知症………553, 554
アルツハイマー型認知症……150
　　——の危険因子……………153
アルツハイマー病……46, 76, 146,
　　340, 487, 518, 576, 612
アルドステロン……………404
アルブミン…………………404
アレキシサイミア…………506
亜鉛…………………………487
　　——内服療法………………78
悪循環の2つの環……………289
悪性外耳道炎………………486
悪性黒色腫…………………492

い

インスリン………………88, 454
　　——供給（分泌）不全……454
インフォーマルヘルプ……137
インフォームド・コンセント…450
生きがい……………………128
　　——喪失……………………289
医療の質……………………241
異常体験反応………………509
意思能力……………………330
意識混濁……………………560

意識障害……………405, 558
意識変容……………………559
意欲の指標………201, 202
遺伝子………56, 73, 167, 627
　　——異常……………………73
　　——解析……………………627
　　——検査……………………167
遺伝性早老症………………57
遺伝性プリオン病…………623
逸脱酵素……………………172
一般血液検査………………165
陰茎硬度……………………109

う

うつ状態………246, 254, 337
うつ病………154, 160, 229, 512,
　　517, 547, 549, 573
うっ滞性皮膚炎……………490
ウイケット棘波……………159
ウェクスラー記憶検査改訂版
　　…………………18, 187
ウェクスラー成人知能検査改訂版
　　…………………21, 187
ウェルナー症候群…………58
ウシ海綿状脳症……………618
齲蝕…………………………493
運動…………………………112
　　——・スポーツ……………112
　　——訓練……………………244
　　——単位……………………84
　　——の想像…………………243
　　——誘発電位………………46

え

エーデル改革………………135
エアーコンディショニング機能
　　……………………486
エコノミー症候群…………399
エピソード記憶……………17
栄養…………………………90
　　——ケア・マネジメント……91
　　——ケア計画………………93
　　——障害……………………409
　　——スクリーニング………91

　　——評価……………………409
遠隔記憶……………………18
　　——（自伝的記憶）………18
　　——（社会的事件の記憶）…18
嚥下障害……………………488
嚥下性肺炎…………………488
嚥下造影……………………410

お

オーガズム（orgasm）………111
オピオイド神経伝達系………54
音楽性幻聴…………………647
音楽療法……………………250

か

カットオフ値………………170
カフェイン中毒……………518
カプグラ症候群……………633
カルシウム…………………429
　　——（Ca）拮抗薬…………444
カルシトニン………………430
ガリヴァー旅行記……………14
下部尿路症状………………414
　　——（蓄尿症状）……………414
　　——（排尿後症状）…………414
　　——（排尿症状）……………414
加齢…………………………82
　　——性黄斑変性症…………479
　　——と造血機能……………462
　　——に伴う記憶障害………572
　　——に伴う認知障害………572
仮性認知症………160, 230, 529
家族…………………………352
　　——性アルツハイマー病……58
　　——による支援……………352
　　——のケア…………………278
　　——の集い…………………385
　　——療法……………………225
　　——歴………………………153
家族の会……………………384
家族の会の活動……………386
　　——（啓発活動）……………386
　　——（全国研究集会）………386
　　——（電話相談）……………386

i

過活動膀胱……………………415
過量飲酒による身体障害………553
介護………………253, 294, 353
　──家族………………………384
　──危機による犯罪…………323
　──支援サービス……………281
　──認定審査会………………283
　──の再定義…………………356
　──福祉政策…………………356
介護負担………………………263
　──（縦断研究）……………265
介護保険…………………287, 326
介護保険制度……240, 281, 284, 352
　──の見直し…………………379
介護予防…………………237, 287
　──の水際作戦………………291
回想法……………………221, 249
改訂長谷川式簡易知能評価スケール
　…………………180, 197, 198
貝原益軒…………………………13
疥癬……………………………491
海綿状変化……………………620
解放現象………………………647
解離性健忘……………………524
解離性障害………………522, 524
解離性とん走…………………525
解離性同一性障害……………525
外傷後ストレス障害（PTSD）…516
概日リズム………………539, 644
角膜………………………………63
核上性眼球運動障害…………610
核上性眼球運動麻痺…………609
学習療法………………………250
活動……………………………292
　──（している活動）………292
　──（する活動）……………292
　──（できる活動）…………292
　──自立訓練…………………292
　──的余命……………………232
　──の質………………………289
　──の量………………………289
　──理論………………………130
活性型ビタミンD_3……………430
活性酸素…………………………88
活性代謝物……………………219
柄澤式老人知能の臨床的判定基準
　………………………………199
冠インターベンション………448

冠動脈疾患に特有な行動パターン
　………………………………506
　──（タイプA）……………506
　──（タイプB）……………506
　──（タイプD）……………506
看護……………………………294
換気亢進…………………………86
間欠的経管栄養法……………413
間接的な自己破壊行動………550
感音難聴…………………………70
感情………………………………27
感染型PrP（PrP^{Sc}）…………619
感染性プリオン病……………622
感応性精神病…………………641
漢方薬…………………………216
関係性の契機…………………127
関節リウマチ…………………432
環境因子………………………288
簡易生命表………………………11
観念運動失行…………………600
鑑別不能型身体表現性障害…523
考え不精（denkfaulheit）……606

き

気分障害………………………512
起立性低血圧…………………403
記憶………………………………16
　──機能の検査………………187
　──の検査法……………………18
記銘力……………………………6
既遂自殺者の男女比…………547
規格作成における高齢者、障害者
　のニーズへの配慮ガイドライン
　………………………………312
基準値…………………………170
　──（個人基準値）…………170
　──（集団基準値）…………170
基底細胞癌……………………491
基本的ADL……………………234
基本的日常生活活動度（BADL）
　………………………………195
器質性精神病…………………143
機能回復………………………242
機能性精神病…………………143
義歯……………………………494
脚伸展パワー…………………115
虐待………………………265, 326

虐待の分類……………………326
　──（介護拒否・放任）……326
　──（金銭的・物質的虐待）…326
　──（情緒・心理的暴力）…326
　──（身体的虐待）…………326
　──（性的虐待）……………326
急性腎炎症候群………………473
急性腎不全……………………474
急性緑内障発作………………483
嗅覚障害……………………75, 487
　──（嗅粘膜性嗅覚障害）……75
　──（呼吸性嗅覚障害）………75
　──（混合性嗅覚障害）………75
　──（中枢性嗅覚障害）………75
居宅介護支援サービス………283
居宅サービス…………………376
共同体被害妄想………………535
共用品推進機構………………311
狂牛病（BSE）………………618
恐怖症…………………………516
教育歴…………………………154
強迫性障害……………………516
強迫的言語応答………………607
鏡現象…………………………645
鏡症状…………………………645
近見視……………………………62
近時記憶…………………………18
筋力の維持……………………236
禁治産宣告……………………317
　──制度………………………317

く

クールー………………………622
クリニカルパス………………238
クレペリン……………………146
クロイツフェルト・ヤコブ病…618
グリア封入体…………………602
グリオーシス…………………605
グループホーム…………261, 370
　──の長所……………………371
グループホームにおける空間…371
　──（セミパブリックスペース）
　………………………………371
　──（パブリックスペース）…371
　──（プライベートスペース）
　………………………………371
車椅子偏重……………………291

群発自殺 …………………………548

け

ケース目標…………………………268
ケアプラン ………268, 283, 284, 376
ケアプランナー …………273, 274
　　　──（感じ取り）……………274
　　　──（気づき）………………274
　　　──（専門的態度）…………273
ケアマネジメント ………259, 281
ケアマネジャー ……239, 262, 282
化粧 ………………………………299
下痢 ………………………………408
　　　──（急性下痢）………………408
　　　──（慢性下痢）………………408
経頭蓋磁気刺激法 ………………42
軽度認知障害 ……………566, 572
　　　──（疫学研究）……………468
　　　──（画像所見）……………568
継続性理論…………………………130
血液透析……………………………474
血管系の変化 ……………………33
血管性認知症 ………150, 574, 586
　　　──の危険因子 ……………153
結膜異物……………………………482
結膜炎………………………………482
結晶性知能（判断力、総合力）……4, 6
倹約遺伝子 ………………………56
検査値………………………………168
　　　──の変動 ……………………171
健康 ……………………112, 232
　　　──寿命………………………233
　　　──状態………………………288
　　　──長寿………………………120
　　　──日本21……………………116
　　　──の定義……………………120
幻覚…………………………………513
幻視…………………………………595
言語性知能（結晶性知能）…………6
言語聴取能 ………………………71
言語的コミュニケーション……275

こ

コース立方体組合せテスト…21, 182
コタール症候群……………………638
　　　──の臨床症状………………638

コミュニケーション ………256, 486
コミュニティ……………………106
コリンエステラーゼ阻害薬
　　　…………………………210, 597
コンサルテーション・リエゾン精
　神医学 ……………………227
コンサルテーションリエゾンサー
　ビス ………………………382
ゴールドプラン…260, 366, 375, 397
　　　──21 ……………………260, 375
誤嚥………………………411, 486, 488
　　　──性肺炎 ……………………497
口腔乾燥 …………………………495
　　　──症 ……………………………78
公正な見守り役・実行役 ………358
甲状腺機能亢進症 ………………518
甲状腺機能低下症 ………154, 477
甲状腺疾患 ………………………476
甲状腺腫瘍 ………………………478
広汎 α パターン …………………159
行為遂行の障害 …………………570
行為能力 …………………………330
行動障害 …………………………272
行動心理学的症候 ………………30
行動療法 …………………………225
交通バリアフリー法 ……………313
抗CCP抗体 ………………………432
抗TSHレセプター抗体…………476
抗コリン作用 ……………………215
抗酸化物質 ………………………101
抗認知症薬 ………………………209
抗リウマチ薬 ……………………433
抗利尿ホルモン …………………404
更年期症状 ………………………109
幸福感 ……………………………129
幸福な老い ………………………296
後期高齢者 ………………………150
降圧薬 ……………………………444
高血圧 ……………………………443
　　　──性脳出血 ……………………452
高脂血症 …………………………458
　　　──治療薬 ……………………460
高浸透圧性昏睡 …………………406
高次機能障害 ……………………600
高次脳機能 ………………………29
高齢アルコール依存症 …………556
　　　──の治療 ……………………556
高齢化社会 ……………12, 145, 276

高齢社会 ……………12, 107, 145
　　　──における家族・地域・社会
　　　…………………………………102
高齢者 ……………………………3
　　　──（新たな高齢者）…………124
　　　──（後期高齢者）……………13
　　　──（前期高齢者）……………13
　　　──（中期高齢者）……………13
　　　──（独居高齢者）……………134
　　　──医療………………………380
　　　──介護研究会………287, 379
　　　──虐待防止センター………329
　　　──高血圧……………………443
　　　──高脂血症治療指針………459
　　　──生活実態調査……………112
　　　──喘息………………………472
　　　──総合的機能評価……193, 194
　　　──糖尿病における危険因子の
　治療目標値と留意点………456
　　　──のQOL ……………204, 205
　　　──の意思能力 ………………330
　　　──の栄養管理サービスに関す
　る研究 ……………………………90
　　　──の参加……………………107
　　　──の自立度…………………112
　　　──の住宅内事故……………344
　　　──の身体活動………………112
　　　──の身体的機能に対する評価
　尺度 …………………………205
　　　──の生活支援………………287
　　　──の生活時間………………112
　　　──の性犯罪…………………324
　　　──の体力……………………112
　　　──の犯罪……………………321
　　　──の問題飲酒………………552
　　　──の役割……………………107
　　　──の離婚……………………337
　　　──肺炎………………………467
　　　──病院………………………380
　　　──貧血………………………463
　　　──福祉………………………259
　　　──保健福祉推進10か年戦略
　　　…………………260, 366, 375, 397
　　　──用食品 ………………………98
　　　──リハビリテーション研究会
　　　…………………………287, 379
高齢者像……………………12, 14
　　　──（現代）……………………13

高齢者の自殺 …………………546	シルバー人材センター …………121	社会的援助 …………………295
──の三徴 ………………549	ジゴキシン …………………450	社会的入院 …………………260
高齢脳 …………………………37	ジョナサン・スウィフト ………14	社会(的)ネットワーク …134, 136
黄帝 ……………………………13	支持的精神療法 ………………224	社会離脱説 ……………………8
──内経素問 ……………13	死の受容 ………………………7	若年期認知症 …………………387
喉頭癌 …………………………488	死亡率 …………………………296	手段的日常生活活動度(IADL) …195
硬膜移植後CJD ………………622	弛緩性便秘 ……………………407	主観的満足感 …………………129
興奮収縮連関 …………………85	刺激調節療法 …………………541	収縮期血圧 ……………………86
国際アルツハイマー病協会 …388	施設介護 ………………………261	収縮速度 ………………………85
国際生活機能分類 ……………287	施設サービス計画 ……………376	周期性鋭波複合 ………………161
国際尿失禁スコア ……………415	思考 ……………………………25	周期性同期性発射 ……………161
国勢調査 ………………………11	視覚 ……………………………62	周期性同期性放電 ……………620
黒質 ……………………………51	視床下部 ………………………53	周期性片側性てんかん様放電 …43
黒膩苔 …………………………496	視神経炎 ………………………481	終末(期)医療 ……………233, 276
骨格筋 …………………………84	歯周疾患 ………………………494	集団精神療法 …………………225
骨髄異形成症候群(MDS) ……465	歯状核赤核淡蒼球ルイ体萎縮症	就労 ……………………………119
骨折 ……………………………425	……………………………628	住宅改修 ………………………346
骨粗鬆症 ………………………425	資源 ……………………………295	重複癌 …………………………488
骨密度 …………………………399	耳垢栓塞 ………………………486	純音聴力検査 …………………70
骨量 ……………………………83	耳鳴 ……………………………69	準禁治産宣告 …………………317
	自己鏡像認知障害 ……………646	──制度 …………………317
さ	自己決定 …………………282, 330	処遇困難事例 …………………329
サービスハウス ………………135	──の尊重 ………………335	初期アセスメント ……………257
サクセスフル・エイジング	自己抗体産生能 ………………169	初老期侵害妄想 ………………535
……………………9, 15, 129	自殺 ……………149, 295, 512, 546	女性性機能障害(FSD) ………111
サプリメント …………………97	──(未遂・既遂比) ………546	小鋭棘波 ………………………45
サポートの授受関係 …………104	──の危険因子 …………546	小規模ケア ……………………372
作動記憶 ………………………23	──の特徴 ………………548	──の課題 ………………373
再認 ……………………………17	──未遂直後の感情 ……547	──の問題点 ……………373
最善の利益 ……………………335	自立支援 ………………………285	──の有効性 ……………372
最大酸素摂取量 ………………115	自立度 …………………………113	消化吸収機能 …………………409
在宅介護 ………………………261	自由再生 ………………………17	症候性舞踏病 …………………628
──支援センター ………376	事故傾性 ………………………548	硝子体出血 ……………………480
在宅環境整備 …………………343	事象関連電位 ……………158, 161	障害調整生活生命年数 ………234
──がもたらす効果 ……350	事理弁識能力 …………………331	障害老人の日常生活自立度(寝た
──の方向性 ……………349	時間構築 ………………………28	きり度)判定基準 ……196, 198, 439
在宅ケア ………………………277	失語 …………………………29, 570	上腕骨頸部骨折 ………………427
財産犯 …………………………324	失行 …………………………30, 570	条件付き特定保健用食品 ………98
三環系抗うつ薬 ………………215	失神 ……………………………401	常同行動(stereotypy) …………606
酸素代謝 ………………………175	失認 ……………………………570	常同的周遊(roaming) …………606
	疾患親和性性格 ………………506	静脈血栓症 ……………………399
し	疾病リスク低減表示 ……………98	食行動異常 ……………………606
しわ ……………………………79	嫉妬妄想 …………………339, 513	食思不振 ………………………407
シニアボランティア …………124	実行状況 ………………………292	褥瘡 ……………………………440
シャルル・ボネ症候群 ………648	社会活動説 ……………………8	──発生のメカニズム …440
ショートステイ ……………261, 376	社会恐怖 ………………………516	褥瘡予防 ………………………441
	社会サービス法 ………………133	──(スキンケア) ………441
	社会参加 ……………119, 123, 297	──(体圧分散寝具) ……441

iv

白髪················81
心因性とん走···········525
心因精神病············509
心因反応·············509
心気症··········511, 522, 524
心筋梗塞·············448
心身医学的治療··········507
心身症············505, 511
心臓················86
心不全··············449
心房細動·············476
心理学的剖検法··········547
心理検査·············179
　──の種類···········179
心理社会的介入··········532
心理社会的治療··········249
心理的アプローチ·········222
心理的ストレス··········294
心理療法·············220
身体化障害············523
　──の疫学研究·········526
身体活動·············88
身体看護・介護··········258
身体拘束·············387
身体愁訴·············255
身体醜形障害···········524
身体的訴え············549
身体能力·············82
身体表現性障害··········522
神経原線維変化··········35
神経症·········509, 511, 522
神経心理検査···········185
神経精神症候群··········501
神経伝達機能···········177
神経伝達系機能画像········50
神経病理·············33
神経変性·············41
　──性疾患···········628
神経リハビリテーション·····242
進行性核上性麻痺·········609
新ゴールドプラン·········260
新成年後見制度··········318
人格障害·············503
人工内耳·············486
尋常性天疱瘡···········490
腎不全··············474

す

スクリーニングCGA7······194, 195
スクレイピー···········618
ステロイド············434
　──懸濁液局所注入療法····76
ストレス対処法··········506
ストレッサー···········505
住まいの安全チェックリスト
　················344, 345
巣症状··············29
水晶体··············63
衰弱···············397
遂行機能·············23
睡眠···············539
　──時無呼吸症候群·····539, 542
　──障害············116, 539
　──薬·············211
髄液シャント術··········616

せ

せん妄·········42, 160, 228,
　　　　254, 380, 558, 573
セロトニン············41
　──・ノルアドレナリン再取込
　　み阻害薬······213, 231, 519
　──神経伝達系········53
世代···············102
生化学··············38
　──検査············165
生活活動力············113
生活機能·············287
　──（活動）·········288
　──（参加）·········288
　──（心身機能）·······287
　──低下の悪循環·······288
　──病·············435
　──モデル···········287
生活指導·············248
生活時間·············104
生活の質·····129, 204, 205, 279, 296
生活不活発病···········288
生活満足度············129
生活問題·············274
生物学的製剤···········434
生命の神聖さ···········280

生理学··············42
生理検査·············158
正常型PrP（PrP^c）·······619
正常値··············170
成人潜在性律動性脳波発射
　················44, 159
成年後見制度········316, 358
性···············108
　──機能············109
　──ホルモン·········88, 108
性格の尖鋭化···········502
性感（arousal）·········111
性交時痛（sexual pain）·····111
性欲（desire）··········111
精神看護·············253
精神障害·············547
　──（1ヵ月有病率）······149
精神障害の原因··········143
　──（外因性）·········143
　──（心因性）·········143
　──（内因性）·········143
精神的老化············380
精神分析的精神療法········224
精神療法·············220
脆弱性骨折············426
接触欠損パラノイド·····514, 537
摂食・嚥下障害··········410
摂食・嚥下障害の訓練·······412
　──（間接訓練）········412
　──（直接訓練）········412
線維性グリオーシス········602
選択的セロトニン再取込み阻害薬
　············213, 231, 518, 607
全国老人保健施設協会（全老健）
　················375
全般性不安障害··········516
前頭基底部無名質·········53
前頭側頭型認知症······572, 603
前頭側頭葉変性症·········604
前頭部間欠律動性デルタ活動····42
前頭葉機能············23
　──障害············31
　──の検査··········23, 189
前頭葉症候群···········501
前頭葉性行動障害·········600
前頭葉変性症···········604
前方部緩徐律動··········159

そ

- ソーシャルサポート……………295
- 早期離床………………………235
- 早発型アルコール依存症……554
- 早老症……………………………56
- 相互作用………………………219
- 相貌失認………………………646
- 葬式躁病………………………512
- 喪失……………………………223, 322
  - ──期……………………………27
  - ──体験……5, 253, 510, 513, 548
- 装具……………………………294
- 総コレステロール値…………458
- 躁病……………………………512
- 造血機能………………………462
- 測定値…………………………168

た

- ターミナルケア………………276
- タウ……………………………166
  - ──蛋白………………………602
- ダウン症………………………154
- 立ち去り行動…………………607
- 他人の手現象…………………600
- 多系統萎縮症…………………610
- 多源性感覚障害………………401
- 多重人格性障害………………525
- 多発梗塞性認知症……………587
- 多発性脳梗塞…………………612
- 多領域MCI……………………573
- 体験反応………………………509
- 退行性変化………………………89
- 帯状疱疹………………………491
- 大腿骨頸部骨折………………399, 427
- 大脳皮質基底核変性症
  ………………………572, 599, 609
- 代行決定………………………336
- 第2回高齢化に関する世界会議
  …………………………………119
- 第二世代抗精神病薬…………216
- 脱水……………………………405
- 脱抑制…………………………605
- 弛み………………………………79
- 蛋白質・エネルギー低栄養状態…90
- 短期記憶…………………………16

- 短期入所療養介護……………261, 376
- 男性介護者……………………353
- 男性型脱毛………………………80
- 男性ホルモン……………………80
  - ──補充療法…………………109

ち

- チームアプローチ……………234, 283
- チトクロム……………………228
- 知的機能の評価………………197
- 知能………………………………19
  - ──（横断系列法）……………20
  - ──（横断的研究）……………20
  - ──（結晶性知能）……………20
  - ──（縦断的研究）……………20
  - ──（流動性知能）……………20
  - ──の検査法……………………21
- 地域還元型活動………………125
- 地域社会ハイコンテクスト論…126
- 地域ネットワーク……………556
- 地域福祉権利事業……………358
- 治療有効濃度…………………219
- 致死性家族性不眠症（FFI）…623
- 遅発型アルコール依存症……554
- 遅発性ジスキネジア…………629
- 遅発性パラフレニー…………514, 537
- 遅発統合失調症………………536
- 痴呆専門棟……………………376
  - ──加算………………………377
- 痴呆対応型共同生活介護……371
- 中枢性ベンゾジアゼピン受容体…53
- 注意………………………………22
  - ──の検査………………………23
- 長期記憶…………………………16
- 長寿社会…………………………11
  - ──対応住宅設計指針………311
- 聴覚………………………………69
- 陳述記憶…………………………17

つ

- つくられた歩行不能…………291
- 通所介護………………………261
- 通所サービス…………………284
- 通所リハビリテーション……367, 376
- 追想力……………………………6
- 椎骨・脳底動脈系の動脈硬化…403

- 椎体外骨折……………………427
- 椎体骨折………………………426

て

- テロメア…………………………39, 61
- デイケア………………………367, 376
- デイサービス…………………261, 366
  - ──の目的……………………367
  - ──プログラム………………368
- 手がかり再生……………………17
- 手続き記憶………………………17
- 低運動性疾患…………………235
- 低血糖…………………………457
- 定常状態血中濃度……………220
- 転換性障害……………………524
- 転倒……………………………421, 427
  - ──の危険因子………………422
  - ──不安………………………236
- 転倒の予防……………………422
  - ──（運動療法）……………422
  - ──（環境整備）……………423
  - ──（歩行補助具と福祉機器の導入）……………………423

と

- ドパミン…………………………41
  - ──作動性神経系………………51
- 透析療法………………………474
- 橈骨遠位端骨折………………427
- 糖代謝…………………………175
- 糖尿病…………………………445, 454, 486, 518
  - ──（1型糖尿病）……………454
  - ──（2型糖尿病）……………454
  - ──黄斑症……………………482
  - ──のインスリン抵抗性……454
  - ──の病型分類………………454
  - ──網膜症……………………62, 483
- 頭頸部癌………………………488
- 頭頂葉機能障害…………………31
- 頭部外傷………………………154
- 動作性知能（流動性知能）……6
- 動脈硬化性疾患診療ガイドライン
  …………………………………459
- 特定保健用食品…………………97, 99
- 特発性間質性肺炎……………471
- 特発性正常圧水頭症…………613

索　引

な

──の診断基準 …………………616
馴染みの環境づくり ……………350
仲のよい老夫婦症候群 ……………29

に

二次性正常圧水頭症 ……………614
日本人高齢者の高脂血症管理基準
　（案）……………………………459
日常生活活動 ……………………297
日光角化症 ………………………491
尿失禁 ………………………414, 614
　　──症状質問表 ………………416
任意後見 …………………………319
　　──監督人 ……………………320
　　──契約 ………………………320
認知・行動療法 …………………520
認知機能 ……………117, 185, 596
　　──検査 ………………………185
　　──低下 ………………………117
　　──の変動 ……………………596
認知修正療法 ……………………221
認知症 …………150, 277, 288, 296,
　　　　　337, 517, 570, 614
　　──アセスメント ……………285
　　──介護研究・研修センター
　　　　　……………………………10
　　──ケア ………………………285
　　──の診断基準 ………………570
　　──の発生率 …………………153
　　──を伴うパーキンソン病…596
認知症高齢者 ……………………384
　　──に対するケアプラン ……272
認知障害 …………………………563

ね

ネットワーク価値 ………………126
寝たきり …………………397, 425, 439
　　──高齢者 ……………………439

の

ノーマライゼーション …133, 282, 318
ノルアドレナリン ………………… 41

能力 ………………………………292
能力判定の方法 …………………331
　　──（機能判定法）……………331
　　──（結果判定法）……………331
　　──（状態判定法）……………331
脳アミロイドアンギオパチー…591
脳萎縮 ……………………………… 33
脳器質性障害 ……………………341
脳機能画像 ………………………… 49
　　──検査 ………………………173
脳機能賦活検査 ……………………49
脳血流 ……………………………175
　　──検査 ………………………614
　　──量 ……………………………49
脳血管障害 …………401, 445, 451
脳血管性うつ病 …………230, 530
脳梗塞 ……………………………451
　　──（アテローム血栓性脳梗塞）
　　　　　…………………………451
　　──（心原性脳塞栓症）……451
　　──（ラクナ梗塞）……………451
脳出血 ……………………………452
脳脊髄液検査 ……………………166
脳槽造影 …………………………614
脳卒中 ……………………242, 397
　　──ユニット …………………242
脳波 ………………………… 42, 158
　　──検査 ………………………158
脳ブドウ糖代謝 ……………………49

は

ハートビル法 ……………309, 310
ハッチンソン−ギルフォードプ
　ロジェリア症候群 ……………… 59
ハンチントン病 …………………626
バウムテスト ……………………184
バセドウ病 ………………………476
バリアフリー ……………………308
バリデーション療法 ……………221
パーキンソン症候群 ……………418
　　──（一次性パーキンソニズム）
　　　　　…………………………418
　　──（二次性パーキンソニズム）
　　　　　…………………………419
パーキンソン症状 ………………595
パーキンソン徴候 ………………600
パーキンソン病…487, 594, 609, 612

パートタイムの仕事 ……………121
パニック障害 ……………………515
パラノイア ………………………536
羽ばたき振戦 ……………………564
波面解析 …………………………… 63
波面センサー ……………………… 66
肺癌 ………………………………470
肺結核 ……………………………471
肺コンプライアンス ……………… 87
徘徊 …………………………31, 273
排尿障害 …………………………414
廃用症候群 ………235, 288, 397, 399
白膩苔 ……………………………496
白内障 ………………………62, 481, 485
白毛化 ……………………………… 81
橋本病 ……………………………477
発達課題 ……………………… 7, 131
発熱 ………………………………405
反跳性不安 ………………………213
反跳性不眠 ………………………213
半減期 ……………………………212

ひ

びまん性大脳白質病変 …………453
びまん性レビー小体病 …………594
ヒスタミン神経伝達系 ……………53
ヒステリー ………………………523
ヒポコンドリー …………………522
ビスフォスフォネート製剤……429
ビタミンK_2 ……………………430
ビデオ内視鏡検査 ………………410
ビンスワンガー型血管性認知症
　　　　　…………………………587
ピック病 …………………………575
皮脂欠乏性皮膚炎 ………………489
皮質下性認知症 …………………609
皮質性認知症 ……………………609
皮質内抑制 …………………………46
皮膚 ………………………………… 79
　　──寄生虫妄想 ………513, 640
　　──瘙痒症 ……………………489
非痙攣性てんかん重積 ……………42
非言語的コミュニケーション…275
非ステロイド性抗炎症薬 ………433
非陳述記憶 ………………………… 17
非薬物介入療法 …………………248
泌尿器科疾患 ……………………414

被影響性の亢進 …………………606
被害妄想 …………………………641
被毒妄想 …………………………641
美術療法 …………………………251
美容 ………………………………299
　　──の歴史 …………………299
鼻副鼻腔疾患 ……………………76
光老化 ……………………………81
人と環境との関係 ………………271
表現促進現象 ……………………627
評価尺度(機能的能力評価) ……333
標準高次視知覚検査 ……………192
標準失語症検査 …………………192
病名の告知 ………………………278
平野小体 …………………………34
広場恐怖 …………………………516
貧血 …………………………462, 464
　　──(巨赤芽球性貧血) ……464
　　──(再生不良性貧血) ……464
　　──(鉄欠乏性貧血) ………464
　　──(二次性貧血) …………465
頻脈 ………………………………405
敏感関係妄想 ……………………514
敏捷性 ……………………………87

【ふ】

フォレスター分類 ………………448
フリーラジカル …………………40
フレゴリー症候群 ………………635
フロセミド ………………………449
ブリケ症候群 ……………………523
プライミング効果 ………………17
プリオン(prion)病 ……………618
プレセニリン ……………………577
プレバイオティクス ……………100
プログラム説 ……………………39
プロダクティブ・エイジング …9
プロバイオティクス ……………100
不安障害 ………………149, 511, 515
不正乱視 …………………………66
不適切な処遇 ……………………265
不適切な睡眠衛生 ………………540
不眠 ………………………………116
　　──の原因(5つのP) ………539
扶養的財産分与 …………………342
浮腫 ………………………………404
福祉用具 …………………………346

　　──購入 ……………………346
　　──貸与 ……………………346
腹膜透析 …………………………474

【へ】

ヘルパー …………………………358
　　──の課題 …………………363
　　──の専門性 ………………361
ベンゾジアゼピン ………………53
　　──系抗不安薬 …216, 518, 520
　　──系睡眠薬 …………211, 541
ベンチマーキング ………………241
ベントン視覚記銘検査 …………18
ページェット病 …………………491
平均寿命 ………………3, 11, 12, 13
平衡感覚 …………………………87
変異型CJD …………………618, 622
　　──の診断基準 ……………623
変性性認知症 ……………………571
便秘 ………………………………407

【ほ】

ホームヘルパー …………………262
ホームヘルプサービス ……261, 360
　　──の援助目標 ……………363
　　──の業務内容 ……………360
　　──の目的 …………………358
ホスホジエステラーゼ阻害薬 …450
ボランティア活動 ………………122
歩行 ………………………………112
　　──機能回復 ………………244
　　──訓練 ……………………244
　　──障害 ……………………614
　　──補助具 …………………294
保証 ………………………………526
補償光学 …………………………63
補聴器 ……………………………486
　　──装用 ……………………71
放射性ヨード ……………………477
訪問介護 …………………………261
訪問看護 …………………………261
訪問サービス ……………………284
縫線核 ……………………………53
暴力犯罪 …………………………323
頬-手テスト ……………………563
発作性頭位めまい症 ……………487

勃起障害 ……………………109, 110

【ま】

マッチ箱症状 ……………………641
末期がん患者 ……………………279
抹消検査 …………………………23
幻の同居人 …………………514, 537
慢性疾患に伴う貧血 ……………465
慢性消耗性疾患(CWD) …………618
慢性副鼻腔炎 ……………………487
慢性閉塞性肺疾患 ………………469

【み】

ミトコンドリア遺伝子 …………73
三宅式記銘検査 …………………18
味覚障害 …………………76, 487, 495
　　──(亜鉛欠乏性) …………78
　　──(特発性) ………………78
　　──(薬剤性) ………………78
水・電解質平衡異常 ……………169

【む】

無症候性脳梗塞 …………………453

【め】

めまい ………………………401, 487
メラトニン分泌 …………………539
免疫機能 …………………………100

【も】

もの盗られ妄想 …………………513
モラール …………………………129
モリア ……………………………502
持ち越し効果 ……………………212
妄想 …………………513, 534, 547
　　──状態 ……………………337
　　──性障害 …………………534
　　──性人物誤認症候群 …633, 636
網膜静脈閉塞症 ……………479, 480
網膜剥離 …………………………481
問題行動 …………………………30

や

夜間睡眠時勃起 …………………109
薬物 ………………………169, 556
　　──代謝 ……………………556
　　──動態学 …………………218
　　──の副作用 ………………169
　　──療法 ……………………208
薬力学 ……………………………218

ゆ

ユニットケア ……………………285
ユニバーサルデザイン …………308
　　──・タクシー ……………314
　　──の基本原則 ……………309
夕暮れ症候群 ……………………643
　　──の治療 …………………644
有棘細胞癌 ………………………492
有棘赤血球舞踏病 ………………628
有毛細胞 …………………………71

よ

よくする介護 ……………………294
ヨードの過剰摂取 ………………477
予備力 ……………………………83
要介護高齢者 ……………………258
　　──の原因疾患 ……………397
要介護者 …………………………263
要介護状態 ………………………289
　　──に至る原因 ……………259
要介護程度による在宅整備内容
　　………………………………347
要介護認定 ………………………194
腰痛 ………………………………435
養生訓 ……………………………13
抑うつ ……………………………295
　　──症状 ……………………116
抑制機能 …………………………23

ら

ライフイベント ………130, 294, 529
ライフコース ……………………102
ラセン神経節細胞 ………………71

り

リアリティー・オリエンテーション
　　………………………………250
リエゾン精神医学 ………………226
リコンビナント・ヒトエリスロポ
　エチン（rhEPO）……………465
リハビリテーション …232, 287, 398
　　──計画書 …………………376
リバーミード行動（学的）記憶検査
　　…………………………18, 188
リン酸化タウ ……………………578
利尿薬 ……………………………444
利用円滑化基準 …………………310
利用円滑化誘導基準 ……………310
離人症性障害 ……………………525
離脱理論 …………………………130
流暢性課題 ………………………24
流暢性能力 ………………………23
流動性知能（記銘力、計算能力など）
　　…………………………4, 6
良性老人性健忘 …………………572
緑内障 ………………………62, 482, 484
緑膿菌感染 ………………………486
臨床美術 …………………………251
臨床薬物動態 ……………………217

る

類天疱瘡 …………………………490

れ

レーヴン色彩マトリックス検査
　　…………………………21, 191
レビー小体 …………………37, 574, 596
　　──型認知症 ………………594
　　──病 …………………572, 594
レム睡眠行動障害 …………539, 543

ろ

ロールシャッハ・テスト ………183
老化 …………………………38, 82, 245
　　──（心）……………………16
　　──（身体）…………………56
　　──（脳）……………………33
　　──遺伝子 ……………56, 74
　　──関連遺伝子 ……………59
　　──促進モデルマウス ……61
老眼 …………………………………4, 62
　　──鏡 ………………………68
老視 ………………………………62
　　──の治療 …………………68
老人医療費の無料化 ……………259
老人性難聴 …………………69, 486
老人性鼻漏 ………………………487
老人デイサービス事業 …………366
老人斑 ……………………………35
老人福祉法 ………………………259
老人保健施設（老健）………260, 374
老人保健福祉計画 ………………260
老人保健法 ………………………259
老人訪問看護制度 ………………260
老年期 ……………………………3
　　──（後期老年期）…………27
　　──（前期老年期）…………27
　　──（老年後期）……………3
　　──（老年前期）……………3
　　──大うつ病の1ヵ月有病率…528
　　──の心理 …………………5
　　──の身体 …………………3
　　──の認知症疾患 …………14
老年期うつ病 ……………………528
　　──の特徴 …………………528
　　──の薬物療法 ……………530
老年期精神障害 ……………143, 149
　　──の疫学 …………………149
　　──の分類 …………………143
老年期における適応のタイプ ……7
　　──（安楽椅子型）…………7
　　──（円熟型）………………7
　　──（外罰型）………………7
　　──（内罰型）………………7
　　──（防衛型）………………7
老年症候群 ………………………393
　　──と日常生活機能 ………396
　　──の分類 …………………393

わ

わかりやすさの確保 ……………350
ワクチン療法 ……………………210

欧文索引

10/66 Dementia Research Group ……………………389
^{123}I-iomazenil ……………………177
^{123}I-β-CIT ……………………177
2015年の高齢者介護 ……………9
21世紀における国民健康づくり運動(健康日本21) ……………116
4つのD ……………………222
　——(delirium) ……………222
　——(delusion) ……………222
　——(dementia) ……………222
　——(depression) ……………222
α シヌクレイン ……………596
α 波 ……………………158
β-CIT ……………………177
β 遮断薬 ……………………444

A

ACE阻害薬 ……………………444
achromatic neuron ……………601
active ageing ……………………119
active life expectancy ……………232
adaptive optics ……………………63
ADAS-cog. ……………………186
ADDTC ……………………589
ADL ……………………234
ADL-20 ……………………235
age-associated cognitive decline(AACD) ……………566, 572
age-associated memory impairment(AAMI) ……………572
Alzheimer disease(AD) ……46, 76, 146, 340, 487, 518, 576, 612
Alzheimer's disease assessment scale(ADAS) ……………186
amitriptyline ……………………612
anemia of chronic disorders(ACD) ……………………465
anterior bradyrhythmia ……………159
ApoEε4 ……………………568
ARB ……………………444
AUDIT質問表 ……………………555

B

Barthel Index ……………195, 196
behavioral and psychiatric symptoms of dementia(BPSD) ……………………581
behavioral and psychological symptoms of dementia(BPSD) ……………………209
behavioural assessment of the dysexecutive syndrome(BADS) ……………………191
bursts of rhythmical temporal theta(BORTT) ……………159

C

CADASIL ……………………592
CAGリピート配列 ……………627
CAGE質問表 ……………………555
CARASIL ……………………593
CGA7 ……………………194, 195
chronic obstructive pulmonary disease(COPD) ……………469
clinical dementia rating(CDR) ……………………200, 567
CLS ……………………382
comprehensive geriatric assessment(CGA) ……………194
corticobasal degeneration(CBD) ……………572, 599, 609
Creutzfeldt-Jakob disease(CJD) ……………………618
CSF tap test ……………………614

D

Darby and Joan syndrome …29, 323
delirium rating scale(DRS) ……563
dementia behaviour disturbance(DBD)scale ……………200
dementia of Alzheimer type(DAT) ……………………150, 153
dementia with Lewy bodies(DLB) ……………………594

dentato rubral-pallidoluysian atrophy(DRPLA) ……………628
diagnosis procedure combination(DPC) ……………………239
diffuse Lewy body disease(DLBD) ……………………594
disability adjusted life years(DALY) ……………………234
DMARDs ……………………433
dopamin agonist ……………………612
DSM ……………………143
DSM-IV ……………………588

E

erectile dysfunction(ED) ………109

F

frontal assessment battery(FAB) ……………………189
frontal intermittent rhythmic delta activity(FIRD) ……………42
frontal lobe degeneration(FLD) type ……………………604
fronto-temporal dementia(FTD) ……………………572, 603
fronto-temporal lobar degeneration(FTLD) ………604

G

geriatric depression scale(GDS) ……………………183, 200
Gerstmann-Sträussler-Scheinker(GSS)病 ……………623

H

Hachinskiのischemic score ……590
Hamilton rating scale for depresson(HRS) ……………183
HDS-R ……………180, 197, 198
health life expectancy(HALE) ……………………233
healthy ageing ……………………120

索 引

HMG-CoA還元酵素阻害薬……460
hockey-stick sign……………623
Horn……………………………20
huntingtin遺伝子………………627
hypokinetic disease………………235

I

ICD-10………………………144
ICU症候群……………………450
idiopathic normal presure hydro-
  cephalus(iNPH)………613, 616
  ——の診療ガイドライン……613
intermittent catheterization(IC)
  ………………………………413
International Classification of
  Functioning, Disability and
  Health(ICF)……………287

L

L-DOPA………………………612
  ——合剤………………………612
Lawton & Brody IADL…195, 197
leuko-araiosis(LA)……………174

M

Madrid International Plan of
  Action on Ageing 2002……119
mental practice…………………244
Mini-Mental State Examination
  (MMSE)………182, 185, 198, 199
mild cognitive impairment(MCI)
  …………38, 167, 566, 572, 580
  ——-amnestic…………………567
  ——Keyシンポジウム…………568
minimal temporal slow activity
  ………………………………159
motor imagery…………………243
multiple system atrophy(MSA)
  ………………………………610

N

N式精神機能検査………………182
near-infrared spectroscopy(NIRS)
  ………………………………244

neurofibrillary tangle(NFT)……35
NINDS-AIREN………………589
nitric oxide(NO)………………110
NSAIDs………………………433
NYHA心機能分類……………449

P

P300……………………………162
P450(CYP)……………………228
Parkinson's disease with dementia
  (PDD)………………………596
PCR法…………………………627
PDE5阻害薬……………………110
periodic lateralized epileptiform
  discharges(PLEDs)…………43
periodic sharp wave complex
  (PSWC)……………………161
periodic synchronous discharge
  (PSD)…………………161, 620
periventricular lucency(PVL)
  ………………………………174
pharmacodynamics(pd)………218
pharmacokinetics(pk)…………218
positron emission tomography
  (PET)…………………………49
poststroke dementia……………587
poststroke depression…………246
presbyacusis……………………69
presbyopia………………………62
progressive supranuclear palsy
  (PSP)………………………609
protein energy malnutrition(PEM)
  …………………………………90
pulvinar sign(視床枕徴候)……623

Q

QOL………129, 204, 205, 279, 296

R

RBMT……………………18, 188
RCPM……………………21, 191
rebound anxiety………………213
rebound insomnia……………213
REM sleep behavior disorder
  (RBD)………………………543

REM関連行動障害……………644
Rey-Osterrieth complex figure
  test(ROCFT)………………189
rheumatoid arthritis(RA)……432

S

sanctity of life(SOL)…………280
Scheie……………………………20
self-awarenessの欠如…………605
Self Art Care(SAC)…………304
senile plaque(SP)………………35
SERM…………………………429
sleep apnea syndrome(SAS)…542
SNRI………………213, 231, 519
social support…………………295
Spinocerebellar ataxia type 17
  (SCA17)……………………629
Squire……………………………17
SSRI………………213, 231, 518, 607
stimulus-bound behavior……606
stimulus control therapy(SCT)
  ………………………………541
strategic infarct dementia……587
stroop test………………………24
subclinical rhythmic electro-
  graphic(EEG) discharge of
  adults(SREDA)…………44, 159
successful aging………………296

T

T&Tオルファクトメトリー……76
T1強調画像(T1WI)…………173
T2強調画像(T2WI)…………173
tandospiron……………………612
TCA……………………………215
temporal minor slow and sharp
  activity(TMSSA)…………159
The Second World Assembly on
  Ageing……………………119
thematic apperception test(TAT)
  ………………………………183
thrifty gene………………………56
trail making test…………………24
transcranial magnetic stimulation
  (TMS)………………………42
treatable dementia……………165

xi

U

use-dependent plasticity ‥242, 243

V

variant CJD（vCJD）‥‥‥‥618, 622
vascular dementia（VaD）‥‥‥‥150,
　　　　　　　　　　　153, 574, 586
vascular depression‥‥‥‥230, 530
videoendoscopy（VE）‥‥‥‥‥410
videofluorography（VF）‥‥‥‥410
Vitality Index‥‥‥‥‥‥201, 202

W

WAB失語症検査‥‥‥‥‥‥‥‥192
WAIS-R‥‥‥‥‥‥‥‥21, 179, 187
Wavefront analyzer‥‥‥‥‥‥‥63
WHO‥‥‥‥‥‥‥‥‥‥‥204, 588
WHOQOL-OLD‥‥‥‥‥‥‥‥204
　　──調査票‥‥‥‥‥‥‥‥‥207
WHOQOLプロジェクト‥‥‥‥‥206
wicket spike‥‥‥‥‥‥‥‥‥‥159
Wisconsin card sorting test
　（WCST）‥‥‥‥‥‥‥‥‥24, 191
WMS-R‥‥‥‥‥‥‥‥‥‥18, 187

Z

Zarit 介護負担尺度日本語版
　（J-ZBI）‥‥‥‥‥‥‥‥263, 264
　　──（信頼性、妥当性）‥‥‥‥265
Zarit 介護負担尺度日本語版の短
　縮版（J-ZBI-8）‥‥‥‥‥‥‥265
Zernike多項式‥‥‥‥‥‥‥‥‥64
Zung's self rating depression
　scale（SDS）‥‥‥‥‥‥‥‥‥182

現代 老年精神医療

ISBN4-8159-1733-7 C3047

平成17年10月1日　第1版発行

編　集 ———	武　田　雅　俊
発行者 ———	松　浦　三　男
印刷所 ———	日　経　印　刷㈱株式会社
発行所 ———	株式会社 永　井　書　店

〒553-0003　大阪市福島区福島8丁目21番15号
　　　　　　電話(06)6452-1881(代表)/Fax(06)6452-1882
東京店
〒101-0062　東京都千代田区神田駿河台2-10-6(7F)
　　　　　　電話(03)3291-9717(代表)/Fax(03)3291-9710

Printed in Japan　　　　　　　　　©TAKEDA Masatoshi, 2005

・本書の複製権・翻訳権・上映権・譲渡権・公衆送信権（送信可能化権を含む）は
　株式会社永井書店が保有します．
・**JCLS**〈㈱日本著作出版権管理システム委託出版物〉
　本書の無断複写は著作権法上での例外を除き禁じられています．複写される場合
　には，その都度事前に㈱日本著作出版権管理システム（電話03-3817-5670，FAX
　03-3815-8199）の許諾を得て下さい．